临 床 麻 醉 病 例

Clinical Cases in Anesthesia

注 意

麻醉学在不断进步。虽然有关安全问题的注意事项必须遵守，但是由于新的研究和临床经验对我们知识的不断扩展，在治疗和用药方面做出某些改变也许是必须的或适宜的。建议读者核对所处方每种药品其生产厂家的最新产品信息，确认药物的推荐剂量、服用方法、时间及相关禁忌证。根据自己的经验和患者的病情，决定每一位病人的服药剂量和最佳治疗方法，是经治医师的责任。不论是出版商还是著者，对于因本出版物引起的任何个人或财产的损伤和（或）损失，均不承担任何责任。

出版者

临床麻醉病例

Clinical Cases in Anesthesia

（第3版）

主　编　Allan P. Reed

Francine S. Yudkowitz

主　译　李文志　曾因明

副主译　邓小明　熊利泽

北京大学医学出版社

Peking University Medical Press

Clinical Cases in Anesthesia, third edition .
Allan P. Reed, Francine S.Yudkowitz.
ISBN-13: 978-0-4430-6624-5
ISBN-10: 0-4430-6624-8

Authorized Simplified Chinese translation from English language edition published by the Proprietor.
978-981-259-546-1
981-259-546-5

Elsevier (Singapore) Pte Ltd.
3 Killiney Road, #08-01 Winsland House I, Singapore 239519
Tel: (65) 6349-0200, Fax: (65) 6733-1817
First Published 2008
2008 年初版

北京市版权局著作权合同登记号：图字：1-2006-1194

图书在版编目(CIP) 数据

临床麻醉病例 / （英）里德（Reed，A. P.），（美）尤—科威兹（YudKowitz，F.S.）主编：
李文志，曾因明主译.—北京：北京大学医学出版社，2007.11.

书名原文：Clinical Cases in Anesthesia

ISBN 978-7-81116-153-3

Ⅰ.临… Ⅱ.①里… ②尤… ③李… ④曾… Ⅲ.麻醉学—病案 Ⅳ.R614

中国版本图书馆 CIP 数据核字(2007) 第 146441 号

临床麻醉病例（第 3 版）

主　　译：李文志　曾因明
出版发行：北京大学医学出版社（电话：010-82802230）
地　　址：（100083）北京市海淀区学院路 38 号　北京大学医学部院内
网　　址：http://www.pumpress.com.cn
E – mail：booksale@bjmu.edu.cn
印　　刷：北京佳信达艺术印刷有限公司
经　　销：新华书店
责任编辑：李海燕　　**责任校对：**杜悦　　**责任印制：**郭桂兰
开　　本：889mm×1194mm　1/16　**印张：**36　**字数：**1052 千字
版　　次：2008 年 3 月第 1 版　2008 年 3 月第 1 次印刷
书　　号：ISBN 978-7-81116-153-3
定　　价：159.00 元

献给我一直引以自豪的 Michael 和 Becky。

—— Allan P. Reed

深切怀念我的母亲 Lea，并献给我的父亲 Herman。他们是我坚强的后盾，激励我做到最好。

—— Francine S. Yudkowitz

译 者 名 单

主　　译 李文志（哈尔滨医科大学附属二院）
曾因明（徐州医学院附属医院）

副 主 译 邓小明（第二军医大学长海医院）
熊利泽（第四军医大学西京医院）

主译助理 郭悦平（哈尔滨医科大学附属二院）

译　　者（按姓氏笔画为序）

丁文刚　哈尔滨医科大学附属第二医院
于金贵　山东大学附属齐鲁医院
万小健　第二军医大学附属长海医院
邓小明　第二军医大学附属长海医院
尤新民　上海交通大学医学院附属新华医院
王　强　第四军医大学西京医院
王志萍　徐州医学院附属医院
王祥瑞　上海交通大学医学院附属仁济医院
包　睿　第二军医大学附属长海医院
石学银　第二军医大学附属长征医院
刘功俭　徐州医学院附属医院
刘金锋　哈尔滨医科大学附属第二医院
朱也森　上海交通大学医学院附属第九人民医院
朱科明　第二军医大学附属长海医院
朱珊珊　徐州市第三人民医院
朱萧玲　第四军医大学西京医院
孙燚莞　第四军医大学西京医院
吉晓丽　第二军医大学附属长海医院
江　伟　上海交通大学附属第六人民医院
江　来　第二军医大学附属长海医院
李文志　哈尔滨医科大学附属第二医院
李云峰　中国医科大学盛京医院
李世通　上海交通大学医学院附属第一人民医院
李敬远《国际麻醉学与复苏杂志》编辑部
李爱民　哈尔滨医科大学附属第二医院
张　野　安徽医科大学附属第一医院
张良成　福建医科大学附属协和医院
宋文阁　山东省立医院
邱必军　第二军医大学附属东方肝胆医院
严　敏　浙江医科大学附属第二医院
张　晖　上海交通大学附属第六人民医院
张　惠　第四军医大学口腔医学院
张育才　中国人民解放军九七医院
每晓鹏　第四军医大学口腔医学院

陈卫民　中国医科大学盛京医院
岳子勇　哈尔滨医科大学附属第二医院
周华成　哈尔滨医科大学附属第二医院
姚立农　第四军医大学唐都医院
姚媛媛　浙江大学医学院附属第二医院
侯丽宏　第四军医大学西京医院
钟泰迪　浙江大学医学院附属邵逸夫医院
俞卫锋　第二军医大学附属东方肝胆医院
徐　宁　第四军医大学西京医院
郭悦平　哈尔滨医科大学附属第二医院
陶炳东　中国医科大学盛京医院
席宏杰　哈尔滨医科大学附属第二医院
崔晓光　哈尔滨医科大学附属第二医院
曾　毅　第四军医大学西京医院
曾因明　徐州医学院附属医院
傅志俭　山东省立医院
彭中美　上海交通大学医学院附属第一人民医院
董　辉　第四军医大学西京医院
路志红　第四军医大学西京医院
熊利泽　第四军医大学西京医院
熊源长　第二军医大学附属长海医院
薄玉龙　哈尔滨医科大学附属第二医院
薛张纲　上海复旦大学附属中山医院

著者名单

Mark Abel, MD
Assistant Professor
Department of Anesthesiology
Mount Sinai School of Medicine
New York, New York

Sharon Abramovitz, MD
Instructor in Anesthesiology
Weill Medical College of
Cornell University
New York, New York

Barbara Alper, MD
Assistant Professor
Department of Anesthesiology
Mount Sinai School of Medicine
New York, New York

Arthur Atchabahian, MD
Assistant Professor
Department of Anesthesiology
Columbia University College of Physicians and Surgeons
New York, New York

Adel Bassily-Marcus, MD
Clinical Instructor
Critical Care
Mount Sinai School of Medicine
New York, New York

Yaakov Beilin, MD
Associate Professor
Departments of Anesthesiology and Obstetrics,
Gynecology, and Reproductive Science
Mount Sinai School of Medicine
New York, New York

Howard H. Bernstein, MD
Associate Professor
Departments of Anesthesiology and Obstetrics,
Gynecology, and Reproductive Science
Mount Sinai School of Medicine
New York, New York

JoAnne Betta, MD
Department of Anesthesiology
Englewood Hospital and
Medical Center
Englewood, New Jersey

Michael E. Bilenker, DO
Department of Anesthesiology
Mount Sinai School of Medicine
New York, New York

Levon M. Capan, MD
Professor
Department of Anesthesiology
New York University School
of Medicine
New York, New York

Michael Chietero, MD
Associate Professor
Departments of Anesthesiology and Pediatrics
Mount Sinai School of Medicine
New York, New York

Isabelle deLeon, MD
Assistant Professor
Department of Anesthesiology
Mount Sinai School of Medicine
New York, New York

James B. Eisenkraft, MD

Professor
Department of Anesthesiology
Mount Sinai School of Medicine
New York, New York

Dennis E. Feierman, PhD, MD

Associate Professor
Department of Anesthesiology
Mount Sinai School of Medicine
New York, New York

Gordon Freedman, MD

Associate Professor
Department of Anesthesiology
Mount Sinai School of Medicine
New York, New York

George V. Gabrielson, MD

Associate Professor
Department of Anesthesiology
Mount Sinai School of Medicine
New York, New York

Mark Gettes, MD

Assistant Professor
Department of Anesthesiology
Mount Sinai School of Medicine
New York, New York

Cheryl K. Gooden, MD

Assistant Professor
Departments of Anesthesiology and Pediatrics
Mount Sinai School of Medicine
New York, New York

Laurence M. Hausman, MD

Assistant Professor
Department of Anesthesiology
Mount Sinai School of Medicine
New York, New York

Andrew Herlich, MD

Professor
Department of Anesthesiology
Temple University School of Medicine
Philadelphia, Pennsylvania

Ingrid Hollinger, MD

Professor
Department of Anesthesiology
Mount Sinai School of Medicine
New York, New York

Ronald A. Kahn, MD

Associate Professor
Department of Anesthesiology
Mount Sinai School of Medicine
New York, New York

Dan A. Kaufman, MD

Assistant Professor
Department of Anesthesiology
Mount Sinai School of Medicine
New York, New York

James N. Koppel, MD

Assistant Professor
Department of Anesthesiology
Rockville Center
New York, New York

David C. Kramer, MD

Assistant Professor
Department of Anesthesiology
Mount Sinai School of Medicine
New York, New York

Joel M. Kreitzer, MD

Associate Professor
Department of Anesthesiology
Mount Sinai School of Medicine
New York, New York

Merceditas M. Lagmay, MD

Assistant Professor
Department of Anesthesiology
Mount Sinai School of Medicine
New York, New York

Andrew B. Leibowitz, MD

Associate Professor
Department of Anesthesiology
Mount Sinai School of Medicine
New York, New York

Gregg Lobel, MD

Department of Anesthesiology
Englewood Hospital and Medical Center
Englewood, New Jersey

Ilene K. Michaels, MD

Assistant Professor
Department of Anesthesiology
Mount Sinai School
of Medicine
New York, New York

Sanford Miller, MD
Associate Professor
Department of Anesthesiology
New York University School of Medicine
New York, New York

Alexander Mittnacht, MD
Assistant Professor
Department of Anesthesiology
Mount Sinai School of Medicine
New York, New York

Neeta Moonka, MD
Department of Anesthesiology
Englewood Hospital and Medical Center
Englewood, New Jersey

Steven M. Neustein, MD
Associate Professor
Department of Anesthesiology
Mount Sinai School of Medicine
New York, New York

Irene P. Osborn, MD
Associate Professor
Department of Anesthesiology
Mount Sinai School of Medicine
New York, New York

Michael Ostrovsky, MD
Attending Anesthesiologist–Cardiac Anesthesiologist
Seton Medical Center
Daly City, California

Allan P. Reed, MD
Associate Professor
Department of Anesthesiology
Mount Sinai School of Medicine
New York, New York

David L. Reich, MD
Horace W. Goldsmith
Professor and Chairman
Department of Anesthesiology
Mount Sinai School of Medicine
New York, New York

Jodi L.W. Reiss, MD
Assistant Professor
Department of Anesthesiology
Mount Sinai School of Medicine
New York, New York

Navparkash S. Sandhu, MD
Assistant Professor
Department of Anesthesiology
New York University Medical Center
New York, New York

Arthur E. Schwartz, MD
Associate Professor
Department of Anesthesiology
Mount Sinai School of Medicine
New York, New York

Aryeh Shander, MD
Professor
Department of Anesthesiology
Mount Sinai School of Medicine
New York, New York
Chairman
Department of Anesthesiology
Englewood Hospital and Medical Center
Englewood, New Jersey

Linda J. Shore-Lesserson, MD
Associate Professor
Department of Anesthesiology
Mount Sinai School of Medicine
New York, New York

Leon K. Specthrie, MD
Assistant Professor
Department of Anesthesiology
Mount Sinai School of Medicine
New York, New York

Marc E. Stone, MD
Assistant Professor
Department of Anesthesiology
Mount Sinai School of Medicine
New York, New York

Celeste Telfeyan, DO
Assistant Professor
Department of Anesthesiology
Mount Sinai School of Medicine
New York, New York

Carolyn F. Whitsett, MD
Associate Professor
Departments of Medicine, Hematology and Medical Oncology, and Pathology
Mount Sinai Hospital
New York, New York

Francine S. Yudkowitz, MD, FAAP
Associate Professor
Departments of Anesthesiology and Pediatrics
Mount Sinai School of Medicine
New York, New York

译 者 前 言

随着《米勒麻醉学》第六版的出版发行，给本书的翻译工作增强了信心，并奠定了坚实的基础。

《临床麻醉病例》一书是从定位、内容和形式都颇具特色的一部参考书，可以认为是介于教科书和专著之间的继续教育或进修提高的麻醉学，是《米勒麻醉学》这本世界著名专著的配套书籍。出版者是针对从事麻醉科专科医生培训以及准备参加执业医师考试的备考生而编写此书。

本书以每个病例为切入点，提出相关问题，针对这些问题进行规范化、标准化的解答，使本书的内容既有深厚的理论基础，更具临床实用性。应该说，这本书的内容是对《米勒麻醉学》的最好补充。

本书选择的病例并非面面俱到，也不追求系统性，而是根据麻醉学的特点和重点内容以及当前的热点问题、容易混淆的问题提出来的。解答的内容远比教科书深入而前沿，也比参考书的内容具体，所以读后会有新鲜感，可起到规范或指南的作用，对毕业后（本科生、硕士以及博士生）的继续教育会大有裨益，也将对提高业务水平、规范操作和减少医疗纠纷起到非常重要的作用。

读过《米勒麻醉学》的读者会有许多感受，国外参考书的写作风格、阐述问题的切入点以及阐述问题的方法均与国内书籍不同。本书的特点是直接切入问题，更加明确而有针对性，简洁明了，容易使人领悟精髓，掌握要点。

再次感谢北京大学医学出版社赋予我们的信任和责任，本书的翻译工作虽然是按四个大区进行翻译、交叉审校的，但限于水平所限，不当之处在所难免，请诸位读者不吝指正。

李文志　曾因明

2007 年 8 月

第3版 前 言

为什么要刊出第三版?

继第二版成功出版后，本书第三版扩充和更新了内容，增加了临床实践中经常出现的一些问题的解决方法。新版书中增加了许多重要的专题。在心血管系统章节中新增了与心脏压塞、心肌病、心脏移植后非心脏手术、冠状动脉搭桥手术及不复苏医嘱等相关的病例。在一些合适病例中融入了心血管药理学内容和新的相关治疗指南。呼吸系统章节中增加了关于剖胸术后并发症及电视胸腔镜手术的新病例。中枢神经系统部分丰富了有关脊髓损伤监测、经蝶骨垂体瘤切除术及磁共振成像的病例。在腹部章节中读者可以发现许多有价值的新的病例，如血管腔内手术、病态肥胖证、腹腔镜手术、类癌及肾脏移植。第三版还增加了其他重要话题，如血友病、婴幼儿麻醉、下肢麻醉、腹腔神经丛阻滞。此外，麻醉后监护的篇幅有所扩展，加入了肺功能测定、呼吸衰竭、苏醒延迟、昏迷、脑死亡和过敏反应等内容。

本版除增加大量新病例外，还对原有病例进行了彻底修订，融入了新疗法、治疗指南和相关药理学内容。有些可能应用于临床的基础科学研究也列入了本书。总之，希望新版书继前版之后，能够成为涵盖临床麻醉实践各个方面的有重要价值的参考书。

Allan P. Reed，MD
Francine S.Yudkowitz，MD，FAAP

目 录

第 1 部分 心血管系统

病例 1 心肺复苏 …… 3
病例 2 冠状动脉疾病 …… 13
病例 3 近期心肌梗死 …… 17
病例 4 充血性心力衰竭 …… 23
病例 5 主动脉瓣狭窄 …… 27
病例 6 二尖瓣狭窄 …… 31
病例 7 艾森门格综合征
（亚急性细菌性心内膜炎的预防） …… 35
病例 8 肥厚型梗阻性心肌病 …… 39
病例 9 心脏起搏器和除颤器 …… 43
病例 10 心脏压塞 …… 47
病例 11 左心室辅助装置治疗心肌病 …… 51
病例 12 心脏移植术后的非心脏手术 …… 57
病例 13 冠状动脉搭桥术 …… 63
病例 14 不复苏医嘱 …… 67

第 2 部分 呼吸系统

病例 15 单肺麻醉 …… 73
病例 16 胸腔镜检查 …… 85

第 3 部分 中枢神经系统

病例 17 颅内肿块、颅内压、静脉空气栓塞及脑血流自身调节 …… 91
病例 18 颅内动脉瘤 …… 99
病例 19 颈动脉内膜切除术 …… 103
病例 20 电击治疗 …… 107
病例 21 脊柱手术 …… 111
病例 22 经蝶骨垂体瘤切除术 …… 115

第 4 部分 神经肌肉系统

病例 23 去极化神经肌肉阻滞 …… 121
病例 24 非去极化神经肌肉阻滞 …… 129
病例 25 非去极化肌松药的拮抗 …… 133
病例 26 神经肌肉接头功能监测 …… 137
病例 27 重症肌无力 …… 141
病例 28 恶性高热 …… 147

第 5 部分 内分泌系统

病例 29 糖尿病 …… 155
病例 30 甲状腺疾病 …… 161
病例 31 钙代谢 …… 167
病例 32 围术期支质类固醇的使用 …… 171
病例 33 嗜铬细胞瘤 …… 175

第6部分 腹 部

病例34 饱胃 …… 183
病例35 肝脏疾病 …… 189
病例36 腹主动脉瘤 …… 201
病例37 血管内主动脉支架植入 …… 207
病例38 经尿道前列腺切除术 …… 211
病例39 病态肥胖症 …… 217
病例40 腹腔镜检查 …… 223
病例41 类癌综合征 …… 231
病例42 肾移植 …… 237

第7部分 眼、耳和喉

病例43 开放性眼外伤和眼内压 …… 245
病例44 视网膜剥脱 …… 249
病例45 鼓室乳突切除术 …… 253
病例46 困难气道 …… 257
病例47 腺样体扁桃体切除术 …… 271
病例48 喉镜下激光手术 …… 275

第8部分 血 液

病例49 输血反应 …… 281
病例50 术中凝血功能紊乱 …… 291
病例51 血液替代 …… 299
病例52 耶和华见证会成员患者 …… 309
病例53 血友病甲 …… 315

第9部分 骨 科 学

病例54 全髋关节置换 …… 321
病例55 局部麻醉药 …… 327
病例56 蛛网膜下腔麻醉 …… 335
病例57 臂丛麻醉 …… 347
病例58 下肢麻醉 …… 353

第10部分 产 科 学

病例59 产程与分娩 …… 361
病例60 先兆子痫 …… 369
病例61 胎盘早剥与前置胎盘 …… 377
病例62 妊娠期间非产科手术的麻醉 …… 385
病例63 妊娠期血小板减少症 …… 393

第11部分 儿 科 学

病例64 新生儿复苏 …… 403
病例65 腹裂和脐膨出 …… 409
病例66 先天性膈疝 …… 415
病例67 幽门狭窄 …… 419
病例68 气管食管瘘 …… 421
病例69 先天性心脏病 …… 425
病例70 早产儿 …… 435
病例71 磁共振和 Down 综合征儿童 …… 441

第12部分 疼 痛

病例72 急性术后疼痛 …… 447
病例73 腰背痛 …… 455
病例74 带状疱疹后神经痛 …… 459
病例75 复杂性区域疼痛综合征 …… 463
病例76 癌性疼痛的治疗 …… 467

第 13 部分　门诊麻醉

病例 77　门诊手术 …………………………… 473
病例 78　诊室麻醉 …………………………… 491

第 14 部分　创　　伤

病例 79　胸部创伤 …………………………… 499

第 15 部分　麻醉后监护病房

病例 80　哮喘 …………………………… 513
病例 81　休克 …………………………… 521
病例 82　心动过缓和高血压 …………………………… 529
病例 83　低体温 …………………………… 533
病例 84　麻醉后监护病房送返患者的标准 …… 537
病例 85　呼吸衰竭 …………………………… 541
病例 86　苏醒延迟、昏迷和脑死亡 …………… 547
病例 87　过敏性反应 …………………………… 551

第 1 部分

心血管系统

病　例

1

心肺复苏

Alexander Mittnacht，MD
David L. Reich，MD

患者，女，86岁，既往患有充血性心力衰竭、冠状动脉疾病及晕厥发作，择期拟行心脏永久性起搏器植入术。近期24 h动态心电图证实患者多次发作严重窦性心动过缓并伴有晕厥前症状。鉴于患者高龄及相关医疗条件，需行监护性麻醉。局部浸润麻醉后，顺利分离出左侧胸三角沟内头静脉。在放置心室起搏导线过程中，导线触及右心室心内膜而出现心室异位节律。随后，重新调整导线位置时，诱发了室性心动过速并迅速恶化为心室颤动。

问题

1. 目击心搏骤停首先的反应是什么？
2. 胸外按压是如何产生心排出量的？
3. 胸外按压与人工通气的推荐比例是多少？
4. 心肺复苏的并发症有哪些？
5. 肾上腺素的最佳剂量是多少？
6. 心肺复苏时应用血管加压素的指征是什么？
7. 使用碳酸氢钠的指征是什么？
8. 使用钙盐的指征是什么？
9. 心室颤动/无脉性室性心动过速的抗心律失常药物治疗的选择是什么？
10. 心动过缓的治疗方案是什么？
11. 室上性快速心律失常的治疗是什么？
12. 镁剂治疗的指征是什么？
13. 安装起搏器的指征是什么？
14. 为什么血糖监测是重要的？
15. 开胸心脏按压的指征是什么？
16. 无脉性心电活动的治疗方案是什么？

1. 目击心搏骤停首先的反应是什么?

对于目击心搏骤停首先的反应是确诊。心搏骤停患者表现为无任何反应、呼吸停止及脉搏消失。采取任何措施前都应立即求救。过去建议在心肺复苏开始后再求助，但是由于80%～90%心搏骤停的患者有心室颤动（ventricular fibrillation，VF），而心室颤动是最需要治疗的心律失常，而且需要紧急除颤，所以建议营救者首先呼救，将除颤器带到抢救现场。惟一例外的是8岁以下的儿童，其心搏骤停通常由气道问题所致。这种情况下应该首先保护气道的安全。

应根据高级心脏生命支持（advanced cardiac life support，ACLS）指南提出的建议来治疗所监护患者的心律失常。这包括通常以CPR为形式的基础生命支持（basic life support，BLS）、控制气道的附属设备、心律失常的监测与治疗以及复苏后处理。未监护、无反应的患者应首先评估其气道，然后进行两次人工呼吸并检查脉搏。对心搏骤停的患者，可行心前区叩击；但如果患者仍无脉搏，则必须立即开始CPR。尽快放置除颤电极或心电图（electrocardiogram，ECG）导联以明确患者心脏节律。如果最初心脏节律是无脉搏室性心动过速（ventricular tachycardia，VT）或VF，则患者应接受直至3次单相除颤，除颤能量递增，分别为200焦耳（joules，J），200～300 J和360 J。双相除颤的能量大约是单相除颤的一半。如果最初心脏节律不是VF或无脉搏性VT，或除颤失败，则应继续进行胸外按压和人工通气（图1.1）。

治疗心搏骤停的关键是快速判断与治疗。CPR的目标是给心脑提供氧合的血液，直至启动ACLS程序。在心搏骤停4 min内接受CPR和8 min内接受ACLS的患者可取得最佳效果（生存率大约为40%），而心搏骤停9 min后才开始CPR和ACLS的患者生存率低于6%。

最有可能复苏成功的患者群体包括医院外因VF所致心搏骤停的患者、继发于缺血性心脏病的VF住院患者、与并存的危及生命疾病无关的心搏骤停及低温或中毒的患者。严重多系统疾病、转移性癌症或少尿患者的CPR往往不成功。

2. 胸外按压是如何产生心排出量的？

既往推测胸外按压是通过直接将心室压向脊柱而产生心排出量。认为这可产生心脏收缩，使血液经主动脉和肺动脉向前流动，而房室（atrioventricular，AV）瓣的关闭可防止血液反流。

这种解释可能并不完全正确。心搏骤停期间的超声心动图图像显示，胸外按压期间AV瓣膜并非呈关闭状态。数例个案报道表明，监护下发生VF的患者通过咳嗽即可产生收缩压，该收缩压能维持意识在清醒。这就证实了胸外按压本身对维持心排出量并非必需。而且在连枷胸患者胸部固定前行CPR通常无效。如果直接按压是CPR维持血液循环的原因，那么连枷胸的优点就是就可通过增加“直接”按压的效果而有利于胸外按压。这些现象促使人们提出了CPR的“胸泵”理论。

“胸泵”理论认为，胸外按压导致胸内压的时相变化是引起前向血流的原因。在向下按压时相，胸内正压驱使血液流出胸腔进入压力较低的胸腔外血管。而静脉系统的瓣膜可防止血液的反流。在胸骨上抬时相，由于按压的放松而产生胸内负压，使血液从外周流入胸腔。正确实施CPR下，外周动脉收缩压能达到60～80 mmHg，但是舒张压非常低。平均血压一般低于40 mmHg。与心搏骤停前相比，这仅能提供大约30%的脑血流量及10%的心肌血流量。

3. 胸外按压与人工通气的推荐比例是多少?

CPR的动物模型研究显示，当胸外按压频率为80～100次/分及按压使胸骨下移为1.5～2英寸（3～5cm）时，可获得最佳血流量。美国心脏协会2000年出版的心肺复苏新指南建议，胸外按压频率为100次/分，按压时相所占时间比例应是放松时相的50%。

首选人工通气方式是气管内导管（endotracheal tube，ETT），通气频率为10～12次/分。然而，由于ETT放置错误的发生率高，所以新版ACLS指南不再强调CPR期间行气管内插管。当营救者未经过放置ETT正规培训或不熟悉ETT的情况下，面罩通气或其他通气道如喉罩或食管-气管联合导管可能更可取。目前要求必须通过听诊与一项辅助设备如二氧化碳波形、二氧化碳比色检测仪或食管检测仪来确认ETT放置正确与否。两人实施CPR时，已行气管插管的患者每5次胸外按压后给予通气1次。在气道未得到保护或单人实施CPR时，胸外按压与通气次数比例为15∶2。

首要的 ABCD 原则

关键点：基础心肺复苏和除颤

- **检查**患者反应
- **启动**急救反应系统
- **请求**将除颤器带至现场

A 气道：开放气道
B 人工呼吸：给予正压通气
C 人工循环：进行胸外按压
D 除颤：进行评估后对于 VF 和 VT 给予直至 3 次单相除颤，除颤能量递增，分别为 200J、200~300 J 和 360 J。双相除颤的能量应等效于单相除颤。

↓

经 3 次除颤后心脏节律?

↓

持续的或反复出现的 VF 或 VT

↓

序贯的 ABCD 原则

关键点：更高级的评估和治疗
A 气道：尽快放置气道开放装置
B 人工呼吸：确认气道装置位置正确
B 人工呼吸：固定人工气道，推荐使用专用的气管导管固定器
B 人工呼吸：确认通气和氧合有效
C 人工循环：建立静脉注射通路
C 人工循环：确认心脏节律
C 人工循环：根据心脏节律和状态给予适当药物治疗
D 鉴别诊断：寻找和治疗可逆的病因

↓

- 肾上腺素 1mg 静脉推注，可每 3~5 min 重复给予

或

- 血管加压素 40 U 单次静脉注射，仅给 1 次

↓

再次除颤（在 30~60 s 内给予 360 J 电除颤 1 次）

↓

考虑给予抗心律失常药物

- 胺碘酮（用于持续的或顽固性 VF 或 VT，属于 IIb 指征）
- 利多卡因（对于持续的 VF 或无脉搏 VT 效果不确定）
- 镁剂（用于低镁时，属于 IIb 类指征）
- 普鲁卡因胺（对于持续的 VF 或无脉搏 VT 效果不确定；对于顽固性 VF 或 VT 属于 IIb 类指征）

↓

再次除颤

图 1.1 室颤和无脉搏室性心动过速的抢救原则（摘自美国心脏协会编写的高级心脏生命支持营救者手册，2001）。

每次通气时间约为 2 s，且胸廓应有明显抬高。动物实验证实，胸外按压的同时进行通气，脑灌注压较高。然而，尚未在人体证实该方法可改善生存率，因此目前不推荐应用该技术。

4. 心肺复苏的并发症有哪些?

CPR 并发症包括骨骼损伤（尤其是肋骨骨折）、内脏损伤、气道损伤以及皮肤浅表组织损伤(皮肤、牙齿和口唇)。一般认为，危及生命的并发症发生率低于 0.5%，包括心脏和大血管损伤。然而，可以预见，许多并发症需要治疗并延长住院时间，包括肋骨与胸骨骨折、心肌与肺的挫伤、气胸、心包积血、气管和咽喉损伤、肝脾破裂、胃穿孔和胃扩张。

5. 肾上腺素的最佳剂量是多少?

与旧的 ACLS 指南相比，药物治疗已发生了重要变化。肾上腺素仍是选择的治疗药物，但在治疗 VF/VT 时，血管加压素已成为一种替代的药物。CPR 期间给予大剂量肾上腺素通过 α 肾上腺素能效应产生血管收缩作用，从而升高动脉血压，改善心肌与大脑血流量。研究提示这是一种剂量依赖性现象。动物实验表明，心搏骤停后给予 0.1～0.2 mg/kg 肾上腺素的预后优于目前的推荐剂量 0.01 mg/kg。然而，近期两项大型多中心研究证实，较大剂量与常规剂量肾上腺素治疗的患者存活率并无差异。这种临床无效的原因可能是，给予肾上腺素初始剂量前的时间间隔明显比动物实验时的间隔长。

许多患者由于合并冠状动脉疾病，即使在较高的主动脉舒张压下，冠状动脉血流也会受阻。实际上，肾上腺素的 β 肾上腺素能效应可增加心肌氧需，使患者预后更差。在进一步研究阐明该问题前，2000 年 ACLS 指南推荐的肾上腺素标准剂量是每 3～5 min 静脉注射 1 mg（0.01 mg/kg）。并可以考虑应用较大剂量，直至 0.2 mg/kg，但不推荐应用这种高剂量，因为该剂量可能有害。

6. 心肺复苏时应用血管加压素的指征是什么?

血管加压素，又称抗利尿激素，较大剂量应用时是一种强效血管收缩剂，其血管收缩效应能增加 CPR 期间心脑血流量。这种血管收缩效应是通过 V_1 受体介导的，因此与肾上腺素受体介导的肾上腺素效应无关。所以，血管加压素似乎不会产生肾上腺素的某些 β 肾上腺素受体所介导的不良反应，如增加心肌氧需和心动过速。目前，血管加压素是治疗无脉性 VT/VF 中Ⅱb 级的推荐药物。但是不推荐该药物用于心搏骤停和心脏无脉性电活动的情况，主要是由于还缺乏大量研究证实该药物能改善这类患者的预后。因此，目前推荐血管加压素作为治疗无脉性 VT/VF 患者的替代肾上腺素的一线药物，单次剂量 40 U 静脉推注。由于血管加压素的半衰期（10～20 min）比肾上腺素的（3～5 min）长，并且在人体试验中缺乏证据，故不推荐给予第二次剂量。若给予血管加压素后，持续 10～20 min CPR 未能恢复灌注心律，可每 3～5 min 重新给予肾上腺素 1 mg。

7. 使用碳酸氢钠的指征是什么?

1986 年前，即使不明确患者的酸碱状态，也常规在 CPR 期间应用 $NaHCO_3$。酸中毒可抑制心肌收缩力，也抑制儿茶酚胺的作用。然而，在常见 pH 值变化范围内以及复苏期间所用儿茶酚胺的剂量范围内，这种对儿茶酚胺的抑制作用似乎并无临床意义。与细胞内酸中毒相比，给予 $NaHCO_3$ 后可以延迟代谢性酸中毒的心肌抑制作用。如方程所示：

$$[HCO_3^-] + [H^+] \Leftrightarrow [H_2CO_3] \Leftrightarrow [CO_2] + [H_2O]$$

给予每 50 mEq 的碳酸氢盐可产生大量的 CO_2 气体。CO_2 气体可自由地通过细胞膜弥散，引起细胞内酸中毒反常性加重。会导致细胞内 CO_2 张力超过 300 mmHg 及 pH 值低于 6.1。

Carbicarb 是一种缓冲剂，不会产生大量 CO_2 气体，但临床试验显示其并不会明显改善 CPR 后患者的预后。该缓冲剂无效的另一种可能的解释是，此缓冲剂也会引起高钠血症和高渗状态。高渗溶液可能会降低主动脉压，导致存活率下降。给予 $NaHCO_3$ 后的早期出现氧离曲线左移，理论上可能会降低氧的获得。因此，只有当时动脉血气分析结果提示患者有严重酸血症、存在明显的代谢性酸中毒（如动脉血 pH<7.20）时才用 $NaHCO_3$。目前对高碳酸性酸中毒时 $NaHCO_3$ 的应用属于Ⅲ级指征，因此 CPR 期间应用 $NaHCO_3$ 可能有害。$NaHCO_3$ 适用于已知的高钾血症（Ⅰ级）、对

碳酸氢盐敏感的酸中毒（Ⅱa 级）、三环类抗抑郁药过量（Ⅱa 级）、阿司匹林或其他药物过量时碱化尿液（Ⅱa 级）以及心搏骤停时间长的气管插管通气患者或长时间 CPR 后循环恢复的患者（Ⅱb 级）。若准备给予 $NaHCO_3$，正确的全量按以下公式计算：

$$患者体重(kg) \times 碱缺失 \times 0.3$$

很多临床医师首先给予上述计算剂量的半量。如果无法行血气分析，在长时间心搏骤停时可按经验剂量（1 mEq/kg）给予。

8. 使用钙剂的指征是什么？

常规给予氯化钙或葡萄糖酸钙也应慎重。研究表明细胞内钙的蓄积可能是细胞损伤与死亡的最后共同介质。CPR 期间钙剂治疗的特殊指征包括高钾血症、已证实的低钙血症及钙通道阻滞剂过量。不推荐钙剂常规用于治疗电机械分离或心搏骤停。

9. 心室颤动/无脉性室性心动过速的抗心律失常药物治疗的选择是什么？

开始心肺复苏和辨认存在心脏节律后，立即除颤是治疗 VF/ 无脉性 VT 的主要方法。若经反复除颤治疗、给予肾上腺素/血管加压素及正确实施 CPR 对顽固性 VF 或 VT 患者无效，则抗心律失常疗法的选择不会影响患者的预后。在大多数顽固性 VF 或 VT 病例，尚未证实哪种药物更有效。尽管如此，与旧的指南相比，2000 版 ACLS 指南在 VF/ 无脉性 VT 的药物治疗方面有了许多改变。不再推荐利多卡因作为抗心律失常药物的首选用于治疗恶性室性异位心律、VT 或 VF。目前利多卡因和盐酸普鲁卡因胺被归类为该指征中级水平证据用药。不再推荐使用溴苄胺，并已将该药物从 ACLS 指南中删除。而对于多次除颤仍存在的 VF/无脉性 VT 患者，目前胺碘酮是Ⅱb 级使用指征。一项前瞻性双盲随机对照研究表明，胺碘酮能改善医院外顽固性 VF 心搏骤停后入院患者的中期预后。然而，胺碘酮并不能改善 CPR 后的远期预后。如果多次除颤及给予肾上腺素和（或）血管加压素后未能建立灌注性心脏节律，新版 ACLS 指南指出可考虑应用以下抗心律失常药物（表 1.1）：

- 对持续性或复发性 VF/ 无脉性 VT，给予胺碘酮 300 mg 静脉注射
- 疑有潜在低镁血症状态或尖端扭转型室性心动过速时，给予硫酸镁 1～2 mg（译者注：原文如此，应为 1～2 g）静脉注射
- 对顽固性 VF，给予普鲁卡因胺 50 mg/min（最大量为 17 mg/kg）

10. 心动过缓的治疗方案是什么？

大多数症状性心动过缓（如窦性心动过缓及心搏骤停）应使用阿托品、经皮心脏起搏（transcutaneous pacing，TCP）、注射多巴胺或肾上腺素来治疗。Ⅲ度和Ⅱ度莫氏Ⅱ型心脏传导阻滞患者不应使用阿托品，因为阿托品可能引起心室逸搏频率反常性减慢。异丙肾上腺素不应用于治疗心动过缓，因为该药物可增加心肌氧耗，会导致低血压。

急性心肌梗死的情况下，ACLS 指南建议应给予Ⅲ度和莫氏Ⅱ型心脏传导阻滞患者安装经静脉心脏起搏器。有症状的患者应给予 TCP 或肾上腺素治疗，直到安装经静脉心脏起搏器。

11. 室上性快速心律失常的治疗是什么？

最重要的起始步骤是评价患者的心动过速是稳定性还是不稳定性。不稳定的心动过速患者需要立即进行心脏电复律，而稳定性心动过速通常进行药物治疗或心脏电复律，直到能够进行进一步评估和诊断。极其重要的是治疗宽复合波的快速心律失常，例如 VT。用临床或 ECG 标准区分宽复合波的室上性心动过速与 VT 经常存在困难。对于室性心动过速的患者，给予维拉帕米可能造成不可逆的血流动力学崩溃。然而，腺苷对血压几乎没有影响，因此能试用于稳定性疑似宽复合波的室上性心动过速患者。腺苷是一种内源性的嘌呤核苷，可抑制窦房结功能和 AV 结活性，其作用时间极短（血清半衰期小于 5 s），并且几乎没有明显的副作用。

对于窄复合波的室上性心动过速，应使用刺激迷走神经手法或应用腺苷，从而有助于鉴别其真正的节律。处理方法也取决于心功能的情况[代偿或者受损，射血分数（ejection fraction，EF）＜40%，充血性心力衰竭]。阵发性室上性心动过速可应用钙通道拮抗

表 1.1 心肺复苏的治疗

方式	概述	剂量
电治疗	适应证： VF/ 无脉性 VT 房颤 房扑 / 阵发性室上性心动过速	 200，200～300，360 J 100，200，300，360 J 50，100，200，300，360 J
胺碘酮	适应证： 持续 VF/ 无脉搏 VT 所致的心搏骤停 顽固性 VF/ 无脉性 VT 宽复合波心动过速(稳定型) 室上性和室性心动过速	 300 mg i v 150 mg i v 时间 >10 min， 继之 1 mg/min 维持 6 h， 然后 减量为 0.5 mg/min，持续 18 h 最大剂量 2.2 g /24 h
普鲁卡因胺	适应证： 复发性 VF/ 无脉性 VT 不能与 VT 鉴别的宽复合波心动过速 副作用： 低血压，宽 QRS 复合波，抽搐	 高达 50 mg/min（最大剂量 17 mg/kg） 一旦稳定，就开始以 1～4 mg/min 静滴
肾上腺素	适应证： 持续性或顽固性 VT，VF，心搏骤停，PEA，心动过缓 副作用： 高血压，心律失常，心肌缺血	 一次 1mg，每 3～5 min 重复（若无效，可加大剂量，最大可达 0.2 mg/kg，但一般不推荐，且可能有害） 如果用于症状性心动过缓 2～10 μg/kg 滴定有效
血管加压素	适应证： 持续性 VF 无脉性 VT 心搏骤停	 单次剂量 40 U iv（半衰期 10～20 min）
阿托品	适应证： 心动过缓，心搏骤停，缓慢性 PEA 副作用： VT，VF **注意**：<0.5 mg 可能有拟副交感作用 禁忌证： 莫氏 II 型 AV 阻滞和III度房室传导阻滞伴新发宽 QRS 波	 心搏骤停与缓慢性 PEA 时： 1 mg， 3～5 min 可重复，直至 0.04 mg/kg 心动过缓时： 0.5～1 mg，3～5 min 可重复，直至 0.03 mg/kg
硫酸镁 ($MgSO_4$)	适应证： 低镁血症、尖端扭转型室性心动过速引起的心搏骤停 尖端扭转型室性心动过速 (非心搏骤停) 怀疑低镁血症引起的	 $MgSO_4$ 1～2 g 稀释于 5%葡萄糖液 10ml，静脉推注 负荷量 1～2g 稀释于 5%葡萄糖液 50～100 ml，5 ～60 min iv，继以 0.5～1 g/h，可长达 24 h
腺苷	适应证： 窄复合波的室上性心动过速 (明确诊断、可能发现潜在心律：阵发性室上性心动过速、结性心动过速、异位或多病灶房速) 副作用： 短暂性窦性心动过缓或心搏骤停，室性异位节律，皮肤潮红，呼吸困难，胸痛	 初始单次剂量 6 mg，1～3 s 以上，而后 20 ml iv。若无反应，1～2 min 内重复剂量 12 mg

表 1.1　心肺复苏的治疗（续）

方式	概述	剂量
地尔硫䓬	适应证： 阵发性室上性心动过速，控制房颤、房扑以及多灶性房速时的心室反应 副作用： 心肌抑制，心动过缓，低血压（弱于藜芦胺）	0.25 mg/kg，继之 0.35 mg/kg 维持量 5～15 mg/h
多巴胺	适应证： 症状性心动过缓，低血压	以 2～5 μg/(kg·min)开始
去甲肾上腺素	适应证： 低 SVR 所致的低血压 副作用： 高血压， 心律失常，心排出量增加或降低 (取决于心肌收缩状态和 SVR)，肾、肠系膜和心肌缺血	0.04～0.4 μg/(kg·min)
多巴酚丁胺	适应证： 充血性心力衰竭 副作用： 高血压，心律失常，心肌缺血	2.5～15μg/(kg·min)
钙剂	适应证： 低钙血症，高钾血症，高镁血症 副作用： 心动过缓	10%氯化钙溶液 250 mg，必要可重复或葡萄糖酸钙 500 mg
碳酸氢钠 ($NaHCO_3$)	适应证： 原有高钾血症，原有碳酸氢盐反应性酸中毒，三环类抗抑郁药过量，阿司匹林或药物过量需碱化尿液，心搏骤停时间长，长时间心搏骤停后循环恢复 副作用： 高碳酸血症，代谢性碱中毒， 高渗，损害氧合血红蛋白的解离	# mEq $NaHCO_3$＝碱缺失×体重（kg）×0.3（先给半量） 经验剂量：1 mEq/kg 随后的经验剂量为 0.5 mEq/kg
硝酸甘油	适应证： 心肌缺血，肺动脉高压，体循环高血压 副作用： 低血压，反射性心动过速	以 0.5～1.0 μg/(kg·min)开始，随后根据反应调整 一般剂量范围 1～8 μg/(kg·min)
硝普钠	适应证： 全身性高血压，诱发低血压，充血性心力衰竭 副作用： 低血压，反射性心动过速，氰化物中毒	以 0.2 μg/(kg·min)开始，以后相应调整 最大剂量 10 μg/(kg·min)或 1～1.5 mg/kg，2～3 h 以上
米力农	适应证： 充血性心力衰竭（尤其右心衰竭） 副作用： 全身血管显著扩张，尤其是低血容量患者	负荷量 50 μg/kg，10 min 以上 iv，持续输注速率为 0.375～0.75 μg/(kg·min)

剂、β受体阻断剂、地高辛或者胺碘酮处理（后者特别适合于心功能受损的患者）。对于交界性心动过速或者异位或多源性房性心动过速，不推荐心脏电复律。

如果怀疑心脏节律为房颤或房扑，进一步处理前必须评估患者。如果可能，应该评估患者的心功能，排除预激综合征（Wolff-Parkinson-White，WPW），明确房颤发作的时间（<48 h 或 >48 h）。目标是立即治疗不稳定患者，以控制心率，转复节律，并进行抗凝。如果房颤症状发作的时间超过 48 h，在心脏电复律前应该用食管超声心动图（transesophageal echocardiography，TEE）来评估心房内血栓。预激综合征患者应用心脏电复律或胺碘酮的效果较好。对于这些患者禁用腺苷、β受体阻断剂、钙通道阻滞剂和地高辛。这些药物可选择性地阻滞合并有旁路传导径路患者的 AV 结，从而引起心室反应性增高或者可能诱发 VF。一旦明确房颤/房扑的诊断，治疗一般包括心脏电复律、β受体阻断剂、钙通道阻滞剂（如地尔硫䓬）或者地高辛。不稳定性患者或心室功能受损的患者较适合应用胺碘酮。

12．镁剂治疗的指征是什么？

镁缺乏与室性异位节律、心脏猝死和充血性心力衰竭（CHF）有关，也能诱发顽固性 VF，并阻碍低钾血症的纠正。在顽固性 VT 或 VF 时应纠正低镁血症。硫酸镁可用于治疗尖端扭转型室速。补充镁剂也可降低心肌梗死后室性心律失常的发生率。因此，一些专家建议预防性在心肌梗死后的患者给予镁剂。

13．安装起搏器的指征是什么？

ACLS 指南建议，有症状的心动过缓型心律失常患者（如心肌缺血、低血压、精神状态改变、肺水肿）以及超速起搏的顽固性快速型心律失常患者适合应用经皮或经静脉心脏起搏器。而对长时间复苏仍为心搏骤停的患者极少需要安装起搏器。

14．为什么血糖监测是重要的？

血糖水平可能影响心搏骤停患者复苏后的脑功能。动物实验研究表明，高血糖动物在常温脑缺血后脑功能的恢复较差，原因可能与血糖的代谢产物——乳酸的大量堆积有关。但是，目前对于何种水平的血糖需要治疗尚不明了。高血糖治疗过度所致的严重低血糖可引起神经细胞损害。

15．开胸心脏按压的指征是什么？

开胸心脏按压可能只适用于心脏手术后的患者（心脏压塞情况下）、在手术室心脏暴露很容易的患者、严重胸廓畸形的患者以及某些胸部贯通伤的患者。低温、肺栓塞、心脏压塞、腹部出血以及钝器伤所致心搏骤停的情况下应该考虑使用开胸心脏按压。但是，对于长时间进行闭胸 CPR 的患者，再进行开胸心脏按压就失去意义了。

16．无脉性心电活动的治疗方案是什么？

无脉性心电活动（pulseless electrical activity，PEA）是指临床显示心脏有电活动，不能检测到脉搏。可能出现的各种电活动中必须排除 VF、VT 以及心搏骤停后才能诊断 PEA。ACLS 的指南强调寻找 PEA 的可逆因素。当然，基本生命支持的措施应该在寻找因素的同时尽快实施。除外 VF/ 无脉搏性 VT 后，首要任务是确保气道通畅、给氧和心脏按压。同时，必须寻找 PEA 的病因。PEA 的最常见原因见表 1.2。

持续复苏指南中的一线药物包括静注肾上腺素 1 mg，每 3～5 min 给予 1 次，当 PEA 的电活动频率减慢时，必要时可静注阿托品 1 mg，每 3～5 min 给予 1 次。然而，治疗 PEA 的药物并不仅限于此，还应依据 PEA 的可能原因进行相应的药物治疗。PEA 不是电除颤的指征。必须与可电击除颤的心律失常进行

表 1.2　无脉搏性心电活动（PEA）的最常见原因

低血容量	药片（药物过量，意外服药）
低氧	心脏压塞
氢离子 - 酸中毒	张力性气胸
高钾/低钾血症	血栓形成（冠状血管）
低温	血栓形成（肺）

有效识别并加以排除。然而，一旦患者 PEA 转变为 VF/ 无脉性 VT，应立即给予正确处理。

（王祥瑞译 邓小明 郭悦平校）

推荐阅读

American Heart Association: Guidelines 2000 for cardiopulmonary resuscitation and emergency cardiovascular care. Circulation 102:Suppl I, 2000

Spearpoint KG, McLean CP, Zideman DA: Early defibrillation and the chain of survival in "in-hospital" adult cardiac arrest; minutes count. Resuscitation 44:165, 2000

Wenzel V, Krismer AC, Arntz HR, et al.: European Resuscitation Council Vasopressor during Cardiopulmonary Resuscitation Study Group: A comparison of vasopressin and epinephrine for out-of-hospital cardiopulmonary resuscitation. N Engl J Med 350:105, 2004

Xavier LC, Kern KB: Cardiopulmonary Resuscitation Guidelines 2000 update: what's happened since? Curr Opin Crit Care 9:218, 2003

病例

2 冠状动脉疾病

Alexander Mittnacht, MD
David L. Reich, MD

患者，男，65 岁，既往患有高血压、家族性高胆固醇血症、2 型糖尿病和心绞痛，拟行乙状结肠肿瘤切除术。双嘧达莫-铊扫描提示前间隔灌注缺失，表现为延迟图像上的充盈。冠状动脉造影显示左前降支严重损害，冠状动脉回旋支基底部狭窄 50%。手术前 6 周成功行左前降支经皮冠状动脉腔内成形术（percutaneous transluminal coronary angioplasty，PTCA）。

以依托咪酯、咪达唑仑和芬太尼进行全麻诱导，氧气、异氟烷和芬太尼维持麻醉。维库溴铵维持肌肉松弛。切除肿瘤过程中心率从 70 次/分升至 120 次/分。血压稳定在 130/70 mmHg。心电图（ECG）V_5 导联 ST 段水平压低 2 mm，但在Ⅱ导联未见异常。追加芬太尼，心率下降至 95 次/分，但是 V_5 导联 ST 段无变化。

问题

1．心肌氧供的决定因素是什么？
2．心肌氧耗（氧需）的决定因素是什么？
3．处理该患者心肌缺血的药物有哪些？
4．何为冠状动脉窃血？何种药物可诱发这种窃血？
5．该患者是否应该在术前服用 β 受体阻断剂？
6．该患者术中应如何进行监测？

1．心肌氧供的决定因素是什么？

冠状动脉疾病（coronary artery disease，CAD）患者麻醉过程中需要关注的主要问题是保持心肌氧供和氧耗的良好平衡（图 2.1）。CAD 患者心肌氧供不足，需通过保持冠状动脉灌注压与舒张间期时间来维持。

冠状动脉灌注压可通过确保正常或高的动脉舒张压以及正常或低的左心室舒张末压来维持，后者通常由肺毛细血管楔压进行评估。

增加心肌氧耗	增加心肌氧供
	血红蛋白浓度
	氧饱和度
心动过速	心动过缓
后负荷增加	后负荷降低
前负荷增加	前负荷降低
心肌收缩力增加	心肌收缩力降低

图 2.1 心肌的氧供需平衡。

2．心肌氧耗（氧需）的决定因素是什么？

心率、收缩力和心室壁张力是决定心肌氧耗的 3 个主要因素。心率可能是调节心肌氧供需平衡的最重要因素。降低心率可延长舒张期，提高氧供，还可降低氧耗。现已证实心动过速与心肌缺血之间具有良好的相关性。然而，应避免严重的心动过缓，因为这可引起动脉舒张压降低以及左室舒张末期压增高。通常应用 β 肾上腺素受体阻断剂来使 CAD 患者处于轻度心动过缓状态。

心肌收缩力可笼统的定义为心肌缩短的内在能力。测量该指标非常困难，用心排出量甚或左室射血分数都不能很好地描述该参数。心肌收缩力下降与心肌氧耗下降相关。因此，“心肌抑制”可能有利于 CAD 患者。需要特别指出的是，只要维持冠状动脉灌注压，使用抑制心肌收缩力的药物而不用强效扩张血管的药物，就可能有利于 CAD 患者。因此，强效挥发性麻醉药（氟烷、恩氟烷和异氟烷）就是“心肌抑制剂”的例子，其只要维持冠状动脉灌注压，就可能有利于 CAD 患者。

通过合理管理左室前负荷、后负荷、心率和收缩力以保持心肌氧供氧需在平衡状态。前负荷（左室舒张末期容积）明显增加时，由于左室舒张末期压力相应增高而使心脏容积做功增加（氧需增加），冠状动脉灌注压降低（氧供下降）。硝酸盐类有助于维持正常到低的前负荷（见下文）。后负荷增加过度时，尽管冠状动脉灌注压有所增加，但也引起心脏收缩期间压力做功（室壁张力）增加（氧需增加）。另一方面，血管极度扩张（后负荷减轻）将降低动脉舒张压，减少心肌氧供（见表 2.1）。

3．处理该患者心肌缺血的药物有哪些？

硝酸甘油和其他硝酸盐可扩张心外膜冠状动脉并因全身血管扩张而降低左室舒张末期压力，从而发挥其抗心绞痛的作用。硝酸盐类也轻度扩张动脉血管，

表 2.1 提高心肌缺血患者冠脉灌注压的血流动力学目标

参数	目标	适用	禁忌
心率	慢	β 受体阻断剂	异丙肾上腺素 多巴酚丁胺 氯胺酮 泮库溴铵
前负荷	正常至低	硝酸甘油、利尿剂	容量负荷过度
后负荷	正常至高	去氧肾上腺素	硝普钠、大剂量异氟烷
心肌收缩力	正常至降低	β 受体阻断剂 挥发性麻醉药	肾上腺素、多巴胺

可降低心肌原有的压力做功。限制硝酸盐类应用的原因是大剂量可造成低血压，后者可降低心肌氧供，并且可能导致反射性心动过速。

β 受体阻断剂能降低心率，这对于心肌缺血具有两方面的益处。首先，舒张期时间延长，改善冠状动脉灌注；其次，心肌氧耗降低。β 受体阻断剂也降低心肌收缩力，从而降低心肌氧耗。多年来，普萘洛尔和美托洛尔一直在术中用作 β 受体阻断剂。艾司洛尔是一种短效的静脉使用的 β 受体阻断剂，由于其相对心脏（β_1 受体）选择性以及良好的药代动力学特性而逐渐普遍用于麻醉中。

钙通道阻滞剂是处理 CAD 患者的重要药物组成部分。术中应用该类药物处理心肌缺血的效果还不是很清楚。有一些证据表明，术前应用钙通道阻滞剂治疗可能增加术中心肌缺血的发生率。

去氧肾上腺素（新福林），一种“纯”α 肾上腺素受体激动剂，可用于治疗心肌缺血患者的低血压，因为该药可提高舒张压而不影响（或轻度降低）心率。具有 β 肾上腺素作用的药物，如麻黄碱、多巴酚丁胺和多巴胺，都可加快心率，增强心肌收缩力，并且降低动脉舒张压。所有这些 β 肾上腺素能效应在心肌缺血期间都是不良作用。

可乐定是一种 α_2 受体激动剂，但是目前在美国仅有口服剂型。与可乐定相比，右旋美托咪啶对 α_2 受体的选择性更高，并且能够静脉给药。这类药物能够减少中枢神经系统的交感神经冲动输出，降低血浆去甲肾上腺素的水平。α_2 受体激动剂能够减少由于外科手术刺激和术后应激所致“突发性高血压”的发生率，减少心率升高的程度，降低心肌氧需。α_2 受体激动剂能够增强麻醉药的作用，可作为镇静药物使用，并可减少术后镇痛药需求量。因此，围手术期使用这类药物处理 CAD 患者似乎非常合适。有文献综述了近期发表的有关围手术期 α_2 受体激动剂处理心脏风险患者的有效性，结果表明，围手术期心肌缺血的发生率降低，但是心肌梗死或死亡的发生率并无变化。此类药物在处理心脏风险患者中的确切作用尚有待于进一步明确。

4. 何为冠状动脉窃血？何种药物可诱发这种窃血？

当狭窄冠状动脉远端的心肌血供主要来源于由正常冠状动脉供血的心肌“正常区域”的侧支血管时就可能发生冠状动脉窃血。小动脉扩张剂（如异氟烷、硝普钠和双嘧达莫）可通过扩张正常心肌区域的小动脉而减少通过侧支血管的血流量。然而，如果不发生过度的心动过速和低血压，目前尚无确切证据表明 CAD 患者应禁用异氟烷。但谨慎起见，存在心肌窃血倾向的患者应避免使用小动脉扩张药。

5. 该患者是否应该在术前服用 β 受体阻断剂？

下面重点描述一项随机、双盲、安慰剂对照的临床研究。该研究比较了阿替洛尔与安慰剂对心脏风险患者实施非心脏手术的总体生存率和心血管病发病率的影响。在术前和术后即刻静脉注射阿替洛尔，随后的住院期间口服阿替洛尔。随访患者到术后 2 年。在 200 例患者中有 99 例分配到阿替洛尔组，101 例分配到安慰剂组。194 例存活并出院，其中 192 例随访 2 年。阿替洛尔组患者出院后的总体发病率明显低于安慰剂对照组，包括出院后 6 个月（0 vs 8%，$P < 0.001$），1 年（3% vs 14%，$P = 0.005$）以及 2 年（10% vs 21%，$P = 0.019$）。最主要的效应是出院后前 6～8 个月期间由于心脏原因造成的死亡例数明显减少。阿替洛尔组患者总体心血管不良事件相似的降低，2 年内无事件生存率在安慰剂组和阿替洛尔组分别为 68% 和 83%（$P = 0.008$）。该研究中糖尿病的发病率可能有复杂的影响，但该结果提示，围手术期应用 β 肾上腺素受体阻断剂可能对高危患者极为有利。

6. 该患者术中应如何进行监测？

术中监测该患者最重要的方法是多导联心电图（ECG）系统。单纯心前区 V_5 导联即可检测到所有标准 12 导联心电图所能检测到的心肌缺血的 89%。自 20 世纪 70 年代后期以来，一直推荐在监测术中心肌缺血的同时应监测肢体 II 导联与 V_5 导联。这种联合监测可以发现术中心肌缺血发作的 90% 以上。另外，这种联合方法也可监测右侧与左侧冠状动脉的分布。

目前手术室中的心电图监测系统通常能够连续监测 ST 段的变化。一般来说，这种监测是确定 J 点（QRS 波群与 ST 段交点）后 60～80 ms 处 ST 段与基线的关系。心肌缺血可定义为 ST 段水平或斜向下压

低 > 0.1 mv，或者 ST 段抬高 > 0.2 mv。这些监测系统在左室肥厚和频繁使用电刀时效果不佳，并且在左束支传导阻滞或者心室起搏时无法监测心肌缺血。

如果只有 3 个导联系统，仍可能间断监测心脏的下壁（Ⅱ导联）和侧壁（V_5 导联）。将左臂导联放置在胸前区 V_5 的位置，其他导联包括右肩和左腿电极的位置不变。这种改良的 V_5 导联是将心电图置于Ⅰ导联，此时监护仪显示改良的 V_5 导联即 CS_5（胸肩 5）。如果监护仪间断地转到Ⅱ导联，则真正的标Ⅱ导联就出现在监测仪屏幕上。因此，即使只有 3 个导联的 ECG 系统也可能间断地用作多导联 ECG 系统。

经食管超声心动图（transesophageal echocardiography，TEE）是一种监测心肌缺血极其灵敏的方法。TEE 可连续观察左室经胃短轴平面的图像。该图像可显示三支主要冠状血管的分布。其缺点是难以持续集中精力观察超声图像，即使其灵敏度很高，但区域性室壁运动变化对于判断心肌缺血可能并不特异。另外，设备昂贵和需要专门的培训也是导致 TEE 应用受限的原因。

（王祥瑞译　邓小明　郭悦平校）

推荐阅读

Chung F, Houston PL, Cheng DCH, Lavelle PA, McDonald N, Burns RJ, David TE: Calcium channel blockade does not offer adequate protection from perioperative myocardial ischemia. Anesthesiology 69:343, 1988

Gold MI, Sacks DJ, Grosnoff DB, Harrington C, Skillman CA: Use of esmolol during anesthesia to treat tachycardia and hypertension. Anesth Analg 68:101, 1989

Jorden VSB, Tung A: Dexmedetomidine: Clinical update. Semin Anesthes Periop Med Pain 21:265, 2002

Kaplan JA, King SB: The precordial electrocardiographic lead (V_5) in patients who have coronary artery disease. Anesthesiology 45:570, 1976

Kotrly KJ, Kotter GS, Mortara D, et al.: Intraoperative detection of myocardial ischemia with an ST segment trend monitoring system. Anesth Analg 63:343, 1984

Landsberg G, Mosseri M, et al.: Perioperative myocardial ischemia and infarction. Anesthesiology 96:264, 2002

Mangano DT, Layug EL, Wallace A, Tateo I: Effect of atenolol on mortality and cardiovascular morbidity after noncardiac surgery. Multicenter Study of Perioperative Ischemia Research Group. N Engl J Med 335:1713, 1996

Nishina K, Mikawa K, Uesugi T, et al.: Efficacy of clonidine for prevention of perioperative myocardial ischemia: A critical approach and meta-analysis of the literature. Anesthesiology 96:323, 2002

Park KW: Preoperative cardiology consultation. Anesthesiology 98:754, 2003

病例 3

近期心肌梗死

Alexander Mittnacht, MD
David L. Reich, MD

患者，女，68 岁，既往存在多种心脏病危险因素，有突发性压榨样胸骨后疼痛，虽然经溶栓治疗，目前患者心电图仍表现为透壁性前侧壁心肌梗死。3 周前出现心肌梗死，现在患者发生急性胆囊炎，拟行胆囊切除术。

问题

1．如何评估心脏病患者行非心脏手术的危险性？
2．此例患者的心脏危险因素是什么？还应进一步做何种检查？
3．在非心脏手术前曾行冠脉搭桥术的患者，麻醉处理应注意什么？
4．术中你采用何种监测？
5．你会准备何种药物？
6．你会用何种麻醉技术？
7．术后如何管理该患者？

1．如何评估心脏病患者行非心脏手术的危险性？

任何患者的术前心脏评估均包括复习病史、体格检查和实验室检查，了解预定的手术方案。评估病史应包括有无冠心病（coronary artery disease，CAD）、严重性及其可逆性（危险因素、心绞痛类型、心肌梗死史），左室和右室功能的临床评估（运动耐力、肺水肿、肺动脉高压），症状性心律失常（心悸、晕厥或晕厥前症状）。对于瓣膜病的患者，还应询问其血栓栓塞史。

体格检查应注意生命体征，特别是心率、血压和脉压（心肌氧耗和氧运输的决定因素），左心或右心心力衰竭（颈静脉怒张、外周性水肿、肺水肿或室性奔马律），是否有心脏杂音。基本的实验室检查包括胸片（了解心脏大小）和心电图。进一步的检查可根据上述初步的检查结果和手术方案确定。

关于病史和实验室资料的意义一直有争论。这些信息对患者预后的判断并不确定。例如，不同文献提示患者的年龄对预后的影响不同。通常认为，年龄对于静息状态下心功能参数没有影响，如射血分数、左室直径和室壁运动。但认为老年患者对应激的保护和反应能力下降。然而，并不是所有研究都显示年龄和围手术期心脏事件（perioperative cardiac events，PCE）有关。PCE 通常定义为术后不稳定心绞痛、心肌梗死（myocardial infarction，MI）、充血性心力衰竭（congestive heart failure，CHF）或者由于心脏原因引起的死亡。

非心脏手术的围手术期心血管评估的现行标准是美国心脏病学院/美国心脏病学会（American College of Cardiology/American Heart Association，ACC/AHA）最新指南确定的。中心思想是根据相关的临床 PCE 预测指标把患者分为不同的危险级别，但手术方案和适当的非创伤性试验能影响危险性。在择期手术时，内科医师、外科医师和麻醉医师应用此方法来作为心血管策略评估的合适手段。

ACC/AHA 指南中，PCE 的主要临床预测指标是不稳定性心绞痛，慢性稳定性心绞痛是中等风险因素。Fleisher 和 Barash（1992）提出应以更有效的方法为患者分类。他们认为并不是所有稳定性心绞痛患者都有相同的疾病过程（如冠状动脉解剖，心肌缺血的频率，左室功能）。如果没有持续性监测（随身心电图），确定心肌缺血的发生率非常困难。既然超过 75%的心肌缺血是无症状的，50%冠心病患者（不仅仅是糖尿病患者）有无症状心肌缺血，所以连续监测十分重要。尽管有不稳定性心绞痛或心肌梗死史的患者预后较差，但无症状心肌缺血在心肌损伤中的作用还不很清楚。

非创伤性检查可用来确定进行性心肌缺血的危险性（及在一些病例中确定左室功能的性质），这些检查包括动态心电图（Holter 监测）、运动负荷试验、核素灌注扫描和功能研究以及超声心动图。在非创伤性研究中，运动、窃血诱发药物（双嘧达莫或腺苷）或者多巴酚丁胺常用于诱发可逆性心肌缺血。对心血管疾病的普遍观点是，如果非创伤性检查高度怀疑 CAD 和冠脉病变，可行血管造影术，冠脉介入治疗也是合理的。对于怀疑有较轻疾病的患者，如果手术方案可能引起 PCE 发生率增高，深入细致的检查可能有益。这些患者如果计划行心脏风险很小的手术，可能就无需进一步检查。

心肌梗死病史和 PCE 的相互关系与心肌梗死后的时间长短显著相关。心脏病学家把近期心肌梗死定义为最近 7～30 d 内发生的心肌梗死，并认为这是 PCE 很强的临床预测指标。有心肌梗死病史或心电图有病理性 Q 波是中等预测指标。有关近期心肌梗死的概念有时比较混乱，因为传统上麻醉医师把在 6 周至 6 个月内发生的心肌梗死都认为是近期心肌梗死。经典的研究心肌再梗死的资料多为过去 20～40 年收集的，这些研究表明，在 3 个月内发生心肌梗死的患者再次心肌梗死的发生率为 5.7%～30%；3～6 个月内再梗死发生率为 2.3%～15%，手术前 6 个月以上发生心肌梗死的患者，其再次梗死的发生率为 1.9%～6%。再次心肌梗死的死亡率约为 50%。在不同的研究中，此数据的波动较小。Rao 等（1983）用创伤性监测方法观察术后血流动力学变化，患者进入 ICU 恢复，结果发现各组再次心肌梗死的发生率都较低。把这些数据用于当今的患者评估是不准确的，现在的患者都普遍使用了 β 受体阻断剂、冠状动脉介入治疗和心肌梗死的酶学技术诊断。但无论如何，离心肌梗死的发生时间越近，PCE 的危险性越高。同时也应考虑心肌梗死的严重性。

文献报道不同情况下心肌梗死的死亡率不同，例如有无 Q 波；涉及右和左冠状动脉；心肌梗死有无并发症（反复发生疼痛、充血性心力衰竭或心律失常）；心肌梗死后应激试验结果阳性与阴性。有理由认为心肌梗死（近期）的死亡率并不都能仅仅依靠心肌梗死的时间来归类。

普通人群中充血性心力衰竭患者的预后较差。尽管减轻后负荷和抗心律失常等治疗可能改善病情，但 5 年生存率大约为 50%。左室射血分数低于 30%的患者 1 年死亡率约为 30%。ACC/AHA 指南把失代偿 CHF 作为主要临床预测因子，而代偿性或早期 CHF 作为中等临床预测因子。

心律失常是常见问题，通常是良性的，但在伴有潜在心脏病的患者，发生心律失常可能预示这些患者并发症的发病率和死亡率都将明显升高。例如，许多左室功能失常伴发心律失常的患者通常死于左室衰竭而不是心律失常。已知的重要临床预测指标包括严重房室传导阻滞、在心脏病基础上发生的室性心律失常和心室率未控制的室上性心律失常。较小危险预测指标包括异常心电图（如左室肥大、左束支传导阻滞、ST-T 波异常）。异位心律（如房颤）也是较小的危险预测指标。

因为瓣膜损害引起的改变与危险性（如 CHF、心律改变）的增加无明显相关性，所以评估瓣膜病的患者较难。然而，严重瓣膜疾病仍是较主要的临床预测指标。

常规实验室检查，如心电图、胸片、电解质、尿酸和肌酐及血常规可能有预见价值。然而，50%的冠心病患者表现出正常的心电图。冠心病患者最常见的心电图表现为 ST-T 段异常（65%～90%）、左室肥大（10%～20%）和病理性 Q 波（0.5%～8%）。

通常认为如果患者的 PCE 综合危险性（基于患者和手术两方面的因素）大于 10%，需要进一步研究。PCE 发生率高的非心脏手术主要是血管手术。外周血管和主动脉手术有较高 PCE 发生率，颈动脉手术的 PCE 发生率约 5%。而最新出现的资料认为血管内修补风险较低。在血管疾病患者中的高 PCE 发生率通常归于这些患者的 CAD 高发生率（估计高达 90%）以及血流动力学改变对心肌产生的应激作用。

手术诱发代谢的改变，例如应激性激素水平升高和血小板粘附性增加也是 PCE 增加的危险因素。有些非血管手术也与并发症发病率和死亡率高有关，如胸内和腹内手术。这些患者危险性增加的可能原因是较显著的血流动力学波动和液体转移、大静脉受压以及胸部手术期间干扰心肺功能。急诊手术也与危险性增加有关。PCE 危险性较低的手术包括四肢手术、经尿道前列腺切除术和白内障手术。因此，评估患者的危险性必须包括手术的危险性，随着一些引起较少生理干扰的微创手术技术不断出现，手术引起的危险性也在减小。

对某个患者行某种手术的心脏危险性进行评估是困难的，但可以遵循一些指南。进一步评估应根据获得的信息是否会改变手术计划或麻醉方法来决定。这些改变可能包括改变手术过程以减小风险；CAD 的药物或手术治疗；围手术期抗凝；或术中和术后选用更有效的监测。尽管许多方针似乎很合理，但这些干预能否改善预后尚缺乏证据。减少 PCE 可能有效的干预措施包括 β 肾上腺素受体阻断剂和预防低温发生。

择期非心脏手术前行经皮冠脉成形术、支架植入或冠脉搭桥术等心肌再血管化使 PCE 危险性减少是有争议的。如果从远期的心血管疾病治疗角度考虑行，心肌再血管化可能是有益的，但再次手术前心肌再血管化的危险性就与拟行的非心脏手术的危险性相加了。在许多病例中，可能无法接受危险性相加。也有证据表明在冠脉支架植入术后早期的手术风险很高（见下文）。

2. 此患者的心脏危险因素是什么？还应进一步做何种检查？

该例患者为老年女性，有 CAD 史，近期有心肌梗死，需要急诊手术。需要考虑几个重要因素。第一因素是心肌梗死后过程。如果她有反复发作的疼痛、CHF 或延迟性室性心律失常（> 心肌梗死后 48 h 发生），即使没有手术，心肌梗死后第一年仍有 15%～30%的死亡或再梗死的风险。

另一因素为是否有证据证明溶栓治疗后血管再通。这包括疼痛缓解、再灌注后的心律失常、肌酸磷酸激酶（creatine phosphokinase，CPK）水平大幅度增高和心电图改善（无心肌梗死表现）。抗凝治疗非常重要。反复胸痛的患者在术前应停用肝素治疗。近期研究提示停药时间可能非常重要，患者停用肝素的时间大于 9.5 h 可能会出现复发性心肌缺血，需要紧急干预。

绝大多数接受溶栓治疗的患者血管再通后有残余狭窄，这些患者早期常已进行了心脏导管检查，特别

预测围手术期心脏事件（PCE）的指标

主要风险
- 不稳定型心绞痛
- 心肌梗死的 7～30 d 内
- 失代偿的充血性心力衰竭
- 心律失常
  - 潜在的心脏病，表现出有症状的室性心律失常
  - 室上性心律失常伴有未控制的心室率
  - 重度房室传导阻滞
- 严重瓣膜疾病

中等风险
- 慢性稳定型心绞痛
- 有心肌梗死史
- 心电图有 Q 波
- 代偿性或前期充血性心力衰竭
- 糖尿病
- 肾功能不全

较小风险
- 异常心电图
- 左室肥大
- 左束支传导阻滞
- ST-T 段异常
- 异位心律（如房颤）
- 老年
- 卒中史
- 动脉性高血压（未控制）
- 活动能力低

是当其心肌梗死有并发症出现时。一些医院对情况较好的患者的处理与无并发症的近期心肌梗死的患者处理类似，他们在出院前行改良的心电图运动（运动负荷）试验（心肌梗死后 5～7 d），6 周后行标准的心电图运动负荷试验。

发生脓毒症是重要问题。脓毒症引起的血流动力学改变可能明显增加心肌负荷。这些改变包括内毒素使血管扩张引起的心排出量增加和心肌抑制因子引起的心肌抑制。

PCE 的手术风险

高风险
- 胸内
- 腹内
- 急诊
- 外周血管
- 主动脉

低风险
- 肢体手术
- 经尿道前列腺切除术
- 白内障
- 颈动脉手术
- 血管内手术

如果患者必须进行紧急手术，而没有进行其他心脏检查（如负荷试验或血管造影术），应假定患者有严重的 CAD。如果时间允许，经食管超声心动图（TEE）会提供有用的信息，特别是评估室壁运动、左室射血分数和二尖瓣功能。

3. 在非心脏手术前曾行冠脉搭桥术的患者，麻醉处理应注意什么？

ACC/AHA 对非心脏手术围手术期的心血管评估的指南提供一项渐进的规则，以评估术前 PCE 危险性增加的患者。根据建议，过去 5 年内冠状动脉再血管化的患者症状无显著改变或者过去 2 年内心脏评估较好者，无需进一步检查，可直接进行手术。现在经皮冠状动脉支架术后（新的药物洗脱冠脉支架术已开始使用）行非心脏手术的患者数量增多了，更多患者结合抗凝和抗血小板治疗，所有这些均可影响麻醉处理。

近期关于冠状动脉介入治疗的资料显示，经皮冠状动脉心肌再血管化患者的 PCE 发生率增加。Posner 等（1999）回顾性研究 686 例行经皮冠状动脉腔内成形术（percutaneous transluminal coronary angioplasty，PTCA）后行非心脏手术患者的不良心脏结果。结果发现 PTCA 组患者的不良心脏结果是正常对照组的 2 倍，其中心绞痛 7 倍，心肌梗死 4 倍，CHF 2 倍。过

去 90 天内行 PTCA 的患者行非心脏手术围手术期心肌梗死发生率比未纠正的 CAD 患者高 2 倍。Kaluza 等（2000）发现非心脏手术前 2 周行冠状动脉支架植入的患者心肌梗死的发生率高，发生出血事件和致命事件较多。Wilson 等（2003）回顾了 Mayo 诊所的一批临床病例，发现在支架植入术后 6 周内危险性增加。现在并不十分清楚其病因，但药物洗脱支架可能通过抑制新内膜的形成而使危险时间增加。

抗血小板药用于预防新的植入支架的冠状动脉血栓形成，例如 GPIIb/IIIa 受体拮抗剂和 ADP 抑制剂，这些药物具有抗凝特性，在椎管内麻醉前多长时间停药较为合理，已由美国局部麻醉和疼痛医学学会（http://www.asra.com）提出并定期更新修订。已经证明这些患者在急诊手术中围手术期出血风险增加，可能需要输血小板用以止血。当冠状动脉介入术后短期内行择期手术，如果这些抗血小板治疗中止，支架血栓形成的危险性增加，尤其是当患者处于手术后的高凝状态时。

总之，近期发表的资料提示，过去 2 个月行经皮冠脉支架植入的患者行非心脏手术的危险性增加。虽然是初步的研究结果，但择期手术应该小心，并且应注意围手术期的抗凝治疗。

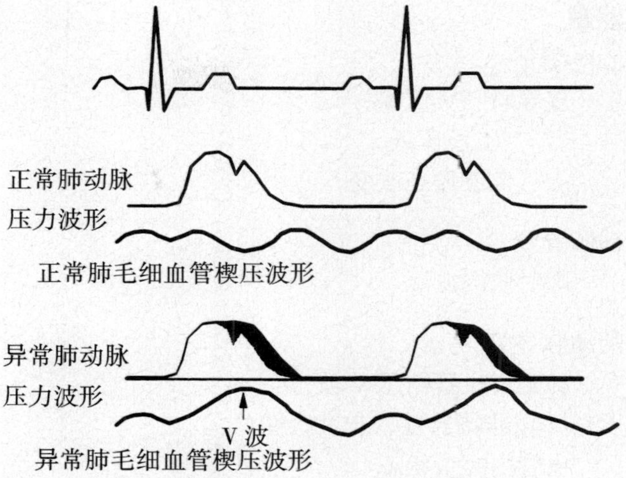

图 3.1　正常情况和出现 V 波情况时，ECG、肺动脉压力（pulmonary artery，PA）波形与肺毛细血管楔压（pulmonary capillary wedge pressure，PCWP）波形的关系。注意出现 V 波情况下肺动脉波形加宽和重搏切迹消失。也注意 V 波的峰值与心电图 T 波发生在相同时间。

4．术中你会选用何种监测？

管理这些患者的目的通常是维持术中血流动力学变化在术前水平的 20%范围内。因此，除了术中标准监测外，还应该包括动脉内置管、肺动脉导管（pulmonary artery catheter，PAC）和 TEE 监测。动脉内置管是实时监测血压的最佳方法。尽管 40%的术中缺血事件与血流动力学异常并无关系，但研究证明，不正确处理异常的血流动力学会增加危险性。低血压（BP 低于基线 30%，超过 10 min）强烈预示 PCE 增加。另一方面，没有研究结果表明高血压与恶性结局相关。尽管研究提示有相关性，但心动过速并不明确显示与 PCE 有关。

术中监测心肌缺血的最方便的技术是多导联心电图。心前区胸导联 V_4 和 V_5 可发现大约 90%的 12 导联心电图中可见的心肌缺血，但与金标准（心肌乳酸摄取）相比，也只有 9%的敏感性。最常见的心电图改变是 ST 段压低和 T 波形态学改变。然而，那些左室肥大、传导异常和心室依赖起搏器的患者，术中心电图监测并不能有效发现心肌缺血。

肺毛细血管楔压波形上出现 V 波提示可能有心肌缺血，但它并没有达到足够的敏感性或特异性，不能作为可靠的监测方法（图 3.1）。然而，除了监测心肌缺血的作用不太确定外，PAC 的其他作用更广泛。它提供关于患者血管内容量状态和心肌顺应性的定量估计的信息，可用于心输出量和其他血流动力学指标的计算，例如全身血管阻力和搏出量。如果患者术前有 CHF 症状，必须使用 PAC。

TEE 是术中心肌缺血最敏感的指标，相对于其他方法能更早发现心肌缺血。然而，有研究质疑其特异性。特别是还不清楚何种类型 TEE 改变预示发生了心肌缺血和 PCE。在一项大规模的研究中，Mangano 和 Goldman（1995）发现有 CAD 或有 CAD 高危因素的患者拟行非心脏手术，左室壁运动异常不能提示心肌缺血和 PCE。TEE 也可提供一些生理信息，例如评估左室射血分数和血管内容量状态，有助于心室功能失常患者的术中管理。

监测

心电图

　　多导联（V_4，V_5）

　　　　ST 段压低

　　　　T 波形态改变

动脉置管

　　即时监测血压

肺动脉导管

　　肺毛细血管楔压 V 波

　　　　非特异性，非敏感性

　　血管内容量状态

　　心肌顺应性的定量估计

　　血流动力学参数的计算

经食管超声心动图

　　左室壁运动改变

　　计算左室射血分数

　　血管内容量状态

5. 你会准备何种药物?

应备好静脉用硝酸甘油、艾司洛尔和血管加压药以应对心肌缺血和血流动力学异常。去氧肾上腺素在低血压患者对恢复心肌血流特别有效，不会因心动过速使心肌氧耗增加。

6. 你会用何种麻醉技术?

麻醉方法选择与 PCE 发生关系不大。所以，麻醉方法应根据对患者的评估、维持术中血流动力学稳定和充分的术后镇痛的要求选择。没有明确证据表明哪种麻醉方法比另一种更安全。冠心病患者应避免心动过速，因此最好避免使用氯胺酮和泮库溴铵。有初步证据显示术后硬膜外镇痛有助于降低 PCE 的发生率。

7. 术后如何管理该患者?

患者术后在 ICU 内监护较为理想。此外，Rao 等的研究结果提示，延长患者在 ICU 内加强血流动力学监测的时间（至少 3 d）对患者是有益的。

（彭中美译　李士通　郭悦平校）

推荐阅读

American Society of Regional Anesthesia: recommendations for neuraxial anesthesia and anticoagulation. http://www.asra.com/items_of_interest/consensus_statements/

Eagle KA, Berger PB, Calkins H, et al.: ACC/AHA guideline update for perioperative cardiovascular evaluation for noncardiac surgery – executive summary: a report of the ACC/AHA task force on practice guidelines (Committee to Update the 1996 Guidelines on Perioperative Cardiovascular Evaluation for Noncardiac Surgery). Circulation 105:1257, 2002

Fleisher LA, Barash PG: Preoperative cardiac evaluation for noncardiac surgery: a functional approach. Anesth Analg 74:586, 1992

Goldman L, Caldera DL, Nussbaum SR, et al.: Multifactorial index of cardiac risk in noncardiac surgical procedures. N Engl J Med 297:845, 1978

Kaluza GL, Joseph J, Lee JR, et al.: Catastrophic outcome of non-cardiac surgery soon after coronary stenting. J Am Coll Cardiol 35:1288, 2000

Lee TH, Marcantonio RE, Mangione CM, et al.: Derivation and prospective validation of a simple index for prediction of cardiac risk of major noncardiac surgery. Circulation 100:1043, 1999

Mangano DT: Perioperative cardiac morbidity. Anesthesiology 72:153, 1990

Mangano DT, Goldman L: Preoperative assessment of patients with known or suspected coronary disease. N Engl J Med 333:1750, 1995

Park KW, Lee J, Breen P, et al.: The risk of perioperative cardiac complications is high in major vascular surgery performed within a month of coronary artery bypass graft surgery. Anesth Analg 94:S63, 2002

Posner KL, Van Norman GA, Chan V: Adverse outcomes after noncardiac surgery in patients with prior percutaneous transluminal coronary angioplasty. Anesthesiology 89:553, 1999

Rao TLK, Jacobs KH, Eletr AA: Reinfarction following anesthesia in patients with myocardial infarction. Anesthesiology 59:499, 1983

Van Norman GA, Posner K: Coronary stenting or percutaneous transluminal coronary angioplasty prior to noncardiac surgery increases adverse perioperative cardiac events: the evidence is mounting. J Am Coll Cardiol 36:2351, 2000

Vicenzi MN, Ribitsch D, Luha O, et al.: Coronary artery stenting before noncardiac surgery: more threat than safety? Anesthesiology 94:367, 2001

Wilson SH, Fasseas P, Orford JL, et al.: Clinical outcome of patients undergoing non-cardiac surgery in the two months following coronary stenting. J Am Coll Cardiol 42:234, 2003

病　例

4 充血性心力衰竭

Alexander Mittnacht, MD
David L. Reich, MD

患者，男，55岁，既往患有扩张型心肌病，因摩托车交通事故致胫骨骨折，拟行切开复位内固定术。患者有酗酒、端坐呼吸、劳力性呼吸困难和数次肺水肿病史。用药包括地高辛、呋塞米和卡托普利。体格检查显示双肺底部啰音和第三心音奔马律。门电路血池扫描提示左室射血分数是15%。心导管检查显示左室舒张末压25 mmHg，心脏指数1.8 L/(min·m^2)，2$^+$二尖瓣反流，无冠状动脉疾病。

问题

1. 扩张型心肌病可能的病因学是什么？
2. 扩张型心肌病有哪些病理生理学改变？
3. 围手术期如何监测患者？
4. 该患者如何实施麻醉？

1. 扩张型心肌病可能的病因学是什么?

扩张型（充血性）心肌病分为炎性和非炎性两类。炎性型，或心肌炎，通常由感染或寄生虫感染导致。心肌炎临床表现为疲劳、呼吸困难和心悸，通常在感染后的 1 周内出现，发展为严重充血性心力衰竭（congestive heart failure，CHF）伴心脏扩张、心动过速、交替脉（节律规则，脉压强弱规律性改变）和肺水肿。除白喉或 Chagas 病（Chagas’disease）引起的心肌炎外，感染性心肌炎很少完全恢复。非炎性型的扩张型心肌病也表现为心力衰竭，但一般继发于心肌先天性、中毒性、退行性或浸润性病变。

乙醇性心肌病的典型特征是低动力型非炎性心肌病，有心动过速和心室期前收缩（premature ventricular contractions，PVC），进展为伴有二尖瓣和三尖瓣功能不全的左室衰竭。心肌病可能是由于乙醇或其代谢产物乙醛的直接毒性引起心脏去甲肾上腺素释放和消耗而导致的。慢性酗酒者急性摄取乙醇可降低心肌收缩力、增加心室舒张末压和增加全身血管阻力。

2. 扩张型心肌病有哪些病理生理学改变?

扩张型心肌病的特征是充盈压升高，心肌收缩力衰竭，动脉阻力和心搏出量明显呈负相关。扩张型心肌病表现出来的症状与严重的冠状动脉疾病（coronary artery disease，CAD）引起的 CHF 非常相似。

病理生理改变也已熟知。由于心室肌收缩无力，心室扩张增加心肌纤维长度以增强心肌的收缩力。当心室半径增大，心室壁张力增加，心肌氧耗量和总做功都增加。当心肌损害进一步加剧，心排出量减少，机体通过代偿机制增加交感神经活性来维持器官灌注和心排出量。

心肌收缩无力的表现为失去对抗动脉血管阻力增加来维持搏出量的能力。当左室收缩力减弱时，搏出量变得更依赖于动脉阻力（后负荷）。对于心室衰竭，搏出量减少几乎与后负荷增加呈线性关系。伴随左心衰竭，交感神经活性增加，导致前向血流阻力增加，搏出量和心排出量的减少进一步刺激交感神经以维持循环稳定，从而形成恶性循环（图 4.1）。

严重扩张型心肌病患者，由于二尖瓣环被拉伸和腱索扭曲，导致一定程度的二尖瓣反流。随着后负荷减小，二尖瓣反流下降，这时即使射血分数没有增加也能改善心脏搏出量。后负荷减小也使左室充盈压降低，从而缓解肺充血和保持冠状动脉灌注压。

扩张型心肌病具有前向衰竭和充血性衰竭两种常见的模式。前向衰竭的特征是心排出量和器官灌注减少引起疲劳、低血压和少尿。肾灌注减少激活了肾素-血管紧张素-醛固酮系统，通过水钠潴留增加有效循环血容量。充血性衰竭系充盈压增加以满足心室充盈。当左室扩张时，按前述机制继发二尖瓣反流。左心衰竭的临床表现包括端坐呼吸、突发性夜间呼吸困难和肺水肿。右心衰竭的表现包括肝肿大、颈静脉怒张及外周性水肿。

3. 围手术期如何监测患者?

对患有扩张型心肌病特别是那些心肌炎的患者，必须行心电图监测。室性心律失常多见，而完全性心脏传导阻滞的出现需要快速诊断和处理。对冠心病伴

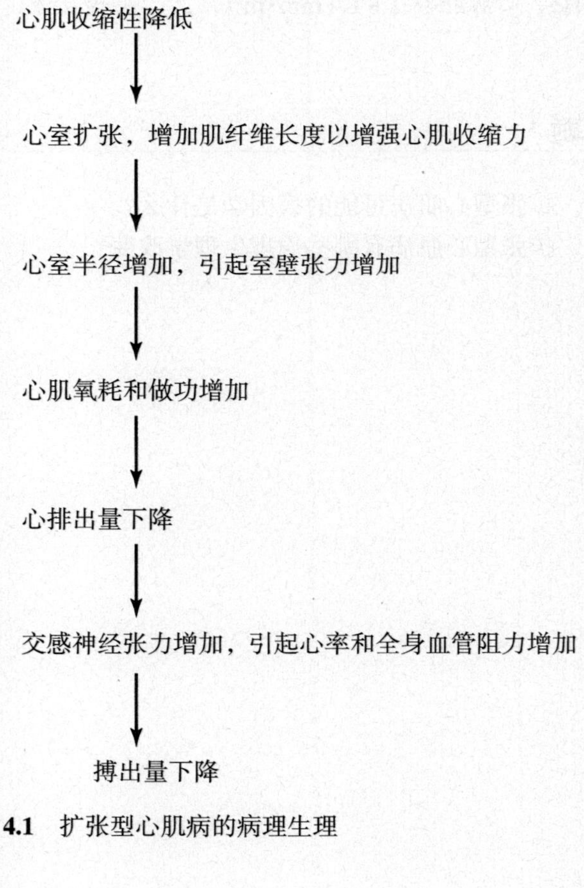

图 4.1 扩张型心肌病的病理生理

心室衰竭的表现

"前向性"：心排出量和器官灌注减少
- 疲劳
- 低血压
- 少尿
- 激活肾素-血管紧张素-醛固酮系统

"充血性"：心室充盈压和瓣膜反流增加
- 左心
  - 端坐呼吸
  - 呼吸困难
  - 肺水肿
- 右心
  - 颈静脉扩张
  - 肝肿大
  - 外周水肿

有心肌病的患者，如淀粉样变性病，心电图也用于监测心肌缺血。术中直接动脉内置管可用于连续监测血压，便于动脉血气分析。

任何 CHF 伴有严重心肌受损的患者，在实施麻醉和手术时，都应建立中心静脉通路用来监测中心静脉压和应用血管活性药物。是否放置肺动脉导管是有争议的，但对于严重左室功能不全的患者较有价值。虽然没有循证医学的证据支持会改善结果，但如有可能，仍应监测左室充盈压。对于伴有肺动脉高压或肺源性心脏病的患者，监测右室充盈压同样重要。除了监测充盈压外，热稀释法肺动脉导管还可用于监测心排出量和计算全身和肺血管阻力，以便连续评估患者的血流动力学状态。另外，有光导纤维监测血氧饱和度的肺动脉导管和快速温度探测导管可计算右室射血分数。起搏导管和外接心脏起搏器对于心肌炎和伴发心脏传导阻滞的患者有独特的优势。

二维的经食管超声心动图为评估受损心室对麻醉和手术操作的反应提供了有用的资料。左室的短轴图像能提供前负荷和心室运动的即时信息，这可用于判断是否需要正性肌力药物和血管扩张药物。术中还可监测二尖瓣反流的程度。

4. 该患者如何实施麻醉？

扩张型心肌病患者麻醉处理的目标是避免心肌抑制。所有的吸入麻醉剂都能抑制心肌收缩力。这类患者最好避免使用高浓度吸入麻醉剂。麻醉性镇痛药和镇静剂（用或不用氧化亚氮）合用，是较好的替代方案。麻醉诱导可用依托咪酯和氯胺酮，而相对禁忌使用硫喷妥钠和丙泊酚。

对于有严重心肌病的患者，可用合成的阿片类药物（芬太尼、舒芬太尼、瑞芬太尼和阿芬太尼），因其不抑制心肌收缩力。肌肉松弛药可防止用这类药物

麻醉管理

诱导
- 依托咪酯或氯胺酮

维持
- 阿片类：芬太尼、舒芬太尼、阿芬太尼
- 镇静-催眠药
- +/- 氧化亚氮

监测
- 心电图监测心律失常
- 动脉置管
- 肺动脉导管
- 经食管超声心动图

心律失常的处理
- 艾司洛尔
- 胺碘酮
- 复律
- 经静脉或体外起搏

正性肌力药
- 多巴胺
- 多巴酚丁胺
- 米力农
- 肾上腺素

血管扩张剂
- 米力农
- 硝普钠

表 4.1 充血性心力衰竭的血流动力学管理目标

指标	目标	推荐药物	禁忌药物
心率	正常至增高	多巴胺	β 受体阻断剂
前负荷	正常至增高	静脉输液	硝酸甘油 硫喷妥钠
后负荷	低	ACE-I 硝普钠 米力农	去氧肾上腺素
收缩力	增加	多巴胺 多巴酚丁胺 肾上腺素 米力农	高浓度吸入麻醉药 大剂量 β 受体阻断剂

引起的胸壁强直。大剂量阿片类药物麻醉引起的心动过缓可用肌肉松弛药泮库溴铵、抗胆碱药或起搏来预防。对于外周或下腹部手术，只要控制充盈压和充分监测麻醉时的血流动力学，可选择区域麻醉。区域麻醉不能用于很多使用抗凝药的房颤患者或有附壁血栓的患者。

在制订扩张型心肌病患者的麻醉计划时，心血管系统的其他情况如冠心病、瓣膜异常、流出道阻塞和缩窄性心包炎等都应考虑。CHF 患者常需要术中和术后循环支持。正性肌力药如多巴胺或多巴酚丁胺对低心排出量有效，在低剂量时全身血管阻力改变轻微。对于严重心力衰竭患者，可能需要更强效的药物，如肾上腺素。然而，β 肾上腺素类药物的作用受到一定限制，因为慢性 CHF 患者常发生 β 肾上腺素受体的下调作用。米力农是磷酸二酯酶 III 抑制剂，有正性肌力和血管扩张特性，可改善血流动力学。正如上所述，搏出量与心室后负荷呈负相关，血管扩张药减轻左室后负荷，如硝普钠和米力农，对增加心排出量有效。对于心肌炎患者，特别是病毒性心肌炎患者，如果发生心脏停搏则需要经静脉或体外起搏。对于心室功能严重受损的患者，可进一步考虑用主动脉内球囊反搏和左心辅助设备。

心肌炎和扩张型心肌病患者的室上性和室性心律失常的发生率较高。这些心律失常可能对最大限度的内科治疗没有反应，需要深入的电生理检查。这些患者体内常有可植入式心脏复律除颤器，但在手术期间使用电刀时必须关闭。因此，管理这些患者时，必须准备适当的心电监测和已经充电的外部电复律设备。胺碘酮是长效抗心律失常药物，有内在心肌抑制特性。然而胺碘酮似乎对于 CHF 患者总体是有益的，特别是这些表现为慢性房颤的患者。而且胺碘酮通常作为抗心律失常药物，用于严重心脏病患者的持续室性心动过速/室颤的治疗（表 4.1）。

（彭中美译　李士通　郭悦平校）

推荐阅读

Ammar T, Reich DL, Kaplan JA: Uncommon cardiac diseases. pp. 70–122. In Katz J, Benumof J, Kadis L. (eds): Anesthesia and Uncommon Diseases, 4th edition. Philadelphia, WB Saunders, 1998

Cohen MC, Pierce ET, Bode RH, et al.: Types of anesthesia and cardiovascular outcomes in patients with congestive heart failure undergoing vascular surgery. Congest Heart Fail 5:248, 1999

Lake CL: Chronic treatment of congestive heart failure. p 131. In Kaplan JA, Konstadt S, Reich DL (eds): Cardiac Anesthesia, 4th edition. WB Saunders, Philadelphia, 1999

病例 5

主动脉瓣狭窄

Alexander Mittnacht, MD
David L. Reich, MD

患者，女，65 岁，拟行主动脉瓣置换术。因充血性心力衰竭发作而于近日入院治疗。心导管检查显示左心室与主动脉最大收缩压差为 90 mmHg。在用芬太尼和维库溴铵进行麻醉诱导时，患者出现交界性心律和严重低血压。

问题

1. 主动脉瓣狭窄的症状和长期预后如何？
2. 主动脉瓣狭窄的病因学是什么？
3. 如何计算主动脉瓣膜面积？
4. 保持窦性心律为何很重要？
5. 如何治疗室上性心动过速和缓慢性心律失常？
6. 主动脉瓣狭窄患者发生低血压时的最佳处理措施是什么？
7. 此例患者行心脏或非心脏手术时应如何实施麻醉？

1. 主动脉瓣狭窄的症状和长期预后如何?

严重主动脉瓣狭窄（aortic stenosis，AS）患者的典型症状有心绞痛、晕厥和充血性心力衰竭（congestive heart failure，CHF）。出现心绞痛后未经治疗的患者预期寿命约为5年，出现晕厥者约为3年，出现充血性心力衰竭者约为2年。50%～70%的患者首发症状是心绞痛，但只有25%～50%的患者有冠心病（coronary artery disease，CAD）。无CAD的患者出现心绞痛是由肥大心肌的氧供不足所致。

因主动脉瓣狭窄引起左心室壁厚度对称性增加，AS患者心脏出现向心性肥大。心肌肥大的益处在于可以在降低室壁张力的情况下增加心室内压。室内压（pressure，P）、室壁张力（tension，T）、左心室半径（radius，R）和室壁厚度（thickness，h）之间的关系可用Laplace公式来表示：

$$T = P \times R/2h$$

心脏通过心肌产生张力做功是最无效的，因为它需要消耗大量的氧气。此外，由于冠脉灌注压（coronary perfusion pressure，CPP）降低，氧运输也减少：

CPP = 主动脉舒张压 − 左室舒张末压

当AS加重时，主动脉舒张压降低将进一步降低CPP。肥大的心肌还可导致左心室顺应性下降和左心室充盈压升高。同时，压力负荷过重的心脏产生的新生血管不足以供应肥大的心肌。最后，引起等容舒张期异常延长，使心肌舒张期缩短，冠脉灌注时间减少。由于上述原因，AS患者在麻醉期间易发生心肌缺血。

15%～30%的AS患者首发症状是晕厥。其通常为劳力性的，这是由于运动时血管扩张而心排出量不能相应增加所致。充血性心力衰竭预示着最差的长期预后。此时，心脏已不能通过心肌肥大来代偿压力做功增加。心脏出现进行性扩大，并出现左心室衰竭症状。

主动脉瓣狭窄的典型症状

心绞痛
晕厥
充血性心力衰竭

2. 主动脉瓣狭窄的病因学是什么?

AS可能是先天性或后天获得性的。在成人，先天性的主动脉瓣叶二叶化畸形可出现瓣膜钙化和狭窄。三叶形主动脉瓣老年性钙化常发生于70岁以上的患者。风湿性主动脉瓣狭窄常伴有二尖瓣病变。由于抗生素的广泛应用，此病在发达国家一般比较少见。

3. 怎样计算主动脉瓣膜面积?

正常的主动脉瓣膜面积是2.5～3.5 cm^2，小于0.75 cm^2即为严重AS。在心导管室，可用Gorlin公式计算主动脉瓣面积。简而言之，瓣膜面积与通过瓣膜的血流量除以平均压力差的平方根成比例。

在无心排出量（血流）时，压力梯度并不是判断主动脉瓣疾病严重程度的可靠指标。例如，十分严重的AS患者其心排出量很小，由于流经瓣膜的血流量下降，故测得的跨瓣压力梯度也小。然而，对大多数患者来说，若平均压力梯度＞50 mmHg或峰值压力差＞80 mmHg，即可提示存在严重狭窄。

4. 保持窦性心律为何很重要？

心房收缩通常提供15%～20%的每搏量。在AS患者，这可增加到40%～50%。因左心室顺应性下降导致左心室被动充盈受阻，故心房收缩对保持左心室充盈（心搏量）很重要。因每搏量降低，非窦性心律时常伴有明显的低血压。对AS患者，代偿非窦性心律非常困难，因为需要显著增加左心房压才能维持足够的心搏量。

5. 如何治疗室上性心动过速和缓慢性心律失常?

AS患者的心律失常必须尽快处理，以防血流动力学失代偿。室上性心动过速病情不稳定患者的治疗应首先考虑心脏复律，而稳定的患者则可试用诊断性治疗方法（刺激迷走神经、腺苷）。当确定基本节律后，治疗通常包括给予β肾上腺素受体阻断剂（如艾

室上性心律失常的治疗

快速性心律失常
- 诊断性治疗方法
  - 迷走神经刺激
  - 腺苷
- 治疗
  - β 受体阻断剂
  - 胺碘酮
  - 心脏复律

缓慢性心律失常
- 抗胆碱能药
- α 和 β 受体激动剂
- 房室序贯起搏

司洛尔）、胺碘酮，或根据心脏节律选择心脏复律。心功能受损的患者（射血分数< 40%，CHF）或不能排除室性心动过速时，胺碘酮是首选药物。

缓慢性心律失常应给予抗胆碱能药、联合应用 α 肾上腺素受体激动剂和 β 肾上腺素受体激动剂或房室序贯起搏等治疗。理想心率在 70～80 次/分。这样可保证舒张期充盈，从而以相对稳定的每搏量提供足够的心排出量。

6. 主动脉瓣狭窄患者发生低血压时的最佳处理措施是什么?

严重 AS 患者不能耐受低血压，甚至短时间的低血压也能导致血流动力学失代偿。决定心排出量的因素有前负荷、后负荷、心率和心肌收缩力（见表 5.1）。首选的治疗措施如下：

- 用缩血管药物增加后负荷，从而维持血压
- 恢复窦性心律和静脉输液维持前负荷
- 维持心率在正常范围内
- 保持心肌收缩力

若病因一时不明，可尝试给予 α 受体激动剂（去氧肾上腺素）进行经验治疗。其目的是保持 CPP，以免心脏发生不可逆性缺血的恶性循环。总之，因不引起心动过速，纯 α 肾上腺素受体激动剂是首选的血管收缩药，从而可增加 CPP 并维持舒张充盈时间。

7. 此例患者行心脏或非心脏手术时应如何实施麻醉？

AS 患者的术前用药要谨慎。镇静过深可引起低血压和 CPP 降低，而不足可导致焦虑、心动过速，患者易发生心肌缺血。AS 患者对前负荷十分敏感，麻醉诱导前要确保合适的血管内容量。任何时候必须维持全身血管阻力（systemic vascular resistance，SVR）。因此，使交感神经阻滞的神经干麻醉是 AS 患者相对禁忌的。此类患者对心律失常耐受性差，必须维持窦性心律。手术室中除颤器要处于备用状态。

要根据美国麻醉医师学会的建议选用围手术期的监护。AS 患者心肌缺血和心律失常的危险性增加，ECG 监护应包括 II 和 V_5 导联。此导联组合发现心肌缺血的敏感性为 80%。有些医疗中心常规使用肺动脉导管估计左心充盈压，但此做法目前尚有争议。

AS 患者麻醉诱导时主要目标是避免前负荷、后负荷、心率和心肌收缩力的改变。因此，依托咪酯、

表 5.1 主动脉瓣狭窄患者血流动力学管理目标

参数	目标	可用措施	禁用
心率	正常或较慢窦性心律	房室序贯起搏	强效挥发性麻醉药（大剂量）
前负荷	正常或偏高	静脉输液	硝酸甘油 硫喷妥钠
后负荷	较高	去氧肾上腺素	硝普钠
收缩力	正常或增强	多巴胺 多巴酚丁胺 肾上腺素	大剂量 β 受体阻断剂 强效挥发性麻醉药（大剂量）

阿片类药物和咪达唑仑是合适的选择，但须小剂量给予，直至产生作用。维库溴铵和顺阿曲库铵是有良好血流动力学特点的神经肌肉阻滞药。氯胺酮和泮库溴铵等药物可加快心率，应避免使用。硫喷妥钠可使前负荷降低，也要避免应用。同样，丙泊酚可引起低血压，也要避免应用。

在监测前负荷、后负荷、心率和心肌收缩力下，只要能避免发生不良的血流动力学反应，可用不同的技术维持麻醉。选择使用阿片类药物、苯二氮䓬类药物、强效挥发性麻醉药和氧化亚氮时都应谨慎，并小心维持灌注压。心动过速、心动过缓和窦性心律消失均说明存在问题。经过狭窄主动脉瓣的每搏量是相对固定的，并且较正常偏低，因此，可选用诸如去氧肾上腺素等 α 肾上腺素受体激动剂治疗低血压。

（万小健译　熊源长　郭悦平校）

推荐阅读

Kaplan JA, Reich DL, Konstadt SN (eds): Cardiac Anesthesia, 4th edition. WB Saunders, Philadelphia, 1999

Kertai MD, Bountioukos M, Boersma E, et al.: Aortic stenosis: an underestimated risk factor for perioperative complications in patients undergoing noncardiac surgery. Am J Med 116:8, 2004

Torsher LC, Shub C, Rettke SR, Brown DL: Risk of patients with severe aortic stenosis undergoing noncardiac surgery. Am J Cardiol 81:448, 1998

病 例

6 二尖瓣狭窄

Alexander Mittnacht, MD
David L. Reich, MD

患者，女，77岁，体重55 kg，因严重肺水肿和房颤伴快速心室率而收治入院。心导管检查证实存在严重二尖瓣狭窄和三尖瓣反流伴肺动脉高压。拟行二尖瓣置换和三尖瓣成形术。

问题

1. 二尖瓣狭窄的病因学和病理生理学是什么？
2. 如何管理二尖瓣狭窄患者的前负荷、后负荷、心率和心肌收缩力？
3. 术前如何改善患者状况？
4. 哪些术中监测是合理的？
5. 此例患者应如何实施麻醉？
6. 二尖瓣狭窄患者的低血压应如何处理？
7. 围手术期右心衰竭应如何处理？

1. 二尖瓣狭窄的病因学和病理生理学是什么？

二尖瓣狭窄多源于风湿病。许多患者从风湿热发作到出现临床症状有 30～40 年的潜伏期。呼吸困难是最常见的症状。初始常常是因为发生心房纤颤或在一些不相关的情况时出现呼吸困难，如妊娠、甲状腺毒症、贫血或脓毒血症。其他常见症状包括疲劳、心悸或咯血。

正常成人二尖瓣口面积为 4～6 cm^2。当瓣口 <2 cm^2 时，必须增加左心房与左心室压力差以维持足够的血流。左心房压力升高引起肺静脉淤血，特别是当心动过速时，最终导致肺水肿（图 6.1）。心动过速使舒张期缩短，从而导致通过二尖瓣的血流减少。这反过来又使左心房排空减少和左心室充盈减少，心排出量也随之减少，肺淤血增加，继而发生呼吸困难。二尖瓣面积小于 1.0 cm^2 为很严重的二尖瓣狭窄。然而，是否进行手术往往取决于症状严重程度（即纽约心脏病协会分级）。

尽管左心室能免受压力或容量超负荷影响，但左心室收缩力也可因风湿病累及乳头肌和二尖瓣环而受到损害。右心室（right ventricular，RV）压力超负荷致室间隔移位，从而也可损害左心功能。二尖瓣狭窄常伴有肺动脉高压和右心衰竭。

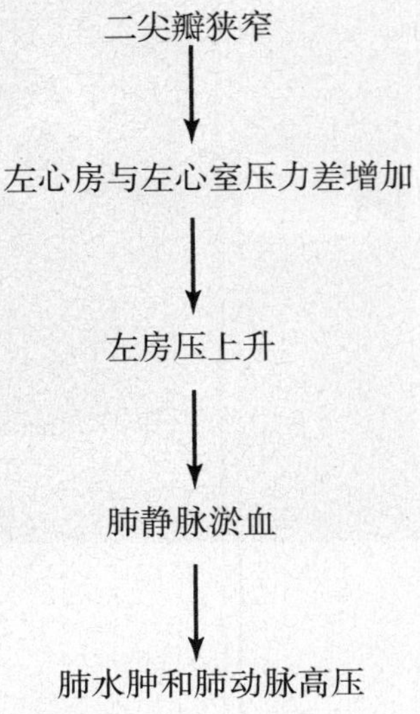

图 6.1 二尖瓣狭窄的病理生理学变化。

2. 如何管理二尖瓣狭窄患者的前负荷、后负荷、心率和心肌收缩力？

应把前负荷、后负荷、心率和心肌收缩力管理目标作为二尖瓣狭窄患者术中管理的主要指导原则。应保持较高的左心房压从而维持前负荷。因此，应避免低血容量和使用静脉扩张药。后负荷（体血管阻力）应保持较高水平，以维持心排出量相对固定情况下的灌注压。较慢的心率可最大限度地增加左心室舒张期充盈。因为这些患者心排出量本来就已偏低，不应降低心肌收缩力。二尖瓣狭窄患者的血流动力学管理目标总结见表 6.1。

表 6.1 二尖瓣狭窄患者血流动力学管理目标

参数	目标	可用措施	禁忌
心率	较慢	β受体阻断剂 地高辛	多巴胺 多巴酚丁胺 氯胺酮 泮库溴铵
前负荷	较高	静脉输液	硝酸甘油 硫喷妥钠
后负荷	较高	去氧肾上腺素	血管紧张素转换酶抑制剂（除非存在 RV 衰竭） 硝普钠
收缩力	正常或略高	去甲肾上腺素	大剂量挥发性麻醉药 大剂量 β受体阻断剂

3. 术前如何改善患者状况?

改善二尖瓣狭窄患者的术前身体状况非常必要。心室率必须降低，若出现心房纤颤应给予强心苷或β肾上腺素受体阻断剂等药物控制。这些药物应持续应用到手术时。为防止洋地黄中毒和心律失常，应纠正利尿药引起的低钾血症。尽管这些患者通常对麻醉药和中枢神经抑制剂敏感，但给予足够的麻醉前用药很重要，可防止焦虑引起的心动过速。在转运到手术室时可给予吸氧。

4. 哪些术中监测是合理的？

此例患者显然应当在麻醉诱导前置入动脉导管和肺动脉导管（pulmonary artery catheter，PAC）。PAC有助于收集有关左心房充盈压、肺动脉压、心排出量、肺血管阻力和全身血管阻力的信息。了解肺动脉压的情况对 RV 功能不全的患者尤为重要，因为成功的治疗包括 RV 后负荷的控制。

通过经食管超声心动图（transesophageal echocardiography，TEE）也可观察到两个心室的功能、左心房直径和瓣膜功能。TEE 可提供有关左心室充盈、左心室收缩力、RV 功能、室间隔是否移位以及心肺转流后修复的瓣膜或人工瓣膜功能等情况。

5. 此例患者应如何实施麻醉？

苯基哌啶类阿片药物（芬太尼、舒芬太尼、瑞芬太尼和阿芬太尼）、苯二氮䓬类药物和依托咪酯等均可用于二尖瓣狭窄患者的麻醉诱导（表 6.2）。阿片类药物还具有增加迷走神经张力和减慢心率的优点，通常不会引起低血压。短效巴比妥类药物因产生静脉扩张和心肌抑制等副作用而已被禁用。氯胺酮因能引起心动过速而被禁用。挥发性麻醉药物有心肌抑制和扩张血管的作用，应小心低浓度使用。

从理论上讲，最适合二尖瓣狭窄患者的神经肌肉阻滞药是琥珀酰胆碱、维库溴铵、罗库溴铵和顺阿曲库铵。对于长时间的胸心外科手术，为了维持足够的神经肌肉阻滞程度，可以静脉持续输注神经肌肉阻滞药，以减少心肺转流期间的氧耗。泮库溴铵可增加心率，为相对禁忌用药。

表 6.2　二尖瓣狭窄患者的麻醉

类别	推荐用药	不推荐用药
麻醉诱导药物	依托咪酯 阿片类药 苯二氮䓬类	硫喷妥钠 氯胺酮
麻醉维持药物	阿片类	高浓度强效吸入麻醉药
肌肉松弛药	琥珀酰胆碱 维库溴铵 罗库溴铵 顺阿曲库铵	泮库溴铵
低血压	去氧肾上腺素	β受体激动剂 麻黄碱 肾上腺素 多巴胺 多巴酚丁胺
右心室衰竭	逆转肺血管收缩：纠正低氧血症、高碳酸血症、酸中毒、低体温 舒张肺血管：硝酸甘油、前列腺素 E_1、吸入一氧化氮、吸入前列环素（伊洛前列素）	

6. 二尖瓣狭窄患者的低血压应如何处理？

低血压最好用去氧肾上腺素等 α 肾上腺素受体激动剂治疗，它可提高动脉压并通过压力感受器反射性降低心率。血管收缩对此例患者是必要的，因为在心排出量固定在较低水平的情况下，必须保证重要脏器的血流灌注。β 肾上腺素受体激动剂可导致心动过速和血管扩张，这对二尖瓣狭窄患者是不利的。因此，在瓣膜修复之前相对禁用麻黄碱、多巴胺、多巴酚丁胺和肾上腺素。

7. 围手术期右心衰竭应如何处理？

二尖瓣置换后，有时因肺动脉高压和右心衰竭而不能脱离体外循环。因为肺毛细血管楔压和左心房压之间常存在一定梯度，所以监测左心房压力更有助于计算肺血管阻力。必须纠正可引起肺血管收缩的因素（如缺氧、高碳酸血症、酸中毒和低体温）。

RV 衰竭麻醉处理的主要目标是降低 RV 后负荷、优化 RV 前负荷、维持 RV 冠状血管灌注和 RV 收缩力。在已经存在肺动脉高压和肺血管阻力增加的患者，扩张肺血管可改善 RV 衰竭。具有扩张肺血管作用的药物包括硝普盐、硝酸甘油和前列腺素 E_1，可在体外循环终止后应用。然而，没有一种药物是选择性作用于肺循环的，均因有全身作用而限制其应用。磷酸二酯酶III抑制剂米力农有增加 RV 收缩性和扩张肺血管的特点。这个药理学特点使磷酸二酯酶III抑制剂在治疗 RV 衰竭时特别有优势。雾化吸入米力农仍是试验性治疗，若前期研究证实其有效，可用于选择性扩张肺血管。

吸入一氧化氮（nitric oxide，NO）是已经确定的二尖瓣术后肺动脉高压和 RV 衰竭治疗方法。NO 是血管内皮衍生的血管扩张剂，吸入 NO 可选择性引起肺血管舒张。前列环素通过作用于特定的前列腺素受体，已经显示出可降低心脏手术后肺动脉高压。然而，其血管扩张作用不是选择性作用于肺血管，可伴随出现体循环血压下降。现在已经有不同的新型前列环素类似药物用于治疗慢性肺动脉高压，并且将来可能在术中应用。

血管升压素和去甲肾上腺素对治疗 RV 衰竭患者的体循环血压下降非常有效。血管升压素（抗利尿激素）是垂体后叶激素，它有剂量依赖性血管收缩和抗利尿作用。当怀疑 RV 收缩性严重受损时，肾上腺素是肺动脉高压和 RV 衰竭患者首选的儿茶酚胺类药物。

（万小健译　熊源长　郭悦平校）

推荐阅读

Fischer LG, Van Aken H, Burkle H, et al.: Management of pulmonary hypertension: physiological and pharmacological considerations for anesthesiologists. Anesth Analg 96:1603, 2003

Mahoney PD, Loh E, Blitz LR, Herrmann HC: Hemodynamic effects of inhaled nitric oxide in women with mitral stenosis and pulmonary hypertension. Am J Cardiol 87:188, 2001

Steudel W, Hurford WE, Zapol WM: Inhaled nitric oxide. Basic biology and clinical applications. Anesthesiology 91:1090, 1999

病例

7

艾森门格综合征（亚急性细菌性心内膜炎的预防）

Alexander Mittnacht, MD
David L. Reich, MD

患者，女，25 岁，患有室间隔缺损，且未给予治疗，拟行多颗阻生牙齿拔除术。该患者自 5 岁起即有心悸、发绀的病史，运动耐力受限。在吸入室内空气时，其脉搏血氧饱和度为 75%。

问题

1．艾森门格综合征患者的麻醉有哪些注意事项？
2．细菌性心内膜炎与器质性心脏疾病之间有何联系？
3．哪些患者应当采取心内膜炎的预防措施？
4．亚急性心内膜炎最可能的病原体是什么？应选择何种抗生素进行治疗？

1. 艾森门格综合征患者的麻醉有哪些注意事项?

艾森门格综合征发生于某些先天性心脏病（congenital heart disease，CHD）患者，这些患者长期存在血液分流入肺脏，造成肺血流量过多以及肺血管压力过高。该综合征可发生于多年未纠正的心脏病变患者，如房间隔缺损、室间隔缺损或动脉导管未闭，均伴有肺/体循环血流量比值大于2∶1（左向右分流）。随着肺血管系统发生不可逆性改变，肺循环血管阻力（pulmonary vascular resistance，PVR）将增加；一旦PVR增加并达到逆转通过心脏缺损部位血液的水平时，则可导致发绀（右向左分流）。

一旦发生右向左分流，心脏缺损就不能再通过手术来纠正。在艾森门格综合征患者中，PVR极高，如果采用手术闭合缺损，则右心室由于射血阻力增加而发生衰竭。惟一可行的手术治疗是心肺移植术。未经治疗的艾森门格综合征患者远期预后差。这些患者接受任何择期手术的风险均显著增加。这些患者一般是在其产程与分娩以及急诊时实施麻醉。

麻醉的注意事项与任何CHD伴右向左分流的患者相似。麻醉的重点包括处理由于右向左分流增加而加重低氧血症和（或）心肌功能障碍引起的失代偿。这些患者术前注意的一个主要问题是红细胞增多症，这是发生血栓性并发症的危险因素，若患者处于脱水状态则尤其危险。若血细胞比容大于55%～60%，则应考虑实施术前静脉放血或自体血保存。这些患者也是发生反常栓塞和细菌性心内膜炎的高危人群。

肺/体循环血流比值取决于PVR与体循环血管阻力（systemic vascular resistance，SVR）的比例。SVR降低或PVR升高将增加右向左分流，加重发绀。PVR升高可发生于吸入氧浓度过低、酸中毒、高碳酸血症、低温、肺充盈压高或呼气末正压、支气管内插管以及体内儿茶酚胺水平高等情况。

增加肺血管阻力的因素

肺泡氧分压降低
酸中毒
高碳酸血症
低温
吸气压力高
呼气末正压
支气管内插管
儿茶酚胺水平高

麻醉目标就是要维持基础的PVR/SVR比值。术前患者应充分扩容。这些患者可以给予麻醉前用药，但他们对呼吸抑制的耐受性差。使用镇静药后，给予辅助供氧可能有利。监测方法应取决于手术方式，但除了大多数短小手术，如局部麻醉下实施的手术，进行常规监测外，都应监测直接动脉压。放置肺动脉导管的指征尚有争议。导管进入这些患者的肺动脉难度可能较大，而且放置和留置肺动脉导管可能明显增加并发症的发病率与死亡率。中心静脉通路测定的压力常能作为反映右室功能的指标，也可作为中心给药的途径。

麻醉应最大限度地减轻心肌抑制和降低PVR。为避免增大任何不慎进入的空气栓子，最好避免应用N_2O。已有成功应用区域麻醉和全身麻醉的报道，但需慎重管理，需要有创监测和适当的血流动力学干预。为了避免发生心内膜炎，必须及早给予抗生素治疗，这样，在切皮时抗生素即达到组织治疗水平，而且还必须制定手术后的药物剂量（表7.1，表7.2）。术后应密切监测患者。

2. 细菌性心内膜炎与器质性心脏疾病之间有何联系?

发生细菌性心内膜炎的患者中只有约50%患有明确的器质性心脏疾病。明确患有心脏疾病的患者中，也有不到25%的患者患有口腔源性链球菌性心内膜炎，仅约40%的患者患肠球菌性心内膜炎。这种情况提示，即使预防一直有效，仍不可能判断大多数患者发生细菌性心内膜炎的时间。

3. 哪些患者应当采取心内膜炎的预防措施?

建议采取心内膜炎预防措施的患者包括：异常或人工心脏瓣膜的患者；有心内膜炎病史的患者，即使没有心脏疾病的情况下，已行体肺分流术的患者；大多数先天性心脏畸形的患者；肥厚型心肌病的患者以

表 7.1　牙科、口腔、呼吸道或食管操作时预防性应用抗生素的方案

标准方案	成人	操作前 1 h 阿莫西林 2.0 g po（无第 2 次剂量）
	儿童	操作前 1 h 阿莫西林 50 mg/kg po（极量 2 g）
青霉素过敏者	成人	操作前 1 h 克林霉素 600 mg；头孢氨苄[a]或头孢羟氨苄[a] 2 g；阿奇霉素 500 mg po
	儿童	操作前 1 h 克林霉素 10 mg/kg；头孢氨苄[a]或头孢羟氨苄[a]50 mg/kg；阿奇霉素 15 mg/kg po
不能口服者	成人	操作前 30 min 氨苄西林 2 g iv 或 im
	儿童	操作前 30 min 氨苄西林 50 mg/kg iv 或 im
青霉素过敏且不能口服者	成人	操作前 30 min 克林霉素 600 mg iv；头孢唑林[a]1g iv
	儿童	操作前 30 min 克林霉素 10 mg/kg iv；头孢唑林[a]25 mg/kg iv

po，口服；iv，静脉注射；im，肌内注射。

儿童总剂量不应超过成人剂量。

[a] 如果患者对青霉素呈速发型高敏反应，则不应给药。

(From Dajani AS, Taubert KA, Wilson W, et al.: Prevention of bacterial endocarditis: recommendations by the American Heart Association. Circulation 96:358,1997.)

表 7.2　泌尿生殖系统和胃肠系统操作时预防性应用抗生素的方案

高危患者	
成人	操作前 30 min 氨苄西林 2 g iv 或 im 以及 庆大霉素 1.5 mg/kg（极量 120 mg）iv 或 IM 6 h 后氨苄西林 1 g iv 或 im，或阿莫西林 1 g po
儿童	操作前 30 min 氨苄西林 50 mg/kg（极量 2g）iv 或 im 以及 庆大霉素 1.5 mg/kg iv 或 im 6 h 后氨苄西林 25 mg/kg iv 或 im，或阿莫西林 25 mg/kg po
青霉素过敏：	
成人	万古霉素 1 g iv，注射时间大于 1~2 h（操作开始后 30 min 内注射完毕） 操作前 30 min 庆大霉素 1.5 mg/kg（最大 120 mg）iv 或 im
儿童	万古霉素 20 mg/kg iv，注射时间大于 1~2 h（操作开始后 30 min 内注射完毕） 操作前 30 min 庆大霉素 1.5 mg/kg iv 或 im
中危患者	
成人	操作前 1 h 阿莫西林 2 g po 或操作前 30 min 氨苄西林 2 g iv 或 im
儿童	操作前 1 h 阿莫西林 50 mg/kg po 或操作前 30 min 氨苄西林 50 mg/kg iv 或 im
青霉素过敏：	
成人	万古霉素 1 g iv，注射时间大于 1~2 h（操作开始后 30 min 内注射完毕）
儿童	万古霉素 20 mg/kg iv，注射时间大于 1~2 h（操作开始后 30 min 内注射完毕）

po，口服；iv，静脉注射；im，肌内注射。

儿童总剂量不应超过成人剂量。

(From Dajani AS, Taubert KA, Wilson W, et al.: Prevention of bacterial endocarditis: recommendations by the American Heart Association. Circulation 96:358, 1997.)

及伴有瓣膜性反流的二尖瓣脱垂（mitral valve prolapse，MVP）患者（见表 7.1、7.2）。具体某类患者的预防措施尚有争议。某些 MVP 患者有动力性反流，但在某些检查中难以检出反流。同样，超声心动图偶尔可检测出反流，但是听诊听不出。一些学者建议，此类患者并无需采取预防措施，除非超声心动图检查发现其二尖瓣瓣叶肥厚或冗余。

一般认为，人工心脏瓣膜患者、有心内膜炎病史或已行手术分流的患者是发生心内膜炎的高危人群。这些患者的感染明显增高心内膜炎的发病率和死亡率。既往只建议行胃肠外预防措施，目前一般接受口服预防方案。

不建议采取心内膜炎预防措施的患者包括：已行冠脉搭桥术者；良性心脏杂音者；既往有风湿性心脏病，但无瓣膜病变者；安装心脏起搏器或植入式除颤器者；第二房间隔缺损修补术或动脉导管未闭结扎术患者。

4. 亚急性心内膜炎最可能的病原体是什么？应选择何种抗生素进行治疗？

最常见的感染病原体取决于手术部位。α 溶血性链球菌是牙科手术操作后心内膜炎的最常见原因。口咽和气道周围的其他操作，如扁桃体切除术和硬式支气管镜检查，也使患者易感染该菌。建议的抗生素治疗方案见表 7.1。

泌尿生殖系统及胃肠系统操作的预防措施针对肠球菌。建议的抗生素治疗方案见表 7.2。

具有患心内膜炎危险的心脏择期手术患者应针对金黄色葡萄球菌、凝固酶阴性葡萄球菌及类白喉菌进行预防性抗生素治疗。第一代头孢最为常用，但是必须根据每个医院的病原体易感模式来选择药物。为了减少耐药菌的产生，患者的抗生素治疗不应超过 24 h。

（包睿译　邓小明　岳子勇校）

推荐阅读

Ammash NM, Connolly HM, Abel MD, et al.: Noncardiac surgery in Eisenmenger syndrome. J Am Coll Cardiol 33:222, 1999

Dajani AS, Taubert KA, Wilson W, et al.: Prevention of bacterial endocarditis: recommendations by the American Heart Association. JAMA 277:1794, 1997

Dajani AS, Taubert KA, Wilson W, et al.: Prevention of bacterial endocarditis: recommendations by the American Heart Association. Circulation 96:358, 1997

Delahaye F, Hoen B, McFadden E, et al.: Treatment and prevention of infective endocarditis. Expert Opin Pharmacother 3:131, 2002

Martin JT, Tautz TJ, Antognini JF: Safety of regional anesthesia in Eisenmenger syndrome. Reg Anesth Pain Med 27:509, 2002

Pollack KL, Chestnut DH, Wenstrom KD: Anesthetic management of a parturient with Eisenmenger syndrome. Anesth Analg 70:212, 1990

Raines DE, Liberthson RR, Murray JR: Anesthetic management and outcome following noncardiac surgery in nonparturients with Eisenmenger's physiology. J Clin Anesth 8:341, 1996

病　例

8

肥厚型梗阻性心肌病

Alexander Mittnacht, MD
David L. Reich, MD

患者，女，28 岁，患有肥厚型梗阻性心肌病（hypertrophic obstructive cardiomyopathy，HOCM），目前处于产程与分娩中。最初由产科医师给予静脉注射哌替啶处理，但患者感觉不适进行性加重。遂请麻醉医师会诊以行进一步处理。

问题

1. 描述 HOCM 的解剖异常。
2. HOCM 患者的前负荷、后负荷、心率和心肌收缩力出现哪些变化将优化其血流动力学？
3. HOCM 的治疗原则有哪些？
4. HOCM 患者需要哪些监测？
5. HOCM 患者的麻醉管理中应考虑哪些问题？
6. HOCM 患者产程与分娩的麻醉处理中需予以特别考虑的问题是什么？

1．描述 HOCM 的解剖异常。

HOCM 通常由室间隔基部非对称性肥厚所致，可表现为梗阻性或非梗阻性。在梗阻性中，可出现动态压力梯度。在心室壁显著浸润的情况下也能导致梗阻性心肌病表现，如 Pompes 病的表现。后者是由于心室壁中心脏糖原大量蓄积，从而导致心室流出道梗阻。以下集中讨论梗阻性心肌病。

HOCM、非对称性室间隔肥厚（asymmetric septal hypertrophy，ASH）以及特发性肥厚型主动脉瓣下狭窄（idiopathic hypertrophic subaortic stenosis，IHSS）是用于描述同一疾病病程的所有术语。HOCM 的主要解剖特征是左心室流出道室间隔基部的心室肌肥厚。组织学上呈现从左心室间壁蔓延而来的分布紊乱的肥大心肌细胞，可能累及乳头肌。在尸检标本中已证实壁内（“小血管”）性冠状动脉疾病，特别是在心肌纤维化的区域。这种病变在这些患者心肌缺血的病因学中可能起到某种作用。

左室流出道梗阻是由室间隔的肥厚肌肉组织以及二尖瓣前瓣的收缩期前向运动（systolic anterior motion，SAM）所致。以往曾认为 SAM 是由左室流出道（left ventricular outflow tract，LVOT）快速流动血液产生的漏斗效应（Venturi effect）所致。最近，超声心动图研究显示，不同的机制可导致 SAM，随后造成 LVOT 梗阻。肥厚的室间隔可引起二尖瓣在左心室腔内更向前移位。从而使瓣叶接合点较正常更靠近室间隔。二尖瓣过度前向运动，加上二尖瓣位置更靠前可引起二尖瓣前叶突入 LVOT。另外，肥厚的室间隔可改变 LVOT 的血流，使血液流向扩张的二尖瓣前叶的后方及侧方，从而也将瓣叶推向室间隔方向。

结果出现主动脉下动态压力梯度。流出道梗阻能使心室腔压力增高，从而引起其余部分的心室肌肥厚。随着心室肥厚，心室顺应性降低，舒张期心室被动充盈受限。因此，心室逐渐依赖心房收缩（“反冲”）来维持心室舒张末期容量。并且，大多数 HOCM 合并动力性 LVOT 梗阻的患者表现出某种程度的二尖瓣反流。有时 HOCM 也与右心室流出道梗阻有关。

2．HOCM 患者的前负荷、后负荷、心率和心肌收缩力出现哪些变化将优化其血流动力学？

HOCM 时心室梗阻的严重程度取决于：心室收缩期容量、心室收缩力和扩张流出道的跨壁压。

心室收缩期容量大可扩张流出道，从而减轻该部位的梗阻。而问题在于，当心室收缩力增强时，该流出道变窄，后者可加重梗阻，引起心排出量降低。当主动脉压力（后负荷）升高时，收缩期扩张 LVOT 的跨壁压增大，从而能够减轻梗阻的程度。然而，该流出道在全身血管扩张期间变窄，可导致心排出量显著降低，甚至由于二尖瓣成为缓解心室压力的关键而出现二尖瓣反流（表 8.1）。

表 8.1　肥厚型梗阻性心肌病的血流动力学目标

参数	目标	适用	禁用
心率	缓慢	β 受体阻断剂 维拉帕米	多巴胺 多巴酚丁胺 麻黄碱
前负荷	正常至升高	静脉输液	硝酸甘油 硫喷妥钠
后负荷	升高	去氧肾上腺素	血管紧张素转换酶抑制剂 硝普钠 米力农
心肌收缩力	降低	氟烷 大剂量 β 受体阻断剂	多巴胺 多巴酚丁胺 肾上腺素 米力农
心律	窦性心律	心房起搏	

3. HOCM 的治疗原则有哪些?

HOCM 药物治疗基础是 β 受体阻断剂（表 8.1）。该类药物的有益作用可能是由于其抑制心脏收缩功能，改善舒张期充盈与舒张功能。然而，目前仍不明了该治疗是否能延长预期寿命。胺碘酮是一种常用于控制室上性与室性心律失常的药物。

非药物治疗的方法包括心肌切开术/切除术，经皮经腔间隔心肌消融术，间隔酒精消融术，二尖瓣置换术/成形术或联合上述方法。手术纠正 LVOT 的可能并发症包括完全性心脏传导阻滞以及由于室间隔梗死而造成的后期室间隔缺损。

对照研究并没有证实较早报道的房室顺序起搏（DDD）对 HOCM 患者有利。目前建议双腔起搏只用于选择性患者。有报道 HOCM 患者每年死亡率为 1%～3%，大多数是由于室性心律失常、猝死、进行性心力衰竭以及房颤伴栓塞卒中。越来越多的证据表明，植入式自动除颤装置能十分有效治疗 HOCM 患者的恶性室性心律失常，从而降低猝死的发生率。

4. HOCM 患者需要哪些监测?

HOCM 患者对心室容量、血压、心率和心律的微小改变极为敏感。因此，监测项目应当对上述指标进行连续性评估，尤其是严重梗阻的患者。将行室间隔心肌切除术的 HOCM 患者，必须监测心电图（electrocardiogram，ECG）、动脉内置管监测动脉压和中心静脉置管监测中心静脉压。许多麻醉医师也应用肺动脉导管。二维经食管超声心动图（transesophageal echocardiography，TEE）亦可为心室工作效能、LVOT 梗阻的动态机制以及伴发的二尖瓣反流提供有用的资料。TEE 也能用于监测手术并发症，如室间隔穿孔。如具设备和经训练的人员允许，肯定应选用 TEE。

HOCM 患者接受其他手术时，监测仪器应能提供心室容量、心肌收缩力以及扩张流出道跨壁压方面的某些指标。中心静脉压应是一项反映手术中心室容量的适当指标，这样就不会导致容量的大幅度变化或心室功能的改变。症状性 HOCM 患者在大部分局部麻醉或全身麻醉期间常留置动脉内导管，用来观察每搏心室射血。术中 TEE 是监测 HOCM 患者心室负荷状态与工作效能的最精确方法，随着越来越多的医疗中心拥有这类监测设备，TEE 的应用肯定将会有所增加。

5. HOCM 患者的麻醉管理中应考虑哪些问题?

HOCM 的麻醉管理主要围绕血容量的改变、心室收缩力和扩张流出道的跨壁压进行调控（表 8.1）。失血、蛛网膜下腔麻醉或硬膜外麻醉产生的交感神经抑制、硝酸甘油的应用或体位改变均能降低前负荷。气管插管或外科手术刺激引起的交感神经兴奋可导致心肌收缩力增强和心动过速，后两者均可能加重 LVOT 梗阻。由于同样原因，HOCM 患者禁用强心药、β 受体激动剂和钙剂。麻醉药物、低血容量或正压通气引起的低血压能降低心室流出道的跨壁压。HOCM 患者不能耐受心动过速，因为心动过速可降低心室容量，从而使流出道更狭窄。值得注意的是，心房的收缩对于肥厚心室的充盈极其重要。因此，应积极治疗结性心律，必要时应用心房起搏。

麻醉诱导可选用静脉麻醉药或强效吸入麻醉药。最好避免应用氯胺酮和泮库溴铵，因为这两种药物具有拟交感神经作用。如果应用强效挥发性麻醉药，则氟烷可能是最有效的选择。氟烷可降低心率与心肌收缩力，对外周血管阻力（systemic vascular resistance，SVR）的影响最小，当容量补充足够时，氟烷倾向于最大限度缓解 LVOT 梗阻严重程度。异氟烷和地氟烷能引起外周血管显著舒张，因此不够理想。七氟烷降低 SVR 的程度较轻，因此可能是比较适合的。不建议应用释放组胺的药物，如吗啡和右旋筒箭毒碱，因为这些药物可引起静脉扩张和低血容量。大剂量阿片类麻醉引起的心血管副作用最小，伴有心动过缓，因此可能是一种对 HOCM 患者有利的麻醉技术。应继续使用术前所用的 β 受体阻断剂或钙通道阻滞剂。术中可静脉注射普萘洛尔、美托洛尔、艾司洛尔或维拉帕米，以改善血流动力学（表 8.2）。

6. HOCM 患者产程与分娩的麻醉处理中需予以特别考虑的问题是什么?

患有 HOCM 产妇的产程与分娩的麻醉处理相当复杂。妊娠期间可能一直停用 β 受体阻断剂，因为这类药物与胎儿心动过缓及宫内生长迟缓有关。蛛网膜

表 8.2 麻醉药和 HOCM

麻醉药物	优点	缺点
氟烷	降低心率 降低心肌收缩力 最小程度降低 SVR	
七氟烷		外周血管扩张作用强于氟烷，但弱于异氟烷和地氟烷 增快心率
异氟烷		外周血管扩张作用强于氟烷 增快心率
地氟烷		外周血管扩张作用强于氟烷 增快心率
芬太尼	减慢心率	
吗啡		组胺释放，易引起外周血管扩张
氯胺酮		拟交感神经作用
泮库溴铵		增快心率
d- 筒箭毒碱		组胺释放，易引起外周血管扩张

下腔麻醉与硬膜外麻醉相对禁忌，因为这两种麻醉方法可造成相关性血管舒张。如果麻醉期间出现低血压，应用 β 受体激动剂如麻黄碱，可能加重流出道梗阻，而 α 受体激动剂如去氧肾上腺素，可能导致子宫血管收缩和胎儿窒息。全身麻醉和硬膜外麻醉下成功地实施剖宫产均有报道。然而，谨慎分次给予麻醉药和（在有创监测指导下）适当容量负荷是临床麻醉安全实施的基本原则。

（包睿译　邓小明　岳子勇校）

推荐阅读

Ammar T, Reich DL, Kaplan JA: Uncommon cardiac diseases. pp. 70–122. In Katz J, et al. (eds): Anesthesia and Uncommon Diseases, 4th edition. WB Saunders, Philadelphia, 1998

Fananapazir L, Cannon RO 3d, Tripodi D, Panza JA: Impact of dual-chamber permanent pacing in patients with obstructive hypertrophic cardiomyopathy with symptoms refractory to verapamil and beta-adrenergic blocker therapy. Circulation 85:2149, 1992

Freedman RA: Use of implantable pacemakers and implantable defibrillators in hypertrophic cardiomyopathy. Curr Opin Cardiol 16:58, 2001

Kaplan JA, Reich DL, Konstadt SN (eds): pp. 743–749. Cardiac Anesthesia, 4th edition. WB Saunders, Philadelphia, 1999

Kovacic JC, Muller D: Hypertrophic cardiomyopathy: state-of-the-art review, with focus on the management of outflow obstruction. Intern Med J 33:521, 2003

Maron BJ: Hypertrophic cardiomyopathy: a systematic review. JAMA 287:1308, 2002

Maron BJ, Shen WK, Link MS, Epstein AE: Efficacy of implantable cardioverter-defibrillators for the prevention of sudden death in patients with hypertrophic cardiomyopathy. N Engl J Med 342:365, 2000

Sherrid MV, Chaudhry FA, Swistel DG: Obstructive hypertrophic cardiomyopathy: echocardiography, pathophysiology, and the continuing evolution of surgery for obstruction. Ann Thorac Surg 75:620, 2003

van der Lee C, Kofflard MJ, van Herwerden LA: Sustained improvement after combined anterior mitral leaflet extension and myectomy in hypertrophic obstructive cardiomyopathy. Circulation 108:2088, 2003

病例

9 心脏起搏器和除颤器

Alexander Mittnacht, MD
David L Reich, MD

患者，男，85 岁，装有 VVI 起搏器，拟行腹部切口疝修补术。患者拒绝行椎管内麻醉。采用丙泊酚、芬太尼和琥珀酰胆碱实施麻醉诱导，患者出现肌颤和心搏骤停。

问题

1. 起搏器代码的前 3 个字母代表什么？
2. 按需和非同步起搏器的区别是什么？
3. 心室（单腔）起搏器和双腔起搏器的区别是什么？
4. 单极还是双极起搏器对电刀干扰更敏感？
5. 如何防止电刀干扰起搏器？
6. 何谓起搏器滞后？
7. 什么原因造成起搏器的肌电位抑制？
8. 何谓植入式自动心脏复律除颤器（automatic implantable cardioverter-defibrillator，AICD）？
9. 装有 AICD 的患者在围手术期如何管理？

1. 起搏器代码的前 3 个字母代表什么?

起搏器的代码总共 5 个字母，常仅用前 3 个来描述。第 1 个字母表示起搏的心腔（A 代表心房，V 代表心室，D 代表双腔）；第 2 个字母代表感知的心腔（A 代表心房，V 代表心室，D 代表双腔，O 代表无）；第 3 个字母代表起搏模式，即起搏器感知心腔电活动后的反应方式（I 代表抑制，T 代表触发，D 代表两种，O 代表无）；第 4 个字母代表可程控性，第 5 个字母代表抗心律失常功能。常用起搏器编码见表 9.1。

2. 按需和非同步起搏器的区别是什么?

按需起搏器在无内在电活动时放电。例如，心室按需型起搏器（VVI）只有心室电极在未感知到 R 波时才产生自动节律。其优点是当心室频率足够时，不干扰固有的心脏节律，且不在脆弱的心室复极间期刺激心室（容易诱发心律失常）。在心脏无固有活动时，外部电能可以通过抑制起搏器而产生干扰。一个经典的例子是：心室起搏器被用来感知心室电活动，而电刀可以抑制其功能。此时，尽管发生心动过缓或心搏骤停，起搏器仍然处于抑制状态。

非同步起搏器则不顾及心脏的固有节律而持续放电。将磁体放在皮肤上，覆盖脉冲发生器时，几乎所有心脏起搏器均转化为非同步模式（至少暂时）。非同步起搏模式通常不用于手术室外的患者。手术室比较特殊，有多种潜在的电干扰，可能会阻止按需起搏器的正常功能。

表 9.1 起搏器代码

起搏器代码	起搏器功能
VOO	非同步心室起搏
VVI	心室按需型起搏
VVIR	心室按需型起搏 频率应答（体力活动时心率加快）
VDD	心房触发的心室起搏
AOO	非同步心房起搏
AAI	心房按需起搏
VAT	心房触发的心室起搏
DVI	房室顺序、心室抑制型起搏
DDD	房室顺序（全能）

3. 心室（单腔）起搏器和双腔起搏器的区别是什么?

单腔心室起搏器可以确保足够的心室率，但无法使心房和心室收缩同步。心房和心室收缩脱节可减少心室充盈，降低每搏量。心室顺应性降低（如主动脉瓣狭窄、肥厚型梗塞性心肌病）的心血管疾病患者，高达心室每搏量的 50%依赖于心房收缩。双腔起搏器适用于除慢性房颤患者以外的患者。

4. 单极还是双极起搏器对电刀干扰更敏感?

单极起搏器导联系统的负极（阴极）置于心脏，正极（阳极）置于埋在皮下的脉冲发生器盒内。这将意味着单极起搏器电环路仅有一极置于心肌内。双极起搏器有两个电极接触心脏：负极（远端）在心肌层，正极（近端）与之仅相距几毫米，但仍在起搏的心腔内。

单极与双极的区别有几个方面。由于正极和负极之间距离较远，单极起搏器在体表心电图产生较大的波峰，同时在身体表面产生一个大的电场。双极起搏器导联常为共轴电缆，在靠近导联末端的两个电极之间有一个特征性的隆起线，在胸片上可以看到。

电刀产生跨组织电压差，该电压差被起搏器误认为是 QRS 复合波而抑制起搏器功能。单极起搏器最有可能出现这种情况，因其正负极距离较大会感知来自于电刀的电压变化。相反，双极导联系统受电刀作用可能性较小，因为电刀很难在起搏器导联两极较短距离之间产生足够大的电压变化，使起搏器电路误认为是 QRS 复合波。

5. 如何防止电刀干扰起搏器?

可以通过术前选择性地将起搏器程序改为非同步心室起搏模式来解决电刀干扰问题。紧急情况下，将一磁体置于脉冲发生器上可以（至少暂时）将起搏模式转化为非同步起搏模式。重要的是应认识到，不同的起搏器厂家和装置之间存在差别。如手术过程中放置磁体并不能将所有的起搏器转化为稳定的非同步模式。可能磁体反应已经关闭或已经设定成其他无法抵抗电刀干扰的反应模式。

使用双电极电刀时，其电流通过一个镊子样装置从电烧灼的位点进出患者身体，能够防止电刀产生的干扰。(对于标准的单极电刀，电流由电烙器设备尖端进入患者身体，经一个回流衬垫，返回电烙器内，此回流衬垫作为接地板常常不太准确。)

6. 何谓起搏器滞后?

当心脏频率和节律足以维持可接受的心排出量时，通常值得保持心脏固有节律。如心脏频率暂时低于起搏器设定的频率，可能没有必要使起搏器放电。这对于固有心律为正常窦性而同时又安装心室起搏器的患者尤为重要。考虑到心房收缩对心排出量的益处，与单腔起搏器产生的心律相比，较缓的窦性节律可能使患者产生更大的心排出量。心脏固有搏动后，触发放电前允许起搏器额外的延时称为起搏器滞后。

例如，如果起搏器的频率设为 60 次/分，则每搏之间的间隙为 1000 毫秒（1 秒）。如果我们将起搏器设置为心脏固有频率少于 50 次/分（每搏间隙 1200 毫秒）时才放电，则滞后间隙为 200 毫秒。一旦距上次固有搏动超过 1200 毫秒，起搏器将每隔 1000 毫秒起搏一次。若心脏固有节律要抑制起搏器工作，上次起搏后 1000 毫秒内要出现固有起搏。

7. 什么原因造成起搏器的肌电位阻滞?

除电刀外，其他形式的电活动也可能干扰起搏器功能。琥珀酰胆碱可引起很多患者弥散性肌束颤动，该肌颤只能部分被非去极化肌松剂拮抗。肌颤时，除极化肌细胞膜放电，可能抑制起搏器。单极起搏系统的正极（阳极）置于胸大肌近端的脉冲发生器盒内，可以引起肌电位阻滞。

使用琥珀酰胆碱引起的心搏骤停，最好的处理方法是将磁体放在脉冲发生器表面，以暂时将起搏模式转化为非同步模式。可供选择的起搏模式包括体外起搏和经静脉临时起搏（包括特别设计的肺动脉导管）。

8. 何谓植入式自动心脏复律除颤器（automatic implantable cardioverter-defibrillator，AICD）?

AICD 指一种植入式装置，能够发现室性心动过速或室颤，通过抗心动过速起搏或心脏复律/除颤而终止这些心律失常。AICD 也有起搏功能，以治疗除颤后的心动过缓，同时还适用于既需要起搏器支持，又需要植入除颤器的患者。装有 AICD 的患者通常有显著的心血管疾病和存在室性心动过速性心律失常导致心脏猝死的高风险。植入 AICD 的指征迅速扩大，也有待进一步研究。

9. 装有 AICD 的患者在围手术期如何管理?

植入 AICD 的患者经历外科手术时主要有两个问题要考虑。第一，彻底评估患者植入此装置的病因，制定与此相应的麻醉管理计划。例如，严重左室功能不全患者需要更多的重症监测和不同的麻醉技术。第二，要预知可能影响装置运转的干扰因素，并采取措施进行预防。在手术期间，最可能干预 AICD 功能的是外科电刀引起的高频电磁信号。AICD 软件可能将此种信号识别为室颤或心动过速，产生不恰当的休克复苏或抗心动过速起搏。反之，这可能引起严重的心律失常。因此，现在的建议是：对于装 AICD 的患者实施择期手术时，术前调整该装置，使其感知心律失常和除颤的功能失活。如有可能，将起搏方式设成非同步模式。术前评估内容包括查看生产厂家的细节、型号、程序的设定以及检查该装置运行正常的最后时间和电池情况等。一旦装置失活，体外除颤器必须随手可及，体外除颤器衬垫可以置于患者身上。只有在紧急情况下，才可将磁体放在该装置之上，以钝化 AICD 感知心律失常和除颤的功能。放置磁体或移开磁体时，不同型号、厂家的除颤器起搏模式或除颤模式都有不同的细节。任何择期或急诊手术后，AICD 装置的运行状况均需专人评估。

（石学银译　岳子勇校）

推荐阅读

Atlee JL, Bernstein AD: Cardiac rhythm management devices. Part I. Indications, device selection, and function. Anesthesiology 95:1265, 2001

Atlee JL, Bernstein AD: Cardiac rhythm management devices. Part II. Perioperative management. Anesthesiology 95:1492, 2001

Kaplan JA, Reich DL, Konstadt SN (eds): Cardiac Anesthesia, 4th edition. WB Saunders, Philadelphia, 1999

Senthuran S, Toff WD, Vuylsteke A: Implanted cardiac pacemakers and defibrillators in anaesthetic practice. Br J Anaesth 88:627, 2002

Stone ME, Weiss M: Anesthetic management of the patient with significantly decreased cardiac function who presents for non-cardiac surgery: the patient with a pacemaker and/or implantable cardioverter defibrillator (ICD). Prog Anesthesiol 7:279, 2003

病例 10

心脏压塞

Michael Ostrovsky, MD
Linda J. Shore-Lesserson, MD

患者，女，46岁，既往患有系统性红斑狼疮（systemic lupus erythematosus，SLE）和轻度肾功能不全，近5天出现气短和端坐呼吸。服用的药物有他克莫司、强的松和呋塞米。急诊就医时有系统性低血压，颈静脉充盈，其充盈程度在吸气时更为明显。经胸壁超声心动图提示有大量心包积液和心脏压塞的表现。

问题

1. 心脏压塞的病理生理改变。
2. 心脏压塞的临床症状和体征。
3. 针对此患者的情况，初期处理包括哪些方面？
4. 术中应采用何种监测技术？
5. 简述此患者在进行全身麻醉时应注意的相关问题。

1．心脏压塞的病理生理改变。

实际上，任何病因引起的心包液的积聚使得心包内压升高，阻碍心房和心室充盈时，都可导致心脏压塞。成人心包腔内迅速聚集不到200～250 ml的液体即可使中心静脉压升高10～12 cm H_2O。心室充盈阻力的增加导致每搏量减少。心包内压升高的交感反应引起心率增快和外周血管床收缩。初期，当每搏量减少的同时出现心率加快，心排出量可以维持在正常水平。随着心包内液的进一步积聚，由于壁层心包急性扩展能力有限，病情会随之迅速恶化。当出现慢性心包渗出时，壁层心包可容纳相当量的液体，而心包内压升高并不明显。

为了使静脉能回流到右心室，系统静脉压必须等于或大于心包内压。因为右心室内压在舒张期最低，而右心房内压在收缩期最低，故当心包内压超过腔内压时，这些腔室就有可能出现塌陷。超声心动图的研究已经揭示了这些变化。心脏压塞的超声心动图征象包括右心室舒张期塌陷和右心房收缩晚期塌陷。

心脏压塞是以心脏内所有腔室舒张压的升高和相同为定义的。随着自主吸气，血液进入右心房和右心室，从而引起室间隔向左心室移动和左心室腔的部分闭塞。这种吸气时出现的左心室排出量和血压的下降，是非常典型的。当心包积液使心包处于绷紧状态时，会加剧室间隔的左移，血压下降也格外显著。当收缩压下降大于10 mmHg时，则称为奇脉。

2．心脏压塞的临床症状和体征。

心脏压塞可出现多种不同的临床表现。患者可表现为虚弱和乏力。通常会出现一些右心衰和左心衰的征象。胸部X线片可提示心影增大。心电图提示所有导联低电压并伴ST-T段改变。心电交替是心脏压塞的特征之一，与心包积液引起的心脏移位相关。

超声心动图可提示心包积液及其对心脏血流动力学的影响。右心房收缩期塌陷（持续超过1/3的收缩期）和右心室舒张期塌陷对于心脏压塞的诊断具有较高的敏感性和特异性。一项大规模的前瞻性研究表明，任何腔室的塌陷均有92%的阴性预测值，但只有58%的阳性预测值。随着呼吸运动而出现各种室间隔运动以及下腔静脉充血并不罕见。心脏压塞的多普勒研究显示跨二尖瓣和跨三尖瓣血流模式的呼吸变化现象，从而说明在吸气时右心室充盈增加，并同时伴有左心室充盈降低。

Beck三联征是心脏压塞症状和体征的又一经典集合群：心音遥远、低血压和中心静脉压升高。心脏外科术后的患者会出现小的间隔性心包积液，表现为类似心脏压塞的生理状况。

也会出现Kussmaul征，此征象在右心功能衰竭的患者中可以多种不同的表现形式出现，以右心充盈无力引起的吸气时中心静脉压的升高为特征。

3．针对此患者的情况，初期处理包括哪些方面？

姑息治疗包括输液以提高中心静脉压，从而促进右心室充盈。血管收缩药和正性肌力药可能不完全有效，但可以带来暂时的益处。多巴酚丁胺因其正性肌力作用而被采用。α激动剂能改善冠脉灌注和防止心肌缺血的发生。由于每搏量保持固定，所以心率对于维持心排出量是至关重要的，因此β阻断剂是禁忌的。迷走反射可用阿托品治疗。因为正压机械通气可进一步减少右心室充盈，所以维持自主呼吸显得同等重要。

心包穿刺放液术是一种治疗手段，并要求尽快实施。心包穿刺术常在局部麻醉和心电图的指导下通过

心脏压塞的症状和体征

不适

乏力

右心室衰竭：腹水，外周水肿，肾前性氮质血症，肝大，颈静脉扩张

左心室衰竭：端坐呼吸，呼吸困难，低血压，尿量减少

胸片：心影增大

心电图：低电压，心电交替

超声心动图：心包积液，收缩期右心房塌陷和舒张期右心室塌陷

Beck三联征：心音遥远，低血压，中心静脉压升高

Kussmaul征

心脏压塞的处理

确定的

心包穿刺术

姑息的

容量扩张

血管收缩药

正性肌力药

阿托品

剑突下进路实施。将针头和心电图的 V 导联相连接，寻找当针头触及心外膜面时出现的 ST 段抬高（损伤电流）。超声心动图的指导也提高了心包穿刺术的安全性，同时能降低并发症的发生率。并发症包括气胸、右心室穿孔、左心室穿孔、冠状动脉裂伤和心律失常。

4. 术中应采用何种监测技术？

美国麻醉医师学会规定的标准监护是术中监测的最低要求。有创监测，如动脉内导管和肺动脉内导管，可加强患者围手术期的管理。有心包穿刺术后出现肺水肿、左右心功能不全以及循环衰竭的报道。术中超声心动图对上述并发症的管理十分有益。

5. 简述此患者在进行全身麻醉时应注意的相关问题。

当外科医师出现在手术室，皮肤准备和手术用消毒帷帘铺好后，再实施全麻诱导。这样做的目的是确保如果诱导后出现血流动力学的进一步恶化，能够迅速直接实施心包穿刺术。诱导时出现的血管扩张和低血压可以引起心脏压塞患者出现恶性低血压。此外，最大限度地缩短从麻醉诱导到缓解填塞的时间也非常重要。强烈推荐在局部麻醉下行心包穿刺术，因为这可以在引流术实施前维持血流动力学稳定。

麻醉诱导时需要达到的血流动力学目标：

- 足够的收缩状态
- 心率增快
- 充盈压增高
- 避免血管扩张
- 避免心肌抑制

全身麻醉诱导常使用氯胺酮或依托咪酯。氯胺酮在大剂量时或用于慢性心力衰竭的患者时，能引起心肌抑制。应使用强效正性肌力药和血管收缩药治疗血流动力学失代偿。心脏压塞解除后有出现循环衰竭和（或）肺水肿的风险。

（邱必军译 俞卫锋 岳子勇校）

推荐阅读

Callahan JA, Seward JB, Nishimura RA, et al.: Two-dimensional echocardiographically guided pericardiocentesis: experience in 117 consecutive patients. Am J Cardiol 55:476–479, 1985

Hamaya Y, Dohi S, Ueda N, Akamatsu S: Severe circulatory collapse immediately after pericardiocentesis in a patient with chronic cardiac tamponade. Anesth Analg 77:1278–1281, 1993

Merce J, Sagrista-Sauleda J, Permanyer-Miralda G, et al.: Correlation between clinical and Doppler echocardiographic findings in patients with moderate and large pericardial effusion: implications for the diagnosis of cardiac tamponade. Am Heart J. 138:759–764, 1999

Wolfe MW, Edelman ER: Transient systolic dysfunction after relief of cardiac tamponade. Ann Intern Med 119:42–44, 1993

病 例

11 左心室辅助装置治疗心肌病

Marc E. Stone, MD

患者，男，52 岁，因肠缺血拟行紧急剖腹探查术。患有终末期特发性扩张型心肌病，已登记行心脏移植。在家等待供体心脏期间，患者通过长期植入左心室辅助装置（left ventricular assist device，LVAD）维持生命。同时装有双腔起搏器（DDD 模式）和植入式心脏复律除颤器（implanted cardioverter-defibrillator，ICD）。

问题

1. 何谓心肌病?
2. 扩张型心肌病与其他心肌病的鉴别。
3. 列举扩张型心肌病的治疗方法。
4. 何谓 LVAD?
5. LVAD 支持患者的麻醉要点是什么?
6. LVAD 支持患者麻醉中需要何种监测?

1．何谓心肌病?

心力衰竭指心脏不能射出足够的血液满足代谢需求。心肌病指可能导致心力衰竭的心肌异常（表11.1）。心肌病可原发于心肌异常，也可继发于瓣膜性、高血压性、缺血性、浸润性、结构性或心包性疾病过程。不管何种病因，心肌重构的共同最终结果都表现为代偿性变化 [如心腔扩张和（或）肥厚]。全面评估具有典型心力衰竭症状和体征（如疲劳、呼吸短促、运动耐力减退、外周水肿、肺部啰音和肾功能不全等）的患者常需明确真正的潜在病因。除病史、体格检查和常规实验室检查外，评估常需无创和有创的方式，包括超声心动图、心导管检查和心内膜心肌活检。

表 11.1　术语

心肌病指可能导致心力衰竭的原发性心脏异常
心力衰竭指心脏不能射出足够的血流满足代谢需求

2．扩张型心肌病与其他心肌病的鉴别。

扩张型心肌病（dilated cardiomyopathy，DCM）的特征是左室（left ventricle，LV）或有时两个心室的收缩与舒张功能受损。射血分数中到重度降低，三尖瓣与二尖瓣反流一般是由于各自的瓣环扩大所致。随着疾病进展而出现典型的舒张功能障碍，肺动脉（pulmonary artery，PA）压随左房（left atrial，LA）压缓慢升高而升高。3 种主要的原发性心肌病（扩张型、限制型和肥厚型）中，DCM 是最常见的一种。DCM 可由感染性疾病、细胞毒性物质、代谢紊乱、内分泌疾病、家族遗传性疾病或免疫疾病引起。无原发病因的心肌病称为特发性扩张型心肌病。最近 Felker 等全面综述了 DCM（1999，表 11.2）。但人们应知道心腔扩张是由很多病理生理疾病共同所致，并不都说明存在原发性 DCM。虽然扩张型心肌疾病并不全为 DCM，但其麻醉处理相同。

复发性心肌梗死导致的严重左室功能障碍通常称为缺血型心肌病（ischemic cardiomyopathy，ICM）。因其原发基础病因是冠状动脉疾病，ICM 并非一种原发性心肌病。ICM 损伤模式与 DCM 相似。ICM 的特征是 LA 与 LV 扩大，LV 区域性室壁运动异常，LV 壁变薄，射血分数严重下降，二尖瓣环扩大导致二尖瓣反流，肺动脉压升高。常出现舒张期功能障碍。当无右心室（right ventricular，RV）梗死时，RV 的大小和功能可正常。虽然 ICM 常可引起心腔扩大，但反复心肌梗死及以左侧心腔扩张和功能障碍为主的病史

表 11.2　四种心肌病的特征

	扩张型	缺血型	限制型	肥厚型
病理生理	射血分数中重度受抑制 左室扩张（或左室和右室） 二尖瓣反流 三尖瓣反流 左房压升高 肺动脉压升高 通常为左侧，但右侧常受累	射血分数重度受抑制 左室和左房扩大 左室壁节段运动异常 左室壁变薄 二尖瓣反流 肺动脉压升高 常为左侧	收缩期心室功能通常正常，但舒张期心室受抑制，降低心排出量 室壁厚度正常而心室僵硬 舒张末期压力缓慢升高 右室衰竭体征	室间隔不对称性肥厚 二尖瓣前叶收缩期前向运动 收缩中期左室流出道受阻
病因学	感染性 细胞毒性 代谢性 内分泌性 遗传性 免疫性 特发性	缺血性心肌病 复发性心肌梗死	心肌浸润 心肌炎症	具有可变外显率的常染色体显性遗传病

有助于鉴别 ICM 与 DCM。

限制型心肌病（restrictive cardiomyopathy，RCM）一般是由于心肌浸润或炎症所致。结果表现为舒张期充盈异常限制型室壁僵硬，其特征是舒张末期压力逐渐升高。虽然心室收缩功能和室壁厚度通常正常，但舒张期充盈功能受损可导致心排出量下降。许多 RCM 患者具有右心衰竭的体征（外周性水肿、颈静脉怒张、腹水、肝大而无呼吸急促或肺部啰音），而真正 RCM 相对少见。

肥厚型心肌病（hypertrophic cardiomyopathy，HCM）通常由室间隔不对称性肥厚所致。一些 HCM 患者为阻塞性，称为肥厚型阻塞性心肌疾病（hypertrophic obstructive cardiomyopathy，HOCM）。对于 HOCM 患者，二尖瓣前叶的收缩期前向运动可触及肥大的室间隔基部，从而导致左室流出道收缩中期梗阻。HOCM 患者有猝死危险。肥厚型心肌病也有非阻塞性。HCM 是具有可变外显率的常染色体显性遗传疾病。长期高血压能导致 LV 显著肥厚（常称为高血压性心脏病，hypertensive heart disease，HHD）。虽然这两种疾病均是因为 LV 肥厚而出现舒张功能障碍，从而有某种程度的肺动脉高压，但其特征和治疗不同。HCM 患者左室肥厚呈不对称性，而 HHD 呈向心性肥厚。HCM 患者收缩功能趋于正常，而 HHD 患者的心排出量随疾病进展趋于下降。HOCM 患者 LV 流出道收缩期梗阻为动态、主动脉下病变，而 HHD 患者则出现心室腔内减小。

3．列举扩张型心肌病的治疗方法。

DCM 的治疗基本上是针对左室衰竭的对症处理（表 11.3）。心力衰竭 4 个阶段如下：最初的心脏损伤；神经激素激活和心肌重构；体液潴留和外周血管收缩；最终的收缩功能衰竭。轻中度心力衰竭通过预防性措施处理（饮食疗法、控制血压、降低血脂、减轻体重、停止吸烟）并结合循序渐进的药物治疗。药物治疗的目标是拮抗损伤的特异性神经激素机制以及控制体液潴留。有效药物包括血管紧张素转换酶抑制剂（如依那普利、卡托普利）、血管紧张素 II 受体阻断剂（如氯沙坦）、β 受体阻断剂（如卡维地洛、美托洛尔）、利尿剂（如呋塞米）、醛固酮拮抗剂（螺内酯）以及地高辛。

表 11.3　终末期心肌病的管理

预防措施

- 饮食
- 控制血压
- 降低血脂
- 减轻体重
- 停止吸烟

药物疗法

- 血管紧张素转换酶抑制剂——依那普利、卡托普利
- 血管紧张素 II 受体阻断剂——氯沙坦
- β 阻断剂——美托洛尔、卡维地洛
- 利尿剂——呋塞米
- 醛固酮拮抗剂——螺内酯
- 强心苷——地高辛
- 抗心律失常药——胺碘酮

治疗设备

- 双腔起搏器
- 植入式自动心脏复律除颤器（automatic implantable cardioverter-defibrillator，AICD）
- 主动脉球囊反搏（intra-aortic balloon pump，IABP）
- 左室辅助循环装置（left ventricular assist device，LVAD）

手术

- 心脏移植

随着心肌功能恶化，易出现舒张功能障碍，从而导致 LA 压缓慢升高，常出现房颤。对于严重 DCM 患者，维持窦性节律成为保持心排出量的重要因素，故此类患者常服用抗心律失常药，常用胺碘酮。当药物干预不能维持窦性节律时，常需放置双腔（房室顺序）起搏器以维持心房射血对舒张期心室充盈的作用。

室性心律失常引起严重失代偿可能是致命性的。为防止出现此情况，常需植入植入式自动心脏复律除颤器（automatic implantable cardioverter-defibrillator，AICD）。随着心室衰竭的恶化，门诊药物治疗后症状仍存在。此时患者可能需要住院治疗，以谨慎进行体液管理和使用正性肌力药物及血管活性药物。此时，常考虑心脏移植。在此期间，可能需要使用主动脉球囊反搏（intra-aortic balloon pump，IABP）或植入左室辅助循环装置（left ventricular assist device，LVAD）

临时支持治疗，以维持足够的组织灌注。植入式LVAD已成为终末期心肌病顽固性心力衰竭患者等待心脏移植时的常用治疗方法。

已有一些试验性外科手术方法（左室重建、动力性心肌成形术及其他）用于治疗终末期心肌病，但至今疗效不确定。Kumpati 等最近全面综述了心力衰竭的外科治疗（2001）。

4. 何谓 LVAD?

LVAD 代替 LV 的泵血功能，可提供足够的全身灌注，以防止多系统器官功能衰竭。血液通过导管从左室尖引出，导入置于腹膜前间隙或腹直肌鞘后缘的电动泵。该装置将血液通过导管泵入升主动脉。现行的装置有一经皮电缆/动力传动系统，置于右下腹部腹壁上，连接外部电源系统控制器。现行 LVAD 不提供血液氧合/换气功能，也无透析功能。

Novacor LVAS®（World Heart，加拿大渥太华）和 Heartmate LVAS®（Thoratec公司，Woburn，MA）均是完全植入式 LVAD 装置，允许长时间机械辅助循环，作为终末期心肌病患者等待心脏移植的桥梁。一个新指征——“终点疗法”，是特意为不适宜行心脏移植的心力衰竭患者植入永久性 LVAD。撰写此稿时，Heartmate 已为美国 FDA 批准用于终点疗法。目前正在进行 Novacor 临床有效性试验。

虽然这两种装置的理念相似，但是在动力、耐用性和需要抗凝方面均有所不同。Novacor 和 Heatmate 植入方法相似，两者均以固定频率或自动“充盈-排空”模式进行工作。只要血容量充足，均可提供 5～8 L/min 的血流量。两者的充盈均依赖于重力引流，并由残余心室收缩力而加大。两者射血均由血液腔的机械性压缩来完成。LVAD 的射血与任何基础心律均不同步。

在围手术期恢复和康复后，LVAD 患者常可出院回家等待移植。植入式 LVAD 的控制程序复杂，可保证装置的流量随着生理需要而改变。一些 LVAD 患者被限制在床上或日常生活仍受限，但许多患者能重新体验多年没有的活动。

5. LVAD 支持患者的麻醉要点是什么?

术前准备要点

LVAD 支持患者的术前临床状况取决于多方面因素，如心室辅助循环装置（ventricular assist device，VAD）植入前低灌注期间终末器官的损害程度、植入和植入后的并发症以及潜在的外科疾病。许多 LVAD 患者可走动，功能并未失代偿。有的患者则有不同程度的肾、肝、肺和（或）中枢神经系统功能不全。术前必须评估神经系统功能不全和其他重要器官系统的问题。围手术期患者疾病的进一步恶化可能妨碍随后心脏移植后的完全恢复，或使患者失去心脏移植的机会。

体外循环最严重的并发症之一是血栓栓塞，LVAD 也不例外。Heartmate 的血腔设计为抗血凝的表面，无需常规抗凝处理；而 Novacor 血腔内衬有聚氨基甲酸酯，必须进行抗凝处理。开始时使用肝素，然后长期使用华法林。国际标准化比率（International normalized ratio，INR）维持在正常值的 2.5～3.5 倍。对于择期手术，Novacor 患者术前可终止华法林治疗，转为小心监测下输注肝素。大多数情况下，患者术前不应停止输注肝素。大多数外科手术（神经外科手术除外）在抗凝条件下能安全实施，但是术中需密切监测止血功能。可以输注新鲜冰冻血浆或冷沉淀物使抗凝水平达至 Novacor 生产厂家建议的低限。频繁监测部分凝血活酶时间（partial thromboplastin time，PTT）对于平衡出血与血栓栓塞两种可能的并发症非常重要。麻醉医师必须确定（也可与外科医师讨论）一套手术期间抗凝的安全方案。

对于所有的有创操作，均需严格执行无菌技术，且围手术期应常规预防性应用抗生素。LVAD 感染是一种致命性并发症，因为 LVAD 对机体而言是极大的异物，且不能灭菌。

与手术室里所有支持生命的重要仪器一样，LVAD 必须与可靠的电源相连，其电池寿命有限。对于安装起搏器或 AICD 的 LVAD 支持患者，其术前考虑和实施方面与 LVAD 患者基本相同。确认起搏器设定的工作模式，确保其能正常工作。通常使用的是房室顺序起搏模式（DDD 或 DOO 模式），因为这样常可保证患者 RV 排出量（然后是左室充盈）。起搏器失灵时，应有备用的磁体。使用磁体时，现代起搏器通常转变为非同步模式（如 AOO、VOO 或 DOO），移去磁体时它们应恢复至先前设定的程序。无论何种情况，对于依赖起搏器的患者，术后应检查其设备，确认起搏功能正常。许多（但并非所有）LVAD 患者安装了 AICD。单电极电烙器发射出一种高频信号，可能被 AICD 识别为室颤，会引起不必要的除颤放电。在除颤器随手可及的情况下，术前即刻通常将 AICD 设置为失灵状态。若有可能，应最好使用双电极电烙器。紧急情况下，可以使用磁体使 AICD 失灵。只要磁体在位，大部分 AICD 装置（Medtronics, St. Jude, Biotronik）保持失灵状态。但使用磁体可使 Guidant 公司的 AICD 永久失灵。重新激活 Guidant 公司的 AICD 需要先移去磁体，然后重新放置磁体。

LVAD 患者心血管虚脱时宜使用标准高级心脏生命支持（advanced cardiac life support，ACLS）策略治疗。但绝对不应对 VAD 支持的患者施行胸外心脏按压。心腔内导管移位可导致即刻大出血，且必定死亡。Novacor 保护效果很好，不受除颤和电烙器的影响。但 Heartmate 可能被电烙器重新设置，成为固定频率模式，也可能被体外除颤损坏。对于使用 Heartmate 的患者，建议术前与管理 LVAD 的内科医师交流，讨论电烙器和体外除颤的可能影响。

术中要点

Novacor 必须抗凝，禁忌主要的阻滞麻醉，这就使得大部分患者需接受全身麻醉。部分患者可行局部皮肤浸润麻醉复合镇静技术或区域静脉技术（Bier 阻滞）。Heartmate 患者无需抗凝，可进行主要的阻滞麻醉。但截至撰稿为止，针对该问题尚无特殊建议。

该泵置于腹膜前，使 LVAD 支持患者吸入性肺炎的风险增加。所以应给予“饱胃”处理（如防止胃酸和压迫环状软骨的快速顺序诱导）。LVAD 支持患者的拔管标准与任何其他患者相同。

所用麻醉药物应适合手术要求，还应考虑重要器官系统功能不全或损伤引起的生理改变。例如，肾功能不全患者使用泮库溴铵和胆道梗阻患者使用维库溴铵均属不当。近期脑血管意外患者可能禁忌应用琥珀酰胆碱。VAD 并不禁忌使用任何麻醉药物，但麻醉计划应考虑未受辅助的 RV 可能出现功能障碍。所以，应特别注意优化 RV 前负荷、后负荷，必要时给予强心支持。

长期植入式 LVAD 的程序典型设置为血腔一旦充盈，即自动射血。装置充盈时间越快，则泵出越快，泵出量越大。低血容量使泵充盈速度减慢，LVAD 排出量降低，出现低血压。所以，体液管理的目标是维持正常或轻度升高的血容量。体循环血管阻力（systemic vascular resistance，SVR）显著增加时，降低前向血流量，导致泵排空不完全，导致血液在泵内滞留，增加血栓的危险性。因此，维持正常或者轻度偏低的全身血管阻力是较理想的。管理必须个体化。可给予强心药、血管扩张剂及血管升压药，以达到最佳血流动力学状态。只要有足够的血管内容量使泵处于充盈状态，则 LVAD 一般运行良好。

麻醉深度可部分通过血流动力学参数进行判断。但 LVAD 支持患者可能不出现脉率增快的经典浅麻醉体征。如前所述，血腔一旦充盈，LVAD 即射血，射血的频率即为 LVAD 支持患者的脉率。因此，脉率很少与心电图观察到的心率一致。所以，术中以脉率判断的心动过速反映的只是 LVAD 充盈速度，而不能反映麻醉过浅。但是，虽然相对高血压反映了相对容量过多和较高的泵出量，但也可能反映伴有 SVR 增加的肾上腺素能活性增强（表 11.4）。然而，LVAD 支持患者缺乏外科刺激引起的血压急剧升高，因此不出现血压急剧升高也不总是麻醉深度足够的可靠指标。

6．LVAD 支持患者麻醉中需要何种监测？

心电图、脉搏氧饱和度、呼气末二氧化碳、温度和血压是全身麻醉患者的标准监测，LVAD 患者也不例外。LVAD 控制板提供连续的有效心排出量读数（VAD 排出量）。并非所有手术均需有创血流动力学监测。根据麻醉医师的判断，可选择无创血压监测。预期手术过程中血压波动大或需要频繁采血时，一般置入动脉压力监测导管。

估计有大量液体进出时，行中心静脉压（central venous pressure，CVP）监测。如前所述，最佳 LVAD 功能依赖于充足的血管内容量。然而，LVAD 可增加 RV 衰竭的风险。LVAD 的高排出量将增加 RV 前负荷。有时仅该因素即足以引起中重度 RV 功能障碍患者发生 RV 衰竭。LVAD 对 LV 的减压作用可引起室间隔左移，改变 RV 几何形状，增加 RV 顺应性，降低 RV 收缩力。患者肺血管阻力（pulmonary vascular resistance，PVR）正常时，最佳工作的 LVAD 将降低 RV 后负荷，常常能改善 RV 功能。而患者 PVR 升高的数值不变时，由于右心和肺动脉流量增加，实际上可能会出现 RV 后负荷增加。最后，LVAD 支持期间偶尔可因三尖瓣环扩大面出现中到重度三尖瓣反流。除监测 CVP 以监测 RV 衰竭和指导体液管理外，中心

表 11.4 LVAD 支持的患者麻醉要点

术前要点

- 术前存在的终末器官损害——肾、肝、肺、中枢神经系统
- LVAD 植入后并发症
- 潜在的外科问题
- 抗凝治疗

Novaor LVAD——需抗凝处理。可能需输注新鲜冰冻血浆以促进凝血功能，至 Novacor 厂家给出的低限

Heartmate LVAD——无需抗凝处理

- 预防性使用抗生素
- 起搏器——运行良好（如果存在）
- 使 AICD 失灵
- 不要对 LVAD 支持的患者施行胸外按压

术中要点：

- Novacor LVAD——大多数患者术中持续抗凝血功能监测，禁忌行主要阻滞麻醉，频繁测量 PTT，可以使用电凝和除颤
- Heartmate LVAD——可接受主要阻滞麻醉，受电凝和除颤的影响大
- 保持中或轻度过量的血容量
- 预防反流误吸
- 维持轻到中度偏低的 SVR
- 脉率增快并不说明麻醉偏浅
- 高血压可由血管内容量增加或肾上腺素能活动增加（可能是浅麻醉的症状）所致
- 需要可靠的电源
- 除颤器随手可及
- 优化右室前负荷、后负荷和收缩力

PTT，部分凝血活酶时间；LVAD，左室辅助循环装置；AICD，植入式自动心脏复律除颤器；SVR，全身血管阻力；FFP，新鲜冰冻血浆。

静脉途径还用于给药和置入经静脉起搏导线。另外，可以通过对 LVAD 支持患者行 CVP 监测，将 VAD 排出量替换为心排出量，计算出 SVR。计算公式如下：

SVR=[(MAP-CVP)/LVAD 排出量] × 80dynes-s/cm^5

中心静脉导管是一个潜在的感染源，当绝对不必要时应避免使用。肺动脉导管（pulmonary artery catheter，PAC）是一把“双刃剑”。它们一般并不给 LVAD 支持患者提供有用的信息。LVAD 控制板能提供连续的心排出量数字显示。PAC 增加肺动脉高压患者肺动脉破裂的危险。PAC 对肺动脉高压的药物治疗能有一定帮助。如前所述，如果患者有 CVP 导管，则能算出 SVR，而无需 PAC。虽然不能准确定量，但当 LVAD 支持患者泵内残余容量突然增加时，能判断出 SVR 陡然上升。如果关注未辅助心室的衰竭状况，应选择经食管超声心动图（transesophageal echocardiography，TEE）作为术中监测指标。

（石学银译　岳子勇校）

推荐阅读

Felker GM, Hu W, Hare JM, Hruban RH, et al.: The spectrum of dilated cardiomyopathy: the Johns Hopkins experience with 1,278 patients. Medicine 78:270, 1999

Kumpati GS, McCarthy PM, Hoercher KJ: Surgical treatments for heart failure. Cardiol Clin 19:669–681, 2001

Massie BM: Pathophysiology of heart failure and diagnosis. Chapter 55. In Goldman L, Ausiello D (eds): Cecil Textbook of Medicine, 22nd edition. WB Saunders, Philadelphia, 2003

Packer M: Management and prognosis of heart failure. Chapter 56. In Goldman L, Ausiello D (eds): Cecil Textbook of Medicine, 22nd edition. WB Saunders, Philadelphia, 2003

Pavie A, Leger P: Physiology of univentricular versus biventricular support. Ann Thorac Surg 61:347, 1996

Santamore WP, Gray LA: Left ventricular contributions to right ventricular systolic function during LVAD support. Ann Thorac Surg 61:350, 1996

Wynne J, Braunwald E: The cardiomyopathies and myocarditides. Chapter 48. In Braunwald E (ed): Heart Disease: A Textbook of Cardiovascular Medicine, 6th edition. WB Saunders, Philadelphia, 2001

病 例

12 心脏移植术后的非心脏手术

Marc E. Stone MD

患者，男，57 岁，有高血压、血清胆固醇升高和轻度肾功能不全病史。拟在腹腔镜下行胆囊切除术。既往病史十分特殊，55 岁时因特发性扩张型心肌病接受了心脏移植手术。服用的药物有硝苯地平、他克莫司、硫唑嘌呤、泼尼松、阿伐他汀和奥美拉唑。

问题

1. 描述移植心脏生理学。
2. 移植心脏神经支配恢复应该关注吗?
3. 心脏移植术后常使用哪些免疫抑制剂?
4. 简述心脏移植患者麻醉前注意事项。
5. 何种麻醉技术适用于心脏移植患者?
6. 建议术中采取哪些适用于心脏移植患者的监测方法?
7. 哪些急救药物对心脏移植患者可能有效?
8. 对心脏移植患者而言，当拮抗神经肌肉阻滞时，有必要使用抗胆碱能药吗?

1．描述移植心脏生理学。

在获取供体心脏时，其神经支配被去除，因此受者的心脏就缺少传出和传入神经的支配。移植的心脏既不受自主神经的支配，也不受躯体神经的支配。虽然去神经化可以防止其对外部神经信号的应答，但心肌内在的反射机制仍保持完整。当移植心脏的功能与神经系统没有关系时，心脏仍会对血液循环中的体液因素（如儿茶酚胺类）表现出应答反应。

心脏去神经化的结果包括：

- 移植心脏由于缺少迷走神经支配而表现出相对心动过速。心率大约 90～100 次/分。
- 心率失去了对自主反射的迅速应答。在颈动脉按摩、急性高血压或低血压以及行 Valsalva 动作时，心率保持不变。
- 许多药理学效应丧失。一些通过自主神经系统间接改变心率的药物，对移植心脏将不会表现出正常的效应。迷走神经阻滞药如阿托品、泮库溴铵和哌替啶将不会加快心率。迷走神经兴奋药如乙酰胆碱酯酶抑制剂和阿片类将不会降低心率。对于心脏既有直接又有间接作用的药物，将保持其对去神经化心脏的直接作用，如地高辛，可保持其对移植心脏的正性肌力作用，但将不能通过副交感神经介导的房室结（atrioventricular，AV）效应而减慢心率。
- 因为该心脏不再接受交感神经的直接支配，其对喉镜检查、气管插管、疼痛刺激以及浅麻醉的反应延迟和减弱。然而，长时间刺激可导致循环中儿茶酚胺水平升高，并直接通过心肌肾上腺素受体而最终导致心率加快，或加剧心率增快。
- 无法感知心绞痛。尽管有相反的散发病例报道，被用来作为神经支配恢复的证据，但大部分移植术后的患者不能感知心绞痛。

  尽管移植的心脏失去了神经支配，但是心肌内在的调节机制仍然保持完整。
- 去神经化的心肌直接通过心肌肾上腺素受体而对循环中或给予的儿茶酚胺类物质（如肾上腺素，去甲肾上腺素）以及直接作用的拟交感神经药物（如异丙肾上腺素，多巴酚丁胺）表现出正常的反应。就此而言，去神经化似乎可引起 β_1 受体下调，因此去神经的心肌表面上大部分 β 肾上腺素受体将为 β_2 亚型。
- Frank-Starling 机制（增加心脏前负荷引起每搏量增加）保持完整，这是运动或应激期间心排出量增加的主要机制。正因为如此，重要的是维持移植后患者足够的心脏前负荷。由于此类患者心率

移植心脏生理学

心脏的去神经支配
- 静息时心动过速 90 ~100 次/分
  - 由于缺乏迷走神经的支配
- 缺乏自主神经反射
  - 心率在以下情况下保持不变：
    - 颈动脉按摩
    - Valsalva 动作
    - 阿托品
    - 泮库溴铵
    - 哌替啶
    - 乙酰胆碱酯酶抑制剂
    - 阿片类
    - 地高辛
  - 对下面情况出现延迟性心动过速反应：
    - 低血压
    - 疼痛刺激
    - 浅麻醉（由儿茶酚胺释放所介导）
  - 神经支配恢复现象仍属推测

心肌内在机制
- 对下面情况表现出正常反应：
  - 循环中儿茶酚胺类（肾上腺素，去甲肾上腺素）
  - 直接作用的拟交感类药物（异丙肾上腺素，多巴酚丁胺）
- Frank-Starling 机制保持完整
  - 为增加心排出量的主要机制
  - 重要的是维持足够的前负荷
- 冠状动脉血流的代谢性自身调节：
  - 对局部 pH 值和二氧化碳分压的反应
- 正常的电冲动的形成和传导：
  - 来自本体 SA 结的动作电位不能跨越缝线部位，也就不能被传播到供体心脏

已有所增快，所以移植术后患者增加心排出量的惟一途径就是通过 Frank-Starling 机制。长时间运动或应激时，心率和心排出量的任何进一步增加都是由循环中儿茶酚胺类物质水平升高所致，因此起效（和消退）稍慢。

- 冠状动脉血流对血 pH 值和二氧化碳分压的代谢性自身调节保持完整。
- 移植心脏保持正常的电冲动形成并沿着通常径路传导的功能。为了促进手术吻合过程，经典原位心脏移植技术保留受体本身左右心房组织后部的套囊。本体窦房（native sinoatrial，SA）结包含在右心房的套囊内。受体的神经冲动继续从本体的窦房结发出，但这些冲动不能通过心房缝线，也就不能使移植心脏去极化。通常在移植后患者的心电图（electrocardiogram，ECG）上可清晰看到两个独立的 P 波（图 12.1）。

2．移植心脏神经支配恢复应该关注吗？

移植的人类心脏是否有显著的神经支配恢复目前仍难以确定。实验室证据表明，在非人类的心脏移植物上存在功能性的神经支配恢复，一些报道支持患者在移植术后期（手术后 5 年以上）出现交感神经支配恢复。但在人类移植物上神经支配恢复似乎并不完全。目前尚无证据表明，在移植后的两年内，存在移植人类心脏神经支配恢复这一重要的临床现象。

3．心脏移植术后常使用哪些免疫抑制剂？

免疫抑制剂往往包括选择性 T 细胞抑制剂如环孢霉素或他克莫司，非特异性嘌呤类抗代谢物如硫唑嘌呤，以及皮质激素类如泼尼松。表 12.1 概括了这些药物的特征。以大剂量类固醇和多种免疫抑制剂为基础的经典方案正逐渐失去主导地位，不久将可能会被以迅速逐渐减量的类固醇和他克莫司为基础的疗法所取代。其他药物包括麦考酚酸吗乙酯（骁悉）和西罗莫司（雷帕鸣），已被批准用于心脏移植术后，同时正成为经典免疫抑制维持疗法中的一部分。

虽然免疫抑制剂是心脏移植术后生存的关键，但这些药物也有一些有害的副作用。环孢霉素和他克莫司可引起肾功能不全、肝毒性、高血压和神经毒性。神经毒性可表现为抽搐，这是由于抽搐的阈值有所降低所致。硫唑嘌呤主要可引起血液学毒性，导致血小板减少和贫血，但是也可引起肝毒性。类固醇能引起高血压、糖尿病、肾上腺机能不全、胰腺炎以及精神障碍。

表 12.1 中所列的一些副作用可能需要药物治疗，还有一些其他并发症可能需要外科治疗。这些副作用将成为移植后非心脏手术的一些最常见的症状。

类固醇易发生消化性溃疡、无菌性骨坏死以及白内障。因此，长期服用大剂量类固醇的患者可能需要脓肿引流，髋、膝、肘或肩关节手术，因内脏穿孔和憩室炎需要行肠切除术，以及与白内障和视网膜剥离相关的一些眼科手术。

环孢霉素、他克莫司和硫唑嘌呤可引起胆汁郁积，所以使用这些药物的患者常需行胆囊切除术。一些非特异性胃肠毒性也能引起严重症状（如恶心、呕吐、腹泻、厌食和腹痛），这些症状类似于一些偶尔需要剖腹探查术的腹腔内病变。

免疫抑制剂可诱发恶性肿瘤。部分患者可能出现淋巴瘤，需要淋巴结活检、妇科或皮肤恶性肿瘤手术切除。

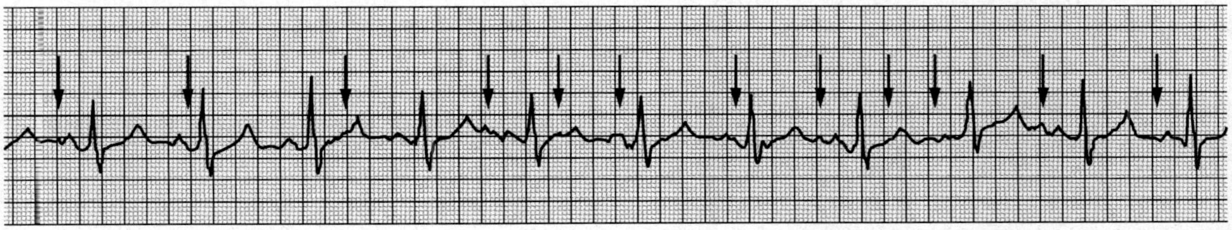

图 12.1　一例心脏移植患者窦性心律时Ⅱ导联心电图。虽然移植心脏 SA 结去极化时移植心脏心跳大约为 80 次/分，然而还有另一个较小 P 波以其独立的频率出现，反映残留本体 SA 结去极化。箭头所指为数个本体 P 波，但其他本体 P 波可能出现而隐埋在 QRS 复合波中，显示本体 SA 结放电频率不规则。

表 12.1 心脏移植术后常用免疫抑制剂的特点

药物	作用机制	主要副作用
环孢霉素 A (新山地明，环孢素口服溶液)	选择性 T 细胞抑制剂	肾毒性 肝毒性 高血压 神经毒性（抽搐）
他克莫司 (普乐可复、FK506)	选择性 T 细胞抑制剂， 其效能是环孢霉素 A 的 10 倍	同环孢霉素 A
硫唑嘌呤 (依木兰)	嘌呤抗代谢物	血小板减少症 贫血 白细胞减少症 肝毒性
皮质激素 (泼尼松)	降低循环中淋巴细胞数量 损害抗原表达功能 影响细胞因子的生成 损害细胞吞噬功能 损害淋巴细胞边集功能 抑制 T 细胞增殖 损害淋巴细胞粘附功能	高血压 糖尿病 胰腺炎 潜在肾上腺功能不全 精神障碍

4. 简述心脏移植患者麻醉前注意事项。

术前主要关心的是移植心脏的功能。如果没有排斥反应，移植后患者一般不会感到任何功能受限，纽约心脏协会（york heart association，NYHA）心功能分级为 1 级或 2 级。但术前必须对心室功能进行评估。处理患者的心脏病专家通常可提供有关以往的排异反应发作（如果有过）和心室功能的资料。因为心脏移植术后的患者易加速发生冠状动脉粥样硬化性疾病（可能是由于低水平亚临床排异反应所致血管炎的结果），所以上述评估对于移植后数年的患者特别重要。冠状动脉显著闭塞的可能性随着移植术后的时间延长而明显增加。据报道，冠状动脉闭塞的发生率在移植后 1 年为 10%～20%，3 年为 25%～45%，5 年为 50%。

虽然移植后常见一些较轻心律失常（如不完全性右束支传导阻滞，房性期前收缩，偶发室性期前收缩以及 I 度房室传导阻滞），但较重的心律失常可能是急性排异反应的表现。鉴于患者有加速动脉粥样硬化的倾向，因此我们应将围手术期伴有低血压的新发心律失常视为心肌缺血的前兆。

术前评估中，应特别注意肾功能和肝功能，这是因为这些器官功能受损是免疫抑制剂环孢霉素 A 和他克莫司的主要副作用。肾和（或）肝功能损害可能易诱发酸碱和电解质紊乱。硫唑嘌呤的一个主要副作用是血液学毒性，所以需检查全血细胞计数，以了解有无贫血和血小板减少。

感染是移植后免疫抑制患者发病和死亡的主要原因，所以所有有创操作都必须在无菌条件下实施，包括留置静脉内导管。适当常规使用预防性抗生素。

许多免疫抑制疗法包括相当大剂量的皮质激素，除非患者最近已接受逐渐减量的类固醇疗法，否则应与其主管医师讨论有关术前“应激剂量”问题。

最后，鉴于移植物对 Frank-Starling 机制的依赖性，麻醉诱导前必须确保血管内容量足够。

5. 何种麻醉技术适用于心脏移植患者？

全身麻醉、脊麻、硬膜外麻醉、区域阻滞（腋窝、腕、踝及 Bier 阻滞）和局部浸润麻醉均已成功用于此类患者。全身麻醉的药物选择并不重要。多次少量给药常能取得最好的效果。患者通常均能很好耐受

移植心脏患者麻醉前注意事项

从心脏病专家了解有关排异反应病史和心室功能

预计加速动脉粥样硬化

心律失常

- 常见的良性心律失常：
  - 不完全性右束支传导阻滞
  - 房性期前收缩
  - 偶发的室性期前收缩
  - I 度房室传导阻滞
- 可能代表排异反应的其他恶性心律失常
- 新发心律失常和低血压可能由于缺血所致

肾和肝功能受损

- 继发于环孢霉素 A 和他克莫司

贫血和血小板减少（症）

- 继发于硫唑嘌呤

免疫抑制

- 对于所有静脉和动脉内导管的留置均需实施无菌操作
- 预防性抗生素

皮质激素

- 考虑使用应激剂量的类固醇替代疗法

诱导前血容量充足

诱导药物，如苯二氮䓬类、阿片类药物以及强效吸入麻醉药。肾或肝功能不全时，所有的常规警告均适用。宜优先实行手术后早期（如果不能立即拔管）拔管，因为长时间气管插管可增加肺部感染的风险。

免疫抑制剂和抗惊厥药可能增加或降低依靠细胞色素 P450 代谢的各种麻醉药的血浆浓度，这些麻醉药本身也能改变免疫抑制剂的血药水平。免疫抑制剂的血药浓度增高可导致不良的副作用（如环孢霉素 A 和他克莫司的肾毒性）。输入与细胞色素 P450 竞争代谢的药物（如呋塞米）能降低环孢霉素 A 的清除以及增加后者血药浓度。增加环孢霉素 A 代谢的药物（如巴比妥类）能降低前者血药浓度。

通常认为环孢霉素 A 可增强神经肌肉阻滞作用，而应用免疫抑制剂伴抽搐的患者常用的抗癫痫药（如苯妥英）能拮抗神经肌肉阻滞作用。但若在密切监测神经肌肉阻滞情况下使用这些药物，应该不是问题。

无论使用何种麻醉方法，患者均可能很难耐受血容量不足和急性血管扩张反应（如可能发生在腰麻时），因为移植心脏主要依赖 Frank-Starling 机制来维持心排出量。突发的血管扩张反应将不会引起反射性心动过速。人们完全可在心脏移植术后患者实施腰麻，但必须预先增加前负荷，防止体循环阻力的突然降低。通常认为硬膜外技术水平逐渐增高可使血流动力学更加稳定。

6. 建议术中采取哪些适用于心脏移植患者的监测方法?

没有排异反应的情况下，移植心功能一般相当良好，通常无创血压（noninvasive blood pressure，NIBP）和常规监护就足够。有创动脉和中心静脉血压监测一般只用于血流动力学不稳定（如因出血、脓毒症、心功能障碍以及急性排异期）或计划手术有指征时（如单肺通气时需频繁采集动脉血气或需要调节最佳充盈压和心功能指数时）。必须强调的是，进行必要的心内膜活检以监测排异反应，应优先选择经右侧颈内静脉（internal jugular，IJ）途径进行；如有可能，应使用左侧颈内静脉或锁骨下静脉作为中心静脉通道。若条件许可，可优先选择经食管超声心动图（transesophageal echocardiography，TEE）作为有创中心监测。

7. 哪些急救药物对于心脏移植患者可能有效?

只有直接作用的强心药、变时性药物以及血管收缩药物会立即有效。通常选择肾上腺素作为直接作用的强心药物。直接作用的变时性药物包括肾上腺素、异丙肾上腺素和多巴酚丁胺。起搏（经外部起搏电极或经静脉起搏导线）也是一种增加心率的方法。如前所述，阿托品不可能增加去神经支配移植物的心率。直接作用的血管收缩药包括去氧肾上腺素，可能还有血管加压素。大多数情况下，单次注射小剂量肾上腺素和去氧肾上腺素是有效的，必要时可作为一线药物来使用。

移植心脏患者麻醉中注意事项

麻醉技术
- 无特别适应或禁忌方法
- 提倡早期拔管，以避免呼吸机相关性肺炎
- 血管舒张耐受差，必须通过血管内容量扩充和（或）应用血管收缩药积极治疗

监测
- 无排异反应的情况下，移植物功能一般良好
  - 通常无创监测就足够
  - 根据通常的适应证选择有创监测
  - 优先选择使用左侧颈内静脉，以便将来经右侧颈内静脉做心脏活组织检查

急症用药
- 变力性药物
  - 肾上腺素
- 变时性药物
  - 肾上腺素
  - 异丙肾上腺素
  - 多巴酚丁胺
  - 起搏——外部电极或内部导线
- 血管收缩药
  - 去氧肾上腺素
  - 血管加压素

神经肌肉阻滞拮抗剂
- 新斯的明
- 格隆溴铵

麻黄碱是一种非儿茶酚胺类拟交感神经药，对α与β肾上腺素受体同时具有直接与间接的作用。麻黄碱的间接作用是由于其增加去甲肾上腺素的释放。虽然麻黄碱用于心脏移植术后患者有利，但是通常并不将其作为一线急症用药，因为其部分作用必须等待随后去甲肾上腺素的释放。

多巴胺具有直接与间接作用，是去甲肾上腺素的直接前体，并可引起去甲肾上腺素的释放。在心脏移植的患者中，人们主要期望多巴胺通过多巴胺受体只发挥其直接的多巴胺能效应（如冠状血管和内脏血管舒张）。其血管收缩的α效应和针对心率与心肌收缩力的理想β肾上腺素能效应只来源于随后释放的去甲肾上腺素。当充分考虑多巴胺的所有作用后，当紧急需要正性肌力和正性变时效应的药物时，多巴胺可能不是最佳的一线药物。

8. 对心脏移植患者而言，当拮抗神经肌肉阻滞时，有必要使用抗胆碱能药吗？

心脏移植术后患者给予乙酰胆碱酯酶抑制剂（如新斯的明）后不可能出现心动过缓，但应同时给予常规毒蕈碱类阻滞剂（格隆溴铵），以预防非心源性胆碱能副作用（如支气管痉挛）。给予抗胆碱能药的另一个原因是显著增加的乙酰胆碱能引起去神经支配心脏的冠状动脉痉挛。尽管有些证据表明新斯的明对心肌具有直接作用，在这部分患者中给予新斯的明后，数例患者出现心动过缓，但人们不应制止在适当时候去逆转神经肌肉阻滞，因为长时间气管插管可能容易发生肺部感染。

（邱必军译 俞卫锋 岳子勇校）

推荐阅读

Backman SB, Ralley FE, Fox GS: Neostigmine produces bradycardia in a heart transplant patient. Anesthesiology 78:777, 1993

Borkon AM: Morbidity following heart transplantation. p. 249. In Baumgartner WA (ed): Heart and Heart-Lung Transplantation. WB Saunders, Philadelphia, 1990

Cameron DE, Traill TA: Complications of immunosuppressive therapy. p. 237. In Baumgartner WA (ed): Heart and Heart-Lung Transplantation. WB Saunders, Philadelphia, 1990

Diasio RB, LoBuglio AF: Immunomodulators: immunosuppressive agents and immunostimulants. p. 1291. In Hardman JG, Limbird LE, Molinoff PB, Ruddon RW, et al. (eds): Goodman and Gilman's The Pharmacologic Basis of Therapeutics, 9th edition. McGraw-Hill, New York, 1996

Kostopanagiotou G, Smyrniotis V, Arkadopoulos N, Theodoraki K, et al.: Anesthetic and perioperative management of adult transplant recipients in nontransplant surgery (review). Anesth Analg 89:613, 1999

Stark RP, McGinn AL, Wilson RF: Chest pain in cardiac transplant recipients: evidence of sensory reinnervation after cardiac transplantation. N Engl J Med 324(25):1791, 1991

病 例

13 冠状动脉搭桥术

Linda J. Shore-Lesserson, MD

患者，男，64 岁，合并有高血压、糖尿病（非胰岛素依赖型）、高血清胆固醇和轻度肾功能不全，拟行冠状动脉搭桥术。患者近期心导管检查显示其左冠状动脉主干 75%狭窄、右冠状动脉 70%狭窄，左室功能正常。患者目前正在服用的药物包括美托洛尔、硝酸甘油贴剂、阿司匹林、氯吡格雷和奥美拉唑。

问题

1. 决定心肌氧供与氧需的主要因素是什么?
2. 治疗冠状动脉疾病常用哪几种药物?
3. 对于合并有冠状动脉疾病的患者麻醉前应关注哪些方面?
4. 对于体外循环（CPB）下进行心脏手术的患者术中需进行哪些监测?
5. 术中监测心肌缺血的常用方法有哪些?
6. CPB 术对肺、脑、肾有何影响?
7. CPB 术对止血有何影响?

1. 决定心肌氧供与氧需的主要因素是什么?

决定心肌氧供的主要因素包括:

- 冠状动脉的解剖
- 舒张期充盈时间↑
- 主动脉舒张压(aortic diastolic pressure, ADP)↑
- 左室舒张末压(left ventricular end-diastolic pressure, LVEDP)↓
- 冠状动脉灌注压(coronary perfusion pressure, CPP)↑

$$CPP = ADP - LVEDP$$

决定心肌氧需的主要因素由强到弱排列如下:

- 左室壁张力

室壁张力=(心室跨壁压×心腔半径)/2×室壁厚度

- 心率
- 心肌收缩力
- 后负荷

2. 治疗冠状动脉疾病常用哪几种药物?

治疗冠状动脉疾病的药物一般用来增加心肌氧供或减少心肌氧需。为防止血栓可能造成的冠状动脉血管的解剖学梗塞,常常使用抗凝药或抗血小板药物,尤其在急性冠状动脉疾病时。增加舒张期充盈时间的药物,包括降低心率的药物:β肾上腺素受体阻断剂和钙通道阻滞剂。血管收缩剂能增加细胞内ADP含量,提高冠状动脉灌注的驱动压。硝酸盐、利尿药及其他一些静脉舒张药(如吗啡),可降低LVEDP。一种既能增加主动脉舒张压又能降低LVEDP的干预措施是主动脉内气囊反搏(表13.1)。

3. 对于合并有冠状动脉疾病的患者麻醉前应关注哪些方面?

麻醉前焦虑会使患者发生心动过速。对有冠状动脉疾病的患者应使用药物或者进行安慰,充分给予抗焦虑治疗以避免氧耗的急剧增加。

冠状动脉疾病患者也可同时合并高血压和糖尿病。合并严重糖尿病的患者有发生自主神经系统疾病和周围神经疾病的风险,这就是糖尿病患者极易发生无症状性心肌缺血的原因。糖尿病患者如有自主神经系统疾病还可出现胃排空延迟,对这种饱胃患者需采取适当的预防措施。

合并高血压的患者具有血管内低血容量,麻醉诱导时可出现低血压。诱导前明确患者的容量状况,进行容量负荷治疗对防止低血压的出现极为重要。喉镜操作引起的反应有心动过速,这可增加氧耗。对合并有冠状动脉疾病的患者行气管内插管必须给予药物(麻醉性镇痛药、β受体阻断剂、利多卡因)以减少插管反应引起的儿茶酚胺释放。

4. 对于体外循环(CPB)下术进行心脏手术的患者术中需进行哪些监测?

术中的监测包括直接动脉压监测。因为疾病和手术的特性,CPB中需要频繁抽取动脉血气标本和直接监测平均动脉压。其他的监测设施包括中心静脉导管,可以用于将血管活性药物直接注入中心循环。如

表13.1 治疗和预防心肌缺血的药物

药物分类	作用机制	治疗缺血
β受体阻断剂	拮抗β受体作用	降低心率、收缩力
钙通道阻滞剂	阻止钙离子内流	降低心率、收缩力
硝酸盐类	舒张血管平滑肌	降低前负荷,增加心外膜冠状动脉血流
利尿药	作用于近曲小管、远曲小管或袢,促进多尿	降低前负荷
吗啡	舒张动脉和静脉	降低前负荷
磷酸二酯酶抑制剂	增加cAMP,舒张血管平滑肌	降低前负荷,改善后负荷,增加心肌收缩力
α_1激动剂(去氧肾上腺素)	体循环血管收缩	增加冠状动脉灌注压
主动脉内气囊反搏	舒张时充气,收缩时放气	降低后负荷,增加冠脉灌注压

果患者有严重的左心室功能障碍或心脏瓣膜病，使用肺动脉导管则更好。置入肺动脉导管能直接测定肺毛细血管楔压（PCWP），它与左室舒张末压常常直接相关。在左室顺应性正常的情况下，监测 PCWP 能使麻醉医师对血容量有更正确的估计。经食管超声心动图（TEE）能更敏感地测定血容量，因为 TEE 直接观察到左室舒张末面积。

心肺转流泵使用非搏动性流量，热交换系统有时被用以降低患者的体温。血管收缩和血管舒张很普遍，并不代表患者麻醉深度的变化。而晶体液对转流泵的预充增加了患者的血容量，稀释了麻醉和其他药物的血液浓度。因此，许多医师在 CPB 期间和 CPB 后进行麻醉深度监测。

热交换器作为 CPB 的一部分用来帮助降低和升高患者的体温，有助于 CPB 术的管理。温度变化的程度和速度必须平稳，而体温与血温间的差别也不应太大。基于以上原因，在 CPB 期间监测至少两个以上的体温很重要：一个反映血液温度（食管温度），另一个反映中央体温（直肠或膀胱温度）。

5．术中监测心肌缺血最常用的方法有哪些？

术中监测心肌缺血最常用的方法是心电图。大部分（>95%）心肌缺血的诊断必须监测至少两个以上的导联。肺动脉导管也用于诊断心肌缺血，当 PCWP 或肺动脉舒张压增加时，在 PCWP 描记图上可出现 v 波。对于发现心肌缺血，PCWP 不如心电图敏感。监测心肌缺血最敏感的方法是 TEE。当冠脉灌注减少时，TEE 的监测往往很早就能发现局部室壁反常运动。对于心肌缺血的监测，TEE 太敏感，PCWP 又不够敏感，因此心电图成为冠状动脉缺血监测最准确的方法。

6．CPB 术对肺、脑、肾有何影响？

CPB 可产生全身性炎症反应，导致血管活性物、细胞因子介导物和内毒素释放入血液。所有主要器官如肺、脑、肾等均受其影响，且影响的程度与 CPB 的时间、组织创伤的程度、患者的遗传因素相关。造成器官功能障碍的因素包括水肿、灌注减少和非搏动性灌注。CPB 术后常发生轻度肾功能障碍，但通常是可逆的。

CPB 术后肺功能障碍的原因是肺不张和炎症。脑也受到类似的影响，发生水肿和灌注减少。然而，脑在 CPB 术中还受到额外的潜在损害。脑功能障碍是心脏手术术后主要的死亡原因。大多数的脑功能障碍是粥样硬化栓子从主动脉上脱落造成的，可发生在主动脉交叉钳夹、插管和近端静脉移植吻合等操作过程中。主动脉插管前应用主动脉表面超声可发现粥样硬化栓子。然而，大部分脑功能障碍可能是微血栓造成的，这些微血栓无法被发现也不可避免。CPB 术后发生的绝大部分神经和心理障碍术后 1 年内能消退。

7．CPB 术对止血有何影响？

行 CPB 术的患者都有不同程度的止血功能障碍，从而导致出血和频繁输血。CPB 预充液对患者血容量的稀释使血小板减少和凝血因子水平降低。CPB 术相关的管道等与血液接触导致许多系统的激活。可发生内源性凝血，形成凝血酶和纤维蛋白。而纤维蛋白溶解又产生亚临床的弥散性血管内凝血（DIC）。有时这种 DIC 具有临床征象，出现出血和形成血栓。激肽释放酶、缓激肽和补体的形成可产生“全身炎症反应”。也可出现血小板功能障碍，这是由于 CPB 术对血小板膜完整性的影响和循环中血小板抑制剂的作用。肝素可使血小板活化和功能障碍。鱼精蛋白可逆转肝素的作用，当过量使用时有抗血小板的特性和抗凝作用。

（张晖译　江伟　崔晓光校）

推荐阅读

Despotis GJ, Joist JH: Anticoagulation and anticoagulation reversal with cardiac surgery involving cardiopulmonary bypass: an update. J Cardiothorac Vasc Anesth 1999; 13:18–29

Hindman B: Cerebral physiology during cardiopulmonary bypass: pulsatile versus nonpulsatile flow. Adv Pharmacol 1994; 31:607–616

Hirsh J, Raschke R, Warkentin TE, Dalen JE, Deykin D, Poller L: Heparin: mechanism of action, pharmacokinetics, dosing considerations, monitoring, efficacy, and safety. Chest 1995; 108:258S–275S

Murkin JM, Martzke JS, Buchan AM, Bentley C, Wong CJ: A randomized study of the influence of perfusion technique and pH management strategy in 316 patients undergoing coronary artery bypass surgery. II. Neurologic and cognitive outcomes. J Thorac Cardiovasc Surg 1995; 110:349–362

Song Z, Wang C, Stammers AH: Clinical comparison of pulsatile and nonpulsatile perfusion during cardiopulmonary bypass. J Extracorpor Technol 1997; 29:170–175

Svennevig JL, Lindberg H, Geiran O, Semb BK, Abdelnor M, Ottesen S, Vatne K: Should the lungs be ventilated during cardiopulmonary bypass? Clinical, hemodynamic, and metabolic changes in patients undergoing elective coronary artery surgery. Ann Thorac Surg 1984; 37:295–300

病例

14 不复苏医嘱

Linda J. Shore-Lesserson, MD

患者，男，84岁，患有转移性小细胞性肺癌。声嘶，体重减轻2 kg。检查发现有纵隔淋巴结肿瘤和肝上两个1 cm大小的病变，目前无症状。患者声明一旦发生心搏骤停，他不愿接受严酷的抢救措施诸如气管插管和心肺复苏治疗，但在不能自己进食的情况下愿意使用饲管。患者被送入手术室放置化疗用中心静脉导管。当外科医师以局麻药对手术部位进行浸润麻醉时，显然注射了过量的局麻药，患者发生了癫痫大发作。

问题

1. 在手术室临时取消“不复苏”（do-not-resuscitate，DNR）医嘱意味着什么？
2. 你如何与患者在术前讨论有关手术室复苏治疗的问题？
3. 为了更好地确定患者的“不复苏”（DNR）意愿，对于患者和医师都有哪些选择？
4. 在该病例中，如果患者在面罩下不能进行足够的通气，你会如何处理？
5. 如果对患者行气管内插管复苏治疗后48 h仍未苏醒，此时撤离机械通气是否符合伦理？

1. 在手术室临时取消“不复苏”（do-not-resuscitate，DNR）医嘱意味着什么?

在20世纪90年代初以前，一般认为当患者在手术室时，不复苏（DNR）医嘱应自动取消。当时盛行的观点是外科手术和麻醉代表患者医疗状况的临时改变，因此诸如气管插管、心肺复苏等措施应该进行，而不视为违背了患者的“不复苏”意愿。1993—1994年，美国麻醉医师协会制定了对“不复苏”患者进行麻醉的伦理指南。

2. 你如何与患者在术前讨论有关手术室复苏治疗的问题?

手术前与患者讨论哪种选择是合适或有益的非常重要。必须充分理解患者的观点，从而在出现有分歧的临床状况下医师能按患者的意愿进行治疗。必须给患者以完全复苏治疗或部分复苏治疗的选择。完全复苏治疗执行起来相对简单，而部分复苏治疗则有许多困难，因为患者选择接受与拒绝的治疗措施在医学上可能是矛盾的。例如，患者可能声明愿意接受急症手术但拒绝气管内插管；而气管内插管对于急症手术却是必须的。

医师应该让患者签署知情同意书，知情同意书上应明确说明在手术室进行“不复苏”治疗的意愿。知情同意书是很重要的证明，将在下面部分进行阐述。

3. 为了更好地确定患者的“不复苏”（DNR）意愿，对于患者和医师都有哪些选择?

以下是“不复苏”知情同意书的4种选择。应该要求患者进行选择和签署。

选择1：完全复苏（full resuscitation） 这一选择确保不会对患者遗漏任何治疗措施，从而达到完全复苏。这种情况下在手术室取消“不复苏”是正确的。这一选择适用于那些愿意接受任何可能有益的干预措施的患者。

选择2：操作指导性的有限复苏（limited resuscitation，procedure-directed） 患者可以选择接受或拒绝某种治疗措施。此选择适用于那些只愿接受他们所愿意接受的治疗措施的患者。然而，当患者的愿望可能是不确定的或与临床条件相矛盾时，此选择不允许医师利用临床的权利（clinical license）去诠释患者的意愿。

选择3：目标指导性的有限复苏（临时的和可逆的）[limited resuscitation，goal-directed（temporary and reversible)] 此选择允许医师判断不利的临床事件是否是临时的和可逆的。如果是，那么在不利的临床事件期间临时决定对患者进行干预是患者可以接受的。例如，对择期手术行全身麻醉的患者施行气管内插管是需要的。

选择4：目标指导性的有限复苏（已知患者的意愿）[limited resuscitation，goal-directed（patient's wi- shes known)] 此选择允许医师根据患者的喜好和目的做出临床判断，进行治疗。此选择是理想的，因其做出的决定基于治疗的结果而非治疗程序。此选择不必依照那些临时发生的可逆事件的结果来做决定，它更多地让医师在与患者交流后得知患者所期望的最终结果而做出临床决定。这对于患者可能是更多不确定的陈述，但更符合具有动态临床表现的医学实践。例如动脉内注射局麻药可导致癫痫大发作。癫痫大发作的结果是未知的，但医师知道这是意外事件，与患者选择“不复苏”的原因无关，而且此症状也是可以治疗的。在此病例中，医师可选择控制气道、气管内插管，直至出现治疗结果。

4. 在该病例中，如果患者在面罩下不能进行足够的通气，你会如何处理?

局麻药过量的临床表现和癫痫发作导致的呼吸功能不全可能是暂时和可逆的，与患者潜在的疾病无直接关联。此时必须保障气道安全，运用面罩或气管内插管进行通气，直至神智基本恢复。这比操作指导性治疗更符合尊重患者的意愿。

许多患者选择操作指导性治疗（列出愿意和不愿意接受的治疗措施），这虽能有效地减轻患者的焦虑，但通常又与临床实践不相符或医学上难以操作。在这种情况下目标指导性治疗是最佳的。

5. 如果对患者行气管内插管复苏治疗后 48 h 仍未苏醒，此时撤离机械通气是否符合伦理?

如果持续的治疗不可能达到患者所期望的目标，那么经过深思熟虑后撤除治疗是合适的。在未知临床事件是否为临时事件时，不进行治疗是对伦理的一定挑战，因此建议此时进行治疗。一旦进行过检查和评估，那么以更晚些时候所作的评估来决定撤除治疗可能更符合患者的意愿。

尽管已出版的指南建议对围手术期的“不复苏”进行重新评估，但很多医师因伦理和个人的原因，对此仍感到不满意。而另一些医师则发现围手术期难以进行重新评估，制定“不复苏”医嘱，尤其当麻醉医师不能完全理解患者的意愿时。

（张晖译　江伟　崔晓光校）

推荐阅读

Bastron RD: Ethical concerns in anesthetic care for patients with do-not-resuscitate orders. Anesthesiology 85:1190–1193, 1996

Cohen CB, Cohen PJ: Do-not-resuscitate orders in the operating room. N Engl J Med 325:1879–1882, 1991

Margolis JO, McGrath BJ, Kussin PS, Schwinn DA: Do not resuscitate (DNR) orders during surgery: ethical foundations for institutional policies in the United States. Anesth Analg 80:806–809, 1995

Truog RD: Do-not-resuscitate orders during anesthesia and surgery. Anesthesiology 74:606–608, 1991

Truog RD, Waisel DB, Burns JP: DNR in the OR: a goal-directed approach. Anesthesiology 90:289–295, 1999

www.asahq.org/Standards/09.html: American Society of Anesthesiologists. Ethical guidelines for the anesthesia care of patients with do-not-resuscitate orders or other directives that limit care. 2001

第 2 部分

呼 吸 系 统

病 例

15 单肺麻醉

Steven M. Neustein, MD
James B. Eisenkraft, MD

患者，男，70 岁，有长期吸烟史，拟行左肺上叶肿瘤切除术。

问题

1. 叙述肺切除术前的麻醉评估。
2. 怎样在手术中无创监测通气和氧合，这些监测仪是怎样工作的？
3. 单肺通气的适应证是什么？
4. 描述单腔气管导管在单肺通气中的应用。
5. 该患者应使用哪一侧双腔支气管导管？
6. 描述放置双腔支气管导管的正确方法。
7. 怎样评估双腔支气管导管的正确位置？
8. 有关双腔支气管导管放置及使用的临床问题有哪些？
9. 与患者摆放的侧卧位有关的并发症有哪些？
10. 单肺通气期间肺灌注和肺通气是怎样变化的？
11. 如何治疗单肺通气期间的低氧血症？
12. 肺切除术后施行胸腔插管的作用是什么，阐述胸腔引流系统的结构与功能。
13. 常用的胸腔引流系统有哪些？
14. 开胸术后可能出现哪些并发症？

1．叙述肺切除术前的麻醉评估。

术前评估应从收集基本信息开始，这也是所有麻醉的术前要求。然后决定患者是否处于计划过程中的最佳状态以及是否需要进一步的术前准备。最后作出的评估是预测肺切除后的肺功能。特殊的肺评估包括咳嗽、痰量、胸痛（可能存在胸膜炎）、呼吸困难、喘鸣、臂痛（由涉及臂丛神经的 Pancost 肿瘤引起）、无力（由肌无力综合征引起）、其他内分泌综合征（由激素分泌型肿瘤引起）以及体重减轻（低蛋白质血症）的病史。体格检查包括对喘鸣音、哮鸣音以及干、湿啰音的听诊。喘鸣可能需要支气管扩张剂治疗，感染性痰液表示需要抗生素治疗。胸片、X 线体层摄影、计算机断层摄影（computed tomography，CT）和磁共振影像（magnetic resonance imaging，MRI）为肿瘤位置、侵及的组织及可能的气道损害提供进一步的信息。

肺功能测试适于预测术后呼吸衰竭、右心衰竭（肺源性心脏病）及肺不张发生的风险，还适用于指导支气管扩张剂的治疗。肺活量测定是一项无创检查，可提供肺容量及气体流速方面的数据。通过测定支气管扩张剂如沙丁胺醇吸入剂治疗前及治疗后的肺流量，判定是否患有可逆性阻塞性气道疾病。支气管扩张剂治疗后肺流量得到改善表明术前需调整支气管扩张剂治疗的方案。

与预后相关的肺功能测试包括 1 秒用力呼气量（forced expiratory volume in 1 second，FEV_1）、用力肺活量（forced vital capacity，FVC）、最大通气量（maximum voluntary ventilation，MVV）、残气量与肺总量之比（radio of residual volume to total lung capacity，RV/TLC）。根据将切除多少肺组织，能计算出术后预计（predicted postoperative，PPO）肺功能。如果 PPO 的 FEV_1 大于预测值的 40%，则预后改善。如果 FVC 小于预测值的 50%或 RV/TLC 大于预测值的 50%，则表示风险较高。

肺活量的测定反映了呼吸力学，而气体交换与一氧化碳的弥散能力（diffusing capacity for carbon monoxide，DLCO）有关。如果 PPO 的 DLCO 小于预测值的 40%，则提示肺的器质性功能下降，与风险增加有关。

测定最大耗氧量（maximal oxygen consumption，$\dot{V}O_2max$）能评估心肺储备功能。$\dot{V}O_2max$ 低于 10 ml/(kg·min) 表示极高危，$\dot{V}O_2max$ 大于 20 ml/(kg·min) 则表示危险性降低。其他心肺储备功能试验包括运动血氧测定；运动期间脉搏氧测定法检测的氧饱和度（SpO_2）下降 4%表示危险性增加。

如果肺功能检查结果差，可以做分侧肺功能试验（通气-灌注放射性肺活量研究），甚至单肺动脉阻塞研究（暂时阻断同侧肺血流）。最终，根据患者整体情况综合考虑来决定实施肺切除术、肺叶切除术还是肺叶楔形切除术。

2．怎样在手术中无创监测通气和氧合，这些监测仪是怎样工作的?

通气的目的是从肺中排出二氧化碳（CO_2）。平均体重 70 kg 的男性产生 CO_2 约 220 ml/min，正常情况下维持动脉血二氧化碳分压（$PaCO_2$）于 40 mmHg。如果排出 CO_2 的功能受损或 CO_2 产生增加，而通气不增加，则 $PaCO_2$ 上升。动脉血气分析提供最终的通气监测：$PaCO_2$。肺内 CO_2 弥散入肺泡，在通气血流比良好的区域，肺泡 CO_2 分压（$PACO_2$）接近 $PaCO_2$。$PACO_2$ 可视为呼气末 CO_2（$PEtCO_2$），并通过多种技术分析获得，以提供 $PACO_2$ 及 $PaCO_2$ 的无创评估值。总的来说，正常情况下 $PEtCO_2$ 比 $PaCO_2$ 低4～6 mmHg。无效腔（VD/VT)增加或肺泡通气量减少将导致 $PaCO_2$ 升高。

二氧化碳图是根据测得的 CO_2 以浓度对应时间的关系所描绘的图形（二氧化碳描记图）。使用以下技术可以测量混合气体中的 CO_2：质谱分析法、红外线光谱分析法、红外线光声光谱分析法及拉曼散射法。质谱分析法的原理是在高真空箱内分子会离子化并根据质荷比分离。CO_2 的质荷比是 44（分子量 44/ 电荷 +1），与 N_2O 无法区别。所以质谱仪通常从 CO_2 分子片段中测定碳离子含量。碳离子在 CO_2 中的含量是固定的。质谱仪是一个定比系统，它提供百分含量组成中的真实读数。如果计算机程序设定 100%与 713 mmHg 等值，百分数就能以 mmHg 的形式来表达。

红外线光谱分析法基于 CO_2 分子间结合键在波长 4.3 μm（4300 nm）红外线辐射时的吸光率。CO_2 分子的数量越大，辐射吸光率越大。从一个样本池（容器）中抽取气体。波长为 4.3 μm 的红外线穿过该样本池并至一个光电探测器，光透射的量与气体样本中 PCO_2 呈反比。这样的系统得到广泛使用，取样有旁流或主流（气道内）方式。

在光声红外线分析设备中，红外线光束以脉冲形式穿过气体容器。脉冲光束使气体加热并搏动性膨胀，膨胀的程度与所含 CO_2 的分子数量成比例。这种搏动性膨胀可以通过一个敏感的微音器以声波的形式被检测到。波幅（容积）与 PCO_2 呈正比。

在拉曼分光镜检术（Rascal II，Datex-Ohmeda，Boulder，CO）中，一个氦–氖激光器产生波长为 633nm 的单色光，透射过样本容器。CO_2 分子吸收此光并以不同的特征性波长反射。这种以新波长反射的光对 CO_2 具有特异性，且其强度与 PCO_2 有关。

通过持续记录 CO_2 的随时间变化的含量百分数（质谱仪）或随时间变化的压力值（其他方法），将最大值设为潮气末值，定义为呼气；而最小值设为吸气值，定义为吸气。一般认为持续二氧化碳描记图是标准监护，尽管有一定局限性，但其可持续监测通气，无创评估 $PaCO_2$。

监测氧合的最好方法是抽取动脉血分析氧分压（PaO_2）、血红蛋白氧饱和度（饱和分数，即 O_2Hb/总 Hb）及血红蛋白总量。动脉血氧含量（CaO_2）则可通过公式获得：

$$CaO_2 = [(Hb \times 1.34 \times SaO_2) + (PaO_2 \times 0.003)]$$

正常动脉氧含量可以通过以下所示代入变量进行计算：

$$CaO_2 = [(15 \times 1.34 \times 0.95) + (95 \times 0.003)]$$
$$=19.1 + 0.29$$
$$=20\ \text{ml 氧 /100 ml 血液}$$

然而，这需要有创获取动脉血样本。

无创监测氧合最常用的方法是脉搏氧测量计，后者也已成为标准监护（常规监测）。脉搏氧测量计的操作原理基于两项技术：①氧合血红蛋白与还原血红蛋白的分光光度测定法；②光学体积描记法。后者探测穿透指尖的光中搏动性组分的变化。脉搏氧测量计中的探针有两个光发射二级管（LED），它们可以发射波长为 660 nm 和 940 nm 的光，还有一个光敏探测器。经验公式显示，波长为 660 nm 与 940 nm 光的额外脉搏吸光率之比与氧饱和度有关，并可设置成 SpO_2。氧饱和度在 70%～100%的范围时脉搏氧测量计读数的标准差约为 2%。SpO_2 水平较低时，其精确度有所下降。虽然如此，脉搏氧测量计作为一项氧饱和度趋势的监测仪具有其价值。脉搏氧测量计在灌注差（由于低心排量引起的血管收缩或四肢冰冷）、静脉脉搏、严重的周围血管疾病、血管内染色、血红蛋白生成障碍、涂抹某些指甲油及某些色素沉着时所测得的结果不精确或无法读数。如果怀疑脉搏氧测量计读数的可靠性，应该抽取动脉血气样本，通过实验室的联合氧测量计进行血气张力分析及氧饱和度分析。

3．单肺通气的适应证是什么？

双腔管的适应证与要求将一侧肺与另一侧肺隔离有关。隔离双肺的原因包括防止血液或脓液溢出、控制通气分布及改善手术视野暴露。出血或有传染性物质，可能影响对侧肺的情况包括支气管扩张、肺脓肿和咯血。在巨大单侧肺囊肿病例中使用单腔管行正压通气将面临因支气管胸膜瘘或气胸而丢失大部分潮气量的风险。在肺切除术、降主动脉 - 腹主动脉瘤修补术、食管中段及食管上段病变切除术中，手术视野的暴露得到了改善。视频胸腔镜检查应高度优先考虑进行单肺通气。

4．描述单腔气管导管在单肺通气中的应用。

虽然使用单腔气管导管进行单肺通气可以通过将导管推入一侧主支气管来完成，但是这项技术需要精湛的技术。单腔气管导管联合支气管填塞器可以更好地达到此目的。这种单腔管配备一个狭窄的内腔管，通过其顶端的囊状支气管堵塞器前进至右侧或左侧主支气管。将支气管填塞器的气囊抽瘪，运用标准技术将气管导管置入气管。然后将导管向欲堵塞的一侧旋转 90°，填塞器向前盲探或在可弯曲的纤维支气管镜引导下进入正确的支气管。使气囊膨胀，通过听诊呼吸音来确定肺的隔离。此系统的管腔更大，吸除血液更有效，并避免了术后需要机械通气患者在完成手术时更换导管的需要。如果通过狭小的填塞器内腔放气使肺回缩将较费时。使肺更快塌陷的方法是给填塞器气囊放气，并将麻醉呼吸环路断开，以使肺萎陷。成功使肺塌陷后，给填塞器气囊重新充气并连接麻醉呼吸回路使一侧肺通气，另一侧肺塌陷。

5. 该患者应使用哪一侧双腔支气管导管?

对该问题无明确答案。选择双腔支气管导管的不同方法取决于在哪侧行开胸术。该患者实施左侧开胸术，可选择左侧或右侧支气管导管。作者认为在这种情况下左侧支气管导管的放置要更谨慎。成人左侧主支气管的长度为4～5cm，而右侧主支气管为2～3cm。与左上叶支气管相比较，右上叶支气管更易被支气管导管意外阻塞。左肺切除必需行右肺持续通气。单肺通气期间右上叶支气管阻塞可导致低氧血症。因此，除了因左侧主支气管病变或者左侧支气管可能成为手术视野的一部分等特殊禁忌外，一些麻醉医师不考虑开胸术的位置而常规放置左侧双腔支气管导管。

一些麻醉医师常规在肺切除术同侧放置支气管导管。这样，由于该侧肺在单肺通气中将被萎陷，支气管导管阻塞肺上叶支气管不易导致低氧血症。同样，在关闭胸腔前，直视状态下能保证插管侧肺的复张。复张失败的肺上叶可通过将支气管套囊放气使该肺叶经气管通气。另一个办法是将双腔管退至导管远端，接近上叶支气管开口处。在肺切除术病例中，导管必须被退至其远端，处于主支气管分叉前的气管内位置。如果插入的支气管涉及手术范围，也必须退管。

另一种麻醉医师较少使用的方法是常规在非手术侧放置双腔支气管导管。这种方法避免了将导管插入病变支气管的危险。然而，如上所述，左侧开胸术放置右侧双腔支气管导管可能导致单肺通气期间的低氧血症。

我们的方法是，除非存在解剖或病理禁忌，否则在左侧及右侧开胸术时均放置左侧双腔导管。然而，在右侧开胸术期间，误将左侧支气管导管置于左支气管的位置过远，将会阻塞左上肺叶，使患者在单肺通气期间易于发生低氧血症。这是由于在右肺萎陷期间只有左下肺叶通气所致。

6. 描述放置双腔支气管导管的正确方法。

选择能轻易通过声门的最大口径Robertshaw双腔管。导管的型号越大，所需支气管导管套囊的充气量越少，吸引的内腔越大，导管误入支气管远端的可能性越小。一次性聚氯乙烯材质的Robertshaw支气管导管可供选择的法式尺寸为41、39、37、35及28（法式尺寸 = 导管外径 mm×3）。其中39和37号适合大多数成年人。

相对于单腔导管，弯式喉镜镜片通常比直式镜片为双腔导管在口腔内提供更大的通过空间。然而，对某些患者也许需要使用直式镜片。

根据患者病情选择诱导药物。非去极化肌肉松弛剂较琥珀酰胆碱的优势在于其持续时间更长。这可延长肌肉松弛的时间，以便在双腔管插管过程中无需重复给予非去极化肌肉松弛剂。

放置这种双腔管通过口腔时将其远端凹面朝向前方。当支气管内套囊通过声带后，助手拔除导芯。将导管向欲插管的一侧旋转90°，向前送管直至遇到阻力。另一种方法是在纤维支气管镜的引导下将支气管导管送入正确的支气管。将气管套囊内注入空气并再次检查导管的位置。

7. 怎样评估双腔支气管导管的正确位置?

必须在插管后及患者转向侧卧位后立即确认支气管导管的正确定位。最初在气管导管套囊充气后，患者通过双侧管腔进行双肺通气，应该出现双侧呼吸音、双侧胸廓起伏及双侧管腔雾化影。气管导管套囊周围不应出现漏气。二氧化碳描记图应检测到 CO_2 的排出情况。成功完成这些操作可确保气管导管管腔的远端位于气管之内，隆突的上方。出现单侧呼吸音及单侧胸廓起伏提示导管插入过深并位于出现呼吸音侧的支气管内。这种情况应将套囊放气，后退导管直至双侧通气被建立起来。

然后，向支气管套囊内充入少于2 ml的气体（图15.1）。钳闭气管导管侧管腔并打开通气帽，实施支气管导管侧通气。这时应有支气管插管侧胸廓起伏和呼吸音。如出现双侧呼吸音和胸廓起伏表示支气管导管管口接近隆突（图15.2）。拟行支气管插管的对侧出现单侧呼吸音和胸廓起伏表示该导管插入错误的一侧（图15.3）。如出现这种情况，应将双侧套囊放气并将导管退至支气管导管远端，位于气管内。然后，旋转导管，重新向前送管，直至遇到阻力。另一种方法是在支气管腔内插入纤维支气管镜，观察到隆突，然后将纤维支气管镜送入拟进入的支气管内，再利用纤维支气管镜引导导管滑入支气管，直至遇到阻力。如果患者插管容易，则无需在患者体内重新调整导管，可完全从患者气管内拔出导管，然后重新插入。右侧支

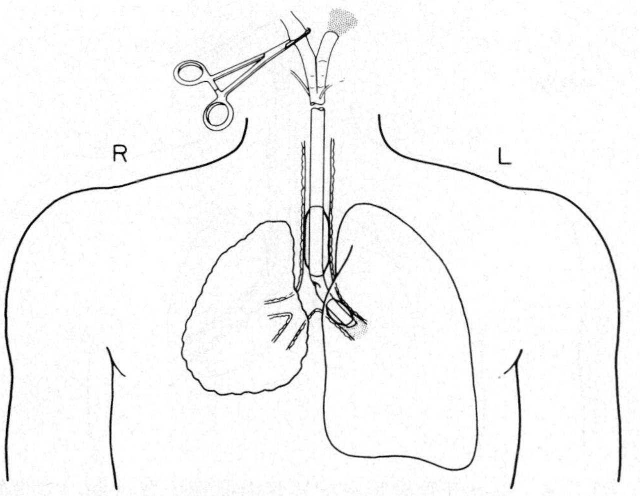

图 15.1　左支气管导管位置正确，肺隔离成功。

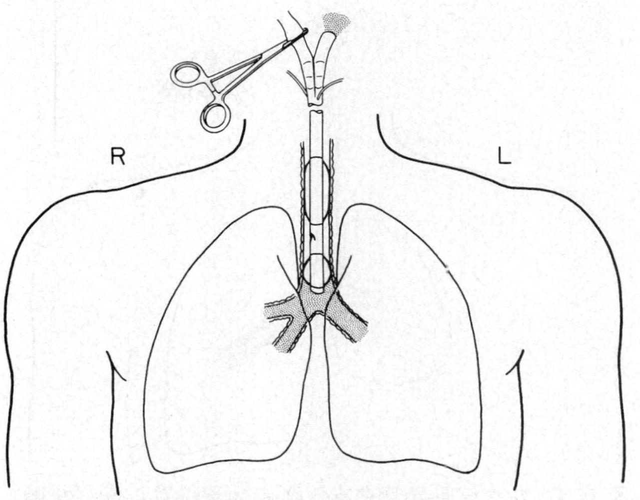

图 15.2　左支气管导管插管位置过浅。

气管导管几乎总是进入右侧，但是左侧导管有时会进入右侧。由于左侧支气管导管上没有针对右上肺叶支气管的开口，因此左侧导管不应保留在右侧支气管内。正如在进行左侧支气管内硬式支气管镜检时那样，将患者的头部转向右侧可能有助于导管进入左侧。

只要导管已放入正确的支气管，支气管导管管腔钳闭时，肺通气应使拟插管的对侧肺出现呼吸音和胸廓起伏（图 15.4）。在此操作过程中不能通气表明导管的位置错误，可能在支气管内位置过深或者过浅而在气管内。双肺通气时，保持支气管导管管腔钳闭的同时，将支气管导管套囊放气，如果出现支气管插管侧的单肺通气则表明导管在支气管内位置过深（图 15.5 和 15.6）；如果出现双肺通气则表明导管位置过浅，位于气管内（图 15.7 和 15.8）。如果出现支气管插管的对侧肺及同侧肺上叶通气，则表明支气管导管套囊位于上叶支气管开口的远端，需后退导管。

利用纤维支气管镜能对导管进行精确定位。纤维支气管镜进入气管管腔应显露隆突，并正好观察到主支气管入口处支气管导管蓝色套囊的近端。观察到导管通过隆突旁进入支气管而看不到蓝色的支气管套囊表示导管进入支气管的位置太深。纤维支气管镜通过

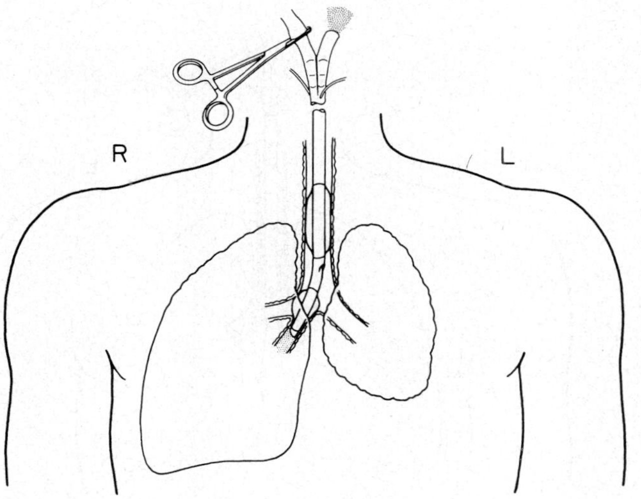

图 15.3　左支气管导管插入右支气管 。

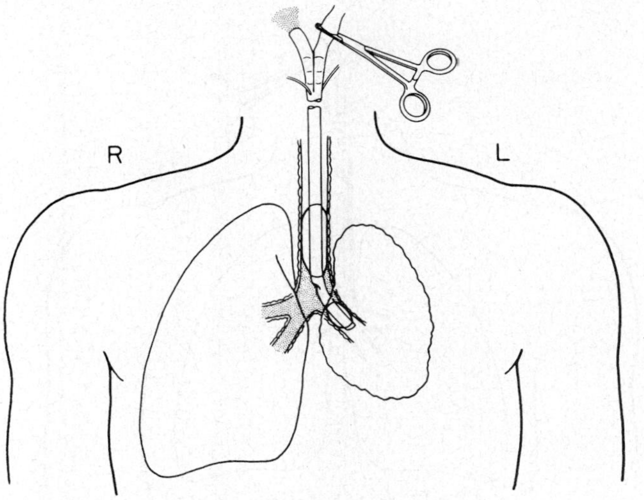

图 15.4　左支气管导管插管正确，行右肺通气。

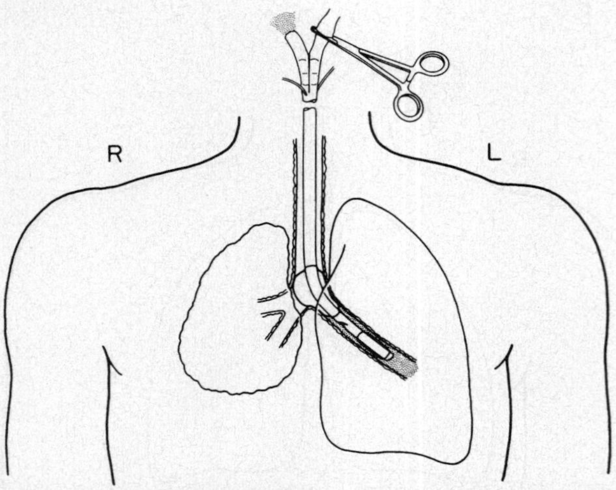

图 15.5 左支气管导管在支气管内插管位置过深（双侧套囊已充气）。

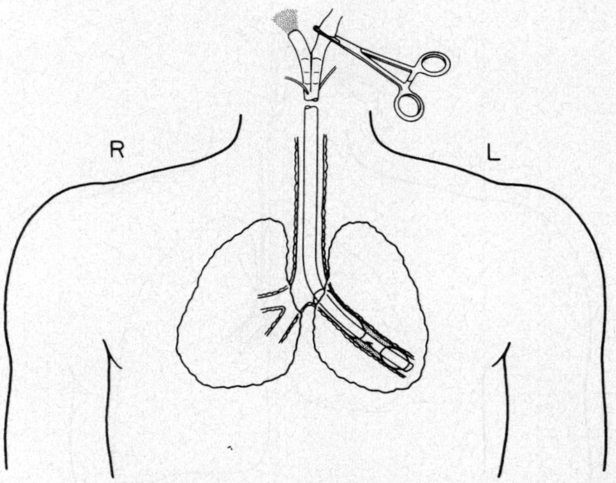

图 15.6 左支气管导管在支气管内插管位置过深（支气管套囊放气）。

支气管侧进入应观察到患者支气管管腔未被套囊阻塞。如果该支气管导管远端开口正对支气管壁，那么该肺的通气将变得困难，因为双腔气管导管没有 Murphy 孔。可观察到支气管隆突表明导管放置没有过深。如果导管为右侧，则可通过支气管导管观察到该侧开口正好对着右上肺叶支气管。如果置入气管管腔内的纤维支气管镜没有观察到隆突，那么导管位置可能过浅、过深或位于未拟入的支气管内。如果导管过浅，那么将支气管导管套囊放气后应观察到隆突。如果导管位于对侧支气管内，那么将支气管导管套囊放气后观察不到气管隆突，但是能观察到对侧支气管的解剖结构。例如，如果左侧支气管导管位于右侧支气管，那么给支气管导管套囊放气后将显示右支气管的中间部解剖结构（右上叶、右中叶和右下叶支气管）。

8．有关双腔支气管导管放置及使用的临床问题有哪些？

导管误置，根据其类型及手术位置，可能导致低氧血症或手术视野暴露差。在支气管胸膜瘘的情况下，双肺隔离差可能导致潮气量丢失、高碳酸血症及低氧血症。在手术期间出血或脓胸情况下，由于重力

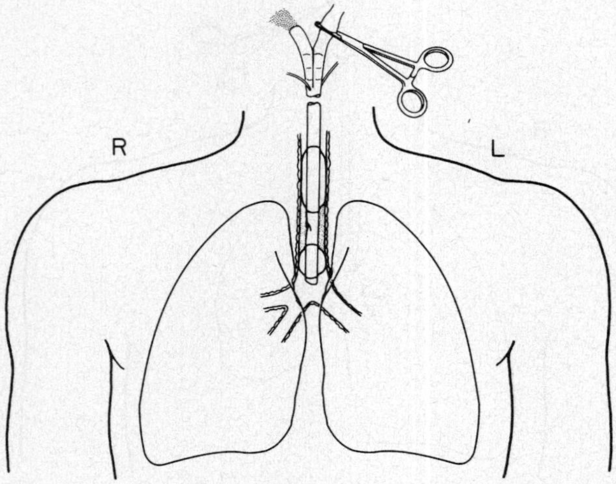

图 15.7 左支气管导管插管位置过浅（双侧套囊已充气）。

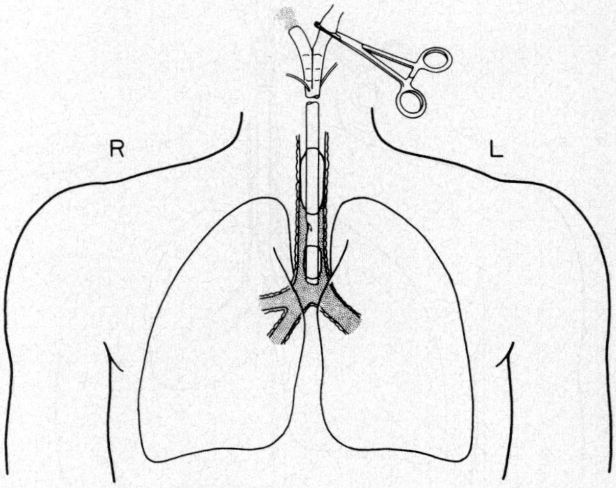

图 15.8 左支气管导管插管位置过浅（支气管套囊放气）。

作用，隔离差可导致下侧未涉及的健肺被污染。

使用暴力使支气管导管插入过深或在支气管导管套囊中打入过量空气可能导致支气管出血及穿孔。如果有纵隔肿瘤等疾病侵犯已使支气管变得很脆弱，则更可能发生支气管破裂。降主动脉瘤可能累及左侧主支气管，如果使用暴力将支气管导管通过该有阻力部位，可导致该动脉瘤破裂。未给导管套囊放气就移动导管可能引起气道损伤，尤其易被支气管套囊损伤。

9. 与患者摆放的侧卧位有关的并发症有哪些？

实施肺切除术时患者通常采取侧卧位。手术侧肺位于上侧。侧卧位引起的心肺并发症主要取决于患者的术前状况。

在摆放体位前，患者应处于充分麻醉和肌松状态，防止出现咳嗽、高血压及心动过速。身体下部血液蓄积可导致低血压。弯曲手术台可能加重血液蓄积和低血压。下部肺的灌注良好，而上部肺灌注不良，这是由于肺血流分布的重力效应所致。

患者清醒自主呼吸时，由于下部膈肌收缩更有效，其下肺通气优于上肺。由于腹内容物被推向头侧，下部膈肌弯曲（张力）更大。对麻醉肌松患者而言，大多数的通气分布至上肺，而血流优先进入下肺，结果造成通气-血流比不匹配。由于麻醉诱导引起的肺容量减少使上肺向压力 -容量曲线中顺应性增强的方向移动。随着膈肌的麻痹，腹内容物阻止下肺移动的程度大于上肺。打开胸廓可进一步提高上肺的顺应性，因此改善其通气。纵隔向下的压力以及侧卧位侧胸壁压力可加重下肺的顺应性与通气的受累。垫高髋部及腋窝下部使胸壁提离手术台可改善下肺通气。

长时间保持侧卧位可导致下肺的液体渗出，造成间质性肺水肿。这称为下肺综合征。大量静脉输注液体可增加左心房压力，并造成液体进一步渗出。

躯体压迫或屈伸也可能造成周围神经损伤。在下肢及腋窝下垫填充物可防止腓神经和臂丛神经损伤。头部应得到准确的支撑以保护下侧的眼睛不受压迫、耳廓不被折叠。下侧手臂行动脉置管可持续监测该侧腋动脉是否过度受压。

与胸腔手术侧卧位相关的并发症

- 摆放侧卧位过程中发生的咳嗽、心动过速和高血压
- 侧卧位时身体下部血液蓄积引起的低血压
- 通气/血流失配比引起的低氧血症
- 下肺间质性肺水肿（下肺综合征）
- 臂丛神经与腓神经损伤
- 单眼失明
- 外耳缺血
- 腋动脉受压

10. 单肺通气期间肺灌注和肺通气是怎样变化的？

侧卧位双肺通气期间，通气优先进入上肺而血液主要进入下肺。一旦上肺塌陷，上侧通气消失，但仍持续存在一些灌注。通过塌陷肺的血液不能与肺泡进行气体交换，这些血液被称为分流血液。这种未经氧合（分流）的血液与来自下肺的氧合血液在肺静脉和左心房混合。分流血液稀释氧合血液，导致总体氧分压明显下降。对术前上肺基本健康的患者而言，其分流血液对血液混合后的总体氧合影响显著，该侧肺功能丧失可造成氧合明显降低。而对术前上肺功能明显损害的病例而言，其分流血液对血液混合后的总体氧合影响不大。单肺麻醉期间上肺氧合功能丧失，预计混合血液总体氧分压下降不大。因此，可预计最明显的低氧血症与无肺部疾病患者的单肺麻醉有关，例如食管手术期间。

二氧化碳交换受单肺通气的影响不如氧合那样大。

幸运的是，单肺麻醉期间上肺血流量减少，从而降低分流分数。重力、手术压迫、上肺血管结扎可降低该侧肺血流量。上肺肺不张所致的肺泡性低氧可引起低氧性肺血管收缩（hypoxic pulmonary vasoconstriction，HPV），后者导致血液进一步流向（通气的）下肺。

HPV 是一种局部机制，肺血管收缩并将血流转至氧合（通气）更好的肺组织部分。血流持续流入低氧性肺组织可造成真性分流。此 HPV 刺激与混合静脉血（$P\bar{v}$）中的氧分压（PO_2）和肺泡 PO_2（PAO_2）有关。主动性 HPV 能降低低氧含量肺组织的 50%的血流，因此减少了分流并提高 PaO_2。

大量动物在体与离体研究显示强效吸入麻醉药、

单肺麻醉期间通气与灌注效应

侧卧位

双肺通气时

- 上肺区域通气最佳
- 下肺区域灌注最佳

上肺萎陷时

- 上肺通气丧失，而下肺通气最佳
- 下肺灌注最佳，而上肺残余灌注导致分流
- 肺泡性低氧和其他因素引起 HPV
- CO_2 交换影响最小

血管扩张剂（硝酸甘油、硝普盐及 β_2 受体激动剂如异丙肾上腺素）、手术操作、钙通道阻滞剂、寒冷、呼气末正压通气（PEEP）、血管收缩剂（去氧肾上腺素、肾上腺素及多巴胺）、$P\bar{v}O_2$ 高、心排出量增加、低碳酸血症以及某些肉芽肿感染均能抑制 HPV。

静脉药物如氯胺酮、阿片类药物及地西泮不能抑制 HPV。临床上难以证实这些因素对 HPV 的影响，因为手术患者存在许多复杂因素。吸入麻醉药是否抑制人类 HPV 仍有争论。一些动物研究表明，环氧合酶抑制剂（阿司匹林、布洛芬等）可加强 HPV，但在人类尚未评价其对 HPV 的可能副作用。这些药物在临床应用中可能的缺点是其对凝血功能的不良作用。

影响低氧性肺血管收缩的因素

抑制 HPV 的因素

- $P\bar{v}O_2$ 高
- 强效吸入麻醉药（在人类的应用仍有争论）
- 血管扩张剂（硝酸甘油、硝普盐）
- β_2 受体激动剂（异丙肾上腺素）
- 血管收缩药（去氧肾上腺素、肾上腺素、多巴胺）
- 肺动脉高压
- 心排出量增加
- 钙通道阻滞剂
- 低碳酸血症
- 手术操作
- 寒冷
- PEEP

似不影响 HPV 的因素

- 氯胺酮
- 阿片类药物
- 地西泮

11. 如何治疗单肺通气期间的低氧血症?

单肺麻醉期间推荐给予下肺大潮气量（10～12 ml/kg）通气，以防止该侧肺发生肺不张。增加的气道压力也可减少肺毛细血管的液体渗出。然而，过多增加气道压力可能增加健侧肺的肺血管阻力（pulmonary vascular resistance，PVR）并使血流转移至患侧肺。

调整通气频率使 $PaCO_2$ 维持在 40 mmHg 左右。采用类似于双肺通气过程中的频率通常可达到该目标。单肺通气期间宜给予纯氧。大潮气量可防止应用高水平 F_IO_2 时易发生的吸入性肺不张。一般而言，使用纯氧的益处大于其可能的风险。具有氧中毒风险的患者应在保证充分氧合的情况下采用最低 F_IO_2。

临时使用纯氧对上肺复张和通气可快速纠正动脉氧饱和度的突然急剧下降。应寻找引起低氧血症的可能原因并纠正。这些原因包括双腔支气管导管位置不当、导管扭曲、分泌物、下肺气胸、支气管痉挛、低心排出量、低 F_IO_2 以及通气不足。

在低氧血症原因不明确的情况下，上肺血液分流是可能的原因。应对上肺给予持续气道正压（continuous positive airway pressure，CPAP）5～10cmH_2O。这种方法可提高单肺通气期间的 PaO_2。对上肺采用 CPAP 可打开其肺泡，这样上肺肺泡能参与气体交换并使流经该肺的血液氧合。给予 10 cmH_2O 压力仅使肺膨胀 100 ml，这是一个相对较小的容量。零气道压力下给予纯氧并不能改善 PaO_2，而 10 cmH_2O 以上的 CPAP 可能干扰手术视野暴露。CPAP 通常可有效恢复 PaO_2 至安全水平。

如果功能残气量（function residual capacity，FRC）低下，对健肺使用 PEEP 可使其 FRC 恢复正常，并降低健肺的 PVR 而改善氧合功能。然而，进一步增加 FRC 可能增加下肺 PVR，降低下肺血流量。如果上肺 CPAP 改善 PaO_2 无效，则可加以下肺 5～

单肺通气期间低氧血症的治疗

下肺以 10～12 ml/kg 的潮气量进行通气

使用纯氧

用纯氧周期性复张上肺

寻找低氧血症的原因
- 双腔管位置不当
- 双腔管扭曲
- 分泌物
- 气胸
- 支气管痉挛
- 低心排出量
- F_IO_2 低
- 通气不足

上肺给予 5～10 cmH_2O 的 CPAP

下肺给予 5～10 cmH_2O 的 PEEP

钳闭上肺的肺动脉

10cmH_2O 的 PEEP。

其他治疗方法包括患侧肺应用纯氧进行间断通气及钳闭上肺的肺动脉以消除分流。

12．肺切除术后施行胸腔插管的作用是什么，阐述胸腔引流系统的结构与功能。

关闭胸腔前，放置胸腔引流管可保持肺组织膨胀，并可引流气体和液体。在肺尖前方放置的引流管用于引流气体，放置于后方的引流管引流液体。胸腔引流管与水封瓶相连，水封瓶的负压为 15～20 cmH_2O（吸引）。抽吸不足的情况下，从胸膜腔内排出气体的速度慢于胸膜腔漏入气体的速度，则可导致张力性气胸。此情况下，无负压吸引的水封瓶更安全。全肺切除术后通常不放置胸腔引流管，因为没有任何残留肺组织需要复张。

13．常用的胸腔引流系统有哪些？

有不同的引流系统正在应用。最常用的一次性系统是一种改良的三瓶系统，包括一个水封瓶、一个低负压限制水瓶及一个干燥器。低负压限制水瓶允许空气进入，以此防止负压过大。干燥器瓶（单瓶系统）只用于防止空气反流入胸膜腔及吸引源污染。

由于钳闭胸导管可能导致气体及液体在胸腔内积聚，这种做法很危险。将水封瓶提升至高于患者所处的平面会使水流入胸膜腔。通过分别朝向及背离胸部挤压导管可维持胸导管开放。

开胸术后的并发症

呼吸衰竭
- 肺不张
- 肺水肿
  - 心源性
  - 非心源性（复张性）

心律失常
- 窦性心动过速
- 房颤
- 室上性心动过速

右心衰竭

心脏疝

出血

肺叶扭转

支气管胸膜瘘

神经损伤
- 臂丛神经
- 尺神经
- 肋间神经
- 胸长神经
- 胸背神经

14．开胸术后可能出现哪些并发症？

胸腔手术后可能发生呼吸衰竭。肺不张是术后氧合下降的最常见原因，呼吸衰竭是最常见的严重并发症。胸腔手术患者一般都有吸烟史及术前肺部疾病史，这是一项危险因素。

肺水肿是术后呼吸衰竭的可能原因，可为心源性或非心源性。复张后肺水肿通常为单侧，发生于从胸膜腔排出大量液体或空气之后。其病因可能与肺不张情况下肺快速复张时毛细血管渗透性增高有关。

胸腔手术后心律失常的发生率很高。最常见的心律失常有窦性心动过速、房颤及室上性心动过速。可能的病因包括心脏操作、肺动脉高压引起的右心房扩张或低氧血症，尤其在术前存在心脏疾病的情况下更易发生。

肺切除术后可能发生右心衰竭。这是由于右心室后负荷增加和（或）右心室收缩力下降所致。如果肺血管系统正常且肺组织可扩张，残余肺能够适应术前的全肺血流，则肺动脉压仅小幅上升。如果该压力大幅上升，因右心室壁相对较薄而易于发生右心室衰竭。传统治疗方法包括血管扩张及正性肌力药物支持，包括儿茶酚胺类药物及磷酸二酯酶抑制剂。氧化亚氮对治疗肺切除术后的肺动脉高压有益。其不存在全身作用。

心脏疝是一种罕见并发症，可能发生于心包内肺切除术后。心脏可经心包缺损处疝入空旷的胸腔。该疝扭转可阻碍血流，导致心血管虚脱。疝扭转常常形成于右侧心包内肺切除术后，此时疝扭转阻塞上腔静脉，产生上腔静脉综合征。左侧心包内肺切除术后也可形成心脏疝。心尖部疝入心包缺损处，部分心室组织发生水肿。这可能造成血流受阻及心肌缺血，从而引发心肌梗死和心搏骤停。

心包内肺切除术后，患者不应固定体位于手术侧。重力可推动心脏经心包缺损处向下进入空旷的胸腔。如果已形成心脏疝，患者应置于非手术侧的侧卧位，这可以改善心功能。心脏疝几乎都需要手术治疗。

术后可能发生明显的出血，通常需收集引流管中的血液进行计量来确诊。持续失血速度大于 100 ml/h 可能需要手术再探查。如果出血明显，引流管中血液的红细胞比容可大于 20%。如果引流管被血液块阻塞，即使引流管中无血液引流出来，也可能存在明显失血。在此情况下，可能发生张力性血胸或气胸。

胸腔手术后可能发生肺叶扭转。胸片显示一叶肺塌陷或固定于异常位置。此时必须立即进行手术纠正。使肺叶或肺旋转恢复至正常位置后，血性液体可能流入未受累肺组织，这些液体必须予以吸除。延迟诊断可导致肺组织进一步被切除，甚至造成患者死亡。

肺切除术后可出现肺漏气。观察胸腔引流入水封瓶中的气泡能发现这个问题。支气管胸膜瘘（bronchopleural，BPF）是术后 2 周内出现的严重并发症，少数病例可能延迟发生。必须用胸腔引流管充分引流。引流可能促进支气管胸膜瘘闭合，但大多数支气管胸膜瘘患者需要手术治疗，该手术期间需要双腔支气管导管进行肺隔离。

胸腔手术后还可能由于体位或手术创伤发生神经损伤。体位压迫可造成臂丛或尺神经损伤。手术操作可导致肋间神经、胸长神经或胸背神经创伤。大多数由体位压迫引起的神经损伤可自行恢复，但是完全恢复需要 3～6 个月。

（朱也森译　邓小明　崔晓光校）

推荐阅读

Alvarez JM, Panda RK, Newman MA, Slinger P, Deslauriers J, Ferguson M: Postpneumonectomy pulmonary edema. J Cardiothorac Vasc Anesth 17:388, 2003

Benumof JL: Isoflurane anesthesia and arterial oxygenation during one-lung ventilation. Anesthesiology 64:419, 1986

Benumof JL: One-lung ventilation and hypoxic pulmonary vasoconstriction: implications for anesthetic management. Anesth Analg 64:821, 1985

Benumof JL, Augustine SD, Gibbons JA: Halothane and isoflurane only slightly impair arterial oxygenation during one-lung ventilation in patients undergoing thoracotomy. Anesthesiology 67:910, 1987

Benumof JL, Partridge BL, Salvatiena C, et al.: Margin of safety in positioning modern double lumen endobronchial tubes. Anesthesiology 67:729, 1987

Brodsky JB, Adkins MO, Gaba DM: Bronchial cuff pressures of double-lumen tubes. Anesth Analg 69:608, 1989

Brodsky JB, Mark JBD: A simple technique for accurate placement of double-lumen endobronchial tubes. Anesth Rev 1:26, 1983

Brodsky JB, Shulman MS, Mark JBD: Malposition of left-sided double-lumen endobronchial tubes. Anesthesiology 62:667, 1985

Buniva P, Aluffi A, Rescigno G, Rademacher J, Nazari S: Cardiac herniation and torsion after partial pericardiectomy during right pneumonectomy. Tex Heart Inst J 28:73, 2001

Cable DG, Deschamps C, Allen MS, et al.: Lobar torsion after pulmonary resection: presentation and outcome. J Thorac Cardiovasc Surg 122:1091, 2001

Campos JH: Lung separation techniques. pp. 159–173. In Kaplan JA, Slinger PD (eds): Thoracic Anesthesia, 3rd edition. Churchill Livingstone, Philadelphia 2003.

Cohen JA, Denesio RA, Richards TS, et al.: Hazardous placement

Eisenkraft JB: Effects of anesthetics on the pulmonary circulation. Br J Anaesth 65:63, 1990

Eisenkraft JB, Cohen E, Neustein SM: Anesthesia for thoracic surgical procedures. pp. 813–851. In Barash PG, Cullen BF, Stoelting RR (eds): Clinical Anesthesia, 4th edition. JB Lippincott, Philadelphia, 2001

Eisenkraft JB, Raemer DB: Monitoring gases in the anesthesia delivery system. pp. 201–220. In Ehrenwerth J, Eisenkraft JB (eds): Anesthesia Equipment: Principles and Applications. Mosby Year Book, St. Louis, 1993

Felson B: Lung torsion: radiographic findings in nine cases. Radiology 162:631, 1987

Fujiwara M, Abe K, Mashimo T: The effect of positive end-expiratory pressure and continuous positive airway pressure on the oxygenation and shunt fraction during one-lung ventilation with propofol anesthesia. J Clin Anesth 13: 473, 2001

Good ML, Gravenstein N: Capnography. pp. 237–248. In Ehrenwerth J, Eisenkraft JB (eds): Anesthesia Equipment: Principles and Applications. Mosby Year Book, St. Louis, 1993

Grichnik KP, McLvor W, Slinger PD: Intraoperative Management of thoracotomy. pp. 132–158. In Kaplan JA, Slinger PD (eds): Thoracic Anesthesia, 3rd edition, Churchill Livingstone, Philadelphia, 2003

Hansen M, Hoyt J: Postoperative complications. pp. 384–422. In Cohen E (ed): The Practice of Thoracic Anesthesia. JB Lippincott, Philadelphia, 1995

Hastori N, Takeshima S, Aoki T, et al.: Effectiveness of prostaglandin E_1 on pulmonary hypertension and right cardiac function induced by single-lung ventilation and hypoventilation. Ann Thorac Cardiovasc Surg 6:236, 2000

Igbal M, Maltz AS, Rossoff LJ, Lackner RP: Reexpansion pulmonary edema after VATS successfully treated with continuous positive airway pressure. Ann Thorac Surg 70:669, 2000

Katz JA, Laverne RG, Fairley HB, et al.: Pulmonary oxygen exchange during endobronchial anesthesia: effect of tidal volume and PEEP. Anesthesiology 56:164, 1982

Kim EA, Lee KS, Shim YM, et al.: Radiographic and CT findings in complications following pulmonary resection. Radiographics 22:67, 2002

Lindberg LG, Lennmarken C, Vegfors M: Pulse oximetry – clinical implications and recent technical developments. Acta Anaesthesiologica Scand 39:279–287, 1995

Neustein SM, Cohen E: Preoperative evaluation of thoracic surgical patients. pp. 181. In Cohen E (ed): The Practice of Thoracic Anesthesia. JB Lippincott, Philadelphia, 1995

Neustein SM, Kahn P, Krellenstein D, Cohen E: Incidence of arrhythmias after thoracic surgery: thoracotomy versus video-assisted thoracoscopy. J Cardiothorac Vasc Anesth 12:659, 1998

Nurozler F, Argenziano M, Ginsburg ME: Nitric oxide usage after posttraumatic pneumonectomy. Ann Thorac Surg 71:364, 2001

Schamaun M: Postoperative pulmonary torsion: report of a case and survey of the literature including spontaneous and post-traumatic torsion. Thorac Cardiovasc Surg 42:116, 1994

Slinger P, Johnston M: Preoperative assessment for pulmonary resection. J Cardiothorac Vasc Anesth 14:202, 2000

Thompson DS, Read RC: Rupture of the trachea following endotracheal intubation. JAMA 204:995, 1968

Tornvall SS, Jackson KH, Oyanedel TEO: Tracheal rupture, complication of cuffed endotracheal tube. Chest 59:237, 1971

Triantafillov AN, Benumof JL, Lecamwasam, HS. Physiology of the lateral decubitus position. pp. 71–94. In: Kaplan JA, Slinger PD (eds): Thoracic Anesthesia, 3rd edition. Churchill Livingstone, Phildelphia, 2003

Yanagidate F, Dohi S, Hamaya T, Tsujito T: Reexpansion pulmonary edema after thoracoscopic mediastinal tumor resection. Anesth Analg 92:1416, 2001

Yokota K, Yasukawa T, Kimura M, et al.: Right heart failure in the setting of hemorrhagic shock after pneumonectomy: successful treatment with percutaneous cardiopulmonary bypass. Anesth Analg 85:1268, 1997

病例 16

胸腔镜检查

Steven M. Neustein, MD
James B. Eisenkraft, MD

患者，男，60岁，有长期吸烟史，拟接受视频胸腔镜检查术（video-assisted thoracoscopy，VAT）并行右肺上叶肿块楔形切除术。

问题

1. 利用 VAT 可以做哪些类型的手术?
2. 与传统开胸术相比，用 VAT 进行手术有何优势?
3. 什么麻醉技术能用于 VAT?
4. 怎样治疗单肺通气期间由于分流而引起的低氧血症?
5. VAT 术后有哪些并发症?

1. 利用 VAT 可以做哪些类型的手术?

VAT 能完成微创胸腔手术。典型的 VAT 是在胸壁上做 3～5 个小切口，以便让仪器能够进入胸腔，其中包括与监视器相连接的摄像机。

VAT 能用于胸腔内组织活检，如肺部肿块、胸膜或纵隔的肿块。如果肺部结节活检结果为癌症阳性，手术医师能在开胸手术下行更广泛的切除术，如肺切除术。肺叶切除术也能通过 VAT 完成。用 VAT 可完成的其他肺部手术包括肺大疱切除术、气胸或脓胸的治疗以及胸部创伤的诊断与治疗。

VAT 能完成食管手术。这类手术包括食管失弛缓症的食管肌层切开术，尽管该手术经腹腔镜和胸腔镜均能完成。传统上，Ivor Lewis 食管肌层切除术是通过剖腹术和右胸廓切开术来完成的。

VAT 能完成心包手术。这类手术包括治疗心包渗出的心包切除术及心包囊肿切除。应用 VAT 也能完成冠脉搭桥术中的乳内动脉移取术。

2. 与传统开胸术相比，用 VAT 进行手术有何优势?

与开胸手术的很大切口相比，VAT 的切口要小得多。开胸手术的切口需要切断胸壁肌肉，通常还需要撑开肋骨以便进入胸腔。而且，一些开胸手术必须切除一根肋骨以充分暴露胸腔。关闭胸腔前再将肋骨缝合回原处。

VAT 术后疼痛与呼吸损害程度小于开胸手术。因此 VAT 术后患者出院回家较早。胸腔手术后心律失常发生率高，这可能与术后疼痛部分相关。应用硬膜外镇痛对术后疼痛的治疗非常有效，可降低心律失常发生率。

3. 什么麻醉技术能用于 VAT?

VAT 通常在全麻下实施。必须采用单肺通气来提供极佳的单肺萎陷，并维持氧合。开胸术中，必要时手术医师可人为压迫肺部以获得更好的手术路径和视野。VAT 术中，如果肺没有充分萎陷，手术医师难以使用胸腔镜器械进行肺操作，且可能难以对肺部的病灶进行定位。如果气胸不完全，手术医师的操作空间将太小。视野暴露如果不充分可能需行胸廓切开，后者与术后并发症的发病率和死亡率较高有关。

双腔支气管导管能非常可靠地实施单肺通气，它可通过管腔出口放气使肺萎陷。患者置于侧卧位后再次检查导管位置，萎陷手术侧肺，然后建立单肺通气。

替代双腔管的方法是应用配有支气管堵塞器的单腔管或 Univent 管，该导管为单腔导管，内附有一个堵塞器及与之相连的管道。在堵塞器气囊充气前，应断开呼吸回路，经气管导管吸引，这可加快肺萎陷。如果给支气管堵塞器气囊充气前不使肺排气，那么需要很长时间才可使肺萎陷。完成以上步骤后将支气管堵塞器气囊充气，然后重新恢复通气。如果利用 Fogarty 取栓导管用作阻塞器，手术侧肺的放气途径将被完全阻塞。

替代 Fogarty 取栓导管的是 Arndt 堵塞器，后者是专门设计用于支气管的。Arndt 堵塞器有一个内腔通过气囊到达导管尖端。有一根金属导线穿过内腔突出于远端，形成一个线圈。纤维支气管镜通过线圈将堵塞器定位在气管的合适位置。然后，推进阻塞器。金属导线一旦从导管中抽出，就不能再重新插入。

Cohen 堵塞器是最近才用于临床的一种堵塞器。该阻塞器近端有一个舵轮，可使其头端弯曲让堵塞器转向。这种堵塞器也有一个内腔。然而，Arndt 和 Cohen 堵塞器的内腔远小于双腔导管的内腔，因此使肺萎陷的速度要慢得多。

VAT 可以用来评估和（或）治疗胸膜疾病，如气胸或胸腔积液患者。VAT 也可用于胸膜活检和胸膜剥脱术。在这些病例中，手术可在硬膜外麻醉或肋间神经阻滞下进行而不必实施全身麻醉。如果在区域阻滞下对自主呼吸患者实施手术，打开胸壁（胸腔）后肺将会萎陷。

4. 怎样治疗单肺通气期间由于分流而引起的低氧血症?

开胸手术期间，治疗单肺通气下低氧血症的最有效方法是应用氧给手术侧（萎陷肺）肺实施持续正压通气 (continuous positive airways pressure, CPAP)。CPAP 确实会引起一定程度的肺扩张；如果 CPAP 的量很小（如 5cmH_2O），这在开胸手术期间通常不是一个问题。然而，VAT 术期间，即使是小量的 CPAP 也会使外科医师难以操作。

VAT 的并发症

心律失常
- 房颤
- 室上性心动过速
- 窦性心动过速

呼吸衰竭

出血

感染

气体渗漏

慢性疼痛

替代术侧肺 CPAP 的方法是对非手术侧肺实行呼气末正压通气（positive end-expiratory pressure，PEEP）。PEEP 将有助于防止肺不张，肺不张可加重分流。

单肺通气期间宜给予纯氧。某些患者可能接受了化疗药物如博来霉素，这些药物可使患者易发生肺型氧中毒。对于这些患者，单肺通气开始时仍应使用纯氧，然后根据脉搏血氧测定（SpO_2）的结果将 F_IO_2 降至可耐受的程度。

VAT 期间可能要接受较低的 SpO_2，因为其治疗措施有限。因此，必须权衡手术对萎陷肺的要求与患者氧合的需要。

5. VAT 术后有哪些并发症?

开放式胸科手术后心律失常的发生率很高。VAT 术后也可能发生心律失常，包括房颤、室上性心动过速（supraventricular tachycardia，SVT）和窦性心动过速。老年患者和术前接受地高辛治疗的患者发生心律失常的风险可能较大。术后发生 SVT 的危险因素为手术中有明显出血以及超声心动图上显示三尖瓣反流增加。术后使用硬膜外镇痛治疗可能与心律失常发生率降低有关。

尽管通常更常见于开胸更广泛切除术后，但 VAT 术后患者也可能发生呼吸衰竭。术前通过肺功能检查发现已存在肺功能明显障碍的患者风险特别大。VAT 后的疼痛非常轻微，其对呼吸功能的损害小于胸廓切开术。

其他可能的并发症包括出血、感染及气体渗漏。尽管不如胸廓切开术那么常见，VAT 术后也可有慢性疼痛。

（朱也森译　邓小明　崔晓光校）

推荐阅读

Ali A, Pellegrini CA: Laparoscopic myotomy: technique and efficacy in treating achalasia. Gastrointest Endosc Clin North Am 11:347–358, 2001

Amar D, Roistacher N, Burt M, et al.: Clinical and echocardiographic correlates of symptomatic tachydysrhythmias after noncardiac thoracic surgery. Chest 108:349–354, 1995

Bauer C, Winter C, Hentz JG, Ducrocq X, Steib A, Dupeyron JP: Bronchial blocker compared to double-lumen tube for one-lung ventilation during thoracoscopy. Acta Anaesthesiol Scand 45:250–254, 2001

Bolotin G, Lazarovici H, Uretzky G, Zlotnick AY, Tamir A, Saute M: The efficacy of intraoperative internal intercostal nerve block during video-assisted thoracic surgery on postoperative pain. Ann Thorac Surg 70:1872–1875, 2000

Luketich JD, Fernando HC, Christie NA, Buenaventura PO, Keenan RJ, Ikramuddin S, Schauer PR: Outcomes after minimally invasive esophagomyotomy. Ann Thorac Surg 72:1909–1912, 2001

Neustein SM, Kahn P, Krellenstein DJ, Cohen E: Incidence of arrhythmias after thoracic surgery: thoracotomy versus video-assisted thoracoscopy. J Cardiothor Vasc Anesth 12:659–661, 1998

Nguyen NT, Follette DM, Lemoine PH, Roberts PF, Goodnight JE Jr: Minimally invasive Ivor Lewis esophagectomy. Ann Thorac Surg 72:593–596, 2001

Shah JS, Bready LL: Anesthesia for thoracoscopy. Anesthesiol Clin North Am 19:153–171, 2001

Yim AP, Lee TW, Issat MG, Wan S: Place of video-thoracoscopy in thoracic surgical practice. World J Surg 25:157–161, 2001

第 3 部分

中枢神经系统

病例

17 颅内肿块、颅内压、静脉空气栓塞及脑血流自身调节

Irene P. Osborn, MD

患者，女，63 岁，因脑部肿瘤拟在仰卧位下行双侧额部颅骨切开术。神经系统体检未发现阳性体征，但患者近期出现头痛、恶心、视物模糊等症状。术前磁共振（MRI）检查发现在矢状窦附近有一巨大脑膜瘤。麻醉诱导和手术开始后，患者呼气末二氧化碳（end-tidal carbon dioxide，E_TCO_2）开始下降并开始出现低血压。

问题

1. 何为脑血流自身调节？
2. 使颅内压（intracranial pressure，ICP）增高的因素有哪些？
3. 麻醉药物和血管活性药物如何影响脑血流量（cerebral blood flow，CBF）和 ICP？
4. ICP 增高的症状和体征是什么？
5. 如何监测 ICP？
6. 如何治疗 ICP 增高？
7. 怎样发现和治疗静脉空气栓塞（venous air embolism，VAE）？
8. 坐位手术的禁忌证是什么？
9. 对于这位患者，应如何进行麻醉诱导和维持？

1．何为脑血流自身调节？

脑血流自身调节是一种自我调控机制，当脑灌注压（cerebral blood flow，CPP）在一个较大范围内波动时能够保持脑血流（CBF）稳定（图 17.1）。CPP 为平均动脉压（mean arterial pressure，MAP）和 ICP 之差。CPP 改变时，自身调节机制改变脑血管管径。正常 CBF 为每分钟 45 ml/100 g～65 ml/100 g 脑组织，与脑代谢率同向改变，后者与氧耗量（oxygen consumption，$CMRO_2$）相关。因此，CBF 的改变与 $CMRO_2$ 平行。许多因素都会影响 CBF。

由于脑血流自身调节，CPP 在 50 mmHg 与 150 mmHg 之间波动时 CBF 可保持稳定。CPP 降至 50 mmHg 以下时，脑血管扩张达极限；对血流的阻力很低；CBF 随 CPP 下降成比例地减少。慢性高血压患者脑血流自身调节的调定点上移以适应更高的灌注压。其结果是，这些患者需要更高的 CPP 以保持正常的 CBF。在脑血流自身调节的较高水平点，脑血管最大限度地收缩，随 CPP 增高 CBF 呈线性增高。上述高压情况下，完整的血脑屏障（blood-brain barrier，BBB）被破坏；发生体液跨膜转移，出现脑水肿。脑血流自身调节的代偿通常发生于 1～3 min 之后。

影响 CBF 的第二个因素是动脉二氧化碳分压（arterial carbon dioxide tension，$PaCO_2$）。$PaCO_2$ 水平增高引起细胞外氢离子浓度增高，后者可松弛脑血管平滑肌，扩张脑血管。因此，脑血管阻力下降，CBF 增加达 2 倍。当 $PaCO_2$ 接近 80 mmHg 时，上述作用达到平台。反之，$PaCO_2$ 水平下降增加脑血管收缩，CBF 下降。当 $PaCO_2$ 降至 20 mmHg 时，脑血管最大限度收缩，CBF 下降 50%。$PaCO_2$ 进一步下降并不会继续加强脑血管收缩作用。这些基于生理学原理的代偿作用仅能持续数小时，此后，脑脊液（cerebral spinal fluid，CSF）碳酸氢盐浓度下降以代偿 CSF 碱中毒。一旦 CSF 的 pH 恢复正常，呼吸性碱中毒就不再有脑血管收缩作用。有些因素可以减弱 $PaCO_2$ 对脑血流自身调节的作用。若脑血管已经最大限度地扩张而 CPP 很低，此时降低 $PaCO_2$ 对脑血管阻力并没有多少益处。

影响 CBF 的第三个因素是动脉氧分压（PaO_2）。PaO_2 低于 50 mmHg 时，局部酸性代谢产物如乳酸等的堆积可扩张脑血管。随着 PaO_2 降低 CBF 线性升高。相对来说，高氧对脑血管张力无影响。

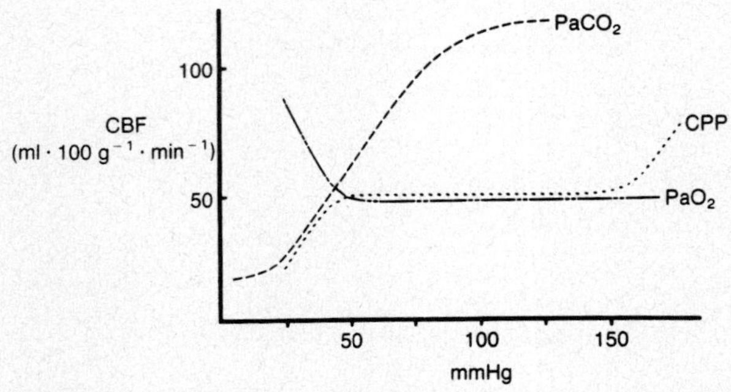

图 17.1 $PaCO_2$、PaO_2 和脑灌注压对脑血流的影响（From Bode, 1990, by permission of Mayo Foundation.）

2．使颅内压（ICP）增高的因素有哪些？

颅内容物包括脑组织、血液和 CSF。颅部的容积固定不变，仅有一个出口为枕骨大孔。颅内容物体积轻度增加时，CSF 和血流量代偿性减少，ICP 仅轻微改变。然而，当代偿机制耗竭时，颅内顺应性急剧下降，ICP 升高，甚至超过正常值（5～13 mmHg）。这时，3 种颅内容物体积的任何增加都会引起严重的 ICP 升高。

两种机制引起脑组织体积增加。肿瘤使脑实质体积增加，周围组织水肿使脑含水量增加。伴随出现的新生物内部及周围组织出血，均使颅内容物的体积增加。

CSF 存在于中枢神经系统的蛛网膜下腔及脑部的脑室内。成人 CSF 总量约 150 ml 左右，每日生成量约 600 ml。体内合成的 CSF 每日可自我更新 3～4 次。CSF 由脑内的脉络丛和脑室分泌，CPP 降低、ICP 增高均会减少 CSF 生成，但 ICP 作用微弱。CSF 通过蛛网膜上的微绒毛吸收。吸收速率由以下两个相关因素之间的平衡决定：CSF 压力和吸收阻力。当 CSF 压力

脑血流的主要决定因素

脑血流自身调节
脑灌注压
脑代谢率
动脉二氧化碳分压（$PaCO_2$）
动脉氧分压（PaO_2）

表 17.1 部分麻醉药物和辅助药物的中枢神经系统作用

药物	作用	药物	作用
强效吸入麻醉药	降低 $CMRO_2$	箭毒	降低 MAP
	扩张血管，增加脑血流；使用之前先过度通气可抑制此作用	泮库溴铵	扩张脑血管
			加快心率
			增加 MAP
地氟烷	与异氟烷相似，快速吸收	维库溴铵[a]	无明显作用
恩氟烷	增加 CSF 生成	阿曲库铵	单次大剂量使用时有组胺释放作用，降低 MAP、扩张脑血管
	减少 CSF 重吸收		
氟烷	减少 CSF 生成	阿芬太尼	降低 MAP
	减少 CSF 重吸收		降低 CPP
异氟烷[a]	对 CSF 生成无作用	芬太尼[a]	当 $PaCO_2$ 正常或低时，与 N_2O 共同作用，降低 $CMRO_2$，降低 CBF；
	增加 CSF 重吸收		
七氟烷	在 1.5MAC 时保持脑血流自身调节		当高 $PaCO_2$ 时，扩张脑血管
氧化亚氮[a]	对 $CMRO_2$、CSF 生成、重吸收无作用	瑞芬太尼	降低 MAP，对 ICP 无作用，作用时间短暂
	过度通气抑制其脑血管扩张作用		增加 CSF 重吸收
	增加硬膜外空气体积	舒芬太尼	降低 CVR
	增加静脉空气栓子体积		增加 CBF
巴比妥钠[a]	降低 $CMRO_2$	利多卡因	小剂量：减少 CBF，降低 $CMRO_2$
	降低 CBF		大剂量时：增加 CBF，增加 $CMRO_2$
	脑血管收缩		
	减少 CSF 生成	硝普钠	虽有脑血管扩张作用，但对 CBF 无影响
	增加 CSF 重吸收		
氯胺酮	升高 ICP		降低 MAP
	增加 CBF		增加 CBV
	升高 MAP	硝酸甘油	增加 CBF
	对 $CMRO_2$ 无影响		增加 CBV
	对 CSF 生成无影响		降低 MAP
	减少 CSF 重吸收	肼屈嗪	增加 CBF
依托咪酯[a]	与巴比妥钠作用相似		增加 CBV
	肌阵挛与癫痫发作无法区别		降低 MAP
苯二氮䓬类[a]	降低 CBF		10~20 min 起效
	降低 $CMRO_2$	拉贝洛尔[a]	降低 MAP
丙泊酚	降低 MAP		对 CBV 无作用
氯化琥珀酰胆碱	增加 $CMRO_2$		
	增加 CBF		
	增加肌梭活性，预先使用非去极化肌松药可以减弱此作用		

CBF，脑血流量；CBV，脑血容量；$CMRO_2$，氧耗量相关脑代谢率；CPP，脑灌注压；CVR，脑血管阻力；CSF，脑脊液；ICP，颅内压；MAP，平均动脉压。

[a] 颅内压增高的患者推荐使用。

升至 30 mmHg 以上时，吸收阻力明显下降。这一闭环控制机制避免了 ICP 过度升高。因此 CSF 循环中的量由生成和重吸收之间的平衡决定。

通常情况下脑血流量的改变对 ICP 的影响很小。然而，当颅内顺应性降低，颅内容物体积已增至临界水平时，脑血流量的改变有十分重要的作用。

3. 麻醉药物和血管活性药物是如何影响脑血流量（CBF）和 ICP 的？

麻醉药物和血管活性药物的作用是多方面的（表 17.1）。表中为脑部解剖和生理功能正常人群的数据，不适用于神经外科手术的患者。强效吸入麻醉药通常有扩张脑血管、减弱脑血流自身调节的作用。吸入麻醉药在降低脑代谢率的同时增加 CBF，并具有剂量依赖性。吸入麻醉药扩张血管的机制仍未完全清楚。可能的机制为一氧化氮（NO）和 ATP 依赖钾通道的血管扩张作用。

异氟烷增加 CBF，并具剂量依赖性。其增加皮层下 CBF 的作用比新皮层强。异氟烷可保持大脑对 CO_2 的反应性，但较清醒状态有所减弱。最低废泡浓度 1 MAC（minimal alveolar concentration，MAC）异氟烷能保持脑血流自身调节，浓度再增高则出现进行性损伤。七氟烷对 CBF 的影响与异氟烷相似，但扩张脑血管作用稍小，1.5MAC 时仍能保持人类脑血流自身调节。大于 1 MAC 时地氟烷升高 CBF 的作用与异氟烷相似，比七氟烷强。随着剂量加大，进行性地损伤脑血流自身调节机制。许多神经外科手术麻醉中使用氧化亚氮（N_2O）。虽然它是一种脑血管扩张剂，但过度通气、合用巴比妥类药物及中等浓度强效吸入麻醉药均可减弱此作用。单独使用氧化亚氮可增加 CBF 和脑代谢。然而，当与其他麻醉药共同使用时，仅增加 CBF，不影响脑代谢。

大部分静脉麻醉药有脑血管收缩的作用，可以保持 $CMRO_2$ 和 CBF 的关系。巴比妥类药物，特别是硫喷妥钠先降低 $CMRO_2$，再降低 CBF。硫喷妥钠就像一种脑血管收缩剂，以上药物的作用能保持 CO_2 的反应性，但较清醒状态有一定下降，也能保持脑血流自身调节的完整性。硫喷妥钠是一种理想的药物用于快速降低 ICP，但引起脑电图（electroencephalogram，EEG）等电位的剂量足以产生明显的血流动力学副作用。

氯胺酮使 CBF 明显增高，对代谢率没有很大影响，不是神经外科手术用药的明智选择。然而，在使用吸入麻醉药或静脉麻醉药的基础上使用小至中等的剂量并未观察到有明显危害。氯胺酮较易维持血压和 CPP，适用于伴有低血压和多发伤的创伤患者。依托咪酯与硫喷妥钠的作用相似，对那些无法耐受硫喷妥钠引起的血流动力学改变的患者，依托咪酯为合适的麻醉诱导药。使用依托咪酯后发生的肌阵挛，很难与癫痫发作相鉴别。地西泮可降低 CBF、减少 $CMRO_2$，不影响 CSF 动力学，对 ICP 升高的患者有利。

丙泊酚为短效静脉麻醉药，可用于麻醉诱寻和维持，可保持 CBF 和 $CMRO_2$ 的关系。丙泊酚没有脑血管扩张作用，不影响对 $PaCO_2$ 的正常反应。可用于长时间手术麻醉或作为全静脉麻醉的一个组成部分。其特别适用于（或说是一种较好的选择）神经系统的诊断性操作。记住，丙泊酚可引起剂量依赖性血压下降。

肌肉松弛药不能通过 BBB，没有直接的脑内作用。然而，其外周作用可间接影响大脑，这种影响有时很明显。动物和人体实验都清楚表明颅内高压时，琥珀酰胆碱可增加 ICP，增加的程度很小、时间短暂。在人类，预先使用小剂量非去极化肌松药可避免琥珀酰胆碱对 ICP 的作用。可能的机制是大量肌纤维成束收缩引起从肌束到脑部的传入栅栏现象，使脑代谢率升高，从而使 CBF 升高。是否使用此药取决于是否需要快速保护气道。预先使用小剂量非去极化肌松药有益，建议使用。

非去极化肌松药如维库溴铵、罗库溴铵和顺式阿曲库铵无明显影响血流动力学和 ICP 的作用。有明确的证据表明多种抗惊厥剂可缩短非去极化肌松药的作用时间，机制不明。大部分需要行颅骨切开术的患者都进行过抗惊厥治疗，因此需要改变非去极化肌松药的给药方案。上述作用对阿曲库铵和顺式阿曲库铵没有影响，可能的原因是两者的主要代谢途径为 Hoffman 清除。

众所周知，阿片类药物可引起呼吸抑制，导致 $PaCO_2$ 升高。患有脑部疾病而保持自主呼吸的患考使用阿片类药物时要很小心。只要保持 $PaCO_2$ 不升高，小剂量阿片类药物对 CBF 的影响非常小。控制性通气期间在保持正常的二氧化碳或低碳酸血症下使用阿片类药物将具有明显的优点。单独使用芬太尼对 CBF 或 $CMRO_2$ 几乎无影响，但与 N_2O 联合使用可引起血流动力学改变，并降低 CBF 和 $CMRO_2$。芬太尼增加

CSF 的重吸收，但不影响 CSF 生成。阿片类药物如舒芬太尼和阿芬太尼如何/是否升高 ICP 仍存在很多争论。当脑血流自身调节功能完整时，为了保持 CBF，血压下降将使血管代偿性扩张，这样就增加了脑的血容量，接着会增加 ICP。雷米芬太尼快速起效、作用时间短，可根据刺激强度滴定使用，在神经外科手术中的使用逐渐增多。然而，由于其没有持续的镇痛作用，需要设计术后镇痛方案以减轻疼痛、控制血压。

硝普钠直接松弛血管平滑肌，扩张动静脉，有时用于神经外科手术中控制动脉血压。虽然硝普钠好像是一种脑血管扩张剂，降低 MAP，但对 CBF 作用小。我们知道，脑血容量增加，ICP 就可能会增加，因此 ICP 增高的患者最好避免使用硝普钠，而用硫喷妥钠、利多卡因或拉贝洛尔替代。硝酸甘油可松弛平滑肌，是静脉扩张剂和冠状动脉血管舒张剂，可用于扩张颅内静脉容量血管。肼屈嗪直接扩张小动脉，起效时间为 10～20 min，肼屈嗪可增加脑血容量，当硬膜闭合时可增加 ICP。拉贝洛尔为 α、β 阻滞剂，可降低全身血管阻力、减少心排出量，使 MAP 下降，对脑血管没有直接作用。

4．ICP 增高的症状和体征是什么？

ICP 缓慢进行性升高的症状和体征不明显。急性颅内高压的症状是由于 CPP 降低导致大脑缺血和（或）颅内容物疝入枕骨大孔引起脑干机械损伤引起的。症状包括头痛、恶心或呕吐、精神状态改变。ICP 急性升高可引起意识丧失、高血压和心动过缓、脑干反射消失、颅神经功能障碍、去大脑体位、呼吸暂停或不规则呼吸、瞳孔固定或散大，甚至因延髓灌注受损引起死亡。

5．如何监测 ICP？

测量 ICP 最常用的方法是脑室穿刺置管术。通过颅骨钻孔在侧脑室前脚置入导管。肿瘤或水肿使脑室闭塞可引起置管困难。硬膜下螺栓可用于测量 ICP，这种装置通过在颅骨上环钻钻孔和硬膜上的小孔放置。相对于脑室穿刺置管术而言，这种方法创伤小，但只能提供局部而不是整个脑部的压力信息。硬膜下螺栓有引起感染的危险，不能抽取 CSF 以降低 ICP。放置的最佳位置需要螺栓的头端与下方的脑组织在同一平面上。放置于硬膜外腔的导管或电子传感器也能用于 ICP 监测。偶尔也在腰部蛛网膜下腔置管。当患者体位改变而处于非水平位时，此方法测量准确性降低。通过腰部蛛网膜下腔导管突然释放 CSF 有发生脑疝的危险。

颅内压增高的体征和症状

体征

- 呕吐
- 精神状态改变（由嗜睡逐渐发展至昏迷）
- 高血压
- 心动过缓
- 脑干反射消失
- 颅神经功能障碍
- 去大脑体位
- 呼吸节律改变
- 瞳孔固定或散大

症状

- 头痛
- 恶心

6．如何治疗 ICP 增高？

治疗 ICP 增高的第一步是改变体位。最近研究表明将麻醉状态下的患者置于头高位可快速降低 ICP。头部抬高有利于脑内静脉回流，减少脑内容物体积的效果令人惊讶。静脉回流受阻[如不恰当地在颈部缠绕胶带，患者体位不当，呼气末正压（PEEP）等]可使脑内容物体积增加，但常被忽视。过度通气是快速降低 ICP 的最常用的方法。过度通气（降低 $PaCO_2$）也常用于气管插管的患者快速降低 ICP。过度通气操作简单、起效快速、降低 ICP 作用明显。尽管如此，直到最近才用于所有怀疑有 ICP 升高的患者。但现已证明人类过度通气可引起神经缺血。$PaCO_2$ 在 20～80 mmHg 范围左右变化可引起 CBF 相应改变。

其他两种颅内容物 —— CSF 和脑组织 —— 也有助于减少体积。通过脑室穿刺置管可引流脑脊液；乙酰唑胺为碳酸酐酶抑制剂，可以减少脑脊液生成。渗透性或袢利尿剂如甘露醇与呋塞米可以减少血管内容量和脑血流量，用于治疗脑水肿。甘露醇起效时间约 30 min，呋塞米可加快其起效时间。渗透性药物的使用要求有完整的BBB，只允许有很小程度的屏障破裂。

必须避免患者因不能耐受气管导管而用力或咳嗽，最好使用镇静药物如苯二氮䓬类药物、巴比妥类药物、丙泊酚、阿片类药物及肌松药。防治高血压、心动过速，尽量降低 $CMRO_2$ 和 CBF。

7. 怎样发现和治疗静脉空气栓塞（VAE）？

VAE 可能危及生命，必须迅速发现和治疗。VAE 通常发生在坐位手术中，但在特定的生理环境下也会发生。神经外科手术操作中，空气可以通过未萎陷的静脉管道如硬脑膜窦和板障静脉进入静脉系统。头部的位置高于心脏水平产生的压力梯度便于空气进入。坐位发生 VAE 的危险性是其他体位的 4 倍（45% vs 12%）。半坐位行脑实质活检时空气也能从穿刺针的位置进入。

常用于监测 VAE 的方法有：心前区多普勒、二氧化碳监测仪、中心静脉压（CVP）导管、脉搏氧饱和度、食管听诊器。若放置位置正确，通过 CVP 导管单次快速注射一定剂量的液体，心前区多普勒能够检测到 0.1ml 的空气。经食管超声心动图（transesophageal echocardiography，TEE）发现和确定心内气体也很敏感，但操作困难、价格昂贵，使用并不普遍。CVP 导管放置的最佳位置在上腔静脉和右心房的交界处，空气进入静脉系统后聚集于此。有用于发现和证实 VAE 的诊断性仪器，但没有用于治疗的措施。一些罕见病例中，大量的 VAE 产生栓塞，有效的措施是从右心房抽吸空气。多孔导管较单腔导管抽吸空气的效率更高。

VAE 时肺动脉压升高，肺动脉导管可以提供有用的信息。可惜与 CVP 导管相比，肺动脉导管抽吸空气的效率较低。当发生 VAE 时，连续呼气末二氧化碳（E_TCO_2）监测显示呼气末二氧化碳快速下降，同时动脉 $PaCO_2$ 升高，两者之间的差异增大。随着肺泡死腔的增加差异增加。若分钟通气量保持不变，$PaCO_2$ 和 $ETCO_2$ 的分离程度为监测 VAE 严重程度的有效指标。使用食管听诊器可听到经典的"磨轮样"杂音，表明心内存在空气。一旦发现 VAE，必须立即治疗。

一旦发现 VAE，必须立即告知外科医师，找到开放的窦口，使用生理盐水封闭或手术关闭窦口，以免空气继续进入。若未发现明显的空气入口，试着升高头部静脉压，使血液由隐蔽的开口处流出。方法包括调整手术台位置，降低头部，使其低于心脏水平，或颈静脉压迫阻塞头部静脉回流。立即停用 N_2O。N_2O 会快速弥散至气泡内，增加气泡体积，引起血流机械性阻塞，而影响血流动力学。其他措施包括容量治疗、正性肌力药物、血管收缩剂都可用于血流动力学支持，将大的气栓搅动成小气泡，进入肺循环。

用 PEEP 的方法使 CVP 升高来减轻 VAE 存在争议。已经存在血管塌陷的患者使用高水平 PEEP 可明显增加低血压的危险。此外，右房压升高、左房压下降，卵圆孔未闭的患者易于发生反常空气栓塞。只有在其他阻止连续 VAE 的方法均无效的情况下才能使用 PEEP。即使中等量的 VAE 也会降低 PaO_2。最初的治疗措施是依据脉搏血氧饱和度和动脉血气分析的结果来提高吸入氧浓度，进行支持治疗。术后，气体可能发展至肺间质，这些通常在 24～48 h 吸收。

颅内压增高的治疗

减少脑血量
- 改变体位为头高位
- 过度通气使 $PaCO_2$ 降至 23～27 mmHg
- 使用镇静剂、麻醉性镇痛药和（或）肌松药进行气管插管防止用力/咳嗽

减少 CSF 量
- 通过脑室穿刺置管术或腰部蛛网膜下腔穿刺置管术引流脑脊液

减轻脑水肿
- 渗透性利尿剂（甘露醇）
- 袢利尿剂（呋塞米）
- 类固醇激素（地塞米松）

8. 坐位手术的禁忌证什么？

坐位手术无严格的禁忌证，然而需要仔细评估每位患者，判断摆放体位的可行性和发生并发症的危险性。特殊的禁忌证包括卵圆孔未闭或其他可疑的心内

静脉空气栓塞的监测

心前区多普勒超声
经食管超声心动图
质谱分析法（呼气末 N_2）
二氧化碳图（E_TCO_2）
脉搏氧饱和度（SpO_2）
中心静脉压
肺动脉压
食管听诊

分流。其他容易发生并发症的情况包括血流动力学不稳定或术前端坐时有明显大脑受损的表现。严重颈关节炎的患者颈部位置不当可能影响脊髓灌注，这一点也需要注意。时至今日，坐位手术已不如以前那样常用，外科医师尽量避免体位本身存在的一些问题，许多外科医师使用侧卧位、仰卧位或俯卧位加头部旋转进行手术。

9. 对于这位患者，应如何进行麻醉诱导和维持？

静脉空气栓塞的紧急治疗措施

告知外科医师辨明开放的窦口

手术关闭或使用生理盐水封闭窦口

增加颅内静脉压
　　使头部低于心脏水平
　　改变手术床位置使其为头低位
　　压迫颈静脉
　　呼气末正压通气
　　——尚有争议

停止使用 N_2O

支持心血管系统
　　容量治疗
　　正性肌力药物
　　血管收缩剂

这位患者的术前评估包括精神状态的评估，判断有无急性 ICP 增高。进入手术室之前，并存的疾病都应进行最适合的治疗。MRI 检查显示的巨大肿块的体积可能还在缓慢增大。这位患者可以按常规诱导插管，但要注意避免额外升高 ICP。静脉麻醉诱导后进行适当的过度通气直到使用肌松药。诱导用药通常为硫喷妥钠或丙泊酚复合阿片类药物如芬太尼，以消除放置喉镜和气管插管引起的血流动力学反应。适当的过度通气的目标是使 $ETCO_2$ 达到 28～30 mmHg。气管插管后进行桡动脉置管，开放另一条静脉通路。CVP 导管很有用，但对于这位患者不是必须的，除非作为一种静脉通路使用。必须考虑到潜在失血的可能，因此需要粗的静脉导管。甘露醇常用的初始剂量为 0.5～1.0 g/kg。

使用低剂量的吸入麻醉药（低于 1 MAC）、连续或间断注射阿片类药物和肌松药维持麻醉。若外科情况并未表示为“密闭脑”时，可以使用 N_2O，浓度为 50%。静脉内液体治疗通常使用等张晶体液，胶体对于保持血管内容量也是有效的。使用压缩红细胞治疗大出血。低张溶液可加重脑水肿，通常是禁用的。除非真正需要，否则避免使用含糖溶液。

神经外科手术开始时刺激强烈，而切除脑组织时疼痛轻微。可能发生高血压，应迅速控制以免出血和脑水肿。在合适的麻醉之外使用 β 受体阻断剂始终被推荐。关颅和苏醒前，血压的控制非常重要。若患者手术过程顺利，术后可望能够快速苏醒，以便进行神经功能评估。在保证存在气道反射和血流动力学稳定的状态下，小心拔管。术后呼吸功能不全对脑生理将产生不良影响。

（薛张纲译　崔晓光校）

推荐阅读

Artru A: CSF dynamics, cerebral edema, and intracranial pressure. pp. 61–116. In Albin MS (ed): Textbook of Neuroanesthesia: With Neurosurgical and Neuroscience Perspectives. McGraw-Hill, New York, 1997

Bendo AA, Luba K: Recent changes in the management of intracranial hypertension. Int Anesthesiol Clin 38:69–86, 2000

Bode ET: Neurointensive care. p. 438. In Cuchiara RF, Michenfelder JD: Clinical Neuroanesthesia. Churchill Livingstone, New York, 1990

Smith DS, Osborn IP: Posterior fossa: anesthetic considerations. pp. 340–347. In Cottrell JE, Smith DS (eds): Anesthesia and Neurosurgery, 4th edition. Mosby, St Louis, 2001

Warner DA: Anesthesia for craniotomy. IARS Review Courses, 2004

病例 18

颅内动脉瘤

Arthur E. Schwartz, MD

患者，女，55 岁，因严重的头痛和意识障碍入院，发现有颅内动脉瘤破裂引起的蛛网膜下腔出血。

问题

1. 动脉瘤破裂性蛛网膜下腔出血如何分级？
2. 动脉瘤破裂性蛛网膜下腔出血最严重的并发症是什么？
3. 有哪些治疗方法可供选择？
4. 进行开颅颅内动脉瘤钳夹术的患者需要哪些监测？
5. 如何控制动脉血压？
6. 何谓脑血管痉挛？如何处理？
7. 如何处理钳夹时的动脉瘤破裂？

1. 动脉瘤破裂性蛛网膜下腔出血如何分级?

蛛网膜下腔出血的发病率约为每年10/100 000～15/100 000 例。血管造影术证实，80%～85%颅内动脉瘤患者的蛛网膜下腔出血由颅内动脉瘤所致。大脑动脉瘤好发于近大脑动脉环分叉处，破裂的危险性随其大小而增加。蛛网膜下腔出血几乎总表现为快速突发的重度头痛。其他的症状和体征被用来对患者进行临床分级。Hunt-Hess 临床等级分类目前被最广泛地使用（表 18.1）。

2. 动脉瘤破裂性蛛网膜下腔出血最严重的并发症是什么?

蛛网膜下腔出血最严重的后遗症是再出血。动脉瘤破裂再出血第 1 周的发病率接近 15%，第 2 周约 10%。再出血的发病率和死亡率非常高，动脉瘤破裂后趋向于早期干预。

蛛网膜下腔出血后发生脑血管痉挛的几率也很高，也是导致死亡的主要原因。15%～35%患者的脑血管痉挛引起有症状的脑缺血发生。血管造影术证实多达 70%的患者发生血管痉挛。血管痉挛可导致脑梗死。

蛛网膜下腔出血也经常导致脑水肿，使颅内压升高的危险性增加。

3. 有哪些治疗方法可供选择?

诊断颅内动脉瘤后，可通过开颅术或血管内介入进行治疗。血管造影术后，血管内治疗常使用可拆卸的线圈填塞动脉瘤。在许多医疗中心，血管内栓塞是首选治疗方案。血管内治疗最常见的并发症是缺血性损伤。第二种常见的并发症是血管穿孔。如果动脉瘤颈部不是十分狭窄，就不能通过血管内栓塞的方法成功治疗。有些患者，起初支架被放置在动脉，其管腔仍为动脉瘤提供血供。然后，线圈通过支架管壁的引导进入动脉瘤腔。

经典治疗包括开颅动脉瘤钳闭。为了预防再出血，大多数医疗中心尝试在蛛网膜下腔出血后早期钳闭，并允许引入安全范围内的高血压和高容量作为治疗血管痉挛的手段。最糟糕的开颅术选择时间被认为是破裂后 7～10 日，此时发生缺血性血管痉挛的风险最大。

表 18.1　Hunt–Hess 临床等级分类

等级	临床表现
0	未破裂
Ⅰ	轻微头痛或颈项强直
Ⅱ	中重度头痛
	颈项强直伴随或无颅神经麻痹
Ⅲ	嗜睡
	意识错乱或轻度局部缺损
Ⅳ	昏迷
	轻偏瘫
	早期去大脑强直
	濒死状态

4. 进行开颅颅内动脉瘤钳夹术的患者需要哪些监测?

除全麻的常规监测外，动脉瘤患者还应监测有创动脉血压。大多数人赞成在全麻诱导前置入动脉内导管，例如喉镜操作引起的高血压可增加破裂的危险。在所有开颅术中需要放置导尿管。中心静脉压监测在评估液体状态时也是有帮助的，特别是使用甘露醇以后。

许多医疗中心在动脉瘤外科手术中使用电生理监测，当外科分离动脉瘤短暂闭塞动脉时可预测脑缺血的发生。在这些病例中，为了减少动脉瘤破裂的危险，使用外科钳暂时夹闭为其提供血供的动脉分支。然而，短暂的动脉夹闭可能导致脑缺血。这种缺血的危险性取决于动脉夹闭的持续时间、大脑的侧支循环和大脑温度。可直接将脑电图（electroencephalogram，EEG）电极放在大脑皮层上，这些区域的血供由上述动脉供应。也可放置常规 EEG 头皮电极。在一些医疗中心使用体感诱发电位监测缺血。运动诱发电位对缺血高度敏感，但在动脉瘤外科手术中的应用仍在研究中。有人认为在一些患者中使用低温可提高短暂动脉夹闭的安全性，但最近的一项大型随机试验未能证实动脉瘤外科手术中轻度低温具有优于常温的临床益处。

5. 如何控制动脉血压？

在处理这些患者时，谨慎控制动脉血压是关键。

脑血管痉挛治疗选择

钙通道阻滞剂
"3H 治疗"
　　高血压
　　高血容量
　　血液稀释

由高动脉血压触发的动脉瘤再出血具有较高的发病率和死亡率。已有在气管插管时常常发生这类病例的报道。当外科处理动脉瘤囊邻近的组织时，破裂的危险也很高。因此，分离动脉瘤时经常需要适当降低系统动脉血压。但这也依赖于是否有效放置了临时动脉夹。在此病例中，为了减少脑缺血可采用轻度控制性高血压。蛛网膜下腔出血后大脑血流缺乏正常的自身调节功能，使得这些干涉尤为重要。因而，人工低血压应该在持续时间和强度上受到限制。应该考虑动脉血压降低后对颅内血流动力学的影响。

6. 何谓脑血管痉挛？如何处理？

脑血管痉挛是蛛网膜下腔出血后动脉的收缩和血流量的减少。破裂性动脉瘤外科处理后的血管痉挛发病率近 30%，严重脑梗死的发病率约占 10%。弹簧圈血管内栓塞治疗后的血管痉挛发生较高，推测是由蛛网膜下血液持续存在所致，这些血液在开颅手术中通常是被吸引出来。对导致血管痉挛机制的了解并不充分，但似乎是因蛛网膜下腔内存在血液降解产物引起。治疗通常包括应用钙通道阻滞剂，例如尼莫地平，和"3H 治疗"。"3H 治疗"指的是慎重的高血压、慎重的高血容量和血液稀释。但血液稀释很少使用。最近血管成形术和血管内注射罂粟碱得到更广泛的应用。罂粟碱通常在蛛网膜下腔出血后第 8 天使用。其作用持续时间少于 24 h，且其作用强度在血管痉挛严重时更大。血管成形术是通过气囊膨胀狭窄的动脉，比罂粟碱的作用时间长，但有极大的血管破裂风险。一些患者，在血管造影术引导下进行了罂粟碱或血管成形术的多重干预治疗。当然，患者的临床状况也对治疗有指导作用。

7. 如何处理钳夹时的动脉瘤破裂？

如果没有外科医师与麻醉医师的协同努力和正确处理，术中动脉瘤破裂将是灾难性的。除非出血被控制，否则死亡的结果不可避免。因而，外科医师应首先发现破裂的部位并钳闭它。分离和暴露提供动脉瘤血供的动脉血管后，外科医师仅需暂时钳闭这些血管，然后再放置一个永久性动脉瘤夹，最后移走临时钳夹。

在这种挑战的环境下，为了帮助外科医师找到破裂的动脉瘤，麻醉医师需非常迅速而显著地降低血压。大剂量静脉推注硫喷妥钠为典型手段，注射丙泊酚也可满足需要。通常需要将平均动脉压适当地降至 50mmHg 以下，以达到充分减少出血。对于前循环动脉瘤，将手伸进铺巾下，对患者颈部直接加压以阻断双侧颈动脉可能是有帮助的。在我们机构里，动脉瘤破裂后，我们也静脉注射腺苷来诱发可逆性完全循环骤停。正如所期望的，这样可在心脏重新开始活动之前提供完全无血的视野。在这种环境下，必须把握外科需要的脑血管解剖结构的暴露和脑缺血危险之间的平衡。

（薛张纲译　崔晓光校）

推荐阅读

Hijkra A, van Gijn J, Stefanko S, et al.: Delayed cerebral ischemia after aneurysmal subarachnoid hemorrhage: clinicoanatomic correlations. Neurology 36:329, 1986

Vanninen R, Koivisto T, Saari T, et al.: Ruptured intracranial aneurysms: acute endovascular treatment with electrolytically detachable coils. A prospective randomized study. Radiology 211:325, 1999

Zhman J, Heikanen O: Timing of operation for ruptured supratentorial aneurysms: a prospective randomized study. J Neurosurg 70:55,1989

病 例 19

颈动脉内膜切除术

Arthur E. Schwartz

患者，男，68岁，患短暂性脑缺血发作，拟行颈动脉内膜切除术。

问题

1. 颈动脉内膜切除术（carotid endarterectomy，CEA）的指征是什么？
2. 除颈动脉内膜切除术外，还有什么治疗方法？
3. 最严重的围手术期并发症是什么？
4. 如何对神经系统状态进行监测？
5. 如何操作能减少神经系统损伤的风险？

1. 颈动脉内膜切除术（carotid endarterectomy，CEA）的指征是什么？

数项大样本研究证明：CEA 能降低严重颈动脉狭窄引起患者脑卒中的风险。两项大规模研究显示：颈动脉腔狭窄超过 70%的有症状患者接受手术治疗比单独使用药物更有效。其症状包括：短暂性脑缺血发作(transient ischemic attack，TIA)、可逆性脑缺血损伤和非致命性脑卒中。

颈动脉腔狭窄超过 60% 的无症状患者行 CEA 者与单纯药物治疗者相比，5 年内脑卒中的发病率降低。

2. 除颈动脉内膜切除术外，还有什么治疗方法？

支架或非支架颈动脉介入治疗，是颈动脉狭窄可供选择的方法之一。这项技术通常需要从股动脉放置带有荧光镜的血管内导管，通过大动脉、心脏到达颈动脉。球囊定位于狭窄处，充气膨大后扩张动脉。过滤器或其他装置暂放于损伤处的末梢，以防止血栓到达脑。成形术后，可在病变处放置支架，维持动脉扩张。与外科手术相比，扩张成形术的安全性和优越性虽然还不清楚且还存在争议，但扩张成形术可能是狭窄位置接近颅内、手术难度大的高位颈动脉狭窄患者的惟一治疗方法。

3. 最严重的围手术期并发症是什么？

手术最严重的并发症在中枢神经系统或心血管系统方面。神经系统并发症包括脑栓塞、短暂缺血和认知障碍。缺血性脑损伤可由手术操作过程中血栓或空气栓塞形成所致，亦或因手术中暂时性颈动脉阻断引起的脑低灌注所致，CEA 术后动脉狭窄或闭塞也可引起缺血性损害。手术相关的脑卒中发病率约为 2%～3%（CEA 后可接受的卒中相关死亡率为 2%～3%）。

有颈动脉粥样硬化斑块形成的患者往往同时存在冠脉粥样硬化。围手术期的心肌梗死发病率约为 5%。

并发症

神经系统
- 栓塞
- 短暂性脑缺血发作
- 认知障碍

心脏
- 心肌梗死

4. 如何对神经系统状态进行监测？

对神经系统状态的评估取决于麻醉方式是局麻还是全麻。如果是局麻，可通过肌张力、感觉和语言进行反复评估。当相对高危干预时，应密切关注上述情况，这包括颈动脉操作、动脉堵塞和再灌注。镇静剂的选择及其应用时机均对正确评估有显著影响。如应用苯二氮革类镇静剂可能掩盖近期 TIA 再次发作的表现。

全麻患者的神经系统状态的评估往往通过 EEG、体感诱发电位(somatosensory evoked potential，SSEP)或经颅多普勒（transcranial Doppler，TCD）检查。EEG 是全麻过程中应用最普遍、且被认为是金标准的监测手段，对无意识患者脑缺血的监测最敏感。其敏性性取决于电极的数量及医务人员评估 EEG 的经验。EEG 的

神经系统状态的监测

局部麻醉
- 评估肌张力、感觉、语言

全麻
- 脑电图（EEG）
  - 金标准
    - 电幅降低
    - 频繁减慢
    - 脉冲抑制
- 体感诱发电位（SSEP）
  - 不如 EEG 敏感
    - 潜伏期延长
    - 振幅降低
- 经颅多普勒检查（TCD）
  - 测量大脑中动脉的血流速度
  - 探测栓子（血栓或气体栓子）

改变提示电极相关的解剖学位置发生缺血，而且单纯发生于手术动脉侧的 EEG 改变意义较大。提示缺血较有意义的是电幅降低、减慢或呈脉冲抑制。监测过程需麻醉平稳，以减少因改变麻醉剂量对 EEG 的干扰。

SSEP 依赖于外周神经刺激信号的加工处理。因 SSEP 可分别描述潜伏期及振幅，所以与 EEG 相比更适用于初学者，但对缺血改变的敏感性差。缺血在 SSEP 波形上表现为潜伏期延长，振幅降低。一旦发生手术侧改变，其特异性增强。

TCD 被用于监测操作部位同侧大脑中动脉的血流速度。它是通过评估反射动脉中红细胞流动的声波的多普勒变化来工作的。TCD 也对栓子极度敏感。栓塞在颈动脉手术中很常见，与外科技术、动脉粥样硬化和术中空气进入有关。监测器很笨重，而且结果与探测器的探测角度密切相关，因此，探头的一点小位移都会导致声波减弱或消失。

通过运动诱发电位（对缺血很敏感）和动脉或静脉内应用氙 -133 来测量脑血流量进行监测，虽然可用，但尚未普及。

5. 如何操作能减少神经系统损伤的风险？

颈动脉手术所致的缺血性神经损伤可能与手术过程中动脉栓塞、暂时阻断动脉引起的脑灌注不足、再灌注损伤或是手术后动脉堵塞有关。手术中动脉栓塞很常见，这取决于外科技术和术前存在的动脉硬化程度。手术分流可增加栓塞的发生率。因此只有当动脉阻断后发生缺血性 EEG 改变或具有明确的脑动脉侧支循环缺乏的证据情况下，许多医疗中心才实施分流术。尽管硫喷妥钠能改善局灶性脑缺血结局，但并没有广泛应用于全麻的维持。这可能与此药剂量依赖性的苏醒延迟或对血流动力学有不良影响有关。低温也能改善局部脑缺血预后，但由于低温对心功能的不利影响，在颈动脉手术中也未被广泛应用。

暂时阻断动脉引起的脑灌注下降可通过有意识升高血压改善。许多治疗中心在暂时性的动脉阻断后体循环血压升高 10%～20%，动物模型中的许多证据表明，静脉内应用去氧肾上腺素能改善脑缺血患者的预后。在颈动脉阻断前通过外科手术建立一个暂时性的血管分流也能增加脑血流，然而它必定需要延长手术时间、影响手术视野及有增加栓塞的可能。

再灌注后，缺血或梗死的脑组织将会处于再灌注损伤的危险中。一般需将动脉血压降至再灌注前的水平。

减少神经损伤的措施

栓塞
- 只有必要时才考虑分流

脑灌注减少
- 颈动脉阻断时通过去氧肾上腺素有意识提高血压分流（但有增加栓塞的可能）

再灌注损伤
- 一般将动脉血压降至再灌注前的水平

手术结束后能尽快苏醒
- 早期发现神经损伤，早期正规治疗

CEA 麻醉药物的选择一直存在争议。在一项比较吸入性麻醉药的随机对照研究中，通过 EEG 改变评估脑血流。结果发现，应用氟烷比应用异氟烷的患者更容易出现脑缺血。这项研究支持在 CEA 中应用异氟烷。应用阿片类药物还是应用吸入麻醉药合适，目前尚无定论。无论如何，快速的全麻苏醒以及能及时对脑功能进行评估将有利于对脑血管堵塞引起的缺血进行及时诊断，以便能对其进行快速干预，包括治疗性再探查、溶栓或放置支架。

控制二氧化碳分压也存在争议。轻度的低碳酸血症可减少脑血流，但也有可能使缺血脑组织优先得到分流，因此大部分专家主张将二氧化碳分压控制在正常范围。

（吉晓丽译　朱科明　李爱民校）

推荐阅读

Brott T, Toole JF: Medical compared with surgical treatment of asymptomatic carotid artery stenosis. Ann Intern Med 123:720, 1995

European Carotid Surgery Trialists Collaborative Group: MRC European carotid surgery trial: interim results for symptomatic patients with severe (70–90%) or with mild (0–29%) carotid stenosis. Lancet 337:1245, 1991

Lazar RM, Fitzsimmons BF, Marshall RS, Mohr JP, Berman MF: Midazolam challenge reinduces neurological deficits after transient ischemic attack. Stroke 34:794, 2003

North American Symptomatic Carotid Endarterectomy Trial Collaborators: Beneficial effect of carotid endarterectomy in symptomatic patients with high-grade stenosis. N Engl J Med 325:445, 1991

病 例 20

电惊厥治疗

David C. Kramer, MD
Michael E. Bilenker, MD

患者，女，34 岁，患有严重抑郁症，拟行电惊厥疗法（electroconvulsive therapy，ECT)。传统的药物治疗对其无效。目前复合应用多种精神药物进行治疗，包括阿米替林、西酞普兰。另外，其还有长期的胃食管反流病（gastroesophageal reflux disease，GERD）史，应用奥美拉唑治疗。

问题

1. 电惊厥治疗（ECT）对机体的生理影响是什么?
2. ECT 的麻醉药物选择?
3. 叙述 ECT 患者的麻醉前评估。
4. 接受 ECT 的患者应用精神类药物对麻醉的影响是什么?
5. 如何给 ECT 的患者实施麻醉?
6. ECT 的禁忌证是什么?

1. 电惊厥治疗对机体的生理影响是什么?

电惊厥治疗（ECT）的目的是通过放置在各个部位的头皮电极放电而产生全身性癫痫发作。癫痫持续时间与ECT治疗效果直接相关。治疗需要15～120 s的发作时间，除引起面部肌肉的局部收缩外，还引起明显的全身应激反应。最初的迷走神经兴奋可能引起心动过缓、心脏传导阻滞，甚至心搏骤停，随后是典型的交感兴奋症状：心动过速、高血压和分泌物增加，结果引起脑血流、脑代谢率和需氧量、颅内压、心排出量及心肌需氧量增加。对合并心功能储备不足或有器质性脑损伤的患者，发生缺血后遗症、心律失常、脑出血的危险可能很高。影响循环的同时，还有肌肉的剧烈收缩。ECT产生的癫痫发作是自限性的，精神症状会随着癫痫的终止而消失。麻醉医师的工作任务就是限制患者生理反应引起的各种不良表现及避免其出现后遗症。

ECT的生理影响

中枢神经系统
- 全身的癫痫发作

最初迷走兴奋
- 心动过缓
- 心脏传导阻滞
- 心搏骤停

随后的交感兴奋
- 心动过速
- 高血压
- 分泌物增加

继发影响
- 脑血流增加
- 脑代谢率增加
- 颅内压增加
- 心肌氧耗增加
- 心排出量增加

2. ECT的麻醉药物选择?

短效静脉麻醉药和肌松药可用于ECT的麻醉。如前所述，ECT的目的是产生癫痫发作，而麻醉药物有内在的抗惊厥作用，因此，要为这种短时间的操作选择适合的药物和剂量。

巴比妥类药中，最常用的是美索比妥。它是短效麻醉药，而且在静脉诱导药物中对癫痫持续时间影响最小。硫喷妥钠也能用于此，但其持续时间及副作用方面均不及美索比妥。

氯胺酮也可应用于ECT，但因其能引起心率增快及血压升高而受到限制。与美索比妥相比，依托咪酯增加癫痫持续时间，但由于注射时疼痛、治疗后谵妄和呕吐限制了它的应用。但依托咪酯也许适用于心功能储备有限的患者。

丙泊酚在ECT麻醉中的应用久有争议。大剂量时可能引起癫痫发作，但与其他静脉麻醉药相比具有更强的抗惊厥作用。已有证据表明，丙泊酚对有ECT诱导癫痫发作时间延长史及ECT后恶心呕吐史的患者有益，且在等效剂量时较其他静脉麻醉药苏醒更快。

最近已证明瑞芬太尼能有效削弱ECT的交感兴奋，同时不影响癫痫持续时间或延长苏醒时间。诱导剂量的苯二氮䓬类提高癫痫阈值且苏醒延迟。对于挥发性麻醉剂在ECT中的使用已见报道，特别是七氟烷。七氟烷能用于怀孕患者使其避免早产，但如果七氟烷用于怀孕超过12周的患者，必须行气管插管以免误吸。七氟烷的主要缺点是需要麻醉机。

ECT的肌松药宜选择起效快、持续时间短的琥珀酰胆碱。如果应用琥珀酰胆碱有禁忌，也可用其他短效或中效的非去极化肌松药替代，其中以米库氯铵为代表，但它不能应用于拟胆碱酯酶缺乏的患者。

用来控制ECT时心血管反应的药物很多，如抗胆碱药物：格隆溴铵和阿托品，已经作为术前用药以阻断ECT最初的副交感反应。β受体阻断剂、钙通道阻滞剂、α_2受体激动剂和拮抗剂、扩血管药、神经节阻断剂、局麻药及阿片类单独或复合应用来控制交感反射引起的心动过速和高血压。总之，短效药物是ECT的最好选择。

3. 叙述ECT患者的麻醉前评估。

ECT患者的麻醉前评估与其他患者一样。由于存在严重的心理疾病，患者对既往病史闭口不谈，病史有时很难获得。在这种病例中，记录的药物史、家属和监护人是麻醉前评估的重要渠道。ECT 患者应用的精神类药物可能与麻醉药存在相互作用，必须了解。

术前用药包括：抗胆碱药，以避免诱导时引起的心动过缓，高危患者误吸的预防，对乙酰氨基酚或非甾体类抗炎药减轻 ECT 相关的肌痛。

4．接受 ECT 的患者应用精神类药物对麻醉的影响是什么？

接受 ECT 的患者往往应用多种精神类药物，这些药物包括：三环类抗抑郁药（tricyclic antidepressant，TCA）、碳酸锂、单胺氧化酶抑制剂（monoamine oxidase inhibitor，MAOI）、选择性 5-羟色胺再摄取抑制剂（selective serotonin reuptake inhibitor，SSRI）、抗精神病药、苯二氮䓬类或各种第二代抗抑郁药，如安非他酮。

TCA（阿米替林、阿莫沙平、氯米帕明、地昔帕明、多虑平、丙咪嗪、去甲替林、普罗替林、曲米帕明）阻断节后交感神经末梢对去甲肾上腺素的再摄取，造成患者交感神经占优势，所以直接交感激动药优于间接者。

服用 TCA 的患者应用下列几种麻醉药物时应特别谨慎：阿片类药（如哌替啶）、抗高血压药、强效吸入性麻醉剂和抗胆碱药。TCA 与白蛋白结合，因此会增加与白蛋白结合的其他药物的血浆浓度：如硫喷妥钠、地西泮、苯妥英钠以及普萘洛尔。

MAOI（苯乙肼、反苯环丙胺）限制了儿茶酚胺的代谢，因此引起交感兴奋。已发现，MAOI 与哌替啶或间接拟交感剂的相互作用导致高血压危象、癫痫和高温。

SSRI（西酞普兰、氟西汀、氟伏沙明、帕罗西汀和舍曲林）可能与 5- 羟色胺综合征有关。其特征是不安、寒战、共济失调、失眠。当选择性 5- 羟色胺再摄取抑制剂复合应用锂或卡马西平时可引起严重的 5- 羟色胺综合征。某些 SSRI 抑制肝细胞色素 P-450 系统，

精神类药物的影响

三环类抗抑郁药（TCA）
- 阻断节后交感神经末梢对去甲肾上腺素的再摄取
- 与 SSRI 合用能使 SSRI 血药浓度增加 2～5 倍

单胺氧化酶抑制剂（MAOI）
- 阻止儿茶酚胺的代谢
- 增加交感张力基线
- 与哌替啶或间接拟交感剂的相互作用导致高血压危象、癫痫和高热

选择性 5- 羟色胺再摄取抑制剂（SSRI）
- 通过 $5HT_{1A}$ 受体阻断 5- 羟色胺的再摄取来抑制 5- 羟色胺能神经元的活动及 5- 羟色胺的释放
- 长期应用可导致 $5HT_{1A}$ 受体的下调
- 对去甲肾上腺素再摄取影响小
- 选择性 5- 羟色胺再摄取抑制剂复合应用锂或卡马西平时可引起严重的 5- 羟色胺综合征：不安、寒战、共济失调、失眠

碳酸锂
- 延长肌松药的作用时间

苯二氮䓬类
- 增高惊厥阈值，提高对 ECT 的耐受

ECT 的禁忌证

中枢神经系统
- 空间占位性病变
- 动脉瘤
- 颅内压升高
- 近期发生的脑血管意外

心血管系统
- 近期发生的心肌梗死
- 主动脉瘤
- 未控制的高血压
- 安装起搏器或植入式心脏自动复律除颤器

能增加 TCA 和 β 受体阻断剂的血药浓度，至中毒浓度水平。同时，应用这些药物给患者开处方时应特别谨慎，尤其是氟西汀。

碳酸锂能延长肌松药的作用时间。服用长效苯二氮䓬类药物的患者对 ECT 可产生耐受，这些患者往往需要更高的电刺激来克服已增高的阈值。

5. 如何给 ECT 的患者实施麻醉？

因为存在 GERD，故而该类患者是误吸的高危人群，因此患者需禁食 8 h，应用 H_2 受体阻断剂、促胃肠动力药和非颗粒抗酸剂来预防误吸。术前必须严格按照规定用药。以往，全麻前 2 周需停用 TCA 以减少药物相互作用。但大多未停药者并没有发生意外，而且抗抑郁药对该类患者利大于弊。

接受 ECT 治疗的患者麻醉时一般仅需面罩给氧，但这类患者存在误吸的可能，所以需琥珀酰胆碱诱导后快速插管。应避免间接拟交感作用，低血压时需静脉输液，必要时直接静脉用药。应按照 ASA 的标准进行监测。拔管前患者需保持清醒以确保气道通畅。

6. ECT 的禁忌证是什么？

ECT 的主要危害涉及中枢神经系统和心血管系统。中枢神经系统的禁忌证包括：空间占位性病变、动脉瘤、颅内压升高和近期发生的脑血管意外。心血管系统的禁忌证包括：近期发生的心肌梗死和主动脉瘤。也有个别此类患者 ECT 治疗成功的例子，因此是否进行 ECT 还需区别对待。

ECT 电流能干扰永久性起搏器功能。起搏器的种类很多，术前请心脏病专家会诊对此类患者至关重要。

（吉晓丽译　朱科明　李爱民校）

推荐阅读

Ding Z, White PF: Anesthesia for electroconvulsive therapy. Anesth Analg 94:1351–1364, 2002

Nishihara F, Ohkawa M, Hiraoka H, Yuki N, Saito S: Benefits of the laryngeal mask for airway management during electroconvulsive therapy. J ECT 19:211–216, 2003

Recart A, Rawal S, White PF, Byerly S, Thornton L: The effect of remifentanil on seizure duration and acute hemodynamic responses to electroconvulsive therapy. Anesth Analg 96: 1047–1050, 2003

Stoelting RK (ed): Drugs used for psychopharmacologic therapy. pp. 357–376.

In Stoelting RK (ed): Pharmacology and Physiology in Anesthetic Practice, 3rd Edition, Lippincott-Raven, Philadelphia

病例 21

脊柱手术

Irene P. Osborn

患者，男，54 岁，拟择期行腰椎板切除术和腰椎融合术。该患者 6 年前背部损伤，已行两次手术，疼痛无缓解。患者每日口服羟考酮，而且活动受限。患者主诉左腿麻木加重。外科医师要求监测体感诱发电位。

问题

1. 俯卧位手术要注意什么？
2. 该患者需要哪些监测？
3. 何谓体感和运动诱发电位？
4. 描述麻醉药对体感和运动诱发电位的影响。
5. 何谓“唤醒”试验？
6. 何谓双频谱指数（bispectral index state，BIS）？监测 BIS 对此患者是否有益？
7. 患者术后是否有视觉丧失的风险？
8. 脊柱手术后采用什么方法来缓解疼痛？

1．俯卧位手术要注意什么？

麻醉诱导通常采取仰卧位，使用常规的镇静药、镇痛药和肌松药。气管插管后，患者取俯卧位。患者体位改变时，必须防止静脉通路脱落；如穿刺动脉，应注意防止动脉通路脱落；应注意防止气管导管脱落；注意头部及肢体的位置，以避免颈部过度伸展或扭曲。通过许多支撑装置可获得最佳体位，并减小胸内压和腹内压（表 21.1）。

2．该病例需要哪些监测？

脊柱手术使用常规监测，长时间手术留置导尿管，并监测补液量。如果患者有明显高血压和相关疾病可使用动脉监测。对可能失血过多或袖带法难以测出血压的患者也可采用。如果已留置中心静脉通路，可行中心静脉压监测，监测液体输入情况。腰椎融合术涉及多个节段，需暴露脊椎前后方，失血可能较多，常需控制性降压，以减少术中出血。终末器官的灌注能通过有创监测评估。尿量达 0.5~1ml/（kg·h），定时动脉血气分析，来监测代谢性酸中毒。术中脊髓有受损风险时常使用神经生理监测。

表 21.1　俯卧位手术的麻醉注意事项

气道
气管内导管（endotracheal tube，ETT）固定牢固
避免颈部过度屈曲、舌肿胀或 ETT 弯曲
ETT 可能移至支气管
避免气道压增高
头部支撑
避免眼部受压
避免耳部受压
体位
头中间位，垫衬垫或轻轻转向一侧，垫上枕头
上臂外展不超过 90°
尺神经上放置衬垫
胸部/腹部支撑
避免胸部或腹部受压
预防静脉充盈肿胀
膝部屈曲，避免坐骨神经牵拉
生理学
降低交感张力
放置体位时血压可能降低
腹内压增加
静脉回流可能受限
静脉压可能增高
气道峰压增高
潜在的通气血流比例失调

3．何谓体感和运动诱发电位？

脑电图（electroencephalogram，EEG）用于监测大脑自发活动。诱发电位是刺激神经系统诱发电反应的测量方法。诱发电位监测用于因手术创伤、体位或血供减少可能造成高度脊髓损伤风险的患者。

最常采用的诱发电位是感觉系统刺激产生的诱发电位：体感诱发电位（somatosensory evoked potential，SSEP）。此法刺激外周神经（如胫后神经或正中神经），测量神经反应，可获得一些特征性的波峰和波谷，可监测沿刺激通路不同位点的反应（图 21.1）。此技术间歇测定脊髓后角感觉通路和粗大外周神经的完整性。SSEP 波的显著改变包括与基础波形相比振幅、反应时间和（或）形态学的改变。SSEP 波的改变说明感觉通路可能受损，包括波振幅的减小和反应时间的增加。

运动诱发电位（motor evoked potential，MEP）是测量刺激大脑皮层或脊髓后引起的外周神经和肌肉反应的电冲动。在有可能损伤脊髓前面的运动通路时，可联合使用 MEP 和 SSEP 。刺激大脑运动皮层的两项

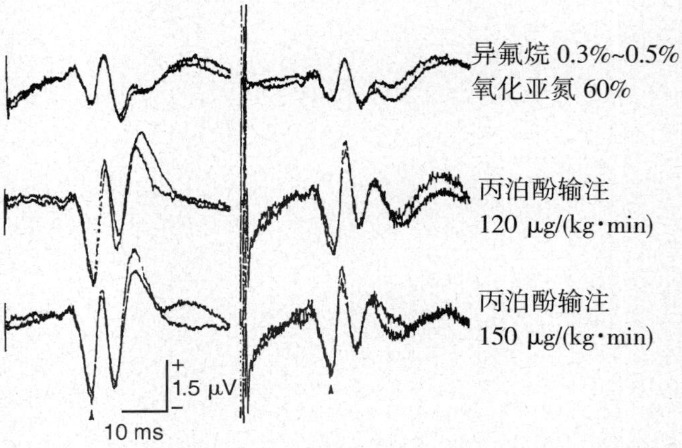

图 21.1　SSEP：波峰和波谷的特征性表现可用于监测沿刺激通路不同点的反应

基本技术是经皮直接电刺激和经皮电磁刺激。附加MEP 的 SSEP 监测可提高 10%的潜在损伤发现率。在胸腹动脉瘤修补术主动脉夹闭时，MEP 有利于发现脊髓缺血。

4. 描述麻醉药对体感和运动诱发电位的影响。

EEG 对所有麻醉药物都敏感，临床剂量范围的上限明显抑制 EEG。因此，EEG 可用于监测麻醉深度。提供血流动力学稳定以及监测 SSEP 和（或）MEP 的麻醉技术具有明显的优势。吸入麻醉药和推注静脉药物可影响 SSEP（图 21.2）。对吸入麻醉的反应通常与剂量有关，因此常应用低浓度吸入药合用或不合用氧化亚氮以及连续输注阿片类药物以获得满意的麻醉。肌松药对 SSEP 无影响，并有利于麻醉处理。如果仍难以获得诱发电位，则须改成全凭静脉麻醉（total intravenous anesthesia，TIVA）。必须强调的是，SSEP 也受缺血、低体温、缺氧、低血压和贫血的影响。

使用低浓度挥发性麻醉药和肌松药很容易获得 SSEP，而 MEP 更具挑战性，常需要 TIVA 和使用少量肌松药或不用肌松药时才能获得。吸入麻醉药，包括氧化亚氮，在大多种情况下抑制 MEP。静脉药物，丙泊酚、咪达唑仑、氟哌利多和硫喷妥钠静脉输注或单次应用，可使 MEP 的振幅或反应时间明显减小。氯胺酮和阿片类镇痛药如芬太尼，对 MEP 无显著影响。输注阿片类药物联合低浓度丙泊酚时常可监测 MEP。瑞芬太尼由于其强度和可滴定性特别有效。如果不能实施诱发电位监测或监测不完善，术中可实施"唤醒"试验。

	SSEP		VER		BAER	
	幅度	宽度	幅度	宽度	幅度	宽度
氧化亚氮	↓	X	↓	↑	X	X
氟烷	↓	↑	X	↑	X	↑
恩氟烷	↓	↑	↓	↑	X	↑
异氟烷	↓	↑	↓	↑	X	↑
巴比妥类	X	X	↓	↑	X	X
麻醉性镇痛药	X	X	X	X	X	X
依托咪酯	↑	↑	X	X	X	X
丙泊酚	↓	↑	X	X	↓	↑
苯二氮䓬类	↓	X	X	X	X	X
氯胺酮	X	↑	X	X	X	X

图 21.2　麻醉药对 SSEP 的影响

5. 何谓"唤醒"试验？

"唤醒"试验是术中和术后快速评估运动功能的经典方法。通常必须减少麻醉药至某一水平，此时患者可对简单命令做出反应（"动脚趾"，"捏我的手指"）。这说明患者手术时无运动缺失。此方法被认为是脊柱手术时评估脊髓前运动束完整性的最佳方法。随后，继续给予麻醉药，直至完成手术或器械放置。此监测技术被证实对防止术后截瘫非常有益。

如果在麻醉过程中准备行"唤醒"试验，需提前告诉患者期望如何做。常采用阿片类麻醉药复合氧化亚氮和低浓度吸入药。要向患者保证此过程中他或她会感觉舒适，不可能有记忆。唤醒患者必须小心缓慢，以免反应过于强烈引起气管内导管滑出或损伤。此试验对脊柱手术时置入哈氏棒特别有帮助。

6. 何谓双频谱指数（bispectral index state，BIS）？监测 BIS 对此患者是否有益？

BIS 是根据 EEG 形式的变化来测量使用麻醉药和镇静药后患者的反应。在自然睡眠或药物引起的睡眠过程中，BIS 与 EEG 波的各阶段的变化有很好的相关性。这种所谓的双相干性可通过双频谱分析测得。应用逐步回归分析对麻醉时醒/睡状态 EEG 分析推导出 BIS。此回归方程式推导出数值范围 0～100。0 表示等电位，100 表示清醒状态。因此，BIS 应用对 EEG 波形的双频谱分析和 EEG 的其他特点可查明镇静、意识丧失和复苏程度的细微改变。临床使用 BIS 监测显示患者对麻醉药物的变化和反应。这对使用低浓度挥发性药物或镇静药维持患者麻醉以此获得有效的诱发电位有帮助。BIS 有助于确定高血压患者治疗血压升高时哪种麻醉成分是必需的。对有可能出现麻醉药耐受和（或）知晓的患者，BIS 监测可提供适当的治疗，避免并发症。临床研究已证实 BIS 对监测麻醉深度，测定行"唤醒"试验的药物浓度和麻醉后尽快苏醒有帮助。

7. 患者术后是否有视觉丧失的风险？

为减少出血量和限制输血，使用了多项技术：放置于减少腹内压的体位，手术止血，控制性降压，血液回输，等容血液稀释。这些技术的严重并发症是缺血性视神经病（ischemic optic neuropathy，ION）。近10年来，此报道有上升趋势。术后视觉丧失通常由视神经前支或后支缺血（anterior or posterior ischemic optic neuropathy，AION或PION）引起，少数由不常见的围手术期并发症如中央视网膜动脉或静脉阻塞和枕叶梗死引起。ION的原因包括：

- 由于全身性低血压、静脉压增高或大血管阻塞性疾病引起的灌注压减小
- 由于血液黏度增高，局部动脉疾病或外部压力增高引起的血流阻力增加
- 携氧能力下降

对ION无特别有效的治疗方法，视觉丧失通常是永久性的。长时间手术、术中大量血液丢失和大量液体输注与ION的风险增高相关。相关风险见表21.2。

重要的是，必须维持脊髓灌注。复合性手术和融合术需严格注意术中液体损失的补充和拔管前仔细进行评估。这样对患者相对安全，但术前需警惕此潜在并发症的发生。

8．脊椎手术后采用什么方法来缓解疼痛？

术后期望患者苏醒以评价神经功能状况。需要充分的镇痛来防止肺通气不足或肺不张，使其尽早活动和康复。苏醒前，在手术室开始使用阿片类药物。术后根据临床情况和每个患者的个体情况给药。常规患者自控镇痛（patient-controlled analgesia，PCA）泵使用1～3 d，此后改为口服药物。硬膜外或椎管内给予阿片类药物也是一种途径，尤其是对于有高度阿片类药物耐受的患者。硬膜外导管可由麻醉医师术前放置或外科医师术中直视下放置。与医务人员和疼痛服务顾问的交流，对保证术后安全十分必要。多重治疗包括阿片类药物和非甾体类抗炎药，可选择用于特定患者。

表21.2 术后视觉丧失的危险因素

动脉粥样硬化病
低血压
贫血
失血过多
长时间手术
头部依赖性体位

（尤新民译　李爱民校）

推荐阅读

Black S. Anesthesia for Spine Surgery. ASA Refresher Course Lectures, 2003

Cheng MA, Sigurdson W, Templehoff R, Lauryssen C: Visual loss after spine surgery: a survey. Neurosurgery 46:625–630, 2000

Hagberg C, Welch W, Bowman-Howard M: Anesthesia and surgery for spine and spinal cord procedures. Pp.1059–1071. In Albin MS (ed) Textbook of Neuroanesthesia with Neurosurgical and Neuroscience Perspectives. McGraw-Hill, New York, 1997

Nuttall GA, Horlocker TT, et al.: Predictors of blood transfusions in spinal instrumentation and fusion surgery. Spine 25:596–601, 2000

病例

22 经蝶骨垂体瘤切除术

Irene P.Osborn

患者，男，44 岁，有明显肢端肥大症表现，拟行经蝶骨垂体瘤切除术。患者主诉鞋与手套尺码变大，睡眠性呼吸暂停加重。磁共振成像（magnetic resonance imaging，MRI）显示有垂体肿物。实验室检查发现血糖为 170 mg/dl，其余均在正常范围内。患者否认过敏史和药物史。既往曾行双侧腕管松解术。否认患其他疾病。

问题

1．何谓肢端肥大症？
2．该病的典型症状是什么？
3．如何治疗该疾病？
4．肢端肥大症的麻醉处理要注意什么？
5．如何处理该患者的气道管理问题？
6．经蝶骨手术区域内有哪些结构？
7．何谓尿崩症？
8．该患者术后要注意哪些问题？

1．何谓肢端肥大症？

垂体根据解剖及功能分为垂体前叶（腺垂体）和垂体后叶（神经垂体）。表22.1列出了脑垂体分泌的激素。肢端肥大症是由垂体生长激素（growth hormone，GH）腺瘤引起的罕见疾病。在儿童，GH腺瘤可引起巨人症，而成人因为骨骺已经闭合，会发生肢端肥大症。肢端肥大症常发生于20～60岁的人群，性别比例相同。通常在10～15岁时出现病理性GH分泌征象而得到诊断。与普通人群相比，死亡率增高2～4倍。如不治疗，50%的肢端肥大症患者在50岁以前死亡。最常见的死因是心脏病，可能由于全身巨大发育或GH直接对心脏的影响致高血压、冠脉疾病以及代偿性肥厚所引发。

肢端肥大症由于GH的过度分泌继而引起全身和局部产生胰岛素样生长因子Ⅰ（insulin-like growth factor I，IGF-Ⅰ）水平过高所致。GH和IGF-Ⅰ浓度通过多种相互作用而不是直接刺激生长而被控制。GH促使IGF-Ⅰ释放，IGF-Ⅰ可促进DNA、RNA和蛋白质合成，也促进细胞和组织生长。

2．该病的典型症状是什么？

肢端肥大症所伴随的组织结构改变可引起慢性疼痛和不适，导致生活质量和预期寿命降低。这些变化包括骨骼过度生长畸形（尤其是手、足和脸）、心血管疾病（高血压，心脏过大）、关节病、神经病变和呼吸阻塞（表22.2和22.3）。

3．如何治疗该疾病？

手术治疗是多数有症状腺瘤的基本治疗方法。对于垂体肿块有多种手术径路，经蝶骨途径大多可以较完全摘除肿块。相比放射治疗或经颅途径切除术，该方法引起垂体机能减退和尿崩症的发病率低。某些巨大病变有蝶鞍外部过度增生，最好采用颅骨切开术。口服溴隐亭和左旋多巴可抑制GH水平和肿瘤大小。溴隐亭是一种多巴胺激动剂，左旋多巴是多巴胺前体，两者可抑制下丘脑介导的GH分泌。对于虚弱或年老的患者，这些药联合生长激素抑制素类药物可替代手术治疗。各种治疗方法的优缺点必须根据患者的个体情况来权衡和处理。

表22.1 垂体激素产物

垂体前叶
生长激素
催乳激素
促肾上腺皮质激素
β促脂素
卵泡刺激素
促甲状腺激素
垂体后叶
抗利尿激素
催产素

4．肢端肥大症的麻醉处理要注意什么？

麻醉医师应特别关注这些患者体格检查的情况，尤其有心肺疾病或合并上呼吸道疾病的患者。肢端肥大症患者的心脏并发症如前所述，可发生心脏扩大，同时伴或不伴有高血压。许多典型的肢端肥大症患者常有困难气道。这类患者可以应用常规的麻醉方法，药物包括阿片类、挥发性麻醉药、氧化亚氮和肌松药。许多外科医师使用含肾上腺素的局麻药和可卡因

表22.2 过量生长激素的外周作用

骨骼过度生长
面部特征变形
凸颌
手足增大
巨人症
软组织过度增长
唇、舌、会厌、声带增大
内脏肥大
结缔组织增生
复发性喉神经麻痹
外周神经病
腕管综合征
糖耐量异常
高血压
骨关节炎
骨质疏松症
骨骼肌无力

表 22.3　肢端肥大症的气道改变

解剖
过度生长
面部骨骼——大圆鼻子
鼻甲
软腭
扁桃体
会厌
声门狭窄
环杓关节活动性减弱
喉返神经受压
头颈活动度受限
生理学
睡眠呼吸暂停发展或恶化
声嘶
呼吸困难

尿崩症

病因
- 下丘脑的直接损伤
- 垂体干部高位切割

症状
- 烦渴
- 极低比重的多尿
- 血浆高渗透压

鉴别诊断
- 甘露醇，高血糖或输注过量晶体液后的多尿

治疗
- 增加口服量
- 如果口服不足或不能口服，则静脉输注
- 去氨加压素

滴鼻，作为术前准备的一部分。这样虽可以减少出血，但可能导致在使用或不用挥发性麻醉药时出现心律失常。蝶鞍内探查术出现高血压和出血时，可通过适当加深麻醉和静脉给予 β 受体阻断剂或扩血管药进行有效控制。实际问题包括大肢体摆放和动脉置管（如有必要）困难。

5. 如何处理该患者的气道管理问题？

根据详细的病史和体格检查评估气道。近期无气管插管困难的可以消除困难气道的顾虑；但解剖和生理变化超过 1～5 年则有可能影响插管的成功。无声音嘶哑或呼吸困难且张口度正常的患者，可按常规方法处理。经蝶骨垂体瘤切除术只能采用经口气管插管或气管切开术，因为经鼻气管插管时导管会影响术野。术后由于双鼻被包扎需使用口部呼吸，术前应教会患者用口呼吸。肢端肥大症患者的典型表现，如大舌、大会厌、喉变形和软组织肿胀，使观察喉部困难。

如发生插管失败和困难气道的情况，应执行美国麻醉医师学会困难气道流程图。如果经过仔细评估怀疑有气道困难，可以谨慎采用清醒插管，可采用纤支镜引导插管或其他方法。要考虑到需插入较细气管导管的可能，减少对上呼吸道和声门的机械性损伤很重要，上呼吸道和声门水肿可能导致气管导管拔除后呼吸道阻塞。

6. 经蝶骨手术区域内有哪些结构？

蝶鞍位于蝶骨体内，对垂体腺提供骨性保护。鞍部膈膜是硬脑膜的顶部，被垂体干及其蛛网膜穿透，延伸至下丘脑。海绵窦围绕鞍壁，包含颈内动脉海绵体部分和第Ⅲ、Ⅳ和Ⅵ对颅神经。视神经在膈膜上方交叉形成视交叉。经蝶骨垂体瘤切除术时，动脉出血可能来自颈动脉或其分支，静脉出血来自海绵窦。如果海绵窦过度出血，可能会难以控制，必须暂时或永久填塞海绵窦。

7. 何谓尿崩症？

术后最常见的内分泌功能失常是尿崩症（diabetes insipidus，DI）。中枢性 DI 导致的稀释性多尿症是由于抗利尿激素（antidiuretic hormone，ADH）合成或释放减少或缺失。

蝶鞍区域的神经外科手术导致 DI 有多种原因：直接的下丘脑损伤或缺血；干部水肿；垂体干部高位

切割。DI可能是永久的或暂时的，先前无症状的患者术中很少发生。DI的典型表现是烦渴，尽管增加血浆渗透压，仍排出大量低浓度尿。垂体手术中或术后立即出现DI是由于垂体前叶的可逆性损伤，为暂时性的。

鉴别诊断包括使用甘露醇、葡萄糖或输注过量晶体液后的多尿。DI的基本治疗包括口服补充电解质溶液，如口服不能补足，则需静脉输注。如尿量过多，患者不能喝水，则要给予外源性抗利尿激素。可每4 h皮下注射抗利尿激素注射液5～10 U。此外，如鼻部包扎时，可使用去氨加压素静脉注射，包扎物移出后可鼻内用药。去氨加压素治疗可用于永久性部分或完全DI的患者。

8. 该患者术后要注意哪些问题？

手术需考虑脑脊液（cerebrospinal fluid，CSF）性鼻溢和出血。术中，肿瘤切除后，凹处通常用自体脂肪填塞。如术中发生CSF漏，术后可腰椎穿刺引流，直至鞍部膈膜愈合。颈动脉或海绵窦的出血很少需要加压填塞来控制。这种加压可能会导致颈动脉内支海绵体段部分或完全阻塞，以及第Ⅲ、Ⅳ、Ⅴ、Ⅵ对颅神经受压。直接受压或血管痉挛可导致术后眼肌瘫痪、面部麻木、对侧轻偏瘫或偏瘫。

拔管前呼吸道反射必须恢复完全，麻醉苏醒需平稳，避免过度咳嗽、呛咳和高血压。咽部填塞物取出后，口咽部吸引一般有血液。潮气量必须充足，头部抬高到易于通气的位置。放置面罩应轻柔，因一侧或双侧鼻孔将被填塞。要求患者经口呼吸，评估患者的意识恢复程度和视觉评估。长期口部呼吸需要气道湿润，这能促进氧合。术后疼痛一般较轻，仅限于头痛或轻度不适。小剂量阿片类药物可能有益，口服止痛片后即可忍受。

（尤新民译　李爱民校）

推荐阅读

Dougherty TB, Cronau LH: Anesthetic implications for surgical patients with endocrine tumors. Int Anesth Clinics 36:31–44, 1998

Majesko MJ: Anesthetic considerations in patients with neuroendocrine disease, pp. 591–603. In Cottrell JE, Smith DS (eds): Anesthesia and Neurosurgery, 4th edition, CV Mosby, St. Louis, 2001

Schmitt H, Buchfelder M, et al.: Difficult intubation in acromegalic patients: incidence and predictability. Anesthesiology 93:110–114, 2000

Seidman PA, Kofke WA, Policare R, Young M: Anaesthetic complications of acromegaly. Br J Anaesth 84:179–182, 2000

第 4 部分

神经肌肉系统

病 例 23

去极化神经肌肉阻滞

Mark Abel, MD

重症监护病房收治一名男性患者，33岁，颈部和躯干Ⅲ度烧伤，受累范围占体表面积的30%，伤后6天因发作成人型呼吸窘迫综合征出现呼吸困难。吸100%氧气时，血氧饱和度为91%。静脉注射氯胺酮1mg/kg、琥珀酰胆碱1mg/kg后行气管插管，并控制呼吸，插管过程顺利。1 min后该患者脉搏消失，心电图显示心搏骤停。

问题

1. 正常神经肌肉传导的解剖和生理是怎样的？
2. 琥珀酰胆碱是怎样产生肌肉松弛的？
3. 何谓接头外受体？
4. 琥珀酰胆碱的作用是怎样终止的？
5. 哪些因素可降低琥珀酰胆碱的正常代谢？
6. 何谓Ⅱ相阻滞？
7. Ⅱ相阻滞如何治疗？
8. 琥珀酰胆碱的其他不良反应有哪些？
9. 琥珀酰胆碱的禁忌证有哪些？

1．正常神经肌肉传导的解剖和生理是怎样的?

当去极化波沿运动神经轴突传递到运动神经终板时，神经肌肉传导开始（图 23.1）。去极化波的传递通过钠离子通道的连续开放得以完成。钠离子大量进入细胞，增加了细胞内阳离子的浓度。在钠离子通道开放的区域，跨膜电位由负变为正。该电位的变化可引起邻近的钠离子通道开放，这个过程一直持续，直至到达神经末梢。接着神经末梢去极化，钙离子通道开放，钙离子进入细胞。细胞内钙离子的增加促进细胞内乙酰胆碱“囊泡”或量子与邻近神经肌肉接头的细胞壁粘合，然后乙酰胆碱被释放到突触间隙。

在肌细胞运动终板膜上的烟碱型乙酰胆碱受体有乙酰胆碱结合位点。这个受体由 5 个跨膜蛋白链组成。它们中有两个是相同的，且各有一个乙酰胆碱结合位点。当有两个乙酰胆碱分子结合到这两个位点上时，受体被激活，离子通道开放，钠离子快速内流。阳离子内流产生一个微小的电流。当足够的受体被激活时，这些微小电流的总和就可以使终板去极化。

终板去极化使突触周围区域的钠离子通道开放，通过钠离子通道连续开放，电流沿着肌细胞传播。当肌细胞去极化时，肌浆网储存的钙离子被释放，这些游离的细胞内钙离子激活了肌球蛋白 ATP 酶，它促发肌动和肌球蛋白的兴奋收缩偶联引起收缩。乙酰胆碱在激活受体，启动这个过程的同时，也迅速被胆碱酯酶代谢。胆碱酯酶是存在于突触间隙肌细胞膜上的一种蛋白，在突触间隙中引起乙酰胆碱的迅速水解。乙酰胆碱也可以被释放它的神经末梢选择主动吸收。当乙酰胆碱从突触间隙清除后，运动终板复极。接着，肌细胞的钠离子通道开始关闭，肌细胞复极。钙离子被肌浆网主动吸收，肌动-肌球蛋白重新排列，肌肉舒张。

2．琥珀酰胆碱是怎样产生肌肉松弛的?

琥珀酰胆碱是一种去极化神经肌肉阻滞药，结构上包括两个通过醋酸甲基相连的乙酰胆碱分子。因为它的结构类似于乙酰胆碱，所以成为 N 型乙酰胆碱受体的激动剂。两个琥珀酰胆碱分子结合于受体 α 蛋白，如同两个乙酰胆碱分子激活了受体。钠离子通道开放，终板去极化。这也导致肌肉产生同样模式的收缩。

经历了最初的去极化反应后，琥珀酰胆碱表现出与乙酰胆碱激动效应显著不同的活性。因为乙酰胆碱在几毫秒内迅速被胆碱酯酶水解，而琥珀酰胆碱却不能被迅速水解。琥珀酰胆碱对运动终板的作用可长达数分钟之久，保持终板的去极化状态。只有当琥珀酰胆碱离开神经肌接头时，终板才能复极。由于被激活的钠离子通道只能保持 2 毫秒的激活状态，所以远离终板的钠离子通道立即恢复到准备状态（关闭），然而靠近终板的离子通道则因为受去极化电流的影响，不能完全恢复到准备状态，也不能保持激活状态（开

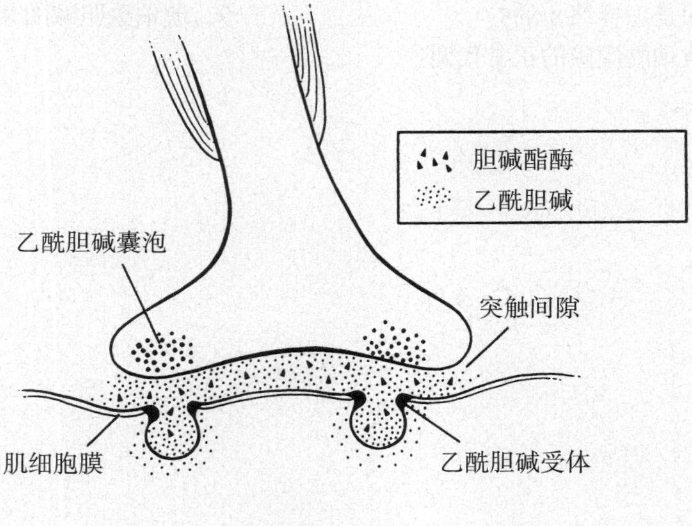

图 23.1 神经肌肉接头的解剖。

放）。因为接头周围的钠离子通道在重新开放（激活）前必须先完全关闭，所以它们此时既不会被激活，也不能传递去极化波给肌细胞。因此在琥珀酰胆碱的作用下，终板去极化，接头周围区域不能完全复极，肌细胞复极（松弛），冲动传递受到阻滞。

3．何谓接头外受体？

细胞上的受体由基因编码所决定。神经肌接头的烟碱受体由 5 个嵌在细胞膜上的蛋白构成。它们中的两个是相同的（称为 α 蛋白）。这两个蛋白在细胞外的突出部分是乙酰胆碱的结合位点。受体像大多数细胞蛋白一样代谢周转。乙酰胆碱受体的半衰期大约 1～10 天。它们几乎都嵌在靠近神经末梢的终板上。受体位置一定受到了激活神经末梢的影响，但其机制仍不清楚。当去除神经的这种作用时，终板上受体的密度增加，并且受体开始出现在终板以外的地方。

这些接头外的受体同正常的乙酰胆碱受体偶尔会出现细微的结构差异。5 个蛋白链中的 1 条会出现 1 个不同的氨基酸替代基。这种结构差异导致了其功能的不同。与正常受体相比，这些受体被激活（如琥珀酰胆碱）后会允许更多的离子通过细胞膜。受体效力这种改变的产生似乎也受基因编码所决定。神经发育到一定阶段，它才会影响肌细胞，使成人型烟碱受体插入神经肌肉接头，在此之前，人们在胎儿组织中发现的也是这种发生改变的受体。

接头外受体有显著的临床意义，当琥珀酰胆碱与接头外受体相互作用时，会导致大量的钾离子外流，引起血清钾离子浓度急剧上升。

4．琥珀酰胆碱的作用是怎样终止的？

琥珀酰胆碱被血浆胆碱酯酶（假性胆碱酯酶）迅速降解为琥珀单胆碱和胆碱。静脉注射 1mg/kg 的琥珀酰胆碱，大约 90%在 1 min 内被降解。因此实际上到达神经肌接头的药物很少。

琥珀酰胆碱一旦到达神经肌接头，则不再受血浆胆碱酯酶影响。当琥珀酰胆碱浓度梯度发生逆转，从神经肌接头移走时，肌松作用则终止。琥珀酰胆碱注射后，最初其血浆浓度最高，而在神经肌接头其浓度最低。随着琥珀酰胆碱在血浆和细胞外间隙中被降解，其浓度下降，琥珀酰胆碱则沿逆转的浓度梯度从接头向外弥散，其临床效果也随之逐渐消失。静脉注射琥珀酰胆碱 1mg/kg 的起效时间为 1 min，可以持续 5～8 min。血浆胆碱酯酶由肝在基因调控下合成，它的合成由一对等位基因 EU 和 EU 所控制。该酶的半衰期为 5～12 天。

琥珀胆碱的药理学

插管剂量：1～2 mg/kg

作用时间：10～12 min

代谢：血浆胆碱酯酶

不良反应
- 高钾血症
- 肌束震颤
- 肌痛
- 心动过缓
- 心搏骤停
- Ⅱ相阻滞
- 眼内压轻度上升
- 颅内压轻度上升
- 变态反应

5．哪些因素可降低琥珀酰胆碱的正常代谢？

血浆胆碱酯酶代谢琥珀酰胆碱的速度大约为 0.1 mg/(kg·min)。多种原因引起的该酶浓度的下降将降低代谢速度。然而这几乎没有什么显著的临床意义。该酶浓度下降 20%时，1mg/kg 琥珀酰胆碱的维持时间将延长 5 min 左右。

在怀孕期间，机体血浆胆碱酯酶活性下降 20%～30%。在产后 3 天，其活性最低，产后 2～6 周才恢复正常。新生儿只有约 50%的活性，3～4 岁达到正常水平。

一些疾病可降低机体血浆胆碱酯酶活性，包括肝炎、肝硬化、急性感染、癌症（特别是胃肠道）、慢性消耗性疾病、尿毒症、烧伤和肾衰等。但其却很少引起具有临床意义的琥珀酰胆碱阻滞时间的显著延长。

血浆胆碱酯酶可以被多种药物抑制，包括可逆性抑制和不可逆性抑制两类。据报道，用于治疗青光眼的滴眼药——二乙氧膦酰硫胆碱几乎可以使该酶的活性降为零，且属不可逆性。有机磷酸盐杀虫剂和某些抗肿瘤药物（如塞替派和环磷酰胺）也有类似的作用。可逆性抑制剂能短暂降低该酶活性，且降低程度较小，如新斯的明、吡斯的明和依酚氯铵等。其他可逆性抑制剂包括单胺氧化酶抑制剂、口服避孕药、局麻药和泮库溴铵等。

血浆胆碱酯酶存在变异已为大家所公认。有 4 个等位基因控制胆碱酯酶的生成，即普通的 E^U 基因、非典型基因 E^A、沉默基因 E^S 和能抵抗氟化物的 E^F 基因。纯合子可缩写为 UU、AA、SS 和 FF，杂合子也可以同样的方式缩写（如 UA）。这些酶的变异体在结构上存在一个氨基酸取代基，从而导致蛋白的水解活性发生改变。给予琥珀酰胆碱后，纯合子个体表现异常，可出现持续 1～2 h 的呼吸停止，而杂合子个体（UA、UF 和 US）呼吸停止则仅延长10～15 min。AF 杂合子个体在用药后需 30 min 才能恢复。

血浆胆碱酯酶的变异率具有群体特异性。AA 型变异体在伊朗犹太人中非常普遍（约 1∶175），而在亚洲人和非洲人中则最为少见（约 1∶25 000）。SS 型变异体在爱斯基摩人中非常普遍（约 1∶58），而在欧洲人中则很少见（约 1∶10 000）。FF 型变异体的发生率尚不清楚。杂合变异体普遍存在（约 1∶25），但其临床反应却鲜有明显不同（或难以觉察）。变异体的出现与酶活性（H、J 和 K）的下降相关，而对于杂合子个体，这种变化在临床上却难以区分。H 型变异体极为罕见，仅见于两个家族，酶活性下降 90%。J 型变异体的出现几率是 1∶150 000，酶活性下降 66%。K 型变异体的出现几率是 1∶100，酶活性下降 33%。

当患者对琥珀酰胆碱的反应延长时，可测定血浆胆碱酯酶的活性，并利用抑制剂定性评定其功能。抑制剂可用以鉴别 A、F 和 S 型变异体的反应。地布卡因（dibucaine）可显著抑制普通的 U 蛋白，中度抑制非典型的 A 蛋白，轻度抑制抵抗氟化物的 F 蛋白和沉默的 S 蛋白。氟化物可用于鉴别抗氟化物性变异体。

6．何谓Ⅱ相阻滞？

当给予大量琥珀酰胆碱或长时间持续给药时，阻滞的性质开始发生改变。阻滞的第 2 种形式叫做Ⅱ相阻滞、双相阻滞或去敏感化。在这种情况下，给予琥珀酰胆碱后患者的恢复时间大为延长，并且阻滞的特征也发生改变。使用琥珀酰胆碱后，肌肉对重复的神经刺激（4 个成串刺激）反应无变化，对强直刺激无衰减（图 23.2）。当发生Ⅱ相阻滞时，再给予 4 个成串刺激及强直刺激后，则出现明显衰减（T4/T1 小于 50%），强直刺激后增强反应也可见到。这些都是非去极化肌松药的典型表现，而不属于像琥珀酰胆碱这样的去极化肌松剂的特征。这种阻滞的出现与应用琥珀酰胆碱的时间及剂量相关。据报道，1h 给予 2～10 mg/kg 的琥珀酰胆碱就可能引发Ⅱ相阻滞。使用吸入麻醉药可加速它的发生。

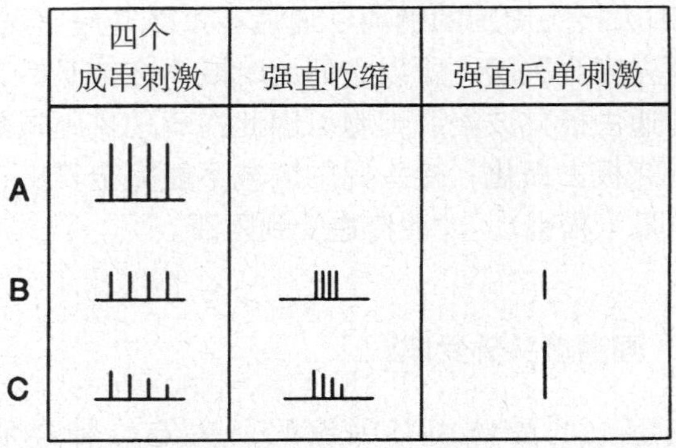

图 23.2 （A）正常肌肉、（B）Ⅰ相阻滞和（C）Ⅱ相阻滞的 4 个成串刺激的反应特性。

Ⅱ相阻滞的机制包括：受体的通道被琥珀酰胆碱阻滞；由于存在大量激动剂，使受体去敏感化；持续的离子外流引起接头细胞膜的变形等。通道阻滞是指用阻塞分子（如琥珀酰胆碱）干扰受体激活后的离子运动。当给予琥珀酰胆碱后，受体长时间处于激活状态，琥珀酰胆碱分子很可能就会进入受体通道，阻断离子的移动。受体被公认至少存在 3 种状态：激活、准备、去敏感化。即使激动剂和受体结合，去敏感化的受体也不会产生反应。激动剂长时间的作用被认为可促进受体去敏感化状态的形成。如果有足够的受体呈去敏感化或被阻滞，那么它们将不再参与维持终板的去极化状态，这是造成琥珀酰胆碱引起神经肌肉传导阻滞的一个主要原因。

存有非典型血浆胆碱酯酶的患者更可能发展为Ⅱ相阻滞。这可能是因为琥珀酰胆碱不会在到达神经肌肉接头前在血浆内被迅速代谢，从而造成大量的药物分子抵达受体位置。一些研究者注意到，由Ⅰ相阻滞转化为Ⅱ相阻滞期间，会出现一个对琥珀酰胆碱的快速耐受阶段。

7．Ⅱ相阻滞如何治疗?

不管其性质如何，治疗由琥珀酰胆碱引起的肌无力主要是保持气道通畅及进行正压通气，直至呼吸肌肌力恢复。Ⅱ相阻滞在 30～60 min 内能自然恢复。一些学者注意到，使用新斯的明或依酚氯铵可加速Ⅱ相阻滞的恢复。因为肌肉的反应不可预料，所以在此阶段必须注意神经肌肉肌张力的临床征象。

8．琥珀酰胆碱的其他不良反应有哪些?

琥珀酰胆碱可引起许多并发症，从轻微良性反应到严重者甚可致命，其中包括阻滞延长、肌痛、升高颅内压、眼内压、胃内压、心律失常、咬肌痉挛、过敏、过敏样反应和高钾血症等。

5%～83%应用琥珀酰胆碱的患者可出现术后肌痛。该并发症在非卧床患者中更易发生，可以通过预先静脉注射少量非去极化肌松药或利多卡因来得以减轻。琥珀酰胆碱导致肌痛的机制是因为钙离子内流的结果，钙离子内流导致磷酯酶 A_2 激活，细胞结构被破坏。据报道，应用琥珀酰胆碱后的肌痛患者血清钙离子下降。细胞内钙离子浓度过高，导致非协调性肌肉收缩，可引起肌梭损伤，这也是琥珀酰胆碱引起肌痛的另一机制。

琥珀酰胆碱引起眼内压升高 5～15 mmHg，持续约 10 min。这是由眼外肌的肌束震颤所致。然而 Kelly 等在 1993 年报道，在去除眼外肌后，仍出现眼内压的上升。虽然注射琥珀酰胆碱可能会加重开放性眼外伤，但发表于 1985 年的报道并没有显示使用琥珀酰胆碱可使眼损伤加重。对于眼开放性损伤的患者，琥珀酰胆碱的使用仍存在争议。

注射琥珀酰胆碱也可导致胃内压增加。这是由可见的肌束震颤所引起。可以通过预先注射少量非去极化肌松剂减少此并发症。

实验动物在注射琥珀酰胆碱后，颅内压升高。对于人而言，这个问题则显得非常复杂，因为很难把琥珀酰胆碱的影响和在同一时间内发生的其他事情的影响分开。关于颅内压升高患者使用琥珀酰胆碱的安全性，不同的专家表达了不同的观点。对使用琥珀酰胆碱后脑干疝形成的潜在风险和使用其他肌肉松弛剂起效时间延长造成的呼吸道管理困难，需要认真权衡。

心律失常也和注射琥珀酰胆碱有关。快速型心律失常可能发生，但危险小于心动过缓。心动过缓多发生在儿童，但当第二次应用琥珀酰胆碱时，成人也可发生。这可通过预先注射迷走神经拮抗剂来缓解。琥珀酰胆碱的代谢产物似乎不会引起心律失常，因为输注琥珀酰胆碱并不会引起心律失常。

咬肌痉挛是一个复杂问题。注射琥珀酰胆碱后出现咬肌痉挛被认为是恶性高热的前兆。在很多出现咬肌痉挛的患者，对恶性高热敏感的肌肉活组织检查呈阳性。因为琥珀酰胆碱是恶性高热的触发因素，所以有些作者认为，此时应放弃手术，并按恶性高热进行监测。在 1991 年，Little 等人进行了一项大样本的回顾性研究。在该研究中，出现咬肌痉挛的患者继续麻醉和手术时均没有发展为恶性高热，然而一些人则出现了与恶性高热有关的生化异常。1998 年，VanDer Speak 等报道，儿童应用琥珀酰胆碱后咬肌肌张力增高，而肢体肌肉松弛。这可能是对琥珀酰胆碱肌松反应的一种变异，然而不能排除它发展为恶性高热的可能性。琥珀酰胆碱导致的咬肌痉挛的临床处理仍有争议。

持续的全身肌肉挛缩和恶性高热的发生有关联，因此必须有别于单独的咬肌痉挛进行处理。持续的肌肉痉挛也可以发生在肌强直和皮肌炎患者。此时，喉镜检查会很困难，但很少出现代谢紊乱。

麻醉中使用的许多药物都可以引发过敏和类过敏反应。肌肉松弛剂最为多见（约 80%），而琥珀酰胆碱在肌肉松弛剂中最为多见（约 54%）。

高钾血症是琥珀酰胆碱引起的一种严重并发症。在特定条件下，烟碱受体上调（增生）。在发生这种受体数量增加的同时，还出现了接头外受体。当它们和琥珀酰胆碱结合后，促使细胞内钾离子大量外流，导致高钾血症。使用琥珀酰胆碱后，血清钾离子浓度常常上升 0.5～1.0 mEq/L，钾离子浓度上升可持续 10～15 min。在一些病理状态下，机体的这种反应可能会更为剧烈。曾有人测量，机体血清钾离子浓度甚至可增加 7.0 mEq/L。急性高钾血症能引起 T 波高尖、心脏传导阻滞、室性心律失常和心电图为正弦波的心搏骤停。使用琥珀酰胆碱后易导致高钾血症的疾病列于表 23.1。

表 23.1　应用琥珀酰胆碱导致高钾血症的疾病

烧伤
脊髓损伤
脑闭合性损伤
脑卒中
蛛网膜下腔出血
颅内肿瘤
外周神经病变
僵直性痉挛
格林巴利综合征
横纹肌肉瘤
腹腔内感染
长期卧床
多发性创伤
挤压伤
肾衰

高钾血症

对心脏的影响
- 心动过缓，甚至心搏骤停
- 室颤

心电图表现
- T 波高尖
- ST 段压低
- PR 间期延长
- P 波脱落
- R 波振幅降低
- QRS 波增宽

处理措施
- 拮抗
  - 氯化钙 0.5～1.0 g 静脉注射，如果心电图示改变持续存在，可每 5 min 重复注射
- 碱化血液
  - 过度通气
  - 碳酸氢钠 50 mEq 静脉注射，可每隔 10～15 min 重复注射
- 使钾离子内流
  - 常规胰岛素 5～10 U 加入 25 ml 50%葡萄糖中，静脉注射
- 清除钾离子
  - 聚苯乙烯磺酸钠加山梨醇 50 克
  - 透析

许多作者认为，机体在外伤后几个月存在一个安全期。文献资料对此还没有详细地进行记录。因此，必须权衡出现高钾血症的潜在危险和应用琥珀酰胆碱的益处。

对肾衰竭患者应用琥珀酰胆碱还存有争议。应用琥珀酰胆碱后，其血清钾离子浓度的上升并不比常人显著。因为肾衰竭患者基础钾离子水平通常较高，所以一些学者认为，使用琥珀酰胆碱后，即使正常情况下仅造成其血钾浓度的轻微增加，也会使其陷入发生心律失常的危险境地。显而易见，基础钾离子水平是决定在这些患者应用琥珀酰胆碱安全与否的关键。

使用琥珀酰胆碱后由高钾血症引起的心律失常必须快速诊断和治疗。过度通气和应用碳酸氢盐都可碱化血液，高钾血症对之反应良好，它可以促使钾离子向细胞内转移。静脉注射氯化钙 15 mg/kg 能拮抗高钾血症引起的心脏传导阻滞，并可以使心脏转复窦性心律。应用胰岛素和葡萄糖（10 U 普通胰岛素加入 25 ml 50%的葡萄糖液中）也可以促进钾离子内流进入细胞。

9．琥珀酰胆碱的禁忌证有哪些?

琥珀酰胆碱禁忌证应由其已知的并发症决定。

神经断裂后 1～3 天，去神经状态导致接头外受体上调，禁忌使用琥珀酰胆碱。对于一些不常见的神经肌肉疾病，如肌强直和皮肌炎等，给予琥珀酰胆碱后常出现持续性肌肉收缩。问题在于细胞内缺陷，而不是神经肌接头的缺陷。出现这种情况常造成机械通气和喉镜检查困难。

最近，有关儿童使用琥珀酰胆碱的建议已被修订。由于事先没有诊断出神经肌肉疾病，包括肌营养不良，数例儿童使用琥珀酰胆碱后出现高钾血症，导致心搏骤停。因此，琥珀酰胆碱应仅用于那些需要快速诱导或紧急控制呼吸道的儿童。

（李云峰译　陈卫民　刘金锋校）

琥珀酰胆碱的禁忌证

肌肉去神经状态
- 脊髓横断
- 脑血管意外导致偏瘫或轻偏瘫
- 大神经丛损伤
- 长期卧床
- 进行性侧索硬化

烧伤

挤压伤

神经肌肉疾病
- 横纹肌肉瘤
- 肌强直
- 皮肌炎
- 恶性高热

肾衰竭?

假性胆碱酯酶缺乏

可疑困难插管

颅内压升高

眼内压升高

过敏

推荐阅读

Bevan DR, Donati F: Muscle relaxants. pp. 419–447. In Barash PG, Cullen BF, Stoelting RK (eds): Clinical Anesthesia, 4th edition. Lippincott Williams & Wilkins, Philadelphia, 2001

Bevan DR, Donati F, Kopman AF: Reversal of neuromuscular blockade. Anesthesiology 77:785–805, 1992

Booij LH: Neuromuscular transmission and its pharmacological blockade. Part 2: Pharmacology of neuromuscular blocking agents. Pharmacy World Sci 19:13–34, 1997

Book WJ, Abel M, Eisenkraft JB: Adverse effects of depolarizing neuromuscular blocking agents: incidence, prevention, and management. Drug Safety 10:331–349, 1994

Fisher DM: Neuromuscular blocking agents in paediatric anaesthesia. Br J Anaesth 83:58–64, 1999

Gronert GA: Cardiac arrest after succinylcholine: mortality greater with rhabdomyolysis than receptor upregulation. Anesthesiology 94:523–529, 2001

Kelly RE, Dinner M, Turner LF, et al.: Succinylcholine increases IOP in the human eye with the extraocular muscles detached. Anesthesiology 79:948–952, 1993

Korvarick WD, Mayberg TS, Lam AM, et al.: Succinylcholine does not change intracranial pressure, cerebral blood flow velocity, or the electroencephalogram in patients with neurologic injury. Anesth Analg 78:469–473, 1994

Lando G, Mosca A, Bonora R, et al.: Frequency of butyrylcholinesterase gene mutations in individuals with abnormal inhibition numbers: an Italian population study. Pharmacogenetics 13:265–270, 2003

Littleford JA, Patel LR, Bose D, et al.: Masseter spasm in children: implications of continuing the triggering anesthetic. Anesth Analg 72:151–160, 1991

Martyn JAJ, White DA, Gronert GA, Jaffe RS, Ward JM: Up- and down regulation of skeletal muscle acetylcholine receptors' effects on neuromuscular blockers. Anesthesiology 76:822–843, 1992

Naguib M, Lien CA, Aker J, et al.: Posttetanic potentiation and fade in the response to tetanic and train-of-four stimulation during succinylcholine-induced block. Anesth Analg 98: 1686–1681, 2004

Pantuck EJ: Plasma cholinesterase: gene and variations. Anesth Analg 77:380–386, 1993

VanDerSpeck AFL, Fang WB, Ashton-Miller JA, et al.: Increased masticatory muscle stiffness during limb muscle flaccidity associated with succinylcholine administration. Anesthesiology 69:11–16, 1988

病例

24 非去极化神经肌肉阻滞

Mark Abel, MD

患者，女，60 岁，体重 60 kg，诊断为结肠癌，准备行结肠部分切除术。该患者同时伴有颞动脉炎和二尖瓣脱垂，其他身体状况良好。目前用药包括：每日口服泼尼松 40 mg，每 6 h 静脉滴注氨苄西林 2.0 g，每 12 h 静脉滴注庆大霉素 80 mg。在手术切皮前静脉注射泮库溴铵 4.0 mg。2 h 后，4 个成串刺激监测仍无颤搐反应。

问题

1. 非去极化肌松剂产生神经肌肉传导阻滞的机制是什么？
2. 如何区分常用的非去极化肌松剂？
3. 除神经肌肉松弛剂外，其他药物引发神经肌肉传导阻滞的机制是什么？
4. 抗生素对神经肌肉传导阻滞有何影响？
5. 除抗生素外，其他药物对神经肌肉传导阻滞有何影响？
6. 影响拮抗神经肌肉传导阻滞作用的代谢性因素有哪些？

1．非去极化肌松剂产生神经肌肉传导阻滞的机制的机制是什么？

非去极化肌松剂通过以下机制产生神经肌肉传导阻滞：

- 与乙酰胆碱竞争神经肌肉接头后膜上的乙酰胆碱受体亚单位
- 竞争性抑制乙酰胆碱对运动终板上乙酰胆碱受体的刺激
- 也有证据表明，阻断神经肌肉接头前膜的乙酰胆碱受体，能减少运动神经受刺激时乙酰胆碱的释放
- 非竞争性阻断开放的神经肌肉接头后膜上的乙酰胆碱通道，也能发挥微小的作用

2．如何区分常用的非去极化肌松剂？

所有非去极化肌松剂都能通过竞争性抑制神经肌肉接头后膜上的乙酰胆碱受体，降低横纹肌的张力。有些肌松剂也影响接头前膜的乙酰胆碱受体。临床上区分非去极化肌松剂的重要参数包括：起效时间、消除时间、消除途径和效能（表 24.1）。罗库溴铵是非去极化肌松剂中惟一起效迅速的药物。其插管剂量是使 95%肌肉颤搐高度产生抑制的有效剂量（ED_{95}）的 2～3 倍，能在 60～90 秒后提供良好的插管条件，起效时间与琥珀酰胆碱接近，但并不相同。

3．除神经肌肉松弛剂外，其他药物引发神经肌肉传导阻滞的机制是什么？

大多数药物与神经肌肉松弛剂有协同作用，增强其阻滞程度；然而，也有一些药物具有拮抗作用。一些药物能直接影响神经肌肉传导，而另一些药物则通过在其他部位的相互作用产生影响。有时不能用单一机制来解释其相互作用。这些部位包括：运动神经、神经末梢、终板、烟碱能受体、神经肌肉接头后膜，以及干扰兴奋收缩偶联。非神经肌肉部分包括中枢神经系统和代谢机制。

4．抗生素对于神经肌肉传导阻滞有何影响？

很多抗生素都可影响神经肌肉传导，增强神经肌肉松弛剂的阻滞作用。

与镁的作用相似，氨基糖苷类抗生素通过减少神经末梢乙酰胆碱的释放，增强非去极化肌松药的阻滞作用。此外，氨基糖苷类抗生素还可降低乙酰胆碱受体对乙酰胆碱的敏感性。氨基糖苷类抗生素也可增强

表 24.1 非去极化肌松药的药理学

药物	临床 ED_{95} (mg/kg)	75–25RI (min)	清除半衰期（min）	代谢方式	不良反应
阿曲库铵	0.2	11~23	20	非酶性酯解，Hoffman 消除	皮肤红、低血压、支气管痉挛；大剂量导致组胺释放
顺阿曲库铵	0.05	11~23	20	非酶性酯解，Hoffman 消除	
杜什库铵	0.025		99	主要经肾排出	
美维库铵	0.07	6~8	18	血浆胆碱酯酶水解	大剂量导致组胺释放
泮库溴铵	0.07	24	145	主要经肾排出，部分通过肝降解	心动过速、迷走神经撕脱术
哌库溴铵	0.04	30~40	137	主要经肾排出，部分通过肝降解	
罗库溴铵	0.3	10~15	60~75	主要经肝代谢，部分通过肾排出	
d–筒箭毒碱	0.5	25~35	80	肾排出小量通过肝降解	低血压、自主神经节阻滞、组胺释放、前列腺素释放、皮肤潮红
维库溴铵	0.05	10~15	62	主要通过肝代谢部分通过肾排出	

ED_{95}，产生 95%肌肉颤搐高度抑制时的有效剂量；
RI，恢复指数。

增强神经肌肉传导阻滞的因素

既往罹患神经肌肉病变
- 重症肌无力
- 肌无力综合征

酸碱失衡
- 呼吸性酸中毒
- 代谢性碱中毒

电解质紊乱
- 低钙血症
- 低钾血症
- 低钠血症
- 高镁血症

强效吸入性麻醉药
- 氟烷
- 恩氟烷
- 异氟烷
- 七氟烷
- 地氟烷

局部麻醉药
- 利多卡因
- 普鲁卡因

抗生素
- 庆大霉素
- 新霉素
- 克林霉素
- 多粘菌素 B
- 四环素
- 链霉素
- 林可霉素

IA 类抗心律失常药物
- 奎尼丁
- 普鲁卡因胺

钙通道阻滞剂
- 维拉帕米（病例报道）

丹曲洛林

诱发神经肌肉传导阻滞抵抗的因素

皮质激素

甲基黄嘌呤

抗癫痫药物
- 苯妥英
- 卡马西平

去极化肌松药的阻滞作用，但人们对此研究甚少。

非氨基糖苷类抗生素也能增强神经肌肉传导阻滞作用。多粘菌素 B 可通过减少神经末梢乙酰胆碱的释放和降低终板离子通道的传导性，增强神经肌肉传导阻滞作用。与局麻药作用相似，它也可以降低肌肉的动作电位。去极化和非去极化肌松剂都会受其影响。克林霉素和林可霉素都能增强非去极化肌松药的阻滞作用，产生与镁不同的接头前膜作用。克林霉素也能产生局麻药样效应，而林可霉素则没有。四环素通过接头前膜发挥效应，增强非去极化神经肌肉阻滞剂的作用，但不能增强琥珀酰胆碱的阻滞作用。

5．除抗生素外，其他药物对神经肌肉传导阻滞有何影响？

局部麻醉药和ⅠA类抗心律失常药能阻断钠通道，降低神经肌肉的传递，影响轴突传导和乙酰胆碱的释放。在高浓度下，它们能降低终板和肌纤维膜的离子传导性。琥珀酰胆碱和非去极化肌松剂均受影响。钙通道阻滞剂能影响神经肌肉系统的钙离子传导，增强去极化和非去极化肌松药的阻滞作用。关于锂的效应还存有争议。它可能会增强去极化和非去极化肌松药的阻滞作用。血浆高浓度的镁（如先兆子痫和子痫的患者）可通过阻断神经末梢的钙离子传导性、稳定接头后膜，显著增强去极化和非去极化神经肌肉阻滞剂的作用。钙能很容易逆转前者的效应，但它对后者的效应是否有效仍难以预测。然而，对于镁和类似镁的效应，还应试用钙剂来逆转。丹曲洛林通过阻断兴奋–收缩偶联增强肌松剂的效应。二乙氧膦酰硫胆碱是一种胆碱酯酶抑制剂，有时用来治疗青光眼，它可以与血浆胆碱酯酶产生显著的相互作用，延长琥珀酰胆碱的作用时间。化疗药物环磷酰胺能显著降低血浆胆碱酯酶浓度，减慢琥珀酰胆碱降解的代谢率。免疫抑制剂环孢霉素 A 可增强阿曲库铵和维库溴铵的作用。

以上我们主要讨论了不同药物对神经肌肉传导阻滞的增强作用，而一些药物对神经肌肉松弛剂有抵抗的作用，如皮质激素、甲基黄嘌呤和抗癫痫药物。皮质激素可通过增加突触前乙酰胆碱水平，减弱非去极化肌松剂的作用。对于这种效应的临床意义仍存有争议。甲基黄嘌呤依赖磷酸二酯酶机制产生抵抗作用。

6. 影响拮抗神经肌肉传导阻滞作用的代谢性因素有哪些？

呼吸性酸中毒和代谢性碱中毒能增强神经肌肉传导阻滞的程度，使拮抗变得十分困难。全麻患者术后都有一定程度的呼吸性酸中毒。低体温、低钾、高镁和低钙时，对神经肌肉传导阻滞的拮抗均十分困难。

（李云峰　陈卫民译　刘金锋校）

推荐阅读

Cammu G: Interactions of neuromuscular blocking drugs. Acta Anaesthesiol Belg 52:357–363, 2001

Feldman S, Karalliedde L: Drug interactions with neuromuscular blockers. Drug Safety 15:261–273, 1996

Magleby KL, Pallotta BS, Terrar DA: The effect of tubocurarine on neuromuscular transmission during repetitive stimulation in the rat, mouse, and hog. J Physiol (Lond) 312:97, 1981

Moore EW, Hunter JM: The new neuromuscular blocking agents: do they offer any advantages? Br J Anaesth 87:912–925, 2001

Ostergaard D, Engbaek J, Biby-Mogensen J: Adverse reactions and interactions of the neuromuscular blocking drugs. Med Toxicol Adverse Drug Experience 4: 351–368, 1989

病 例

25 非去极化肌松药的拮抗

Mark Abel, MD

患者，女，50 岁，无特殊既往史，拟行全子宫切除术。用硫喷妥钠和泮库溴铵行全麻诱导。90 min 后手术结束。TOF 监测显示单一颤搐反应，决定对其神经肌肉传导阻滞进行拮抗。

问题

1. 终止非去极化肌松药作用的对策有哪些？
2. 临床上相关的胆碱酯酶抑制剂有哪些？
3. 胆碱酯酶抑制剂的作用机制是什么？
4. 肌松拮抗剂的常用剂量及作用持续时间是多少？
5. 怎样联合应用抗胆碱药与胆碱酯酶抑制剂？
6. 胆碱酯酶抑制剂作用的起效特点是什么？
7. 环糊精拮抗肌松药的作用机制是什么？
8. 神经肌肉传导阻滞恢复的临床指标有哪些？

1．终止非去极化肌松药作用的对策有哪些？

传统上，有两套终止非去极化肌松药作用的方案。当肌松药逐渐从受体部位弥散出来时，肌力就会恢复。因此，随着时间的推移肌力会自然恢复。也可以选择应用胆碱酯酶抑制剂，其抑制作用使大量的乙酰胆碱在神经肌肉接头处与乙酰胆碱受体竞争性结合。依靠乙酰胆碱在数量上的相对优势，非去极化肌松剂的阻滞作用可被部分或完全拮抗。

目前，一种全新的逆转神经肌肉传导阻滞作用的方法正在进行试验。环糊精可以包裹非去极化肌松剂，有效地将其血浆浓度降低到零。

2．临床上相关的胆碱酯酶抑制剂有哪些？

临床上相关的胆碱酯酶抑制剂包括：新斯的明、吡啶斯的明和依酚氯铵（表 25.1）。它们都含有季铵基结构，所以不能通过血脑屏障。毒扁豆碱含有叔铵基，可产生很强的中枢作用，因此通常不用作肌松拮抗剂。

胆碱酯酶的活性部分包括一个阴离子位点和一个酯化位点。这个阴离子位点通过静电与胆碱或胆碱酯酶抑制剂的四价氮离子相互作用，而酯化位点则与依酚氯铵通过氢键或与新斯的明通过共价键发生相互作用。由依酚氯铵建立的静电和氢键可以被快速逆转，然而由新斯的明建立的共价键需要更多的时间（半衰期约 30 分钟）才会断裂，从而导致新斯的明分子水解为两个片段。与之不同，依酚氯铵与胆碱酯酶相互作用产生一个完整的依酚氯铵分子，随后由肾清除。

3．胆碱酯酶抑制剂的作用机制是什么？

简单且公认的胆碱酯酶抑制剂的作用机制是质量作用定律。由于使用胆碱酯酶抑制剂后，大量的乙酰胆碱出现在神经肌肉接头处，增加了乙酰胆碱和接头后受体的作用。大量乙酰胆碱有效地和非去极化肌松药竞争接头后膜上 N 受体的结合位点。另外，季铵基对骨骼肌还有直接刺激作用。当胆碱酯酶抑制剂作用于去神经支配的肌肉或神经末梢缺乏乙酰胆碱的肌肉时，肌肉也会产生收缩。同样，胆碱酯酶抑制剂可使运动神经纤维上的单一动作电位转变为重复放电。此种重复放电波沿轴突向上逆传，刺激同一运动单位的其他神经放电，从而导致肌肉收缩加强。

4．肌松拮抗剂的常用剂量及作用持续时间是多少？

拮抗剂推荐的逆转剂量取决于神经肌肉阻滞的程度及所用肌松药的种类。新斯的明的效能是吡啶斯的明的 5 倍，是依酚氯铵的 12 倍。它们的常用剂量分别为新斯的明 0.04～0.06 mg/kg、吡斯的明 0.21 mg/kg 和依酚氯铵 0.5 mg/kg（表 25.1）。这些药物的起效时间不同。依酚氯铵的起效时间最快，大约 1 min 后达到峰效应。新斯的明和吡啶斯的明的起效相对较慢，分别在 6 min 和 15 min 时达到峰效应。在应用中效或长效的肌松药后，如果残余中等程度的肌松（用 TOF

表 25.1 常用的胆碱酯酶抑制剂和抗胆碱药

药物	常用剂量（mg/kg）	起效时间（min）	持续时间（min）
胆碱酯酶抑制剂			
新斯的明	0.06	6	60~120
依酚氯铵	0.5~1.0	1~2	60~120
吡啶斯的明	0.2	15	60~120
抗胆碱药			
阿托品	与依酚氯铵联用时 0.01 与新斯的明联用时 0.02	1	30
格隆溴铵	与新斯的明或吡啶斯的明联用时 0.01	2~3	60

监测判定），那么常用的胆碱酯酶抑制剂足以拮抗非去极化神经肌肉阻滞。

对于长效肌松药（如筒箭毒碱、泮库溴铵、哌库溴铵和杜什库铵等）引起的深度神经肌肉传导阻滞（$T_1/T_C = 10\%\sim25\%$），即使应用大剂量的依酚氯铵（如 0.5～1mg/kg）也难产生可靠的拮抗效能。因此，依酚氯铵不宜作为深度神经肌肉传导阻滞的拮抗剂。

5. 怎样联合应用抗胆碱药与胆碱酯酶抑制剂？

胆碱酯酶抑制剂可引起所有效应器部位乙酰胆碱浓度显著升高。虽然其作用于神经肌肉接头 N 受体，促进了神经肌肉的传导，但乙酰胆碱浓度的升高在内脏终末器官却产生了许多不良反应。这些反应是由 M 亚型乙酰胆碱受体所介导。阿托品和格隆溴铵可以预防这些胆碱能效应（表 25.1）。

最显著和最可怕的胆碱能效应发生于心脏。胆碱酯酶抑制剂可能引起极度的心动过缓、结性或室性逸搏、甚至心搏骤停。其他不良效应还有胃肠蠕动增加、唾液分泌过多和腹泻等。肺脏系统也受影响，呼吸道分泌物增多和支气管痉挛可导致患者哮喘发作和通气困难。

为预防不良反应，胆碱酯酶抑制剂应与抗胆碱能药联合应用，即阿托品或格隆溴铵。联合应用此两种药物可预防危及生命的缓慢型心律失常，并抑制呼吸道分泌，避免发生通气困难。

因为阿托品的起效时间比格隆溴铵更快，因此它通常和依酚氯铵一起联合应用。在给予依酚氯铵之前，先给予 0.01mg/kg 阿托品。一旦出现心动过速，则给予适量的依酚氯铵。这确保了阿托品迷走神经松弛效应先于依酚氯铵的迷走神经紧张效应起效。0.02mg/kg 的阿托品可以和新斯的明混合或先于新斯的明注射。因为阿托品的起效迅速，所以可能导致心动过速。格隆溴铵起效时间慢于阿托品，所以通常和新斯的明一起使用以抵消变时性效应。新斯的明和格隆溴铵可分开注射，也可在同一注射器里一起注射。后一方法总体上是安全的，但对于存在心脏传导障碍或病窦综合征的患者，则不应该这样给药，因为会发生危及生命的心动过缓。偶尔也有患者对抗胆碱能药物无反应性心率加速。这些患者不宜使用胆碱酯酶抑制剂，除非他们已安置了起搏器。另外，肌松药也能自然代谢。

乙酰胆碱酯酶治疗的不良反应

迷走神经刺激
- 窦性心动过缓
- 窦性停搏
- 心房传导减慢
- 房室结传导减慢

平滑肌收缩
- 支气管收缩
- 胃肠道和膀胱紧张性增加
- 瞳孔缩小

分泌物增多
- 唾液
- 气管和支气管

神经肌肉阻滞
- 在无非去极化神经肌肉阻滞时强直衰减增加
- ？胆碱能危象

6. 胆碱酯酶抑制剂作用的起效特点是什么？

当单次肌颤搐的高度超过对照值的 20%时，胆碱酯酶抑制剂可快速拮抗神经肌肉传导阻滞。单次肌颤搐高度越低，恢复时间越长，有时需 30～40 min。当给予 TOF 刺激而无颤搐出现时，使用抗胆碱酯酶药通常可导致部分麻痹，这种情况下拔管并不安全。

7. 环糊精拮抗肌松药的作用机制是什么？

环糊精是能包裹罗库溴铵的一种中空形状的大分子。当罗库溴铵从神经肌肉接头弥散出来，它和环糊精组成了一个寄生宿主复合体，肌松可迅速恢复。环糊精也可逆转其他的非去极化肌松药，但仍需进一步研究。由于环糊精没有抑制胆碱酯酶，所以不会发生自发性不良反应，包括心血管和其他的胆碱能效应。

8. 神经肌肉传导阻滞恢复的临床指标有哪些？

对神经肌肉传导阻滞的拮抗是为确保患者能有足

拔管指征

依赖患者的主观标准
- 抬头可持续 5 秒钟
- 可自主伸舌
- 肺活量大于 15 ml/kg

不依赖患者的客观标准
- 吸气力大于−53 cmH_2O
- 当吸入 40%氧时，PaO_2 >80 mmHg
- 咽反射存在
- 当给予 50 赫兹的强直刺激时，5 秒钟不衰减

够的分钟通气量和满意的气道保护。为了达到这两个目标，在临床上提出一些预测指标，包括持续抬头达 5 秒钟和伸舌等。这些检测特别是抬头是非常好的临床恢复指标。然而，它们都需要患者配合，因此并不适用于所有患者。

负压吸气力也已经被看作一个肌力恢复的指标。当吸气力达 -25 cmH_2O 时，可获得满意的分钟通气量。到目前为止，这仍被视为拔管的一个标准。然而，直到吸气力达 -42 和 -53 cmH_2O 时，机体的吞咽和保护呼吸道的能力才能分别恢复。

神经肌肉传导检测通常用来评估神经肌肉传导阻滞是否得到充分恢复。肌动图描记的 T_4/T_1 比例达0.7 或肌电图描记的 T_4/T_1 比例达 0.9，说明神经肌肉功能已经基本恢复。在标准的颤搐监护中，视觉观察或手动触诊倾向于低估阻滞的深度。当监护仪上可看到四个成串刺激衰减时，不应该拔除气管插管。

（陶炳东译　陈卫民　刘金锋校）

推荐阅读

Adam JM, Bennett DJ, Bom A, et al.: Cyclodextrin-derived host molecules as reversal agents for the neuromuscular blocker rocuronium bromide: synthesis and structure–activity relationships. J Med Chem 45:1806–1816, 2002

Bevan DR, Donati F, Kopman AF: Reversal of neuromuscular blockade. Anesthesiology 77:785, 1992

Cameron KS, Clark JK, Cooper A, et al.: Modified gamma-cyclodextrins and their rocuronium complexes. Org Lett 4: 3403–3406, 2002

Epemolu O, Bom A, Hope F, et al.: Reversal of neuromuscular blockade and simultaneous increase in plasma rocuronium concentration after the intravenous infusion of the novel reversal agent Org 25969. Anesthesiology 99:632–637, 2003

Kopman AF: Edrophonium antagonism of pancuronium-induced neuromuscular blockade in man: a reappraisal. Anesthesiology 51:139, 1979

Pavlin EG, Holle H, Schoene RB: Recovery of airway protection compared with ventilation in humans after paralysis with curare. Anesthesiology 70:381, 1989

Power SJ, Jones RM: Reversal of profound paralysis: use of large doses of edrophonium to antagonize vecuronium and pancuronium induced neuromuscular blockade. Acta Anaesthesiol Scand 33:478, 1989

Shorten GD, Ali HH, Goudsouzian NG: Neostigmine and edrophonium antagonism of moderate neuromuscular block induced by pancuronium or tubocurarine. Br J Anaesth 70:160, 1993

Weber S, Muravchick S: Electrical and mechanical train of four responses during depolarizing and non-depolarizing neuromuscular block. Anesth Analg 65:771, 1986

病例

26 神经肌肉接头功能监测

Mark Abel, MD

在购买一种新的非去极化肌松药前，医院需要对其进行一定的评估。要在100例患者中用肌电描记方法来测算出其半数有效量、ED_{50}（产生50%颤搐高度抑制的有效剂量）和ED_{95}（产生95%颤搐高度抑制的有效剂量）。

问题

1. 为什么在临床麻醉中监测神经肌肉功能很必要?
2. 何谓肌动图?
3. 何谓肌电图?
4. 临床使用的神经刺激器都有哪些类型?
5. 何谓加速度仪?
6. 何谓肌音描记法?
7. 神经刺激模式类型和模式选择的关联性是什么?

1. 为什么在临床麻醉中监测神经肌肉功能很必要?

肌松药通过影响神经肌肉的传导来达到肌肉松弛或临床肌张力消失。这些药物作为麻醉辅助用药会在临床麻醉中频繁使用，所以监测神经肌肉传导阻滞深度和恢复程度非常必要。它能确保提供合适的气管插管条件、充分的外科肌松，且在气管插管拔除之前指导使用肌松拮抗剂，使肌力充分恢复。

2. 何谓肌动图?

肌动图（mechanomyograph，MMG）是神经肌肉监测中一种传统的标准测量方法。通过电流刺激外周神经，使该运动神经的所有轴突充分去极化。所用电流通常是 50～60 mA，被称作超强刺激。在此基础上，增加刺激并不能产生更强的反应性。神经受电流刺激会产生去极化波，导致神经末梢乙酰胆碱的释放，继而顺序产生终板电位、运动神经去极化和肌肉收缩。机械性抽搐的张力可通过力传感器来测量。力的向量必须和传感器对齐，不然测量到的结果会不准确。而且，肌肉必须事先外加一定的张力（100～300 g），以确保获得最合适的收缩力。显然，MMG 监测仪必须细心使用，以确保测量的准确性和连续性。MMG 专为预选部位设计，通常用于测定刺激尺神经引起的拇短收肌的肌力。

3. 何谓肌电图?

肌电图（electromyography，EMG）是一种更为方便的测量神经肌肉功能的方法。同 MMG 一样，通过用超强刺激电流来刺激外周运动神经，然后描记肌肉的电反应和复合动作电位。刺激电极放在外周神经周围，记录电极放在神经所支配的肌肉旁。同时放置接地电极。与 MMG 不同，刺激反应表现为电反应，而非机械反应，因而 EMG 不需要事先选择好肌肉，也不需要精确的力矢量测量，因为 EMG 并不是为特定的肌肉所设计，也不需要对所研究的肌肉直接连续测量，所以通过 EMG 能研究很多种类的肌肉。

4. 临床使用的神经刺激器都有哪些类型？

用于主观肉眼观察或触摸应答反应的外周神经刺激器在实践中被广泛应用。尽管这些神经刺激器提供了一个主观的可能不精确的结果，但是它简洁、人性化，而且价格也不贵。结合临床声波测试和判断，这些神经刺激器足以评价神经肌肉反应程度。直接刺激肌肉可以模拟出神经肌肉反应。神经肌肉应答反应的评估必须小心谨慎，避免用电流直接刺激肌肉。例如，测量刺激尺神经的反应时，应观察或者触摸拇短收肌。该部位远离刺激电极，从而可以减少直接刺激肌肉的可能性。其他可用的刺激部位包括面神经、胫后神经和腓总神经。不管选择什么部位，不同观察者得出的定量评估结果都会有很大差异。

5. 何谓加速度仪?

测量肌肉加速度是一种监测神经肌肉反应的新方法。给尺神经施加一超强刺激，同时在拇指上放置一个传感器来测量它的运动加速度。加速度描记法和其他监测模式具有很好的相关性。和 MMG、EEG 一样，加速度仪在神经肌肉传导阻滞的定量测量中很有用。

6. 何谓肌音描记法?

肌音描记法是一种通过测量低频声波来监测神经肌肉应答的新方法。在肌肉收缩过程中能产生一种低频声波，它们能被特殊的麦克风监测，从而测量神经肌肉阻滞的程度。这种监测形式在广泛使用前还需要进一步研究。

7. 神经刺激模式类型和模式选择的关联性是什么?

最简单的模式是单次肌颤搐刺激（图 26-1）（简称单刺激）。这种刺激是一种时程为 0.1～0.3 毫秒的矩形脉冲，频率大于 0.15 Hz 的单刺激可造成衰减，所以在测量过程中使用 0.1 Hz 的间歇刺激，同时需要一个超强刺激。先测量和记录作为对照值（使用肌松药前）的单次肌颤搐反应（T_C），之后测量的单次肌颤搐反应都与对照值相比（T_1/T_C）。这个比值在研究中具有重要的作用，可用来测定肌松药的相对效能，定量肌松药的恢复率。单刺激也有它的局限性。在给

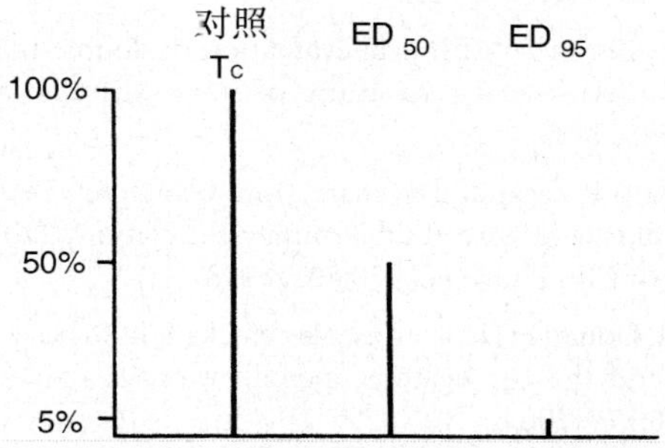

图 26.1　单次肌颤搐高度和肌松药起效后肌颤搐抑制测定示意图。刺激频率小于 0.15 Hz，测定值与对照值（T_C）进行比较以测定。

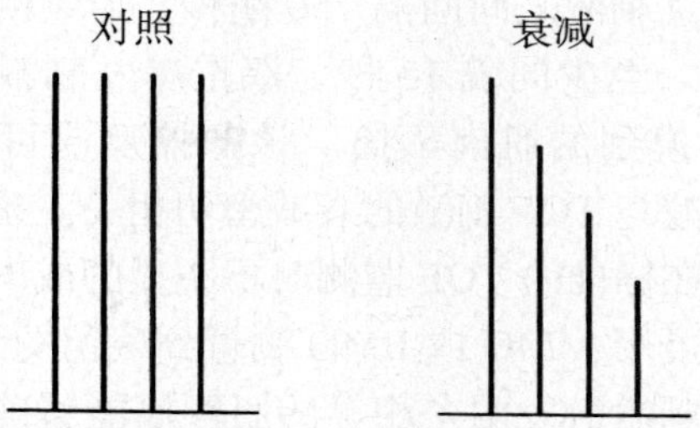

图 26.2　4 个成串刺激测定示意图。必须间隔 10~12 秒。

肌松药之前需要记录一个对照值。另外，颤搐高度充分恢复到对照值的水平并不能保证神经肌肉接头的功能正常。

临床上有用的刺激模式（图 26.2）是四个成串（train-of-four，TOF）刺激模式。当外周神经受到频率大于 0.15 Hz 的电流刺激时，肌肉的应答将发生衰减。所测量的第四个颤搐和第一个颤搐的比率（T_4/T_1）称为 T_4 比率。临床上，这 4 个刺激所使用的频率是 2 Hz，每个刺激之间有 10～20 秒的间歇，以确保获得最大的颤搐高度。TOF 刺激的衰减是非去极化肌松剂的一种特性，是一种突触前现象。在未出现双相阻滞的情况下，去极化肌松剂在 TOF 刺激下并不出现衰减。与单刺激相比，TOF 刺激的优点是不需要记录对照值。

此外，当第一个颤搐充分恢复后，仍能观察到第四个颤搐的衰减，提示 TOF 刺激监测比单刺激监测能更敏感地反应神经肌肉传导阻滞情况。在MMG 上大于 0.7 或在 EMG 上大于 0.9 的 T_4 比率，与非去极化肌松药的神经肌肉阻滞恢复的临床征象密切相关。在大多数临床情况下，当通过人手触摸或肉眼观察时，TOF 常常低估肌颤搐的衰减程度，因而手触摸或肉眼观察到颤搐衰减时不应该拔除气管插管。

当第一个颤搐高度是对照值的 25%时，第四个颤搐完全消失。此时，通常足以满足外科手术的肌松要求。当第一个颤搐被抑制 80%时，第三个颤搐消失；第一个颤搐被抑制 90%时，第二个颤搐消失。如此程度的肌肉松弛有利于完成气管插管。

高频率（30～200 Hz）的神经刺激被称为强直刺激，能诱发未肌松的肌肉出现没有衰减的强直反应（图 26.3）。在手术室中通常使用 50 Hz 的生理频率。更高频率的刺激即使在未使用肌松药的情况下也会引起衰减反应，因此可造成临床监测太过敏感。当刺激频率为 50 Hz 时，只有在使用非去极化肌松药或发生双相阻滞时才会出现强直衰减。如上所述，强直衰减属于突触前阻滞现象，是由于肌松药对突触后乙酰胆碱受体的竞争性阻滞促使突触前乙酰胆碱的存储减少。突触前乙酰胆碱受体的阻滞也可能起到一定的作用。对 50 Hz 强直刺激的持久性反应与机体气道保护能力密切相关。

强直刺激可引起被称为强直后易化的现象。在强直刺激后，机体对单刺激或 TOF 刺激的反应增强。当使用 50 Hz 的强直刺激 5 秒钟后，需要 2 分钟的恢复期来避免强直后易化现象。因此，必须注意避免在 TOF 刺激之前给予强直刺激。当出现较深的神经肌肉传导阻滞，并且 TOF 刺激颤搐完全消失时，在强直刺激后 TOF 刺激反应的出现（强直后易化）预示阻滞开始恢复，而且最终可被逆转。

另一种模式是双重爆发刺激。两个短暂（0.2 毫

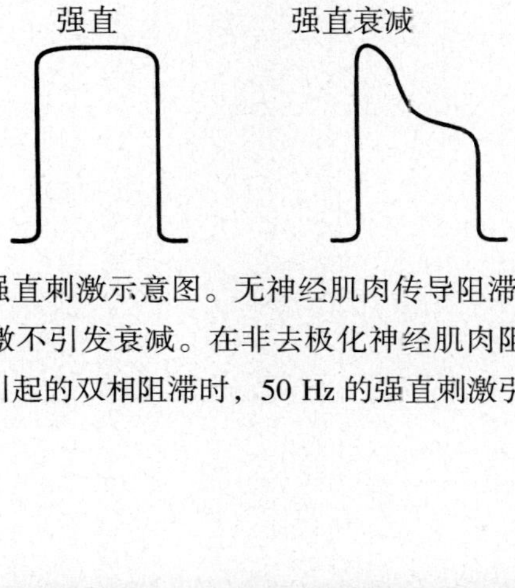

图 26.3　强直刺激示意图。无神经肌肉传导阻滞时，50 Hz 的强直刺激不引发衰减。在非去极化神经肌肉阻滞或去极化肌松药引起的双相阻滞时，50 Hz 的强直刺激引发衰减。

秒）的强直刺激之间间隔 750 毫秒。连续测定双重爆发刺激时，至少间隔 15 秒。双重爆发刺激可引发两个能够触摸到的肌肉颤搐。该颤搐反应可能出现衰减，其衰减与 TOF 刺激的衰减密切相关。正如前面所提到的，在标准的 TOF 监测时不明显的或肉眼看不到的衰减，可用 MMG 或 EMG 测量到残留的衰减存在。双重爆发刺激引发两个相等的肌颤搐能够确切地表明没有神经肌肉传导阻滞，且比强直刺激或 TOF 更加敏感地表明神经肌肉功能的恢复。

（陶炳东译　陈卫民　刘金锋校）

推荐阅读

Bevan DR: Monitoring and reversal of neuromuscular block. Am J Health Syst Pharm 56:S10–13, 1999

Gill SS, Donati F, Bevan DR: Clinical evaluation of double-burst stimulation. Its relationship to train of four stimulation. Anaesthesia 45:543, 1990

Gorgias N, Maidatsi P, Zaralidou A, et al.: Monitoring the onset of neuromuscular blockade with double-burst stimulation (DBS). Methods Find Exp Clin Pharmacol 20:801, 1998

Hemmerling TM, Donati F: Neuromuscular blockade at the larynx, the diaphragm and the corrugator supercilii muscle: a review. Can J Anaesth 50:779, 2003

Sharpe MD: The use of muscle relaxants in the intensive care unit. Can J Anaesth 39:949, 1992

Suzuki T, Nagai H, Katsumata N, et al.: Investigation of fading responses induced by non-depolarising muscle relaxants in the evoked EMG of the gastrocnemius muscle of the cat. Acta Anaesthesiol Scand 43:658, 1999

Torda TA: Monitoring neuromuscular transmission. Anaesth Intensive Care 30:123, 2002

病例 27

重症肌无力

Mark Abel, MD

患者，男，56岁，术前诊断为重症肌无力（myasthenia gravis，MG），主要影响眼外和延髓肌肉系统，拟行经颈部胸腺切除术。该患者每天分次口服吡啶斯的明共660 mg和泼尼松共20 mg，每天四次口服甲氧氯普胺10mg治疗反流性食管炎。肺功能测定提示肺活量是预期值的50%，FEV_1/FVC为80%，最大呼吸量是预期值的45%。患者入室后连接好监测仪，吸入纯氧，压迫环状软骨，静脉给予硫喷妥钠4 mg/kg和琥珀酰胆碱1 mg/kg进行快速诱导。60秒后，当颤搐高度下降60%时，进行气管插管，插管稍有困难。采用吸入氧化亚氮、氧气和七氟烷维持麻醉，控制通气。在颤搐高度恢复到100%时，给予维库溴铵0.05 mg/kg，神经刺激引发的颤搐反应消失。手术时间1.5小时。停止给予麻醉药物，当4个成串（TOF）刺激完全出现时，给予肌松药拮抗剂新斯的明0.06 mg/kg、格隆溴铵0.01 mg/kg。当患者对指令有反应时拔除气管导管，患者立刻出现呼吸困难。

问题

1. 重症肌无力引起的功能障碍是什么？
2. 如何诊断MG？
3. MG的治疗方法有哪些？
4. 为什么MG患者对非去极化肌松药敏感，而对去极化肌松药耐药？
5. MG患者手术时如何给予术前药物？
6. 如何为拟行经颈部胸腺切除术的MG患者制定合理的麻醉方案？
7. 麻醉结束和气管拔除前应如何评估肌力恢复的程度？
8. 何谓胆碱能危象？
9. 术前评估能预测患者术后机械通气的需求吗？

1. 重症肌无力引起的功能障碍是什么?

重症肌无力（MG）是一种有关运动终板的自身免疫性疾病，主要表现为随意肌易疲劳，而休息后可以恢复。早期表现为经常性的复视，之后发展为全身性、渐进性随意肌疲劳。成人的发病率为1:2000。MG是一种抗体介导的疾病。突触前的乙酰胆碱释放正常或者增加。在神经肌接头处产生乙酰胆碱受体的抗体。大约有10%～15%的患者无法检测出自身抗体。抗体的成分为IgG，是运动终板亚基的特异性抗体。MG患者运动终板受体数量仅为正常的70%～80%，同时突触间隙的皱襞也减少。受体减少的原因有功能性阻滞、受体的降解率增加、补体介导的突触后膜溶解。正常情况下，仅有25%～30%的受体参与神经肌肉传递。受体的减少意味着神经肌肉传递安全范围的下降。这些患者对某些干扰神经肌肉传递的药物非常敏感。

2. 如何诊断MG?

诊断主要根据病史：骨骼肌无力、易疲劳而休息后可以恢复。任何肌群都可能受累，最易受累的是眼外肌群。延髓肌群无力会诱发呼吸、吞咽和气道控制功能受损。常见加重期和缓解期。

确证试验如下：

- 依酚氯铵试验：小剂量（2～5 mg）依酚氯铵可能会改善无力肌群的肌力。依酚氯铵为乙酰胆碱酯酶抑制剂，它通过抑制乙酰胆碱的降解提高乙酰胆碱与受体结合的利用度。乙酰胆碱利用度的提高增强了激动剂（乙酰胆碱）与受体相互作用的可能性和随之的终板去极化反应，从而可改善无力肌群神经肌肉接头的传递。正常人肌力无变化。实际上，正常人由于乙酰胆碱的过量甚至会引起舌肌震颤。
- 肌电图描记法：每秒刺激运动神经3次，记录肌肉的电活动。如果存在肌无力，当第5次刺激时可记录到反应衰减至少10%。
- 局部箭毒试验：前臂应用止血带加压，然后把0.2～0.5 mg箭毒注射到前臂的静脉内（止血带远端），描记前臂的肌电图。肌无力患者显示出对重复刺激反应的衰减，而正常人却无此表现。如果依酚氯铵试验和单纯的肌电图描记试验的结果不明确，应当采用本试验予以确定。
- 乙酰胆碱受体抗体：乙酰胆碱受体抗体在MG患者的检出率是85%～90%，可以诊断MG，但抗体的滴度与MG的严重程度无关。
- CT和MRI：CT和MRI可以检查胸腺组织是否正常。

一旦确诊MG，可根据Osserman分级系统对MG进行临床分级：

1级：仅表现为眼外肌受累和复视

2级：全身性肌无力

3级：延髓肌群受累、严重的骨骼肌无力以及呼吸功能障碍

4级：晚期严重的MG，初诊后两年发展为严重的疾病。分级为四级的患者治疗效果很差。

3. MG的治疗方法有哪些?

由于MG和箭毒中毒有相同的症状，因此，1895年led Jolly提出，能够对抗箭毒的乙酰胆碱酯酶抑制剂毒扁豆碱对MG可能有治疗价值。1934年，Walker进行了毒扁豆碱治疗MG的尝试，从此毒扁豆碱成为治疗MG的主要手段。抗胆碱酯酶疗法的目的在于增加乙酰胆碱的数量，从而提高已经减少的活性受体对乙酰胆碱的利用度，即增加了激动剂（乙酰胆碱）与受体相互作用的可能性和增强神经肌肉接头的传递。新斯的明、依酚氯铵、吡啶斯的明和美斯的明都是有效的酰胆碱酯酶抑制剂。毒扁豆碱由于可以通过血脑屏障而产生中枢神经系统症状，因此不用于肌无力治疗。吡啶斯的明是目前最常用的乙酰胆碱酯酶抑制剂，具有最低的毒蕈碱样不良反应，作用时间可达3～6 h。吡啶斯的明既可以静脉给药（2 mg），也可以口服（60 mg）。缓释制剂可以使其作用时间延长几个小时。缓释制剂经常是夜间给药，以确保第二天早晨觉醒时的肌力。吡啶斯的明每天的投药剂量各不相同，因此患者通常需要学会如何适当地调整用药剂量。

MG的其他治疗手段是针对减少抗体的产生。氢化可的松已经使用了许多年。对照研究表明，氢化可的松可以改善80% MG患者的症状，但长期应用会导致较高的难以接受的不良反应（白内障、骨质疏松、高血压、消化性溃疡等）。类固醇激素治疗的最初阶段会有肌无力症状加重，这是由于

其对神经肌肉接头有直接抑制作用。在减少了自身抗体的生成后，类固醇激素治疗的有益作用才会延迟出现。其他的免疫抑制剂（硫唑嘌呤、环孢霉素 A）也有一定的治疗作用。

血浆置换术可以去除循环中的自身抗体，能够暂时改善 45%患者的临床症状。血浆置换需要持续几个疗程，作用可能只有 4 天或长达 12 周。需要说明的是，血浆置换不但去除了自身抗体，而且会引起循环中假性胆碱酯酶的水平下降，这样会使去极化肌松药琥珀酰胆碱的作用时间延长。

对于大多数患者而言，胸腺切除术可以获得良好而长期的效果。胸腺切除术治疗机制可能是直接减少作用于 N 型乙酰胆碱受体的抗体，或者降低生成抗体的刺激因素。因为胸腺里含有具有烟碱受体的肌样细胞，而且大多数 MG 患者胸腺异常，所以胸腺可能在 MG 的最初发病机制中起重要作用。胸腺也可能是自体反应性辅助 T 细胞的来源地。对于小于 55 岁的 MG 患者，胸腺切除术是首选的治疗手段；然而，如果患者的其他系统状态稳定，胸腺切除术将无年龄限制。

对于各种切除胸腺手术入路的优点还存在争议。与经胸骨入路相比，经颈部入路对呼吸的影响更小。经胸骨切口入路切除胸腺可能更彻底，如果切除不全，可能不会获得最佳的效果。经颈部入路的支持者认为，经这种切口可以将胸腺完全切除。胸腺切除后患者症状的改善需要数月之久。当有胸腺瘤时，需要采用经胸骨入路手术。

4. 为什么 MG 患者对非去极化肌松药敏感，而对去极化肌松药耐药？

当乙酰胆碱受体被两个乙酰胆碱分子激活后，受体通道开放，通过离子的运动而产生电流。大量的乙酰胆碱受体激活后产生的电流总和达阈电位时，终板去极化，进而引起膜去极化，发生肌肉收缩。由于肌无力患者可利用的受体减少约 80%（缩小了安全范围），而完成神经肌肉传递需要 20%的受体，因此小剂量的非去极化肌松药足以阻滞乙酰胆碱对剩余受体引起的终板去极化。由于安全范围大，一些因素不会干扰常人的神经肌肉传递，造成临床上肌无力的出现，但由于受体的大量缺失，它们却能诱发肌无力患者严重肌无力。

琥珀酰胆碱阻滞神经肌肉传递首先是使运动终板去极化，然后抑制快速复极。它通过激动神经肌接头足够数量的乙酰胆碱受体而产生激动作用。当可利用受体的数量下降时（下调作用），需要增加激动剂的数量来获得足够的激动剂 - 受体之间的相互作用，而引起运动终板去极化。因此，MG 患者对琥珀酰胆碱耐药。MG 患者琥珀酰胆碱的 ED_{95} 是正常人的 2.6 倍。一些因素可以使琥珀酰胆碱的作用时间延长。抗胆碱酯酶药抑制假性胆碱酯酶，该酶负责琥珀酰胆碱的代谢。血浆置换术可能减少循环中假性胆碱酯酶的量，使琥珀酰胆碱的代谢延缓。

5. MG 患者手术时如何给予术前药物？

MG 患者术前状态的调整能显著降低手术的风险。比较理想的手术时机是患者肌无力的症状减轻，而且其他系统的状态良好。给予术前用药前，一定要仔细评估患者呼吸参数和延髓张力。呼吸肌力量的评价可以通过肺功能试验（潮气量、肺活量、最大肺活量、吸气力等）完成。术前用药应注意避免引起延髓症状或者呼吸困难。对于控制良好的 MG 患者，可以用小剂量的地西泮来抑制术前焦虑。对于有可能引起呼吸衰竭或胆碱能危象的 MG 患者，应避免应用阿片类药物，以免进一步抑制呼吸驱动力。

术前应用胆碱酯酶抑制剂一直存在争议。有些作者主张，对需要肌松的患者手术和麻醉前不给予胆碱酯酶抑制剂。由于 MG 患者处于肌无力状态会强化肌松作用，因此很少需要或不需要外源性的肌松药。术前不给予胆碱酯酶抑制剂可以减少这类药物与其他药物相互作用的风险。这些相互作用包括对非去极化肌松药的部分拮抗作用以及延长琥珀酰胆碱的作用时间。此外，不给予胆碱酯酶抑制剂可以排除引起术后呼吸衰竭原因之一的胆碱能危象。但这一方式对于那些生理上和心理上依赖胆碱酯酶抑制剂的患者效果不佳。一些作者认为，术前给予这些药物不会对麻醉和术后管理产生显著的影响。

由于住院患者活动相对减少，所以外科手术可能会使患者对胆碱酯酶抑制剂的需要减少。

对于那些需要长期治疗的患者，围术期都需要给予类固醇。

6. 如何为拟行经颈部胸腺切除术的 MG 患者制定合理的麻醉方案？

所有患者麻醉时都需要连续监测心电、血压、脉搏血氧饱和度、呼气末 CO_2、外周神经刺激（使用肌松剂或预计有肌无力时）以及吸氧。通常，还需根据手术或者并存疾病的要求增加额外的监测项目。在纯氧去氮后，注入短效巴比妥类药、丙泊酚或依托咪酯，行麻醉诱导。

这类患者需要气管插管和控制呼吸。气管插管通常不需使用肌松药，但强效吸入麻醉的使用可便于机械通气时肌松的维持。如果用琥珀酰胆碱快速控制气道，用药剂量需要 2 mg/kg，可维持较长的作用时间。尽管 MG 患者对琥珀酰胆碱的耐药性众所周知，但是使用超过 5 倍 ED_{95} 的临床常用剂量的琥珀酰胆碱仍能获得气管插管所需的肌肉松弛，从而造成临床上对其剂量不可预知。有些作者认为，MG 患者最好避免使用肌松药，强效吸入麻醉药对于大多数手术而言可以产生足够的肌肉松弛。有些患者可能耐受不了吸入麻醉药的心血管抑制作用，从而需要采用使用肌松药的平衡麻醉技术。在神经刺激仪的监测下，可以逐步增加中效肌松药的用量，以获得足够的肌肉松弛。维库溴铵、顺 - 阿曲库铵和美维库铵清除半衰期短，不需要在手术结束时进行拮抗。

术后残余肌松效应也备受争议。有些作者认为对于 MG 患者，应持续控制通气，直至其恢复足够的肌力，这样的处理最为安全。另一些作者则认为，可根据神经刺激反应滴定小剂量的胆碱酯酶抑制剂（并用抗毒蕈碱剂）进行拮抗。过量使用胆碱酯酶抑制剂有诱发胆碱能危象的危险。拮抗肌松药残余作用要坚持个体化的原则，必须权衡应用胆碱酯酶抑制剂的风险（胆碱能危象、缓慢性心律失常、分泌物增加）和术后通气不足的风险。一旦发生呼吸窘迫，可以静脉给予 1/30 口服剂量的吡啶斯的明进行治疗。

对于 MG 患者，具有轻微神经肌肉阻滞性能的一些因素都能会变得额外重要（表 27.1）。

表 27.1　增强非去极化肌松作用的因素

酸碱失衡
呼吸性酸中毒
代谢性碱中毒
电解质紊乱
低钙血症
低钾血症
低钠血症
高镁血症
强效吸入麻醉药残余作用
氟烷
恩氟烷
异氟烷
七氟烷
地氟烷
局麻药
利多卡因
普鲁卡因
IA 类抗心律失常药物
奎尼丁
普鲁卡因胺
抗生素
庆大霉素
新霉素
克林霉素
多粘菌素 B
四环素
链霉素
洁霉素
钙通道阻滞剂
丹曲洛林

当患者潮气量达到 6 ml/kg、吸气负压 -25 cmH_2O、肺活量 15 ml/kg，且可持续抬头 5 秒后，可以拔除气管导管。

7. 麻醉结束和气管拔除前应如何评估肌力恢复的程度？

神经肌肉传递可以通过很多方式进行评估。患者可持续抬头 5 秒时，仍有 33%的受体被占据或阻滞；50%的受体被阻滞时，100 Hz 刺激引起的强直收缩可以持续 5 秒；吸气负压达 -20 cmH_2O 也表明 50%的受体被阻滞。这些神经肌肉力量的测量方法表明，即使残余有神经肌肉传递的抑制，患者也可以维持足够的分钟通气量。更新的数据表明，这些参数并不与患者控制气道的能力相符。要确保完全的气道控制，吸气

负压需达到 -40 cm H_2O。其他参数，如潮气量达到 6 ml/kg、TOF >70%、肺活量到达 15 ml/kg 等，都不是测量肌力的敏感指标。

MG 患者属于特殊病例，并不适用这些数据。由于罹患 MG，这类患者无法达到完全的肌张力，而不是存有残余肌松作用。因此，术前监测肌力以进行术后比较对 MG 患者就显得尤为重要。这类试验包括吸气负压、最大呼吸量、肺活量和潮气量的测量。在给予任何对神经肌肉接头传递有影响的麻醉药物时，都应当记录给药前的（对照）肌电图或 TOF。在给予对神经肌接头传递有影响的药物前或者麻醉诱导后，应当评估患者对强直刺激的反应。

传统临床拔管指征

潮气量≥6 ml/kg

肺活量≥15 ml/kg

吸气负压≥–25 cmH_2O

持续抬头>5 秒

持续 100 Hz 强直刺激>5 秒

中枢神经系统
- 清醒，呼之能应

呼吸系统
- FiO_2<0.4 时有足够的氧合
- 足够的通气
- 成人呼吸频率<25 次/分

心血管系统
- 足够的血压，维持对重要器官的灌注
- 控制严重的新发心律失常

代谢性指征
- 体温正常
- 血糖和电解质浓度正常

血液系统
- 充分的手术止血
- 无凝血功能异常

麻醉清醒后患者肌力减弱的出现不应想当然地推测为残余肌松作用的结果。吸入麻醉药、抗生素、局麻药、抗惊厥剂以及 β 受体阻断剂都可能影响神经肌肉传递（表 27.1）。

其他拔管指征见问题 6。

8．何谓胆碱能危象？

胆碱能危象源于烟碱和蕈毒碱受体部位存在过量的乙酰胆碱，通常由过量应用胆碱酯酶抑制剂引发。胆碱能危象的表现包括无力、喘鸣、分泌物增加、肌束震颤、恶心、呕吐、腹泻、流泪、心动过缓和低血压等。呼吸肌无力可快速发展为呼吸衰竭。吞咽困难可能会使上呼吸道的分泌物无法吞咽，容易诱发上呼吸道梗阻和吸入性肺炎。胆碱能危象和肌无力危象都存在肌力减弱，使两者可能难以区别（表 27.2）。但由于它们的病因学和治疗恰恰相反，所以正确的诊断显得特别重要。胆碱能危象经常是瞳孔缩小，而肌无力危象则经常是瞳孔散大。依酚氯铵试验通常有助于对两者进行鉴别。给予小剂量（2～10 mg）依酚氯铵，肌无力危象（乙酰胆碱相对不足）表现为肌力的改善，而胆碱能危象（乙酰胆碱相对过量）则表现为肌力无改善，或者症状加重。一旦迅速发展为呼吸衰竭，必须紧急进行气管内插管和控制通气。胆碱能危象的毒蕈碱不良反应可以用阿托品或格隆溴铵治疗。

9．术前评估能预测患者术后机械通气的需求吗？

许多评分系统可以作为术后机械通气的预测指标。涉及的因素包括疾病的严重程度和病程、吡啶斯的明的需要量以及手术的入路等。前瞻性分析表明，没有哪个单一的评价系统被证明能做出可靠的预测。术前评估的目的在于对呼吸肌力量进行定量分析。常

表 27.2　肌无力危象和胆碱能危象的鉴别

	肌无力危象	胆碱能危象
瞳孔大小	散大	收缩
依酚氯铵（试验）	肌力改善	无改善或症状加重

用试验包括肺功能试验和动脉血气分析，这些试验可以指导术后个体化的机械通气。

择期手术的时机应选择在该病的缓解期。并存的疾病必须得到很好的控制。

如本文所述，对于MG患者没有哪个可靠的指标能够预测术后是否需要机械通气。

（李爱民　李文志译　刘金锋校）

推荐阅读

Barak A: Anesthesia and myasthenia gravis. Can J Anaesth 39:476–486, 1992

Barak A: Anesthesia and critical care of thymectomy for myasthenia gravis. Chest Surg Clin North Am 11:337–361, 2001

Busch C, Machens A, Pichlmeier U, et al.: Long-term outcome and quality of life after thymectomy for myasthenia gravis. Ann Surg 224:225–232, 1996

Eisenkraft JB: Myasthenia gravis and thymic surgery: anaesthetic considerations. Baillières Clin Anesthesiol 1:133–162, 1987

Hunt LA, Boyd GL: Superior laryngeal nerve block: a supplement to total intravenous anesthesia for rigid laser bronchoscopy in a patient with myasthènic syndrome. Anesth Analg 75:458–460, 1992

Newsom-Davis J: Therapy in myasthenia gravis and Lambert-Eaton myasthenic syndrome. Semin Neurol 23:191–198, 2003

Sharpe MD: The use of muscle relaxants in the intensive care unit. Can J Anaesth 39:949–962, 1992

病例

28 恶性高热

Mark Abel, MD

一名没有药物治疗史和手术史的20岁男性患者，接受扁桃体切除术。使用硫喷妥钠、芬太尼和琥珀酰胆碱诱导，术中吸入70%氧化亚氮、30%氧气和1%异氟烷维持麻醉。手术进行至15 min时，患者的血压上升到190/100 mmHg，心率增加到130次/分。尽管此时分钟通气量是110 ml/（kg·min），但质谱仪显示其呼气末二氧化碳分压（E_TCO_2）为60 mmHg。

问题

1．何谓恶性高热?
2．MH的遗传易感特性是什么?
3．MH的病理生理改变是什么?
4．MH的临床发作特点有哪些?
5．丹曲洛林的药理学特点有哪些?
6．怎样治疗MH?
7．应如何处置对MH具有易感性的患者?
8．已知触发MH的物质有哪些?
9．咬肌强直有何重要意义?
10．怎样确诊MH？
11．何谓抗精神病药恶性综合征?

1. 何谓恶性高热?

恶性高热（maglignant hyperthermia MH）是一种神经肌肉疾病，常继发于接触诸如麻醉药之类的触发剂之后。MH 的发生率在 1∶12 000 至 1∶40 000 之间，最常见于儿童和青年。当接触触发剂后，患者的骨骼肌代谢急剧增加，随后出现骨骼肌强直、代谢性或呼吸性酸中毒、心动过速、低氧血症和体温过高。MH 发展迅速，如不及时治疗可能导致心搏骤停。易感猪在应激时可出现同样的综合征，是研究 MH 时常用的一种动物模型。

2. MH 的遗传易感特性是什么?

MH 的易感性属于具有混合外显特征的常染色体显性遗传病，但也有呈常染色体隐性遗传形式者。发病原因是肌浆网上的 Ryanodine 受体发生多位点突变。其他基因也可能受累。因此不可能找出一个单独的致病基因。MH 易感者的子女或其同胞出现 MH 的几率为 50%。

3. MH 的病理生理改变是什么?

由于 Ryanodine 受体异常，导致细胞内钙离子浓度增长失控，引起持续、强力的肌肉收缩。肌肉有氧代谢和无氧代谢的急剧增加产生大量热能、二氧化碳和乳酸。最终，肌细胞膜的完整性丧失，细胞内成分进入循环系统。触发剂导致肌浆网钙离子释放和再摄取失衡，但是引起 MH 的确切细胞活性还不清楚。细胞内钙离子增加有利于肌肉收缩，限制其舒张。

4. MH 的临床发作特点有哪些?

典型的 MH 发生在给患者使用强效吸入麻醉药和 / 或琥珀酰胆碱后，可以即刻或延迟 24h 后发病。暴露于地氟烷常引起 MH 的延迟发生。触发剂引起大量肌肉过度兴奋时，可引起爆发性 MH。初始征象为高碳酸血症，表现为 E_TCO_2 的增加。引发高碳酸血症的其他原因见表 28.1。

表 28.1 高碳酸血症的鉴别诊断

延髓呼吸中枢抑制
肌肉麻痹
通气不足
　　分钟通气量过低
　　呼吸回路或气管导管扭折
　　二氧化碳吸收剂失效
二氧化碳气腹
新鲜气流量不足
死腔量增加
　　肺栓塞
二氧化碳产量增加
　　感染
　　发热
　　恶性高热
　　甲状腺毒症

代谢性酸中毒也可发生，而且可能非常严重。心动过速和高血压的发生表明机体过高的交感神经系统活性。窦性心动过速的鉴别诊断见表 28.2。

患者可能出现心律失常。由于骨骼肌细胞膜通透性增加，血清钾离子、肌酸磷酸激酶（creatine phosphokinase，CPK）、肌红蛋白和钙离子浓度增高。核心温度增高，晚期可超过 43℃。爆发性 MH 可同时出现上述征象，容易诊断。如果患者仅出现某些征象，且病情发展缓慢，则会给正确诊断带来困难。确诊需要检查尿液中的肌红蛋白。甲状腺危象、嗜铬细胞瘤和抗精神病药恶性综合征可能很难与 MH 相鉴别。

5. 丹曲洛林的药理学特点有哪些?

丹曲洛林（dantrolene）是一种细胞内肌肉松弛药。它通过降低细胞内钙离子浓度发挥作用。它可破坏肌浆网释放钙离子或抑制兴奋收缩偶联。丹曲洛林是惟一的治疗 MH 的特效药。

丹曲洛林没有心脏毒性，但可改变其他神经肌肉阻断剂的用量。丹曲洛林 2.5 mg/kg 静脉注射后，治疗水平的药物浓度可维持 4～6 h。其半衰期约为 12 h。因此，用其治疗 MH 时，应每 4 h 给药 1 次。丹曲洛林的不良反应包括肌无力、恶心、肝毒性和静脉炎。

表 28.2　窦性心动过速的鉴别诊断

低氧血症
高碳酸血症
低血容量
低血压
麻醉过浅
嗜铬细胞瘤
甲状腺毒症
感染
发热
心肌梗死
肺栓塞
输血反应
药物作用
　泮库溴铵
　阿托品
　格隆溴铵
　麻黄碱
　肾上腺素
　异丙肾上腺素
　多巴胺
　茶碱
恶性高热

恶性高热的临床表现

发作时间
　麻醉诱导时
　术中
　麻醉后监护室
　术后 24 h
　24～36 h 后再发

触发物质
　强效吸入麻醉药
　琥珀酰胆碱

呼吸
　虽然增加了分钟通气量，但仍有高碳酸血症（E_TCO_2 和 $PaCO_2$）
　自主通气时呼吸急促
　低氧血症

心血管系统
　无法解释的心动过速
　室性心律失常
　高血压

泌尿生殖系统
　肌红蛋白尿
　肾衰竭

骨骼肌
　肌肉僵直
　横纹肌溶解

体温增高

血液系统
　弥散性血管内凝血

二氧化碳吸收器过热

实验室发现
　高钾血症
　呼吸性和代谢性酸中毒
　高钙血症
　12～24 h 后 CPK 高于 20 000 IU

6．怎样治疗 MH?

对疑似 MH 的病例应立即给予治疗，否则 MH 会迅速发展，导致患者死亡。

必须立刻脱离触发剂。现在已经不建议在 MH 急性发作期更换一台“清洁的”麻醉机（从未用于给予强效吸入麻醉药）或呼吸回路。丹曲洛林是治疗 MH 的惟一有效药物。每瓶药中含有丹曲洛林 20 mg 和甘露醇 3g，必须将其溶解在 60 ml 无菌注射液中。初始静脉注射剂量为 2.5 mg/kg，每 5 min 后可重复给药，直到患者症状缓解。

除病因治疗外，对 MH 的症状也必须立即给予处理。应该采用输注低温液体及用低温液体灌洗开放的体腔、胃和膀胱的方法来降低机体核心温度。最好行动脉插管，严密监测其血气变化，应使用纯氧过度通气，以纠正高碳酸血症和低氧血症。如果存在碱缺失，应使用碳酸氢钠治疗。中心静脉插管和留置导尿管有助于监测血容量和肾功能。维持肾血流量对预防肾损伤非常重要。静脉输注碳酸氢钠和乙酰唑胺可碱化尿液，预防肌红蛋白在肾小管内沉淀。应该使用利尿剂维持尿量，并检查尿中肌红蛋白含量。

应使用胰岛素和50%葡萄糖治疗高钾血症，而对于心律失常则应按照标准规程处理。禁止使用钙通道阻滞剂，因为它与丹曲洛林相互作用可能引起显著的高钾血症。对于确诊或疑似MH发作的患者，应严密监测24～36 h。MH的并发症包括复发、弥散性血管内凝血和肌红蛋白尿性肾衰竭。推荐疗法见表28.3。

7. 应如何处置对MH具有易感性的患者？

焦虑可能会促成MH危象发生，因此一些麻醉学家推荐使用抗焦虑药，如用苯二氮䓬类药作为术前用药。如果患者术前有疼痛，可以使用阿片类镇痛药。

表28.3 恶性高热的治疗

急性期

- 脱离所有的触发物质
- 用100%氧过度通气
- 给予2.5 mg/kg丹曲洛林，如果需要可重复用药，直到心动过速、肌僵、E_TCO_2升高和发热被控制
- 给予碳酸氢钠1~2 mEq/kg或根据血气分析纠正代谢性酸中毒
- 降低体温
  - 外用冰袋和降温毯
  - 灌注体腔：如胃、膀胱、直肠和开放的体腔
  - 输注冷生理盐水
- 如果对纠正酸中毒和高钾血症无效，可给予标准的抗心律失常药，禁用钙通道阻滞剂
- 高钾血症可用过度通气、碳酸氢钠、胰岛素与糖和钙治疗
- 维持尿量大于2 ml/(kg·h)
- 检查动脉血气、血钾、电解质、钙离子、PT/PTT、CPK等
- 监测E_TCO_2、心电图、体温和尿量

急性期后

- 监测生命体征和酸碱平衡36 h
- 监测酸碱平衡、钾离子、CPK、尿量、血肌红蛋白和凝血状态
- 维持尿量
- 在36 h内每4 h静脉输注丹曲洛林1~2 mg/kg

术前已不再必须使用丹曲洛林。由于丹曲洛林可通过胎盘，造成子宫弛缓，所以在妊娠妇女应视为禁忌。

无论是“清洁的”麻醉机，还是使用过吸入麻醉药的麻醉机，都应该使月10 L/min的氧气冲洗20 min。应有冰盐水和丹曲洛林备用。如果可能，以酯类或酰胺类局麻药行区域麻醉优于全身麻醉。全麻诱导可采用丙泊酚、巴比妥类、氧气和阿片类药物。非去极化肌肉松弛剂，如维库溴铵、美维库铵和顺阿曲库铵等可用于诱导气管插管需要的肌肉松弛。对箭毒的使用存在争议。术中可采用全凭静脉麻醉或联合吸入氧化亚氮维持麻醉。其他可以应用的药物有咪达唑仑、地西泮和氟哌利多。可以使用胆碱酯酶抑制剂和抗胆碱能药拮抗肌松。

8. 已知触发MH的物质有哪些？

MH的触发物质包括全部强效吸入麻醉药和琥珀酰胆碱。酰胺类局麻药曾经被列为触发剂，但现在已不再认为其可诱发MH。不会触发MH的物质见表28-4。

9. 咬肌强直有何重要意义？

据报道，用氟烷和琥珀酰胆碱诱导麻醉时，约有1%的儿童会发生咬肌强直（masseter muscle rigidity，MMR），出现牙关紧闭。过去曾经认为，经骨骼肌组织活检可确证50%MH的发作。目前的研究则提示，MMR也可以发生在正常人。一旦出现MMR，关于是否继续为择期手术实施麻醉且停止使用触发剂尚有争议。一些人认为，麻醉可以安全进行；而另一些人则建议，此时应按发生MH进行治疗，直到骨骼肌组织活检排除MH的发生。

其他导致MMR的原因还有颞下颌关节功能异常、肌强直和琥珀酰胆碱快速水解。

10. 怎样确诊MH？

MH的简便验血诊断方法还在研究之中。目前，基因测试可发现50%已知的家族性遗传突变的MH病例。因此，骨骼肌组织活检仍然是诊断MH的金标准。通过确认MH患者近亲血清CPK的增高，可使70%～80%的病例得到诊断。但是血清CPK正常并不

表 28.4　不会触发恶性高热的物质

苯二氮䓬类
诱导药物
巴比妥类
丙泊酚
氯胺酮
依托咪酯
局麻药
阿片类药
非去极化肌松剂
哌库溴铵
杜什库铵
筒箭毒碱
维库溴铵
阿曲库铵
美维库铵
泮库溴铵
顺阿曲库铵
氧化亚氮
氟哌利多
血管活性药
普萘洛尔
抗生素
解热药
抗组胺药

能排除诊断，所以对该类患者必须进行骨骼肌组织活检。

骨骼肌组织活检可在局麻下进行，标本应暴露于咖啡因和（或）氟烷。遗憾的是，全球各试验中心并未采用统一标准化的咖啡因-氟烷收缩试验，因此可能出现假阳性结果，假阴性结果则相对较少发生。

11．何谓抗精神病药恶性综合征？

抗精神病药恶性综合征（neurolept malignant syndrome，NMS）的临床表现包括发热、心动过速、高血压、肌肉强直、酸中毒、横纹肌溶解和躁动。NMS 患者的病死率约为 20%，丹曲洛林可有效治疗。NMS 很容易与 MH 混淆，可以通过几个特征来区别 NMS 和 MH。NMS 继发于长期应用吩噻嗪类药物或氟哌利多。突然撤除抗帕金森病药也可能触发 NMS。

（郭悦平译　李文志　刘金锋校）

推荐阅读

Ali SZ, Taguchi A, Rosenberg H: Malignant hyperthermia. Best Pract Res Clin Anaesthesiol 17:519–533, 2003

Ebadi M, Pfeiffer RF, Murrin LC: Pathogenesis and treatment of neurolept malignant syndrome. Gen Pharmacol 21:367, 1990

Girard T, Treves S, Voronkov E, et al.: Molecular genetic testing for malignant hyperthermia susceptibility. Anesthesiology 100:1076, 2004

Gurrera RJ: Is neuroleptic malignant syndrome a neurogenic form of malignant hyperthermia? Clin Neuropharmacol 25:183, 2002

Hoenemann CW, Halen-Holtgraeve TB, Booke M, et al.: Delayed onset of malignant hyperthermia in desflurane anesthesia. Anesth Analg 97:295, 2003

Iaizzo PA, Palahnuik RJ: Malignant hyperthermia diagnosis, treatment, genetics, and pathophysiology. Invest Radiol 26:1013, 1991

Johnson C, Edelman KJ: Malignant hyperthermia: a review. J Perinatol 12:61, 1991

Van Der Speck AFL, Fang WB, Ashton-Miller JA, et al.: The effects of succinylcholine on mouth opening. Anesthesiology 67:459, 1987

第 5 部分

内分泌系统

病例

29 糖尿病

Leon K. Specthrie, MD
Allan P. Reed, MD

患者，女，38岁，拟行阑尾切除术。血生化检查：钠 152 mEq/L、钾 3.1 mEq/L、二氧化碳 16 mEq/L、尿素氮（BUN）67 mg/dl、血糖 454.0 mg/dl。

问题

1. 糖尿病怎样分型？
2. 胰岛素的生理作用有哪些？
3. 治疗DM的口服降糖药和胰岛素制剂有哪些？
4. 糖尿病如何对围术期发病率和病死率产生影响？
5. 引起低血糖的常见原因和相关症状是什么？
6. 糖尿病患者的围术期处理应注意什么？
7. 糖尿病的急性并发症有哪些？

1. 糖尿病怎样分型?

糖尿病（diabetes mellitus，DM）是指患者在空腹情况下血糖水平升高。1 型 DM 或胰岛素依赖型 DM（insulin-dependent diabetes mellitus，IDDM），在西方国家大约占 DM 全部病例的 10%（表 29.1）。通常这类 DM 发病于儿童期或青春期早期；但也可在任何年龄段发病。一般起病急，出现胰岛素分泌严重不足的症状。IDDM 患者易发生酮症，而且消瘦。IDDM 的发病机制认为与 6 号染色体某个组织相容性抗原（HLA）有关。IDDM 的最常见形式（IA 型）的发病机制可能是：环境因素（例如病毒感染）和遗传因素联合引起细胞介导的自身免疫反应，导致胰腺 β 细胞的破坏。IDDM 的第二种类型（IB 型）约占 IDDM 患者的 10%，这类 IDDM 被认为是原发性自身免疫损害。这种类型 IDDM 患者常伴随其他自身免疫性内分泌病（例如桥本甲状腺炎、Graves 病）或非内分泌性自身免疫病。

2 型 DM 或称非胰岛素依赖型 DM（non-insulin-dependent diabetes mellitus，NIDDM），占所有 DM 病例的 90%。然而，这种命名容易引起误解，因为有些患者通过饮食和口服降糖药无法纠正持续性的高空腹血糖时，需要用胰岛素进行治疗。是否需要胰岛素来控制血糖不能作为区分 1 型和 2 型 DM 的标准。虽然 NIDDM 患者没有酮症倾向，但在强烈应激的情况下，也会形成酮症。NIDDM 发病机制也涉及遗传因素，有较强的家族性。肥胖和非肥胖的 NIDDM 患者并不相同。60%～80%的 NIDDM 患者由于体重增加或肥胖而导致胰岛素抵抗。大多数 NIDDM 是在中年发病，在 NIDDM 的亚型中，也有在儿童期或青春期开始发病的，被称为青春晚期 DM（maturity onset-type of diabetes of the young, MODY），这类 DM 属于常染色体显性遗传病。妊娠期 DM（gestational diabetes mellitus, GDM）的定义是在妊娠期间发生葡萄糖耐受不良。2%的孕妇患有 GDM，引起围产期的发病率和病死率增加，虽然在分娩后大多数患者的糖耐量恢复正常，但是大约有 60%的患者在 15 年内发展为 DM。

其他类型的 DM 包括：营养不良型 DM，这类 DM 与严重的蛋白质营养不良和消瘦有关，但无酮症形成倾向。很多病例都需要使用胰岛素来维持生命。此外，DM 也可能继发于其他内分泌疾病（如 Cushing 综合征）、药物（如抗高血压药物、雌激素）和许多遗传综合征。DM 也可能是严重的胰腺疾病或者胰腺切除术后的并发症。

2. 胰岛素的生理作用有哪些?

胰腺 β 胰岛细胞分泌激素原（胰岛素前体），激素原在蛋白水解酶的作用下裂解为胰岛素和 C 肽。胰岛素在肝和肾代谢。机体每天大约分泌 40～50 U 胰岛素，半衰期为数分钟。

刺激胰岛素释放的主要因素是葡萄糖和氨基酸。胰岛素对碳水化合物内稳态的主要作用是抑制肝葡萄糖生成和促使葡萄糖进入骨骼肌。胰岛素对葡萄糖向脑细胞和肝细胞的转运作用没有影响。胰岛素促进肝内葡萄糖转化为糖原，抑制脂类降解。因为 DM 患者肝糖原储备耗竭，蛋白质被降解形成糖。胰岛素也协助氨基酸向骨骼肌转运。结果，胰岛素缺乏诱发蛋白质的分解代谢。胰岛素分泌不足导致脂肪分解，形成

表 29.1 胰岛素依赖型和非胰岛素依赖型糖尿病的特性

	胰岛素依赖型（1 型）	非胰岛素依赖型（2 型）
发病率	所有糖尿病患者的 10%	所有糖尿病患者的 90%
发作时间	儿童或青春期早期	中年
个体形态学	通常无肥胖	常肥胖
发病机制	胰腺 β 细胞破坏	胰腺 β 细胞相对正常
	胰岛素分泌不足	胰岛素耐受
常规治疗	胰岛素	饮食调整
		口服降糖药
代谢并发症	酮症	非酮症性高渗状态

脂肪酸和酮体。足以防止脂类分解的胰岛素的量并不足以预防高血糖症。因此，严重的高血糖通常伴有酮症。

24 h 的禁食会引起轻度的胰岛素分泌不足，导致外周葡萄糖摄取减少，糖原、蛋白质、甘油三酯的合成减弱，同时这些生物大分子的分解加速。反调节激素在大分子降解中发挥着重要作用。循环中胰岛素的减少使胰岛素敏感组织糖摄取减少，以保证中枢神经系统葡萄糖的供应。肝可通过分解肝糖原提供葡萄糖，这个作用可持续 12～24 h，肝糖原耗竭后，肝的生糖作用只能依靠分解外周的蛋白质和脂肪。延长禁食时间，酮体从分解的脂肪组织产生，它可以作为中枢神经代谢的底物。

严重的胰岛素分泌不足会导致糖尿病酮症酸中毒（diabetic ketoacidosis，DKA）。DKA 以高血糖为标志，主要是由于肝糖异生增加和外周组织糖摄取减少。肝细胞线粒体对脂肪酸的氧化作用形成酮体。与胰岛素正常的情况不同，虽然脂肪酸可以自由进入线粒体，但是脂肪酸和甘油三酯的合成受到抑制。高血糖和高酮体是导致 DKA 患者生理紊乱（酸中毒、酮尿、渗透性利尿和渗透压过高）的主要原因。

3．治疗 DM 的口服降糖药和胰岛素制剂有哪些？

根据作用机制的不同，口服降糖药大致可分为四类。表 29.2 总结了常用降糖药及其预期作用时间。这些药物对 IDDM 无效。

磺脲类（甲苯磺丁脲、格列苯脲、格列吡嗪、格列美脲）和氯茴苯酸类（瑞格列奈和内他列奈）降糖药都增加胰腺胰岛素的分泌，减少胰岛素抵抗。磺脲类药物的主要并发症是低血糖。还应注意，某些磺脲类药物会增加心肌梗死的发生率。

双胍类（二甲双胍）药物减少肝的糖异生作用。其他作用包括减轻体重、降低甘油三酯和低密度脂蛋白、增加高密度脂蛋白，这些有益的作用使二甲双胍成为一线药物。二甲双胍还可以减少肥胖的 II 型糖尿病患者心肌梗死发病率。

噻唑烷二酮类（吡格列酮和罗格列酮）是最新的降糖药，能改善肌细胞和脂肪细胞对胰岛素的敏感性。

α- 葡萄糖苷酶抑制剂（阿卡波糖和米格列醇）通过抑制肠道的 α- 葡萄糖苷酶而延缓肠道对葡萄糖的吸收。如果单独使用，这类药物不会导致低血糖。

胰岛素是 IDDM 患者的必需用药，NIDDM 患者在口服降糖药物无法控制血糖时也使用胰岛素治疗。胰岛素有两种浓度：100 U/ml 和 500 U/ml（分别为 U-100 和 U-500）。胰岛素制剂根据来源（如猪、基因重组）、纯度和作用时间进行区分。表 29.3 列举了胰岛素制剂的特点。普通胰岛素静脉注射半衰期大约 5 min，作用时间持续 1 h。

4．糖尿病如何对围术期发病率和病死率产生影响？

早期报道表明，DM 增加患者围术期的发病率和病死率。后来的流行病学研究发现，根据终末器官损害程度分组，DM 患者和非 DM 患者的发病率和病死率仅表现出有限的差别。因此，在评价糖尿病患者时，应当关注终末器官的机能障碍情况，终末器官的机能障碍除影响血糖控制水平外，还影响患者围术期的病程，DM 患者终末器官的机能障碍将会使患者围术期的病死率升高 5 倍。

围术期高血糖使患者病死率和严重并发症的发生增加，例如肾衰和脓毒血症。有时如不知道患者合并有糖尿病，将会使其风险进一步增加；而如果在手术和 ICU 治疗期间，患者血糖得到很好的控制，将会使其风险降低。大多数手术期间相关的数据都来自于心

表 29.2　口服降糖药及其作用时间

分类	制剂	作用时间（小时）
磺脲类	醋磺己脲	12~18
	氯磺丙脲	可长达 60
	妥拉磺脲	12~24
	甲苯磺丁脲	6~12
	格列吡嗪	可达 24
	格列苯脲	可达 24
	格列美脲	24
双胍类	二甲双胍	12
噻唑烷二酮类	吡格列酮	24
	罗格列酮	12~24
α-葡萄糖苷酶抑制剂	阿卡波糖	3~4
	米格列醇	3~4

表 29.3 皮下应用的不同胰岛素制剂的特性

分类	类型	起效时间（小时）	峰效应时间（小时）	作用时间（小时）
短效	普通胰岛素	1	2~4	6~8
	半慢胰岛素	1.5	26	10~12
中效	中性鱼精蛋白胰岛素	3	6~12	18~24
	慢胰岛素	3	6~12	18~24
长效	精锌胰岛素	6	14~24	36
	特慢胰岛素	6	18~24	36
	甘精胰岛素	1	–	24~30

血管手术的患者。

高血糖影响深部伤口愈合，因为深部伤口愈合需要胶原的合成。血糖的高低不会影响单纯上皮层伤口的愈合。DM 会使感染性并发症的发生率增加。

血糖水平和神经系统恢复之间的关系目前尚在研究之中。多数证据显示，高血糖不利于神经系统的恢复。高血糖对全脑缺血的恢复有不利作用，但对局灶性缺血却没有有害作用。存在糖尿病性自主神经损害的患者无论是胃轻瘫还是无痛性心肌缺血的发病率都增加。胃轻瘫与误吸发生率的增加有明显的相关性。在这种情况下，术前应用甲氧氯普胺是一种有效的预防措施。

自主神经病变会损害机体对缺氧的反应。机体对药物呼吸抑制作用的反应增强。据报道，糖尿病性关节僵硬综合征可导致气管插管困难。DM 患者还伴有小血管疾病，如冠脉、脑血管和肾血管疾病。

5. 引起低血糖的常见原因和相关症状是什么？

低血糖症是一种病理生理状态，而不是一种疾病。出现低血糖症时，需要找出它的原发病因。低血糖症指出现症状的血糖水平，但大体上当血糖低于 50 mg/dl 就可以认为是低血糖。在清醒的患者中，低血糖可被很好地代偿而无症状，或者仅表现为复视、视力模糊、出汗、心悸和无力等。表 29.4 总结了低血糖症的临床表现。

在全麻期间，低血糖症的症状和体征并不特异，可能表现为出汗和低血压或高血压和心动过速。因此，在全麻期间诊断低血糖症，需要依靠血糖进行判定。

引起低血糖症的情况有：药物（口服降糖药、胰岛素制剂）、饮酒、胰腺或者肝脏肿瘤、肝硬化、垂体功能减退和肾上腺功能不全等。围术期禁食阶段，新生儿、幼儿和年轻的成年妇女如果缺乏葡萄糖的供给会引起低血糖。患者输注含糖全胃肠外营养（TPN）液时，由于机体胰岛素水平升高，突然停止输注 TPN 时，可产生低血糖症。最近推荐使用 TPN 的患者应当持续输注直到手术期间，同时减少其他液体的输注速率。如果一定要中断 TPN 输注，要用 10%的葡萄糖以大约 75 ml/h 的速率替代输注，同时检测血糖的水平，以确保足够的葡萄糖供应。

低血糖的中枢神经系统表现类似于重症或镇静患者的表现。低血糖的体征与儿茶酚胺的释放有关，类似浅麻醉的表现，容易被误解。应用 β 受体阻断剂或者共存自主神经病变时，低血糖的体征可能会被掩盖。

轻度的低血糖可通过静注或输注 5%的葡萄糖来纠正。大多数伴有神经系统改变的重症患者，需要用 50%的葡萄糖 50 ml 来治疗，但这常会引起高血糖。应用葡萄糖后患者症状出现好转不仅具有诊断作用，而且具有治疗价值，因此在治疗初期就需要持续应用葡萄糖。

如果患者没有建立静脉通路，可以肌注或皮下注射胰高血糖素。二氮嗪可以用于磺脲类药物过量或者胰岛腺瘤等病程长的重症患者。

6. 糖尿病患者的围术期处理应注意什么？

对于 DM 患者，围术期管理的目标是避免发生低血糖和高血糖。严重的高血糖患者易于出现渗透性利

表 29.4 低血糖临床表现

症状

- 中枢神经系统相关症状
  - 发抖
  - 躁动
  - 头痛
  - 轻度头晕
  - 眩晕
- 儿茶酚胺相关症状
  - 发抖
  - 出汗
  - 心悸

体征

- 中枢神经系统相关症状
  - 精神状态改变
  - 谵妄
  - 低体温
  - 木僵
  - 癫痫发作
  - 昏迷
- 儿茶酚胺相关症状
  - 心动过速
  - 高血压
  - 心律失常

尿和酮症或者非酮症高渗状态，而低血糖损害中枢神经系统。

最近通过对 ICU 和心脏手术的研究表明，血糖水平高于 120 mg/dl 会使患者发病率和病死率显著增加。按照惯例，围术期控制血糖在 120～200 mg/dl 范围内，以减少低血糖的发生率。对于非重症患者，进行轻度或中度有创操作时，这一目标仍属合理，但对于重症或者大手术患者，对血糖的控制有更严格的要求，即 80～110 mg/dl。关于严格控制血糖的方案仍在进展中，已有几项发表（见推荐文章）。更严格地控制血糖耗费人力物力，目前这并不适用于所有 DM 患者。

患者禁食后需停用口服降糖药，如果有必要，残余的低血糖作用可以用 5%的葡萄糖治疗。同时，根据控制血糖的目标，决定血糖监测的频率。

因为术前或麻醉前禁食禁饮，胰岛素的用量是减少还是停用取决于患者本身的生理状况。I 型 DM 需要用胰岛素以避免 DKA 的发生，II 型 DM 禁食后血糖浓度升高，也需要用胰岛素控制。通常，应用半量皮下注射剂量的胰岛素来控制 II 型 DM 患者禁食后的血糖浓度升高。血糖浓度决定 5%葡萄糖的输注速率，一般以 100 ml/h 的速率开始。大手术或重症患者的胰岛素和葡萄糖溶液根据血糖浓度输注，血糖监测频率是每小时 1 次，小手术的血糖监测频率是每 4h 1 次。在患者血流动力学状态不稳定、应用缩血管药物和（或）低温时，静脉给予胰岛素的效果比皮下注射更可靠。

静脉推注一定剂量的胰岛素会引起血糖水平在短时间内快速下降。与之相反，以 0.01～0.02 U/(kg·h) 的速率持续静脉输注胰岛素是最佳也是最容易的控制血糖的方法。最可靠的调控方法是分别输注 5%的葡萄糖和配于半量生理盐水的胰岛素（浓度为 0.1U/ml）。静脉输注胰岛素前，需要用胰岛素溶液冲洗输液管路以防胰岛素贴附在塑料管壁上而发生丢失。在血糖快速波动阶段，需要每小时监测 1 次血糖。在血糖稳定后每 4 小时监测一次血糖。

自主神经异常和（或）严重的心脏疾病患者需要进行有创监测。罹患自主神经疾病的患者在接受区域麻醉时易发生低血压，且由于胃轻瘫而造成误吸的危险增大。需预防误吸的发生，并采用快速诱导。罹患外周神经疾病的患者在摆体位和搬动时要特别注意避免损伤。高血糖会引起渗透性利尿，需要导尿。

术后，脓毒血症的快速消退和循环中儿茶酚胺浓度的迅速下降会导致患者发生急性低血糖。

7. 糖尿病的急性并发症有哪些？

DM 的急性并发症本质上属代谢性原因，并进而累及其他系统。由于缺乏足够的胰岛素，IDDM 患者会发展为高血糖、渗透性利尿和酸中毒等并发症。手术、创伤或感染经常会成为这些并发症的诱因。血糖≥1000 mg/dl 时，酮症酸中毒可与高血糖并存，各种酮体都会导致伴有阴离子间隙增大的酸中毒，如这个病例所示。这类酸中毒，酮体的浓度从正常水平的 0.15 mmol/L 上升至 30 mmol/L。在某些严重的病例中，由于严重的代谢酸中毒，患者会出现 Kussmaul 呼吸，呼气时可闻及丙酮味。在一些出现严重渗透性利尿的患者中，由于灌注不足，患者可发生乳酸性酸中毒。酸中毒从多方面抑制心肌收缩力，减少外周灌注，这样会进一步加重乳酸酸中毒。渗透性利尿和呕

治疗措施

糖尿病酮症酸中毒

- 常规胰岛素 10 U 静脉注射，然后以 1～4 U/h 速度持续输入
- 生理盐水补充液体
- 当酸中毒纠正、尿量充足且肾功正常时开始补钾

非酮症性高渗状态

- 补液
- 给予小剂量胰岛素

吐经常会导致患者处于脱水状态，然而虽然脱水，患者只有在终末期才会出现少尿。发生酸中毒时，进入循环的细胞外钾增加，钾的排泄主要通过肾脏。当酸中毒纠正时，细胞外钾进入细胞内，血清钾下降。除非肾衰和无尿共存，应在早期开始补钾。由于血清渗透压的增加，高血糖的患者尿钠常降低。DKA 可能伴有低温和精神症状。

DKA 的治疗包括：静脉注射普通胰岛素 10 U，快速抑制脂肪分解，促进葡萄糖进入细胞内，然后以 1～4 U/h 维持输注；输注大量的生理盐水维持血容量；如果尿量充足且肾功正常，应补钾，以避免 DKA 纠正后发生低钾血症。当 pH 低于 7.1 时，机体血流动力学不稳定，应当输注碳酸氢钠。

NIDDM 患者如果存在感染、手术或脱水，可能会发展为高渗性非酮症状态。内源性胰岛素一般可以防止酮症的产生，但是不足以纠正高血糖。高血糖，尤其是血糖浓度超过 600 mg/dl 时，渗透压严重升高，产生高渗性利尿、低血压、酸中毒，精神异常，甚至昏迷。引起高血糖性非酮症昏迷时，机体渗透压往往超过 330 mOsm/L。血清渗透压计算公式为：

$$\text{渗透压} = 2[Na^+ + K^+] + \text{血糖}/18 + BUN/2.8$$

出现高渗性非酮症状态时，补充生理盐水和小剂量胰岛素效果良好。但是，过快纠正渗透压可诱发脑水肿，且使患者精神状态恶化。

（李爱民译　李文志　刘金锋校）

推荐阅读

Carvalho G, Moore A, Qizilbash B, Lachapelle K, Schricker T: Maintenance of normoglycemia during cardiac surgery. Cardiovasc Anesth 99:319–324, 2004

Dale DC, ed: ACP Medicine (online version). www.acpmedicine.com

Drummond J, Moore S: The influence of dextrose administration on neurologic outcome after temporary spinal cord ischemia in the rabbit. Anesthesiology 70:64, 1989

Finney SJ, Zekveld C, Elia A, Evans TW: Glucose control and mortality in critically ill patients. JAMA 290:2041–2047, 2003

Foster WW, McGarry JD: The metabolic derangements and treatment of diabetic ketoacidosis. N Engl J Med 309:159, 1983

Furnary AP, Gao G, Grunkemeier GL, et al.: Continuous insulin infusion reduces mortality in patients with diabetes undergoing coronary artery bypass grafting. J Thorac Cardiovasc Surg 125:1007–1021, 2003

Pulsinelli W, Levy D, Sigsber B, et al.: Increased damage after ischemic stroke in patients with hyperglycemia with or without established diabetes mellitus. Am J Med Sci 74:540, 1983

Salzarulo HH, Taylor LA: Diabetic stiff joint syndrome as a cause of difficult endotracheal intubation. Anesthesiology 64:366–368, 1986

Van den Berghe G, Wouters P, Weekers F, et al.: Intensive insulin therapy in critically ill patients. N Engl J Med 345:1359–1367, 2001

病例 30

甲状腺疾病

Leon K. Specthrie, MD

孕妇，28 岁，足月妊娠，胎儿臀位，拟行剖宫产术。腰麻穿刺顺利，阻滞平面确切。待胎儿娩出后，该患者突然出现窦性心动过速（心率 110~130 次/分）和高血压（血压 150~170/90~105 mmHg）。这些血流动力学异常一直持续至到达麻醉恢复室后 30 min。经询问患者既往常有心悸和紧张不安的情况，她还说，她丈夫“总是把房间的温度调得很高。”在经过总剂量 25 mg 拉贝洛尔的治疗后，这些生命征象恢复正常。

问题

1. 甲状腺如何影响重要器官功能？
2. 甲状腺激素怎样合成和释放？
3. 甲状腺激素是如何调节的？
4. 如何对甲状腺疾病进行评估？
5. 与甲状腺疾病相关的其他病症都有哪些？
6. 何谓甲状腺危象？如何治疗？
7. 甲亢的病因是什么？
8. 甲状腺功能低下的病因是什么？
9. 甲状腺疾病的术前访视要点是什么？
10. 甲状腺疾病的术前检查都有哪些？
11. 对于并存甲状腺疾病的患者，术中应考虑哪些情况？
12. 甲状腺疾病患者术后应考虑哪些问题？

1. 甲状腺如何影响重要器官功能?

甲状腺分泌两种活性激素：T_3和T_4，这些激素增加基础代谢率，使机体的氧耗和产热增加，但具体的机制不详。

由于机体对氧的需求增加，甲状腺激素通过加快心率、增加前负荷和心肌收缩力而提高心排出量，从而提高机体的氧供。甲状腺激素的水平过高会导致全身组织的β肾上腺素受体上调，β肾上腺素受体上调会导致机体对交感兴奋性刺激和外源性儿茶酚胺的反应过度敏感。而甲状腺激素水平的下调具有相反的作用，使机体对β肾上腺素受体激动剂（甚至大剂量）的反应下降。

甲亢会导致心绞痛、高输出量心衰、房颤。甲状腺功能低下会导致心脏扩大和心排出量减少。

2. 甲状腺激素怎样合成和释放?

步骤1：碘是合成甲状腺激素的基本物质，在胃内被分解为碘化物，经消化道吸收入血。碘化物被甲状腺滤泡细胞吸收，浓缩后备用。抑制碘化物吸收的物质有循环中的碘离子、硫氰酸根和高氯酸根。

步骤2：碘离子与甲状腺球蛋白上的酪氨酸残基结合形成一碘酪氨酸（MIT）和二碘酪氨酸（DIT）。碘化的酪氨酸结合形成T_3（MIT + DIT）和T_4（DIT + DIT），再与甲状腺球蛋白结合。T_3、T_4合酶抑制剂有丙硫尿嘧啶（PTU）和甲巯咪唑。

步骤3：T_3、T_4与甲状腺球蛋白解离释放到循环中。T_4占所释放激素的95%，T_4中约有1/3在肾和肝转化为T_3，此过程可以被丙硫尿嘧啶（PTU）所抑制，而甲巯咪唑却无此作用。

3. 甲状腺激素是如何调节的?

下丘脑分泌促甲状腺激素释放激素（TRH），TRH刺激垂体前叶释放甲状腺刺激激素（TSH）。TSH刺激甲状腺释放T_3、T_4。TSH还可以增加碘离子的摄取，从而增加甲状腺球蛋白的碘化作用。T_3、T_4都对下丘脑和垂体有负反馈调节作用。

4. 如何对甲状腺疾病进行评估?

甲状腺疾病可根据病史、体格检查以及常规实验室检查异常获得初步诊断。详细的病史和体格检查是评估甲状腺疾病的基本要求，它有助于确定患者在临床上甲状腺的功能是正常、低下还是亢进。与甲状腺功能亢进和甲状腺功能低下相关的一些症状见表30.1。体格检查应特别注意甲亢和甲状腺功能低下的相关体征（见表30.2），同时应包括甲状腺的位置、大小、可触及的肿物和气管的位置等。

标准的评估甲状腺功能的实验室检查包括TSH和血清游离T_4水平。首先可以检测敏感的TSH水平的变化，如果异常，接下来可以检测T_4水平的变化。血浆中甲状腺激素约99%以上与结合甲状腺素球蛋白（TBG）相结合，所以总T_4水平可能使人蒙蔽。怀孕、

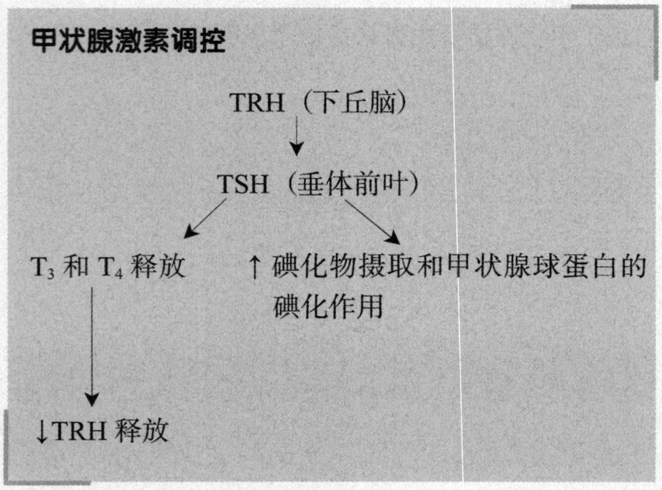

表30.1 甲状腺功能亢进和甲状腺功能低下的症状

甲状腺功能亢进	甲状腺功能低下
神经质	疲劳
多汗	虚弱
怕热	体重增加
疲劳	便秘
心悸/心动过速	怕冷
体重减轻	脱发
呼吸困难	肌痛
食欲增强	
腹泻	
骨骼肌无力	

表 30.2　甲状腺功能亢进和甲状腺功能低下的体征

甲状腺功能亢进	甲状腺功能低下
心动过速	心动过缓
甲状腺肿	低血压
皮肤改变	反射延迟
震颤	睑后退
眼球突出	声音嘶哑
心房颤动	皮肤粗糙
脾大	胸腔积液
男性乳腺发育	

雌激素治疗都会引起 TBG 水平增加，而肝硬化、肾病综合征会引起 TBG 水平下降，两者都会导致总 T_4 水平异常，而游离 T_4 水平正常。

甲亢患者可能表现为 TSH 水平低，而 T_4 水平却很高。如果血清 T_4 水平正常，应该检查 T_3。对于甲状腺功能低下的患者，如果是原发性甲状腺功能低下，那么 TSH 水平高，而如果是由于下丘脑或垂体异常导致的甲状腺功能低下，则 TSH 水平低。

影像学检查可能有助于评估甲状腺疾病。甲状腺的放射性摄取率对判断甲状腺结节是活跃的（热结节）还是非活跃（冷结节）的很重要。热结节很少是恶性的。超声检查可判断结节的大小和数量。CT 和 MRI 扫描可以判断甲状腺的大小、对相邻组织的压迫以及淋巴结病的情况。

5. 与甲状腺疾病相关的其他病症都有哪些？

甲状腺髓样癌是 II 型多发性内分泌腺瘤综合征的一种病变表现。所有髓样癌患者都可能伴发嗜铬细胞瘤、甲状旁腺功能亢进和神经瘤。桥本甲状腺炎患者则可伴有重症肌无力。

6. 何谓甲状腺危象？如何治疗？

甲状腺危象是由于甲状腺激素突然大量释放所引起的一种机体高代谢和交感神经危象。引起甲状腺危象的因素包括：感染、手术和疼痛。甲状腺危象的表现包括：高血压、心动过速、高热，这些临床表现很容易与恶性高热、嗜铬细胞瘤相混淆。然而，严重的代谢酸中毒是恶性高热特有的表现，是与甲状腺危象鉴别的重要依据。甲状腺危象的即刻治疗方法是应用 β 受体阻断剂，以减轻患者症状。体温过高者应积极降温。据报道，丹曲洛林治疗甲状腺危象有效，然而在早期治疗时不推荐使用该药物。症状控制以后，患者应该接受 PTU 和碘化钾治疗。

7. 甲亢的病因是什么？

引起临床症状的甲亢（甲状腺毒症）可分为原发性、继发性和其他三种类型。

发生原发性甲状腺功能亢进时，甲状腺 T_3、T_4 的分泌不依赖 TSH 的刺激。最常见的原因是 Graves 病，多见于 20～40 岁的女性。发病时，甲状腺 TSH 受体的自身抗体导致甲状腺素的分泌增多。甲状腺炎也会引起甲状腺素的释放，而这类病变可能是亚急性炎症（病毒感染）或急性化脓性炎症（细菌感染）。孤立的毒性甲状腺结节和多结节性毒性甲状腺肿都可能导致原发性甲亢。葡萄胎妊娠分泌绒毛膜促性腺激素（具有 TSH 样活性）是原发甲亢的一种罕见原因。实验室

甲状腺功能亢进的原因与实验室检查

原因	实验室检查
原发性	
Graves 病	TSH 升高
甲状腺炎	T_3 降低
毒性单发结节	T_4 降低
多结节性毒性甲状腺肿伴甲亢	
葡萄胎妊娠	
继发性	
垂体腺瘤	TSH 升高
	T_3 升高
	T_4 升高
	TRH 降低
其他	
TRH 分泌过多	TRH 升高
	TSH 升高
	T_3 升高
	T_4 升高

检查可见 T_3、T_4 水平升高，TSH 水平降低。

继发性甲亢多缘于垂体分泌过多的 TSH，不依赖促甲状腺素释放激素 TRH 的刺激，垂体腺瘤是最常见的原因。实验室检查可见 TSH、T_3、T_4 水平升高而 TRH 水平降低。

第 3 种引起甲亢的原因是 TRH 的过度分泌。实验室检查可见 TRH、TSH、T_3、T_4 水平升高。

8. 甲状腺功能低下的病因是什么？

原发性甲状腺功能低下由甲状腺功能不足引起。最常见的原因是辐射、手术和耗竭性甲状腺炎。其他原因有碘缺乏或碘过剩，药物影响，如胺碘酮、锂剂、抗甲状腺药物等。实验室检查可见 TSH 水平升高，而 T_3、T_4 水平降低。

继发性甲状腺功能低下的原因是甲状腺正常而 TSH 分泌不足，多由垂体功能不足或垂体手术引起。实验室检查可见 TSH、T_3、T_4 水平降低，而 TRH 水平增高。第 3 种原因是由于下丘脑的功能衰竭。实验室检查可见 T_3、T_4、TSH 和 TRH 的水平都低下。

甲状腺功能低下的原因与实验室检查

原因	实验室检查
原发性	
辐射	TSH 升高
手术	T_3 降低
“耗竭性”甲状腺炎	T_4 降低
碘缺乏或过剩	
药理性	
胺碘酮	
锂	
抗甲状腺治疗	
继发性	
脑垂体衰竭	TSH 降低
脑垂体手术	T_3 降低
	T_4 降低
	TRH 升高
其他	
下丘脑衰竭	TRH 降低
	TSH 降低
	T_3 降低
	T_4 降低

9. 甲状腺疾病的术前访视要点是什么？

首先，也是最重要的，是判断患者的甲状腺功能是否正常。如果甲状腺功能正常或轻度降低，通常不会增加围术期的风险。然而，如果患者有甲亢，就可能存在心律失常、高血压、缺血、高输出量心衰，甚至可能会发展为甲状腺危象。反之，患者如果有甲状腺功能低下，就可能存在心动过缓、低血压、低输出量心衰以及对儿茶酚胺耐药等表现。

甲亢的患者术前必须治疗。对于择期手术，应该服用 PTU 或者甲硫咪唑，直至甲状腺功能正常。这个过程需 6～8 周，而且 β 受体阻断剂的应用是必需的。对于急症手术，应该使用 β 受体阻断剂治疗。

对于严重甲状腺功能低下的患者，术前应静脉给予 T_4，并严密监测是否有心律失常或心绞痛的发生。

对于所有甲状腺肿患者，均必须评价其气道受损情况。甲状腺肿大可能导致气道扭曲，使气管插管困难或失败。即使可能完成，紧急外科气管切开对于甲状腺肿患者也是困难重重，因此不宜将它列入应急气道处置的备选方案。全麻诱导后，胸骨后甲状腺肿可能会引起气管塌陷，如出现诸如吞咽困难、哮鸣、喘鸣以及体位性呼吸困难此类的症状，麻醉处理会更为棘手，必须进一步仔细评估（见下）。体格检查包括基本的气道评估和气管位置检查。术前应和患者认真商议，制定周密的清醒纤维支气管镜引导气管插管计划。

对于甲状腺功能正常或甲亢的患者，术前应用抗焦虑药尚属安全。但对于甲状腺功能低下的患者，则应避免使用这类药物，因为他们对这类药物过度敏感，甚至可能危及生命。

10. 甲状腺疾病的术前检查都有哪些？

甲状腺疾病患者术前应有近期 TSH 和游离 T_4 水平的检查结果。对择期手术，这些指标在术前应接近正常。对于长期应用甲状腺激素替代治疗的患者，不必检查近期激素水平，除非患者症状已经发生改变。

甲状腺功能低下可能会导致贫血、血小板减少、低钠血症、低血糖和胆汁郁积。因此，甲状腺功能低下的患者术前应进行全血细胞计数、血小板计数、电解质、血糖及肝功能的检查。

心电图检查可以评估患者是否有心房纤颤、期前收缩、心肌缺血或心室肥大等情况。如果患者有心血管系统疾病的症状，应考虑做其他循环系统检查。

对于罹患甲状腺肿或气道检查不正常的患者，都应通过 X 线平片、CT 或 MRI 进行气管的放射学检查。对于罹患巨大或胸骨后甲状腺肿的患者，应进行CT 或 MRI 检查。这些检查对于麻醉方法（局麻或全麻）、插管技术、气管导管型号的选择都有指导意义。

11．对于并存甲状腺疾病的患者，术中应考虑哪些情况？

首先是气道管理。根据术前放射线和体格检查，判断麻醉诱导前后气道的安全性。对于困难气道的处理，方式很多，其中包括清醒或睡眠下纤维支气管镜引导气管插管、清醒下喉罩引导插管和吸入诱导后喉镜直视下插管等。气道未发生塌陷时，可以用气管插管或喉罩保持通畅。气管导管应固定牢固或选择加强型导管，以防止其在体温下受热发生扭曲。应用喉罩时，存在医手术操作或神经损伤而引起喉痉挛的危险。

甲状腺切除手术可以在双侧颈浅丛和单侧颈深丛阻滞下完成。双侧颈深丛阻滞可能引起双侧喉返神经阻滞，应避免使用。这项技术适用于主动要求使用该麻醉方法的患者，而且该方法不会使术者和麻醉医师感到不便。

有甲亢症状的患者，行急诊手术时对 β 肾上腺素能刺激可能过于敏感。这类患者对儿茶酚胺的反应性增强，无论其属于内源性（如由于应激导致内源性儿茶酚胺释放增加），还是外源性（如低血压时应用外源性儿茶酚胺）。由于去氧肾上腺素无 β 肾上腺素受体兴奋效应，因此其作为升压药可能更好。与之相反，甲状腺功能低下的患者对儿茶酚胺的敏感性下降，可能比正常患者药物需要量更多。

甲状腺疾病对吸入麻醉药最低肺泡有效浓度（MAC）没有影响。然而，这类患者如果按正常剂量吸入麻醉药时，可能需要控制或支持他们的血流动力学参数。甲状腺功能可能会影响药物的分布容积和清除率。

12．甲状腺疾病患者术后应考虑哪些问题？

甲状腺手术后应考虑以下问题：

- 发生甲状腺危象的可能性依然存在。
- 喉返神经的损伤会导致声带麻痹，短暂的声带麻痹在甲状腺手术中的发生率约为 3%～4%。单侧损伤会引起咳嗽无力、声嘶、误吸风险增加，双侧损伤会引起呼吸道梗阻。损伤的原因可能是手术中受到牵拉或被切断，一旦术者无法分辨所涉及的组织是否含有该神经（或者是该神经），就应高度怀疑，以免造成损伤。
- 术后出血可能形成快速涨大的血肿，从而迅速引起气道梗阻。在麻醉后恢复室（PACU），工作人员应监测患者气道是否塌陷。尽管开放创口能暂时解除气道梗阻，但最根本的方法是给患者重新气管插管，返回手术室清除血肿，控制出血。静脉充血所引起的水肿会导致持续的气道梗阻。
- 巨大、长期的甲状腺肿物会引起气管软化，导致气道梗阻，最常见的原因是胸骨后甲状腺肿。在高度怀疑存在气管软化时，患者在气管导管气囊放气后如能够经导管周围呼吸，方可拔管。气管软化所引起的气道梗阻可能需要进行重新插管、气管造口术或者气道支架术。

甲状腺切除术后注意事项

气道梗阻
- 气管软化
- 血肿
- 喉返神经损伤
- 低钙血症

甲状腺危象

低钙血症

恶心呕吐

- 甲状旁腺损伤或者不慎切除会引起术后低钙血症，一般为暂时性的。在 PACU，低钙血症可能表现为气道阻塞，因此在术后 2 h 就应当检查患者血钙水平，一旦发现低钙，必须补充。
- 术后恶心呕吐的发生率增加。有很多方法可以减少恶心呕吐的发生，如应用丙泊酚麻醉、避免使用氧化亚氮麻醉和应用止吐药等。

（李爱民译　李文志　刘金锋校）

推荐阅读

Farling PA: Thyroid disease. Br J Anesth 85:15–28, 2000

Jameson JL, Weetman AP: Disorders of the thyroid gland. pp. 2060–2083. In Braunwald E, Fauci AS, et al. (eds): Harrison's Principles of Internal Medicine, 15th edition. McGraw-Hill, New York, 2001

Woeber KA: Thyrotoxicosis and the heart. N Engl J Med 327:94–98, 1992

病 例 31

钙代谢

Leon K.Specthrie, MD

患者，男，68 岁，拟择期行甲状旁腺切除术。患者之前在准备行择期白内障手术时，实验室血液学检查显示其有高钙血症，而被诊断为甲状旁腺腺瘤。进一步的实验室血液学检查证实，该患者体内甲状旁腺激素（PTH）水平升高。司他比锝（^{99m}Tc）扫描显示其右下侧腺体功能亢进。患者还存在高血压病史，但控制较好。

问题

1. 钙在机体中的作用是什么？
2. 机体中的钙存在于何处？
3. 机体如何对钙进行调节？
4. 高钙血症的症状是什么？如何治疗？
5. 低钙血症的症状是什么？如何治疗？
6. 甲状旁腺功能亢进的原因是什么？
7. 切除甲状旁腺时，麻醉应注意什么？
8. 甲状旁腺切除术后需要注意什么？

1. 钙在机体中的作用是什么?

钙是一种二价阳离子，是构成机体最大的器官系统——骨骼的基本物质。骨骼是机体的重要结构，具有保护功能。

细胞内钙离子是肌动蛋白和肌球蛋白相互作用引起肌肉收缩的基本条件。细胞内钙离子还可作为介导许多激素和神经递质作用的体内重要的第二信使。

2. 机体中的钙存在于何处?

约99%的钙存在于骨骼中，骨骼的无机物部分由羟磷灰石[$Ca_{10}(PO_4)_6(OH)_2$]和其他无机物组成。羟磷灰石沉积于主要由胶原组成的骨骼有机物部分，并与之紧密结合。成骨细胞产生新骨，破骨细胞促使骨再吸收。

其余的钙存在于细胞外液（1%）和细胞内液（0.1%）中。细胞外钙有一半以游离的离子形式存在，这种形式对于它的生理学作用十分重要。细胞外钙约有40%与白蛋白和球蛋白结合，酸中毒可以减少钙与白蛋白的结合，碱中毒可以增加钙与白蛋白的结合。血清蛋白的增减可改变血清总钙的浓度，而不改变离子钙的浓度。因此，对于钙离子最有意义的实验室检查是血清钙浓度测定，这一检查目前已被广泛应用。

细胞内游离钙离子约为细胞外浓度的0.01%，钙离子通过ATP依赖性泵主动转运出细胞外。肌细胞将钙离子储存在肌浆网中，肌肉收缩时，这些钙很容易释放，而在静息时没有游离钙存在。

3. 机体如何对钙进行调节?

机体的总钙量取决于钙吸收和钙排泄之间的相对平衡。成人通过膳食摄入的钙量平均为600~800 mg/d，而通过补充钙剂可达2000 mg/d。钙在小肠中的吸收并不固定，而取决于维生素D的水平，一般情况下，吸收量为饮食摄入量的40%～50%。钙经胃肠道和尿排泄，90%以上的钙经肾小球滤过，并经肾单位重吸收。由于肾不能有效地保存钙，因此当饮食摄入过少或吸收障碍时难以补偿钙的减少，将导致负钙平衡。

细胞外液与骨之间的钙平衡是恒定的，骨沉积或再吸收的相对平衡取决于甲状旁腺激素（PTH）和维生素D。维生素D可通过饮食获得，或在阳光的作用下由肝和皮肤合成。维生素D通过肝代谢为无活性的25(OH)D，然后再通过肾代谢为有活性的1,25(OH)$_2$D。PTH可促进1,25(OH)$_2$D的产生，低血钙可直接引起1,25(OH)$_2$D的产生。1,25(OH)$_2$D可促进小肠对钙和磷酸盐的吸收，并促进骨中钙的再吸收。1,25(OH)$_2$D还可增加肾对滤过钙的重吸收。

低钙血症刺激甲状旁腺分泌PTH，这种肽类激素可引起钙从骨再吸收、促进肠对钙的吸收，并增强对肾滤过钙的重吸收。PTH与体内磷平衡有关，可增强肾排泄。由于促进了钙和磷酸盐沉积于骨而引起轻度的低血钙，故磷酸盐摄入增加时，PTH的分泌将相应增加。PTH还可刺激1,25(OH)$_2$D的生成。

甲状旁腺相关蛋白（PTHrP）在功能和结构上与PTH相似。许多类型的细胞均可产生该激素，但正常人体内几乎不存在该激素。巨大肿瘤产生的PTHrP足以使血中该激素水平明显升高，引起显著的高钙血症。

降钙素是一种肽类激素，能抑制钙在骨和肾中的重吸收。降钙素由甲状腺产生，血钙过高可刺激其产生。在正常生理状态下，降钙素的作用极小，甲状腺全部切除后，降钙素缺乏，也不会产生不利后果。降钙素可用于治疗严重的高钙血症。

4. 高钙血症的症状是什么? 如何治疗?

游离钙离子的增加可引起胃肠道和神经系统症状。正常血清总钙浓度为9～10.5 mg/dl（2.2～2.6 mmol/L），其中离子钙为4.5～5.6 mg/dl（1.1～1.4 mmol/L）。在不同的实验室，这些值有较小的差别。胃肠道可表现为兴奋（恶心和呕吐）和抑制（食欲减退和便秘）两种状态。神经系统表现为抑制状态，出现张力减退、嗜睡，甚至昏迷。

与无症状的高钙血症相比，有症状的高钙血症多由恶性肿瘤引起。恶性肿瘤可通过PTHrP或者骨的原发和转移性肿瘤引起血钙增高。有症状的高钙血症也可由急性维生素D中毒或口服钙中毒引起。脱水可加重高钙血症。

长期持续高钙血症可引起磷酸钙沉积于肾、血管和其他器官。钙离子浓度正常而磷酸盐浓度较高的肾衰患者，也可出现此情况。

可根据病因对高钙血症进行治疗。轻度高钙血症

高钙血症

症状
- 胃肠道
  - 兴奋性
    - 恶心和呕吐
  - 抑制性
    - 食欲减退
    - 便秘
- 中枢神经系统
  - 张力减退
  - 嗜睡
  - 昏迷
- 磷酸钙沉积在肾、血管及其他器官

治疗
- 水合作用
- 呋塞米
- 双膦酸盐
- 降钙素
- 血液透析/腹膜透析

低钙血症

症状
- 中枢神经系统
  - 感觉异常
  - 癫痫发作
  - Chvostek 征
  - Trousseau 征
- 呼吸系统
  - 支气管痉挛
  - 喉痉挛
- 循环系统
  - QT 间期延长
- 肌肉骨骼
  - 肌肉痉挛

治疗
- 口服补钙
- 输注氯化钙
- 维生素 D

(<12 mg/dl) 可通过水合作用进行纠正。较严重的高钙血症，可根据症状和钙离子浓度，进行紧急强化治疗。首先，进行强力水合作用，同时给予呋塞米利尿，此时钾和镁被耗竭，须给予补充；其次，给予双膦酸盐，通常使用帕米膦酸二钠；最后，严重的高钙血症可静脉给予降钙素进行治疗。对于肾功能受损的严重高钙血症患者，可进行血液透析或腹膜透析。紧急处理后，可通过外科手术去除原因。

5. 低钙血症的症状是什么？如何治疗？

游离钙离子的减少可引起神经系统兴奋性增强，产生焦虑、肌肉痉挛、感觉异常和癫痫发作等症状。体格检查可见 Chvostek 征和 Trousseau 征。Chvostek 征是指轻叩耳前面神经可引起面肌收缩；血压计袖带充气，使手的血流中断 3 min，出现掌指关节屈曲痉挛，为 Trousseau 征阳性。肌肉兴奋性增强可引起支气管痉挛，甚至喉痉挛。心电图显示 QT 间期延长。

对于甲状旁腺切除术后轻度无症状的低钙血症，可口服补钙进行治疗。不慎损伤或切除全部甲状旁腺可引起有症状的低钙血症。出现有症状的低钙血症时，应给予注射治疗。一般的处理措施为输注氯化钙（用5%葡萄糖溶液溶解，1 mg/ml）0.5～2 mg /（kg·h）。如果输注氯化钙后症状不改善或需要持续输注数天，应补充维生素 D。

6. 甲状旁腺功能亢进的原因是什么？

原发性甲状旁腺功能亢进多是由于单个腺体超常增生引起，这个孤立的增生物通常为良性腺瘤，它多发生于下甲状旁腺。有些腺瘤生长在甲状腺和胸腺的内部或其周围，有的甚至在食管后面，手术时对这类腺体的定位较为困难。由甲状旁腺癌引起的增生较为罕见。家族性甲状旁腺功能亢进倾向于多个腺体受累。

多发性内分泌肿瘤（multiple endocrine neoplasia，

MEN）是遗传性甲状旁腺功能亢进的最常见原因。MEN 1 包括甲状旁腺功能亢进、脑垂体肿瘤和胰腺肿瘤。MEN 2A 包括甲状旁腺功能亢进、甲状腺管道样癌和嗜铬细胞瘤。由于各种病症可出现在不同时期，因此对于患有家族性甲状旁腺功能亢进的患者，应该考虑到其还可能伴有其他病症。

慢性肾衰竭可引起继发性甲状旁腺功能亢进。肾衰竭可导致磷酸盐水平缓慢升高。磷酸盐浓度的增加使钙和磷酸盐在骨的沉积增加，从而导致低钙血症。1,25（OH)$_2$D 由正常肾产生，可刺激胃肠道对钙的吸收，1,25（OH)$_2$D 的缺乏会加重低钙血症。这种慢性低血钙可对甲状旁腺产生慢性刺激，导致其超常增生。

长期持续的继发性甲状旁腺功能亢进可造成甲状旁腺在纠正机体低钙血症后仍持续分泌。这种情况被称为三发性甲状旁腺功能亢进症，需要外科手术治疗。通常术式为切除甲状旁腺，并将一侧甲状旁腺的部分腺体自体移植到前臂上。

另一个引起可逆性甲状旁腺功能亢进的罕见原因是使用锂进行治疗。在长期使用锂进行治疗时，发生甲状旁腺腺瘤的几率较高，其具体机制仍不十分清楚。

7. 切除甲状旁腺时，麻醉应注意什么？

了解手术适应证十分重要。如果是终末期肾疾病引起的继发性甲状旁腺功能亢进，那么应想到肾衰竭的所有相关问题及其并存疾病。这类患者可能伴有高血压、糖尿病、冠心病以及由肾衰竭引起的代谢紊乱。

对于患有原发性甲状旁腺功能亢进的患者，了解其钙离子浓度以及是否出现症状尤显重要。血钙过高、症状显著时，应于术前进行纠正。对于术前较局限、孤立的甲状旁腺腺瘤，可在全身麻醉、区域麻醉（单侧颈深、浅丛阻滞）或镇静加局部麻醉下进行切除。外科医生的经验、技术水平以及患者的愿望，决定麻醉方案的选择。对于切除四个腺体或局限性较差的腺瘤，在全身麻醉下可以很轻易地完成；而要实施双侧区域麻醉则较为困难。双侧颈深丛阻滞可引起双侧喉返神经或膈神经麻痹，属于相对禁忌。多数外科医生可以很轻松地在局部麻醉下进行双侧颈部探查。

目前，在腺瘤切除前后，都常规监测 PTH 水平。腺瘤切除后，PTH 水平可在 10 min 内急剧下降一半。可在肘前静脉留置大孔径的导管，以利于采血取样。有时，有必要在足部静脉穿刺置管或反复穿刺进行采样。偶尔可采取动脉留置导管，但须仔细考虑利弊。患者上肢常紧放于身旁，术中很难接近。

8. 甲状旁腺切除术后需要注意什么？

不慎切除全部甲状旁腺可引起手术后低钙血症。此时，血清钙降低至 8 mg/dl 以下。有经验的外科医生极少出现这种失误。

一过性轻度低钙血症常由长期高血钙对残余腺体产生慢性抑制引起。口服补钙通常可以治疗此症。对于有症状的低钙血症患者，须经静脉补钙。持续低血钙（超过数天）须使用骨化三醇（一种维生素 D 的类似物）进行治疗。

（薄玉龙译　李文志　刘金锋校）

推荐阅读

Braunwald E, Fauci AS, Kasper DL, Hauser SL, Long DL, Jameson JL: pp. 2205–2220. In Harrison's Principles of Internal Medicine, 15th edition. McGraw-Hill Professional, New York, 2001

Kulkarni RS, Braverman LE, Patwardhan NA: Bilateral cervical plexus block for thyroidectomy and parathyroidectomy in healthy and high risk patients. J Endocrinol Invest 19:714–718, 1996

Lo Gerfo P: Bilateral neck exploration for parathyroidectomy under local anesthesia: a viable technique for patients with coexisting thyroid disease with or without sestamibi scanning. Surgery 126:1011-1014, 1999

病 例

32 围术期皮质类固醇的使用

Andrew B. Leibowitz, MD
Adel Bassily-Marcus, MD

患者，男，68岁，拟行腹腔镜胆囊切除术。因风湿性、多发性肌痛，每日服用泼尼松10 mg，无其他病史。

问题

1. 类固醇在体内何处产生？有几种？
2. 糖皮质激素的生理学作用是什么？
3. 可以使用的类固醇有哪些？其等效剂量是多少？
4. 正常情况下机体产生氢化可的松的量是多少？何为Addison病？
5. 什么是Cushing综合征和Cushing病？
6. 本例患者需要“应激”剂量的类固醇吗？
7. 类固醇停用后多久出现肾上腺抑制？如何给予相应治疗？
8. 使用类固醇的适应证是什么？
9. 如何评价肾上腺的储备能力？
10. 如果在麻醉后监护病房患者因胆漏引起脓毒性休克，应禁用还是使用类固醇？

1. 类固醇在体内何处产生？有几种？

肾上腺皮质产生3种不同的类固醇，由基本的胆固醇分子构成。这3种类固醇是糖皮质激素（氢化可的松）、盐皮质激素（醛固酮）和雄激素（睾丸酮）。肾上腺髓质可在不同神经介质的调控下，通过完全不同的代谢途径，将酪氨酸转变为儿茶酚胺。

2. 糖皮质激素的生理学作用是什么？

促肾上腺皮质激素（ACTH）可促使肾上腺产生糖皮质激素。促肾上腺皮质素释放激素（CRH）由下丘脑产生，它可促使脑垂体分泌ACTH。糖皮质激素主要影响中间代谢。糖皮质激素通过细胞膜进行弥散，与糖皮质激素受体结合，形成复合物，移行至细胞核，改变基因转录。糖皮质激素的生理学效应包括升高血糖、脂肪动员、分解代谢和抗炎。

3. 可以使用的类固醇有哪些？其等效剂量是多少？

现在可以使用的4种主要类固醇药物是地塞米松（decadron，地卡特隆）、甲泼尼龙（Solumedrol）、泼尼松和氢化可的松（静脉用药为Solucortef；口服用药为Cortef），其相对功效分别为0.75、4、5和20。例如，患者每日口服泼尼松5 mg，如果改用等效静脉用氢化可的松，需静脉给予20 mg。

4. 正常情况下机体产生氢化可的松的量是多少？何为Addison病？

正常状态下，机体每天可产生约30 mg氢化可的松。当严重应激时（例如胸主动脉手术或脓毒性休克），可增至300 mg/d。

内源性氢化可的松（通常还有醛固酮）的慢性缺乏可引起Addison病（Addison's disease），导致疲劳、衰弱、食欲减退、皮肤色素沉着增多、低血压、低血糖、低血钠和高血钾等。大多数病例为原发性疾病。

Addison病危象（肾上腺皮质危象）为急性肾上腺皮质功能不全，除了引起与上述相同的表现外，更为严重的表现是休克、昏迷，甚至死亡。急性肾上腺皮质功能不全可在糖皮质激素绝对或相对缺乏时发生。应激时，机体可反应性引发肾上腺产生糖皮质激素增多；而长期使用外源性类固醇可损害肾上腺的这种功能。对于这种情况，需额外补充外源性类固醇，以预防上述情况发生。

5. 什么是Cushing综合征和Cushing病？

Cushing综合征（氢化可的松增多症）是由氢化可的松水平过高引起，其最常见的病因是医源性问题，即继发于类固醇使用过度。最常见的非医源性病因是垂体过度分泌ACTH或异位ACTH分泌引起双侧肾上腺增生。因垂体瘤导致ACTH分泌过多，引起氢化可的松水平过高，此类疾病称Cushing病。

Cushing综合征最显著的特征是向心性肥胖、多毛症、衰弱、高血压、腹部紫纹、水肿和高血糖。

类固醇制剂的相对功效

地塞米松	1
甲泼尼龙	4
泼尼松	5
氢化可的松	20

Addison 病

内源性氢化可的松和醛固酮慢性缺乏

大多数病例为原发性

症状

- 疲劳
- 虚弱
- 食欲减退
- 皮肤色素沉着增多
- 低血压

实验室检查

- 低血糖
- 低血钠
- 高血钾

Cushing 综合征和 Cushing 病

病因学

Cushing 综合征

医源性：给予外源性类固醇

非医源性：ACTH 分泌过多

Cushing 病

脑垂体分泌 ACTH 过多

特征

向心性肥胖

多毛症

虚弱

高血压

腹部紫纹

水肿

高血糖

6．本例患者需要“应激”剂量的类固醇吗？

实施腹腔镜胆囊切除手术时，如无大量失血等外科并发症，通常不会导致内源性氢化可的松显著增加。因此，对于此患者，不必给予足量的“应激”类固醇（即每 8h 静脉给予氢化可的松 100 mg/d）。然而，多数资料都推荐适度增加类固醇的使用。例如，手术当天或次日口服泼尼松 10 mg 或 15 mg，或给予等效剂量的其他类固醇。

7．类固醇停用后多久出现肾上腺抑制？如何给予相应治疗？

肾上腺被抑制的时间和程度取决于类固醇的使用时间和剂量。短期、大量使用泼尼松，如治疗常春藤中毒（例如泼尼松 50 mg/d，使用 5 天），可引起长达 5 天的 ACTH 兴奋试验异常。长期口服类固醇停药后，肾上腺功能恢复时间长短不一，有时可能需要 1 年之久。吸入和灌肠给予较小剂量的类固醇所引起的肾上腺抑制程度仍不清楚。如果没做 ACTH 试验，笔者坚持遵循以下根本原则：（1）只有大型手术操作才需要给予氢化可的松 200 mg/d，2 日至数日；（2）使用中等剂量类固醇 1～2 天，风险很小；（3）几乎所有一般手术，包括疝修补术、胆囊切除术、局部病灶切除术和子宫切除术等，只给予通常预防恶心剂量的地塞米松（如 8 mg 静注），足以治疗其引起的肾上腺抑制。

8．使用类固醇的适应证是什么？

类固醇具有多种治疗作用：

- 预防或治疗术后恶心和呕吐
- 减轻肿胀（例如创伤性插管或喉部手术）
- 预防移植排斥反应
- 哮喘
- 结肠炎
- 关节炎
- 脓毒性休克
- 成人型呼吸窘迫综合征

9．如何评价肾上腺的储备能力？

门诊患者测试肾上腺储备能力最常用的方法是收集 24 h 尿中的游离氢化可的松；而对于住院患者，最常用的方法是 ACTH 兴奋试验，以确定肾上腺功能是否正常。实施此筛选试验时，首先要测定血浆氢化可的松的基线水平，然后再静脉给予 250 μg 合成促皮质素（cosyntropin）（一种合成的 ACTH 类似物），在此后 30 min 和 60 min 时测定血浆氢化可的松浓度。在此应激过程中，血浆氢化可的松的基线水平应超过 20μg/dl，所有患者血浆氢化可的松水平与其基线水平相比，至少升高 7μg/dl。

10．如果在麻醉后监护病房患者因胆漏引起脓毒性休克，应禁用还是使用类固醇？

很久以来，使用类固醇治疗脓毒性休克一直存在争议。尽管使用类固醇可以恢复血管对儿茶酚胺的反应性，得以停止使用血管升压药，但许多临床试验显示使用类固醇弊大于利。

近来，Annane 等（2002）进行了一项重要的多中心、随机、双盲、安慰剂对照试验，来评价使用小剂量皮质激素是否可以改善脓毒性休克患者的存活率。在此研究中，给脓毒性休克患者进行了合成促皮质素

脓毒性休克时建议的类固醇治疗

做 ACTH 兴奋试验
需要使用血管收缩药治疗的患者
 每 6 小时静脉内给予氢化可的松 50 mg
 每日口服 1 次氟氢可的松 50 mg（如果可经肠内给予并存在吸收功能）
兴奋试验结果
 氢化可的松基线水平 < 20 μg/dl
 或　　连续治疗 7 天
 与基线水平相比升高幅度 < 9 μg/dl，
 氢化可的松基线水平 > 20 μg/dl
 或　　停止治疗
 与基线水平相比升高幅度 > 9 μg/dl

兴奋试验。患者随机分为类固醇组和安慰剂组：类固醇组每 6h 给予静脉负荷剂量氢化可的松 50 mg，口服氟氢可的松 50 mg/d。另 1 组给予安慰剂。

在 299 例患者中，有 229 例为相对肾上腺功能不全，即“无反应者”。对合成促皮质素兴奋试验无反应，是指血清氢化可的松水平升高 9 μg/dl 或更少。对类固醇无反应的患者（即肾上腺功能不全），使用类固醇后，其病死率明显降低（类固醇组与安慰剂组相比：28 天时为 53% vs 63%，离开 ICU 前为 58% vs 70%），具有统计学意义（$P = 0.04$）。对类固醇有反应的患者（即肾上腺功能充分），使用类固醇后，其病死率增加不显著（类固醇组与安慰剂组相比：28 天时为 61% vs 53%，离开 ICU 前为 69% vs 59%）

基于此项研究，危重症医学学会推荐，对血管升压药无效的休克患者，可以使用氢化可的松进行治疗。

虽然缺乏最终的结论性证据，但是对于推测可能为脓毒性休克、需要使用血管升压药进行治疗的患者，笔者建议进行 ACTH 兴奋试验，每 6h 静脉给予氢化可的松 50 mg。在得到兴奋试验结果后（通常需要 24～48 h），对于血浆氢化可的松基线水平 < 20 μg/dl 或与基线水平相比升高 < 9 μg/dl 的患者，应连续 7 天给予类固醇治疗。对于不符合上述标准的患者，应停止使用类固醇。

（薄玉龙译　李文志　刘金锋校）

推荐阅读

Annane D, Sebille V, Charpentier C, et al.: Effect of treatment with low doses of hydrocortisone and fludrocortisone on mortality in patient with septic shock. JAMA 288:862–871, 2002

Axelrod L: Perioperative management of patients treated with glucocorticoids. Endocrinol Metab Clin North Am 32:367–383, 2003

Cooper MS, Stewart P: Corticosteroid insufficiency in acutely ill patients. N Engl J Med 348:727–734, 2003

Lamberts SWJ, Bruining HA, De Jong FH: Corticosteroid therapy in severe illness. N Engl J Med 337:1285–1292, 1997

Marik PE, Zaloga GP: Adrenal insufficiency in the critically ill: a new look at an old problem. Chest 122:1784–1796, 2002

Streck WF, Lockwood DH: Pituitary adrenal recovery following short-term suppression with corticosteroids. Am J Med 86:910–914, 1979

病例 33

嗜铬细胞瘤

George V. Gabrielson
Leon K. Specthrie

患者，男，67 岁，术前诊断为嗜铬细胞瘤，拟于次日行选择性肾上腺切除术。既往无明确的病史，临床诊断只依赖于症状。入院前约 6 个月患者自觉偶发头痛、出汗、频发心悸。对此症状，内科医生建议患者做一系列的检查，包括尿儿茶酚胺及其代谢产物浓度的测定。检验结果都高于正常值，随后，腹部 CT 扫描也证实存在肾上腺肿瘤。内科医生给予口服酚苄明（10 mg，每日 2 次）以准备外科手术治疗。

问题

1. 什么是嗜铬细胞瘤？
2. 嗜铬细胞瘤的临床表现和诊断标准是什么？
3. 嗜铬细胞瘤可以伴随哪些其他的综合征？
4. 嗜铬细胞瘤应与哪些情况相鉴别？
5. 嗜铬细胞瘤患者应该如何做术前准备？
6. 术中的管理目标是什么？
7. 嗜铬细胞瘤的麻醉方法有哪些？
8. 嗜铬细胞瘤切除术后应注意哪些特殊问题？
9. 针对术前未被发现或隐匿性嗜铬细胞瘤，在麻醉诱导后应该如何处理？

1. 什么是嗜铬细胞瘤？

肾上腺髓质由交感神经节前纤维支配。在正常的生理条件下，肾上腺髓质这种神经内分泌组织可以产生约为体内总量80%的肾上腺素和20%的去甲肾上腺素，它们的作用是激素，而不是神经递质。

大多数的嗜铬细胞瘤都是肾上腺肿瘤，只有少数出现在脾、卵巢、膀胱和右心房。嗜铬细胞瘤通常起源于嗜铬细胞，只有6%起源于其他神经内分泌组织。这些肿瘤细胞和正常组织相似，分泌大量的去甲肾上腺素和肾上腺素，以前者为主。只有极少数的嗜铬细胞瘤以分泌肾上腺素和多巴胺为主。嗜铬细胞瘤可以单独出现，也可以是多发性内分泌腺瘤综合征（MEN）的一部分（见下文）。

2. 嗜铬细胞瘤的临床表现和诊断标准是什么？

嗜铬细胞瘤典型的临床表现三联症是头痛、出汗及心悸。这个三联症加上高血压的存在几乎就是嗜铬细胞瘤的特异性体征。但是只有不到20%的患者同时存在这些症状。大多数患者只存在一个或两个症状，因此，在诊断的时候需要警惕嗜铬细胞瘤的存在。

虽然只有0.1%～0.5%的高血压患者伴有肿瘤的存在，但高血压，不论是持续性的还是阵发性的，都是嗜铬细胞瘤最常见的症状（90%）。头痛是继发于高血压最常见的症状。其他可以归因于严重高血压的症状有恶心、呕吐以及心率减慢。腹部的触诊、体位的改变、运动、药物、手术或者在膀胱肿瘤病例中的排尿都可以诱发出高血压。以产生肾上腺素和多巴胺为主的肿瘤更容易引起心悸、出汗，以及偶尔出现恐慌的发作。

长期高水平的儿茶酚胺可以诱发心肌病。长期去甲肾上腺素刺激可以导致心肌肥大性改变，长期肾上腺素和多巴胺的刺激可以导致高排性心力衰竭。一小部分嗜铬细胞瘤患者可以存在充血性心力衰竭、心肌梗死或脑出血。

嗜铬细胞瘤的确诊需要实验室检查。可以直接测定血浆或尿中的去甲肾上腺素、肾上腺素和多巴胺含量。对于持续性高血压的患者，测定这些儿茶酚胺通常是很敏感的，但是对于阵发性症状的患者可以产生假阴性的结果。去甲肾上腺素和肾上腺素可以被儿茶酚胺-O-甲基转移酶分别代谢为甲氧基去甲肾上腺素和甲氧基肾上腺素，进而被代谢为香草扁桃酸（VMA），从尿中排泄。同样，多巴胺也可以直接测定，多巴胺的代谢产物是经常与VMA相混淆的高香草酸（HVA）。这些代谢产物的尿筛选试验非常敏感，但并不是非常特异，因为很多的应激因素都可以导致这些代谢产物的升高。在肿瘤细胞内，儿茶酚胺代谢为游离的甲氧基肾上腺素，并且这一过程不依赖于儿茶酚胺的释放。因此，测定血浆中游离的甲氧基肾上腺素对于大多数患者都是可靠的。甲基多巴和单胺氧化酶抑制剂可以影响尿VMA的测定。

CT和MRI检查能够探测出非常小的肿瘤（直径为0.5cm或更小），对于肾上腺肿瘤的定位有特别的优势。肾上腺以外的嗜铬细胞瘤占10%～15%，这些肿瘤多数在CT或MRI上无法发现。其他检测这些小肿瘤存在和定位的方法包括间碘苯甲胍（mIBG）闪烁显像法，以及应用^{11}C-对羟麻黄碱正电子发射断层扫描术（PET）。这些方法更适用于活跃的神经内分泌组织。对于诊断复杂的病例，在特定的静脉取血测定儿茶酚胺也可以对肿瘤的定位提供一定的线索。

大多数诊断嗜铬细胞瘤的药物实验都已过时。给予组胺、酪胺或胰高血糖素有刺激肿瘤引起高血压危象的风险。一种有用并且安全的药物试验是可乐定抑制试验。对于没有嗜铬细胞瘤的高血压患者，给予可乐定可使血浆中的儿茶酚胺水平降低，而对于患有嗜铬细胞瘤的患者则没有影响。

3. 嗜铬细胞瘤可以伴随哪些其他的综合征？

嗜铬细胞瘤起源于神经嵴细胞，并被认为起源于神经内分泌系统。因此，其他神经内分泌组织和器官的疾病伴有嗜铬细胞瘤的发病率比较高。MEN Ⅱ和Ⅲ型的并发症就包括嗜铬细胞瘤。MEN Ⅱ型的三联症包括甲状腺髓样癌、甲状旁腺腺瘤和嗜铬细胞瘤。MEN Ⅲ型包括嗜铬细胞瘤、甲状腺髓样癌、黏膜皮肤综合征、多发性神经瘤（von Recklinghausen病）、马方综合征样体质和角膜神经肥大等。嗜铬细胞瘤也可以与希-林综合征相关联，后者包括脑和视网膜血管瘤病、胰腺和肾囊肿、附睾囊腺瘤。当患者并存这些情况的时候，应高度警惕嗜铬细胞瘤的存在。

4. 嗜铬细胞瘤应与哪些情况相鉴别?

在血压严重或急剧升高的情况下，就应与嗜铬细胞瘤相鉴别。其他导致血压严重或急剧升高的情况包括：严重的原发性高血压、先兆子痫、甲状腺毒症、颅内压增高、某种抗高血压药物的停药反应或更换外源性的血管加压素。

5. 嗜铬细胞瘤患者应该如何做术前准备?

与嗜铬细胞瘤切除术相关的病死率从 20 年前报道的 20%减少到近来报道的 0～1%。同样，据报道，像心肌梗死和脑卒中等主要疾病的发病率也减少了。这种显著的减少可能反映出版物的偏倚，但主要是因为手术前的渐进性扩血管和血管内容量的补充所致。长期的去甲肾上腺素刺激可以导致慢性的血管收缩和血容量减少。试图快速扩血管和扩容可以产生不良反应并且作用很小。如果患者不能够耐受急性的严重高血压，更应缓慢地纠正血容量的水平。

对于嗜铬细胞瘤患者，标准的术前治疗方法是门诊应用 α 受体阻断剂酚苄明。初始剂量大约是 20 mg/d，然后逐渐增加剂量以控制血压。常见的不良反应包括体位性低血压和鼻塞。治疗周期通常需要 2 周。

酚苄明的两个特性使它难以成为理想的药物。首先，它是非选择性的 α 受体阻断剂，所以它也同时阻滞了 α_2 受体介导的抑制去甲肾上腺素和肾上腺素释放的反应。因此，大多数患者需要同时应用 β 受体阻断剂。同时，酚苄明也是能形成共价键的非竞争性抑制剂。这就导致了它较其他治疗方法更容易出现的术后低血压。酚苄明至少应该在术前 12 h 前停药。

哌唑嗪和多沙唑嗪是选择性 α_1 受体 阻断剂，可以替代酚苄明。它们是短半衰期的竞争性抑制剂，很少引起术后低血压。所有这些药可以一直用到手术当天早上。接受这些药物治疗的患者通常都不需要 β 受体阻断剂，除非他们的肿瘤分泌肾上腺素和多巴胺。

在几项已发表的小规模系列研究和病例报道中，应用钙通道阻滞剂受到提倡。这种药物不但可以控制高血压和扩张血管，而且与酚苄明相比，需要的液体量更少，低血压的发生率更低。由于研究很少，也就缺乏有力的证据支持推荐这种非 α 受体阻断剂。

血管紧张素转换酶抑制剂也被用于术前控制血压和扩张血管。应用这些药物没有明显的优点，并且与其他治疗药物相比，可能更容易引起术中的低血压。

对于急诊病例，可以通过静脉输注起效快维持时间短的血管扩张药来紧急控制体循环血压。适合这种方式的药物包括硝普钠、硝酸甘油、尼卡地平和纯 α 受体阻断剂酚妥拉明。体位性低血压可以通过补充血管内容量来治疗。大多数这些药物的常见不良反应是心动过速。必须考虑到心动过速对于这些患者的相对危险性，并通过静脉输注 β 受体阻断剂来治疗。

目前，常用的 4 种 β 受体阻断剂是：艾司洛尔、普萘洛尔、美托洛尔和拉贝洛尔。这些药物具有不同的特性和作用持续时间。艾司洛尔是选择性的 β_1 受体阻断剂，作用时间非常短。普萘洛尔的作用时间中等，但是没有选择性。美托洛尔是选择性 β_1 受体阻断剂，但是它的作用时间太长，并不适于在这种情况下使用。拉贝洛尔是非选择性 β 受体阻断剂，但是它有一个额外的优点就是具有轻微的 α 受体阻断剂的作用。不该在应用部分 α 受体阻断剂和血管内复苏之前，使用 β 受体阻断剂。在不应用 α 受体阻断剂时应用 β

相关综合征

MEN II
- 嗜铬细胞瘤
- 甲状腺髓样癌
- 甲状旁腺腺瘤

MEN III
- 嗜铬细胞瘤
- 甲状腺髓样癌
- 黏膜皮肤综合征
- 多发性神经瘤(von Recklinghausen 病)
- 马方综合征
- 角膜神经肥大

希 - 林综合征
- 嗜铬细胞瘤
- 脑和视网膜血管瘤病
- 胰腺和肾囊肿
- 附睾囊腺瘤

术前准备

α 受体阻断剂
- 酚苄明
- 非选择性 α 受体阻断剂
- 可形成共价键的非竞争性抑制剂
- 不良反应：体位性低血压、鼻塞
- 可能同时需用 β 受体阻断剂
- 术后持续性低血压
- 应用到术前 12 h

- 哌唑嗪、多沙唑嗪
- 选择性的 α_1 受体阻断剂
- 竞争性抑制剂，半衰期短
- 通常不需要并用 β 受体阻断剂
- 持续应用到手术当日早晨

钙通道阻滞剂
- 控制高血压
- 血管舒张
- 液体复苏需要少

血管紧张素转换酶抑制剂
- 比其他药物更容易导致术中低血压

β受体阻断剂
- 艾司洛尔、拉贝洛尔
- 在未应用 α 受体阻断剂和液体复苏前不能应用
- 可导致阵发性高血压和心室衰竭

即刻控制血压
- 硝普钠、硝酸甘油、尼卡地平、酚妥拉明
- 低血压治疗采用血管内容量补充
- 心动过速治疗使用 β 受体阻断剂

受体阻断剂可产生阵发性高血压和急性左心衰。

6. 术中的管理目标是什么？

经过充分的术前外周血管扩张和血容量补充后，术中的主要目标就是预防和处理交感神经兴奋。一些操作，如建立有创监测、麻醉诱导、气管内插管、调整体位和手术刺激等都可以增加交感神经兴奋。由于血压经常急剧波动，进行有创动脉压监测十分重要。是否施行其他有创监测需要根据患者当前的身体状态而定。建立有创监测要在充分镇静下完成，使患者的焦虑降至最小，因为焦虑可以增强患者交感神经的兴奋性。

硬膜外复合全身麻醉可以部分阻止交感神经的传出，受到许多学者推崇，但是它们仍然具有许多缺点。硬膜外麻醉可以使液体的管理和麻醉深度的判断变得复杂。术前放置硬膜外导管可以导致交感神经兴奋性的急剧增加，甚至在镇静状态下也是如此。

大多数文章介绍的嗜铬细胞瘤处理经验都来源于开腹肾上腺切除术。腹腔镜下肾上腺切除术已经成为标准的外科治疗方法。与开腹手术相比，腹腔镜手术的优点是缩短术后病程和减轻术后疼痛。但是，近来研究表明，微创技术与开腹手术相比，患者血流动力学状态更不稳定。二氧化碳气腹是潜在的交感神经刺激物，在嗜铬细胞瘤患者中，这种反应会加剧。与开腹手术一样，在腹腔镜下处理肿瘤也可以导致肿瘤释放大量的儿茶酚胺。管理这些刺激与开腹手术相同，可以应用短效的血管舒张药和 β 受体阻断剂。

最好避免应用万古霉素和可引起组胺释放的药物，如箭毒、阿曲库铵和吗啡等。偶发的低血压通常因交感神经代偿而引起严重的反跳性高血压。同样，应谨慎应用氟哌利多这种 α 受体阻断剂。琥珀酰胆碱可引起肌束震颤，通过机械效应诱发儿茶酚胺从嗜铬细胞瘤中释放。拟交感神经药（如肾上腺素）和解迷走神经药（如阿托品）也可以诱发心动过速和高血压。

处理肿瘤时，经常造成儿茶酚胺释放，从而导致高血压和心动过速。对此应早有预料，并及时进行处理。单纯使用短效的药物，如酚妥拉明、硝普钠，或复合使用 β 受体阻断剂都是很好的治疗方法。

结扎肿瘤的静脉系统后，重点就要从防治高血压转换到处理低血压上来。由于对侧的肾上腺被嗜铬细胞瘤长期抑制，患者此时的儿茶酚胺水平呈衰竭状态。内源性儿茶酚胺的突然缺失和麻醉引起的全身交感神经抑制导致体内血管被动舒张，可能引起低血压。局部的永久性化学交感神经阻断术可以加重低血压的发作。低血压可以通过减浅麻醉深度、补充血管内容量和应用外周血管收缩药（如去甲肾上腺素或去氧肾上腺素）等方法进行处理。当麻醉苏醒时，机体

交感张力恢复，低血压就会得到改善。

7. 嗜铬细胞瘤的麻醉方法有哪些？

由于这种疾病非常少见，关于某种麻醉方法利弊的对照研究资料非常少。从大量的病例报道和回顾性调查中可以得出以下几个结论。从结局和术中发生的并发症来看，嗜铬细胞瘤的不同的麻醉方法之间几乎没有差别。更应该关注先前讨论过的术前血管舒张和血管内容量补充治疗。在减少血流动力学并发症或血管活性药的需要量上，与全身麻醉相比，硬膜外麻醉并没有显示出更大的优势。

所有当今应用的吸入麻醉药都可以安全地应用于这类病人。氟烷最不适合，主要是由于它的负性肌力作用和增加儿茶酚胺诱发的室性心律失常。恩氟烷和异氟烷都被广泛应用，很少有证据表明谁更为适宜。新型吸入麻醉药——七氟烷和地氟烷的应用也已见诸报道。

与吸入麻醉药相比，催眠性麻醉药在理论上有很多特殊的优势，包括少或没有负性变力作用和减少发生心律失常的可能性。氟哌利多可以促进肾上腺髓质释放儿茶酚胺，应避免应用。与选择使用不熟悉的理论上有一定优点的药物相比，麻醉医师选择自己最熟悉的适合于切除腹内肿瘤的麻醉技术更为重要。

肌松药的选择非常广泛。琥珀酰胆碱可以安全地应用于嗜铬细胞瘤的患者，但是肌束震颤可以导致肿瘤释放儿茶酚胺。许多非去极化肌松药，特别是箭毒和阿曲库铵，可以导致组胺释放，继而引起儿茶酚胺的释放和随后血压的增高。这些药物应尽可能避免应用。泮库溴铵由于具有解迷走神经张力的松弛作用，可导致心动过速。万可松、罗库溴铵和顺阿曲库铵都是适宜选择的肌松药。

8. 嗜铬细胞瘤切除术后应注意哪些特殊问题？

最常见的问题就是术后轻微的低血压，严重的低血压一般不会持续到麻醉苏醒后。如前文所述，处理低血压最初可应用液体治疗以及间断输注正性肌力药和血管加压素。肿瘤切除术后出现高血压说明体内肿瘤还有残余，或者另有肿瘤存在。在这种情况下，应该继续应用α、β受体阻断剂。如果需要可以加用硝普钠。在术后阶段，患者可以发生低血糖，这归因于儿茶酚胺的突然消退和β受体阻断剂对代谢的影响。

9. 针对术前未被发现或隐匿性嗜铬细胞瘤，在麻醉诱导后应该如何处理？

在应用某些所谓的触发药物之后，或操作处理某一特殊肿瘤或组织时，突然发生严重的剧烈高血压，麻醉医师应该高度怀疑嗜铬细胞瘤的可能。如果在切皮前突然发生严重高血压，应该取消患者手术并且立即开始治疗。随后应该做适当的诊断性试验。术前没有怀疑嗜铬细胞瘤，在术中发生了高血压，应该像前文所讨论的那样进行处理，避免把β受体阻断剂作为首要的治疗模式。应该保留患者的尿液，以利于随后疾病的诊断。

术前没有诊断出的嗜铬细胞瘤患者在麻醉诱导后可以出现严重的低血压。这种低血压是源于慢性血管内容量的减少，可以采用液体疗法。儿茶酚胺类药物的应用可以使问题变得复杂。因此，当怀疑嗜铬细胞瘤时，应该减少应用这类药物。

（岳子勇译　李文志　刘金锋校）

推荐阅读

Bittar DA: Innovar-induced hypertensive crises in patients with pheochromocytoma. Anesthesiology 50:366–369, 1979

Feldman JM: Diagnosis and management of pheochromocytoma. Hosp Pract 24:175–179,182,187–189, 1989

Loris JL, Hamoir EE, Hartstein GM, et al.: Hemodynamic changes and catecholamine release during laparoscopic adrenalectomy for pheochromocytoma. Anesth Analg 88:16–21, 1999

Prys-Roberts C: Phaeochromocytoma: recent progress in its management. Br J Anesth 85:44–57, 2000

第 6 部分

腹　　部

病例 34

饱 胃

Laurence M. Hausman, MD

患者，女，37 岁，65 kg，患小肠梗阻，拟行剖腹探查术和粘连松解术，必要时行肠切除术。既往病史不清。3 年前曾在全麻下行胆囊切除术，1 年前曾在腰麻下行剖宫产术，否认发生相关并发症。患者留置了胃管，每小时大约可以引流出 25 ml 的胆汁 。患者入院前没有接受任何治疗。其生命体征为：心率 97 次/分、血压 130/65 mmHg、呼吸频率 12 次/分。血细胞比容为 39%。

问题

1. 清醒患者可以抑制反流误吸的机制是什么？
2. 在全麻中发生反流和误吸的危险因素有哪些？
3. 手术期间什么时候可以发生误吸？
4. 误吸可以引起哪些问题？
5. 如果发生了误吸，常见的病程、治疗和预后是什么？
6. 诱导期间应该如何管理鼻胃管？
7. 哪些药物可以降低误吸的风险？
8. 在快速诱导期间压迫环状软骨的理由是什么？会出现哪些相关问题？
9. 麻醉期间常用的药物对食管下端括约肌紧张性有哪些影响？
10. 适合这类患者的合理的麻醉方案是什么？

1. 清醒患者可以抑制反流误吸的机制是什么?

食管下端括约肌（lower esophageal sphincter，LES）是防止胃食管反流的主要屏障。LES 长 2～5 cm，吸气时向上运动，呼气时向下运动。吞咽时，食管进行蠕动性收缩，使食物通过和 LES 松弛。该括约肌穿过膈肌，并且括约肌内的静息压力大于胃内压。两者压力之差（LES 压减去胃内压）就叫做“屏障压”。在正常状态下，腹内压的增加将会触发 LES 内压的增加，从而维持屏障压。当屏障压下降时，无论 LES 内压减少还是胃内压增加，都可以诱发反流。

食管连接胃的拐角也能够防止反流。如果拐角呈倾斜态，高胃内压才能引起反流。但是，如果拐角非常小（常见于病态肥胖症患者或妊娠妇女），低胃内压就可以引起反流。

食管上端括约肌是防止反流的另一个机制。实际上，包括肌松药在内的所有常用的全麻药都可以引起这种括约肌的松弛。

另一个保护机制是膈脚结构，它紧固着下段食管，从而防止反流。

最后，一旦发生反流，自主的气道反射可以保护气道防止误吸。这些反射包括咳嗽（短促地吸气，随后有力的呼出）、呼气反射（只呼气而没有吸气）、喉痉挛和呼吸暂停（关闭假声带和真声带）和痉挛性气促（快速浅呼吸）。

清醒患者保护反流误吸的机制

- 食管下端括约肌的紧张性
- 胃食管角
- 膈角（diaphragmatic crura）
- 食管上端括约肌
- 气道反射
  - 咳嗽
  - 呼气反射
  - 喉痉挛和呼吸暂停
  - 痉挛性气促

2. 在全麻中发生反流和误吸的危险因素都有哪些?

全身麻醉时，机体的上呼吸道保护性反射消失。因此，在全身麻醉下，出现反流的患者存在误吸反流物的危险。任何导致胃内容物增加和胃内压增加的情况都可以引起反流和肺的误吸（表 34.1）。

3. 手术期间什么时候可以发生误吸?

手术期间的任何时候都可以发生误吸，特别是在诱导前、置入喉镜前的诱导期间、面罩通气期间、喉镜检查期间、拔管期间或拔出气管导管后。

4. 误吸可以引起哪些问题?

全麻期间，误吸是十分少见的，发生率大约是 1∶4000～1∶9000。但是一旦发生，将会产生严重的后果。误吸大颗粒胃内容物可以完全堵塞气管支气管分支的任何部位，从而引起通气困难或不能通气。此外，可以发生胃内容物吸入所引起的化学性肺炎，叫做 Mendelson 综合征。如果吸入胃内容物的 pH＜2.5、容量＞0.4 ml/kg 或成人达到 25 ml，就可能发生这种综合征。

表 34.1 反流和肺误吸的相关危险因素

肥胖
意识水平降低
胃炎/溃疡史
肠梗阻
妊娠——孕期大于 12 周
疼痛/应激
急诊手术
ASA IV～V 级
食管功能紊乱/先前做过食管手术
最近用餐
糖尿病
肠梗阻
创伤
合用阿片类药物
有症状的食管裂孔疝
男性?

5. 如果发生了误吸，常见的病程、治疗和预后是什么？

如果发生误吸，应该根据患者症状进行对症治疗。在发生误吸时，应该吸引口咽部。如果患者是仰卧位，头应该转向一侧，以利于吸引。置头低脚高位可方便口咽部的反流物流出口咽，以减少误吸的容量。不提倡冲洗气道，因为它可以引起误吸的扩散和更广泛的肺损伤。纤维支气管镜可以用来取出较大的颗粒物。应该给予充分的氧供。通常需要机械通气。吸入性 β_2 激动剂对治疗支气管痉挛非常有效。常规应用类固醇并没有显示出益处。只有在培养阳性，证明有感染时，才可以使用抗生素。

如果临床上发生了严重的误吸，症状通常在 2 h 内出现。症状包括支气管痉挛、在吸入室内空气情况下血氧饱和度与基础值相比下降超过 10%、吸入 100% O_2 时肺泡 - 动脉（A-a）氧梯度＞300 mmHg。胸片通常显示肺不张或浸润影（最常见的是右肺下叶的浸润）。肺内的损伤可以进展成间质性肺炎和肺水肿，伴随透明膜的形成和肺组织的损害。急性呼吸窘迫综合征（ARDS）通常发生于机械通气大于 24 h 的患者。如果患者术前状态良好，肺内误吸的预后通常很好。预后不良通常与患者存在严重的并存疾病有关。

6. 诱导期间应该如何管理鼻胃管？

关于全麻诱导期间鼻胃管（nasogastric tube，NGT）管理，人们的观点不尽相同。在诱导之前，应该吸引 NGT。有人认为，在吸引 NGT 后，就应该拔除 NGT。这种观点的理论依据是 NGT 可以降低食管上端和下端括约肌的紧张性。另外，当进行快速诱导时，NGT 可能会干扰压迫环状软骨对食管的施压。这些观点还没有被证实。反之，许多人推荐保留 NGT 于原位不动。这将会允许胃内液体和空气持续引流，从而可以减少诱导引起的胃内压的增加。然而，有人认为，在诱导期间应该将 NGT 退到中段食管位置（距鼻孔距离大约 30 cm）以降低食管压，从而降低食管发生破裂的风险。

误吸引起的显著临床体征

支气管痉挛

吸室内空气时，SpO_2 下降超过 10%

A-a 梯度 >300 mmHg

胸片示肺不张或浸润影

7. 哪些药物可以降低误吸的风险？

一些药物可以用来减少胃容量（通过减少产生或增加排出），增加胃液 pH，或增加 LES 的紧张性。

甲氧氯普胺是普鲁卡因酰胺的衍生物，它可通过增加胃蠕动和幽门舒张促进胃排空。甲氧氯普胺也增加 LES 的紧张性。肠梗阻患者应避免应用。由于它是多巴胺受体拮抗剂，所以帕金森病和抑郁症的患者应避免应用。它也可以导致椎体外系不良反应。这种药物的促胃排空作用可以被延缓胃排空的麻醉药所抑制。

西咪替丁和雷尼替丁是竞争性 H_2 受体阻断剂，可以降低胃泌素和食物引起的基础胃酸分泌，从而增加胃液 pH 值，应该在全麻诱导前 30～60 min 应用。

枸橼酸钠是一种非颗粒性的抗酸剂，可以增加胃液 pH 值。非颗粒性的特性十分有益，因为吸入颗粒性的碱剂也可以产生化学性肺炎。这种抗酸剂的一个缺点就是必须口服，可增加胃容量，应该在全麻诱导前 30 min 内应用。

奥美拉唑、雷贝拉唑、兰索拉唑是质子泵抑制剂，可以阻滞胃内壁细胞分泌小管表面的 H^+-K^+-ATP 酶的活性。这些药可以降低胃容量，增加胃液的 pH 值。

格隆溴铵是一种抗胆碱能药，它可通过抑制迷走神经介导的胃酸合成增加胃液的 pH 值。但是阿托品无效。

8. 在快速诱导期间压迫环状软骨的理由是什么？会出现哪些相关问题？

环状软骨是环绕气管的惟一完整的软骨。所以，向后/颈椎侧压迫环状软骨将会把食管上端压向颈椎，从而阻止胃内容物反流至口咽部。有趣的是，有研究提示，压迫环状软骨可以减少 LES 的张力，实际上可促进反流。但是，如果当压迫环状软骨时发生了食管的反流，应防止反流至喉咽部。在困难插管的情况下，环状软骨的压迫可使通气更加困难。

清醒患者很难忍受环状软骨的压迫，并且可以引起干呕。这种干呕可以增加食管内压，并且导致食管破裂。空腹仰卧位患者的最大胃内压是 25 mmHg。胃容量增加 750 ml 可以使胃内压增加到 35 mmHg。胃内压达 40 mmHg 时，可以发生反流，用 30 牛顿(N) 的压力作用于环状软骨则可以阻止反流。早年的研究推荐 40 N 的压力，但这么大的压力往往使患者难以忍受，经常使患者喉部的解剖发生变形，导致插管困难，并且使患者更容易发生食管破裂。解决的办法就是对清醒的患者施加 20 N 的压力。这种相对较小的压力会给反流提供一些保护，但是如果食管内的压力太高也会发生反流，但不会发生食管破裂。当患者意识丧失，施加于环状软骨的压力应该增加到 30 N，直到成功插入气管导管。

9. 麻醉期间常用的药物对食管下端括约肌紧张性有哪些影响?

表 34.2 列举了麻醉期间常用的药物以及它们对 LES 紧张性的影响。丙泊酚可以降低食管内压和胃内压，因此，对屏障压没有影响。

预防误吸的药物

甲氧氯普胺	增加胃排空
H_2 阻断剂 西咪替丁 雷尼替丁	增加胃 pH
枸橼酸钠	增加胃 pH 增加胃容量
质子泵抑制剂 奥美拉唑 雷贝拉唑 兰索拉唑	增加胃 pH 降低胃容量
格隆溴铵	增加胃 pH

表 34.2 常用药物对 LES 的影响

增加 LES 和增加屏障压
- α 受体激动剂
- 镇吐药
- 胆碱能药物
- 依酚氯铵
- 组胺
- 甲氧氯普胺
- 美托洛尔
- 新斯的明
- 泮库溴铵
- 琥珀酰胆碱

降低 LES 和降低屏障压
- 阿托品
- β 肾上腺素受体激动剂
- 多巴胺
- 甘罗溴铵
- 吸入麻醉药
- 硝酸甘油
- 阿片类药
- 硝普钠
- 硫喷妥钠

对 LES 没有影响
- 阿曲库铵
- 西咪替丁
- 普萘洛尔
- 雷尼替丁
- 维库溴铵

10. 适合这类患者的合理的麻醉方案是什么?

饱胃患者全麻诱导的选择依赖于几个因素，其中之一就是对患者气道的评估。气道的评估应该包括患者的气管插管史，明确询问任何困难插管史。如果患者的气道情况允许，应该预防性用药，随后在压迫环状软骨下实施快速诱导，进行吸氧去氮。在诱导期间，应该有一个助手来压迫环状软骨。一旦发生反流，应该立即进行吸引。应该选用起效迅速的诱导药。常用的药物有硫喷妥钠、丙泊酚、依托咪酯和氯胺酮。也应该选用起效快的肌松药。用于快速诱导的经典肌松药是琥珀酰胆碱。但是，如果存在使用琥珀酰胆碱的禁忌证，可以应用中等时程、快速起效的肌松药，如罗库溴铵。当选择这类药物时，应该增加剂量。应用非去极化肌松药的缺点就是一旦插管不成功，就必须延长面罩通气的时间。

如果插管失败，应该求助于同事。面罩通气应该与环状软骨压迫同时进行。气道峰压应该＜20cmH$_2$O，以限制胃内进气。通气应该持续到患者清醒为止。不应该进一步给肌松药。如果面罩通气困难，可以应用LMA进行通气。可以通过正确安置LMA引导完成气管插管。必须牢记，压迫环状软骨会妨碍面罩通气和置入LMA。

如果通过既往史或体格检查预料存在困难插管，应该禁忌快速诱导。在这种情况下，最谨慎的方法就是清醒下纤维光镜引导气管插管。这对饱胃患者提出了一些特殊的挑战。为了清醒纤维光镜引导气管插管成功，需要用局麻药在患者声门上下部位实施充分的局部麻醉。但麻醉整个气道，特别是声门以下部位，将会极大地减弱患者的气道反射，增加发生误吸的危险。一些学者认为，清醒、不镇静的患者发生呕吐时，自己能够知道，可以鼓励他们咳嗽，并且把头转向一侧。他们提倡局部麻醉整个气道。而另外有学者主张仅局部麻醉声门以上的气道，这可以在发生误吸时，保留机体气道反射的作用。因此，对于饱胃的患者，应该推荐采用局部麻醉气道，而是否应行经气管阻滞则有赖于操作者个人的经验。

饱胃患者不宜采用面罩吸入诱导，除非在特殊的情况下，如患有会厌炎的小儿。

插入带套囊的气管插管后，麻醉医师可以应用多种方法维持麻醉，包括使用空气/O$_2$、吸入麻醉药、阿片类药和肌松药。虽然与不带套囊的导管相比，带套囊的气管导管可以提供更佳的气道保护，但是误吸仍然可以发生在套囊的周围。

在拔除气管导管期间，误吸也可以发生。这就要求在拔除导管前，患者必须具有气道保护能力。因此，患者应该完全清醒、能够应答和恢复自主呼吸。

（岳子勇译　李文志　刘金锋校）

推荐阅读

Cotton BR, Smith G: The lower oesophageal sphincter and anaesthesia. Br J Anaesth 56:37–46, 1984

Morgan M: Control of intragastric pH and volume. Br J Anaesth 56:47–55, 1984

Ng A, Smith G: Gastroesophageal reflux and aspiration of gastric contents in anesthetic practice. Anesth Analg 93:494–513, 2001

Nishina K, Mikawa K, Takao Y, Shiga M, Maekawa N, Obara H: A comparison of rabeprazole, lansoprazole, and ranitidine for improving preoperative gastric fluid property in adults undergoing elective surgery. Anesth Analg 90:717–721, 2000

Olsson GL, Hallen B, Hambraeus-Jonzon K: Aspiration during anaesthesia: a computer-aided study of 185, 358 anaesthetics. Acta Anaesthesiol Scand 30:84–92, 1986

Skinner HJ, Bedford NM, Girling KJ, Mahajan RP: Effect of cricoid pressure on gastro-oesophageal reflux in awake subjects. Anaesthesia 54:798–808, 1999

Vanner RG, Pryle BJ: Regurgitation and oesophageal rupture with cricoid pressure: a cadaver study. Anaesthesia 47:732–735, 1992

Warner MA, Warner ME, Weber JG: Clinical significance of pulmonary aspiration during the perioperative period. Anesthesiology 78:56–62, 1993

病例 35

肝脏疾病

Dennis E. Feierman PhD, MD
George V. Gabrielson MD

患者，女，65 岁，偶然跌倒后髋臼骨折，欲行切开复位内固定术。既往患有丙型肝炎、肝硬化，长期酗酒。在 15 年前一次妇科手术中输血后开始出现肝硬化。否认有消化道出血和肝性脑病。体格检查：体重 55 kg，身高 152cm，无黄疸，有少量腹水。实验室检查：血细胞比容 34%，转氨酶正常，白蛋白 3.2 g/dl，凝血酶原时间 (PT) 16 s（正常值 14 s），血小板 90 000/ mm^3。

问题

1．麻醉医师关心的基本肝功能有哪些？
2．如何认识肝的解毒、首过效应和代谢功能？
3．与慢性肝衰竭相关的常见肝外疾病有哪些？
4．肝病患者术前评估包括哪些内容？
5．手术和麻醉对正常肝有何影响？
6．与病毒性肝炎相关的问题有哪些？
7．如何认识对乙酰氨基酚和氟烷相关性肝炎？
8．氧化亚氮、恩氟烷和异氟烷有肝毒性吗？
9．引起术后肝功能障碍的原因有哪些？
10．哪些麻醉技术没有肝毒性？
11．可能出现的凝血问题有哪些？应该如何处理？
12．对于这类患者，将来进行肝移植是可行的选择吗？在肝移植术中，麻醉会遇到哪些问题？

1. 麻醉医师关心的基本肝功能有哪些?

因为肝的多个功能会受到影响，所以没有单一哪个实验室检查能够估计出整个肝功的状态。理解肝衰竭时的肝功能和并存的生理异常，能够提示麻醉注意的事项和应进行哪些术前检查。任何一个肝脏疾病患者的肝功能都能反映其肝衰竭的程度。幸运的是，肝有很大的储备能力。在动物实验中，和正常人一样，去掉80%以上的肝实质后，肝仍能维持正常的功能。肝硬化的特征是肝组织纤维化形成瘢痕和肝组织正常结构改变。这种结构重组导致门脉系统梗阻和门脉各个分支压力增高。进行性肝脏疾病的最终结果就是肝衰竭和肝功能丧失。肝功能可以分为3大类：内分泌功能、合成功能（合成代谢）和代谢功能（分解代谢和解毒）。

内分泌功能

肝有多种内分泌功能，它是维持体内葡萄糖稳态的主要靶器官。肝可以产生作为生长激素的促生长因子（胰岛素样生长因子-1）、刺激骨髓产生血小板的血小板生成素和与液体和电解质的平衡紧密相关的血管紧张素原。

血管紧张素原生成减少对肾和体液电解质平衡有很大的影响。血管内液体的外渗导致血管内血容量减少，肾会反应性地增加肾素的生成，而肾素的增加会导致肾入球小动脉收缩和液体潴留。肾素使血管紧张素原转变成血管紧张素Ⅰ。血管紧张素Ⅰ可以减少肾素的产生。没有血管紧张素原的产生，抑制肾素产生的负反馈也就消失，那么肾素的产生和它的生理作用就会不受抑制，从而导致大量液体潴留、电解质紊乱和终末期肝病（ESLD）的肝肾综合征。

肝也在钙平衡中发挥作用，它负责维生素D的羟基化。此外，肝也协调其他激素的平衡。甲状腺素和三碘甲状腺原氨酸都是在肝完成脱碘。类固醇激素，如睾酮、雌二醇、糖皮质激素和醛固酮，也都在肝内代谢（灭活），经肾排泄。发生肝病时，出现体循环分流，正常的雌二醇和睾酮代谢受抑制，导致男性乳房发育。

此外，肝是胰岛素和胰高血糖素的靶器官，这两种激素与碳水化合物的代谢和储存有关。在胰岛素的作用下，葡萄糖生成糖原，这一过程称为糖原生成。糖原在胰高血糖素的作用下，分解成葡萄糖，这一过程称为糖原分解。葡萄糖可以为肌肉和脑代谢提供能量。

合成功能

肝有很多重要的合成功能。它可以影响机体止血过程。除生成凝血因子外，肝还合成抗凝剂，如抗凝血酶Ⅲ、α_1抗胰蛋白酶、蛋白C和S、纤溶酶原、α_2抗纤溶酶和纤溶酶原激活物抑制剂。严重肝病可以使因子Ⅰ（纤维蛋白素原）、Ⅱ(凝血酶原)、Ⅴ、Ⅶ、Ⅸ、Ⅹ、Ⅺ、Ⅻ、XIII、前激肽释放酶和高分子量激肽原合成减少。高分子量激肽原和因子Ⅱ、Ⅶ、Ⅸ和Ⅹ是依赖维生素K的凝血因子。维生素K是一种酶的辅助因子，它可以选择性催化凝血因子前体上谷氨酰基的γ-羧基化。当肝细胞功能损伤导致凝血障碍时，外源性的维生素K不能纠正或者改善这种现象。依赖维生素K的凝血因子的血浆半衰期实质上比白蛋白要短，因此凝血障碍见于肝衰竭其他症状出现前，如低白蛋白血症。肝硬化时，由于促血小板生成素合成减少和（或）脾功亢进，导致血小板减少，使凝血障碍加重。肝还产生非维生素K依赖性的凝血因子，严重的肝脏疾病也会导致血浆因子Ⅰ（纤维蛋白素原）、Ⅴ、Ⅺ、Ⅻ和XIII浓度的减少。在受损初期，肝实际上增加了纤维蛋白素原的生成，因此此时患者很少出现纤维蛋白素原的明显减少，除非伴有DIC的发生。

另外几种在临床上有重要意义的蛋白质也是在肝产生，其中包括急性期反应物（C反应蛋白、结合珠蛋白、血浆铜蓝蛋白、转铁蛋白）、假胆碱酯酶、血管紧张素原、α-酸糖蛋白和白蛋白等，后两种是体内主要的药物结合蛋白。白蛋白合成紊乱会引发一些重要的临床问题。白蛋白是许多物质的结合和转运蛋白，包括一些激素、脂肪酸、痕量金属、胆红素和药物。麻醉医师使用的许多静脉药物都有很高的蛋白结合特性。低浓度的血浆蛋白，特别是白蛋白，使非结合型药物的浓度增加，可能增加药物效应。当血清白蛋白浓度降到2.5 g/dl或更低时，就会出现这种现象。此外，血浆蛋白浓度的减少会导致血浆胶体渗透压降低，引起水肿和腹水。在伴有门脉高压时，就会加重淋巴液向腹腔的渗出。伴有腹水的患者，随着腹水的增加、蛋白质的丢失，低蛋白血症的程度和后果会进一步加重。

肝的其他重要合成功能还包括生成饱和脂肪酸、

胆固醇和胆盐、维持糖原贮积（葡萄糖储备）以及生成酮体（即 β 羟丁酸，它是饥饿时脑组织可用的主要能量物质）。胆盐合成减少会导致脂肪和脂溶性维生素（维生素 K）的吸收不良。胆固醇产生异常会导致红细胞形态和成分的变化。锯齿状和刺状红细胞的出现通常是肝病恶化的征兆。

肝硬化时经常出现葡萄糖代谢异常。如上所述，碳水化合物的代谢和葡萄糖的产生是肝的重要功能。低血糖常发生于急性暴发性肝功能衰竭的患者，也可以发生于晚期肝病的患者。肝硬化的患者由于糖原贮积减少、对胰高血糖素反应低下和营养不良，术前有发生低血糖的风险。此外，肝硬化患者乳酸盐水平较高，这是因为机体通过葡萄糖乳酸盐循环利用乳酸盐进行糖原异生的能力降低（图 35.1）。

分解代谢功能

肝不仅负担毒素和胃肠道吸收的外源性化学物质的代谢和清除，还承担药物和乙醇的代谢。

肝是进行生化中间代谢的重要器官。肝是许多内源性生化中间代谢物通过不同途径产生新成分或者完成中间代谢的场所。枸橼酸途径就是一个典型的中间代谢范例（如图 35.2）。枸橼酸是库血制品中的抗凝剂，它通过与钙离子的螯合作用，使钙离子不能被凝血过程利用。来自于新鲜冰冻血浆或其他血液制品中的枸橼酸主要是在肝代谢。当快速输注血液制品或者肝不能及时代谢枸橼酸时，就会发生枸橼酸中毒。毒性是由枸橼酸的钙离子螯合作用引起的，随着枸橼酸的积聚，钙离子的水平降低，最终出现凝血障碍和心肌抑制，导致低血压。

碳水化合物和其他生化中间代谢也是肝的重要功能。肝代谢葡萄糖、果糖、乳酸、枸橼酸、醋酸和其他生化中间代谢产物。随着肝功的降低，肝失去中间代谢的能力。肝硬化后，机体渐渐出现了胰岛素抵抗，随之出现血糖升高及葡萄糖耐受不良。ESLD 患者出现高胰岛素血症提示，由于肝细胞功能和（或）质量的降低，肝处理葡萄糖负荷的能力减弱。外周产

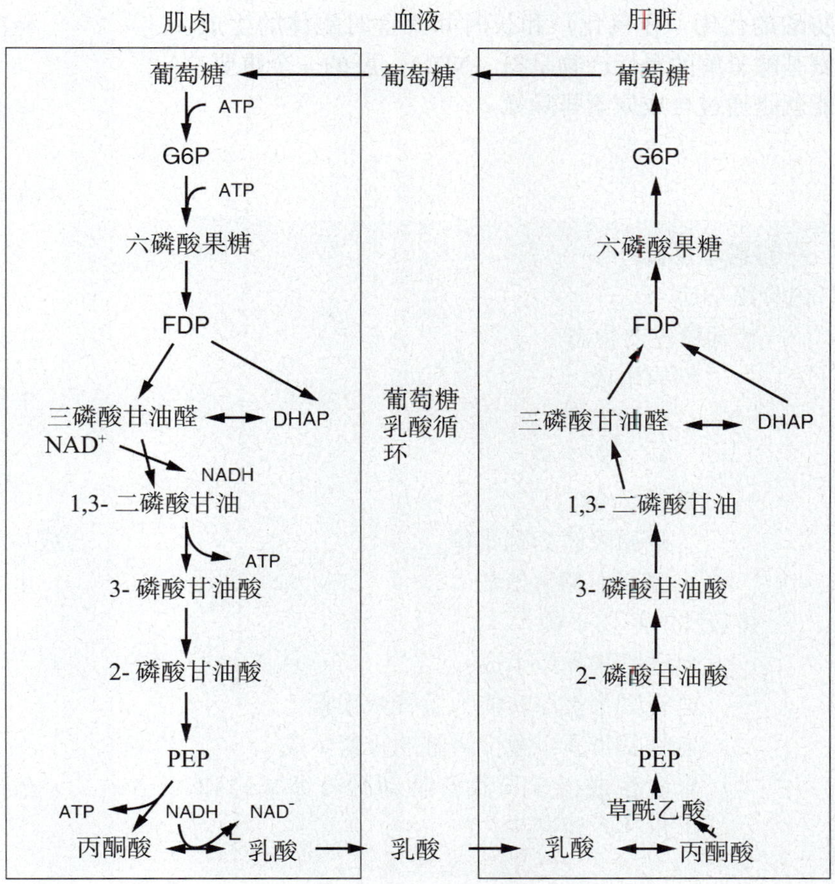

图 35.1　葡萄糖乳酸（Cori）循环。ATP，三磷酸腺苷；DHAP，磷酸二羟丙酮；FDP，纤维蛋白降解产物；NADH，还原型辅酶 I；PEP，磷酸烯醇丙酮酸。

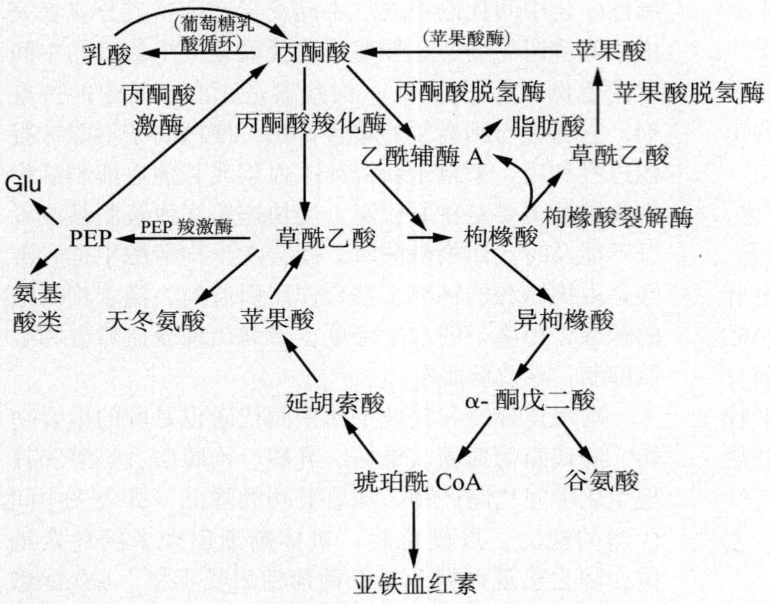

图 35.2 枸橼酸中间代谢

生的乳酸在肝代谢，血清乳酸水平的升高反映肝代谢乳酸能力的降低，最终导致代谢性酸中毒（图 35.1）。

肝还负责氨基酸的分解（和葡萄糖的产生）、脂肪酸的代谢（β 氧化）和长时间禁食时酮体的生成。氨基酸分解的毒性产物是氨（NH_4^+）。肝的一个重要功能就是通过合成尿素排除氨。

肝的基本功能

内分泌功能
- 葡萄糖体内稳态
  - 糖原生成
    - 糖原贮积
    - 胰岛素依赖
  - 糖原分解
    - 糖原降解为葡萄糖
    - 胰高血糖素依赖
- 体液和电解质平衡
  - 血管紧张素原生成
  - 血管紧张素原转换为血管紧张素 I
  - 血管紧张素 I 减少肾脏的肾素生成
  - 肾素生成减少导致肾脏动脉收缩减轻和液体贮留减少

肝的基本功能（续）

- 血小板生成
  - 血小板生成素
- 钙代谢
  - 维生素 D 羟化
- 甲状腺素体内稳态
  - 甲状腺素和三碘甲腺原氨酸在肝内脱碘
- 类固醇激素灭活
  - 睾酮
  - 雌二醇
  - 糖皮质激素
  - 醛固酮
- 生长刺激
  - 生长介素生成
  - 胰岛素样生长激素-1

合成功能
- 止血
  - 维生素 K 依赖因子合成
    - II（凝血酶原）、VII、IX 和 X
  - 其他因子合成
    - I (纤维蛋白素原), V, XI, XII, XIII
- 药物代谢
  - 假性胆碱酯酶生成

肝脏基本功能（续）

- 血浆蛋白生成
  - 白蛋白 /α酸糖蛋白
    - 药物运输与结合
    - 血浆渗透压改变
- 脂肪酸代谢
  - 饥饿时生成β-羟丁酸用于脑代谢
  - 合成胆汁盐用于维生素 K 吸收

代谢功能（分解代谢和解毒）

- 药物代谢/解毒
- 枸橼酸代谢
  - 防止钙介导的凝血紊乱
  - 防止钙介导的心肌抑制
- 乳酸解毒
  - 防止肌肉代谢产生的乳酸性酸中毒
- 氨解毒
  - 氨基酸降解为氨
  - 氨转化为尿素

2．如何认识肝的解毒、首过效应和代谢功能？

肝的其他分解代谢功能包括：血红蛋白的分解、胆红素的合成和清除、纤维蛋白裂解产物的清除和从胃肠道吸收的外源性化学物质（乙醇和药物）及毒素（内毒素）的清除。胃肠道的主要功能是吸收营养，但是也吸收毒素和其他外源性物质，其中包括药物和其他化学物质。胃肠道的静脉血经门脉系统回流到肝。除口腔和远端直肠的吸收外，从胃肠道吸收的物质必须经过肝。对经胃肠道吸收的外源性物质，肝起到了积极的解毒作用。肝还发挥对口服药物的首过代谢效应。药物的生物利用度是指到达全身循环的药物占全部已给药物的比例。生物利用度受多个因素影响。首过代谢效应最为重要。存在于肝的细胞色素 P450 系统（CYP）是影响许多药物首过效应和生物利用度的重要医素。然而肝硬化时，入肝的门脉血流受阻，血流从形成的旁路系统绕过肝，因此首过的代谢效应衰减，药物的生物利用度增加，增加了药物的毒性。

CYP 是血红素蛋白中的一种蛋白亚型，负责很多内源和外源性物质的生物转化。CYP 亚型众多，其中引起研究者广泛兴趣的两个亚型是 CYP2E1 和 CYP3A，它们由乙醇诱导生成。CYP2E1 在乙醇、毒素和强效吸入麻醉剂的代谢中起到重要的作用。在人类，CYP3A 是数目最多的 CYP 亚型，与大量的药物代谢有关，如环孢素 A、咪达唑仑、阿芬太尼和利多卡因等。其他药物或者底物，如苯巴比妥和糖皮质激素，也可诱导 CYP3A 的生成。因为乙醇可以诱导 CYP2E1 和 CYP3A 的生成，所以它在麻醉医师和其他医师常用药物的代谢、药物间相互作用和毒性反应中的作用以及酶诱导对它们的影响都引起了人们极大的兴趣。对长期酗酒或急性乙醇中毒患者的处理极具挑战性。急性乙醇中毒时，患者类似处于不完全麻醉状态。然而，对 CYP 诱导的作用可以加速药物的代谢。还有人认为，乙醇作为一种竞争性底物可抑制药物的代谢，从而抵消了它对 CYP 的诱导作用。而且，乙醇引起的肝功能障碍比其 CYP 诱导作用引起的代谢效应更为重要。应重点强调的是，面对人群中每 10～20 人就有 1 人每天都饮酒的事实，乙醇因诱导 CYP 而与麻醉中使用药物（或其他用药）发生的相互作用方面必然会产生重要的临床意义。

肝是药物和外周毒素进行生物转化的重要场所。通过一系列反应，亲脂的化合物转化成亲水的化合物，这一过程的最终目的是使它们可以通过胆汁或尿液排泄。第一阶段的反应——氧化、还原、脱卤、水解等都由 P450 催化完成，代谢的产物可以不具活性（如芬太尼转化成去甲芬太尼）或者具有活性（地西泮转化成羟基地西泮或者是去甲羟地西泮）。偶尔，第一阶段的反应可将复合物转化成毒素（如氟烷转化成三氟乙酰丙酮的卤化中间产物，对乙酰氨基酚转化成 N 乙酰基 β 丙醌）。第二阶段的生物转化发生在细胞质，多为结合反应，药物母体或者代谢产物（由第一阶段反应形成）通过共价键与葡萄糖醛酸、硫酸、谷胱甘肽、氨基酸或醋酸结合。

药物的吸收、首过代谢效应、分布和消除等的药代动力学特性可以发生变化。在患有肝脏疾病的患者中，部分或所有这些动力学机制都可能会发生变化。为了充分理解肝脏疾病如何影响药代动力学参数，我们就必须理解药物代谢的相互作用和肝如何从血液中摄取药物。

我们可以根据肝的摄取对药物进行分类。摄取比例为：E =（Ca-Cv)/Ca，Ca 指肝动脉内的药物浓度，Cv 指肝静脉内的药物浓度。高吸收率的药物摄取比例通常大于70%，低吸收率的药物摄取比例通常小于30%。根据摄取比率对药物分类很有用处。高摄取比率的药物高度依赖肝血流。它们的清除不依靠血浆结合蛋白和肝代谢。诱导或者抑制P450通常不会影响其清除率；然而，极高的P450抑制作用会显著降低肝对高（和低）摄取率药物的清除。发生肝硬化时，肝组织瘢痕化且呈现异常结构，从而阻碍肝血流。门静脉梗阻导致肝血流的分流。门脉血流占肝血流的70%，因此它会很大程度地影响高摄取率药物的清除和首过代谢效应。低摄取率药物的清除不依赖于肝血流。正常血流运送到肝的药物远超过肝的内在代谢能力。低摄取率的药物依赖肝代谢药物的内在能力；因此诱导或抑制P450通常引起药物清除率出现平行的变化。另外，低摄取率的药物通常依赖于与血浆蛋白的结合。在病理状态下（结合蛋白减少和结合药物比例下降），高结合率药物的清除增加。肝是机体主要的网状内皮系统器官，拥有85%的内皮系统活性。网状内皮系统是一种功能系统，而不是解剖系统，是人体重要的防御器官。位于肝窦处的Kupffer细胞和大量吞噬细胞能吸收大量外源性物质，作为一线防御对抗来自胃肠道的细菌。因此，门脉梗阻会导致从胃肠系统吸收的毒素直接分流进入体循环。

3. 与慢性肝病相关的常见的肝外疾病有哪些?

ESLD患者可伴随出现许多肝外疾病，它们的严重程度和临床后果大不相同。

神经系统疾病

常出现精神异常，但可以由多个病因引起。因为ESLD患者伴有肺部疾患，出现精神异常时应首先排除低氧和心肌肥大。另外一个可威胁生命但容易纠正的病因是低血糖。肝性脑病经常出现，但不一定限于晚期。使用新霉素和乳果糖治疗，效果良好。脑水肿虽然较罕见，但是在急性暴发性肝衰竭时可以出现，必须紧急治疗。治疗包括控制性机械过度通气和渗透性利尿。肝性脑病患者有发生胃内容物反流和误吸的危险。临床医师应在早期有选择性地行气管插管，控制气道。其他精神异常的原因包括酸中毒、败血症和因药代动力学变化药物浓度增加而造成的药物不良反应增加。此外，还应留意患者对乙醇或药物的摄取。

肺部疾病

进展期肝病患者可以并发很多肺部疾病。如上所述，精神状态异常的患者有误吸的风险。慢性肝硬化患者由于体内氨的蓄积和酸中毒，会出现过度通气，然而他们的PaO_2常维持在60～70 mmHg。大量腹水引起的膈肌活动受限会产生很多肺部问题。这会减少肺的功能残气量，诱发肺不张和低氧血症。此外，肺动脉血管床也会发生变化，临床上会出现两种不同的重要肺部综合征：肝肺综合征和门肺高压症。

肝肺综合征 终末期肝病患者动脉低氧血症的发生与很多因素有关。然而，严重的低氧血症可能继发于肝肺综合征。毛细血管扩张会引起弥散障碍（肺内弥散能力减弱）。另外，肺内可出现右向左分流，导致难以纠正的动脉低氧血症。分流可能继发于肺不张、肺泡被大量液体和/或渗出物充盈，或者源于直接的动静脉短路。

门肺高压症 肺高压在晚期肝病患者中较为常见。它可能是乙醇性肝硬化的一种心脏表现，也可能因为高动力循环造成了高肺血流状态，或者可能因为血管收缩、内膜纤维化或肌层肥厚而造成不可逆性肺动脉高压。与门脉高压相关的肺动脉高压称为门肺高压症，与原发性肺动脉高压不易区分。需要留意的是，门肺高压症通常不会引起严重的动脉低氧血症。

心血管疾病

因为肝病患者体质虚弱，所以心血管疾病往往难以诊断。乙醇性肝硬化可引发心肌病，并最终发展成充血性心衰。然而，ESLD患者因为周围血管扩张，周围血管阻力降低，降低了左心室做功，所以他们发生心脏疾病时可不立即出现临床症状。必须警惕这类患者可能存在的心功能损害。

ESLD患者常呈现以高心排低周围血管阻力为特征的高动力循环状态。最初出现血管阻力降低的部位是内脏循环和动静脉分流，同时因贫血和胰高血糖素、肠道血管活性肽、P物质和前列腺素的血管扩张效应而导致血粘度降低。血管的扩张和新的动静脉分流的形成造成静脉容量增加。液体潴留最终会增加血容量，然而血容量增加引起的血管内室更为明显的增加导致血液容量相对不足。

肾脏疾病

肾功能可出现异常，常表现为轻度肾功能不全、电解质紊乱，甚或肝肾综合征。肝肾综合征是严重肝病患者在没有任何明显肾脏疾病下发生的一种肾功能障碍。肝硬化会降低肾小球滤过率（GFR）和肾血流(RBF)，最终导致急性少尿。腹水的有创性治疗会导致肾前性的氮质血症和低钠血症。因为这些患者的血容量相对不足，所以治疗主要是补充血管内容量。除非为了补充血管内的容量，否则不主张输注含盐液体。快速纠正低钠血症非常危险，它易导致脑桥中央髓鞘溶解和显著的神经系统损害。

肝肾综合征的发病机制目前尚不明确。大量研究认为，主要是由于血管内容量不足导致肾低灌注。可能还有激素的参与。血容量不足时，肾反应性增加肾素的分泌，可引起肾入球动脉的收缩和体液潴留。由于血管紧张素 I 的负反馈减少，肾素大量生成。事实上，肝硬化和肾功能受损的患者体内肾素水平较高。在肝病晚期，它将导致大量液体潴留和电解质紊乱，促进肝肾综合征的发生。

血液系统疾病

在肝病末期，患者常见的其他疾病还包括复杂的凝血疾病，其发生的部分原因是凝血因子合成减少。血小板生成减少（血小板生成素减少）、血小板脾内滞留和 DIC 都可引起复杂的凝血问题。

代谢疾病

在终末期肝病患者中经常可见到代谢性酸中毒(早期可能有代谢性碱中毒)，这主要缘于他们发生肾功能障碍，或者因为肝已不能处理体内的乳酸和酸性化合物。

与肝病相关的肝外问题

神经系统
- 肝性脑病
- 脑水肿

肺
- 低氧
  - 吸入性肺炎
  - 限制性肺病
  - 膈向头侧推移导致功能残气量减少
- 肝肺综合征
  - 毛细血管扩张
    - 肺水肿
    - 肺分流
- 门脉性肺动脉高压
  - 肺动脉高压和门静脉高压

心血管
- 外周血管扩张，外周血管阻力下降
- 高心排出量

肾
- 常用利尿剂
- 慢性肾功能不全
- 急性肾功能衰减（肝肾综合征）
- 电解质紊乱

凝血病
- 凝固因子生成减少
- 血小板生成素减少，导致血小板减少
- 血小板脾内滞留
- 弥散性血管内凝血

代谢性酸中毒
- 乳酸降解能力下降
- 肾功衰竭

4. 肝病患者术前评估包括哪些内容?

对于肝脏疾病患者，术前评估主要集中在其肝功不全的症状方面，如易擦伤、出血、精神状态改变以及劳累和静息时呼吸困难等。门脉高压易引起食管静脉曲张破裂，导致上消化道出血。此外，门脉血流梗阻会导致从胃肠道吸收的毒素和细菌因分流直接进入体循环，从而增加了这类患者发生感染和菌血症的几率。

对有肝病病史患者的评估，重要的是注意肝损伤的程度和其存留的功能。尽管没有特异的单一试验可以检测肝功，但术前进行一些选择性检查可以清楚地了解其存留的肝功能水平。

表 35.1 **Child-Turcotte Pugh 评分系统评估肝脏疾病的严重程度**

	1分	2分	3分
脑病	无	1～2	3～4
腹水	未见	少量（或可被利尿剂控制）	即使使用利尿剂也至少为中度
胆红素 (mg/dl)	＜2	2~3	＞3
白蛋白 (g/dl)	＞3.5	2.8~3.5	＜2.8
凝血酶原时间（延长 秒数）或国际标准化比率(INR)	＜4	4~6	＞6
原发性胆汁性肝硬化、原发硬化性胆管炎或其他慢性肝脏疾病	＜1.7	1.7~2.3	＞2.3
胆红素 (mg/dl)[a]	＜4	4~10	＞10

Modified from the UNOS web site http://www.unos.org

a 对于胆汁郁积性肝脏疾病（例如原发性胆汁性肝硬变、原发性硬化性胆管炎），这些胆红素将被上面数值取代。

白蛋白在肝合成，半衰期较长（20 天）。白蛋白的生成和消耗共同决定其体内的血清浓度。引起白蛋白消耗增加的因素包括因肾或其他原因产生大量腹水。合成减少可缘于营养不良和肝合成能力的降低。和暴发性肝功能衰竭相比，机体白蛋白的水平可以更好地反映慢性肝脏疾病肝功能障碍的程度。

在急性和慢性肝脏疾病中，一个能较好反应肝功的实验室指标是凝血酶原时间（PT）。它可以检测因子 I、II、V、VII 和 X。这些因子在肝产生，需要一些中间步骤，反映了肝的合成功能。PT 不仅是反映肝功能的指标，还能反映肝病患者手术的预后。除肝病外，维生素 K 的缺乏、DIC、纤维蛋白溶解和应用华法林都可使 PT 延长。

转氨酶是将氨基酸的氨基转移到酮酸的一种酶。在肝细胞受损时，转氨酶大量进入血浆，升高了血浆转氨酶的水平。转氨酶可以作为肝受损的标志，但作为肝功能的评定指标，它的作用还很有限。在进行性慢性肝病患者中，因为肝实质大量减少，机体转氨酶的水平正常或者偏低。尽管它很少影响患者的预后，但在整个围手术期，机体转氨酶水平常会受到关注。

就如研究罹患心脏疾病的患者进行非心脏手术的风险一样，罹患肝脏疾病的患者进行非肝脏手术的风险也得到了充分的研究。Child 分类法是依据患有轻、中、重度肝病的患者行门体分流术后的病死率对患者进行分类。依据疾病的严重程度，患者的病死率为 5%～50%。这种分类法已经被修定，Child-Turcotte-Pugh (CTP) 评分(表 35.1)包括了 PT 和其他变量。大于等于 7 分的患者考虑进行肝移植，大于等于 10 分的患者显然有肝病发作。

其他有意义的术前检查内容还包括血细胞比容、血小板数量、葡萄糖水平、电解质和血尿素氮及肌酐等。因为这类患者还存在相应的心脏问题，所以建议进行心电图检查。还需针对气道、颈部、心脏和肺进行详细的体格检查。

最近，一种称为终末期肝病模型（MELD）的全新系统研究问世，它可改善对 ESLD 患者供肝的评估和分配。MELD 分数是基于能评估等待肝移植期间患者死亡风险的客观的可证实的医疗数据计算而得。这个数据目前被用在肝脏的分配上。详细信息见 UNOS (www.unos.org/resources)。

5．手术和麻醉对正常肝有何影响？

麻醉和手术都能影响肝。肝有双重的血液供应，大多数血流来自于门脉系统，几乎没有自动调节能力。然而，肝的动脉有明显的自动调节能力。肝血流的变化具有重要意义，应引起重视。内脏回流的静脉血进入门静脉。门静脉转运的血流占整个肝血流的 70%，肝动脉的血流占整个肝血流的 30%。尽管门静脉转运的血流占整个肝血流的 70%，但因为它是内脏回流的静脉血，因此只能提供转运氧的 50%。肝动脉血流可自主调节，因此门脉血流的减少可以部分由肝动脉血流增加代偿。增加动脉血流可以维持肝的氧供。

外科手术可引起内脏循环的紊乱。在剖腹手术时，腹部外科的处理和放置纱布垫会减少肝血流。上腹部手术会限制大约 40%的肝血流。其他在手术期间可限制肝灌注的因素有间歇正压通气、α 受体激动剂和低碳酸血症。腹腔镜手术或者俯卧位手术也会影响肝血流。

麻醉对肝有多重作用，基本表现在两个方面——血流和细胞代谢。大量的动物实验显示，吸入性麻醉药可以显著减少肝的整体血流。吸入性麻醉药可以直接缓慢作用于内脏的脉管系统，因此减少门脉血流。吸入性麻醉药还可减少心排出量，这样也加重了门脉血流的减少。例如，当犬吸入 2 个 MAC 的氟烷时，肝的整体血流减少 53%；而吸入 2 个 MAC 的异氟烷时，肝整体血流减少 22%。肝动脉血流增加形成的代偿作用还很局限。这显示异氟烷较氟烷更能维持肝血流。在人类，吸入性的麻醉药物可以剂量依赖性地降低体循环和门脉血流的压力和血流量。鲜有事实证明，氟烷可较异氟烷对人类肝血流产生更为不利的影响。脊麻和硬膜外麻醉通过对交感神经的阻滞和降低血压而减少肝血流。这些变化可通过静脉注射麻黄碱来纠正。

6. 与病毒性肝炎相关的问题有哪些?

肝炎是肝的一种炎性疾病。我国肝炎的病因主要是病毒感染、饮酒和服药。肝炎的自然病史变化无常，取决于很多因素，其中包括年龄、共存的肝脏疾病、饮酒和肥胖等。病毒性肝炎常引起肝硬化，最终导致终末期肝病，给社会造成很大的负担。

麻醉医师经常参与这些患者的术前会诊或麻醉方法的制定。有两个与病毒性肝炎相关的问题值得关注。第一个是患者的风险，第二个是卫生保健人员的风险。病毒性肝炎是职业病的一个重要内容，患者常常成为病毒携带者。

甲型肝炎是最常见的一种肝脏病毒感染，占美国所有肝炎病例的 40%。它主要通过粪 - 口途径传播，通常因食用被污染的海产品而发病。它的潜伏期是 15～45 天，一般发病缓和。症状通常不明显，很少因大范围肝细胞坏死而引起肝衰竭。它通常属良性、急性和自限性疾病，不同于乙型肝炎，不会演变为慢性和病毒携带状态。通常在 1～2 个月内康复。检测急性期的甲型肝炎病毒抗原或者之后的 IgG 和 IgM 抗体可以帮助诊断。

乙型肝炎可引发患者更高的发病率和致死率，患者临床表现多样，需要依靠复杂的血清学检查才能得以诊断。幸运的是，随着检查技术的完善和疫苗的接种，乙肝的发生率已逐渐减少。在纽约，儿童被强制接种乙型肝炎疫苗。乙肝的潜伏期为 45 天到 6 个月。起初，出现一些非特异性症状，如不适、恶心、呕吐、食欲减退和头痛等。上腹痛和肝大也可出现。症状可能会减轻或加重。到黄疸阶段，患者可出现瘙痒、肝大或者其他胃肠道症状。在该阶段，患者病情会发展为暴发性肝衰竭或转为恢复阶段。90%的乙型肝炎患者完全恢复需要 3 个月的时间。大约 10%的患者成为携带者，发展成慢性肝炎（活动性或者稳定性），最终出现肝硬化或者肝癌。

急性发作后持续 6 个月以上的乙肝被视为转成慢性肝炎。慢性稳定性肝炎不同于慢性活动性肝炎，患者预后良好。转氨酶的水平会有变化，但最终会回到正常。活组织检查显示，肝内有炎症病变，但未发生纤维化。慢性活动性肝炎患者预后不良，表现复杂，最终导致肝硬化、肝细胞癌，以致死亡。

非甲非乙型肝炎大多数是丙型肝炎。临床症状表现多样，患者可以毫无症状，也可呈急性暴发性疾病。与乙肝相比，丙型肝炎早期病情缓和，转变成慢性肝炎的几率更高(大约 40%)。丙肝患者最常见的表现是在常规血液筛查中转氨酶水平轻度增加。

7. 如何认识对乙酰氨基酚和氟烷相关性肝炎?

对乙酰氨基酚的毒性

乙醇、对乙酰氨基酚（acetaminophen，AP）、卤代烃的原子团和反应性中间体有肝毒性。原子团和有活性的中间体均可以导致细胞功能的中断。继发于原子团/反应性中间体的毒性复杂，可能是多个细胞间相互作用的结果。药物毒性化的一个机制是通过代谢转化成毒性代谢产物。例如，AP 可引起肝损伤。肝代谢 AP 的主要途径为葡萄醛酸化和硫酸化反应。AP 还能经 CYP 代谢成有活性的中间体—N- 甲基 -β- 苯醌亚胺（NAPQ Ⅰ），其中 CYP1A2、2E1 和 3A4 表现出的这种酶活性最高。在正常条件下，成人服用 650～1000 mg 的 AP，仅有少量 NAPQ Ⅰ 产生。然而，在不同的条件下，如患者服用 6500～10 000 mg 的 AP 企图自杀，或者因长期饮酒而造成酶活性增加时，NAPQ Ⅰ

的生成都会显著增加，服用治疗剂量的AP也可以产生肝毒性。长期饮酒对AP毒性的影响非常复杂。在乙醇的作用下，AP介导的肝毒性实际上会得以降低。乙醇是CYP的竞争性抑制剂。中间代谢物NAPQⅠ的毒性通常由细胞内的谷胱甘肽中和。但在这些极个别情况下，细胞内谷胱甘肽被耗竭，NAPQⅠ与细胞内其他的成分进行反应，破坏细胞。NAPQⅠ可以引起脂质过氧化反应，破坏DNA和改变细胞内的蛋白质。一旦使用N-乙酰半胱氨酸（谷胱甘肽的前体）治疗不足以补充患者体内的谷胱甘肽，最终会造成患者发生严重的肝坏死，从而只有进行肝移植治疗或者等待死亡。对乙酰氨基酚的意外过量使用和肝毒性仍是临床上的主要问题。

氟烷的毒性

氟烷是一种强效吸入麻醉药，在全世界临床上广泛应用。近几年，它的应用明显减少，这是因为目前已有更多低毒性药物可以选择，而且氟烷具有肝毒性。但氟烷在美国之外的应用仍很普遍，其毒性也备受大家关注。

关于氟烷引起肝毒害的途径主要有两种理论。第一种理论认为，氟烷的毒性与其受CYP代谢的两种主要途径——氧化途径和还原途径有关。体内参与强效吸入麻醉药代谢的3种主要CYP为CYP2E1、CYP3A4和CYP2A6。氟烷和其他吸入麻醉药物主要依靠乙醇诱导的CYP（CYP2E1）进行代谢。CYP3A4是肝中含量最丰富的CYP亚型，负责大多数药物的代谢，是人体微粒体内负责氟烷还原代谢的主要CYP亚型之一。CYP2A6通过氧化和还原途径代谢氟烷。在含氧量正常的情况下，氟烷大多经氧化途径代谢。在低氧条件下，例如肝血流减少和低氧血症时，氟烷经还原途径代谢，产生氟烷原子基团。这些原子基团可和许多细胞内分子反应，或者吸引一个氢，生成2-氯-1,1,1-三氟乙烷，或者进一步被还原成2-氯-1,1-二氟乙烷。这种基团可能通过与对乙酰氨基酚相同的途径产生毒性。在氧化应激和/或低氧条件下，体内ATP和NADPH的蓄积受限，从而造成细胞内GSH减少。GSH和氟烷毒性间的关系取决于研究中使用的模型。在离体大鼠的肝细胞中，GSH与氟烷毒性毫不相关。在荷兰猪的模型中，GSH的耗竭可增加蛋白质加合物的合成，增强氟烷的毒性，而补充GSH则可清除该效应。细胞内GSH合成的减少以及继发于细胞应激反应而出现的氟烷原子基团的增加可引起细胞功能异常和（或）细胞死亡，从而最终引起肝坏死。

氟烷毒性的第二种理论是免疫学说。严重的氟烷毒性反应通常发生于再次接触氟烷。Pohl等人（1988）研究指出，机体接触氟烷后可生成氯化三氟乙酰，它能与多种细胞内蛋白质反应，并形成三氟乙酰乙酸（TFA）加合物。这些加合物在细胞表面表达，可诱发体内作用于这些发生改变的细胞蛋白的抗体的产生。抗体-抗原复合物可激发机体的免疫反应，并导致细胞死亡。发生氟烷毒害的患者确实在肝表面有TFA加合物的表达，而且血清中也出现了TFA加合物的抗体。

后一种学说解释了罕见的、暴发性、常可致命的、免疫反应介导的氟烷肝毒害的发生。而前一种理论则阐述了常见的、继发于局部活性中间体作用的、非致命性肝毒害反应的发生机制。不管氟烷是通过氧化还是还原途径进行代谢，最终的结局都是生成的活性中间体破坏细胞的功能。

8. 氧化亚氮、恩氟烷和异氟烷有肝毒性吗？

氧化亚氮很少产生肝毒性。可是首次接触氟烷时，患者发生肝损害的几率为1∶35 000，再次接触后，该比率升高到1∶3700。接触恩氟烷后，患者发生肝损害的比率较低，接近1∶800 000。在极少数接触恩氟烷后发生肝损害的病例中，患者表现为与实验研究中低氧损害相类似的组织学改变。据报道，接触恩氟烷后发生致命性肝炎的患者血清中可检出TFA抗体。氟烷、恩氟烷、异氟烷或地氟烷之间可能存在交叉敏感反应。使用异氟烷后患者发生肝坏死的比率很低，这可能与其较低的代谢水平有关。

9. 引起术后肝功能障碍的原因有哪些？

术后发生肝功能障碍有很多原因。重要的是尽快找到病因并开始治疗。受到关注的3个主要原因是：胆红素过量、肝细胞损伤和胆汁淤积。术后发生黄疸的主要原因是由血红蛋白生成的胆红素相对过量。这通常由输血反应、血肿吸收和溶血而致。衰老和受损的红细胞被破坏，释放血红蛋白。肝很容易处理少量增加的胆红素；但是如果患者之前存在严重的肝脏疾病或者接受了大量输血，结合胆红素和非结合胆红素的显著增加会促使患者在麻醉后发生轻微的肝损害。同样，对于四肢（如髋和股骨）发生明显出血的患者，血肿的吸收也可导致其术后出现黄疸。输血反应造成的大量溶血，也会引起黄疸。如果患者体内非结合胆红素增加，而结合胆红素不增加，说明其罹患了 Gilbert 综合征，无其他异常的患者中发生该综合征的比率约有 7%～10%。

肝胆管术后患者出现持续性黄疸提示其胆总管内可能存有结石。手术期间胆管的损伤会导致胆管痉挛和（或）者狭窄。有时大剂量芬太尼也可导致括胆管括约肌痉挛。

术后患者最常出现的肝功能检查异常提示肝实质细胞受损并非其主要特征。围术期非特异性肝血流的变化可引起患者轻度的肝功能障碍。短暂的肝细胞缺氧经常出现，它往往不需要特殊处理就会恢复。一些学者认为，肝功检验中出现的一些微小的暂时性改变实际上是吸入麻醉剂轻微肝毒性的体现。的确，患者接触卤化麻醉剂后，常出现短暂的转氨酶升高。很多报道显示，甚至在静脉麻醉后，机体也会出现轻度肝功能变化，提示手术期间有非特异性肝血流的变化。应该注意到长时间的显著低血压可继发“肝休克综合征”。

一些患者术后出现肝功能异常是因为其术前存在肝脏疾病，所以术后其肝功能异常变得更为明显。如果患者和临床医师术前并未发现这类疾病的存在，那么因为肝血流减少对肝功能的不利影响，这类疾病在术后会变得一目了然。另外，由于可能处于疾病的潜伏期，所以患者术后肝功异常的出现也可能属于其先前肝脏疾病的一种自然进程。

10．哪些麻醉技术没有肝毒性？

保护肝功能的最重要方法是维持肝血流和肝细胞氧合。

如果可行且不存在禁忌时，脊麻可作为全身麻醉之外的另一个麻醉选择。然而，椎管内麻醉也有肝损伤的风险。脊麻可使肝血流减少 30%。尽管尚未发现脊麻可以引起大面积肝坏死，但是它可以引起一过性转氨酶升高。麻醉药物的使用与麻醉药物和麻醉方法的选择同样重要。除了氟烷，可以使用其他的卤族吸入麻醉药物。应考虑其他影响肝血流的因素。增加胸内压可限制静脉回流，从而减少肝血流。IPPV 合用 PEEP 同样也影响肝血流，应尽量避免使用。过度通气和低碳酸血症可增加肝动脉的阻力，减少流向肝的血流。高碳酸血症可以增加肝血流，严重的低氧血症也会减少肝血流。

应该考虑到同时使用的非麻醉药物也会影响肝血流。β 受体阻断剂会减少肝血流，常用于门脉高压的治疗。α 受体激动剂会减少肝动脉的血流。西咪替丁是一种 H_2 受体阻断剂，它不仅可降低其他药物的肝清除率，还会减少肝的血流。对于这例患者，合理的麻醉方案包括术中麻醉前血压水平的维持（必须考虑到出血风险的增加），避免过度通气和低氧血症，避免使用肝毒性药物（如氟烷或者对乙酰氨基酚）。

11．可能出现的凝血问题有哪些？应该如何处理？

即使对于肝功能正常的患者，髋切开复位内固定也可能会引起大量血液的丢失。这例患者，PT 值较正常值仅延长 2s 也有显著意义。与血小板减少伴随出现的 PT 延长提示患者会出现止血问题。为了避免大量失血和可能发生的死亡，需要调整患者的凝血状态达到最佳，尽管并非必需，但事先宜请血液病专家会诊。

患者 PT 延长与其肝病和肝功减低有关。不管怎样，术前数小时应用维生素 K 还属有效。出现止血异常时，可以输注新鲜冰冻血浆，它包含大量可溶性凝血因子；纤维蛋白原缺乏时，可以输注冷沉淀物，它包含纤维蛋白原、纤维结合素、von Willebrand 因子和因子Ⅷ。肝脏疾病通常不会引起因子Ⅷ的缺乏，除非患者罹患血友病或者发生了 DIC。

术前血小板严重减少的患者会因预防性输注血小板而获益。血小板计数在 50 000/mm^3 到 80 000/mm^3 之间时，应预防性输入血小板。大量输血后患者出现非手术性出血，这可能是因为发生了稀释性血小板减少症，应通过适当的实验室检查来确诊稀释性血小板减少症的存在。稀释性血小板减少症引起的出血在适当输入血小板后可以停止。

血小板、新鲜冰冻血浆和冷沉淀物有传播疾病的风险，必须正确使用。此外，新鲜冰冻血浆中含有枸橼酸，在肝病患者中使用容易引起枸橼酸中毒。由于应用血液制品存在相关的风险，所以对于这类患者，只有在术中发生非手术性出血时，才可以使用血液制品。

12．对于这类患者，将来进行肝移植是可行的选择吗？在肝移植术中，麻醉会遇到哪些问题？

肝移植被认为是适于 ESLD 患者的一种治疗选择。尽管患者现在尚未进入终末期，但是在几年内或者更短的时间内将会出现。肝移植不再是实验性治疗，随着免疫抑制药物的发展，全肝移植的存活率达80%以上，肝移植患者的预期寿命和生活质量也得到了很大的改善。

与肝移植相关的麻醉问题有很多。肝移植患者的适应证很广，从貌似健康的患者到急性暴发性肝衰竭患者，变化无常。如上所述，肝病伴有很多复杂的医疗问题，需要在移植前和移植中进行处理。一旦得到供体肝，为纠正患者生理状态而延迟手术会增加供体缺血的时间和移植失败的风险。

术中需要大量输血，通常需要专人管理血液制品。每个移植者需要输入浓缩红细胞（PRBC）的中位数为 10～20 U。正是由于有些患者所需输血量极大（＞150UPRBC），所以这类患者才会有较高的平均浓缩红细胞输入量。术中患者常出现凝血异常，且表现复杂。患者术前通常有凝血因子和血小板缺乏。术中血液稀释性凝血障碍可使之加重。在无肝期，可以出现枸橼酸中毒，需要立即处理。此外，在供体再灌注时，纤维蛋白溶解出现，并达到高峰。再灌注可引起患者血流动力学的严重变化，如果时间延长，称为再灌注综合征。如果能及时发现和处理，患者出现的这些血液学和血流动力学改变都可以得以纠正。

（席宏杰译　李文志　刘金锋校）

推荐阅读

Coalson DN: Chapter 22. In Collins VJ (ed): Physiologic and Pharmacologic Bases of Anesthesia. Williams and Wilkins, Philadelphia, 1996

Firestone L, et al.: Chapter 55. In Miller RD (ed): Anesthesia, 5th edition. Churchill Livingstone, Philadelphia, 2000

Hudson, RJ: Chapter 11. In Barash PG, Cullen BF, Stoelting RK (eds): Clinical Anesthesia, 4th edition. JB Lippincott, Philadelphia, 2001

Martin JL, et al.: Hepatotoxicity after desflurane anesthesia. Anesthesiology 83:1125, 1995

Maze M, Bass, N: Chapter 54. In Miller RD (ed): Anesthesia, 5th edition. Churchill Livingstone, Philadelphia, 2000

Neuberger J, Kenna JG: Halothane hepatitis: a model of immune mediated drug hepatotoxicity. Clin Sci 72:263, 1987

Pohl, LR, et al.: The immunologic and metabolic basis of drug hypersensitivities. Annu Rev Pharmacol Toxicol 28:367, 1988

Stoelting RK, Dierdorf SF: Chapter 18. In Anesthesia and Coexisting Disease, 4th edition. Churchill Livingstone, Philadelphia, 2002

病 例 36

腹主动脉瘤

Ronald A. Kahn, MD

患者，男，71 岁，既往有高血压、稳定性心绞痛、高胆固醇血症及吸烟史。现腹部出现一个 6 cm 大的肾下腹主动脉瘤，需施行传统的动脉修复术。

问题

1. 未经治疗的腹主动脉瘤的自然转归是什么？
2. 腹主动脉瘤患者术前评估的内容有哪些？。
3. 哪些麻醉技术适合腹主动脉瘤手术？
4. 腹主动脉瘤手术中应准备哪些监测设备？
5. 主动脉钳闭后患者血流动力学的变化有哪些？
6. 术后镇痛的方法有哪些？

1. 未经治疗的腹主动脉瘤的自然转归是什么？

所有动脉瘤的自然进程都是逐渐变大。破裂的趋势主要取决于血管壁的张力，而根据 Laplace 定律：张力＝压力×半径/2×血管壁厚度，血管壁的张力会随着动脉瘤的增长而增加。

主动脉瘤的平均增长速率是每年 0.4 cm。对高风险患者的随访研究显示，动脉瘤的破裂率为 3%，手术（大于 6 cm 或伴有症状的动脉瘤行择期手术）病死率为 4.9%。34%的死亡原因与动脉瘤无关。大于 6 cm 的未经治疗的腹主动脉瘤患者 5 年存活率小于 10%，而小于 6 cm 的未经治疗的腹主动脉瘤患者 5 年存活率为 50%。舒张压升高、动脉瘤的前后直径大于 5 cm 和梗阻性肺部疾病是动脉瘤破裂的独立预测因素。动脉瘤预期的 5 年破裂率变化很大，不存在这 3 种危险因素时为 2%，而这 3 种危险因素全部存在时则为 100%。

2. 腹主动脉瘤患者术前评估的内容有哪些？

动脉瘤手术的患者几乎都有并存的疾病，显著影响麻醉管理。这些疾病包括心血管、肺、肾和中枢神经系统的疾病。术前评估的目的是发现这些并存的疾病，估计不良后果的风险率，使患者的身体状态达到最佳化，设计麻醉方法来减少并发症。如果需在紧急状态下施行手术，常不能获得完整的术前评估资料，因此难以调整患者术前身体状态达到最佳。

在动脉瘤手术前，必须评估患者的心肌储备。心肌缺血的危险因素包括：陈旧性心肌梗死、心绞痛、充血性心衰、男性、吸烟、高胆固醇血症、糖尿病和运动耐量受限。对于心肌缺血风险低的患者，不需要进一步的评估即可进行手术；然而这只包括一小部分患者。此外，大多数 3 年内负荷试验为阴性的患者和冠脉搭桥手术后 5 年内未出现症状的患者，术前可能不需要进一步再针对心肌缺血进行检查。建议对具有高度心肌缺血风险的患者进行冠脉造影，对中度风险的患者进行负荷试验可能最为适合。

负荷试验包括两部分：心肌应激性和心肌缺血或心肌梗死的检测。心肌应激性的检测方法有机械方法（如做平板运动或者手摇柄运动）和药理学方法。通过药理学作用使心肌应激的药物包括增加心肌氧需的药物（如多巴酚丁胺）和引起心肌窃血的药物（如双嘧达莫）。心肌缺血的检测方法有心电图、放射性核素检查和超声心动图。缺血心肌的特征是：在运动时放射性核素吸收缺失，而在休息时吸收放射性核素，这被称为可逆性损害。在运动和休息时均存在核素吸收缺失的心肌，被认为是心肌梗死后的瘢痕部位。超声心动图显示，运动时缺血心肌的心室壁运动异常。在这些检查中重要的是确定心肌的危险性，即哪部分心肌在应激时会出现缺血，其表现会不同于梗死的心肌。如果患者的心肌有明显存在风险的区域，在手术前必须进一步检查（药理学检查或者介入检查）。

3. 哪些麻醉技术适合腹主动脉瘤手术？

所有的抗高血压药物和抗心绞痛药物应持续用到手术前。术前镇静应基于患者的临床状态和并存的内科疾病。高血压和心动过速会增加动脉瘤泄漏和破裂的风险，或者诱发并存冠脉疾病患者的心肌缺血，所以应使用一些抗焦虑药物。由于进行性的出血、心肌缺血和（或）充血性心衰，行主动脉手术的患者血流动力学状态可能会非常不稳定。器官灌注不良也是一个重要问题。为控制血压和适时的复苏，对行急诊主动脉手术的患者应进行严密的监测。

对于罹患主动脉疾病的患者，首要的目标是维持其血流动力学的稳定，手术期间要保证患者无痛、意识缺失和肢体不动。动脉瘤还存在破裂和撕开的风险，必须严密地控制患者血压。β 受体阻断剂和血管扩张剂是用来减少心肌收缩力和射血速度的主要药物，同时还要维持适当的灌注压。另一方面，由于动脉瘤泄漏和破裂，患者会出现低血容量休克。在这种情形下，维持血容量的稳定、保护气道和立即手术治疗是主要的目标。

行急诊动脉瘤手术的患者都可视为饱胃，择期手术病例则另当别论。在全麻诱导和气管插管期间，必须避免患者血流动力学的变化。一些麻醉药物能达到这个目的，药物的选择要依据临床情况来确定。大剂量的阿片类药物仍被用于这类患者，术后常需要机械通气支持，但对一些体温正常、血流动力学稳定的患者，可以考虑早期拔管。术前应备好血管活性药物，如硝普钠、硝酸甘油和艾司洛尔等，将其适当稀释以便单次注射使用（表 36.1）。

表 36.1 腹主动脉瘤手术主要的麻醉注意事项

手术前
- 持续抗高血压治疗（特别是β受体阻断剂和血管扩张剂）
- 持续抗心绞痛治疗
- 抗焦虑药
- 开放大静脉通道

监测
- 标准监测
- Foley 导管
- 动脉导管
- 中心静脉导管
- 肺动脉导管
- 经食管超声心动图

术中
- 维持血流动力学稳定
- 血管活性药物
  - 硝酸甘油
  - 硝普钠
  - 艾司洛尔
  - 去氧肾上腺素
- 血管内容量
  - 晶体/胶体
  - 血液和血液制品
  - 快速输入系统（配有加热器）
  - 血液回收
- 如果计划术后应用通气支持，使用大剂量阿片药物
- 如果患者体温正常、术中失液较少且血流动力学稳定，可以考虑早期拔管

4. 腹主动脉瘤手术中应准备哪些监测设备?

标准监测适用于所有行主动脉手术的患者。通过心电图的肢体导联和胸导联（最低应有 II 和 V_5 导联），可以监测心肌缺血和节律的异常。留置 Foley 导尿管，以便估计循环容量和及早发现肾灌注不足。因为低温促使心肌缺血、凝血障碍和伤口感染的几率增加，所以患者围术期应保持正常的体温。

由于患者血压容易出现突然波动，所以主动脉手术的麻醉常常非常复杂。有效血容量的变化、麻醉药物的作用和外科手术的操作都是引起血压波动的主要原因。任何时候发生的突然出血都可能诱发严重的低血容量。前负荷的大量减少可能归因于：经肋间动脉血液流失、主动脉破裂、吻合口大量渗漏、体液的蒸发和第三间隙液体的形成等。粗大的静脉通路在腹主动脉瘤手术中非常重要。动脉瘤任何时候都可能破裂，静脉通路必须能够保障快速静脉输血、输液和输血液制品。应开放一到两条粗大的周围静脉和中心静脉。同时应配备一些带有加热器的快速输注系统。还应准备自体血回输设备。最简易的血液回输技术有一个离心装置，用来洗涤红细胞。该技术的缺点不仅包括血浆容量、蛋白质、凝血因子和血小板的丢失，还包括充满离心装置及处理回收血液造成的延迟。等容血液稀释可以保持血容量正常，在理论上可以减少对库存血的需要，但已经受到严厉的批评。

在适用这类手术的人群中，许多患者罹患梗阻性冠脉疾病，轻微的血流动力学变化都会通过对心肌氧供需平衡的影响而导致他们发生心肌缺血。围手术期积极使用β受体阻断剂可减少术后心脏并发症。在主动脉手术中，需要建立一种安全可靠的方法，监测患者血压的急剧变化。有创动脉压监测可方便实时观察患者血压数值和波形的变化。此外，动脉内置管还方便经常采取动脉血样以进行实验室检查。

对于主动脉手术，应常规进行中心静脉穿刺。它不仅有利于测量心脏充盈压（通过中心静脉导管或肺动脉导管），而且还能提供可靠的给药以及快速输液通路。理想的方式是通过右侧颈内静脉或左侧锁骨下静脉置入大口径的中心静脉导管。

中心静脉压(CVP)不能直接反映左心充盈压，但以之能估计出左心功能正常患者的左心充盈压。伴有冠脉疾病和 EF＞0.4 的患者在血容量发生变化时，其中心静脉压与左心充盈压密切相关。其他研究并未显示，中心静脉压与肺毛细血管楔压（PCWP）有一致的关联性。

对于心功能减弱、肺动脉高压、严重的心瓣膜病和进行性全身器官功能衰竭的患者，应强烈考虑使用肺动脉导管（PAC）。以右心压力监测作为评估机体容量状态的惟一指标并不充分，因为右心压力并不能反映左心前负荷。肺动脉导管可以用于后负荷监测、用热稀释法监测心排出量和以肺动脉氧饱和度监测机体氧供。尽管在主动脉瘤手术中广泛应用肺动脉导管，但尚无研究显示使用它会改善患者的预后。

经食管超声心动图（TEE）是一种适于在主动脉瘤手术且非常有用的监测技术。它可以监测心室的功能和局部心室壁的运动异常。TEE 可以显示心脏和大血管的影像，并提供很多信息，如局部心室壁运动异常、间接测量心排出量和 EF、瓣膜的异常、主动脉和心包的病理状况等。了解机体的心室功能和血管内容量状态可能是应用 TEE 最好的指征。没有经过专业训练和取得证书的人员要小心谨慎应用 TEE。

5. 主动脉钳闭后患者血流动力学的变化有哪些？

急性阻断主动脉后，最为常见的血流动力学反应是后负荷增加，使近端动脉压力增加。在阻断上腹主动脉期间，远端静脉到阻断动脉间血流的再分配导致前负荷的增加。前后负荷的增加及可能存在的动脉阻断后血管收缩会使心肌氧需求增加，可能会导致心肌缺血。由于主动脉阻断后前负荷会增加，所以阻断前应维持前负荷在较低水平。静脉扩张药物（如硝酸甘油）可用于进一步降低前负荷，动脉扩张药物可以用来降低后负荷的增加。在血管阻断期间要严密注意前负荷，持续的血液丢失使它变得很复杂。

术中低血压有多种原因，要考虑到循环血容量低、心肌受抑制和后负荷减少等因素。血液的再灌注与血压下降有关。血液淤滞于再灌注组织导致的中心低血容量，以及低氧性血管舒张、血管活性药物的蓄积或者抑制心肌的代谢产物（如乳酸）的产生，都可引起低血压。治疗主要是纠正低血容量、酸中毒、低钙血症，同时正确应用血管活性药物。如果血流动力学很难稳定，那么在持续复苏的同时，可将主动脉暂时再次阻断（表 36.2）。

表 36.2 动脉开放后的低血压

病因学
- 低血容量
  - 失血
  - 体液蒸发
  - 再灌注综合征
    - 再灌注后血液在组织内潴留
    - 低氧引起血管扩张
    - 具有心肌抑制作用的代谢产物（乳酸）
- 心肌抑制
- 后负荷降低

治疗
- 补充液体
- 收缩血管
  - 去氧肾上腺素
- 强心支持
- 重新夹闭动脉
- 治疗酸中毒

腹主动脉重建后可能出现肾功能不全。在实施修补术时使用的一些药物可产生肾保护作用。使用甘露醇在术后第一天可以大量利尿，它能产生轻微的亚临床型的肾小球和肾小管损害作用，但是患者术后血尿素、血清肌酐和肌酐清除率没有什么变化。鲜有证据证明，呋塞米具有肾保护作用。

理论上，手术期间使用小剂量的多巴胺可以为高风险群体提供肾保护作用。小剂量 1～3μg/(kg·min) 的多巴胺可以扩张肾入球小动脉，增加肾血流，该效应不依赖于其心肌的作用。在主动脉钳闭期间，输注多巴胺可使尿钠、尿钾的排出量、肌酐清除率和尿量均增加。动脉瘤手术中应用多巴胺可引起机体术后有效肾血流、肾小球滤过率和钠分级排泄率增加；然而，尚无研究支持小剂量的多巴胺有肾保护作用。这可能是由于在肾下腹主动脉瘤修补术中，围术期使用“肾剂量”的多巴胺与维持机体正常血容量相比并无优势。

内脏缺血（在肾下主动脉钳闭时不会发生）可能引起纤维蛋白溶解。如果预计要阻断上腹部主动脉，应使用大量的抗纤溶药物。氨甲环酸、止血环酸和抑肽酶都可以有效地降低纤维蛋白溶解活性。

6. 术后镇痛的方法有哪些？

静脉给予麻醉性镇痛药有快速吸收和显效的优点。然而应用这种给药方法，药物浓度下降很快，导致在药物浓度降低时患者感觉到疼痛。虽然使用大剂量的麻醉药物可以延长镇痛的时间，但是会出现许多不良反应。为减少这些不良反应，可以通过患者自控泵输入小剂量的麻醉药物，即患者自控镇痛（PCA）。这种技术使患者在住院期间更舒适，并能防止药物过量。尽管这种技术较为安全，但也会出现呼吸抑制，因此呼吸功能监测应成为这类患者常规的术后监护内容。

除静脉镇痛外，还可用硬膜外镇痛。局麻药、麻醉性镇痛药和其他药物（如 α_2 受体激动剂）都可以有效地减轻患者术后的疼痛。尽管这种方法可以产生较好的镇痛效果，但也存在不良反应。局麻药可以引起交感神经阻滞（前后负荷的减少会导致低血压和心动过速）、运动阻滞和局麻药的毒性反应。经硬膜外给予麻醉药性镇痛药可引起瘙痒、恶心、呕吐、尿潴留或者呼吸抑制。这些不良反应可对症治疗（抗组胺药物或止吐药）或应用相应的拮抗剂进行治疗。硬膜外给予麻醉性镇痛药的优点包括：没有严重的血流动力学变化及局麻药相关的运动阻滞。

即使预计围术期会应用抗凝治疗，术前置入硬膜外管用于术后镇痛仍属安全。硬膜外镇痛可以增加冠脉血流，但在非心脏手术中硬膜外镇痛对术后发生心肌缺血的影响还存在争议。大量的报道证实，在血管外科手术中，术中和术后应用硬膜外麻醉和镇痛可以减少患者的应激反应。完善的硬膜外麻醉可以明显地减少主动脉钳闭和开放时机体儿茶酚胺的释放。由于降低机体的应激反应，硬膜外麻醉或镇痛可预防患者术后高凝状态的发生。

（席宏杰译　李文志　刘金锋校）

推荐阅读

Bellomo R, Chapman M, Finfer S, Hickling K, Myburgh J: Low-dose dopamine in patients with early renal dysfunction: a placebo-controlled randomised trial. Australian and New Zealand Intensive Care Society (ANZICS) Clinical Trials Group. Lancet 356:2139, 2000

Bernstein EF, Chan EL: Abdominal aoric aneurysm in high risk patients: outcome of selective management based on size and expansion rate. Ann Surg 200:255, 1984

Bois S, Couture P, Boudreault D, et al.: Epidural analgesia and intravenous patient-controlled analgesia result in similar rates of postoperative myocardial ischemia after aortic surgery. Anesth Analg 85:1233, 1997

Eagle KA, Brundage BH, Chaitman BR, et al.: Guidelines for perioperative cardiovascular evaluation for noncardiac surgery: report of the American College of Cardiology/American Heart Association Task Force on Practice Guidelines (Committee on Perioperative Cardiovascular Evaluation for Noncardiac Surgery). J Am Coll Cardiol 27:910, 1996

Frank SM, Fleisher LA, Breslow MJ, et al.: Perioperative maintenance of normothermia reduces the incidence of morbid cardiac events: a randomized clinical trial. JAMA 277:1127, 1997

Gelman S: The pathophysiology of aortic cross-clamping and unclamping. Anesthesiology 82:1026, 1995

Mangano DT, Layug EL, Wallace A, Tateo I: Effect of atenolol on mortality and cardiovascular morbidity after noncardiac surgery. Multicenter Study of Perioperative Ischemia Research Group. N Engl J Med 335:1713, 1996

Practice guidelines for perioperative transesophageal echocardiography: a report by the American Society of Anesthesiologists and the Society of Cardiovascular Anesthesiologists Task Force on Transesophageal Echocardiography. Anesthesiology 84:986, 1996

Practice guidelines for pulmonary artery catheterization: a report by the American Society of Anesthesiologists Task Force on Pulmonary Artery Catheterization. Anesthesiology 78:380, 1993

病例

37 血管内主动脉支架植入

Ronald A. Kahn, MD

患者，男，83 岁，因发现直径 7 cm 的胸降主动脉瘤而求治。该患者有冠状动脉疾病史，并有充血性心力衰竭、慢性梗阻性肺病及高血压病史，曾行腹主动脉瘤修补术。降主动脉瘤起自左锁骨下动脉起始处下方 5 cm，向下延伸达 30 cm。鉴于患者当时的病情，计划实施血管内修复术，植入数根自膨式支架。手术过程顺利，未出现意外。在麻醉后恢复室，该患者表现为发热、轻度低血压，手术部位出现渗出。

问题

1. 何谓血管内主动脉修复术？
2. 血管内修复术的围手术期并发症有哪些？
3. 胸主动脉瘤血管内修复术的预后如何？
4. 行血管内支架植入术时应采取什么麻醉方法？
5. 近端支架释放后会出现什么问题？
6. 经食管超声心动图在血管内支架植入术中有何特殊作用？
7. 胸主动脉瘤血管内修复术和开胸修复术在脊髓缺血发生率方面有区别吗？
8. 何谓“植入后综合征”？

1．何谓血管内主动脉修复术？

血管内主动脉修复术是一种替代传统外科修复主动脉病变的新方法。与传统的动脉重建术相比，血管内修复术创伤更小，只需经远端动脉切口将修复物植入即可。此项技术不需阻断主动脉，可减少失血，并避免胸腔、腹腔内操作引起的液体转移，因此可降低围手术期血流动力学显著改变的危险，预防由于开腹所致的呼吸功能减退。

血管内支架植入术的远期效果还不明确，而开胸或开腹修补术则效果明确，因此对于仅有轻微或没有内科并存疾病的年轻患者，建议采用传统手术，而对于存在严重内科疾病的患者，则宜行血管内修复术。并非所有主动脉病变患者都适用血管内修复术。只有保证植入物和原有血管间形成紧密封闭，血管内修复才告成功。近端的颈部（即近端的着陆带）至少应长15 mm，瘤颈内径不得大于支架最大可用内径。同样，主动脉远端的支架附着处应是无瘤部位，其长度应足以容纳支架。在被隔绝的主动脉节段内不应有重要的主动脉分支，如副肾动脉、肠系膜下动脉。临床工作中，瘤颈过度扭曲、钙化，瘤颈部内径大于26～27 mm或瘤颈长度小于10～15 mm是血管内修复术的相对禁忌证。最后，还需要至少开放一根粗大、直行的髂动脉以便提供通道（发挥导管的作用）。

2．血管内修复的围手术期并发症有哪些？

尽管血管内主动脉修复术比开胸开腹术创伤小，但它也并非没有明显的围手术期并发症。在置入血管内装置前，由于髂动脉或主动脉解剖和（或）病变的原因，操作者可能无法放入鞘管或传递装置。有时，由于动脉内操作导致动脉破裂，而需要紧急复苏和即刻转为开放手术。这些都增加了患者行血管内修复术时的发病率和病死率。

当向血管内置入导引钢丝和使用器械操作时，可因栓塞或梗阻导致主动脉和远端器官损伤。来自主动脉的栓子阻塞远端的肠道、下肢或其他器官的血管并不少见。尽管血管内器械可能阻塞髂内动脉，但尚无该并发症的相关报道。脑损伤的出现可能是基于以下原因：移植操作引起逆向血栓栓塞；注射大容量的造影剂；用力冲洗；导引钢丝通过病变的主动脉弓。此外，导引钢丝也可能误入心脏，同时损伤主动脉瓣或引起心脏压塞。

血管内支架放置术的外科并发症

动脉破裂

导引钢丝引发的并发症
- 主动脉和远端器官损伤
- 大脑损伤
- 主动脉瓣损伤
- 心脏压塞

因逆向血栓栓塞、使用大容量造影剂和强力冲洗而造成脑损伤

肾损伤
- 支架移位
- 肾动脉撕裂
- 肾动脉梗阻
- 造影剂相关肾损伤

血管内修复术可能引起部分或完全性肾损伤。支架移位、肾动脉撕裂、血管内器械远端位置不当等都可能阻塞肾动脉，导致肾功能不全，应采取进一步措施予以纠正。手术中为使主动脉解剖显影而使用大量造影剂是造成肾损伤的另一原因。

3．胸主动脉瘤血管内修复术的预后如何？

血管内修复术可能是一种可行的治疗胸主动脉病变的方法。Dake等于1994年报道，血管内主动脉瘤修复术后，患者6个月、1年、2年生存率分别为86%、81%和73%。患者死亡的预测因素包括：患者无外科手术指征，使用了体外循环（合并升主动脉和主动脉弓病变患者行血管内胸主动脉瘤修复术），主动脉瘤巨大或主动脉瘤颈部直径过大，以及高龄。手术的主要并发症是早期死亡（9%）、神经系统并发症（10%）和肺部并发症（12%）。血管内修复术的病死率为9%，与开胸手术11%的病死率相比差异不大。但是，我们应该注意到，16%的血管内修复术为急诊手术，60%的血管内修复术患者不适于开胸手术。如此看来，9%的病死率已很能说明问题。在主动脉弓或升主动脉进行导管或鞘管操作、过度抗凝或者在颈动

脉或锁骨下动脉进行外科操作都是引起患者卒中高发的原因。

4. 行血管内支架植入术时应采取什么麻醉方法?

包括局部麻醉、区域麻醉和全身麻醉在内的各种麻醉方法都可用于主动脉支架植入术。该手术开展早期需时较长，为改善患者的耐受性，常选用全身麻醉。随着外科技术的提高和更加先进的器械被引入，目前已允许采用区域麻醉（包括硬膜外麻醉、蛛网膜下腔麻醉和连续蛛网膜下腔麻醉），局部麻醉辅以镇静也可采用。麻醉技术的选择依赖于拟定手术的方式和患者的并存疾病状态。动脉支架手术需要经皮肤的小切口放置导管，这可以在局部麻醉和镇静下完成。如果需要行扩大的腹股沟部探查或切开，或者需建立股动脉至股动脉导管的通道，最好行区域麻醉或全身麻醉。假如外科切口扩展到腹膜后，应该使用高平面的区域麻醉或全身麻醉。很多此类手术需要较长时间才能完成，假如患者是在局部麻醉或区域麻醉下进行手术，必须给予适当的镇静，以避免患者由于长时间处于同一体位出现不安、疼痛而导致兴奋、躁动。

5. 近端支架释放后会出现什么问题?

维持血流动力学稳定以保护器官功能是主动脉血管内支架植入术中的主要目标。这一点对不同的并存疾病状态非常重要。必须重视评价和维护心脏、肺、神经系统和肾的功能。此类手术中可能有大量血液丢失，而且常为隐性，所以液体补充量较大。此外，由于主动脉破裂而可能需紧急开胸手术。

近端支架释放时可出现支架向远端移位，支架可能没有完全包住瘤囊，这时会导致内漏。旧式的血管内支架采用大气囊血管成形导管来扩展，并且将支架远端的附着系统固定于其下正常的血管壁。由于这些气囊的横截面积大，它们容易被主动脉的急速血流推动而向主动脉远端移位。由移位引起的装置错位可能导致大的动脉分支阻塞或动脉瘤隔绝不完全。有些治疗中心在释放支架时成功地应用控制性降压帮助近端血管内支架的放置，减小了移位程度。但是，由于存在持续的主动脉血流，血管内支架移位还是可能发生。可通过使用短效血管扩张剂控制性降压、心室静止（通过使用大剂量腺苷诱导窦房结或房室结抑制来实现）或诱导室颤降低错位的风险。很可能没有必要对位于肾下主动脉的自膨式装置采取措施。

6. 经食管超声心动图在血管内支架植入术中有何特殊作用?

随着超声技术的快速发展和经食管超声心动图（TEE）的出现，我们现在已经可以进行围手术期心血管系统的动态观察，这是以往传统的经胸超声显像无法做到的。由于食管紧邻主动脉，TEE 就成为诊断主动脉弓远端、降主动脉和腹主动脉近端病变的最佳方法。TEE 可提供主动脉、导丝位置和支架释放前相对于正常和病变胸主动脉位置的即时图像。长轴图像对放置动脉造影导管及递送装置有帮助，但这些递送装置可能不会显影，除非它们位于超声束平面内，或是出现明显的假象。可以使用更高频率的超声波或间断应用横截面成像克服这些缺点，这样就可帮助确定导管尖端及主动脉内递送装置的位置。

TEE 与围手术期动脉造影相比具有独特的优势，它可以提供确切的关于血管及病变大小、位置的信息，这些很难由单平面动脉造影术得到。与动脉造影术不同，TEE 可诊断出支架渗漏（经多普勒彩色血流成像）及医源性动脉撕裂。TEE 还可用于评价支架的大小及位置。TEE 使大的肋间动脉显影，这就避免了主动脉支架阻塞肋间动脉，但不可能在所有患者均显示肋间动脉。当植入支架后，应用彩色多普勒血流成像技术可以很容易确认由主动脉进入动脉瘤的血流被隔绝。由于这类患者多数并存严重的心脏疾患，所以围手术期使用 TEE 还可动态评价其心功能。

7. 胸主动脉瘤血管内修复术和开胸修复术在脊髓缺血发生率方面有区别吗?

据报道，血管内胸主动脉重建术后神经损伤发生率与开胸主动脉修补术相似。重建降主动脉时，供应脊髓前部血液的肋间动脉可能被破坏，导致脊髓损伤。发生截瘫的危险因素包括主动脉内支架的长度和腹主动脉瘤修补病史。

一些无对照的证据表明，血管内胸主动脉修补后引流脑脊液可逆转脊髓损伤的症状。根据我们的临床经验，对存在术后出现截瘫风险的患者（根据主动脉内支架的长度和腹主动脉瘤修补病史判断），可给予

植入后综合征

特点

- 发热
- C- 反应蛋白升高
- 白细胞增多
- 无感染源

持续时间：术后 2～10 天

治疗：非甾体类抗炎药

过度强烈的反应

- 分布性休克
- 呼吸衰竭
- 弥散性血管内凝血

围术期控制性高血压、引流脑脊液、使用激素和甘露醇等方法进行处理。

8. 什么是“植入后综合征”？

血管内主动脉修补术后常可观察到植入后综合征（post-implantation syndrome），表现为发热、C 反应蛋白水平升高和非感染性白细胞增多。它通常表现轻微且具有自限性，可持续至术后 2～10 天，使用非甾体类抗炎药治疗有效。偶尔由于严重的植入后综合征造成致死性的分布性休克、呼吸衰竭及弥散性血管内凝血。据推测，可能是由于血管内主动脉瘤修补术时瘤内器械操作引起炎症反应，进而激活了内皮细胞。极少数情况下，植入后综合征也可表现为消耗性凝血病。对于巨大主动脉瘤患者，血管内隔绝术可能导致隔绝的瘤囊内形成血栓，这就可能激发纤维蛋白溶解。当支架放置困难需反复在主动脉内操作时，可能导致内皮细胞受损，从而刺激机体促凝血反应。

（郭悦平译　李文志　刘金锋校）

推荐阅读

Dake MD, Miller DC, Semba CP, et al.: Transluminal placement of endovascular stent-grafts for the treatment of descending thoracic aortic aneurysms. N Engl J Med 331:1729, 1994

Greenberg R: Clinical decision making and operative approaches to thoracic aortic aneurysms. Surg Clin North Am 78:805, 1998

Greenberg R, Resch T, Nyman U, et al.: Endovascular repair of descending thoracic aortic aneurysms: an early experience with intermediate-term follow-up. J Vasc Surg 31:147, 2000

Kahn RA, Moskowitz DM: Endovascular aortic repair. J Cardiothorac Vasc Anesth 16:218, 2002

Moskowitz DM, Kahn RA, Konstadt SN, et al.: Intraoperative transesophageal echocardiography as an adjuvant to fluoroscopy during endovascular thoracic aortic repair. Eur J Vasc Endovasc Surg 17:22, 1999

Tiesenhausen K, Amann W, Koch G, et al.: Cerebrospinal fluid drainage to reverse paraplegia after endovascular thoracic aortic aneurysm repair. J Endovasc Ther 7:132, 2000

病例 38

经尿道前列腺切除术

Laurence M. Hausman, MD

老年患者，男，74岁，患有良性前列腺肥大，拟行经尿道前列腺切除术（TURP）。该患者有冠状动脉心脏病、稳定型心绞痛及高血压病史。患者目前用药为美托洛尔 5 mg 每日 2 次，氨氯地平 10 mg 每日 1 次。体格检查无异常。患者心率 74 次/分，血压为 160/75 mmHg，呼吸频率 12 次/分，身高 177.5 cm，体重 72 kg。

问题

1. TURP 的并发症及其治疗方法是什么？
2. 在行 TURP 时还可能发生什么并发症？
3. TURP 术中应使用何种冲洗液？
4. 甘氨酸有哪些毒性？
5. 行 TURP 时应选择哪种麻醉方法？
6. 如果选择区域麻醉，麻醉平面应达什么水平？
7. 手术历时 75 min，患者血清钠离子为 102 mEq/L。怎样使患者血清钠离子纠正为 135 mEq/L？

1. TURP 的并发症及其治疗方法是什么?

TURP 并发症是由于过多的冲洗液经前列腺静脉窦吸收而发生的一组体征和症状。液体吸收可导致水中毒、低钠血症和低渗透压。

TURP 患者术中血清钠离子可降低 3.65～10 mEq/L。血清钠离子浓度降低可能有如下几种机制。低钠血症可能仅是由于冲洗液稀释血液引起，也可能是钠离子由手术部位弥散到冲洗液或进入前列腺周围和（或）腹膜后引起。低钠血症的程度与冲洗液的吸收速度有关，而与绝对吸收量无关。

中枢神经系统症状包括头痛、不安、烦躁、谵妄、抽搐，最终发生昏迷。这些表现是由脑水肿、颅内压增高所致。随着神经系统状态恶化，患者可能出现去大脑体位、间歇性抽搐和巴宾斯基征阳性。眼科检查可见双侧瞳孔大、对光反射迟钝及视神经乳头水肿。脑电图（EEG）检查通常显示为低电压。如果发生昏迷，一般可在数小时至数天内恢复，但也有持续存在的情况。与低钠血症的程度相比，血清钠离子浓度的下降速度与神经系统损伤的发生率更密切相关。

低钠血症和液体超负荷对心脏有害。液体超负荷对心血管系统的初期影响为高血压和心动过缓。然而，120mEq/L 的血清钠水平对心脏有负性变力作用，引起低血压、肺水肿和充血性心力衰竭（CHF）。血清钠离子浓度低于 115 mEq/L 时出现心电图改变，如 QRS 复合波增宽、室性异位节律及 T 波倒置。当血清钠离子浓度低于 100 mEq/L 时，可能发生呼吸和心搏骤停。

TURP 并发症的中枢神经系统表现

头痛
不安
烦躁
谵妄
抽搐
昏迷
去大脑体位
阵挛
巴宾斯基征阳性
瞳孔对光反射迟钝
视神经乳头水肿

TURP 并发症的心血管系统表现

Na^+<120 mEq/L
- 低血压
- 肺水肿
- 充血性心力衰竭

Na^+<115 mEq/L
- QRS 复合波增宽
- 室性异位节律
- T 波倒置

Na^+<100 mEq/L
- 呼吸骤停
- 心搏骤停

如果患者出现 TURP 并发症的体征和症状，应尽快结束外科手术。治疗措施主要针对增加血钠浓度和纠正液体超负荷，可给予袢利尿剂，如呋塞米等。对于严重低钠血症患者，必要时可给予高张盐水（3%～5%氯化钠）。快速纠正低钠血症可能与发生脑水肿和中心性桥脑髓鞘破坏有关。其他治疗应根据患者的症状确定。应考虑给氧，必要时行气管插管和机械通气。

2. 在行 TURP 时还可能发生什么并发症?

约 7%行 TURP 的患者可发生较严重并发症。30 天病死率约为 0.1%～0.8%，与 20 世纪 60 年代早期研究中 2.5%的病死率相比，无疑已发生明显进步。接受 TURP 的患者往往年龄大并伴有心肺疾病，因而更易出现并发症。由于这些患者长期使用利尿剂，术前常处于脱水状态，并伴有电解质紊乱。

与 TURP 相关的其他并发症如下：

膀胱穿孔

在 TURP 患者中，膀胱穿孔的发生率为 1%。穿孔可由于冲洗液使膀胱过度膨胀所致，也可能为外科操作所致。膀胱穿孔的早期征象是由膀胱引流出的冲洗液减少。腹部会隆起，腹壁可能紧张。如果手术在区域麻醉下进行，患者可能主述疼痛和（或）恶心呕吐。血压增高后常可出现低血压。

大多数穿孔为腹膜外型和非致命性。这类穿孔引起脐周围痛。然而，上腹部疼痛和肩部牵涉痛可能是腹膜内穿孔的体征，具有潜在致命性。

失血

前列腺是具有丰富血管的器官。由于使用了大量的冲洗液，所以确定实际失血量会非常困难。术中失血量与腺体大小和切除时间有关。据推测，失血量约为每分钟切除时间 2～5 ml，或每克腺体 20～50 ml。腺体重量在 35 g 内时，失血量与腺体大小呈线性关系，超过此重量则每克腺体的失血量增加。腺体切除时间长于 90 min 或腺体重量超过 60 g 的患者，出血相关的病死率明显增加。

凝血功能紊乱

约 6%接受 TURP 的患者可发生亚临床态的凝血异常，1%的患者可发生具有临床表现的凝血功能紊乱。凝血功能紊乱的发生与被切除前列腺的重量有关。如果被切除腺体的重量超过 35 g，就更可能发生凝血功能紊乱。其发生的原因可能是由于凝血因子和血小板被稀释。

原发性纤维蛋白溶解也是凝血功能紊乱的原因。在 TURP 患者体内，纤溶酶原激活物被释放，后者将纤溶酶原转化为纤溶酶。原发性纤维蛋白溶解可用 6-氨基己酸治疗。

继发性纤维蛋白溶解可能是弥散性血管内凝血（DIC）的结果。DIC 是由于富含凝血致活酶的前列腺组织被吸收入体循环所致。以上理论的根据是这类患者常表现为凝血酶原激活物、血小板及纤维蛋白原水平低，这也是发生 DIC 时的常见表现。如果怀疑发生了 DIC，应给予对症治疗。需要时可输入液体和血液制品。给予肝素可能有益。

一过性菌血症和败血症

前列腺中的细菌可能经前列腺静脉窦入血而引发术后菌血症。留置导尿管将增加这种风险。约 6%～7%的患者发生脓毒症。治疗包括使用抗生素和支持疗法。

冲洗液中毒

现在所用冲洗液的毒性表现为其被大量吸收而引起的液体超负荷、低钠和低渗血症。自从使用非电解质的等渗冲洗液以来，低渗血症及其神经系统后遗症的发生率已经下降。但液体超负荷和低钠血症仍然是要面对的问题。在 TURP 中，可能有多达 8 L 的冲洗液被吸收，这会引起患者平均体重增加约 2kg。这些液体的 20%～30%被直接吸收入静脉，其余液体被吸收入前列腺周围和腹膜腔（间质腔）。患者吸收冲洗液的速率取决于以下几方面：前列腺的大小、前列腺包膜的完整性和冲洗液容器的高度。如果前列腺包膜的完整性被破坏，而且前列腺越大，其血液供应也越丰富，冲洗液随之被吸收也越多。可以采取如下措施减少冲洗液的吸收量。首先，可限制冲洗液容器至手术部位的高度，这样可降低促使液体进入静脉窦的静水压。当容器高度超过 60 cm 时，液体的吸收明显增加。其次，限制切除时间在 150 min 内，因为有研究者发现，每分钟液体吸收量为 10～30 ml。

TURP 的并发症

膀胱穿孔
- 腹膜外或腹膜内穿孔

失血
- 失血量与腺体大小和手术切除时间相关

凝血功能紊乱
- 凝血因子被稀释
- 原发性纤维蛋白溶解
- 弥散性血管内凝血

一过性菌血症和败血症

冲洗液中毒
- 血容量过多
- 低钠血症

体温降低

山梨醇和甘露醇均为糖醇，都与乳酸酸中毒和高血糖的发生有关。甘氨酸的特殊作用将在下文讨论。

体温降低

接受全身麻醉或神经阻滞麻醉的患者都可能发生体温下降。如果使用的冲洗液温度为室温，体温下降更明显。应用温热的冲洗液可减少热量丧失和寒战。理论上，如果使用加温的冲洗液会导致血管扩张，因此将增加失血量。但是这种担忧在临床上并无意义。实际上，如果因为冲洗液未加温而引起寒战，这将使静脉压升高，进而导致失血量增加。

3. TURP 术中应使用何种冲洗液？

理想的冲洗液应该是等张液、无电解质活性、无毒和透明的液体。遗憾的是，还没有完全符合上述条件的液体。人们最初使用的是蒸馏水，但是蒸馏水被吸收可导致低钠血症和红细胞溶解。由于蒸馏水的这些严重并发症，促使人们后来应用了等张液体，如生理盐水和乳酸林格液。但是这类液体的高度离子化特点可引起高频电流由前列腺切除器向外扩散。现在使用的冲洗液是无电解质活性的等张液体，包括甘氨酸和 Cytal（最常用）溶液，以及葡萄糖、甘露醇、脲类及山梨醇溶液等。

4. 甘氨酸有哪些毒性？

1.5%的甘氨酸溶液吸收入血可引起一过性失明，这是许多与 TURP 有关的神经系统损害产生的原因。甘氨酸是一种可通过血脑屏障的非必需氨基酸，它与脑内天然的抑制性神经递质 γ 氨基丁酸分布相似。一过性失明可能是甘氨酸对中枢神经系统抑制作用或其对视网膜直接抑制作用的结果。甘氨酸对视网膜的作用与其血药浓度无关。

甘氨酸被代谢为氨，后者在某些患者中可导致高氨血症。高氨血症发生的机制还不清楚。一种推测是氨在肝经鸟氨酸循环转变为尿素，这一反应需要精氨酸。精氨酸缺乏症患者易于发生高氨血症这一事实支持上述推测。氨中毒的常见体征和症状是恶心和呕吐。当血氨浓度超过 500 μmol/L 时将发生昏迷，血氨浓度低于 150 μmol/L 昏迷即消失。

甘氨酸具有心肌抑制作用，可引起非特异性心电图表现，如 T 波压低。

甘氨酸中毒

一过性失明

高氨血症
- 恶心、呕吐
- 昏迷

心肌抑制

心电图改变

5. 行 TURP 时应选择哪种麻醉方法？

长期以来，区域麻醉被用于 TURP。它的显著优点是可以监测如兴奋、头痛等低钠血症的早期表现。一旦出现上述表现，应立即检查血钠浓度。如果确诊为低钠血症，应马上开始治疗。需牢记术中患者出现兴奋躁动并非一定是麻醉不当，此时用镇静剂增强麻醉可能产生严重后果。

正如前文中曾经讨论过的，TURP 的另一潜在致命并发症是膀胱穿孔。如果感觉阻滞平面在 T_{10} 水平，患者还可以述说腹部或肩部疼痛。这些主诉将提醒麻醉医师和外科医师患者有发生膀胱穿孔的可能，得以做出快速诊断和治疗。

在 TURP 中应用区域麻醉正如在其他骨盆手术中一样，可以降低失血量和深静脉血栓的发生率。失血量下降是由于区域麻醉后血压下降以及中心和外周静脉压下降所致。深静脉血栓发生率降低的原因有很多。其中之一是由于交感神经阻滞后外周血流量增加。其他原因包括反映外源性凝血途径的凝血酶原时间延长及血小板计数降低。

区域麻醉的另一明显优点是可以控制术后疼痛。良好的术后疼痛治疗可以使患者免于发生心动过速、高血压等疼痛引发的交感神经反应，而后者使某些易感患者心肌缺血的可能增加。

有并存疾病的患者可能需要全身麻醉。必须认识到，在全身麻醉下麻醉医师不能获得与低钠血症、低渗血症和膀胱穿孔有关的早期神经系统症状和体征。如果选择全身麻醉，就必须保证苏醒平稳。假如患者在带

区域麻醉的优点

可早期发现 TURP 综合征

可发现膀胱穿孔

减少失血量

降低深静脉血栓的发生率

可进行有效的术后镇痛

气管导管清醒时发生呛咳，静脉压增加将导致出血。

6．如果选择区域麻醉，麻醉平面应达什么水平？

应根据手术涉及部位的解剖和感觉神经支配来确定麻醉平面。TURP 中需要阻滞膀胱、前列腺、阴茎和尿道的神经支配。膀胱顶部接受来自 T_{11}～L_2 的神经支配，而其颈部由 S_2～S_4 支配。前列腺的感觉神经支配来自 T_{11}～L_2 和 S_2～S_4。阻断阴茎和阴囊的感觉需要阻滞 S_2～S_4。

根据这些解剖知识，感觉神经阻滞平面达 T_{10} 通常可满足 TURP 的需求。如果平面过低，则患者将不能很好耐受冲洗液扩张膀胱。由于 S_4 也需要被阻滞，加之硬膜外麻醉时骶神经根阻滞不完善，所以选择蛛网膜下腔麻醉优于硬膜外麻醉。

感觉神经支配

T_{11}～L_2
- 膀胱顶
- 前列腺

S_2～S_4
- 膀胱颈
- 前列腺
- 阴茎
- 阴囊

7．手术历时 75 min，患者血清钠离子为 102 mEq/L。怎样将患者血清钠离子纠正为 135 mEq/L？

首先应按照下面的公式计算出钠的缺失量：

$$Na^+_{缺失量}\ (mEq) = 总体水量\ (TBW) \times (Na^+_{期望值} - Na^+_{测定值})$$

总体水量在男性约为净体重的 60%，在女性约为 50%。本例中，患者 Na^+ 缺失量为：

$$(72\ kg \times 0.6) \times (135 - 102) = 1425.6\ mEq。$$

高张盐水（3% NaCl）钠离子含量为 513 mEq/L。因此，补充 1425.6 mEq 钠离子需要高张盐水 2.78 L。患者的血清钠最大安全上升速度为每小时 0.5 mEq/L。在本例患者，血清钠浓度应该在 66 h 内纠正，所以高张盐水的输注速率应为：

$$1425.6/66 = 21.6\ ml/h$$

假如低钠血症显著，并且患者表现抽搐及神经系统功能恶化，应快速纠正钠缺失量（可达每小时 3 mEq/L）。快速补钠不应超过 2 h，如果患者神经症状很快缓解就应停止快速补钠。

（郭悦平译　李文志　刘金锋校）

推荐阅读

Allen TD: Body temperature changes during prostatic resection as related to the temperature of the irrigating solution. J Urol 110:433–435, 1973

Gehring H, Nahm W, Baerwald PF, Schneeweiss A, Roth-Isigkeit A, Schmucker P: Irrigation fluid absorption during transurethral resection of the prostate: spinal vs. general anaesthesia. Acta Anaesthesiol Scand 43:458–463, 1999

Hahn RG: Relations between irrigation absorption rate and hyponatremia during transurethral resection of the prostate. Acta Anaesthesiol Scand 32:53–60, 1988

Hahn RG, Essen P: ECG and cardiac enzymes after glycine absorption in transurethral prostatic resection. Acta Anaesthesiol Scand 38:550–556, 1994

Heathcote PS, Dyer PM: The effect of warm irrigation on blood loss during transurethral prostatectomy under spinal anesthesia. Br J Urol 58:669–671, 1986

Henderson DJ, Middleton RG: Coma from hyponatremia following transurethral resection of the prostate. Urology 15:267–271, 1980

Hurlbert BJ, Wingard DW: Water intoxication after 15 minutes of transurethral resection of the prostate. Anesthesiology 50: 355–356, 1979

Kirollos MM, Campbell N: Factors influencing blood loss in transurethral resection of the prostate (TURP): auditing TURP. Br J Urol 80:111–115, 1997

Madsen PO, Naber KG: The importance of pressure in the prostatic fossa and absorption of irrigation fluid during transurethral resection of the prostate. J Urol 109:446–452, 1973

Malhotra V: Transurethral resection of the prostate. Anesthesiol Clin North Am 18:883–897, 2000

Ovassapian A, Joshi CW, Brumer EA: Visual disturbances: an unusual symptom of transurethral prostatic resection reaction. Anesthesiology 57:332–334, 1982

Radziwill AJ, Vuadens P, Borruat FX, Bogousslavsky J: Visual disturbances and transurethral resection of the prostate: the TURP syndrome. Eur Neurol 38:7–9, 1997

Rhymer JC, Bell TJ, Perry KC, Ward JP: Hyponatremia following transurethral resection of the prostate. Br J Urol 57:450–452, 1985

Roesch RP, Stoelting RK, Lingeman JE, et al.: Ammonia toxicity resulting from glycine absorption during a transurethral resection of the prostate. Anesthesiology 58:577–579, 1983

Smyth R, Cheng D, Asokumar B, Chung F: Coagulopathies in patients after transurethral resection of the prostate: spinal versus general anesthesia. Anesth Analg 81:680–685, 1995

Sterns RH, Riggs JE, Schochet SS Jr.: Osmotic demyelination syndrome following correction of hyponatremia. N Engl J Med 314:1534–1542, 1986

Still AJ, Modell JA: Acute water intoxication during transurethral resection of the prostate using glycine solution for irrigation. Anesthesiology 38:98–99, 1973

Toyoaki U, Ohori M, Soh S, Sato T, Masatsugu I, Ao T, Koshiba K: Factors influencing morbidity in patients undergoing transurethral resection of the prostate. Urology 53:98–105, 1999

Trepanier CA, Lessard MR, Brochu J, Turcotte G: Another feature of TURP syndrome: hyperglycemia and lactic acidosis caused by massive absorption of sorbitol. Br J Anesth 87:316–319, 2001

病 例

39 病态肥胖症

Allan P. Reed, MD

患者，女，28 岁，体重 300 磅（136 kg），身高 5 英尺 5 英寸（165 cm），准备实施肥胖症治疗手术。该患者患有糖尿病、高血压及梗阻性睡眠呼吸暂停病史。

问题

1．如何定义病态肥胖症？
2．MO 相关性疾病有哪些？
3．梗阻性睡眠呼吸暂停的病理生理表现是什么？
4．如何诊断梗阻性睡眠呼吸暂停？
5．MO 对功能残气量（FRC）的影响有哪些？
6．MO 患者是否适合行清醒气管插管术？
7．麻醉医师为实施肥胖症治疗手术的 MO 患者做麻醉需要哪些特殊设备？
8．为肥胖症治疗手术可以设计什么样的麻醉方案？

1．如何定义病态肥胖症？

通常根据体质指数（body mass index，BMI）来定义病态肥胖症（morbid obesity，MO）。BMI 的计算方法是根据患者体重与身高的比例：

体质指数 = 体重(kg) / 身高^2 (m^2)。

该例患者的体质指数计算如下：

$$BMI = 136\ kg/(1.65\ m)^2 = 50$$

体质指数分级如下：

- 正常—— BMI 为 18.5～24.9
- 超重—— BMI 为 25.0～29.9
- I 度肥胖症—— BMI 为 30.0～34.9
- II 度肥胖症—— BMI 为 35.0～39.9
- III 度肥胖症—— BMI 为 40.0 或更高

BMI 达到或超过 40 是行肥胖症治疗手术的指征。而对于具有显著并存疾病的患者，BMI 为 35 时即可行此手术。

2．MO 相关性疾病有哪些?

MO 对许多器官功能都可产生影响。呼吸系统常出现上、下呼吸道问题。上呼吸道问题包括不同程度的上呼吸道梗阻和梗阻性睡眠呼吸暂停。下呼吸道问题表现为限制性肺疾病、肺不张和肥胖通气不足综合征。这些问题中的一项或多项都能够导致低氧血症，而且通常发生于睡眠当中。低氧导致交感神经的兴奋和觉醒。当这种情况在夜间反复发生时，将会干扰有效的睡眠，使患者出现日间嗜睡、易怒、认知力下降和精力不集中等现象。这些患者容易发生意外事故而受伤，因此也常进入手术室进行治疗。

心血管疾病发病率很高，例如高血压、冠心病、心律失常、肺动脉高压、右心室肥厚、右心衰竭、左心室肥厚、左心衰竭及肺栓塞等。低氧血症可加重许多心血管疾病。脑血管意外、糖尿病和食管裂孔疝也经常发生。承重关节的关节炎或恶性肿瘤也经常需手术治疗。MO 患者易患乳腺、前列腺、子宫、宫颈、结肠和直肠的恶性肿瘤（表 39.1）。

表 39.1 MO 并发症

呼吸系统	限制性肺病
	梗阻性睡眠呼吸暂停
	肥胖通气不足综合征
心血管系统	体循环或肺循环高压
	缺血性心脏病
	肺栓塞
	充血性心力衰竭
中枢神经系统	脑血管意外
内分泌系统	糖尿病
消化系统	食管裂孔疝
肌皮系统	骨性关节炎
恶性肿瘤	乳腺
	前列腺
	子宫
	结肠、直肠

3．梗阻性睡眠呼吸暂停的病理生理表现是什么?

通常情况下，呼吸由膈肌和肋间肌的收缩启动，藉此使胸廓扩大。由此产生的胸膜腔负压经下气道传至咽喉部。咽喉由黏膜和缺乏骨性支持的软组织构成，容易移动。咽喉部的负压使这些组织伸入咽腔，好像咽喉向内爆裂一样。如果不及时处置，会导致上气道梗阻。这种软组织移位会被上气道扩张肌收缩所补偿，从而保持上气道开放。上气道扩张肌包括使软腭离开鼻咽壁的腭张肌、使舌远离口咽壁的颏舌肌以及使会厌离开咽喉壁的舌骨肌。MO 患者在睡眠中失去对上气道扩张肌的控制，从而导致上气道梗阻。

4．如何诊断梗阻性睡眠呼吸暂停?

梗阻性睡眠呼吸暂停的第一个临床特征是大声打鼾，通常是由患者伴侣告知。确切的诊断则要由睡眠监测系统通过对呼吸暂停和呼吸不足的监测而确定。呼吸暂停是指尽管有呼吸动作，但气流完全中断。呼吸不足是指呼吸时通过气道的气流减少。诊断标准通常为 5 次以上持续 10 s 或更长时间的呼吸暂停，伴脉搏血氧饱和度（SpO_2）下降 4%。另一诊断标准为呼吸暂停 15 次以上，气流至少减少 50%，持续 10 s 或更长，并伴随 SpO_2 下降 4%。

虽然大多数梗阻性睡眠呼吸暂停患者都有病态肥胖，但许多体型偏瘦的患者也受这一问题的困扰。梗阻性睡眠呼吸暂停好发于中年和老年患者。镇静药、安眠药、乙醇或肌松药会导致其症状加重。颅面畸形的年轻患者有时也会发生梗阻性睡眠呼吸暂停。

5．MO 对功能残气量（FRC）的影响有哪些？

MO 可减少功能残气量（FRC）。在正常潮气量的呼吸过程中，肺膨胀和缩小。在正常潮气量呼出时，部分肺缩小，而大部分仍保持膨胀。呼气后残留的这部分气体称为 FRC。通常 FRC 使肺膨胀超过闭合容量。闭合容量是指终末通气单位塌陷时的肺容量。MO 导致的 FRC 减少会使肺缩小，在呼气时达到闭合容量，从而导致肺泡塌陷、通气/血流比值失调和低氧血症。

仰卧位和肌肉松弛患者 FRC 进一步减少。显然 MO 患者在麻醉和手术中发生低氧血症的危险性增加。

6．MO 患者是否适合行清醒气管插管术？

绝对体重和体重指数都不是清醒插管的独立指征。多数 MO 患者宜采用压迫环状软骨快速诱导方法。肥胖常预示面罩通气困难，因此当插管失败时常需一声门上导气装置来保证供氧。经典方法是使用喉罩（LMA），但供选方案的任何一种都是合理的选择。三代喉罩（ProSeal LMA）优于其他装置。它可使反流的胃内容物从喉部移除，并可以插入胃管。LMA 和其他声门上导气装置对于 MO 患者属相对禁忌，但急诊时可使用。

是否行清醒气管插管应根据气道检查结果而定。当存在困难插管指征时，清醒插管是一种很好的选择。偶尔可遇到颈部特别肥胖以致甲颏距离、舌颏距离及胸颏距离无法测量的患者。在这种情况下，笔者推荐在保持患者清醒和自主呼吸的情况下使用可曲式光纤设备引导下插管。

7．麻醉医师为实施肥胖症治疗手术的 MO 患者做麻醉需要哪些特殊设备？

多数手术室手术台承重规定为 250 磅（115 kg）。将体重超过这一极限的患者放到标准手术台上，会造成手术台坍塌并导致患者损伤。因此，推荐使用可承受更重患者而特殊设计的手术台。手术台还应装备可改变其位置的传动器。传统的手摇柄不能充分调整手术台位置，而且负重时经常断裂。

体位垫可用来获取最佳通气体位。折叠铺巾作为体位垫放置于患者的肩部、颈部和枕部。这样可使患者下颌高于胸部。不用体位垫，则 MO 患者仰卧位时，下颌会接近胸部，从而带来两个问题。第一是张口受限，会导致喉镜片和气管导管置入受限，同时助手压迫环状软骨的手也占据空间，使张口受限进一步加重。第二个问题是，当喉镜片插入口腔指向下颌时，喉镜会抵住胸部。换言之，胸部占据了喉镜置入的位置，成为置入喉镜的阻碍。体位垫使胸部低于置入喉镜的平面，从而避免了这一问题。

以前对于 MO 患者推荐使用宽大的袖带测量血压。测量结果往往同动脉内血压监测相矛盾。另外，MO 患者上臂成圆锥形，不利于正确放置袖带。当减压时，袖带滑向远侧而盖住肘和前臂。最近，有人将正常尺寸的袖带置于 MO 患者前臂使用。这种方法的读数与置入动脉导管的结果接近。

MO 患者需宽量程的气道装置。尽管现在有许多声门上通气装置，但只有少数可用。虽然普通面罩适合大多数人，但一些 MO 患者需大号面罩。最好准备不同型号的口咽通气道。常用的型号包括单腔硬塑型、传统的 Guedel 型和可调节的 Chou 型通气道。喉罩和食管 - 气管联合导管的使用日渐减少。新型设备包括咽导气管、EZ 导管、Cobras、喉气管导管及其他导管。尽管气管切开装置由外科医生准备，但也应备齐，随时可用。许多喉镜片都适用于 MO 患者，就笔者的经验，认为几乎所有患者都可用 Macintosh 3 或 Miller 2 镜片插管。其他设备包括 Bullard 喉镜、Wu 氏喉镜、Glidescope 和可曲式光纤喉镜。管芯可引导气管导管进入喉部。尽管半硬式导管在美国广泛使用，但特殊设计的可超出气管导管并可延伸的管芯用处更大。包括 Reusch 管芯和涂胶的弹性探条。

神经肌肉阻滞监护仪可指导肌松药的用量，并确定手术结束时的拔管标准。装备空气源的麻醉机应尽量避免使用氧化亚氮，这很重要，因为氧化亚氮可导致肠胀气。纯氧易诱发氧中毒，应用空气稀释以避免氧中毒。依照麻醉管理方案可使用持续输注泵。为了能在穿刺套管针前完成胃减压和在外科操作前完成胃排空，需要经口插入胃管。加温毯可防止剖腹手术时热量丢失，以及因腹腔镜手术时向腹膜吹入冷气而丢失热量。

手术结束时患者无法自行移到运输床上，需要几个人一起合作，如使用充气的气垫则易于完成。运输床必须加大并可承受患者的体重。床板必须能升起以使患者坐起或半卧位。在麻醉后监护室则要备有能承受患者重量的加大的椅子。

8. 为肥胖症治疗手术可以设计什么样的麻醉方案?

进入手术室前做好充分的术前准备。应尽量掌握上气道、下气道和心血管系统的术前功能状态，这有助于预测围术期情况。尽管存在争议，但一些预防误吸的方法仍经常使用。在患者进入手术室前口服非特异性抗酸药。多数患者能步入手术室并躺在手术台上。建立静脉通路可能会遇到困难，但极少需要进行中心静脉穿刺。许多患者需要宽大的袖带，但对另一些患者大袖带易滑向远侧而致结果不准确，这时可将正常尺寸的袖带放置于患者前臂。很少有患者需要使用动脉内测压。而标准的心电电极和脉搏血氧饱和度仪通常都适用于MO患者。

可通过紧闭式麻醉面罩进行氧预充。3次肺活量呼吸或3分钟的潮式呼吸并不能充分满足患者需要。个体因素不同，有效的氧预充所需时间不同。临床上一个常用的判定有效氧预充的标准是呼出气氧浓度达到90%以上。

尽管有人认为没必要压迫环状软骨进行快速麻醉诱导，但多数的麻醉还是如此进行。任何诱导剂都可以使用。按体重确定诱导药剂量可能会导致药物过量；而根据理想体重给药则可能会出现剂量不足。多数诱导药应根据去脂肪体重给药。凭经验可认为去脂肪体重男性约为100 kg，而女性约为80 kg。实际诱导剂量应根据心肌储备而调整。尽管可应用非去极化肌松药，但琥珀酰胆碱仍是极好的选择。多数患者使用Macintosh 3或Miller 2镜片都可获得满意的喉镜视野，应予以使用。同时，应备好不同型号的气管导管和管芯。

几乎所有的麻醉药或辅助药都可用于肥胖患者。因为手术结束时的目标是患者清醒和拔管，所以使用短效药物较为适宜。咪达唑仑的持续作用及其活性代谢产物常使药效延长而致苏醒延迟，与阿片类药物合用则会产生呼吸抑制。由于以上原因，咪达唑仑不适用于肥胖症治疗手术时的麻醉辅助药。肌松剂为剖腹手术所必需，且有助于腹腔镜治疗。阿片类药物是有效的麻醉辅助药，并可用来进行术后镇痛。腹腔镜患者也会有腹壁疼痛，而需镇痛。用空气代替氧化亚氮可避免肠胀气。在这类患者通常使用高效的吸入麻醉药。

MO患者易出现软组织感染而需预防性使用抗生素。切皮前应静脉给予2 g头孢菌素或等效剂量的抗生素。为防止胃损伤，在插入尖锐器械前应施行胃减压。另外，排空胃可减少腹部空间，为手术提供良好的视野，利于手术操作。空气加温毯可防止剖腹手术和腹腔镜手术时的热量丢失。

对于较瘦的患者，术中潮气量通常根据体重而定。对于MO患者，如此确定潮气量则会导致潮气量过大和吸气压过高。事实上，应根据患者身高预测潮气量。普遍经验认为，身材矮小患者的潮气量约为500 ml，而身材高大的患者约为700 ml。尽管这些方法适用于多数MO患者，但仍应根据患者个体需要而定。选择潮气量必须考虑氧合、通气和吸气压。有学者提倡大潮气量，以预防术中FRC的减少，结果常导致低氧血症。Sprung等人认为，大潮气量不能提高腹腔镜患者的氧合。代替大潮气量的方法是使用呼气末正压通气(PEEP)。PEEP可提高氧合，但亦可增加吸气压，诱发气胸，减少回心血量，导致血压下降。

苏醒和拔管很关键。在手术完成时肥胖患者仍会遇到术前相同情况及其他问题。残留的麻醉剂可抑制呼吸，并削弱上呼吸道肌肉扩张能力。延迟的肌无力削弱了咳嗽和深呼吸的能力，并妨碍上呼吸道扩张肌的功能。剖腹手术或腹腔镜手术的腹壁疼痛易诱发肌僵直并带来相关问题。因此，MO患者术后易发生低氧血症。为避免这一问题，那些不符合拔管标准的患者术后仍应保留导管和机械通气。对于满足拔管条件的患者，拔除导管并经鼻套管或面罩吸氧。患者以直立位护理，以便恢复FRC和通气/血流比值。

（崔晓光译　李文志 刘金锋校）

推荐阅读

Benumof JL: Obstructive sleep apnea in the adult obese patient: implications for airway management. J Clin Anesth 13:144, 2001

Brodsky JB, Lemmens HJM, Brock-Utne JG, Vierra M, Saidman LJ: Morbid obesity and tracheal intubation. Anesth Analg 94:732, 2002

Donati F: Tracheal intubation: unconsciousness, analgesia and muscle relaxation. Can J Anesth 50:99, 2003

National Institutes of Health; National Heart, Lung, and Blood Institute: Clinical guidelines on the identification, evaluation, and treatment of overweight and obesity in adults: the evidence report. www.nhlbi.hih.gov/guidelines/obesity/ob_gdlns.pdf

Sprung J, Whalley DG, Falcone T, Wilks W, Navratil JE, Bourke DL: The effects of tidal volume and respiratory rate on oxygenation and respiratory muscle mechanics during laparoscopy in morbidly obese patients. Anesth Analg 97:268, 2003

病例 40

腹腔镜检查

Ilene K. Michaels, MD

患者，女，32 岁，身高 157cm，体重 80 kg，因右侧腹痛拟行诊断性腹腔镜检查。妇产科和普外科医师将实施此手术。

问题

1．何种手术可采用腹腔镜技术？
2．如何进行腹腔镜检查？
3．为何充入 CO_2 气体？
4．腹腔镜手术对心血管系统的影响如何？
5．腹腔镜检查对局部循环的影响如何？
6．腹腔镜手术对呼吸系统的影响如何？
7．腹腔镜手术的优点有哪些？
8．腹腔镜手术的并发症有哪些？
9．腹腔镜手术可采用何种麻醉方法？
10．关于使用氧化亚氮的争论是什么？
11．腹腔镜手术后疼痛的病因及其处理方法是什么？

1. 何种手术可采用腹腔镜技术?

自 20 世纪 80 年代后期以来，微创手术逐渐替代了传统的开腹手术，显著降低了手术并发症的发生率和病死率。这些新技术可用于任何年龄的人群。然而，腹腔镜检查对循环和呼吸系统必然存在一定的影响，必须对其收益和风险进行权衡。了解腹腔镜检查过程中患者的生理学改变能进一步提高此类手术的效果。

最常采用腹腔镜技术的手术包括：

腹部外科手术

- 胆囊切除术
- 迷走神经切断术
- 阑尾切除术
- 结肠切除术
- 腹股沟疝修复术
- 肾上腺切除术
- 肾切除术
- 前列腺切除术
- 胰腺切除术
- 肥胖症治疗手术
- Nissen 胃底折叠术
- 食管疝修复术
- 脾切除术
- 肝切除术
- 膀胱切除回肠代膀胱术

妇产科手术

- 异位妊娠
- 卵巢囊肿切除术
- 卵巢扭转复位术
- 输卵管 - 卵巢切除术
- 子宫切除术
- 子宫肌瘤切除术
- 骶尾阴道固定术
- 淋巴结切除术（肿瘤分期）
- 子宫内膜异位症切除术

2. 如何进行腹腔镜检查?

最常见的并发症见于气腹建立初期，熟悉手术过程后可较好地预见这些不良反应的发生。

CO_2 通过在脐下插入的 Veress 穿刺针吹入腹腔。可通过以下几种方法确定 Veress 穿刺针位于腹腔内：首先，可通过穿刺针穿透筋膜和腹膜时出现“嘭”的声音来确定，这是最不科学但却可能是最常用的方法；其次，在穿刺针尾部留一滴水，在穿透筋膜后，由于腹腔内的负压，水就会被吸入。这被认为是最安全的方法；最后，穿刺针插入后，注气开始时，腹腔内压不会超过 8～9 mmHg。开始注气后，对腹腔内的空气进行叩击也是一个有效标志。注气后突然出现腹压明显增高可能意味着气体注入腹膜外。提倡在建立气腹前先施行“Hassan”微创剖腹手术，以避免由于盲穿而引起的损伤。当腹内压力达到预设的 12～15 mmHg 时，电子变速吹入器将停止注气。用一个套管或套管针代替穿刺针，一个可视的腹腔镜通过套管插入，通过摄像机和监护仪即可看到术野。

3. 为何充入 CO_2 气体?

许多种气体都可用于建立气腹，为腹腔镜手术提供足够的术野。这些气体包括氦气、氩气、氧化亚氮和 CO_2，每种气体使用时都有自身的问题。氧化亚氮助燃，而氩气和氦气不能溶于水，更易于引起气体栓塞。CO_2 最为安全，可安全用于电灼和激光手术。它易于经肺排出。另外，CO_2 可迅速吸收入血。与腹膜内注气相比，腹膜外注气（如腹腔镜腹股沟疝修补术）时 CO_2 吸收更快。当气体偶然积于皮下组织或进入筋膜与腹膜间的潜在间隙时，其结局与腹股沟疝修补术相同。CO_2 吸收造成适度的高碳酸血症也有益处，因为这会引起心血管系统的兴奋，从而减少气腹引起的循环改变。然而，术中高碳酸血症并非毫无缺点。对于缺血性心脏病患者，其 $PaCO_2$ 在 55～65 mmHg 之间时，会引起明显的收缩压增高、心率加快和心排出量的增加。高碳酸血症会引起交感神经系统的兴奋，从而使血中儿茶酚胺增高 2～3 倍。$PaCO_2$＞65 mmHg 会引起心肌抑制，可能导致心衰或致死性心律失常。高碳酸血症还会引起肺血管收缩，从而加重右心的缺血和肺动脉高压。$PaCO_2$增高对颅内压增高的患者也会产生不良后果。

通常可由 $ETCO_2$ 估计体内 $PaCO_2$ 的水平。在相对健康的个体，两者之差约 3～5 mmHg。在较短的腹腔镜检查过程中，此差值不受影响。但对于有严重心肺疾病的患者或长时间的手术，$PaCO_2$ 与 $ETCO_2$ 的差值就会发生不可预测性增加，两者之间的相关性丧失。

并非所有的 $PaCO_2$ 升高都源于 CO_2 吸收过多。在开始注入气体 15～30 min 后，$PaCO_2$ 的升高才是由于吸收所致。任何显著的 $PaCO_2$ 升高都要寻找病因，高碳酸血症的鉴别诊断包括：

- CO_2 吸收
- 通气不足
- 死腔增加
- CO_2 栓塞
- 气胸、纵隔积气
- 心包积气
- 皮下气肿
- CO_2 吸收剂耗尽
- 单向活瓣异常
- 恶性高热

4．腹腔镜手术对心血管系统的影响如何？

尽管大部分患者可耐受腹腔镜手术，但心功能储备有限的患者可能会出现严重后果。腹腔镜引起的血流动力学的改变缘于以下因素的共同作用：

- 气腹
- CO_2 的全身吸收
- 患者体位

气腹的机械效应

心血管系统的改变与腹内压（intra abdominal Pressure，IAP）相关，腹腔内注气使 IAP＞10 mmHg 就会引起血流动力学的显著改变。随着 IAP 的增加，与气腹相关的心血管改变呈双相性。CO_2 注入 5 min 后，心排出量降至术前的 50%水平，然后逐渐增加，在注入气体后 10 min，恢复至基线水平。

IAP 的增高也会压迫腹腔动静脉，主动脉受压引起体循环阻力（systemic vascular resistance，SVR）增加，可能会导致心排出量降低。可引起 SVR 增加的因素还有包括动脉和静脉在内的内脏循环系统受压。SVR 增加对心排出量的影响与血容量相关。循环血容量正常的患者仅出现心排出量的轻微降低，但循环血容量不足的患者则可能会出现心排出量的显著减少。神经介质，如儿茶酚胺、肾素 / 血管紧张素和抗利尿激素等，也会影响心血管系统对气腹的反应。

静脉受压会减少静脉回流，导致前负荷降低。矛盾的是，中心静脉压和肺毛细血管闭合压在注气后却增高了，这是由于腹内容积和压力的增高引起膈肌向头侧移位，使胸内压增高。因此，经静脉导管测得的压力不能反映真正的血容量。在建立气腹前就增加循环血容量，可以缓解静脉回流减少和心排出量的降低。

较常见的心律失常是心动过缓和心搏骤停，主要发生在气腹建立早期，可能是由于突然牵张腹膜使迷走神经张力骤然增高所致。给予迷走神经抑制剂和减低 IAP 可以有效治疗。

气腹引起的反应在患者平卧位时最小。

CO_2 吸收的影响

CO_2 吸收对身体的不同部位可产生一些影响，而且通常是相对的。直接反应是最初的抑制反应，引起心率、心肌收缩力和外周血管阻力的下降。交感神经系统兴奋以对抗这些反应，引起心率、心肌收缩力和外周阻力的增加。如果酸中毒继续发展，副交感神经系统作用就会增强。

由 CO_2 引起的心动过速和室性期前收缩通常是良性的，但在有严重的高碳酸血症时，却可能致命。气腹引起高碳酸血症可使迷走神经兴奋，可能引发心动过缓和心搏骤停。

患者体位对血流动力学的影响

手术部位决定腹腔镜手术患者的体位。头低脚高位适用于盆腔和结肠系膜下的手术（例如卵巢囊肿切除术或阑尾切除术），头高位适用于结肠系膜上的手术（如胆囊切除术）。腹腔镜手术的这些体位都会影响到患者的血流动力学状态。

头低脚高位对心血管系统的影响是多因素的。体位的影响与头低的程度、患者年龄、循环血容量、是否伴有心脏病、通气方式以及麻醉药物等相关。在健康人，头低位可促进静脉回流，提高心排出量，如果压力感受器反应正常，就会激活代偿反应，使心率减慢和血管扩张。正是由于这些代偿反应，使头低脚高位不引起严重改变。但对于冠心病患者，中心血容量的增加使心室容量增加，就会引起心肌氧耗增加。

头高位会引起静脉回心血量的降低，从而使平均动脉压和心排出量下降。身体较好的患者，心排出量下降不明显；但对心脏病患者，这些反应可能产生严重后果，已存在的心排出量降低会进一步加重，使终末器官的灌注进一步减少。

侧卧位对血流动力学影响很小，它可能会抵消头高位的一些不良反应。但过分的右侧卧位可能会压迫腔静脉，减少静脉回流。

总之，心血管功能的改变与患者的状态（血容量、已患疾病、神经介质因素）和手术因素（IAP、患者体位、CO_2 吸收，通气方式、手术的性质和时间）相关。

5．腹腔镜检查对局部循环的影响如何?

大脑

腹腔镜检查可引起颅内压（intracranial pressure，ICP）升高。首先，CO_2 的吸收和高碳酸血症会引起脑血流量增加和 ICP 增高。其次，气腹会提高 ICP，伴或不伴有 $PaCO_2$ 的升高。IAP 的增高决定 ICP 升高的程度。IAP 升高会压迫下腔静脉，使脊髓蛛网膜下腔压力增高，导致经腰丛的脑脊液引流减少，使脑脊液流出减少，ICP 增高。过度通气不会增加 ICP，但是通气不足会升高 ICP。IAP 升高会使膈肌向头侧移动，使胸内压增高，引起 ICP 升高。

肝门静脉

关于 IAP 增高对腹腔脏器灌注的影响，文献报道中一直存有争议。有人认为，CO_2 气腹会舒张血管，从而抵消了 IAP 升高对灌注的影响；其他人则认为，肠系膜血管的收缩和体液因素共同导致内脏灌注的降低，例如抗利尿激素会引起肠系膜上动脉的收缩。

肾

当 IAP＞15mmHg 时，肾血流就会降低，从而降低肾小球滤过率、尿量、肌酐清除率和钠排泄，并可能出现因过度补液而出现的容量超负荷。对于原有肾功不全的患者，在气腹时应调整其血流动力学参数至最佳状态，并避免应用有肾毒性的药物。

下肢

气腹会使股静脉血流减慢，从而增加下肢深静脉血栓形成的危险，尤其当患者处于头高位时，血液主要积存于下肢，更易发生。因此，应该采用连续间断压缩弹力袜。

6．腹腔镜手术对呼吸系统的影响如何?

多种腹腔镜手术都会对患者肺功能产生不利影响。IAP 增高和气腹引起的膈肌上移使肺容量减少（尤其是功能残气量）、气道压升高和顺应性下降。健康个体可能不受影响，但肥胖或既往患有肺部疾病的患者就会表现为肺功能下降。气道压的增加对于有肺大疱的患者是很危险的，当气道压＞40cmH_2O，就会有发生大疱破裂和气胸的危险。为防止气道压升高，必须降低潮气量、吸入气流量或每分新鲜气流量，或要求外科医师降低 IAP。

头低脚高位会使肺顺应性进一步下降和$\dot{V}/\dot{Q}$失调。气腹和腹内容物向头侧移位会加重肺不张和右侧主支气管插管的危险性，后者是由于隆突向头侧移动所致。头高位对肺的通气有益。

腹腔镜检查时去氧饱和现象并非罕见，低氧血症的鉴别诊断如下：

- 术前状态：病态肥胖症、慢性梗阻性肺疾病
- 通气不足：体位、气腹、气管内插管、通气不足
- 肺内分流：肺功能残气量（FRC）降低、支气管内插管、气胸
- 心排出量减少：失血、心律不齐、心肌抑制
- 技术设备不足：回路中断、混合气体氧含量不足

实施腹腔镜手术时，由于避免使用上腹部开腹手术中常用的限制性通气模式，因而能够减少术后肺部并发症的发生。开腹手术的患者术后肺不张更为常见，也更严重。腹腔镜与开腹胆囊切除术相比，术后 24 h 和 48 h 的肺功能测定值和呼吸强度均优于后者。采用硬膜外和全麻复合麻醉不会改善开腹术后患者的肺功能。

7．腹腔镜手术的优点有哪些?

腹腔镜手术的优点如下：

- 降低术后肺功能障碍的发生
- 减少术后疼痛
- 减少镇痛剂的用量及不良反应，如嗜睡、恶心、呕吐和便秘
- 肠暴露和操作减少，从而降低术后肠梗阻和肠粘连的发生率
- 早期下床活动
- 缩短住院时间
- 更快恢复正常活动
- 减少代谢反应，如高血糖
- 可能保护免疫反应和维持氮平衡

8．腹腔镜手术的并发症有哪些?

腹腔镜手术的并发症有：

- 病死率为 0.1‰～1.0‰
- 术后恶心和呕吐（40%～75%的患者）
- 肩痛
- 肠穿孔的发生率 0.06%～0.4%，其病死率为 5%
- 膀胱 / 输尿管损伤，发生率为 2/10 000
- 血管损伤
- 妇科损伤，发生率为 0.64%
- 胃肠、泌尿系统损伤，发生率为 0.03%～0.06%
- 明显出血，发生率为（2～9)/1000，通常是延迟出血
- 体位不当造成的神经损伤，腓 / 股神经病变，感觉异常性股痛
- 腹膜外注气造成皮下气肿
- 气胸、纵隔积气
- 静脉气体栓塞
- 容量负荷过度，如 过度补液、未察觉的失液和尿生成减少
- 颅内压升高
- 深静脉血栓形成
- 头低脚高位和 IAP 升高增加反流的发生率

皮下气肿

皮下气肿（subcutaneous emphysema，SQE）是腹腔镜手术的常见并发症，其发生可能是由于意外地将气体注入腹膜外，或是某些腹腔镜手术操作要求必须向腹膜外注气，例如腹股沟疝修补术。SQE 可通过以下方法诊断：出现腹壁下捻发音，气道压过度变化或 $ETCO_2$ 浓度随时间升高。当出现 SQE 时，CO_2 弥散面积的增加会导致高碳酸血症和呼吸性酸中毒。

对于大多数病例，除停用氧化亚氮外，不需做任何特殊处理。在放气后，SQE 很快会消失，但是如果存在“筋膜层的延连”，SQE 可能会从腹部扩散至胸壁和颈部，引起气胸和纵隔积气。如果可疑 SQE，可以通过胸片确认。尽管处理上没有差异，但是对其进一步发展所导致不良反应（如心衰）的处理却很重要。出现 SQE 也并不是拔管的禁忌，但必须强调的是，SQE 可诱发喉头水肿、自主呼吸困难和再插管困难。建议进行控制性机械通气，直至高碳酸血症被纠正，以避免呼吸做功增加，尤其是对身体状况差的患者，更应如此。

气胸

气胸是腹腔镜手术一项比较少见但却可致命的并发症。近几年，由于食管连接部手术（例如尼森胃底折叠术）数量的增多，其发生率逐渐增高。当气体通过腹膜的裂口、食管周围壁层胸膜的裂隙，或是通过膈肌的先天性缺陷进入胸腔时，就会产生气胸。气胸可能无症状，也可能由于回心血量的减少和肺受压而导致低血压或心搏骤停。当出现 CO_2 气胸而肺未受损时，在腹部放气后 30～60 min，气胸可自行吸收。如果气胸量较大或出现症状，就必须立即行胸腔穿刺术。如果已使用氧化亚氮，必须停用并减小 IAP。调整通气，纠正低氧血症，必要时可采用呼气末正压通气（PEEP）。但如果是由于肺损伤引发的气胸，要避免使用 PEEP。

静脉气体栓塞

静脉气体栓塞（venous gas embolism，VGE）是腹腔镜手术比较少见但却可威胁生命的一种并发症。其发生率为 0.002%～0.08%，发生时伴有明显的血流动力学改变。VGE 最易发生在气腹建立的最初几分

钟，较常发生在既往行腹部手术的患者。

气泡通过腹壁或腹膜撕裂的静脉裂口进入静脉、心脏和肺循环。当临床上出现显著的右室流出道梗阻时，会产生一系列症状和体征：心脏“磨轮样杂音”、血压突然降低、心排出量减少、心动过速或心律失常、肺水肿、低氧血症、气道压增加、颈静脉怒张和面部充血/发绀等。$ETCO_2$ 的反应呈双相。首先，由于肺排出 CO_2 而表现为 $ETCO_2$ 升高，然后由于心排出量减少和生理死腔增加而导致 $ETCO_2$ 下降。一旦出现这种情况，应马上停用氧化亚氮（如果使用的话），并将患者置于左侧卧位，头部尽量降低，以阻止气泡进入肺动脉，并过度通气以排出 CO_2。如果有中心静脉导管，可尝试将气泡抽吸出来。对于病情严重者，必要时可以采用高压氧治疗、心肺转流术和胸外心脏按压术等。

9. 腹腔镜手术可采用何种麻醉方法？

全麻、区域阻滞和局部麻醉均可顺利安全地用于腹腔镜手术。

全麻

全麻 - 气管内插管和控制通气是该类手术最常用的一种麻醉方法，这样可以保护气道，并将 $ETCO_2$ 控制在 35 mmHg 左右。应监护 IAP 和气道压力，控制 IAP 在 20 mmHg 以下，理想值为 12～15 mmHg。通过控制麻醉深度以避免 IAP 的升高。对于是否需要诱导肌松，目前仍存在争议。吸气压峰值＞40 cmH_2O 会引起气压伤，一旦出现应告知手术医师，这对于有肺大疱或气压伤病史的患者尤其重要。高气道压峰值的处理措施有降低腹内压、减小头低位的程度、降低潮气量和吸气流速。

喉罩（laryngeal mask airway，LMA）可代替气管插管，但并不能保护气道和防止胃内容物吸入。LMA 可控制通气和监测 $ETCO_2$。但在此种手术期间，如果气道峰压超过 20 cmH_2O，喉罩就不能保证气道的密闭性，因此，使用喉罩应特别谨慎。如果使用，应选择用于没有潜在误吸危险的较瘦的个体。然而，在紧急情况下，采用喉罩控制气道总比没有要好。

区域麻醉

妇产科腹腔镜手术可采用腰麻和硬膜外麻醉。与局部麻醉复合镇静药物的麻醉方法相比，区域麻醉可减少镇静剂的用量。但硬膜外麻醉并不能完全缓解肩部疼痛和腹胀引起的不适，即使感觉阻滞平面达 T_4～L_5，患者仍会有不适感。关于硬膜外麻醉时气腹对血流动力学的影响还没有研究。此种方法的成功有赖于患者的积极配合、熟练的腹腔镜操作技术、最大限度降低 IAP 和减轻头低位。饱胃患者不适合该麻醉方法。当没有气道保护时，头低位、腹内压和胃内压的增高和必须应用的静脉镇静药都会增加反流和误吸的风险。

麻醉监护

与全麻相比，局部麻醉复合镇静剂的优点如下：恢复快、术后恶心呕吐的发生率低、血流动力学改变小。还可以避免全麻后遗症，如咽痛、肌肉痛和气道损伤等。

局麻的成功有赖于患者放松并积极配合、手术室全体人员的互相支持和外科医师的熟练技巧。任何一个需要多部位穿孔、多器官操作、体位倾斜很大或很广泛的气腹手术，都不适于采用该麻醉方法。诊断性腹腔镜检查和绝育术是两种可以在局部麻醉下完成的操作。

10. 关于使用氧化亚氮的争论是什么？

使用氧化亚氮通常可使患者遗忘，增强镇痛效果和减少其他吸入或静脉麻醉剂用量，但其用于腹腔镜手术时则可使手术条件欠佳。体内含气腔室（如肠袢）内约含有 78%的氮气和 21% 的氧气。由于氧化亚氮在血中的溶解度为氮气的 37 倍，所以氧化亚氮弥散进入这些腔隙的速度要快于氮气弥散的速度，导致肠道扩张，从而影响手术。对于长时间的中上腹部腹腔镜操作（如粘结松解术，结肠切除术），更要重视这个问题。妇产科行低位盆腔手术时，可采用氧化亚氮辅助的麻醉方法，手术不难完成。

11. 腹腔镜手术后疼痛的病因及其处理方法是什么？

与开腹手术相比，腹腔镜手术的一个最大优点就是术后疼痛轻，然而疼痛依然是个不容忽视的问题。疼痛的病因具有多因素性，有必要采取措施来降低其发生。

气腹因素

随着腹腔注气后腹部的膨胀，可能会造成膈神经失用症。神经拉伸 20%就会导致神经内血管的闭塞和神经缺血，神经用来适应拉伸的时间越长，神经损伤的可能性越小。可采用降低注气速度和膈下给予局麻药的方法帮助减轻疼痛。

所注入 CO_2 的吸收造成的酸性环境可损伤膈神经，缩短气腹的时间可使膈神经损伤的风险降到最低。

如果注入的气体不能完全抽空，可引起腹腔内酸中毒，而且其继发的损伤刺激会持续很长时间。残余气体也会导致腹膜表面张力缺失，对腹腔脏器的支持减少，这也是引起术后疼痛的原因。最好的解决方法是使用温暖湿润的气体。

手术因素

手术前在开皮部位给予局麻药可显著降低术后的疼痛，但并非所有人都支持这种做法。更多的是在缝合切口时注射局麻药。微创的腹腔镜手术麻醉用药很少，因而不良反应应该最低，所以推荐采用局麻药局部浸润方法。

麻醉因素

麻醉诱导后给予非甾体类抗炎药物可减少阿片类药物的用量，同时又具有抗炎效果。对于门诊手术患者，可采用布洛芬代替芬太尼，以减少术后疼痛和恶心的发生。

（崔晓光译　李文志　刘金锋校）

推荐阅读

Cunningham AJ: Anesthetic implications of laparoscopic surgery. Yale J Biol Med 71:551–578, 1998

Efron DT, Bender JS: Laparoscopic surgery in older adults. J Am Geriatr Soc 49:658–663, 2001

Joris JL: Anesthesia for laparoscopic surgery. pp. 2003–2023. In Miller RD (ed): Anesthesia, 5th edition. Churchill Livingstone, Philadelphia, 2000

Joshi GP: Complications of laparoscopy. Anesthesiol Clin North Am 19:89–105, 2001

Mouton WG, Bessell JR, Otten KT, Maddern GJ: Pain after laparoscopy. Surg Endosc 13:445–448, 1999

O'Malley C, Cunningham AJ: Physiologic changes during laparoscopy. Anesthesiol Clin North Am 19: 1–19, 2001

Smith I: Anesthesia for laparoscopy with emphasis on outpatient laparoscopy. Anesthesiol Clin North Am 19:21–41, 2001

Wolf JS Jr: Pathophysiologic effects of prolonged laparoscopic operation. Semin Surg Oncol 12:86–95, 1996

病例 41

类癌综合征

Barbara Alper, MD

患者，女，38 岁，面红、腹泻和腹痛，既往有异位妊娠和甲状腺功能减退病史，结肠镜检查提示回结肠部有一占位病变，同时尿中 5- 羟吲哚乙酸水平升高。已初步诊断为类癌综合征，并拟行开腹手术。

问题

1. 何谓类癌？
2. 何谓类癌综合征？
3. 类癌在什么部位发生？
4. 类癌综合征患者的麻醉应注意哪些问题？
5. 生长抑素的作用机制是什么？
6. 类癌综合征患者的麻醉应注意预防那些问题？
7. 对转移性类癌综合征如何进行化疗栓塞？

1. 何谓类癌?

类癌（carcinoid）是一种起源于肠嗜铬细胞的生长缓慢的肿瘤，可通过细胞内细胞质颗粒的银染来判定。这些细胞释放含有胺前体物的血管活性物质，包括 5- 羟色胺、前列腺素、组胺和激肽释放酶（kallikreinin）。源于回肠的类癌在组织学上显示为细胞大小及其细胞核形态都均匀一致的密集细胞群。在组织化学上，特征性地显示嗜银反应。在这个反应中，细胞将银盐转化为金属银色。嗜银反应阳性并不为诊断所必需。起源于肠胚胎组织的细胞含有较少嗜银细胞。

起源于支气管的类癌可以从具有典型的类癌特征变得与肺小细胞癌难以区分。起源于空回肠的类癌具有更多的类癌综合征表现，如皮肤泛红、肠鸣音亢进及由于 5- 羟色胺释放引发的低血压。源于胃的类癌组织更易产生组胺，引起低血压和不常见的哮喘。类癌综合征的出现开始被认为只是源于 5- 羟色胺和组胺的作用。这些物质确实是引发这类综合征的主要因素；然而，最近人们又发现了更多相关的激素和血管活性多肽，包括前列腺素、缓激肽、速激肽、促肾上腺皮质激素和血管活性肠肽（vasoactive intestinal peptide, VIP）。5- 羟色胺由色氨酸通过羟基化和脱羧反应生成，它最终被单胺氧化酶和乙醛还原酶降解为 5- 羟吲哚乙酸（图 41.1）。临床上以检测尿液中的 5- 羟吲哚乙酸来监测疾病过程。

组胺释放更常见于前肠类癌，且被认为可引发伴有面红的支气管痉挛。5- 羟色胺可引起血管舒张和血管收缩，所以低血压和高血压都可能出现。正常水平的 5- 羟色胺本身对心功能没有影响，然而，在高水平时它会引起正性变时变力作用。高水平 5- 羟色胺的其他作用是增强肠蠕动和增加小肠分泌氯化钠、钾离子及水。也可因肾上腺素水平的增高而使血糖升高。患者可能表现为麻醉作用延长，手术后过度困倦。缓激肽可因诱发血管张力减弱和血管舒张而引起严重的低血压。一氧化氮合成增加可引起面红，还可诱发支气管痉挛，尤以伴有心脏病和哮喘的患者多见。

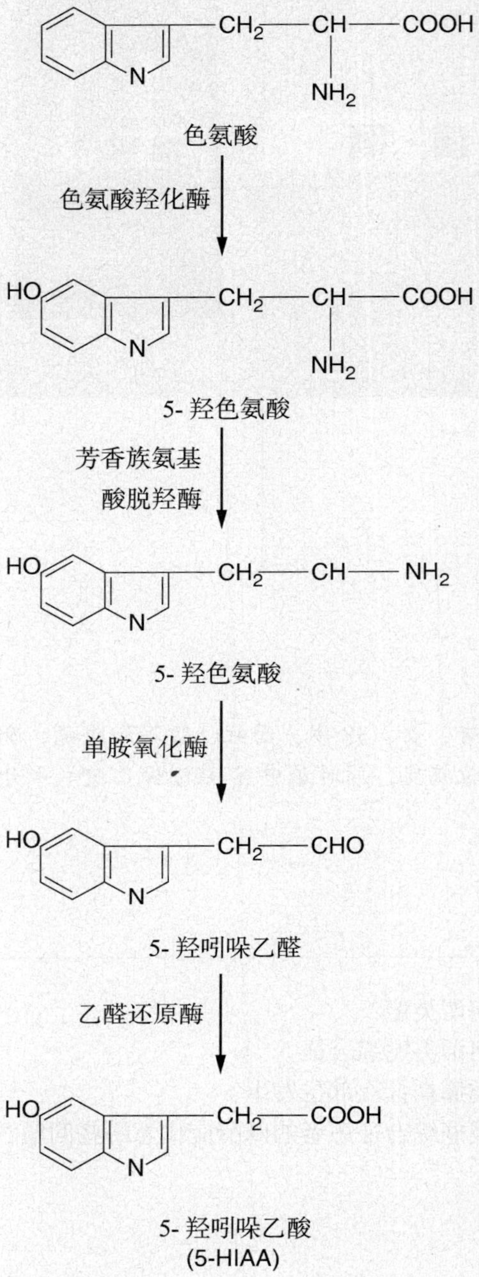

图 41.1 5- 羟色胺代谢途径

2. 何谓类癌综合征?

已有肝转移的小肠（主要是回肠）肿瘤引起类癌综合征。肝内的类癌直接将血管活性物质释放到循环中。主要由胃肠癌瘤分泌的激素经肝门静脉到达肝，通常可被灭活。一旦发生肝转移，受累肝分泌的激素就直接进入体循环，从而产生类癌综合征的体征和症状。5- 羟色胺是引发类癌综合征最主要的物质，可引起皮肤、胃肠道、呼吸道和心脏的改变。最常出现的临床特点就是皮肤发红。典型的面红表现为包括头和颈部的红斑，颜色可以从红到紫。持续的面红可能伴随流泪和眼眶水肿。这种现象被称为阵发性血管舒缩综合征。

很多类癌患者不出现该综合征的所有症状，只有8%的类癌患者表现出类癌综合征的所有症状。这些患者75%有皮肤发红，67%有肠运动增强导致脱水和代谢性酸中毒. 41%的患者心脏受累，常常发生在右心，更多累及三尖瓣和肺动脉瓣。这被认为是由于5-羟色胺长期刺激心内膜所致。三尖瓣关闭不全较肺动脉瓣狭窄更常发生。左心系统瓣膜常不被累及，可能是因为肺实质细胞灭活血管活性物质的原因。只有18%的类癌综合征患者有哮喘症状，这更常见于胃类癌患者。一些类癌患者可能是由于胃肠道失血或者维生素 B_{12} 和叶酸缺乏而存在缺铁性贫血。脂溶性维生素吸收不良可导致凝血功能障碍。在一些罕见病例中，患者可因烟酸缺乏而发生糙皮病。

类癌综合征的临床表现

皮肤发红

低血压

肠蠕动性增强
- 腹泻
- 脱水
- 代谢性酸中毒

心脏受累
- 三尖瓣关闭不全
- 肺动脉瓣狭窄
- 室上性心动过速

哮喘

高血糖

缺铁性贫血——胃肠道出血

肠梗阻

维生素 B_{12} 和叶酸缺乏

凝血功能障碍——脂溶性维生素吸收不良

糙皮病——烟酸缺乏

3. 类癌在什么部位发生?

肿瘤常常起源于胚胎中肠，即小肠 - 回肠、空肠，最常见于盲肠。偶尔这些肿瘤也起源于前肠，即胃、胰腺、甲状腺、支气管，以及来自卵巢或者睾丸的畸胎瘤。支气管源性类癌与未分化小细胞肺癌难以区分。病理上，胃肿瘤趋于产生组胺，而不是在小肠肿瘤中更常见的5-羟色胺衍生物。肺小细胞癌和支气管源性类癌都可引起抗利尿激素分泌异常综合征。这些患者往往表现为等容体液性低钠血症，需要用垂体后叶腺体分泌的血管升压素——抗利尿激素抑制剂进行治疗。这些患者常伴有慢性低钠血症。对于行经尿道前列腺切除术的患者，低钠血症特别容易造成问题。在经尿道前列腺切除术中，甘氨酸经前列腺血管床吸收入血，可以使患者低钠血症加重。严重的或急性的低钠血症可以诱发患者谵妄和抽搐。

小肠（尤其是回肠）是具有临床意义的类癌最常发生的部位。这类肿瘤组织体积都很小，一旦达到2cm就趋于发生转移。它们有很强的多中心趋势，侵入肠系膜，并且造成间断性肠梗阻，属于一种常见的临床表现。随着转移的进展，肠系膜淋巴结开始被侵及，最后到达肝。骨是第二常发生转移的部位。较为罕见的转移部位包括乳房、眼眶和心肌。肝外转移发生在骨，且常为成骨细胞，而非溶骨细胞。肿瘤也可以波及肾上腺、卵巢、脾、胰腺和肺。

4. 类癌综合征患者的麻醉应注意哪些问题?

尽管类癌比较少见，但这类患者常合并一些心脏问题，使病情复杂化。30%的患者合并类癌心脏病，原因不清。右侧三尖瓣以及右室壁形成纤维斑块是最常见的现象。三尖瓣反流是类癌引发的最常见的心脏瓣膜病。如果累及肺动脉瓣，狭窄比反流更常发生。类癌斑很少见于左心，但确实可以发生。

麻醉中应注意的问题是右心衰竭和肺动脉高压。避免肺血管阻力增加以预防低氧血症至关重要。高浓度氧化亚氮易致肺动脉高压。有显著三尖瓣反流的患者应该维持适当的前负荷，并必须避免心动过速。这些患者更容易发生室上性心律失常。为预防心内膜炎，应使用青霉素或其变异体，有时可使用氨基糖苷类抗生素。用儿茶酚胺类药物治疗低血压可能会引起

类癌综合征患者主要麻醉相关问题

低血压
- 预防
  - 奥曲肽
  - 预先补液
  - 避免用儿茶酚胺类药物
- 治疗
  - 扩容
  - 去氧肾上腺素
  - 奥曲肽
  - 血管升压素
  - 避免用儿茶酚胺类药物

支气管痉挛
- 预防
  - 奥曲肽
  - 避免用组胺释放药物
    - 右旋筒箭毒碱
    - 阿曲库铵
    - 美维库铵
    - 吗啡
  - H_1阻断剂、H_2阻断剂和类固醇作用不确切
- 治疗
  - β激动剂和氨茶碱治疗效果不佳
  - 奥曲肽

高血压
- 预防
  - 奥曲肽
- 治疗
  - 奥曲肽
  - 硝酸甘油
  - 硝普钠

更严重的生理学问题。儿茶酚胺类可以刺激类癌的分泌，而这些物质中含有引起低血压和其他类癌综合征症状的介质，因此用儿茶酚胺类药物治疗低血压可能适得其反，加重患者的低血压反应。

胃类癌通常释放组胺，因此会引起支气管痉挛，而且使用β受体激动剂和氨茶碱治疗，效果不佳。应该慎用释放组胺的药物，如筒箭毒碱、阿曲库铵、美维库铵和吗啡。为了避免严重反应的发生，可预防性应用H_1阻断剂、H_2阻断剂和类固醇，但其效果并不可靠。琥珀酰胆碱也应慎用，因为腹壁肌束震颤可致腹内压增高，挤压肿瘤引起激素进一步的释放。使用非去极化神经肌肉阻滞药的预处理方法可以避免肌震颤的发生。如果术中发生低血压，补充机体容量以及避免使用儿茶酚胺类药和β受体激动剂显得尤为重要。给予1.5 mg/kg的血管紧张素可以改善患者的低血压反应。对于因类癌释放激素而引起的患者体液总量不足，预先补充液体非常必要。不管患者是继发于类癌，抑或因心脏自身问题而发生心脏病，利用有创监测对其进行心血管状态评估都大有裨益。术中急性高血压的发生常与因5-羟色胺释放而引起的支气管痉挛有关。如果发生严重高血压，推荐使用血管扩张药治疗，如硝酸甘油或硝普钠。

5．生长抑素的作用机制是什么?

奥曲肽（octreotide）是一种合成的生长抑素类似物。生长抑素是一种天然的生长抑制因子，竞争性抑制几种激素的释放，降低5-羟色胺水平，减轻类癌综合征患者的症状。已经证明生长抑素可有效治疗血管收缩性肠多肽瘤患者的腹泻。其半衰期很短，因此，治疗患者的紧急危象需要静脉注射用药。作为术前预防用药时，推荐每8h皮下注射奥曲肽50～150μg。如果患者需要长期用药，可以相应调整用量。因为生长抑素抑制胆囊收缩，所以可能发生一些不良反应，包括上行性胆管炎或胆石症。其他的不良反应包括恶心、呕吐、疼痛、腹泻和心动过缓等。大剂量使用时，这些不良反应发生更为普遍，而且不同患者的症状也各不相同。脂肪泻偶尔发生，但通常较为轻微，且不会引起显著的营养障碍。生长抑素抑制黄体化激素（leutinizing hormone）对促性腺激素释放激素的反应，减少内脏血流量和抑制5-羟色胺、胃泌素、血管活性肠肽和胰多肽的释放。血管活性肠肽易于引起水样腹泻，而不是常见于转移性类癌的脂肪泻。奥曲肽可以降低肢端肥大症患者体内生长激素的水平。

6．类癌综合征患者的麻醉应注意预防哪些问题?

患者症状的严重程度并不能预示其麻醉中遇到的

困难或可能继发的并发症。体征和症状不明显的患者在术中也可能出现很严重的问题。5-羟吲哚乙酸提示患者病情的进展，但不能预示术中肿瘤操作会引起的患者的生理反应。

选择麻醉方法时应力求诱导、气管插管和苏醒时应激反应所致的介质释放最小化。术前应用奥曲肽要谨慎。如果使用琥珀酰胆碱，必须应用抑制颤搐剂量的非去极化肌松药，以预防由于腹内压增高而挤压肿瘤所致血管活性多肽的额外释放。给予表面局麻药或者静注利多卡因有助于预防插管和拔管时机体的儿茶酚胺反应。患者心血管状态不稳定，尤其是低血压，较为常见，所以有必要实施有创监测，如有创动脉压、中心静脉压或者肺动脉导管监测。应复合应用氧化亚氮-麻醉性镇痛药来维持麻醉，以保持患者血流动力学的稳定。

7. 对转移性类癌综合征如何进行化疗栓塞?

选择性肝动脉化疗栓塞用于发生肝转移的类癌综合征患者的治疗已经很多年了。它可以减轻因肿瘤激素释放而引发的患者的症状；另外，栓塞导致肿瘤缺血，还可以改善患者生存质量。迄今为止，最有希望的化疗药物包括顺铂和阿霉素。但有时也联合使用5-氟尿嘧啶、丝裂霉素C和阿霉素。

在新近进行的一项研究中，Douglas 等（1998）用动脉内化疗法治疗了15例患者。他们先连续5天给患者使用5-氟尿嘧啶1 g/m^2，然后给予阿霉素60 mg/m^2、顺铂100 mg、丝裂霉素C 30mg和聚乙烯醇（Invalim）200～710 μm。治疗之前、其中和之后，患者还接受奥曲肽150～2000 μg皮下注射治疗，每8h一次。12例腹泻患者中有8例，12例腹痛患者中有9例，12例皮肤发红患者中有7例，7例有不适感的患者中有4例患者症状得以改善。对其生化标志物进行3个月的随访，发现60%的患者5-羟吲哚乙酸水平得到改善，75%的患者嗜铬粒蛋白A得到改善，50%的患者神经元非特异性烯醇化酶效价得到改善。治疗后从第1周到第71个月进行随访，在第16个月进行随访时，有13例患者死亡。就生存率而言，对于早期肝类癌患者，化学栓塞疗法可以改善患者短期的生活质量，但不能提高其长期存活率。

（崔晓光译　李文志　刘金锋校）

推荐阅读

Douglas JG, Anthony LB, Blair TK, et al.: Hepatic artery chemoembolization for the management of patients with advanced metastatic carcinoid tumors. Am J Surg 5:408, 1998

Gerstle JT, Kauffman GL Jr., Koltum WA: The incidence, management and outcome of patients with gastrointestinal carcinoids and second primary malignances. J Am Coll Surg 180:427, 1995

Ruszniewski P, Malka D: Hepatic artery chemoembolization in the management of advanced digestive endocrine tumors. Digestion 62 [Suppl 1]:79, 2000

Vaughan DJ, Brunner MD: Anesthesia for patients with carcinoid syndrome. Int Anesthesiol. Clin 35:129, 1997

Venook AP: Embolization and chemoembolization therapy for neuroendocrine tumors. Curr Opin Oncol 11:38, 1999

病例 42

肾移植

Barbara Alper, MD

患者，男性，58 岁，肥胖，患有非胰岛素依赖型糖尿病、高血压、冠心病及晚期肾病，正等待供体以接受肾移植。患者在入院前 2 天行最后一次血液透析。

问题

1. 糖尿病对肾移植会有怎样的影响？
2. 为什么适时的血液透析对肾移植非常重要？
3. 高钾血症的治疗及其相关代谢问题有哪些？
4. 肾移植手术的麻醉主要应注意哪些问题？
5. 在肾移植过程中，长时间缺血意味着什么？

1．糖尿病对肾移植会有怎样的影响?

1 型糖尿病（青少年或者胰岛素依赖型）和晚期肾病患者是比较合适的肾移植对象。到目前为止，普遍认为 2 型糖尿病患者（成年发病或者是非胰岛素依赖型糖尿病）不适合肾移植。以往，曾有小于 15%的这类患者接受了同种异体肾移植。2 型糖尿病伴随的血管病变发生率较高，尤其累及肾动脉时会使移植时出现吻合困难。随着麻醉和外科技术的提高，伴有晚期肾病的 2 型糖尿病患者的移植物存活率已有显著增加。与 1 型糖尿病相比，非胰岛素依赖型糖尿病患者更趋于老龄化。因而，2 型糖尿病患者还常并存有其他疾病。

以前，左室功能紊乱也是肾移植的一个禁忌证，然而研究已经证明，成功的同种异体肾移植能够逆转尿毒症性心肌病。

2．为什么适时的血液透析对肾移植非常重要?

很自然，将尸体作为供体的移植要比活体供体的移植更为紧急。与亲属活供体相比，尸体供体移植的术前准备和设计时间比较少。高钾血症的可能性需要重点考虑。在外科手术的 24 h 内进行血液透析会改善其发病率和病死率。如果患者血钾（K^+）水平是 6 mEq/L 或更高，或者出现心电异常，如 T 波高尖或心律失常，应在移植前谨慎地进行透析。

血管内容量负荷过度是另一个需通过透析解决的重要问题。术前血管内容量负荷过度容易诱发充血性心力衰竭，从而降低向移植肾的心排出量，而且使为防止移植器官缺血而进一步增加容量负荷的措施难以施行。在肾动静脉吻合之前平均需要补充 3～5 L 的晶体液。合并有尿毒症性心包炎时，液体的管理更为复杂。这也成为术前透析的另一个适应证。

3．高钾血症的治疗及其相关代谢问题有哪些?

慢性肾功能衰竭患者的血清钾水平可以在 2.5～6.0 mEq/L 的广阔范围内发生变化。急性高钾血症抑制患者心脏的电传导，最终可致心搏骤停。心室纤颤发生之前的心电图相关改变包括 P-R 间期延长、宽 QRS 波和 T 波高尖。致命性心律失常也可突然发生，而不出现这些逐渐的变化。

细胞外酸中毒导致氢离子浓度增加，氢离子顺着浓度梯度进入细胞内。为了保持电中性状态，钾离子移出细胞外。经此途径，细胞外酸中毒促进细胞外高钾。当发生急性代谢性酸中毒时，机体 pH 每降低 0.1 单位，其血清钾就会增加约 0.5～0.8 mEq/L。机体细胞内外的 K^+ 浓度正常比值约为 40∶1 mEq/L 或 160∶4 mEq/L。这靠细胞膜上能量依赖性 Na^+-K^+-ATP 酶泵来维持，它可促使 K^+ 离子逆浓度梯度进入到细胞内。

对于慢性肾衰患者，应该积极治疗高钾血症。急性高钾血症的治疗包括静脉内给予加有 5～10 单位胰岛素的 50%的葡萄糖 25 ml、碳酸氢钠 44.6 mEq/L 和

高钾血症

达到 7 mEq/L 时，可产生危险

心脏影响
- 心动过缓
- 心室纤颤
- 心跳骤停

ECG 表现
- 尖形 T 波
- PR 间期延长
- P 波消失
- R 波降低
- QRS 增宽
- QT 延长
- P-QRS-T 从接近正弦波

治疗
- 拮抗 K^+
  - 氯化钙：0.5～1g，iV
- 向细胞内转移 K^+
  - 过度通气
  - 碳酸氢钠 44.6 mEq
  - 50%葡萄糖 25 ml 加 5～10 单位常规胰岛素输入

清除
- 透析
- 聚苯乙烯磺酸钠(降钾树脂) 20～50 g 和山梨醇

氯化钙 500 mg。胰岛素可促进 K^+ 向细胞内跨膜转运，降低血清中的钾离子水平。给予氯化钙是为减少心律失常的发生。

4．肾移植手术的麻醉主要应注意哪些问题？

肾移植患者的麻醉处理与慢性肾衰竭患者相似。很多患者患有糖尿病，因此在围术期需要监测血糖水平。术前的血液透析能够改善患者在尿毒症期由于血小板功能障碍导致的凝血功能紊乱，改善酸碱失衡，降低血管内容量，纠正血清钾水平。全麻和局麻都已成功地应用于肾移植手术。

当选择全麻时，就要考虑一些麻醉相关事项。一种有效方法是挥发性吸入麻醉药物与氧化亚氮和短效阿片类药物联合应用。糖尿病性胃轻瘫的患者要求吸引胃内容物和压迫环状软骨下快速诱导。推荐以非微粒抗酸剂（如枸橼酸盐）预处理，并以促动力药（如甲氧氯普胺）来增加食管下端的张力和胃肠蠕动。这些药物将增加胃的 pH 和降低胃容量。如果患者血清 K^+ 水平等于或高于 5.5 mEq/L，琥珀酰胆碱属于禁忌。一次剂量的琥珀酰胆碱可以使患者血 K^+ 水平增加 0.5～1.0 mEq/L，诱发急性高钾血症，造成其血流动力学的显著变化及其他并发症的发生。肌松药的选择取决于难以预知的肾移植后肾功能状态。通过 Hoffman 降解消除的中效肌松药（如顺 - 阿曲库铵或阿曲库铵）比经肾排泄的非去极化神经肌肉阻滞药（如泮库溴铵）作用更可预见。也可以选择罗库溴铵和维库溴铵。

不管选择哪种肌松药，都应该小心地滴注用药，以达到适宜的剂量。必须密切观察患者术后早期肌无力的发生。用来拮抗非去极化神经肌肉阻滞药的抗胆碱酯酶药的作用时间会出现延长。

必须谨慎使用含钾离子的液体进行静脉输液。“无肾”患者每天约需 8 ml/kg 的液体来补充不显蒸发丢失的液体，可以选用低钠溶液，如葡萄糖溶液。对于术中其他方面所需的液体，因顾虑高血钾的发生，所以使用生理盐水可能比乳酸林格液更合适。补充足够的液体容量可以改善组织氧供。有时可监测中心静脉压（CVP），以便更好地进行液体管理。患者心功能储备较差时，还可能需要监测肺动脉压。使用利尿剂可以增加肾移植患者的尿量。应经常使用渗透性利尿剂——甘露醇。髓袢利尿剂，如呋塞米或利尿酸，可与甘露醇合用。与髓袢利尿剂不同，甘露醇不依靠肾小管的浓缩功能来实现利尿。

区域麻醉已经成功用于肾移植，它能够避免气管插管及其继发的血流动力学改变。然而，区域麻醉也有缺点。区域麻醉引起的交感神经阻滞可诱发低血压，尤其在血管内容量不足时，更容易发生。可能需要输入更多的液体来纠正低血压反应。因而，当机体交感神经张力恢复，血管发生收缩时，就可能发生肺水肿。在尿毒症时，血小板功能紊乱可引发机体凝血障碍，硬膜外和腰麻当属禁忌。另外，在实施这类区域麻醉时，常需静脉补充药物辅助，而这些药物则会抑制呼吸，增加患者接受呼吸支持治疗的可能性。

5．在肾移植过程中，长时间缺血意味着什么？

在肾动静脉吻合之后可发生心搏骤停。它经常发生在松开动脉夹之后，最可能的原因是急性高钾血症。在肾冷缺血阶段用来保护肾的含钾溶液可能被洗入体循环。如果髂外动脉被夹闭，开放后额外的钾离子可从缺血肢体释放进入循环。结果由于血管扩张物质的急性洗出导致低血压和代谢性酸中毒。尽管冷缺血时间可以延长到 48 h，但 30 h 是保证移植成功的最好时机。

热缺血的时间是指从冷缺血期到在体肾血管再通的时间，包括肾动静脉的吻合，但不包括输尿管。限制热缺血时间少于 45 min 非常重要，较长时间的热缺血与预后不良有关。还必须控制好血压，还必须保证心排出量给移植肾提供充足的血液灌注。在肾移植时应减少血管收缩药物的使用，但为了维持适当的血压，有时也必须使用。

（崔晓光译　李文志　刘金锋校）

肾移植手术麻醉的主要相关问题

术前准备
- 电解质异常
  - 钠(Na^+)<131 mEq/L 或 >150 mEq/L
  - 钾(K^+)<2.5 mEq/L 或 >5.9 mEq/L
  - 容易出现心律失常和心排出量降低
- 透析
  - 纠正电解质异常
  - 治疗酸中毒
  - 纠正血管内容量过多
- 治疗高血糖
- 贫血为慢性，患者耐受良好
- 治疗凝血异常

麻醉处理
- 开放静脉通路
  - 尽可能避开肢体的动静脉瘘管
- 静脉输液
  - 避免使用含 K^+ 液体
  - 术后可能需要透析
- 胃轻瘫
  - 预防误吸
- 高钾血症
  - K^+ 超过 5.5 mEq/L 禁止使用琥珀酰胆碱
- 凝血异常
  - 禁用局部麻醉
- 苯二氮䓬类
  - 蛋白结合率高
  - 活性代谢产物经肾排泄
  - 小剂量应用
- 哌替啶
  - 活性代谢产物去甲哌替啶经肾排泄
  - 去甲哌替啶蓄积可导致癫痫发作
- 肌松药
  - 琥珀酰胆碱
    - 可导致 K^+ 升高 1 mEq/L
  - 建议
    - 使用阿曲库铵和顺阿曲库铵—— Hoffman 清除
    - 美维库铵——血浆胆碱酯酶水解
    - 罗库溴铵——主要由肝脏排除
    - 维库溴铵——主要由胆汁和肝脏排除
  - 不建议使用
    - 右旋筒箭毒碱
    - 泮库溴铵
- 吸入麻醉药
  - 建议
    - 异氟烷和地氟烷
  - 禁忌
    - 恩氟烷和七氟烷——代谢产生自由氟离子
- 诱导剂
  - 丙泊酚、依托咪酯和巴比妥蛋白结合率高
  - 低蛋白患者剂量应减少
- 阿片类
  - 在低蛋白患者中，吗啡和哌替啶作用可能增强
  - 芬太尼和雷米芬太尼药代动力学基本不变
- 胆碱酯酶抑制剂
  - 作用时间延长
- 血管活性药
  - 去甲肾上腺素，肾上腺素，去氧肾上腺素，麻黄碱
    - 收缩肾脏血管
    - 降低肾血流
  - 多巴胺
    - 0.5~3 μg/（kg·min）
    - 扩张肾小动脉
    - 增加肾血流
  - 硝普钠
    - 含有可代谢为硫氰酸的氰化物
    - 硫氰酸经肾排泄
    - 硫氰酸有神经毒性

血管吻合前补充液体

血管吻合后即刻
- 利尿
  - 甘露醇和呋塞米
- 类固醇
  - 甲基强的松龙
- 多巴胺（很少需要）

Wisconsin 液
- 可导致受体产生过敏反应

推荐阅读

Monk TG, Weldon BC: The renal system and anesthesia for urologic surgey. pp. 1005–1017. In Barash PG, Cullen BF, Stoelting RK (eds): Clinical Anesthesia, 4th edition. Lippincott, Williams & Wilkins, Philadelphia, 2001

Prough DS: Physiologic acid–base and electrolyte changes in acute and chronic renal failure patients. Anesthesiol Clin North Am 8:809–834, 2000

Singh AJ, Brenner BM: Transplantation and the treatment of renal failure. pp. 1562–1567. In Braunwald E (ed): Harrison's Principles of Internal Medicine, 15th edition. McGraw-Hill, New York, 2001

Sladen RN: Oliguria in the ICU: systemic approach to diagnosis and treatment. Anesthesiol Clin North Am 18:739–752, 2000

Sprung J, Kapural L, Bourke DL, O'Hara JF Jr.: Anesthesia for kidney transplant surgery. Anesthesiol Clin North Am 18:919–951, 2000

Stoelting RK, Dierdorf SF: Renal disease. pp. 371–372. In Stoelting RK, Dierdorf SF (eds): Anesthesia and Co-existing Disease, 4th edition. Churchill Livingstone, Philadelphia, 2002

第7部分

眼、耳和喉

病 例

43

开放性眼外伤和眼内压

Andrew Herlich, MD

患者，男，25岁，木工。工作中眼球受伤致破裂。患者刚进食不久。未遭受过其他外伤。吸烟2包/日。

问题

1. 维持正常眼内压（intraocular pressure，IOP）的机制是什么？
2. 与相对急症比较，什么病理状况属于真正的眼科急症？
3. 何种类型的神经肌肉阻滞剂适用于可能失去眼内容物的患者？当有眼球破裂时，怎样使神经肌肉阻滞剂的毒副作用降到最低？
4. 眼科医师为优化手术效果可使用何种非麻醉药物？

1. 维持正常眼内压（intraocular pressure，IOP）的机制是什么？

IOP影响眼的折光性。IOP明显降低或增高可导致视力模糊或折光偏差。IOP的正常范围是10～22 mmHg，明显高于组织压（2～3 mmHg）和颅内压（7～8 mmHg）。IOP高于25 mmHg可视为异常。昼夜间可有2～3 mmHg的轻微变化。IOP在清晨时最高，主要因睡眠时瞳孔散大、二氧化碳（carbon dioxide，CO_2）潴留、卧位、眼球固定和眼睑压力所致。心脏收缩可使IOP上升1～2 mmHg，而吸气可使之降低5 mmHg。

正常IOP的维持依赖多种因素。首先是眶周组织结构造成的外部压力，如眼外肌、眶静脉充血、眼睑闭合和眼轮匝肌收缩。其次是巩膜硬度。正常情况下巩膜可以伸展，但IOP升高时它会变得坚硬，加剧眼内高压。其次是血液、房水等眼内液体和晶体、玻璃体及眼内肿瘤等半固态结构的体积。

液体含量的变化对IOP起决定性作用。眼球内的血液主要存在于脉络丛，脉络丛血管的扩张和收缩状态决定眼内血容量的多少。无论高血压的程度如何，IOP都可维持在一个相对稳定的水平，但急剧的动脉压升高还是可以增加IOP。如果动脉压升高是缓慢发生的，随着时间发展，由于脉络膜血管的适应，IOP将会正常。

静脉回流受阻可增加IOP。咳嗽或用力可通过升高静脉血压而增高IOP（表43.1）。轻咳可使IOP增高34～40 mmHg。同样，麻醉诱导时干呕、咳嗽或呕吐也可导致IOP增高并持续数分钟，尤其常见于有吸烟史的患者。

另一重要眼内成分是房水。房水2/3在后房产生，1/3由前房产生。房水由睫状突的上皮细胞分泌。在后段生成后，房水循环经过瞳孔进入前房，然后经眼房角和虹膜角间隙引流。虹膜角间隙是小梁网的通路。小梁网引流障碍会导致青光眼。房水继而流入Schlemm管、眼静脉、海绵状静脉及颈静脉。

房水组成与血浆类似，但不含血浆蛋白。房水生成是由钠泵介导的耗能过程，并需要细胞色素氧化酶和碳酸酐酶参与。血浆溶质浓度的改变可影响房水生成，并因此影响IOP。所以，甘露醇和丙三醇可用于降低IOP。乙酰唑胺也可降低IOP。上述药物可引起代谢方面的副作用。

瞳孔扩张使小梁网和虹膜角间隙变窄，因此可诱发青光眼。引起瞳孔收缩（缩瞳）的因素可改善房水引流，而导致瞳孔扩大（扩瞳）的因素会减少房水引流。

2. 与相对急症比较，什么病理状况属于真正的眼科急症？

需要立即处理的真正眼科急症是热性或化学性角

表43.1 临床上增加眼内压的重要因素

因素	机制	病因学
外部压力	眼外肌	琥珀酰胆碱（肌束震颤）
	眼轮匝肌收缩	依托咪酯，氯胺酮
	静脉充血	咳嗽，呕吐
	眼睑痉挛	头低脚高位
内部组成	全身高血压	浅麻醉，低氧
	房水量	高碳酸血症，原发性高血压
	瞳孔散大	麻黄碱，去氧肾上腺素阿托品
		泮库溴铵，膀胱憋胀
生理因素	$PaCO_2$升高	镇静药，催眠药，麻醉性镇痛药
	头低脚高位	
	代谢性碱中毒	
	呼吸性酸中毒	

膜烧伤和视网膜中央动脉栓塞。前者需以大量液体冲洗，后者仅需简单的眼球穿刺吸引以降低 IOP，缓解动脉阻塞。

眼球破裂是相对急症。延迟数小时后手术可能使某些病例获得满意效果。延迟时间取决于早期对患者的视力评估结果。患者必须保持镇静，避免咳嗽、用力、恶心或呕吐，这些因素会诱发眼内容物大量外溢。如果患者刚用过餐，延迟数小时手术可在不影响手术效果的情况下使患者全面受益，主要是考虑到推迟手术可使胃排空和预防性胃肠减压，这些措施均有利于麻醉诱导。

全身麻醉诱导前全面术前评估须十分慎重，需行专科放射线检查，如 CT、眼部超声和血管造影，以确定有无眼眶和颅面部复合损伤。如果没有这些检查即开始麻醉是欠缺考虑的，并可能危及患者的生命。有些病例需要眼科医师和颌面外科医师共同进行手术，也有些病例需要眼科医师等待外科医师首先处理与生命安全更密切的损伤。

3. 何种类型的神经肌肉阻滞剂适用于可能失去眼内容物的患者？当有眼球破裂时，怎样使神经肌肉阻滞剂的毒副作用降到最低？

胃内容物误吸和眼内容物挤出的危险性高时，如何选择神经肌肉阻滞剂是一个长期争论的问题。多年来，由于琥珀酰胆碱可引起眼外肌强直收缩导致 IOP 升高，所以被列为禁忌，并推荐使用非去极化神经肌肉阻滞剂。因此，只有相对长效的神经肌肉阻滞剂可供使用，例如泮库溴铵、筒箭毒碱和氯二甲箭毒，如何选择往往很困难。近 15 年来，随着中效神经肌肉阻滞剂的开发，才有了适宜的替代品。对这类阻滞剂应使用超大剂量（4 倍 ED_{95}）以获得满意的气管插管条件，但有可能延长神经肌肉阻滞时间。使用大剂量罗库溴铵诱导可提供类似琥珀酰胆碱的插管时间和条件，但阻滞时间延长，与使用维库溴铵的时间接近。相同剂量的美维库铵药效持续时间较罗库溴铵短，但起效时间长，这对于气道保护至关重要。一般而言，琥珀酰胆碱和眼球开放的问题已不再争论，临床使用琥珀酰胆碱并无禁忌。Libonati（1985）等人和 Donlon（1986）分别通过研究证实只要在插管前使用小剂量非去极化神经肌肉阻滞剂消除肌颤，同时注射利多卡因和芬太尼，琥珀酰胆碱可以提供理想的诱导条件且危险性很小。

理想的神经肌肉阻滞剂应起效迅速、持续时间短，并不产生肌束震颤。长时间或不顺利的喉镜操作可使 IOP 升高，并引发眼内容物外溢，由此造成的危害远比选用何种神经肌肉阻滞剂更为重要。预充氧期间应慎记面罩位置不当可使眼球受压，引起眼内容物脱出。

对有吸烟史的特殊患者，高气道反应性增加了病人管理期间咳嗽的危险。静脉注射利多卡因和芬太尼有利于抑制咳嗽。喉镜置入和气管插管的时机也很重要，需要进行神经肌肉阻滞监测。尽管喉气管表面麻醉可降低气道反应性，但这样做可能不正确。因为在清醒状态下对喉和气管进行喷雾局部麻醉可导致干呕或咳嗽。另外，清醒和麻醉的患者在消除喉、气管反射后更易发生插管前和拔管后胃内容物误吸。

静脉诱导药，如丙泊酚、硫喷妥钠和美索比妥，可降低 IOP。在控制通气的前提下，麻醉剂、镇静剂和大多数抗精神病药也可降低 IOP，因为 $PaCO_2$ 升高将增加 IOP。

氯胺酮可导致眼球震颤和眼睑痉挛，不利于创造最佳的手术条件。依托咪酯可降低 IOP，但由于可能导致肌阵挛，最终会引起 IOP 升高。另外，氯胺酮和依托咪酯的术后恶心呕吐率较高，因此在眼球破裂手术中的应用价值降低。

如前所述，各种类型的呼吸性酸中毒将增加 IOP，呼吸性碱中毒降低 IOP。正常范围的 $PaCO_2$ 对 IOP 影响很小。有趣的是，代谢性酸中毒可降低 IOP，而代谢性碱中毒使 IOP 升高。

低氧血症和高热将导致 IOP 升高，低温可降低 IOP。

4. 眼科医师为优化手术效果可使用何种非麻醉药物？

静脉用药如甘露醇、右旋糖酐、尿素以及口服甘油可增加血浆渗透压，减少房水生成，从而降低 IOP

表 43.2 降低眼内压的因素

- 渗透性药物
  - 甘露醇
  - 右旋糖酐
  - 尿素
  - 甘油
- 碳酸酐酶抑制剂
  - 乙酰唑胺
- 缩瞳剂
  - 麻醉性镇痛药
- 抑制喉反射
  - 麻醉性镇痛药
  - 利多卡因
  - 巴比妥类
  - 丙泊酚
- 酸碱平衡
  - 呼吸性碱中毒
  - 代谢性酸中毒
- 低温

(表 43.2)。静脉使用乙酰唑胺也可降低 IOP。因为乙酰唑胺可抑制碳酸酐酶，从而干扰钠泵作用，减少房水生成。

（姚立农译　熊利泽　李爱民校）

推荐阅读

Aboul-Eish E: Physiology of the eye pertinent to anesthesia. Int Ophthalmol Clin 13:1–20, 1973

Donlon JV: Succinylcholine and open eye injury. Part II. Anesthesiology 64:254, 1986

Edmondson L, Lindsay SL, Lanigan LP, et al.: Intra-ocular pressure changes during rapid sequence induction of anaesthesia. A comparison between thiopentone and suxamethonium and thiopentone and atracurium. Anaesthesia 43:1005–1010, 1988

Kilickan L, Baykara N, Gurkan Y, et al.: The effect on intraocular pressure of endotracheal intubation or laryngeal mask use during TIVA without the use of muscle relaxants. Acta Anaesthesiol Scand 43:343–346, 1999

Libonati MM, Leahy JJ, Ellison N: Use of succinylcholine in open eye surgery. Anesthesiology 62:637–640, 1985

McGoldrick K: Anatomy and physiology of the eye. In McGoldrick K (ed): Anesthesia for Ophthalmologic and Otolaryngological Surgery. WB Saunders, Philadelphia, 1992

McGoldrick K: Anesthetics and intraocular pressure: management of penetrating eye injuries. In McGoldrick K (ed): Anesthesia for Ophthalmologic and Otolaryngology Surgery. WB Saunders, Philadelphia, 1992

Schultz P, Ibsen M, Østergaard D, Skovgaard LT: Onset and duration of action of rocuronium—from tracheal intubation, through intense block to complete recovery. Acta Anaesthesiol Scand 45:612–617, 2001

Vachon CA, Warner DO, Bacon DR: Succinylcholine and the open globe: tracing the teaching. Anesthesiology 99:220, 2003

病 例

44 视网膜剥脱

Andrew Herlich, MD

患者，女，33 岁。因高度近视致自发性视网膜剥脱需行巩膜扣带修补术。无特殊病史、手术史及麻醉史。

问题

1. 巩膜扣带修补术采用全身麻醉的优缺点是什么？
2. 描述眼心反射及其处理方案。
3. 球后阻滞麻醉的潜在并发症是什么？是否还有其他并发症较少的更适宜眼科手术的阻滞方法？
4. 什么类型的视网膜剥脱应进行选择性修复？
5. 简要描述视网膜剥脱修复手术的步骤。
6. 视网膜再附着需要眼内注气，可使用哪些不同种类的气体，各自使用时与麻醉相关的并发症分别是什么？

1. 巩膜扣带修补术采用全身麻醉的优缺点是什么？

局部麻醉下行巩膜扣带修补术有许多缺点。反复操作的患者，其手术时间可能超过 2 h，长时间卧于坚硬的手术床可导致背部肌肉和韧带劳损。严重视网膜撕裂要求术中不断变换体位，从仰卧位到俯卧位会使个别患者焦虑、烦躁。为暴露和接近视网膜而过度牵拉可引起眼心反射和（或）疼痛。许多病例中，眼球意外穿孔导致的术侧眼巩膜薄弱或对侧眼失明使得球后阻滞令人难以接受。基于上述原因，全身麻醉可能应作为首选方法。

虽然可避免局部麻醉的许多缺点，但全身麻醉也存在一些问题。术后疼痛、恶心、干呕、呛咳和咳嗽均是全身麻醉后诱发患者眼内压升高的因素。

2. 描述眼心反射及其处理方案。

眼心反射的传入路径始于长、短睫状神经，发射冲动至睫状神经节和半月神经节。半月神经节冲动沿第 5 对颅神经（三叉神经）第一分支（眼支）至第 4 脑室底部的三叉神经感觉主核。传出路径始于疑核、迷走神经运动核，发出冲动至迷走神经的心脏减压神经分支。能使眼外肌紧张或压迫角膜的操作较易引起眼心反射。球后阻滞既可治疗，也可引起眼心反射。其临床表现为心动过缓伴室性逸搏、结性心律或心搏骤停。处理这些心律失常的最佳方法是要求手术医师减缓引起反射的操作，如不过度牵拉肌肉，在使用间接检眼镜检查视网膜时不要过度压迫巩膜。虽然反射最终将减弱，但静脉注射小剂量阿托品或格隆溴铵仍可防止危及生命的心动过缓。与静脉给药相比，肌内注射阿托品或格隆溴铵一般无法成功预防反射发生。全身麻醉伴有低氧血症和高碳酸血症时，更易出现眼心反射。

眼心反射的易感因素包括低氧血症、高碳酸血症、麻醉过深和麻醉过浅。眼心反射持续反复发作可能与球后麻醉有关。

3. 球后阻滞麻醉的潜在并发症是什么？是否还有其他并发症较少的更适宜眼科手术的阻滞方法？

球后阻滞的起效时间为 5~10 min。技术熟练的情况下，球后阻滞的失败率低于 1%。然而，球后麻醉与许多并发症有关，常见的并发症有：

- 视网膜中央动脉栓塞
- 球后出血
- 硬膜下或蛛网膜下注射
- 癫痫发作
- 神经内注射
- 眼球刺伤
- 眼心反射

眼球周围阻滞较眼球后阻滞并发症少，是个不错的选择。施行球后阻滞时，局部麻醉药注入眼肌圆锥，而眼球周围阻滞时，局部麻醉药注射在眼周围。眼球周围阻滞的失败率高达 10%，起效时间 10～12 min，慢于球后阻滞。除眼球周围和球后阻滞，另一最近常用的方法是球筋膜下阻滞。其施行方法与球后阻滞有些类似。球筋膜下阻滞时，将一尖端钝圆的管子插入结膜和眼球筋膜之间，经过内直肌和下直肌之间的细小缝隙将药注入后方的球筋膜下间隙，报道的成功率为 98.8%。

4. 什么类型的视网膜剥脱应进行选择性修复？

外周视网膜剥脱和黄斑剥脱超过 24 h 可择期治疗。新近或即将黄斑脱离者需要立即治疗。

5. 简要描述视网膜剥脱修复手术的步骤。

患者麻醉后，用间接检眼镜再次检查，使用冷烙术或透热疗法使视网膜与色素上皮对立面黏合。视网膜撕裂口用巩膜扣带覆盖并原位缝合，在巩膜 - 脉络膜区做一小切口，引流视网膜下积液，使视网膜与巩膜扣带贴合并使撕裂处闭合。

6. 视网膜再附着需要眼内注气，可使用哪些不同种类的气体，各自使用时与麻醉相关的并发症分别是什么？

手术可能使用六氟化硫（SF_6）、八氟环丁烷（C_4F_8）或全氟丙烷（C_3F_8）做眼球内充气。这些气体与空气按比例混合通常不会膨胀，但是与氧化亚氮

（nitrous oxide，N_2O）同时使用时体积会膨胀。如果手术在全身麻醉下进行，N_2O 至少应在眼内气体注入前 10～15 min 停用。眼球内气体吸收非常缓慢，注入 C_3F_8 和 SF_6 后，N_2O 至少应禁用 30 d，以防眼内压增高。眼球内注射的硅树脂一般是不可再吸收的。

手术后眼球内气体可能因患者体位改变而直接进入视网膜的某个部位。俯卧位、侧卧位和坐位是通常建议的术后体位。这与麻醉后常规护理的要求不同，后者要患者清醒、合作，因而局部麻醉更能满足这些要求。

恶心呕吐不仅是麻醉后遗症，也可能提示眼内气体过度膨胀而继发眼内压升高。巩膜扣带术后未注射气体也经常引起恶心呕吐。围手术期给予痛力克（酮咯酸）可减轻牵拉和炎性疼痛引起的恶心呕吐。

（姚立农译　熊利泽　李爱民校）

推荐阅读

Aboul-Eish E: Physiology of the eye pertinent to anesthesia. Int Ophthalmol Clin 13:1–20, 1973

Feitl ME, Krupin T: Retrobulbar anesthesia. Ophthalmol Clin North Am 3:83, 1990

Guise PA: Sub-Tenon anesthesia: a prospective study of 6,000 blocks. Anesthesiology 98:964–968, 2003

McGoldrick KG, Mardirossian J: New technology: understanding ophthalmic procedures and their anesthetic implications. p. 266. In McGoldrick KG (ed): Anesthesia for Ophthalmic and Otolaryngologic Surgery. WB Saunders, Philadelphia, 1992

Seaberg RR, Freeman WR, Goldbaum MH, et al.: Permanent postoperative vision loss associated with expansion of intraocular gas in the presence of a nitrous oxide-containing anesthetic. Anesthesiology 97:1309–1310, 2002

Vote BJ, Hart RH, Worsley DR, et al.: Visual loss after use of nitrous oxide gas with general anesthetic in patients with intraocular gas still persistent up to 30 days after vitrectomy. Anesthesiology 97:1305–1308, 2002

病例

45 鼓室乳突切除术

Andrew Herlich, MD

患者，男，52岁，神情焦虑，步行前来行鼓室乳突切除术后修复术。患者一般情况良好。曾多次在全身麻醉下手术，每次皆出现术后恶心呕吐（postoperative nausea and vomiting, PONV）。

问题

1. 该焦虑患者适合在麻醉监护下进行手术吗？
2. 何种全身麻醉技术可最大限度降低 PONV 发生率？
3. 应用局麻可以降低该患者 PONV 发生率吗？
4. 为什么中耳手术过程中控制出血显得尤为重要？
5. 中耳手术时应用长效神经肌肉阻滞剂属于禁忌吗？
6. 请描述中耳手术时全身麻醉和局部麻醉的实施方案。

1. 该焦虑患者适合在麻醉监护下进行手术吗?

该患者非常紧张，预计会发生 PONV，其目前精神状态不能达到显微手术所需镇静水平。过度镇静易导致低氧和高碳酸血症，从而使患者失去配合。静脉麻醉剂可加重恶心和呕吐。

中耳手术并发症包括术中、术后恶心、呕吐及眩晕。除应用苯二氮䓬类镇静药物外，预防性给予止吐药非常有效。5-羟色胺受体（5-HT）阻断剂，如昂丹司琼、格拉司琼、多拉司琼，可能有效，但尚无足够证据证明其在中耳手术中的预防作用。5-HT 受体阻断剂和地塞米松联合应用对于普通人群预防 PONV 效果良好。手术操作过程中注射小剂量丙泊酚镇静可能有助于患者保持安静，并降低发生 PONV 的风险。

2. 何种全身麻醉技术可最大限度降低 PONV 的发生率?

对于该 PONV 高风险患者，应注意选择将此风险降至最低的麻醉方式。大多数此类患者可活动，胃排空延迟导致胃内容物增加和胃 pH 较低。手术前 2～3h 可饮用少许清水来避免。研究显示，阿托品或格隆溴铵有时可通过降低迷走神经张力减少 PONV 发生率。但是，预防性应用阿托品或格隆溴铵可降低胃食管屏障压。

在非困难气道患者，气管插管前避免面罩加压通气可以降低（麻醉）气体大量进入胃内的风险。气管插管后立即行胃肠减压可减轻胃膨胀程度。手术期间留置胃管可被动引流胃内容物，夹闭胃管即中止引流。频繁抽吸胃内容物会损伤胃黏膜。

避免使用氧化亚氮（N_2O）有助于减少恶心和呕吐的发生。由于氧化亚氮的不溶解性使其容易扩散到密闭腔隙，进而增加该腔隙气体容量和（或）压力。扩散到胃可加重胃膨胀程度，患者易发生 PONV。如果氧化亚氮进入中耳通路，尤其合并咽鼓管机能障碍者可引起鼓膜移植物移位。移植物植入之后，突然停用氧化亚氮可引起内耳形成强大负压。移植物破裂可导致 PONV 和疼痛。

应用丙泊酚进行麻醉诱导和维持可减小发生 PONV 的风险。抗焦虑药物如咪达唑仑等可有效地治疗恶心和呕吐所致焦虑。

包括丙泊酚和瑞芬太尼在内的全凭静脉麻醉药与采用吸入麻醉剂的平衡麻醉比较，可显著减少 PONV 的发生。

许多药物和方法皆可用来降低手术后 PONV 发生。缓慢、轻巧地将患者从手术室转移到麻醉恢复室（尤其在拐弯处）有助于防止患者呕吐。吸氧也可减少 PONV 发生率。假设没有内淋巴囊破裂或者脑脊液漏等外科意外，麻醉医师应该考虑联合治疗方案。预防性单独应用地塞米松可能十分有效。PACU 对症治疗包括应用茶苯海明和苯海拉明等廉价药物。透皮给予东莨菪碱也是非常有效的方法，但前提是患者无青光眼或尿道梗阻症状。

3. 应用局麻药可以降低该患者 PONV 发生率吗?

由于导致 PONV 的原因有多方面，因此避免采用全身麻醉仅一定程度降低 PONV 的发生风险。首先，该患者极其焦虑，焦虑很可能是恶心、呕吐的主要原因。此外，在前庭系统附近注射局麻药其产生的热作用可刺激前庭器官。尽管空气流通可降低中耳内温度，但手术吸引也可诱发热作用，从而刺激前庭器官。

接受听骨链成形术的患者行听小骨操作可导致眩晕，其结果导致 PONV 发生。

最后，局麻药弥散通过圆窗膜也可导致 PONV。不同局麻药其扩散速率不同，因而局麻药不同，PONV 严重程度也不尽相同。

4. 为什么中耳手术过程中控制出血显得尤为重要?

与其他许多手术不同，中耳手术失血量通常不会对血流动力学产生影响。但出血量即使很少也会影响外科医师显微镜下的手术视野。有多种方法控制失血。最常用的方法是在手术区域注射血管收缩剂，例如 1∶200 000 的肾上腺素；调整体位，例如将头抬高 10°～15°。无重要器官系统功能障碍的患者可很好地耐受控制性降压，但存在心血管、中枢神经系统、肾或者肺脏疾病患者是控制性降压的相对禁忌证。常采用控制性降压和头高体位。但此措施可增加静脉空气栓塞的风险，原因是中心静脉压降低和手术区高于心脏水平。人工控制性降压导致血容量减少可致器官灌注减少及器官缺血。强效吸入麻醉剂、硝普钠、硝酸甘油、α受体阻断剂或β受体阻断剂皆用于人工控制性降压技术。控制性降压并发症包括重要器官功能损伤、中枢神经系统血栓形成、肾小管血栓形成、晕厥以及苏醒延迟。选择并发症发生风险低的合适患者实施控制性降压可有效改善手术条件。

5. 中耳手术时应用长效神经肌肉阻滞剂属于禁忌吗?

面神经在健耳侧很容易辨认，但在患耳侧可能很难定位。采用外部电刺激面神经总干和支配肌肉的分支非常必要。由于可影响该测试结果，因此应用长效神经肌肉阻滞剂属禁忌。中耳手术通常选用强效吸入麻醉药为主。面神经已瘫痪者则无此顾虑，可使用肌肉松弛剂。一般情况较差患者可能无法耐受强效吸入麻醉药对心肌的抑制作用，可考虑应用神经肌肉阻滞剂。此时，应保持 4 个成串刺激有 1～2 个颤搐反应，以保持面神经刺激时面部肌肉有收缩反应。应用神经肌肉阻滞剂的利与弊应与外科医师及患者进行商讨。

6. 请描述中耳手术时全身麻醉和局部麻醉的实施方案。

采用肾上腺素控制出血时常联合应用局麻药，这样可以减小外科刺激程度。咽喉、气管表面麻醉可以消除气管内插管引发的疼痛和呛咳。上述两项技术合用可显著减少吸入麻醉剂用量。通常会伴随血压轻度下降。试图降低吸入麻醉剂浓度可能导致患者体动或呛咳，对手术影响甚大。因此，必须维持深麻醉状态，应用小剂量麻黄碱或去氧肾上腺素维持血压。如果持续低血压，小剂量输注去氧肾上腺素可能会有所帮助。

手术结束麻醉苏醒过程中应避免呛咳和体动，以避免鼓膜移植物移位。在不增加患者发生胃内容物误吸风险情况下，静脉或气管内注射利多卡因有助于预防该并发症。

1%利多卡因和 1∶200 000（5 μg/ml）肾上腺素合用实施局部麻醉可以完成完全性鼓室乳突切除术及其他类似操作。在乳突周围进行多点皮下浸润以阻滞支配外耳的三叉神经分支和颈丛总干，局麻药用量为 5～8 ml。在颧骨颧弓后浸润麻醉阻滞支配外耳前上 2/3 的神经，皮下浸润皮丘，沿外耳前界达下界。耳颞神经支配耳道前壁，可用 2ml 局麻药于骨性软骨部位行浸润麻醉。外耳道底部和鼓膜下部由迷走神经支配，可用 2ml 局麻药在耳道下壁行浸润麻醉。

鼓膜剩余部分可直接应用 4%利多卡因喷雾剂或 4%可卡因麻醉。有时大范围乳突手术常需向后延长切口，此时应阻滞枕大和枕小神经。方法为沿上项线从乳突至枕骨隆突实施皮下浸润，可取得满意效果。5～8 ml 局麻药即已足够。

（每晓鹏　张　惠译　熊利泽　丁文刚校）

推荐阅读

Gonzalez RM, Bjerke RJ, Drobycki T, et al.: Prevention of endotracheal tube-induced coughing during emergence from general anesthesia. Anesth Analg 79:792–795, 1994

Henzi I, Walder B, Tramèr MR: Dexamethasone for the prevention of postoperative nausea and vomiting: a quantitative systematic review. Anesth Analg 90:186–194, 2000

Jellish WS, Leonetti JP, Avramov A, et al.: Remifentanil-based anesthesia versus a propofol technique for otologic surgical procedures. Otolaryngol Head Neck Surg 122:222–227, 2000

McGoldrick KG, Miller JG: Anesthesia for otologic surgery. p. 130. In McGoldrick KG (ed): Anesthesia for Ophthalmic and Otolaryngologic Surgery. WB Saunders, Philadelphia, 1992

Mukherjee K, Seavell C, Rawling E, et al.: A comparison of total intravenous with balanced anaesthesia for middle ear surgery: effects on postoperative nausea and vomiting, pain, and conditions of surgery. Anaesthesia 58:176–180, 2003

Munson ES: Transfer of nitrous oxide into body air cavities. Br J Anaesth 46:202–209, 1974

Tramèr MR: A rational approach to the control of postoperative nausea and vomiting: evidence from systematic reviews. Part 1. Efficacy and harm of antiemetic interventions, and methodological issues. Acta Anaesthesiol Scand 45:4–13, 2001

Tramèr MR: A rational approach to the control of postoperative nausea and vomiting: evidence from systematic reviews. Part 2. Recommendations for prevention and treatment, and research agenda. Acta Anaesthesiol Scand 45:14–19, 2001

Watcha MF, White PF: Postoperative nausea and vomiting: Its etiology, treatment, and prevention. Anesthesiology 77:162–184, 1992

病例 46

困难气道

Allan P. Reed, MD

患者，女，35岁，拟行腹腔镜下粘连松解术。曾于10年前行剖腹手术，当时整个气管插管过程耗时1 h。苏醒后出现严重的咽喉疼痛，但患者对插管细节并不清楚，因此无法获得过去的资料。

问题

1. 面罩通气困难的预测指征是什么？
2. 讨论困难插管的危险因素。
3. 困难插管的危险因素就是困难插管可靠的预测指征吗？
4. 如何处理预测到的困难插管？
5. 一例面罩通气良好的患者在麻醉诱导后，意外地无法用Macintosh弯喉镜进行插管，请描述应采取哪些处理措施？
6. 麻醉诱导后无法实施面罩通气和插管，应采取哪些措施？
7. 如何确认气管插管成功？
8. 困难插管患者术后如何拔管？

1．面罩通气困难的预测指征是什么？

困难气道最重要的一个预测指征就是有困难气道的既往史，但无既往史也未必不会发生通气困难。许多导致通气困难的因素都是不断演化的。这样的例子包括类风湿性关节炎和肥胖症。对所有患者都应询问气道病史。回顾既往麻醉记录通常是很有帮助的。记录中可能会描述既往遇到的困难、失败方法以及成功解决措施。

由于面罩封闭不严、大量气体泄漏或者通气存在巨大阻力，从而使操作者无法提供充分换气，这时就会出现面罩通气困难。这种情况的发生率为0.08%～5%，之所以有如此大的变化范围可能是由于对面罩通气困难的定义存在争议。面罩通气困难的危险因素包括络腮胡、宽大下颌、牙列缺失、皮肤敏感（烧伤、表皮溶解性大疱、新鲜移植皮肤）、面部敷料、肥胖症、年龄超过55岁以及存在打鼾病史。还有其他可能促使发生面罩通气困难的情况，包括巨舌症、咬肌肥大、阻塞性睡眠呼吸暂停史、寰枕伸展受限、某些咽部病变、面部烧伤以及面部畸形。多种咽部问题均可导致面罩通气困难，包括舌扁桃体肥大、舌扁桃体脓肿、舌根部甲状腺以及甲状腺舌管囊肿。其中有许多无法通过常规气道检查方法来诊断。出现任何一个因素都预示着可能发生面罩通气困难。同时出现的因素越多，发生通气困难的可能性也就越大。已确认下颌骨和舌骨间距离增加与阻塞性睡眠呼吸暂停有关，而阻塞性睡眠呼吸暂停的病理生理又与面罩通气困难密切相关。

传统的面罩通气措施通常安全有效，但当在一些罕见病例中面罩通气不能起效时，气管内插管仍是万全之策。虽然大多数情况下可以很好地实施这样的措施，但仍大约有15%的气管插管困难患者伴有面罩通气困难。

面罩通气困难的预测指征

肥胖

络腮胡

无牙颌

打鼾病史

阻塞性睡眠呼吸暂停病史

敏感性皮肤（烧伤、表皮无张力性大疱、新移植皮肤）

下颌宽大

下颌肌肉肥厚

年龄55岁以上

舌体大

寰枕关节伸展差

咽部病理性改变
- 舌扁桃体肥大
- 舌扁桃体脓肿
- 舌甲状腺
- 甲状舌管囊肿

面部异常
- 面部敷料
- 颜面部烧伤
- 面部畸形

2．讨论困难插管的危险因素。

嗅花位

困难气管内插管的定义并不涉及气道是否存在病理改变，只要插管时需多次尝试，即称为困难气管内插管。传统的喉镜检查是为了看清喉部开口。喉镜操作者位于患者头部上方，若要看清气道，光线必须能自喉部连续直接传入检查者的眼睛，为满足此要求已试用多种技术。

气道包括3个视轴，即口轴、咽轴及喉轴。正中位时，3个轴相互形成锐角和钝角。正常情况下，光线不能在这些成角处转折。为能将此3个轴更好地对位成线，Magill提出“嗅花位”。正确的嗅花位要求颈部屈曲和寰枕伸展。屈颈可使咽轴和喉轴靠近。寰枕伸展将口腔轴线与其余两者更好地重叠。寰枕正常可伸展35°。经气道视轴的最佳重叠后，便可经气道看到喉部开口。寰枕间隙缩窄或者C_1棘突明显突出时，若用力伸展寰枕会使喉部向前，造成气管弯曲，从而影响喉镜检查。

不能做出嗅花位是插管困难的一个指征。妨碍嗅花位的疾病有颈椎关节炎、颈部强直性脊柱炎、不稳定性颈椎骨折、颈椎间盘突出、寰枢关节半脱位、颈椎融合、颈托和环状支架。病态肥胖患者有时因颈后脂肪垫会妨碍寰枕伸展。能否完成嗅花位很容易检测：让患者弯曲下部颈椎并伸展寰枕关节，若有疼痛且伴麻木感，或者不能做出这些动作则提示存在插管困难。

嗅花位插管的众多优点已被当作信条推崇 70 余年。最近，Chou、Wu（2001）和 Adnet 等（2001）分别对此法的有效性提出质疑。

张口度

张口度非常重要，因其决定放置和操作喉镜及气管导管的可用空间。张口度过小可能导致无法完成这些操作。张口也便于明视气道的最上段。张口度取决于颞颌关节（temporomandibular joint，TMJ），它有两种运动方式：铰链式运动和滑动，其中滑动也称为平动。而铰链式运动使下颌骨以上颌骨为轴心移动。下颌骨摆动离开上颌骨幅度越大，则张口越大。张口是否充分可通过测量中切牙间距来判断。无其他合并因素时，切牙间距达 3 cm 即可提供足够的插管空间。此宽度近似于两指宽。可将检查者第 2 和 3 指放在患者中切牙之间，若能放下，则说明有足够的喉镜操作空间；若不能，则喉镜操作可能有困难。影响张口的因素包括咬肌痉挛、TMJ 功能障碍和多种皮肤疾病，如烧伤后瘢痕挛缩以及全身性硬皮病。咬肌痉挛可通过麻醉和使用肌松剂缓解。而 TMJ 的物理力学问题不能通过药物解决。一些患者清醒时有足够的张口度，但麻醉诱导后则不够，此问题通常可通过将下颌骨向前拉开而解决。首次麻醉操作时张口充分，但颞部神经外科手术后张口可能不再充分。

牙列

在气道中进行仪器操作可能损伤牙齿。许多问题都由牙齿损伤所致。牙齿可能脱落或者断裂。这些牙齿不能再咀嚼，还可能出现疼痛，并需昂贵的修补费用。除这些问题外，断裂的牙齿可能落入气管，进一步入肺，从而诱发肺脓肿。不良牙列在张口和插入喉镜时易受到损伤。指力即可轻松拔除的牙齿应在术前拔除。在进行喉镜检查中，牙列不良时，应格外注意避免在上切牙上施加力量。否则，喉镜检查操作时体位不够理想，使得声门也暴露不佳。

上切牙前突也可从另一方面影响喉镜检查。这些切牙突出口腔，可阻挡观察喉部的视线。为克服此问题，喉镜检查者必须重新调整其视线，其眼睛应调到更高的位置才能避开突出的上切牙，由此在调整的视线上产生新的两点，从而形成一条新的直视线，并使检查者更易观察到咽喉后部，这将导致视野落在喉的后部，结果看不清喉部，造成喉镜检查困难。依此类推，无牙的患者插管比较容易，因为检查者可以调整视线到更好的视角。

舌头

舌头占据口腔和咽腔的空间。舌根部接近声门口。传统直视喉镜下，舌根向后堵塞声门的视线，要看清喉部必须把舌根向前推，从而看到声门。通常用一种手提式的硬质喉镜将舌头推开，这种硬质检查镜通常配有 Macintosh 和 Miller 喉镜片。用喉镜把舌头向前推，这样就可在下颌骨的空间里把它从向后的阻塞位移到一个新的向前的非阻塞位置。下颌骨空间位于下颌骨的两个分支之间，甚至把舌头最大限度放置在下颌骨空间仍不能充分暴露喉部。

通常，正常大小的舌头可以很容易与一个正常大小的下颌骨空间相配，而较大的舌头则适配较差。在填满下颌空间后，较大的舌头还会占据一些口咽部的气道，造成阻塞。因此，大舌头也提示困难插管。同样，一个正常大小的舌头难以适配在一个小下颌空间，它同样也会占据口咽气道，从而阻塞视线。因此，小下颌常提示困难插管。实际上，只要舌头与口腔、咽喉和下颌比较相对较大，就会过多占用口咽部空间，干扰视线。

舌根与喉位置很近，因此不能充分将其前移，从而引发另一个问题。因舌根下垂覆盖喉部，声门被掩盖，使检查者看不见。声门口在解剖上位于舌根前面，因此有个术语：“anterior larynx”。在此情况下，喉在舌根前方，并被舌盖住，导致检查者不能看到。声门和声门上肿块将舌根向后压迫也可导致插管困难。可能遇到的肿块包括舌扁桃体、会厌囊肿和甲状舌管囊肿。

在舌体充满下颌空间后，应在喉镜片上施加压力将下颌前提。在此调整过程中，下颌移位依赖于颞下颌关节。除铰链运动外，颞下颌关节也能滑动。正是滑动使得下颌能够横过上颌向前移动。若关节不能滑动，下颌不能前移，舌头就不能移出视线。

在意识到舌头大小关系到喉镜操作成功与否后，Mallampati 等和 Samsoon、Young 分别在 1985 和 1987 年应用此理念建立了一种分级系统来预测困难喉镜操作。当看不到声带的任何部位时，就会出现插管困难。Mallampati 和 Samsoon 详尽论述了张口后明视可以鉴定出大舌头。两个分级系统都把舌体大小与口咽结构联系起来。正常大小的舌体能够允许看到一定的口咽结构，随着舌体体积增大，就会看不到一些结构。于是，基于此现象，两位研究者都提出了分类系统。

这两个分级系统应用起来简单且无痛。患者取正中坐位，最大限度张口，舌头尽量前伸。软腭上抬发音受阻，从而可看到更多的结构。检查者寻找特定的解剖标志，如咽峡、咽柱、悬雍垂和软腭。Mallampati 分级系统分为 3 级，Samsoon 分级系统为 4 级（图 46.1）。两个系统均说明随着舌体增大，可看到的结构逐渐减少，喉镜检查的困难随之增加。怀孕者 Mallampati 评分高于非怀孕者。

正如舌体大小可评估，下颌大小也可评估。这可通过让患者头后仰，并确定下颌骨颏突和甲状软骨来进行。甲状上切迹是颈部最表浅的结构，并可作为很好的甲状软骨标记。声带恰好位于甲状上切迹的尾端。测量甲状软骨到下颌颏突的距离可以用下面的 3 种方法之一，测量可用一组间隔器、小型的口袋尺或用检查者的手指。正常的距离是 6.5 cm，若距离大于 6 cm 预示着较易插管。若等于或者小于 6 cm 则预示着困难插管。常常身边缺乏尺子，这时可用手指测量甲颏距离。若知道中间 3 指的宽度（常常为 6 cm），可用手指来比较甲颏距离。用此法检查患者预测插管难度时，临床相关的近似值也可作参考。基于甲颏距离预测插管难度的方法的有效性已经受到挑战。Rocke 等 1992 年和 El-Ganzouri 1996 年研究论文中的数据均显示，甲颏距离能预测到的插管困难仅有 7%，甚至更少。Chou 在 1993 和 Brodsky 在 2002 年描述了一些患者甲颏距离虽大于 6.5 cm，但仍然插管困难。

用舌骨、下颌骨以及胸骨和颏骨也可作类似的测量和预测。Chou 和 Wu （2001）提出下颌与舌骨间距大预示舌体大，位于咽下部，这可能在喉镜检查时会隐藏声门，从而导致插管困难。因舌体连接于舌骨上，因此下颌舌骨间距大提示舌体位于尾端。由于舌根位置更低，会在口咽气道中占据更大空间，结果就会阻挡检查者的视线。舌骨比甲状软骨更难触知，而且常难以定位。胸骨和颏骨很容易找到，但尚无其他研究者证明，胸颏距离是一个较好的预测因素。

TMJ 的平动能力可在诱导前轻松评估。让患者将下颌骨切牙放在上颌骨切牙的前方。若不能完成此简单的指令，其可能的原因有：第一，TMJ 不能平动，因此预示困难插管。第二，一些患者难以协调动作，此情况并不提示插管困难。咬上唇检查法也可用以检查 TMJ 移位。检查方法为要求患者将下切牙抬高至上唇，此动作类似于咬嘴唇。下切牙能接触到上牙或唇沿表示喉镜下暴露可能充分。若不能接触上唇沿，则提示喉镜下视野不佳。TMJ 平动检查和咬上唇检查评估的都是 TMJ 平动能力，TMJ 平动在喉镜检查中非常重要。表 46.1 总结了用以预测插管难度的快速、简单的床旁方法。

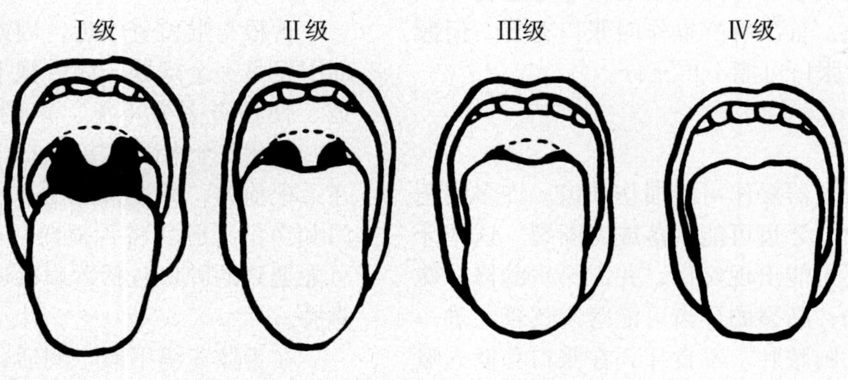

图 46.1 Samsoon 喉结构分级。（From Samsoon GLT, Young JRB: Difficult tracheal intubation: a retrospective study. Anaesthesia 42:487, 1987.）

表 46.1 困难插管的预测指征

指征	提示困难插管的因素
既往史	困难插管史
上切牙的长度	相对较长
上下切牙间距	小于 2 指或小于 3 cm
覆牙合	上切牙覆盖下切牙
颞颌关节活动度	下切牙不能向前伸展到上切牙前方
下颌空间	小、坚硬、肿物侵入
颈椎活动范围	颏部不能触及胸部或不能伸展颈部
颏甲距离	小于 3 指 （小于 6 cm）
Mallampati/Samsoon 分级	Mallampati III/Samsoon IV: 舌体相对较大，悬雍垂看不到
颈部	短、粗

Adapted from American Society of Anesthesiologists Task Force on Difficult Airway Management: Practice guidelines for management of the difficult airway. Anesthesiology 98:1269-1277, 2003.

3. 困难插管的危险因素就是插管困难可靠的预测指征吗？

尽管气道评价将直觉性指标转化成具体可实施的方法，并且可获得最佳医疗实践，但它经常达不到预期目标。对众多基于公认预测标准的评价系统进行调查研究，发现很多都有重复的问题。

第 1 个问题是术语命名。直到 1993 年“困难气道”的定义才正式出现。当时它被解释为：经过正规培训的麻醉医师所遇到的面罩通气困难、气管插管困难或两者皆有的情况。多年以来，不同研究者在每次进行研究时都需要建立自己对于“困难插管”的定义。因此，他们的研究结果与此领域的其他研究者的无法比较，因而无法进行分析。1993 年，在美国麻醉医师学会（American Society of Anesthesiologist，ASA）困难气道管理的实践指南中，对困难气道提出一个普遍被接受的定义。此定义在 10 年后略有改动。2003 年，“困难气管插管”是指任何一种需要多次尝试的插管。这是一种较好的临床定义，但仍不够精确，不能满足科学研究的要求。例如一些临床操作者可能进行单次喉镜检查，根据暴露情况选择放弃进一步的尝试。这样的病例可能会用声门上通气装置、局部麻醉或其他技术来处理。事实上，当进行更多的尝试时，这种状况并不能满足困难插管的定义。因此，ASA 的定义适合作为困难插管的一个良好的临床理解，但从科学研究的角度来说，缺乏缜密性。插管失败是一个较易理解的定义，当放弃喉镜检查，承认传统的插管并不成功时，就是插管失败。明确此点后，插管失败发生率在产科患者为 1∶280，普通外科患者为 1∶2230。

第 2 个问题是识别困难插管的早期指征。这些特征常是从已被证明是困难插管患者身上发现的。但此法的问题是，对易于插管的患者，这些指标所知甚少。如同 Turkan 指出，我们甚至并不知道很多预测指标的正常值。一个较好的方法是采用前瞻性方法运用多元分析来进行预测。这种方法下，可以对比某单一因素是困难还是容易的插管。各种各样的评价系统试图将多元预测整合到一个公式中，但至今这些系统都不能令人满意。

第 3 个问题是当检验公布后，确认检验。在同样的患者人群中，确认检验通常令人误解。就像在一个特殊的邮箱里通过数信封的个数，来预测所有邮箱包含的信封数，然后在相同的邮箱里重新数信封来证实预测。应通过数个不同邮箱里的信封来完成确认任务。同样，证实困难插管的预测也应在不同的困难插管患者中进行，做试验的患者样本不能用来检验试验结果。不同的样本人群是必需的。

第 4 个问题是试验方法。操作者的个体差异和临床实践已表明：一个插管困难的特殊患者，可能在换另一个喉镜检查者后，能成功插入气管导管。这种情况下，试验设计中用多个操作者会带来一些变异因素，也会影响既定的实验条件。依赖于单个操作者可避免这个问题，但也限制了可纳入个体研究的患者数目。另一个试验误差来源于观察的差异。不同试验者得到的观察资料带有差异，是引入错误数据的另一来源。最好的解决方法是所有的观察资料由一个试验者产生。但这也会过多限制个体研究中可纳入患者的数目。

评价标准有效性的统计学检验包括敏感性检验和阳性预测值。敏感性检验是在全部患者中的所有困难插管者中能正确识别出插管困难患者的比率。例如选择一个患者人群，其中包含 5 名困难插管患者。如果某个困难插管的预测因素能识别全部，那么其敏感性是 100%；如果只能正确识别 5 人中的 2 人，其敏感性就是 40%。阳性预测值是指被检测到的困难插管患者出现插管困难的几率。若预测 5 名患者插管困难，并且确实插管困难，那么阳性预测值就是 100%；如果预测有 10 人困难插管，但实际上只有 5 人困难，则其阳性预测值是 50%。令人失望的是，把诸如敏感性和阳性预测值这样的统计学检验应用于经典预测标准中，结果仍不尽如人意。1984 年，Cormack 和 Lehane 描述了一个比较喉镜下显露视野的分级系统，如下：

- 1 级：可看到全部声门
- 2 级：只能看到喉头的后部结构，不能看到前面部分
- 3 级：只能看到会厌，不能看到喉头
- 4 级：只能看到软腭，不能看到会厌

早期证据表明，Mallampati/Samsoon 分级和喉镜分级之间有良好的相关性。也就是说，对于任何患者，随着 Mallampati/Samsoon 分级的增加，相应的喉镜分级也在增加。这种概念奠定了使用 Mallampati/Samsoon 分级去预测困难插管的基础。1992 年 Rocke 等反驳了这种关系。他及其同事研究了很多经典的困难插管预测指征，并宣布其研究的预测指征中没有一个是可靠的（图 46.2）。

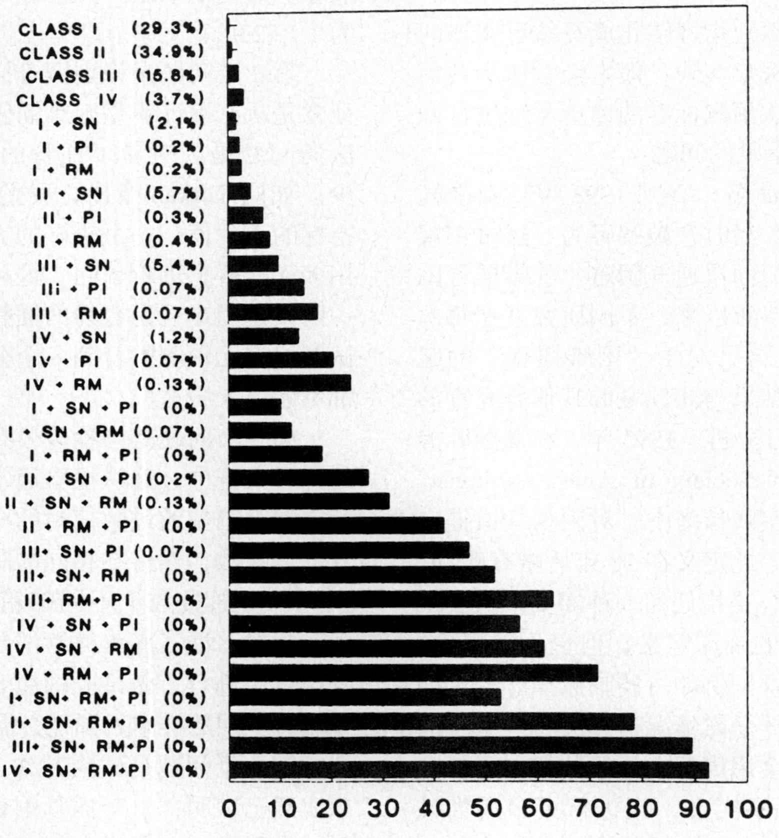

图 46.2 多种危险因素并存的困难插管的可能性及其实际发生率（%）。SN，短颈；PI，上颌前突；RM，下颌后缩。（From Rocke DA, Murray WB, Rout CC, Gouws E: Relative risk analysis of factors associated with difficult intubation in obstetric anes-thesia. Anesthesiology 77:67, 1992.）

经典的预测标准本质上与表面解剖学有关。预测标准反映了和困难插管技术相关的因素，但却没有进行其他方面的研究。一些潜在的问题隐藏于表面解剖学检查。声门下、声门和声门上的异常状况，比如气管狭窄、扁桃体肥大或会厌下垂到声门口，不能通过标准的体格检查来诊断困难插管。病理生理因素，如活动的颞下颌关节盘或关节盘碎片在麻醉诱导后会严重的限制张口，而以前这些病理生理因素并不存在。精确测量寰枢椎运动有时也不能预测困难插管。这些因素和其他问题并不能被标准检测识别，但复杂插管可以。截至本文编写时，尚无某个因素能可靠地预测困难插管，多种指征同时出现在同一患者身上，会增加插管困难的可能性。

4．怎样处理预测到的困难插管？

对于已证实的困难插管或者怀疑面罩通气困难的患者，最佳的处理方法是让患者清醒并保留自主呼吸。气管插管前适当的气道准备非常重要，应在患者进入手术室前 1 h 即开始准备。此时应术前应用抗腺体分泌药物。这些药物可在使用表面麻醉剂前使黏膜干燥。黏液层就像一个天然的屏障，阻止局麻药和黏膜的接触，两者不直接接触，会导致气道麻醉不充分，使患者易于咳嗽、呕吐和躲避。此外，大量黏液会妨碍柔软的光纤喉镜的观察。如果之前存在严重气道损伤，忌行术前镇静。

充分的止涎药物作用后，喷入 4 ml 4%利多卡因即可达到气道表面麻醉，将相同的药物雾化后喷入也可收到同样效果。有时还需要阻滞喉上神经和经气管壁的神经。

如果选择经鼻腔插管，局部应用 0.5%去氧肾上腺素、4%可卡因或者 0.05%羟甲唑啉（Afrin）可使鼻腔出血的几率降至最低。若鼻部无局部病变，由光纤引导的经鼻插管并不比经口插管困难。

达到满意的气道麻醉后，大部分插管方法都较易成功。盲插、可弯曲喉镜（喉镜片前端可弯曲）或者纤维支气管喉镜都是常规采用的方法。

易碎的肿瘤、脓肿和压迫气道的肿瘤，往往需要清醒状态下行气管造口术。

5．一例面罩通气良好的患者在麻醉诱导后，意外地无法用 Macintosh 弯喉镜进行插管，请描述应采取哪些处理措施？

对患者进行全麻诱导后发现困难插管，这时急需保持氧合和通气，而这可通过面罩和吸入纯氧实现。控制通气过程中，充分的氧合以及在插管过程中去氧饱和都要通过脉搏血氧仪监测。在经典的喉镜检查中，喉向后外侧或侧方移位才能看到，改良的嗅花位可能更好。

有许多不同长度和形状的可弯曲喉镜，可用于移开视线前方的舌根和会厌。最为人们所熟悉的类型就是 Macintosh 弯镜片和 Miller 直镜片。使用 Macintosh 弯喉镜经常出现的一个难题就是其尖端不能抬高舌骨，从而间接抬高会厌。通常，直喉镜片可以抬高松软的会厌，而弯镜片却不能做到这点。使用直喉镜片经常出现的问题就是会碰到牙齿。为观察“喉前部”而出现了 Siker 喉镜片，但使用极其困难，因为喉镜检查者必须学会利用镜像进行工作。Bellscope 是一种可弯曲的直喉镜片，它融合了 Macintosh 弯喉镜片和 Miller 直喉镜片的优点，而且由于使用了可调角度和棱镜，而非平面镜，从而改善了前方视野。Bullard and Wu 喉镜（The Bullard and Wu laryngoscope）合并纤维光学观察系统和一个宽的可弯曲喉镜，使得使用这些喉镜时不再需要嗅花体位。对于那些头部必须保持平贴在床上的患者，比如颈椎骨折的患者，这些（喉镜）具有巨大的潜在优势。它还可为吸痰、注射局麻药、吸氧提供通道。Bullard and Wu 喉镜要求充分张口以容纳宽镜片和气管内插管。气道中的血液和分泌物容易影响纤维光镜观察。上气道水肿或脂肪组织有时会侵入右侧开口的传统喉镜的视野，一套管状喉镜如 Wu 喉镜可以解决这个问题。

可采用各种细探条。空心探条、涂胶的弹性探条或者类似物在麻醉手术场所都有。高新技术层出不穷，如带光源的探条，在一般成人身上使用良好，但在十分肥胖或消瘦的患者身上容易出现假阳性和假阴性。带光源的探条运用了透照原理。当灯泡进入气管，透照光仍明亮而局限；而进入食管，光线便会变得弥散。一些影响其正常使用的因素包括：颈前部瘢痕、肥胖、颈部包块、血液或分泌物。1957 年，Macintosh 首先描述了这项技术，但在随后的 50 年里未获得普及。

如果未准备弹性纤维光导喉镜，这时应保留自主呼吸，经鼻盲探气管插管。在这种情况下，强烈建议使用鼻黏膜血管收缩剂、选择小直径（6 mm）的经鼻气管导管和在导管前端涂抹大量润滑剂。如果预先计划使用弹性纤维光导喉镜插管，因为可能鼻出血，一般不采用经鼻插管，因为鼻出血可能严重影响面罩通气和喉镜检查的视野。

逆行引导插管技术已得到非常成功的应用，但尚未普及。用一根 16G 的穿刺针以 30° 角向头侧刺入环甲膜，注射器内若抽得空气，即可确认穿刺针已到达合适的位置，穿刺针保持在原位，这时将一细导丝穿过针，自鼻或口中穿出，然后将导丝的远端固定在颈部。气管内插管通过导丝（的引导）进入气管。这项技术有一些可以预知的问题，导丝逆行穿过气道后，未从口或鼻穿出，此时有必要置入喉镜，用钳子将导丝（从口中）牵出；气管插管沿导丝前行过程中有可能被杓状软骨阻挡，如果遇到这个问题，可将气管插管回缩 1～2 cm 并逆时针旋转 90°；经过声带进入气管时有可能会被导丝阻碍，因为导丝在进入气管 1～2 cm 的地方穿出颈部，并缠住气管导管。

这时可将从口或鼻中穿出的部分导丝穿过弹性纤维光导喉镜操作通道，然后在直视下将喉镜沿导丝通过声带。利用这种方式可以看到通过声带进入气管的过程。一旦到达气管内的适当位置，气管插管就可沿纤维喉镜前行，而且可以确认其是否到达气管隆凸上方的适当位置。

与各种喉镜和引导管比较，弹性纤维光导喉镜在解决困难插管中取得了巨大成功。弹性纤维光导喉镜可以用于麻醉及清醒的患者。对于麻醉状态下的患者，插管时用面罩间断控制通气，比如用传统的硬质喉镜。也可选择通过配备了自动封闭隔膜的麻醉面罩进行实时控制通气来完成。

弹性光导纤维插管在瘫痪的患者身上一般比在能够自主呼吸的患者身上操作起来困难，因为咽前壁容易向咽后壁塌陷而阻碍视线。并且，喉部处于更靠前的位置，妨碍了对喉的识别。大量出血以及分泌物会严重影响弹性纤维光导喉镜（flexible fiberoptic laryngoscope，FFL）的视野，FFL（操作系统）包含一个吸引管道，但不像肺脏学家使用的支气管镜，FFL 的吸引管吸引效果差。因此，运用标准大孔径的吸引设备能更好地吸除血液和分泌物，比如一般用于传统硬质喉镜检查的吸引设备。通过 FFL 的操作通道输氧可将血液和分泌物吹开，防止形成气雾，并提高患者的有效吸入氧浓度。嗅花位可使会厌进一步向后方移位，也会阻碍视线。因此，在弹性纤维光导喉镜检查中，比较可取的做法是将（患者）头部放平，颈部伸展。

全身麻醉下气管内插管的可替代方法

通过面罩或其他声门上装置继续麻醉
区域麻醉
清醒保留自主呼吸插管（通常用弹性纤维光导支气管镜插管）
气管切开术
环甲膜切开术

有各种各样有助于 FFL 插管的办法。必须严格保持经口气道处于中线，以阻止纤维镜向侧方移位而增加插管困难。目前的经口插管方法不能使舌根充分抬高，因此这样做十分重要。在进行纤维喉镜检查前，经鼻插入气管导管有鼻出血的风险。此外，将经鼻气管导管置入太深会使导管和喉之间无足够的空间进行喉镜操作。如果气管导管的前端触到右侧杓状软骨，将会使其通过喉部时出现困难。这时可将气管导管后退 1～2 cm，并逆时针旋转 90°以解决此问题，这种操作可使（导管的）前端向前，避开右侧杓状软骨。

尝试个人所会的各项技术后，简单重复那些已经失败的方法似乎已无多大成功的机会，而且仪器操作也会导致患者咽喉水肿，从而阻塞气道。剩下的一些选择包括：持续面罩麻醉；施以局麻；对急诊患者，可等待患者清醒并于当日在自主呼吸下插管；数天后气道水肿吸收后在保留自主呼吸情况下插管；气管造口术；环甲膜切开术。对喉部破裂以及气道脓肿者应及早实施气管造口术。

ASA 困难气道处理原则是有用的指南（图 46.3）

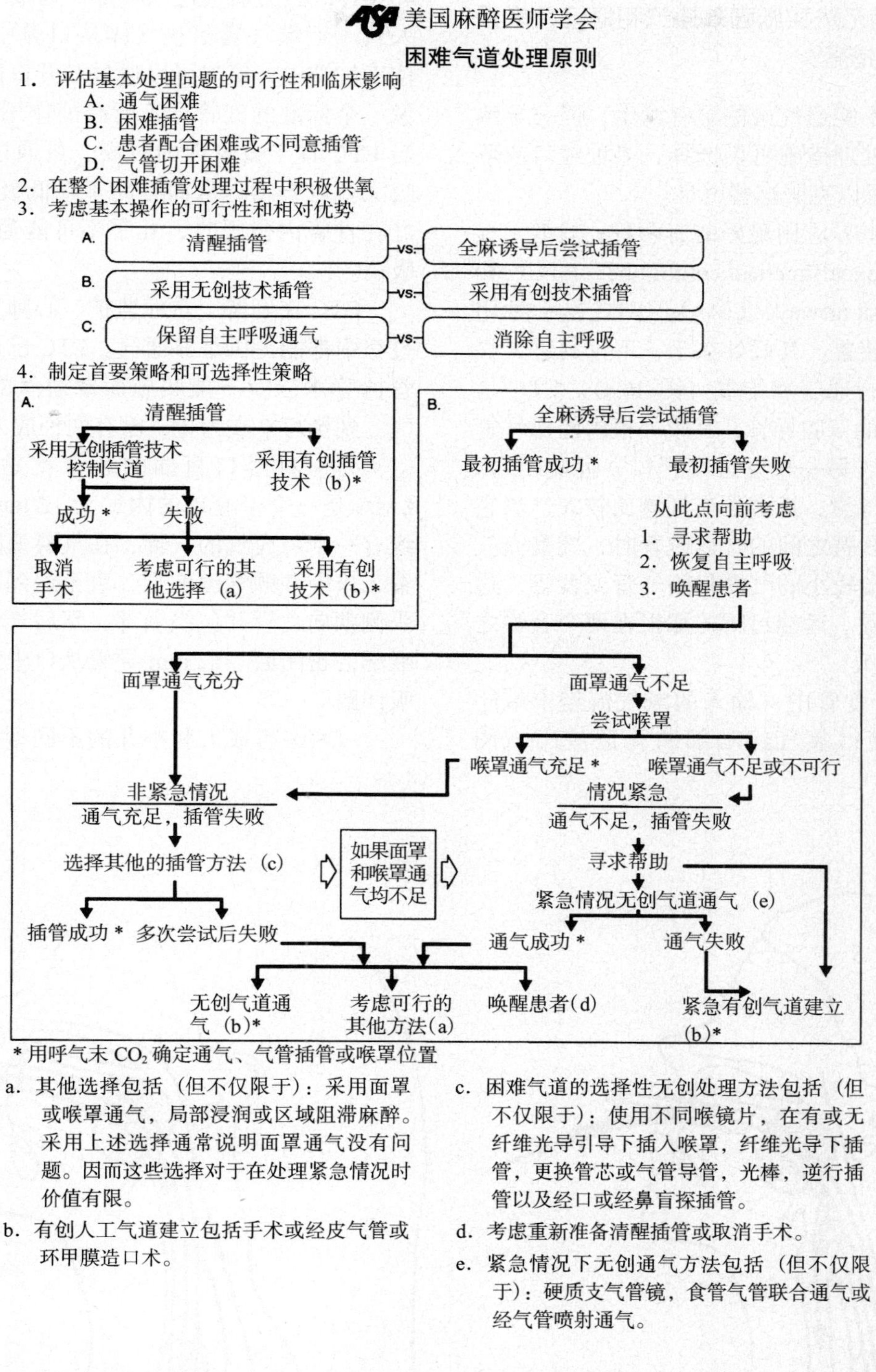

图 46.3　美国麻醉医师学会的困难气道处理原则，被作为困难气道管理的实践指南。（From American Society of Anesthesiologists Task Force on Difficult Airway Management: Practice guidelines for management of the difficult airway. Anesthesiology 98: 1269-1277, 2003.）

6. 麻醉诱导后无法实施面罩通气和插管，应采取哪些有效措施？

既不能插管也不能通气虽然罕有发生，但可导致悲惨结果。有一些处理措施可供选择，多种经口或环状软骨穿刺的办法可以克服这些困难。

经口技术中全世界应用最好的有两种：食管-气管联合导管（esophageal-tracheal combitube，ETC）和喉罩（laryngeal mask airway，LMA）。ETC 是一种用于盲插进入气道的装置，其好处在于，不论其进入气管还是食管都能进行通气和给氧（图 46.4）。ETC 是一根外径为 13 mm 的双腔导管，其中一根内腔像气管导管一样两端开口，另一根则近端开口，远端闭塞。ETC 还有两个可充气囊，近端的充气囊比较大，当它在咽部位于舌根和软腭之间的合适位置时，气囊充气膨胀封闭口鼻。远端较小的气囊封闭气管或食管，这取决于它所处的位置。远端封闭的那根在两个套囊之间每隔一段就有开口。

如果 ETC 位于食管中，输入的氧气流经末端闭塞的导管，而这使得氧气经咽部的孔道流出（图 46.4A），然后氧气进入喉部而远端气囊会阻止气体进入胃。近端气囊阻止气体从口鼻中逸出。如果 ETC 位于气管中，氧气可以通过双开口的导管进入肺，就像一个标准的气管导管所起的作用一样（图 46.4B）。当 ETC 置于食管内的时候，可通过末端开口的导管吸除胃内容物，从而有助于降低吸入性肺炎的风险。处在食管内位置时，几乎不可能通过 ETC 进行肺部吸痰。

ETC 在麻醉、重症监护、心肺复苏、机械通气等过程中都能提供足够通气。ETC 已成功用于不能行气管插管术以及不能实施面罩通气的患者的给氧和通气。到撰写本文为止，已有两种成人尺寸的 ETC。

另一种经口盲插的装置就是 LMA（图 46.5），LMA 是一个带有罩的内径为 12 mm 的导管。罩的边缘有一个可充气的气囊，在气囊瘪陷的状态下将喉罩置入口中并顺气道前行，直至遇到障碍，这时喉罩应头侧朝向食管并包绕喉部，然后气囊膨胀形成一包绕喉部的密闭腔。12 mm 导管从口中穿出，连接麻醉呼吸回路。

LMA 有成人和小儿的不同型号，在 90%～98%

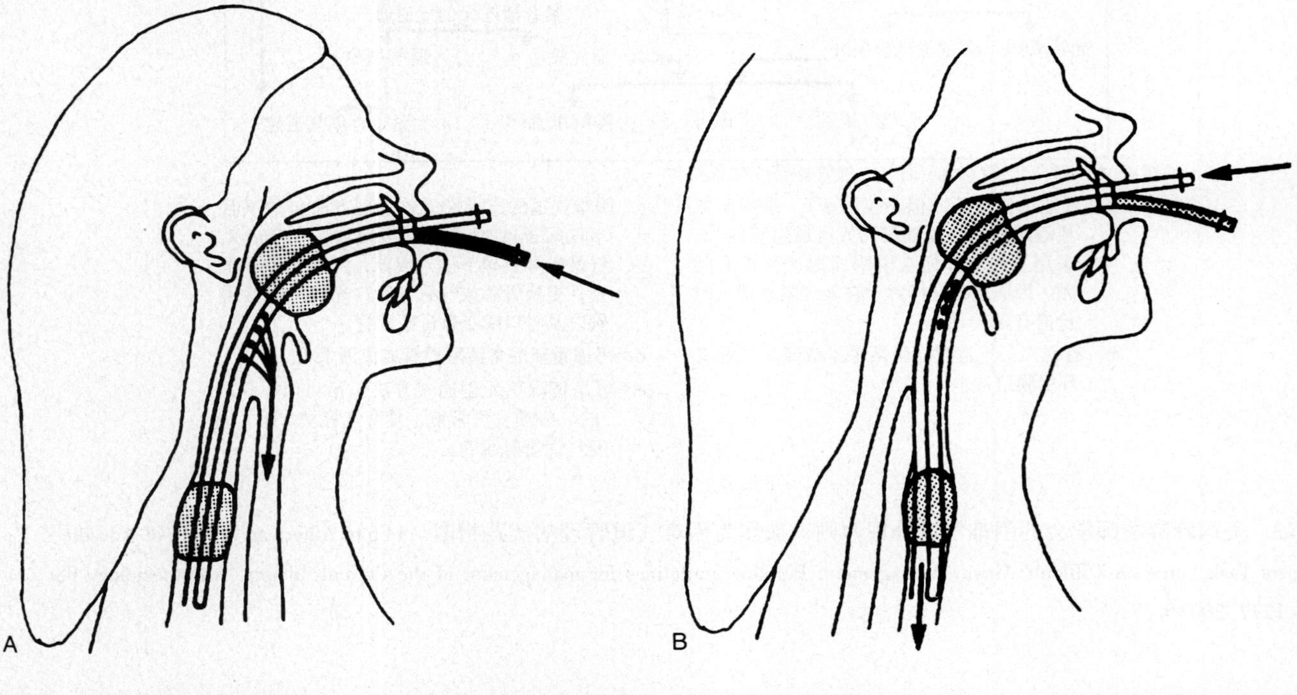

图 46.4 食管-气管联合导管。A. 导管位于食管；B. 导管位于气管。（From Eichinger S, et al.: Airway management in a case of neck impalement. Br J Anaesth 68:534, 1992.）

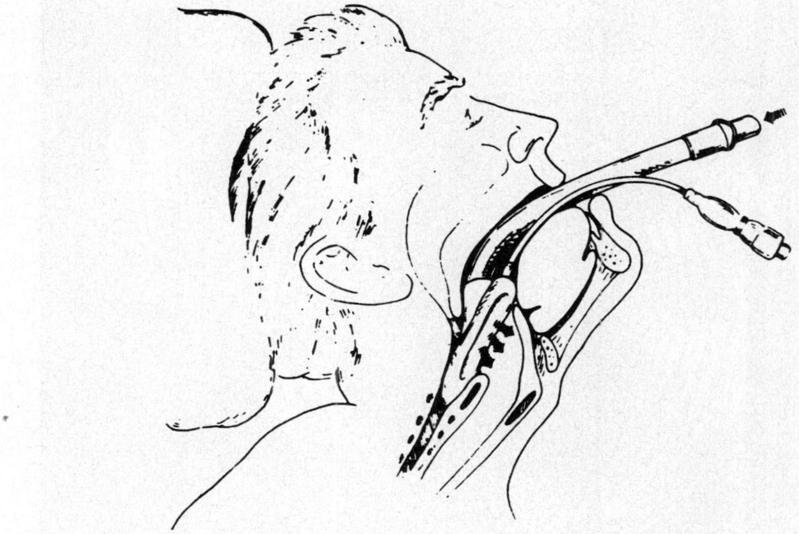

图 46.5 喉罩通气道放置在喉的后方。(From Cork R, Monk JE: Management of a suspected and re-suspected difficult laryngoscopy with the laryngeal mask airway. J Clin Anesth 4:231, 1992.)

的病例中都能很好完成，2%～10%的失败率远大于通气和插管失败的几率。即便如此，它已被成功用于一些择期外科手术的气道管理，以及一些可预知或不可预知的困难插管的患者。LMA 已用在那些通过硬质喉镜检查无法看到喉部的患者，用于辅助盲探插管和弹性 FFL 引导下的插管。

如果 LMA 的可充气囊未处于合适位置，将会有大量气体在面罩周围泄漏，从而影响通气，而且漏气会随着膨胀压力的增加而加重。气囊的错位会增加胃内容物误吸入肺的风险。如果置入面罩时，舌和会厌被推到喉的上方，将会阻碍气流，出现放置 LMA 困难的概率是 18%，放置失败的概率为 3%。如果出现气道狭窄和大体解剖变异，那便不可预知。LMA 有很多不同种类，图 46.5 显示的是经典的 LMA。也有一次性使用的 LMA，其优点在于降低单个成本，同时消除交叉感染，而不像可重复利用的类型那样出现不够清洁及灭菌不严的情况。有人设计一种插管式 LMA，可使气管导管易于通过声门。尽管它能很好地使上气道保持通畅，但能否使气管导管准确对准气管尚存争议，偏离理想位置会阻碍气管导管的置入。还有一种远端带有小孔的 ProSeal LMA，小孔刚好头侧朝向食管，可让潴留在咽部的胃内容物流出。一根导管使小孔与外部相通。经过适当调整，可将胃管通过 ProSeal LMA 插入胃中，以清除胃内容物。

另外，还有一些声门上装置，包括 COBRA、咽气道、E-Z 导管、Chou 气道和其他等。更有创的技术包括环甲膜穿刺和经气管通气。经气管通气的成功运用依赖于紧急情况出现前的准备。设备都必须安装好，并在需要用时能很好地派上用场。设备都要稳妥存放于所有用于麻醉及一切有可能进行气管插管的地方。

基本设备包括一根带有 luer 锁卡接头的 14G 套管针，不被压缩的氧气管道，标准 15mm 接头和一个压缩氧源（图 46.6）。该系统以极高压力传输氧气，并有可能使未固定紧的部位断开。

患者处于仰卧位，伸展头部以暴露颈前部。手指触及甲状软骨后向下移，直至感觉到一个陷凹（环甲膜）。在陷凹尾侧可触及另一个硬物（环状软骨）。将一根 14G 穿刺针垂直刺入，直至穿破环甲膜，通过能顺畅回抽出气体来确认已进入气管，然后取出针头，将导管留置在气管中。将装置与静脉穿刺导管相连，正压给予 100%的氧气通气。如果用一个 15 mm 接头连于麻醉机上的一般气体出口，利用氧气阀控制气流，将会非常方便。并非所有麻醉机在此环境下都能良好工作。在通气系统中将减压阀插入高压氧源之间，如墙上中心供氧和氧气瓶，并将其连接于环甲膜穿刺的导管。由于产生的压力越高，导管移动的可能

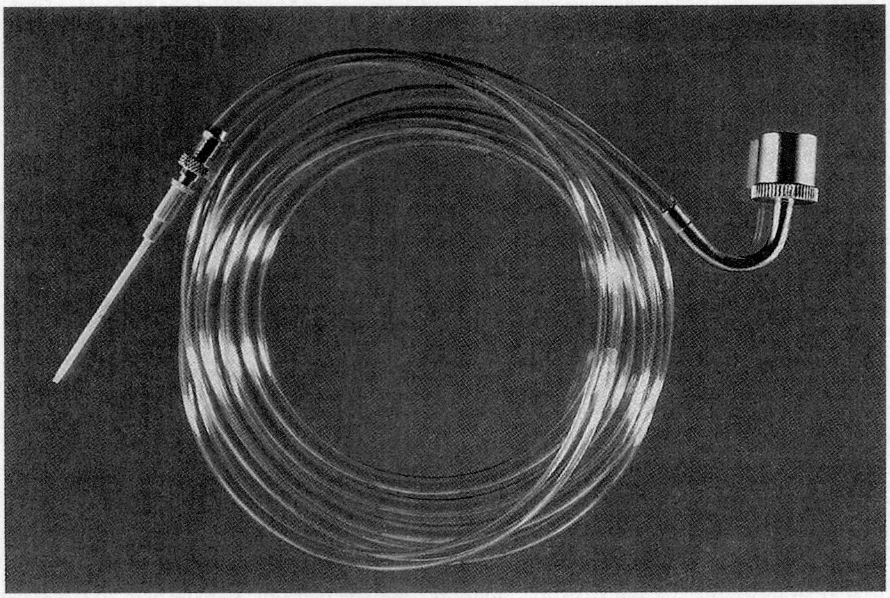

图 46.6　环甲膜穿刺通气装置（经气管通气）。

性越大，所以必须用一个特定的支架固定器来确保导管处于正确位置。

如果因为组织侵入气道而影响插管和通气，硬质支气管镜可以提供紧急抢救性通气和给氧。

7. 如何确认气管插管成功?

最可靠的证实插管成功的方法是用传统的硬质喉镜进行直接喉镜检查，并且看到气管导管位于声门中间，在颈部将喉头后压也可改善视野。另外，可将纤维喉镜插入气管导管，从而确认气管软骨环及隆凸。另外两种确定方法是测呼气末二氧化碳浓度和食管球形膨胀指示器，但可靠性均稍差。呼出二氧化碳浓度检测既可定量又可定性，这些方法通常提供可读取数字、波形或者色度指示器。食管球形膨胀指示器附带在气管导管上，如果导管能正确放入气管，它会迅速膨胀，如果放入食管，它通常不会膨胀或者膨胀非常缓慢。第 2 种确定导管位置的方法较上述及表 46.2 的方法的可靠性低。

8. 困难插管患者术后如何拔管?

拔管时需要评估术后气道的水肿程度。插管和手术过程中反复操作都会造成舌根和喉部肿胀。气道水肿在呼吸道阻塞时达到高峰。

表 46.2　确认气管导管放置在正确位置的方法

最可靠方法
直接明视看到气管导管在声带之间
用弹性纤维光导喉镜经气管导管观察隆凸
比较可靠方法
用比色法或二氧化碳波形检测呼出气二氧化碳
食管检测器装置
可靠方法
听诊呼吸音
在吸入和呼出过程中观察胸廓起伏
在呼吸时听诊上腹部并观察胃部是否膨胀
导管通过时由助手触诊确认
自主呼吸时呼吸囊充气和缩小
呼吸囊与呼吸相顺应并自动再充气
压胸部时从气管导管内有呼出气
在呼吸时有凝结和蒸发的水
在胸骨上切迹可触到气管导管套囊
支气管内插管
脉搏氧饱和度测定
胸片

有水肿风险的患者最好延长气管导管放置时间或者行气管造口术。一旦水肿消除，就可考虑拔除气管导管或气管套管。

对可能水肿的气道，拔管前应将气管导管套囊放气，可以观察到从导管周围溢出的气体。如果听不到气体溢出的声音，那可能预示着上呼吸道肿胀。如果发现气体漏出并且重新插管的风险很高，可在纤维喉镜引导下拔管。这项技术可在观察气道塌陷的同时，通过操作通道输氧；发生呼吸困难时，可以沿着仍然留在气道内的 FFL 来插入气管内导管，重新开放气道。一个喷射针或气管内导管换管器也许有同样的作用。喷射针和导管换管器都有一些潜在的并发症。两者都要置于声带之间，由此引发的喉痉挛会导致两个问题。首先，在出现上呼吸道通气阻塞时，喷射通气会导致胸部膨胀，因为没有气体从肺部流出，肺内压的增加又会导致气胸。其次，自主呼吸作用对抗关闭的声门会产生负压而导致肺水肿，通常急需解除阻塞、辅助供氧、利尿，并应用吗啡。无论是喷射针或是换管器，如果延伸超出气管导管，都会导致其他问题。气管后壁是膜性的，很容易损伤，并导致纵隔气肿和纵隔炎。刺激气管隆凸会导致血压升高、心动过速、剧烈咳嗽和干呕。即使这些装置都能到位，气管导管也可能无法通过声门，因为还要牵涉到舌、喉软骨以及声带等。

（每晓鹏　张惠译　熊利泽　丁文刚校）

推荐阅读

Adnet F, Borron SW, Dumas JL, Lapostolle F, Cupa M, Lapandry C: Study of the "sniffing position" by magnetic resonance imaging. Anesthesiology 94:83, 2001

American Society of Anesthesiologists Task Force on Difficult Airway Management: Practice guidelines for management of the difficult airway. Anesthesiology 98:1269, 2003

Benumof L: Management of the difficult adult airway with special emphasis on awake tracheal intubation. Anesthesiology 75:1082, 1991

Brodsky JB, Lemmens HJ, Brock-Utne JG, Vierra M, Saidman LJ. Morbid obesity and tracheal intubation. Anesth Analg 96:732, 2002

Buckland RW, Pedley J: Lingual thyroid: a threat to the airway. Anaesthesia 55:1103, 2000

Chou HC, Wu TL: Mandibulohyoid distance in difficult laryngoscopy. Br J Anaesth 71:368, 1993

Chou HC, Wu TL: Rethinking the three axes alignment theory for direct laryngoscopy. Acta Anaesthesiol Scand 45:261, 2001

El-Ganzouri AR, McCarthy RJ, Tuman KJ, Tanck EN, Ivankovich AD: Preoperative airway assessment: predictive value of a multivariate risk index. Anesth Analg 82:1197, 1996

Khan ZH, Kashfi A, Ebrahimkhani E: A comparison of the upper lip bite test (a simple new technique) with modified Mallampati classification in predicting difficulty in endotracheal intubation: a prospective blinded study. Anesth Analg 96:595, 2003

Langeron O, Masso E, Huraux C, Guggiari M, Bianchi A, Coriat P, Riou B: Prediction of difficult mask ventilation. Anesthesiology 92:1229, 2000

Macintosch R, Richards HR: Illuminated introducer for endotracheal tubes. Anesthesia 12:223, 1957

Mallampati SR, Gugino LD, Desai SP, et al.: A clinical sign to predict difficult tracheal intubation: a prospective study. Can Anaesth Soc J 32:429, 1985

Reed AP, Han D: Preparation of the patient for awake fiberoptic intubation. Anesthesiol Clin North Am 9:69, 1991

Rocke DA, Murray WB, Rout CC, Gouws E: Relative risk analysis of factors associated with difficult intubation in obstetric anesthesia. Anesthesiology 77:67, 1992

Samsoon GLT, Young JRB: Difficult tracheal intubation: a retrospective study. Anaesthesia 42:487, 1987

病例 47

腺样体扁桃体切除术

Andrew Herlich, MD

5 岁患儿，因呕血急诊入院。患儿于 7 天前曾在门诊接受腺样体扁桃体切除术。检查病情后，患儿被安排入手术室处理腺样体扁桃体切除术后出血。患儿呈焦虑病容，查体示心率 120 次 / 分，血压 85/65 mmHg，呼吸 32 次 / 分。

问题

1．腺样体扁桃体切除术的适应证和禁忌证是什么？
2．简述腺样体扁桃体切除术术前评估要点。
3．腺样体扁桃体切除术术前用药原则是什么？
4．腺样体扁桃体切除术患者可选用的麻醉方案有哪些？
5．腺样体扁桃体切除术患者在麻醉恢复室常发生哪些问题？
6．哪些患者适合在门诊行腺样体扁桃体切除术？
7．扁桃体切除术后出血患者的麻醉管理。

1．腺样体扁桃体切除术的适应证和禁忌证是什么？

实际上，扁桃体和腺样体组织是名为 Waldeyer 环的淋巴系统的一部分。腺样体扁桃体切除术一度是手术量最多的手术。随着抗生素的应用和出于更人性化的考虑，这一手术的数量大大下降。现在腺样体扁桃体切除术的最常见的适应证是扁桃体腺样体肥大合并阻塞性睡眠呼吸暂停、怀疑有恶性病变、出血性扁桃体炎、颌面部发育畸形以及发育停滞。单纯扁桃体切除而不切除腺样体的适应证包括复发性 / 慢性扁桃体炎、扁桃体周围脓肿和链球菌感染。腺样体切除而不切除扁桃体的适应证包括腺样体炎、复发性或慢性鼻窦炎和中耳炎。腺样体扁桃体切除术的相对适应证包括慢性口臭、发声受损、吞咽困难以及扁桃体腺样体相对肥大伴有上呼吸道梗阻。

腺样体扁桃体切除术的主要禁忌证是全身感染、未纠正的凝血异常、腭隐裂或显性腭裂以及全身性疾病，如未控制的糖尿病。一旦确诊有凝血异常，即应在术前进行纠正。若存在腭隐裂或显性腭裂，扁桃体和腺样体组织可能通过阻塞腭咽间隙而使发音清晰。切除这些组织后腭咽闭锁不全，反而导致发音不清，鼻音加重。悬雍垂分叉提示有腭隐裂。

若腭裂患者必须接受腺样体切除术，可行自 Passavant 嵴水平的部分腺样体切除术。Passavant 嵴是咽后壁的肥大部分，在发音和吞咽时软腭（腭帆）向其贴近。

以往严重的腺样体扁桃体肥大可导致气道阻塞、肺泡低通气综合征，最终导致低氧和高碳酸血症。继发肺动脉高压和右室肥大还可引起肺源性心脏病。这一疾病发展过程非常罕见。

Down 综合征（21 三体）患者口和鼻部呼吸道狭窄，一旦扁桃体和腺样体增大容易导致上呼吸道阻塞。这些患者因腺样体扁桃体肥大导致肺源性心脏病的风险更高。

Down 综合征、下颌颜面骨发育不全（Treacher Collins 综合征）、尖颅 - 并指畸形 （Apert 综合征）、侏儒症或颅面骨发育不全 （Crouzon 综合征）患者常有面部畸形，上颌骨和下颌骨结构异常狭小，这些患者即使扁桃体和腺样体组织正常大小也可导致气道阻塞，此种情况下，即使没有腺样体扁桃体肥大，也应行腺样体扁桃体切除术。

2．简述腺样体扁桃体切除术术前评估要点。

腺样体扁桃体切除术的术前评估应着重于患者气道阻塞程度。气流能通过鼻腔表明腺样体未阻塞鼻咽部。伴有吞咽困难、睡眠呼吸暂停、日间嗜睡或打鼾史提示存在面罩通气困难和（或）喉镜检查及气管插管困难。

术前口咽部检查若发现扁桃体增大占据气道，提示麻醉诱导时可能发生气道梗阻。必须检查是否有颈静脉怒张、胫前水肿、肝颈静脉回流征以及充血性右心衰的症状，以确定术前是否需要应用地高辛和利尿剂。充血性心衰如未纠正可显著增加各种手术操作的发病率和死亡率，腺样体扁桃体切除术也不例外。

出血是围手术期需要考虑的主要问题。尽管国际标准化比率（international normalized ratio，INR）、凝血酶原时间（prothrombin time，PT）、部分激活凝血活酶时间（activated partial thromboplastin time，aPTT）与出血并无临床相关性，对是否有必要检查这些指标尚存在争议，但对明确有无凝血病病史非常重要。摄入水杨酸类药物可损害血小板功能，故需要推迟行择期腺样体扁桃体切除术；其他非甾体类药物如布洛芬或注射酮咯酸已被证实为围手术期出血的重要危险因素。然而，早期数据表明 COX-2 抑制剂可能不是围手术期出血的重要危险因素，可用于围手术期非阿片类药物镇痛。

尚需检查口咽部以明确有无牙齿损伤。仔细检查牙列是否有不合适的活动义齿、固定义齿（如冠或桥）以及正畸装置。最重要的是检查口咽部时应注意有无龋齿和牙齿松动。腺样体扁桃体切除术通常在儿童期进行，此时正在更换乳牙，因而牙齿易于意外脱落。可因放置口咽通气道、喉镜检查或为充分暴露术野使用开口器而损伤牙齿。

3．腺样体扁桃体切除术术前用药原则是什么？

术前用药的目的是抗焦虑、镇痛和抑制腺体分泌。

止涎剂对行腺样体扁桃体切除术患者非常有益，气道干燥对麻醉医师和手术医师的管理和操作都有利。阻塞性睡眠呼吸暂停患者应慎用术前药。儿科患者常口服咪达唑仑作为术前用药，但可能显著损害阻塞性睡眠呼吸暂停患儿的气道动力。

扁桃体切除术和腺样体扁桃体切除术患者特有的麻醉前评估内容

上呼吸道梗阻
- 鼻部气道通畅
- 吞咽困难
- 睡眠呼吸暂停
- 无法睡眠体位
- 打鼾
- 扁桃体阻塞气道

充血性心力衰竭
- 颈静脉怒张
- 胫前水肿
- 肝颈静脉回流征

肺源性心脏病
- 右室肥厚

出血倾向

牙齿松动

4．腺样体扁桃体切除术患者可选用的麻醉方案有哪些？

腺样体扁桃体切除术的麻醉方式有多种。连接好血压计袖带、心前区听诊器、脉搏氧探头、心电图和体温计后即可开始麻醉诱导。手术中最主要的是气道管理，因此有必要尽早监测呼气末二氧化碳图；最好在麻醉诱导前建立静脉通路，否则诱导后应首先完成此项工作。有时对于不合作的儿童和成人需要吸入麻醉诱导，此时无法预先补液和使用速效药物。估计面罩通气困难和气管插管困难者需在表面麻醉下行清醒气管插管。可选用吸入麻醉诱导，同时行辅助通气。随着麻醉加深，咽部肌肉和软组织开始松弛，将加重气道阻塞。尚未达到足够麻醉深度时，经口或经鼻插管也可加重气道阻塞。儿童常用的麻醉维持药物包括七氟烷、氧化亚氮（N_2O）、氧气和肌松剂。使用丙泊酚的患者气道反射和意识恢复更迅速，有利于患者合作。罗非昔布是一种选择性 COX-2 抑制剂，可用于替代阿片类药物，术后呼吸抑制减轻。罗非昔布并不改变中枢呼吸动力，也无抗血小板作用。其目前主要问题是价格偏高。

尽管用 4%利多卡因咽部表面麻醉和扁桃体床注射有助于抑制手术部位传入神经冲动，但其不利方面为降低气道敏感性，易于发生吸入性肺炎。

近年来，鉴于反复发生的术中气道阻塞问题，使得异形导管的使用越来越多，它可以与开口器很好地结合，将对手术操作的干扰降到最低。尽管气管内导管不太可能在下颌门齿水平打弯，但在下咽部位仍可被舌缘压迫。任何增加气管导管脱出、扭曲和受压的因素将使患者易于缺氧和二氧化碳蓄积，同时反映出监测二氧化碳图和脉搏氧饱和度的重要性。心前区听诊有助于发现气管导管误入主支气管。

室性心律失常是腺样体扁桃体切除术公认的并发症。室性心律失常常提示麻醉深度不当、缺氧、高碳酸血症或致心律失常药物的吸收。若麻醉较浅可加深麻醉；手术医师在手术部位可能使用肾上腺素，其所致心律失常持续时间一般较短，大多无需处理。

血液吞咽入胃可引起恶心和呕吐。为减少此并发症，可通过放置胃管在苏醒前吸净胃内容物来预防。清醒拔管有利于减少误吸，但有时会选择深麻醉状态下拔管。深麻醉下拔管有助于防止苏醒时剧烈咳嗽、呛咳和支气管痉挛。深麻醉下拔管后，将患者置于侧卧位，头稍低，将头转向一侧，上面的手置于颏下。静脉给予利多卡因可减少喉痉挛，但也会略减慢患者苏醒。在麻醉后恢复室可吸入湿化的氧气。

5．腺样体扁桃体切除术患者在麻醉恢复室常发生哪些问题？

对腺样体扁桃体切除术而言，麻醉后恢复室易发生的问题是出血和气道阻塞。其原因为渗血或明显出血，进而血液进入气道。腺样体扁桃体床出血常被吞咽入胃，出血量常无法精确估计，使得出血易被漏诊。术后出血可表现为心律失常、出汗、体位性低血压、面色苍白和呕血。而床单上常常仅有少量血。

气道阻塞的原因很多。麻醉苏醒过程中，口咽组织松弛塌陷可阻塞气道。手术部位水肿和血肿会加重阻塞程度。

许多药物可用于减轻术后恶心呕吐。此类手术预防性应用地塞米松和昂丹司琼可取得良好效果。

6．哪些患者适合在门诊行腺样体扁桃体切除术？

尽管在门诊行腺样体扁桃体切除术已有多年历史，但多为经济原因。3岁以下患儿不应在门诊行腺样体扁桃体切除术，因其更易发生气道阻塞、出血，严重者可致低血容量。低血容量常因摄入不足所致。无论年龄大小，合并有其他系统疾病的儿童均不应选择在门诊行腺样体扁桃体切除术；气道狭窄患者也是如此，由于其发生术后气道阻塞的风险较高（在问题1中已有论述），包括Treacher-Collins综合征、Crouzon综合征、Apert综合征、Down综合征以及黏多糖病，甚至正常数量咽部淋巴组织，皆可导致患者发生气道阻塞。继发性术后水肿有可能引起严重气道阻塞。对合并复杂疾病、其他综合征和无法理解医务人员指令的患者，应在重症监护病房进行观察。

大多数在门诊行腺样体扁桃体切除术的患者应在麻醉后恢复室观察48h方可出院。

7. 扁桃体切除术后出血患者的麻醉管理

腺样体扁桃体切除术后出血大多呈双相性。最常见的出血发生于术后8h内。第2个危险期在术后7～10天，此时为手术部位焦痂脱落期。腺样体扁桃体切除术后常因吞咽血液和疼痛引起严重呕吐、恶心或呛咳而导致出血。充分镇吐、镇痛可减少出血。此时可考虑进行凝血功能监测。

麻醉诱导前应先补足血容量。虽然可能需要输血，但一般只需输入晶体液。尽管如此，术前仍应备血。监测内容包括脉搏氧饱和度、心前区听诊、无创血压、心电图和呼气末二氧化碳图。原先对于不合作患儿常采用侧卧位吸入麻醉诱导。现在要求行术前补液，这极大降低了对吸入麻醉诱导的需求，因为吸入麻醉诱导可增加低血压、喉痉挛和吸入性肺炎的风险。低血容量患者应选用依托咪酯或氯胺酮。

压迫环状软骨和用带气囊导管进行快速诱导气管插管可降低误吸风险；吸除胃内容物可减少术后恶心呕吐；用麻醉性镇痛药维持麻醉更易于清醒拔管，同时可减少气管导管所致咳嗽和呕吐，苏醒时“躁动”患者手术部位易发生再次出血。

（路志红译　熊利泽　丁文刚校）

推荐阅读

American Academy of Pediatrics, Section on Pediatric Pulmonology, Subcommittee on Obstructive Sleep Apnea: Clinical practice guideline: diagnosis and management of childhood obstructive sleep apnea syndrome. Pediatrics 109:704–712, 2002

Darrow DH, Siemens C: Indications for tonsillectomy and adenoidectomy. Laryngoscope 112:6–10, 2002

Gan TJ, Meyer T, Apfel CC, et al.: Consensus guidelines for managing postoperative nausea and vomiting. Anesth Analg 97:62–71, 2003

Joshi W, Connelly NR, Reuben SS, et al.: An evaluation of the safety and efficacy of administering rofecoxib for postoperative pain management. Anesth Analg 97:35–38, 2003

Lalakea LM, Marquez-Biggs I, Messner AH: Safety of pediatric short-stay tonsillectomy. Arch Otolaryngol Head Neck Surg 125:749–752, 1999

Marret E, Flahault A, Samama CM, et al.: Effects of postoperative, nonsteroidal antiinflammatory drugs on bleeding risk after tonsillectomy: meta-analysis of randomized, controlled trials. Anesthesiology 98:1497–1502, 2003

Møiniche S, Rømsing J, Dahl JB, et al.: Nonsteroidal antiinflammatory drugs and the risk of operative site bleeding after tonsillectomy: a quantitative systematic review. Anesth Analg 96:68–77, 2003

Rusy LM, Hoffman GH, Weisman SJ: Electroacupuncture prophylaxis of postoperative nausea and vomiting following pediatric tonsillectomy with or without adenoidectomy. Anesthesiology 96:300–305, 2002

Strauss SG, Lynn AM, Bratton SL, et al.: Ventilatory response to CO_2 in children with obstructive sleep apnea from adenotonsillar hypertrophy. Anesth Analg 89:328–332, 1999

Wilson K, Lakheeram I, Morielli A, et al.: Can assessment for obstructive sleep apnea help predict postadenotonsillectomy respiratory complications? Anesthesiology 96:313–322, 2002

病例 48

喉镜下激光手术

Andrew Herlich, MD

患者为一名40岁歌剧演员，因声带小结就诊，拟行喉镜下激光手术。患者无其他疾患。16岁时曾在全麻下顺利拔除阻生的第3磨牙。

问题

1. 何谓激光？
2. 请描述在临床中最常用的激光类型。
3. 喉和支气管手术中所用的是哪种激光？
4. 喉镜下激光手术的适应证是什么？
5. 喉镜下激光手术时，患者、手术室人员和麻醉设备可能有什么危险？
6. 对接受喉镜下激光手术的患者应采用什么麻醉技术？
7. 如何处理气道起火？用电凝能否降低起火的风险？

1. 何谓激光?

激光（laser）一词是缩写，原意是受激辐射光频放大器。激光与自然光有3点不同：

- 激光为单一频率的强烈的平行辐射（光）光束。自然光则在发射过程中广泛散开。
- 激光是单色的，而自然光的波长为宽谱。
- 激光具有相干性，其光子同步振荡；自然光中的光子则随机振荡。

激光系统由4部分组成：

- 第1部分为激光介质，可能是气体、液体或固体。固体介质激光用离子杂质（即搀杂物）来产生激光光束。例如（Nd-YAG）激光。搀杂物决定所发放射线的波长。
- 第2部分是放置激光介质的光腔。光学腔洞中的镜子之一可将激光光束反射出腔洞，而不再被其他镜子反射。
- 激光系统的第3部分是光泵源，由氙气闪光灯提供电流或高能量光子。
- 第4部分是光导装置，可将激光束引导至手术部位。

2. 请描述在临床中最常用的激光类型。

临床中应用的激光有若干种。喉镜下激光手术最常用的是二氧化碳（carbon dioxide，CO_2）激光，其波长较长，可被所穿过的前几层细胞的胞液完全吸收。CO_2激光可产生精确的爆破汽化，而最大限度减少对周围组织的损伤。CO_2激光光束是不可见的，它需要一种标志物，该标志物由氦氖目标光束组成。

Nd-YAG激光产生的近红外激光光束可用于出血性病变的凝血，如坏死的呼吸系统肿瘤和消化道血管曲张，其热凝较强而汽化较弱。

红宝石或氩激光的波长较短，主要被有色组织如血红蛋白或黑色素细胞吸收。

3. 喉和支气管手术中所用的是哪种激光?

CO_2、Nd-YAG、磷酸钛氧钾（potassium tetanal phosphate，KTP）激光（又名绿激光）都已被用于气道手术。尽管CO_2激光精确度最高，但它无法通过纤维支气管镜来聚焦。而氩、Nd-YAG和KTP激光可通过纤维镜设备来传输，因此常会被选用。

4. 喉镜下激光手术的适应证是什么?

喉镜下激光手术对良恶性病变均适用。其特殊适应证包括囊肿、喉膨出、复发性呼吸道多发乳头状瘤、声门下血管瘤、喉膨出中的良性囊肿、声带突肉芽肿、接触性溃疡和淋巴管瘤；恶性赘生物如声带癌和其他阻塞性气道病变也可行激光治疗。激光治疗还可用于喉软化、声带瘫痪、先天性和后天性声门前喉蹼、声门下和声门狭窄，以及经治疗后缩小的喉部大肿瘤。

激光技术在发声系统可用于声带小结和息肉、息肉样声带炎和假声带致发声障碍的治疗。

5. 喉镜下激光手术时，患者、手术室人员和麻醉设备可能有什么危险?

为减少激光引起的问题，管理机构已采取一系列措施。美国食品与药品管理局（Food and Drug Administration，FDA）、美国国家标准研究院（American National Standards Institute，ANSI）和国家消防协会（National Fire Protection Association，NFPA）为保护患者和手术室人员免受激光设备引起的损伤而制定了强有力的防护措施。职业健康和安全管理局（Occupational Health and Safety Administration，OSHA）也得到授权来保护手术室人员免受激光损伤。大多数卫生保健机构禁止无证人员使用激光设备。

喉镜下激光手术最严重也是最独特的一种危险是气道起火。理想的情况是：麻醉应在保证患者充足氧供的同时，尽量降低麻醉气体燃烧的风险。但这些目标常相互冲突，难以同时实现，因为最有必要做激光喉部手术的患者常存在重要脏器功能受损。更困难的是，这些操作往往是在门诊进行。

激光治疗的风险还有邻近结构的意外穿孔、栓子现象（常发生在妇产科手术中）、能量传输不当和大气污染。邻近结构的意外穿孔如喉后部激光手术中可能发生的食管穿孔；能量传输不当可伤及患者或手术室人员，例如气管内导管或手术单被点燃。要防止这类危险，就要求术者只有在将光束瞄准后才可压下激光控制脚踏。

大气污染是激光手术最常见的并发症。组织被激光汽化，释放出含致热原和病毒颗粒等物质的烟雾。这些有毒颗粒被释放入大气，可以散落在患者和手术室人员暴露的皮肤上。因此，应要求在进行激光操作时将身体覆盖起来。手术室人员应佩戴特制的可过滤激光烟雾颗粒的面罩，以减少其进入气管及支气管分支的风险。

使用水溶性润滑剂、将眼睛闭上用胶布粘贴以及用湿纱布或金属性眼罩，可以避免患者发生眼部损伤。患者的面部、头部和颈部应用湿手术巾包起来以降低起火的风险。可采用针对各种激光频率特别设计的环绕式护目镜来保护手术室人员的眼睛。透明的环绕式护目镜可阻挡 CO_2 激光的长波长光线，而特定颜色的护目镜可防护短波长激光如 Nd-YAG 和氩激光。

激光对麻醉设备也有危害，光束偏移可点燃气管内导管。聚氯乙烯（polyvinyl chloride，PVC）导管最易燃，因此最不适用于激光手术。红橡胶和硅质气管内导管不像 PVC 材质那样易燃。尽管金属管道最不易燃，但它们也不是完全没有燃烧的风险，因其套囊仍可燃。用湿盐水纱布覆盖套囊，给套囊内充入盐水而非空气可降低气道起火的可能性。湿盐水纱布还可用以保护不行手术的那部分气道，用铝箔包裹麻醉呼吸回路可保护其免受偏移光束伤害。CO_2 采样管同麻醉回路一样易燃，也应使用铝箔包裹。同样，可用金属性带子包裹非金属气管内管道。

截至本文撰写时，所有市售的金属性护套中只有 Mericel® 激光防护套得到了 FDA 许可。铜质套可防护 CO_2、氩和 KTP-Nd-YAG 激光，但无法单独防护 YAG 激光。金属性护套有时会增加气管内导管外径。现在也有少量防激光的气管内导管在出售。这种导管为含有铝粉的硅质。其套囊是硅胶的，一旦破裂，会有硅进入气道。

激光手术的并发症

气道着火

邻近组织穿孔

栓塞

能量传输不当

大气污染

6．对接受喉镜下激光手术的患者应采用什么麻醉技术？

对喉镜下激光手术实施麻醉的关键在于提供最不易燃的混合气体。氧化亚氮（nitrous oxide，N_2O）同氧气一样易燃。较理想的混合气体包括空气 - 氧气或氦气 - 氧气。与氮气相比，氦气的热传导性更强，可将气管内导管的燃烧推迟若干秒。理论上讲，氦气密度较低，因而较少产生湍流，通过较细气管内导管时的阻力较低。ANSI 建议不要在激光气道手术中使用吸入性麻醉剂，因为它们在气道燃烧时分解出的混合物可能有毒。使用 Sanders Venturi 系统可以无需气管内导管即可提供正压通气。理想的情况是，使用能保证患者安全氧合的最低吸入氧浓度。大多数情况下，采用丙泊酚、瑞芬太尼或阿芬太尼进行全凭静脉麻醉可能更好。

保证精确的激光治疗需要一个稳定的术野。即使是极细微的声带活动也可能导致激光治疗不当。尽管有诸多争议，但在精确的 4 个成串刺激监测下输注琥珀酰胆碱可为此种精确手术提供强有力的神经肌肉阻滞。

7．如何处理气道起火？用电凝能否降低起火的风险？

最先发现气道起火的可能是手术医师。手术医师必须立即告知麻醉医师，后者应停止通气，中断氧供，以消除燃烧源。必要时应自麻醉机上断开呼吸回路。应将燃烧物自气道移除，放入水中，因此此类手术应常备水。推荐使用特制的 CO_2 灭火器。取出导管后立即用 100％氧气对患者行面罩通气，并继续使用麻醉药，在硬式气管镜下清除残片并检查气道。气道燃烧者需重新插管以防水肿导致气道阻塞，必要时还应行气管切开、支气管肺灌洗或纤维支气管镜检查。若损伤严重，有必要延长带管和机械通气时间。细菌培养阳性时还应使用大剂量类固醇和抗生素。烧伤所

气道起火的处理

中断通气和氧供

去除燃烧物（气管内导管）

必要时将呼吸回路自麻醉机断开

用 100%氧气行面罩通气

继续使用麻醉药

硬式支气管镜检查
- 检查气道
- 去除残片

必要时重新插管

致长期后遗症可能要数周才能表现出来。

电凝起火的风险并不比激光小，可能更为常见。

（路志红译　熊利泽　丁文刚校）

推荐阅读

Abramson AL, DiLorenzo TP, Steinberg BM: Is papillomavirus detectable in the plume of laser-treated laryngeal papilloma? Arch Otol Head Neck Surg 116:604–607, 1990

Dorsch JA, Dorsch SE: Understanding Anesthesia Equipment, 4th edition, pp 600–604. Williams and Wilkins, Philadelphia, 1998

Handa KK, Bhalla AP, Arora A: Fire during the use of Nd-YAG laser. Int J Pediatr Otolaryngol 60:239–242, 2001

Health Devices: Fire 21:3, 1992

Ilgner J, Falter F, Westhofen M: Long-term follow-up after laser-induced endotracheal fire. J Laryngol Otol 116:213–215, 2002

Mattucci KF, Militana CJ: The prevention of fire during oropharyngeal electrosurgery. ENT-Ear, Nose, and Throat J 82:107–109, 2003

Puura AI, Rorarius MG, Manninen P, et al.: The costs of intense neuromuscular block for anesthesia during endolaryngeal procedures due to waiting time. Anesth Analg 88:1335–1339, 1999

Schramm VL Jr, Mattox DE, Stool SE: Acute management of laser-ignited intratracheal explosion. Laryngoscope 91:1417–1426, 1981

Smith TL, Smith JM: Electrosurgery in otolaryngology–head and neck surgery: principles, advances, and complications. Laryngoscope 111:769–780, 2001

第 8 部分

血　　液

病例 49

输血反应

Carolyn F. Whitsett, MD

患者，女，72 岁，急性心肌梗死，血红蛋白 7.0 g/dl，开始输注红细胞。大约开始输血后 30 min，患者出现烦躁、寒战，血压从 102/86 mmHg 降至 60/40 mmHg，脉搏从 86 次 / 分升至 120 次 / 分。体温从输血前 37.5℃升至 39.6℃。导尿管中尿液呈淡红色，而尿袋中尿液呈草黄色。立即停止输血，并要求检查输血情况。停止输血的护士指出，交叉配血标签显示：经计算机交叉配血确认所输血制品合格。

问题

1. 如何制定输血操作规程？
2. 输血反应发生时应采取哪些措施？
3. 检验科如何确定应进行哪个方向的核查？
4. 有多少种不同类型的交叉配血方法？检验科如何决定应选择哪种方法？
5. 何为输血的即刻和迟发不良反应？

1. 如何制定输血操作规程？

美国联邦和州条例要求血制品的处方和使用必须在医师指导下进行。标准要求每个机构都应当制定输血和成分血的方案。各机构的输血方案通常由护理、血库／输血服务共同组成，并为该医疗机构的所有医疗人员所接受。输血记录包括所有输血成分所用输血装置、过滤器、血液加温器和其他辅助设备的明确说明。输血记录详细说明输血前患者和血制品之间的确认机制，输血期间和结束后对患者的监护，以及输血反应发生时的特殊处理。一般而言，患者的输血记录应包括血制品的献血者或血库识别码、血制品名称、输血的日期和时间、输血总量、输血技师确认证明、输血前后生命体征和所发生的一切输血反应。

2. 输血反应发生时应采取哪些处理？

一旦怀疑发生输血反应，应采取下列措施：

- 立即停止输血
- 维持静脉通路
- 核对血制品标签上和患者袖口的患者信息
- 通知血库／输血服务机构，并要求进行输血检查
- 在病程记录中录入输血反应情况

通常，每个机构的输血记录都详细说明了初步检查所需的标本类型。一般情况下，需要输血后的血样（一管抗凝的血样和一管非抗凝的血样）和尿样。根据反应类型，可能会需要其他标本。

应该为检验科具体而准确地描述所发生的输血反应。包括患者输血前情况：诊断、输血指征、既往输血和输血反应史、输血前生命体征和输血过程中症状体征的改变。了解开始输血多长时间出现症状以及已经输了多少血制品，是很有帮助的。另外，除了患者当时的临床表现外，还应提供患者对停止输血和药物治疗的反应。绝大多数输血调查表格专门为获取以上信息而设计。血库医师根据这些临床信息、血制品种类和初步的实验室检查结果，做出鉴别诊断以指导进一步的实验室检查。

3. 检验科如何确定应进行哪个方向的核查？

每个检验科都有标准的操作规程，规定初步实验室检查的范围。任何检查的第一步是检查书面记录。内容涉及查对输血申请单上的识别信息、血制品标签、交叉配血标签、输血前后血样和血库的血制品发放记录。目的在于确定检查中涉及的血制品是否输给了应该接受此血制品的患者。

下一步是溶血检查。比较输血前后血样的血浆／血清颜色，观察有无溶血，并用输血前后血样做直接抗球蛋白试验。

当发生输血反应的是红细胞制品时，再次检查输血前后血样的 ABO 和 Rh 血型。对于非红细胞制品，例如血浆或血小板，这不是常规试验，除非有证据显示红细胞破坏。如果有溶血反应的证据，则要对输血前后血样进行血型以及筛选配血试验。

简而言之，初步实验室检查可确定血制品是否输给适宜的患者，把反应类型分为溶血型或非溶血型。其他检查则基于患者的症状和体征、所需进行的鉴别诊断以及所涉及的特殊血制品。

4. 有多少种不同类型的交叉配血方法？检验科如何决定应选择哪种方法？

有 3 种基本交叉配血（相容性）试验：计算机交叉配血、快速离心交叉配血和抗球蛋白交叉配血。抗球蛋白交叉配血可使用多种不同增强介质中的任何一种，可在液相、固相或凝胶介质上进行。

标准规定，进行交叉配血试验的每份血样都应检测 ABO 血型、Rh 血型和红细胞抗原的其他抗体。不推荐进行特殊血型检测，但标准要求血型检测方法应当证明临床有显著性抗体，并且要求用未混合试剂的红细胞进行抗球蛋白试验前应先在 37℃下孵育。如果检测到红细胞抗体，用于交叉配血的方法必须证明 ABO 不相容，必须检测临床上有显著性的抗体，并必须进行抗球蛋白试验。如果没有检测到有显著临床意义的抗体，且既往无红细胞抗原免疫史或输血反应史，交叉配血技术至少应证实 ABO 相容性。快速离心交叉配血是将供体红细胞和患者血清混合后离心，检查红细胞凝集的悬浮液。此技术可检测 ABO 血型的不相容性，但不能检测其他临床重要血型的不相容性。然而，若遇到以下情况，可以用计算机系统代替快速离心交叉配血检测 ABO 不相容性：

- 所在地的计算机系统已经确认，输血只选择ABO

相容的红细胞制品

- 两次确定受血者 ABO 血型：检测同一血样两次或检测两份当时血样
- 系统包含完整的血型信息，以及血制品和受血者的惟一标识符
- 存在一种可验证数据输入正确的方法
- 系统包括献血制品检测记录不符、供体和受体之间 ABO 不相容时的逻辑报警程序。如果没有检测出有显著临床意义的抗体，但有红细胞抗原免疫史或输血反应史，则必须进行抗球蛋白交叉配血

5. 何为输血的即刻和迟发不良反应?

即刻反应

即刻输血反应发生在输血期间或输血后 24 h 内，而迟发反应发生于输血后数日至数年。输血即刻不良反应见表 49.1。

急性溶血反应 急性溶血性输血反应是向 FDA 报告的致命性输血反应的最常见原因。其发生是由于未能检测出血型不相容，或因疏忽将血制品输错患者。根据 FDA 的数据，急性溶血反应死亡危险性估计为 1∶587 000～1∶630 000。根据法国血液警戒系统（French Haemovigilance System）报告的数据，大约每输 2 000 000 单位血即有 1 例死亡。绝大多数急性溶血反应都是由输血错误所致。源于英国输血严重危害（United Kingdom Serious Hazards of Transfusion，SHOT）的数据提示，调查事件中的 52%是由于输入错误的血或血液成分导致。纽约州对血制品输给非计划受血者的输血错误的一项分析指出，每输注 19 000 单位红细胞即有 1 例发生输血错误。发生致命反应的几率为 1∶1 800 000。大约 50%的错误发生在床旁，将血输给错误的受血者（38%）或采血错误（13%）。血库的错误包括查错血样、转抄错误以及发错血等，占错误的 29%。15%的事件是由多重错误所致。

反应的严重程度通常取决于输入的血液总量。病死率似与所输注不相容细胞的容积直接相关。对 41 例溶血性输血反应导致肾衰竭病例的回顾分析显示，输注 500～1000 ml 血液时病死率为 25%，输血量超过 1000 ml 时病死率为 44%。然而，值得注意的是输血 30 ml 时即可发生致命性事故。输血指南建议，在输血最初的 15～30 min 应严密监护患者，以利于早期发现严重不良反应。

临床医师应意识到血型不相容虽然常见，但并非导致溶血性输血反应的惟一原因，此点非常重要。患者可能合并有导致红细胞破坏的疾病。自身免疫溶血性贫血、先天性溶血性贫血、药物性溶血、微血管性溶血性贫血以及疟疾、巴贝西虫病感染等红细胞寄生性疾病或梭状芽孢杆菌感染等毒素致红细胞溶解的疾病，均类似急性溶血性输血反应。心室辅助装置、膜氧合器和人造心脏瓣膜也可导致溶血。还要考虑到可致非免疫性溶血的因素。血液保存不适当（温度过低造成血液冻结）或血液加温器障碍在输注前即可造成红细胞热破坏。加压输血或通过小号针头输血也可致溶血。最后，将血和不相容的液体同时输注也可致溶血。

过敏和类过敏反应 输血后出现轻度过敏反应，主要表现为荨麻疹，发生率约为全部输血的 1%～3%。伴有低血压、呼吸窘迫和其他类过敏反应心脏、胃肠道症状的重度过敏反应，发生率估计为全部输血的 1∶20 000～1∶47 000。在法国血液警戒系统（French Haemovigilance system）报告的事件中，大约 31%为过敏反应。在大多数过敏反应中，患者表现为对供体血浆中的一种成分存在抗体，这种血浆成分通常是血浆蛋白。在严重过敏反应时，患者可能有 IgA 缺陷并具有抗 IgA 抗体。有时患者虽有 IgA，但缺乏 IgA 大类中一种同型或异型的决定簇。另外，一些患者含有结合珠蛋白或其他种类免疫球蛋白的抗体。还要考虑到供体血制品中过敏原或 IgE 抗体的被动转运。虽然通常认为过敏反应是由 IgE 介导的，肥大细胞释放的组胺是主要介质，但并不一定能检测到 IgE 抗体。补体源性过敏毒素，例如由免疫复合物产生的 C3a 和 C5a 或细胞因子等其他继发介质，是产生类过敏反应症状的原因。

轻度过敏反应通常口服或胃肠外使用（静脉或肌内注射）抗组胺药（苯海拉明 25～50 mg）即可。如果患者有反复发生过敏反应的病史，可预防性使用抗组胺药。通常认为轻度过敏反应仅需暂停输血，给予抗组胺剂，症状消退后再开始输血。严重的过敏或类过敏输血反应应按其他类型过敏反应治疗（即肾上腺素、扩容、给氧以及其他呼吸支持等）。任何有类过敏反应的患者应进行 IgA 抗体检测。有 IgA 抗体的患者必须输注 IgA 缺乏供体的血浆和血小板。一般只有

表 49.1 急性输血反应

反应类型	机制	表现	最常见原因	初步处理
急性溶血反应	免疫反应； 受体体内的已有抗体对供体细胞的破坏；抗体常与补体结合；偶见于输注不相容的血浆时	发热、寒战、僵直、呼吸困难、恶心、胁腹痛、胸痛或背痛、低血压、心动过速、出血、血红蛋白尿、少尿、肾衰竭	由于出现患者核对、血样 / 血制品标签不符、实验室检查等错误，输入 ABO 血型不合血液	停止输血； 输液维持血压，必要时使用血管加压药 使用甘露醇、利尿剂，并输液维持尿量 有活动性出血时，可使用新鲜冷冻血浆、血小板、冷沉淀治疗 DIC
过敏反应 (轻度或中度)	受血者对供血者血浆中的成分过敏	荨麻疹、喘鸣、肿胀、全身性红斑和瘙痒、低血压	输注含有血浆的血液成分；输注血小板和血浆的过敏症状比红细胞更为常见和严重	停止输血；给予抗组胺剂（如苯海拉明） 中重度过敏反应给予肾上腺素和皮质激素
类过敏反应	受血者已经对供血者的 IgA 或结合珠蛋白、IgG 等其他血浆成分形成抗体；IgE 抗体从供血者被动转移给受血者	低血压、支气管痉挛、喉头水肿、肺水肿、全身性红斑、伴 / 无荨麻疹	IgA 缺乏的受血者，其体内具有抗 IgA 抗体	停止输血并吸氧 气管插管保持呼吸道通畅 扩容纠正低血压 视症状轻重，适量给予肾上腺素
循环超负荷	输血的量和速度超过了患者心血管功能	心动过速、咳嗽、发绀、呼吸困难、肺水肿、低血压、高血压	快速输血或患者合并心、肺功能不全	停止输血 保持坐位 吸氧 胃肠外使用利尿剂 适当使用强心药
发热性非溶血反应	受血者体内存在针对供血者白细胞的抗体；细胞因子	寒战、发热	受血者曾多次输血；或由于怀孕、移植对白细胞抗原产生免疫；更常见于输注血小板	停止输血 给予解热药
缓激肽 / 细胞因子介导的低血压反应	供体血液内因过滤产生缓激肽；接受 ACE 抑制剂或体外循环者，缓激肽未降解	低血压、红斑、血管性水肿	接受 ACE 抑制剂患者输血前即刻使用白细胞过滤器	停止输血 按类过敏性反应进行复苏 使用预存的降白血制品（RBC、血小板）或洗涤血制品

（续表）

反应类型	机制	表现	最常见原因	初步处理
低体温	短时间内大量输血 / 血液制品	寒战、体温降低、心律失常、代谢性酸中毒	快速大量输血	使用内置式加温器
代谢性紊乱： 枸橼酸中毒	枸橼酸盐结合钙导致低钙血症	四肢及口周麻木和刺痛、肌肉颤动、腹痛、恶心、呕吐、心律失常、QT 间期延长、心搏骤停	大量输血；治疗性血浆置换	减慢输血 给予钙剂
代谢性紊乱： 高钾血症	储存过程中细胞内钾离子转移到细胞外	肌无力、心动过缓、心律失常、室性心律失常	大量输血 肾功能下降	使用重碳酸盐、葡萄糖和胰岛素，使钾离子进入细胞内 若时间允许，考虑使用洗涤红细胞
脓毒症	细菌污染血液制品	僵直、发热、心动过速、低血压、呼吸困难、焦虑、背痛、恶心、全身不适	输注血小板；革兰阴性菌引起的致命性反应	停止输血 维持血压 使用广谱抗生素 考虑使用活化蛋白 C
输血相关急性肺损伤	免疫反应介导的，供体血液制品含有受体的粒细胞抗体或 HLA 抗原抗体	急性起病，呼吸困难，伴有严重低氧血症和双侧肺水肿	输注含有血小板等成分的血浆	加强呼吸支持，充分给氧，必要时给予机械通气 补液，维持血容量

在大型的地区血液中心才有IgA缺乏供体的血浆和血小板。红细胞经2 L生理盐水洗涤后即可放心输注。由于血制品的标准标签不能说明是否含有微量IgA，为可能需要血浆衍生物的IgA缺乏患者带来一个特殊问题。仅1 mg的IgA即可触发过敏反应。临床医师应与制造商商讨决定特殊血制品和批号是否安全。

循环超负荷 循环超负荷是输液治疗的常见并发症。通常发生在肾功能不全、心脏储备能力降低或严重贫血的老年患者。在许多报告中，循环超负荷往往包括在急性肺部问题内，尚无发病率的准确数据。但一份来自Mayo临床中心的报告提示，每3168名接受红细胞输注的患者中有1例发生循环超负荷。早期症状无特异性，包括血压升高、头痛、出现咳嗽和胸部压迫感。接受输血治疗的患者出现这些症状体征中的任何一种，均提示应减慢输血速度，并更严密监护患者。当心功能失代偿进一步加重时，可出现呼吸困难、端坐呼吸、心动过速、发绀和肺水肿。

当患者的症状体征提示循环超负荷，应停止输液并将患者置于坐位。给氧并给予利尿剂减少血管内容量。如果利尿剂无效，应考虑静脉放血。

发热性非溶血反应 发热性非溶血反应的定义为输血后体温升高≥1℃，且这种体温升高不能用患者的临床状况解释。体温升高通常伴随寒战和僵直，有时还伴有头痛、恶心、呕吐。大多数患者输血过程中即开始发热。通常体温升高2℃。当体温升高≥2℃时，必须考虑血制品被细菌污染和出现合并感染的可能。部分患者出现寒战、僵直并感觉寒冷，但没有发热。只有排除有发热的其他类型输血反应，才能诊断发热性非溶血反应。在社区医院人群中，大约0.5%～1.0%输注红细胞的患者会发生发热性非溶血反应。在长期输血的患者中则发生率更高。

一般认为，发热性非溶血反应的病因是受血者抗体直接对抗供血者白细胞抗原所致。最初认为是供体白细胞内源性致热原（白介素-1β、白介素-6和肿瘤坏死因子）导致发热反应。近期，认为受血者抗体和供体白细胞交互作用后导致补体激活，从而激活受血者单核细胞，活化的单核细胞释放促炎因子导致发热性非溶血反应。最后，由于广泛使用白细胞过滤器消除发热性非溶血反应，在降白细胞前，供体白细胞产生的细胞因子也能导致发热性非溶血反应。

普通人群中，对红细胞制品有发生发热反应的患者仅有15%在下次输血时可能再次发生发热反应。因此，除非发生二次发热反应，多数输血技师都不会建议普通患者做预防或采取降白细胞措施。输注血小板比输注红细胞更易发生发热反应，而陈旧血制品比新鲜血制品更易发生发热反应。如果反应较轻，通常提前给予解热药即可预防。如果反应严重或预防措施未能奏效，则提示需要使用降白细胞的血制品。对一些输注多种血制品的患者，可能必须输注预存的降白细胞血制品。预存的降白细胞血制品不能除去所有的生物学活性介质，因为有一些活性介质来源于血小板。而在输血前即刻去除血小板制品中的绝大部分血浆，有助于减少这部分患者发热反应的发生率。

其他低血压反应 低血压多与严重免疫反应和输入细菌污染的血制品相伴发生，严重免疫反应中受血者抗体与供体细胞发生反应，或受血者细胞与供体抗体发生反应。此外，低血压还见于输注降白细胞血制品（血小板和红细胞）、使用血管紧张素转化酶（angiotensin-converting enzyme，ACE）抑制剂的患者输注含血浆制品以及体外循环患者使用血浆蛋白制剂后。此反应与缓激肽的产生有关。当使缓激肽失活的重要酶被抑制，或含有这些酶的组织被排除在循环之外时（如体外循环），即可产生缓激肽。血浆接触带负电荷的血液过滤器，导致内源性凝血系统激活和缓激肽产生。至少有5种金属肽酶与缓激肽失活和代谢有关。正常人体内60%缓激肽被ACE水解，被氨基肽酶P（aminopeptidase P，APP）灭活是第二条主要代谢途径。已有使用ACE抑制剂的患者床旁输注降白细胞血小板制品以及接受治疗性血浆置换的患者发生不能解释的低血压反应的临床报道。体外研究证实，血小板浓缩液经过滤后，其缓激肽水平升高。产生的缓激肽迅速降解，在储存1 h后即不能检测到。

使用ACE抑制剂患者的低血压反应处理措施包括立即停止输血并进行适当复苏。若还需要补充红细胞，建议使用洗涤红细胞。如果需要补充血小板，应给予预存的降白细胞血小板或输注前1 h过滤的血小板。减少血小板制品中的残余血浆可能也有所帮助。

输血传播的细菌感染 与血制品被细菌污染相关的脓毒血症，是向FDA报告的致命性输血反应的第二常见原因。美国1976—1999年间，输血相关死亡的 10%是由细菌污染所致。据估计，所有采血的 0.2%被污染。细菌污染血小板较红细胞更常见，但流行病学估计相差较大。估计红细胞受污染率为 0.002%～1.0%不等，而血小板受污染率则为 0.04%～10%。研究显示，混合血小板浓缩液较单采血小板更易被污染。污染血制品的生物通常来自供体皮肤菌落（即葡萄球菌属、短小棒状杆菌）。然而，无症状的供体菌血症（小肠结肠炎耶尔森菌）和来自环境的血制品污染（假单胞菌属）也可能造成血液成分被细菌污染。

细菌污染血制品最常见的症状和体征为寒战、发热、心动过速、休克或低血压、气短、背痛和恶心呕吐。偶尔患者会出现血压升高。虽然这些症状通常在开始输血后即刻或 1 h 内发生，但有些患者可能数小时无症状或体征。

在法国和美国开展的关于血制品细菌污染的两项全国性研究为此输血并发症提供了最新资料。在美国，1998—2000 年由与美国红十字会、美国血库协会和国防部相关的采血机构和输血人员将疑似血制品细菌污染的病例报告给疾病控制中心（Centers for Disease Control，CDC）。这项研究的缩写为 BaCon（输血反应相关的细菌污染发生率评估）。法国有输血不良反应的全国强制性报告体系。1996 年 11 月～1998 年，所有疑似与细菌污染相关的不良反应均被作为法国 BACTHEM 研究的一部分进行调查。

BaCon 的病例定义为输血后 4 h 内出现以下一项或多项症状或体征：发热≥39℃或输血前后体温变化≥2℃；僵直；心动过速，心率≥120 次 / 分或与输血前心率相比变化≥40 次 / 分；收缩压升高或下降≥30 mmHg。所报告的 56 例病例中，34 例受血者和所输血液成分中培养出相同生物体，证实血制品被细菌污染。其中 9 例患者死亡。输血传播菌血症的比例（每百万单位）在单采血小板为 9.98，混合血小板为 10.64，红细胞为 0.21。致命性反应比例在混合血小板为 1.94，单采血小板为 2.22，红细胞为 0.13。致命性输血反应与革兰阴性菌的关系更密切。

BACTHEM 的结果与此类似。158 例疑似病例中，41 例确诊，25 例与红细胞相关，16 例与血小板制品相关。由此估计每百万单位成分血细菌感染的发生率为红细胞 5.8，单采血小板 31.8，混合血小板浓缩液 71.8。致命性反应均与革兰阴性菌相关。

比较当前研究和早期发表的报告，发现作为污染物的细菌随时间而改变。在早期的研究中，小肠结肠炎耶尔森菌和假单胞菌属是从红细胞中分离出来的主要细菌。黏质沙雷菌是 BaCon 研究中绝大多数红细胞污染的病原菌，而不动杆菌属是 BACTHEM 研究中从血液成分中培养出的第二大病原菌。目前，制造商正着眼于发展可检测血制品细菌污染的系统和用核苷酸复合物来抑制采血时偶然进入的细菌的增殖。

输血相关急性肺损伤　输血相关急性肺损伤（transfusion-related acute lung injury，TRALI）是最严重、未全面诊断的输血并发症之一。典型的急性呼吸窘迫在开始输注包含血浆的血液成分后 1～2 h 内发生，但有些患者输血后 6 h 才出现症状。患者出现严重的低氧和肺水肿，还可出现低血压和发热。英国的 SHOT 研究报道，169 例中有 11 例（7%）出现急性肺损伤。来自 Mayo 临床中心的数据显示，TRALI 的发生率在输注含血浆的血液成分中为 1∶5000。来自加拿大魁北克的数据报道，在输注红细胞 190 000 单位输注血浆 3000 单位的群体中，有 3 例发生 TRALI。在安大略省的一个医院，每年出现 1 例 TRALI，每年输注的红细胞有 12 000 单位。

在大多数研究中，供体血浆含有粒细胞抗体或 HLA 抗原抗体（Ⅰ型和Ⅱ型）。小部分病例中，受血者血清中也含有这种抗体（输血前）。但抗体并未在所有的病例确认，推测可能是中性粒细胞的脂质产物导致 TRALI。最近有 1 例静脉输注免疫球蛋白后出现 TRALI 的报告。TRALI 的治疗取决于反应的严重程度。可能需要给氧和包括机械通气在内的呼吸支持。纠正低血压，并常规给予皮质激素。

当怀疑 TRALI 与血制品有关时，取供体的血清标本检测白细胞抗体。绝大多数此类供体为经产妇。一旦检测出抗体，通常不再允许供体献血。如果她们是罕见血型，可采集红细胞进行冰冻或洗涤，清除残留血浆。

迟发反应

输血的迟发不良反应可以是免疫性的，也可与病毒或寄生虫传播相关，或由输血后铁超载所致。免疫性不良反应包括迟发性溶血性输血反应（delayed hemolytic transfusion reaction，DHTR），红细胞、血小板、白细胞或血浆抗原免疫，同种异体免疫触发的自身免疫现象和移植物抗宿主病。

迟发性溶血性输血反应　迟发性溶血性输血反应

通常是由于抗体浓度低，抗体筛选和交叉配血试验检测不出实际存在的抗体。输血刺激抗体生成，导致输注的细胞破坏加速。所表现的常见症状和体征包括无法解释的发热、不能用临床情况解释的血红蛋白降低、输血后数天至数周胆红素增加。检查患者血液可发现直接抗球蛋白试验阳性，而抗体可以从输注细胞中洗脱。此时患者血清中亦可检测到抗体。迟发反应通常较轻，可能被忽视。根据已有报道，临床可检测到的迟发性溶血反应比例自 1∶5000～1∶10 000 不等。有些迟发反应非常严重，可导致弥散性血管内凝血、肾功能衰竭，甚至死亡。SHOT 研究的前两年，366 例中有 51 例（14%）发生迟发性溶血性输血反应，其中 2 例因输血反应死亡。

同种异体免疫 假定 D- 阴性红细胞输给 D- 阴性受血者，则 1 单位红细胞发生红细胞抗原同种异体免疫的发生率为 1%～1.6%。但如果患者需要长期输血，并且众多供血者的红细胞表型与受血者不同，免疫就可能成为很严重的问题。例如大部分镰状细胞贫血患者是非裔美洲人，而在美国绝大多数社区，主要供血者是白人。一些治疗镰状细胞贫血的专家已提出建议，为长期慢性输血的患者预先做好临床特殊病例的配血，以此来预防免疫反应的发生，并降低迟发性输血反应的风险。通过常规输血即可发生 HLA 抗原免疫，这也可能为患者带来问题。红细胞和血小板制品含有大量正常表达 HLA 抗原的白细胞。曾多次输注未修饰红细胞和血小板制品的患者可能对 HLA 抗原系统免疫。HLA 抗原免疫可导致血小板减少症患者输注随机供体的血小板无效，需要心、肾或小肠移植的患者无法找到相容的实质器官供体。对以上患者群可预防性使用经降白细胞处理的红细胞和血小板制品。

输血后也可能发生血小板特异性抗原免疫反应。不仅会使血小板输注无效，偶尔还可能导致输血后紫癜，表现为输血后 5～10 d 患者发生严重的血小板减少症。患者通常是既往有妊娠史或输血史的女性。虽然已有报道，有数种血小板特异性抗原系统可导致输血后紫癜，但绝大多患者缺乏血小板特异性抗原 HPA-1a（Pl^{A1}），存在抗 HPA-1a。HPA-1a 是一种出现频率很高的血小板特异性抗原，人群中仅有 2%的人为 HPA-1a 阴性。通过目前尚未明了的机制，抗 -HPA-1a 破坏输注的 HPA-1a 阳性血小板和患者自身的 HPA-1a 阴性血小板。输血后紫癜通常是自限性的，在 3 周内自行恢复。偶有患者血小板减少症的症状严重，需要治疗。治疗可选择大剂量静脉使用免疫球蛋白（intravenous immune globulin，IVIG）。随机血小板通常是 HPA-1a 阳性，不增加血小板数量。合用 IVIG 时输注 HPA-1a 抗原阴性的血小板是有益的。

移植物抗宿主病 输血相关的移植物抗宿主病（transfusion-associated graft versus-host disease，TA-GVHD）虽然罕见，却通常是一种致命的输血并发症，由供体血制品内的活性淋巴细胞输入到免疫功能不全的患者体内所致。这些外源性淋巴细胞将受血者的 HLA 抗原识别为异体的，并发生特征性的免疫应答，表现特点为皮疹、发热、肝功能异常、腹泻和骨髓抑制。症状通常出现在输血后 8～10 d。TA-GVHD 最初报道于免疫功能不全患者，还见于血浆置换输血的新生儿、先天性免疫缺陷的患者和大剂量化疗致免疫抑制的患者。此后，有报道免疫正常个体输注 HLA 相同或 HLA 单倍型纯合子的个体血液后发生 TA-GVHD。在不相关人群中配对输血的危险性各不相同。

对 TA-GVHD 尚无有效治疗，90%的患者因此死亡。输血指南强调，重在通过血液制品照射予以预防。血液制品照射需专门医嘱。然而，大多数血库/输血服务机构都已制定血液制品照射指南。给早产儿、新生儿、先天性免疫缺陷患者、造血干细胞移植受体、接受大剂量免疫抑制化学治疗的患者（白血病、Hodgkin 病和其他淋巴瘤）输血，以及直接由家庭成员捐献的血液制品，一般应常规照射。应当将有关照射指南告知医师。根据入院诊断，有些患者使用的血液制品可能会自动照射，但其他患者则需专门医嘱。最好总是特别预约照射过的血液，而不是根据标准操作步骤。这样可将错误几率降至最低。

铁超载 输血造成的含铁血黄素沉着症常见于需要长期输血的血液病患者，其中又以地中海贫血或镰状细胞贫血等血红蛋白病为代表。然而，骨髓增生异常综合征患者同样也存在此类危险。长期输血的患者应监测铁蛋白水平，并在需要时使用去铁胺等铁螯合剂治疗。

输血传输的病毒和寄生虫感染 当前，供同种异体使用的献血都已通过检验，并且采用的检测方法为 FDA 批准，确定不仅 HIV- 抗原（HIV- 1 抗原，又称 p24 抗原）和乙型肝炎表面抗原（HbsAg）阴性，而且人免疫缺陷病毒抗体（抗 - HIV）、丙型肝炎病毒抗体（抗 - HCV）、人类嗜 T 淋巴细胞病毒抗体（抗 - HTLVI/II）和乙型肝炎核心抗原抗体（抗 - HBc）均为阴性。从 1999 年 3 月始，在一项 FDA 批准的研究性新药申请（investigational new drug application，IND）中，美国对绝大部分采得血液都用核酸扩增法（NAT）检测 HIV 和 HCV。传统方法只能检测个体样本，而 NAT 法可检测混合样本。两家公司已研制出使用 NAT 的检测系统。Gen-Probe（San Diego，CA）研制的是可以同时检测 HCV 和 HIV 的多元系统。罗氏分子系统（RMS，Pleasanton，CA）研制的是独立检测 HIV 和 HCV 的 NAT 试验。自从 FDA 的 IND 中使用 NAT，在美国已有 1 例输血传播 HIV 的报道。虽然这种新的检测方法很敏感，但 HIV 的窗口期仍保持在 10～11 d。虽然 NAT 检测目前还不是法律强制所必须进行的，但只要有足够的获准上市的试剂盒就可以筛查美国的血源，NAT 检测很快将会成为法律规定的内容之一。与此同时，FDA 要求除非 9/11 恐怖袭击之类极端紧急的情况，所有同种异体血都应进行 NAT 检测。目前，混合样本 HBV 的 NAT 检测没有显示出其优于 HbsAg 的血清学检测之处。何时推出 HBV 的 NAT 检测尚不清楚。

检测 HIV 和 HCV 的 Gen-Probe 试验于 2002 年 2 月通过批准。RMS 的检测系统将于近期批准。表 49.2 资料主要源自美国红十字协会经验，提供通过 NAT 检测混合血样中输血传播病毒的窗口期缩短的数据。

表 49.2　病毒窗口期及残余危险估计

病毒	输注红细胞窗口期(d)		残余危险	
	NAT 前	NAT 后	NAT 前	NAT 后
HIV	16	11～12	1∶1 300 00	1∶1 900 000
HCV	70	10～30	1∶230 000	1∶1 600 000[b]
HBV	45	(39)[a]	1∶180 000	1∶210 000
HTLV	—	—	—	1.6∶1000 000

NAT（核酸扩增试验）检测所用样本为 16～24 名供体的混合血样。

[a] 数据来自欧洲的研究。

[b] 假设重复供体的窗口期为 10 d。

对于 HIV，经 NAT 检测后残余危险性从每输注 1百万个红细胞感染几率为 1∶1 300 000 降至 1∶1 900 000。HCV 的窗口期可以变为 10～12 d。虽然可以算出估计的 HCV 窗口期缩短 32.5～40 d，但是 HCV 感染的病毒血症水平很高，病毒暴露后 10～12 d 就可检测到。因此，NAT 可能将 HCV 的窗口期缩短到 10～12 d。如果以上估计正确，残余危险性可降至 1∶1 600 000。

血液并不常规筛查巨细胞病毒（cytomegalovirus，CMV）或细小病毒 B19，虽然这些感染可以通过输血传播。然而，有标准规定：对于有免疫缺陷（婴幼儿、先天性或获得性免疫缺陷）、造血干细胞移植、实质器官移植（器官供体也是 CMV 血清学阴性）并且 CMV 血清阴性的患者，应当提供 CMV 血清学阴性的血液。血液中心筛查部分存血的 CMV，为以上特殊患者提供 CMV 血清阴性的血液。大多数成年献血者 CMV 血清学为阳性。在美国不同区域，CMV 血清学阳性的流行病学各不相同。大多数供体曾有潜在性感染，但现在的检测方法不能鉴别供体是否感染。缺乏 CMV 血清阴性的血液时，经过降白细胞处理的血液成分是合适的替代品。

输血还可传播其他感染，如疟疾、巴贝西虫和锥形虫等。在美国，没有针对疟疾的特异性检测，只能通过既往病史排除受感染的供体。对于其他潜在感染，地方血液中心通常根据地方易传染的危险性来增加特殊检测。

HIV 和 HCV 的 NAT 检测在美国于 2003 年通过批准。美国目前正在 FDA-IND 中进行西尼罗河病毒的 NAT 检测，此病毒能够经输血和移植传播。检测血小板细菌污染的系统已获准通过。

（朱萧玲译　熊利泽　丁文刚校）

推荐阅读

American Association of Blood Banks: Standards for Blood Bank and Transfusion Services, 21st edition. American Association of Blood Banks, Bethesda, MD, 2002

American Association of Blood Banks: Technical Manual, 13th edition. pp. 557–634. American Association of Blood Banks, Bethesda, MD, 1999

Blood Bank Association of New York State, Inc.: Quarterly 35:15–21, 2001. Blood Bank Association of New York State, Albany, NY, 2001

Busch MP, Kleinman SH: Nucleic acid amplification testing of blood donors for transfusion-transmitted infectious diseases. Transfusion 40:143–159, 2000

Callum JL, Kaplan HS, Merkley LL, et al.: Reporting of near-miss events for transfusion medicine: improving transfusion safety. Transfusion 41:1204–1211, 2001

Cyr M, Eastlund T, Blais Jr C, et al.: Bradykinin metabolism and hypotensive transfusion reaction. Transfusion 41:136–156, 2001

Engelfriet CP, Reesink HW: International forum: transfusion-related acute lung injury (TRALI). Vox Sanguinis 81:269–283, 2001

Kuehnert MJ, Roth VR, Haley NR, et al.: Transfusion-transmitted bacterial infection in the United States, 1998 through 2000. Transfusion 41:1493–1499, 2001

Linden JV, Wagner K, Voytovich AE, et al.: Transfusion errors in New York State: an analysis of 10 years' experience. Transfusion 40:1207–1213, 2000

Noel L, Debeir J, Cosson A: The French Haemovigilance System. Vox Sanguinis 74 [Suppl. 2]:441–445, 1998

Perez P, Salmi RL, Follea G, et al.: Determinants of transfusion-associated bacterial contamination: results of the French BACTHEM case–control study. Transfusion 41:862–872, 2001

Williamson LM, Lowe S, Love EM, et al.: Serious hazards of transfusion (SHOT) initiative: analysis of the first two annual reports. Br Med J 319:16–19, 1999

病例 50

术中凝血功能紊乱

Carolyn F. Whitsett, MD

患者，男，72岁，下消化道出血。内镜检查见乙状结肠有一巨大的溃疡性息肉。术前常规实验室检查结果如下：血红蛋白 115 g/L，血小板 320×10^9/L，血浆凝血酶原时间（prothrombin time，T）12 s（正常范围 11～15 s），部分激活凝血酶原时间（activated partial thromboplastin time，aPTT）58 s（正常范围 32～46 s）。

问题

1．术前评估应包括什么内容？
2．如果筛选性检查中 PT、aPTT 时间延长，还应进行哪些凝血功能检查？
3．术中最常见的凝血功能紊乱是什么？
4．术中凝血功能紊乱可使用哪些血液制品？

1. 术前评估应包括什么内容?

术前评估的目的是发现潜在的凝血功能障碍，它们在围手术期可能引起大出血或血栓形成。表 50.1 列出应该包括的项目，对于每个患者都应回顾完整病史(个人史和家族史)、近期用药史、术前体格检查及实验室检查。在获取病史时尤其要注意询问非处方药物、维生素、营养素、顺势疗法或天然疗法药物(homeopathic or natural remedy)。许多患者认为这些不是药物治疗，常忘记提到。但是，许多天然制剂，如银杏、大蒜、人参、野甘菊和维生素 E，可抑制血小板功能，如果术前不停用，可引起术中出血。

体格检查及化验检查能够发现其他一些可以引起术中出血的情况。皮肤及黏膜检查可为出血倾向（血管性紫癜、遗传性出血性毛细血管扩张症）或结缔组织性血管疾病提供证据。如果发现脾大，可能与遗传性球形红细胞增多症、再生障碍性贫血、淋巴瘤、慢性白血病或伴有门脉高压的肝脏疾病有关。生化检查发现肝肾功能异常，常提示需要进行特殊的凝血功能检查。

如果患者及其家族无出血性疾病史，通常只进行常规的凝血功能检测，包括全血细胞计数、PT 和 aPTT。在这些筛选性检查中，任何异常都必须结合拟行手术来进一步判断及评估。建议术前即纠正凝血功能异常。如果术前无法纠正，则必须制定术中治疗和管理的方案。如果患者既往有大出血病史，即使以上筛选性检查正常，也必须进行一些额外的检查。最常见的遗传性凝血功能异常是 von Willebrand 病（von Willebrand disease，vWD)，在普通人群中的发病率大约 1%，近 1∶1000 患者中会出现典型的临床症状。该病的 aPTT 可正常，必须检测Ⅷc 因子、von Willebrand 抗原及瑞斯托菌素辅因子活性，方能明确诊断。

抑制血小板功能的药物在术前应该及时停用，以保证手术时的血小板功能正常。在手术前应建议患者避免使用非处方药物。如果患者使用华法林，应给予维生素 K。如果抗凝治疗必须持续到手术前，可停用华法林，代之以低分子肝素或普通肝素。

最后，明智的做法是咨询血液病专家，对有出血或血栓形成倾向患者的治疗做出计划。

2. 如果筛选性检查中 PT、aPTT 延长，还应进行哪些凝血功能检查?

当术前检查发现 PT、APTT 延长，首先应考虑凝血时间延长是否因为缺少一种或几种凝血因子，以及这种异常能否用血浆纠正。如果既往史及当前用药史无特殊，最有效的判断方法是体外 “混合实验”。在这个实验中，患者的血浆与正常对照血浆 1∶1 混合，在混合后即刻和 37℃孵育 2 h 后测定凝血时间。如果因为某一因子缺乏引起的凝血功能异常，在患者血浆中加入 50%的正常血浆会缩短患者的凝血时间，通常可以使它恢复正常，这种纠正作用在孵育后仍有效。如果加入 50%的正常血浆不能纠正延长的凝血时间，或者在混合后即刻可以纠正，但在孵育后凝血时间再次延长，说明可能存在凝血因子的抑制物。许多抑制物是凝血因子的自身抗体。在异常蛋白血症的患者，异常的免疫球蛋白在体外可以非特异地抑制数种凝血因子的功能。

当纠正延长的凝血时间之后，就应该测定筛选试验中相关各个凝血因子的活性。如果怀疑有抑制物存在，应请血液病专家指导其他实验室检查及治疗。

3. 术中最常见的凝血功能紊乱是什么?

术中常见的凝血功能紊乱见表 50.2。包括大量输血后的稀释性凝血功能异常、弥散性血管内凝血(disseminated intravascular coagulation，DIC)、纤溶亢进、获得性血小板功能障碍、获得性抑制剂、肝素过量、维生素 K 缺乏及血栓形成。

大量输血后继发的稀释性凝血功能紊乱是术中最常见的凝血功能紊乱。大量输血定义为输血大于 10 单位，在 3 h 内置换循环血容量的 50%，或在 24 h 内置换全部血容量。在手术中，通过适量补充晶体或胶体液来维持血容量是必要的。输注红细胞是为了维持血液的携氧能力。输注全血实际并不可行，因为献血者所献的全部血液都已制备为成分血。所以，浓缩红细胞或保存在腺嘌呤 / 盐水保存液中的红细胞成为所用的主要血液制品。红细胞制品中不含有功能的血小板，大部分血小板在制备血小板浓缩液中被分离出去，剩余部分在 1～6℃储存 24 h 后失活。完成必需

表 50.1　术前凝血功能评估

病史	自身免疫性疾病及胶原血管病 血液病 心脏病 鼻出血，反复发生或小创伤后发生严重出血 胃肠道疾病 肝脏疾病 肾脏疾病	生殖性疾病 　习惯性流产 　月经过多 　产后出血 　宫内死胎，死产 手术史 　大出血 　伤口愈合延迟 脑卒中 血栓形成 输血相关性制品，输血反应
家族史	出血性疾病 血栓形成倾向 　心脏病发作 　卒中	
药物史	抗血小板药 　阿司匹林，氯吡格雷，阿昔单抗 　COX-2 抑制剂 　其他非甾体类抗炎药 抗凝剂 　肝素，华法林，低分子肝素 心脏病用药 顺势疗法药物 营养补充剂 口服避孕药	
体格检查	肢端发绀或大水疱 关节畸形 肝脾大 面颊皮疹 紫癜 / 瘀点 毛细血管扩张 脉搏 外周性水肿	
实验室检查	全血细胞计数 凝血酶原时间 部分激活凝血酶原时间 肝肾功能检查 出血时间 血小板功能测定 混合试验 凝血因子检测 血栓形成倾向分析	

表 50.2 术中凝血功能紊乱

类型	病因	实验室检查	处理
稀释性凝血功能紊乱	大量输血	血小板减少 ↑ PT，↑ aPTT ↓ 纤维蛋白原	血小板 FFP，如纤维蛋白原 <1 g/L 给予冷沉淀
弥散性血管内凝血(DIC)	酸中毒 主动脉瘤 低氧血症 输血性溶血反应 产科急症 恶性肿瘤 脓毒症 休克	血小板减少 ↑ PT, ↑ aPTT ↓ 纤维蛋白原 ↑ D 二聚体 ↑ 纤维蛋白 - 纤维蛋白原降解产物	血小板 FFP，冷沉淀 AT Ⅲ 活化蛋白 C
纤溶	DIC 伴纤维蛋白溶解 前列腺手术 神经外科手术 眼外伤 恶性肿瘤 溶栓治疗 肝脏疾病 肝移植	↑ PT，↑ aPTT 凝块溶解时间缩短	FFP 6- 氨基己酸 抑肽酶
获得性血小板功能异常	体外循环 膜氧合器 药物 肝衰竭 肾脏疾病	血小板功能检查异常	血小板 去氨加压素 冷沉淀
获得性抑制剂	自身免疫性疾病 使用牛凝血酶 同种异体免疫	↑ PT 或↑ aPTT 或两者皆有，但混合实验无法纠正特异性凝血因子含量降低	旁路产物抑制剂 免疫抑制剂 诱导耐受
肝素过量	使用肝素 未能中和肝素	↑ 激活的全血凝固时间 ↑ aPTT	停用肝素 给予鱼精蛋白（根据肝素滴定后肝素含量）
维生素 K 缺乏	华法林 炎性肠病 胰腺 / 胆道疾病 抗体	↑ PT	时间许可时给予维生素 K 需要急诊手术时给予新鲜冰冻血浆
血栓形成	DIC 血栓形成倾向（抗凝蛋白缺乏或不正常） 抗纤溶药物 获得性抗凝蛋白抑制物	凝血时间缩短	血流动力学支持 取栓术 停止抗纤溶治疗 溶解纤维蛋白治疗 缺陷性抗凝蛋白置换

的血液中传染病检测至少需要 48～72 h。所以，红细胞制品或为特定手术所采的全血中的血小板常常已失活。红细胞制品中几乎不含血浆。传统的浓缩红细胞中尚含有少量残余血浆，但是，大部分红细胞被保存在腺嘌呤/盐水保存液中，可以延长保存期限至 42 d。1 单位全血离心后尽可能去除血浆，而代之以 100～110 ml 储存液。

保存在腺嘌呤/盐水中的红细胞比容是 55%～65%，而传统浓缩红细胞比容是 70%～80%。输注晶体液和（或）胶体液，并合用红细胞会导致稀释性凝血功能紊乱，这可通过血小板减少症及凝血时间延长来证明。以上实验室检查出现异常时，并不一定发生异常出血。大量输血时，应当对止血状况常规进行即时检验（point-of-care testing）。当发生大出血时，应当用凝血实验的结果指导替代治疗。血小板低于 50×10^9/L、纤维蛋白原低于 0.5 g/L 时常表现为微血管大量渗血。

DIC 是一种综合征，特点是初始期血管内凝血系统激活，继之纤溶系统激活。虽然激活的机制很多，促炎因子（IL-6、IL-1β、TNFα）和通过组织因子/VIIa 激活外源性凝血途径进而产生凝血酶，是发生 DIC 的主要因素。凝血级联反应的激活导致血管内血栓形成，消耗大量血小板、凝血因子及抗凝蛋白（蛋白 C、蛋白 S、抗凝血酶 III）。虽然有继发的纤溶激活，但是纤维蛋白降解不完全，因为循环血中纤溶酶原活化因子抑制剂 1 水平升高。因为血小板和凝血因子的消耗，手术中出血是主要症状。然而，中小血管的栓塞可以引起多器官系统功能的障碍或衰竭。实验室检查提示 PT、aPTT 延长，纤维蛋白原降低，D 二聚体增加，纤维蛋白 - 纤维蛋白原降解产物增加，抗凝血酶 III 和蛋白 C 水平也降低。

DIC 临床表现复杂，可以因代偿而无症状，也可能失代偿而临床症状严重。DIC 可发生在脓毒症、主动脉瘤、大面积损伤、胎盘分离、子痫、羊水栓塞、宫内死胎和脑损伤。患实体瘤或血液系统恶性肿瘤的患者也可以发生 DIC。术前凝血正常的患者，术中休克、酸中毒、低氧、内毒素血症都可以诱发 DIC。脂肪或肿瘤进入脑组织或血循环也可以激活凝血系统。

DIC 的治疗尚有争议，尤其在外科处置中。治疗的根本是控制潜在疾病，对这一点已形成共识。如果主要表现为出血症状，建议输注血小板、血浆和冷沉淀。因为抗凝蛋白也降低，所以应考虑使用抗凝血酶 III（antithrombin III，AT III）和活化蛋白 C。AT III 浓缩剂已用于先天性抗凝血酶缺乏症、产科急症、肝素对抗现象处理，以及脓毒症伴发的 DIC。ATIII 用于脓毒症的疗效不一，但许多产科医生认为在特定临床情况下，ATIII 是非常重要的。遗憾的是，因为产量降低，近来 ATIII 浓缩剂短缺，新鲜冰冻血浆（FFP）是惟一的替代品。

最近重组活化蛋白 C 已在美国获准用于重度脓毒血症的治疗。临床试验中，它可以降低 D 二聚体和 IL-6 水平，减少病死率。在日本，活化蛋白 C 已用于治疗产科患者 DIC。上市后的研究将会明确临床哪种情况的 DIC 用活化蛋白 C 能减少发病率和病死率。关于组织因子途径抑制剂在脓毒血症中的作用，尚处于临床试验阶段。

当纤溶酶原的大量激活战胜纤溶抑制系统，就会发生纤维蛋白溶解。泌尿外科手术、肺部及心血管手术、脑外伤、眼睛损伤可以导致纤溶酶原的激活。在这些情况下，6- 氨基己酸和抑肽酶是有效的抑制纤溶的药物。溶栓治疗也可能导致医源性纤溶。DIC 继发纤溶可引起手术中出血。

患严重肝脏疾病，需要手术治疗的患者，也可能出现纤溶问题。严重肝脏疾病常伴有血小板减少及多种凝血因子缺乏。患者常有异常纤维蛋白原血症及肝清除纤维蛋白降解产物能力下降，引起血块形成能力的降低。纤溶酶原激活物清除延迟，α_2- 抗血纤维蛋白溶素、富含组氨酸糖蛋白等抑制蛋白的肝合成减少，可增加纤溶活性。

肝移植后凝血功能紊乱常伴有纤溶亢进。再灌注后即刻，从供体肝释放的组织型纤溶酶原激活物即引起大量纤维蛋白溶解。在这种情况下，6- 氨基己酸及抑肽酶都可以使用。

获得性血小板功能障碍相对常见，它常常由于使用了抑制血小板功能的药物引起，术前应停用这些药物。这些药物中许多是心血管疾病治疗用药，阿昔单抗、替罗非班、埃替非巴肽（epitifibatide）、氯吡格雷的作用更显著，因为它们的使用频率很高。心血管患者多使用肝素，所以常有肝素诱发的血小板减少症和血小板功能障碍。其他许多药物也可以引起血小板功能障碍，血容量扩充剂如葡聚糖、羟乙基淀粉，大剂量青霉素、头孢菌素，都可以引起术中出血。心脏外科手术中体外循环可以损害血小板功能，可能与血小板活化、破碎有关。

获得性抑制物不常见，却是导致术中凝血障碍的严重原因。多数抑制物发生在重症血友病患者，当给予 VIII 或 IX 因子预防及治疗时，抗体会随之增加。这些患者在术前筛选性检查中常能够确诊，所以能提前制定恰当的处理和监测计划。重组活化因子 VIIa 的使用降低了这类患者的发病率和病死率。没有异常出血史的患者也可以出现获得性抑制物，这些抑制剂是自身凝血因子的自身抗体。虽然针对其他凝血因子的自身抗体也有报道，但是最常见的获得性自身抗体是 VIII 因子抗体。这些抗体可以出现在妊娠期、产后、自身免疫性疾病如红斑狼疮、实体瘤、造血系统恶性肿瘤及老年人。近年来，针对因子 V 自身抗体的报道逐渐增加，这些患者使用了医院自制的由冷沉淀制备的纤维蛋白黏合剂，接触了牛凝血酶制剂。大多数患者进行过神经外科或心血管外科手术，使用纤维蛋白黏合剂在许多手术都很有用。商品化的纤维蛋白黏合剂（Tisseel）不使用牛凝血酶，是首选的替代品。

获得性抑制物的筛选性试验是异常的。但是，如果患者需要急诊手术，既往无异常出血史，有时就假定新鲜冰冻血浆可以纠正凝血异常，而给予手术。

如果术前发现有抑制物，建议手术推迟。一些抑制物可自行消失，而其他的则需要免疫抑制剂治疗。如果手术必须立即进行，血浆置换或免疫吸附降低抗体滴度，结合替代治疗和（或）因子旁路制品如 rVIIa、第Ⅷ因子旁路活性抑制剂可能有所帮助。

4．术中凝血功能紊乱可使用哪些血液制品?

用于纠正术中凝血功能紊乱的传统血液制品见表 50.3，其衍生制剂见表 50.4。

表 50.3 纠正凝血功能紊乱的血液制品

血制品	说明	适应证	剂量	备注
血小板浓缩剂	从 1 单位全血制备 在 40～70 ml 血浆中含有 ≥5.5×10^{10} 血小板	血小板减少症	1 单位可将 70 kg 成人血小板计数升高（5～10）$\times10^9$/L 通常成年人剂量 4～8 个单位，为输注方便常混合	混合制品，制备后 4 h 失效
血小板分离置换法（单采血小板）	利用血浆分离置换法采集单一献血员血小板，溶于在 100～500 ml 血浆中含有 ≥3×10^{11} 血小板	功能性血小板异常	1 单人份血小板	可以保证 HLA 匹配或通过交叉配血配型，对随机血小板无效的患者可用 去除白细胞后的血小板可以减少对 HLA 的免疫反应或防止发热反应
新鲜冰冻血浆（FFP）	1 单位全血的液体成分，采集后 6~8h 内冻存	凝血因子缺乏患者出血的处理	根据临床表现、患者体重及实验室检查	解冻化 1 单位 FFP 需要 15～20 min
供体再检验血浆（与 FFP 类似，但供体在至少 112 d 的间隔内被检验两次）	含有血浆中所有的促凝及抗凝血蛋白，体积 180～225 ml 当评估置换效果时假定每毫升为 1 活性单位	急诊对抗华法林或维生素 K 缺乏	初始剂量一般 15 ml/kg	可通过血浆分离置换获得血浆，此种 FFP 制品容积是 600 ml，被称为特大容量
血浆 24（采集后 8～24 h 冻存）	因子Ⅴ、Ⅷ含量较 FFP 低			
液态融解血浆				

表 50.3　纠正凝血功能紊乱的血液制品（续）

血制品	说明	适应证	剂量	备注
溶剂 / 去污剂作用血浆	混合血浆，用溶剂 / 去污剂处理，使膜表面病毒失活 含有正常含量的凝血蛋白，蛋白 S、抗血纤维蛋白酶、抗胰蛋白酶含量较 FFP 低 体积 200 ml	同 FFP。对于先天性的促凝血素或抗凝血剂缺乏患者，当浓缩制剂不可得时，可考虑使用	同 FFP	可能与肝移植后血栓形成有关
冷沉淀	1 单位 FFP 于 1℃～6℃融化后的沉淀物。 1 单位冷沉淀溶于 15 ml 血浆，含有≥150 mg 纤维蛋白原，XIII因子、VIII因子、纤维连接素	浓缩的纤维蛋白原、VIII因子、vWF 和 XIII因子	根据患者体重及实验室检查	通常制备成混合产品，一个成年人使用 7～10 单位

表 50.4　用于凝血因子缺乏的血液衍生物及生物制品

产品	说明	举例	适应证
VIII因子	血浆中获得 中等纯度的VIIIC、VIII、vWF 因子 高纯度VIIIC 因子 基因重组VIII因子（含或不含白蛋白）	Humate P	von-Willebrand 病 血友病甲 婴儿或儿童血友病甲（从未使用过血浆）
IX因子	血浆中分离的高纯度IX因子重组因子IX	Benefix	血友病乙 血友病乙
活化凝血酶原复合物	活化的 II、VII、IX、X 因子	FEIBA	血友病甲或乙及自身抗体
猪因子VIII	猪的VIII因子	Hyate C	血友病甲，获得性VIII因子自身抗体
活化重组VIIa 因子	重组VIIa 因子	Novo-7	先天性VII因子缺乏或存在获得性抗VII因子抗体

列表之外的血液制品只有溶剂 / 去污剂处理后血浆（SD- 血浆）和供体再检验后的血浆。在一些临床病例需要多次及长期使用血浆（即治疗性血浆置换，无浓缩制剂时先天性因子缺乏的替代治疗），使用这两种血浆更安全。SD- 血浆是混合了许多不同 ABO 血型献血者的混合血浆。溶剂 / 去污剂处理后可使包膜病毒失活，使用时无 HIV 或乙丙肝病毒感染的风险。但由于是混合制剂，感染细小病毒（如B19）和其他无包膜病毒的风险增加，绝大多数临床情况下，SD- 血浆和 FFP 效价相等。然而，几例肝移植后发生未预料的血栓形成，引起美国食品与药品管理局对于肝移植使用 SD- 血浆的警告。SD- 血浆中蛋白 S 和抗纤溶酶含量低于 FFP。

两种重组的凝血因子，重组因子 VIIa（Novo-7）和重组活化蛋白 C，是相对新型的血液制品。虽然重组因子 VIIa（rFVIIa）的研制是为了血友病患者的治疗，但临床其他一些凝血酶生成障碍的情况下也可以使用。在血小板病如 Glanzman 血小板功能不全、Bernard-Soulier 综合征和严重的血小板减少症患者，rFVIIa 的止血效果已有报道。外伤或大面积手术引起的大出血也可以使用该制剂。这些病例提示应进行临床对照试验。

重组活化蛋白 C 被批准用于重症脓毒血症的治疗，许多有出血风险的患者被排除在初期试验之外。因为它是一种非常昂贵的药品，所以额外的使用肯定被限制。然而，在日本的研究已经证实，它在治疗胎盘早剥中有效。上市后的研究会验证它的其他临床用途。

（侯丽宏译　熊利泽　丁文刚校）

推荐阅读

American Association of Blood Banks: Technical Manual, 13th edition. pp. 161–191. Bethesda, MD, 1999

Bernard GR, Vincent JL, Laterre PF, et al.: Efficacy and safety of recombinant human activated protein C for severe sepsis. N Engl J Med 344:699–709, 2001

de Jonge E, van der Poll T, Kesecioglu J, et al.: Anticoagulant factor concentrates in disseminated intravascular coagulation: rationale for use and clinical experience. Semin Thromb Hemost: 27:667–674, 2001

Godreuil S, Navarro R, Quittet P, et al.: Acquired haemophilia in the elderly is a severe disease: report of five new cases. Haemophilia 7:428–433, 2001

Gologorsky E, De Wolf AM, Scott V, et al.: Intracardiac thrombus formation and pulmonary thromboembolism immediately after graft reperfusion in 7 patients undergoing liver transplantation. Liver Transpl 7:783–789, 2001

Hedner U, Erhardtsen E: Potential role for rFVIIa in transfusion medicine. Transfusion 42:114–124, 2002

Ozier Y, Steib A, Ickx B, et al.: Hemostatic disorders during liver transplantation. Eur J Anaesth 18: 208–218, 2001

Shattil SJ, Abrams CS, Bennet JS: Acquired qualitative platelet disorders due to diseases, drugs and food. pp. 1583–1602. Beutler E, et al. (eds): Williams Hematology, 6th edition. McGraw-Hill, New York, 2001

Streiff MB, Ness PM: Acquired FV inhibitors: a needless iatrogenic complication of bovine thrombin exposure. Transfusion 42:18–26, 2002

Uhl L, Kruskall M: Complications of massive transfusion. pp. 339–357. In Popovsky MA (ed): Transfusion Reactions, 2nd edition. AABB Press, Bethesda, MD, 2001

病例

51 血液替代

Mark Gettes, MD

患者，男，55岁，70 kg，择期行全髋关节置换术。术前健康状况良好，初始血红蛋白（Hb）和血细胞比容（Hct）分别为13 g/dl和40%。患者预存自体血2.0 U，希望术中仅输自体血。

问题

1. 循环系统如何进行氧输送？
2. 叙述机体对失血的代偿机制。
3. 可耐受的最低血红蛋白浓度（输血指征）是多少？
4. 列举自体血的可能来源。
5. 何谓急性等容血液稀释（AIHD）？
6. 概述AIHD的生理反应。
7. AIHD如何实施？
8. 哪些患者是AIHD的适用人群？
9. 何谓术中血液回收？现代血液回收装置如何工作？
10. 概述血液回收所得血液的特点。
11. 叙述术中血液回收的指征。
12. 解释有关术中血液回收的争议及其禁忌证。
13. 何谓术前自体血贮备（preoperative autologous blood donation，PABD）？
14. PABD的适用人群和禁忌证是什么？
15. 概述PABD的缺点和风险。
16. 叙述术后血液回收。
17. 解释不同来源自体血的优缺点。

1．循环系统如何进行氧输送？

血液循环的主要功能之一就是把氧输送到组织，以供代谢之用。氧供（氧输送或$\dot{D}O_2$）是由两个因素共同作用的结果：血流或心排出量（cardiac output，CO）以及血中携氧量或动脉血氧含量（CaO_2）。

$$\dot{D}O_2 = CO \times CaO_2$$

血氧含量下降时，成比例提高CO可维持氧供不变。

氧在血中以两种形式存在：与Hb结合或溶解于血浆。100 ml血液中的氧含量可用以下公式表示：

$$CaO_2 = (Hb \times 1.34 \times SaO_2) + (PaO_2 \times 0.0031)$$

其中，

CaO_2 = 100 ml动脉血中含氧的毫升数

SaO_2 = 被氧合的Hb百分比

PaO_2 = 动脉血氧分压

正常情况下（如无肺部疾病，Hb正常，生理性分流为2%～3%），氧合血红蛋白饱和度约为97%，溶解部分的氧分压约为100 mmHg。CaO_2可按以下公式计算：

$$\begin{aligned} CaO_2 &= (15\ g/dl \times 1.34 \times 0.97) + (100\ mmHg \times 0.0031) \\ &= 19.5 + 0.31 \\ &= 20\ ml\ O_2/100\ ml\ 血 \end{aligned}$$

以上计算说明，与Hb携带的氧（19.5 ml/100 ml血）相比，溶解于血浆中的氧（0.31 ml/100 ml血）可忽略不计。

另外，由于正常情况下氧合因子（1.34）和SaO_2（0.97）恒定不变，CaO_2与Hb浓度几乎呈线性改变。异常情况下，如肥胖和足月妊娠，麻醉诱导期SaO_2骤降可导致CaO_2立即下降，由此引起的心率增快可能足以维持正常$\dot{D}O_2$，也可能不足以维持正常$\dot{D}O_2$。

2．叙述机体对失血的代偿机制。

术中失血时，由于Hb丢失，会同时存在血容量的减少和携氧能力的下降。

当血容量减少时，血管代偿性收缩，心率增快，以维持原有CO。持续的血容量减少可引起CO降低，从而导致组织氧供减少。按照与失血量1∶1的比例输注胶体液或按3∶1的比例输注晶体液补充血容量可使CO恢复正常，维持血流动力学稳定。

机体对携氧能力下降有几种反应机制：第一，随着血容量恢复，CO实际上可增加，使氧供维持不变或有所增加。第二，在组织水平上，氧摄取增加。正常混合静脉血氧饱和度约为75%，提示仅有25%的氧被组织摄取。因此，机体对组织具有相当大的氧储备力，只需通过增加氧摄取量即可满足组织需要。

3．可耐受的最低血红蛋白浓度（输血指征）是多少？

如果术中持续失血，即使维持血容量不变，携氧能力也终将会下降至无法满足代谢需要，则需要输注红细胞。Hb的最低安全水平，或输血指征，是广受关注的一个问题。对获得性免疫缺陷综合征（AIDS）和其他输血相关疾病的了解，使人们产生这样一个愿望：除非迫不得已，否则绝不输血。

从动物模型以及同其他健康的耶和华见证会成员（译者注：该组织为了宗教的理由拒绝输血）接触的经历中得知，只要血容量保持正常，即使Hct低至5%～6 %（Hb 2 g/dl）亦可存活。有慢性贫血病史者，如肾衰患者，Hct低至20%通常仍可耐受。从以上数据可以明显看出，过去建议10 g/dl和Hct 30%作为输血指征存在不必要的限定。

目前已建立一个理论模型来判定Hct的临界值，低于此值则氧供无法满足代谢需要。其他方面健康的患者，全身氧耗正常的情况下，Hct的临界值为14%（Hb 4.7 g/dl）；当全身氧耗增加3倍（常见于手术后患者），Hct的临界值上升至21%。根据以上数据以及临床研究的结果，美国国家卫生署推荐的输血指征为Hb 7 g/dl（Hct约为21%）。对于其他方面健康的患者，许多临床医师可接受的Hct值是20%以上。

心脏病患者的输血指征则有所不同。与躯体平均25%的氧摄取相比，正常情况下心脏的氧摄取为70%，对氧供要求最高。如果CaO_2下降，氧摄取增加的能力有限，惟一的代偿机制就是增加冠状动脉血流量。

有冠状动脉疾病的患者，冠状动脉血流量增加受限，Hct的临界值可能会大大提高。因此，有冠状动脉疾病的患者应接受输血，维持Hct在30%左右。同样，对于有明显瓣膜性心脏病或心室功能低下的患者，以及因肺部疾病使 CaO_2 受限或氧摄取明显增加的高代谢状态患者，输血指征亦应提高。

总之，尽管目前尚不能肯定对于具体患者的最低安全 Hb 水平，但亦有一些原则可指导输血。其他方面健康的患者可耐受的 Hct 为 20%以上；存在心肺疾病的患者 Hct 则需要达到 30 %；其他指标（如全身健康状况或发生持续性失血的可能性），亦可用来调整输血指征。输注红细胞的目的仅在于提高携氧能力，而绝非单纯为了扩容。与其他治疗措施一样，应当权衡输血的利弊。

4．列举自体血的可能来源。

在公众不愿输血的压力日益增大的同时，医师也认识到异体输血的种种危害，这就使自体血的利用逐渐增加。自体血的来源有：

- 术前自体血贮备
- 急性等容血液稀释（acute isovolemic hemodilution，AIHD）
- 术中血液回收
- 术后血液回收

每种来源的自体血均在避免异体输血中发挥了一定的作用。

5．何谓急性等容血液稀释（AIHD）？

AIHD 就是在围手术期抽出全血的同时，输注晶体液或胶体液，使血容量维持正常的操作过程。放出的全血保存在含有抗凝剂的标准血袋中，供术中或术后回输给患者。通过这种方式，可得到含有红细胞、凝血因子和血小板的自体全血。其优点总结于表 51.1。

6．概述 AIHD 的生理反应。

为了解如何安全实施 AIHD，必须先了解其带来的生理反应。

正如前文所述，$\dot{D}O_2$ 是 CO 和 CaO_2 的乘积。等容血液稀释时，红细胞自循环中分离，血中 CaO_2 下降。因此，有人预计 $\dot{D}O_2$ 可能也随之下降；但令人惊讶的是，当 Hct 降至 30 %时，$\dot{D}O_2$ 实际上比基础值有所上升。这是因为血液稀释改变了血液流变学属性，血液稀释降低了血黏度，有效降低了全身血管阻力（SVR），使静脉回流增加，每搏量增加，CO 增加的幅度大于 CaO_2 下降的幅度，所以 $\dot{D}O_2$ 上升。进一步来说，如果血容量维持不变，CO 的增加并不需要通过加快 HR 来完成。血液稀释至 Hct 30%时，CO 增加 30%～50%。直到 Hct 降至 20%左右，$\dot{D}O_2$ 才下降至需要控制的水平。此外，在等容血液稀释期间，局部组织氧合维持不变，甚至由于毛细血管血流分布更加均匀而有所提高。采用组织电极研究发现，等容血液稀释期间不会出现微环境低氧。

表 51.1　急性等容血液稀释的优点

减少单位毫升手术出血的红细胞丢失量
为需要输血时提供新鲜全血
降低血黏度，改善组织灌注

7．AIHD 如何实施？

围手术期早期即开始实施 AIHD，通常是在麻醉诱导后立即开始。血液经一根大口径的静脉导管从患者体内抽出，储存在含有抗凝剂的标准血袋内。也可以使用动脉导管采集自体血，但我们发现其效果不甚满意。同时，按照 3∶1 晶体或 1∶1 胶体（白蛋白、羟乙基淀粉或右旋糖酐）的比例经另一根大口径静脉导管输注晶体液或胶体液。采血量可由计算允许失血量的公式算出。我们通常使用以下公式：

$$采血量（ml）=\frac{(Hct_A - Hct_B) \times EBV}{(Hct_A + Hct_B)/2}$$

公式中，

Hct_A = 初始 Hct

Hct_B = 血液稀释的目标 Hct

EBV = 估计血容量

通常，采用 25%～27%作为目标 Hct，这使得血液得以充分稀释，而且确保术中开始失血时有一定的安全空间。例如，Hct_A=40%，EBV=70 kg×70 ml/kg = 4900 ml，我们选择 Hct_B =27%。代入公式，则采血量为：

$$\frac{(40-27)\times 4900}{(40+27)/2}=1900\ \text{ml}$$

因此，可采集患者 3～4 U 血液以备回输。当采集若干单位血液时，将采集的血液贴上标识并按顺序编号，按采血的反向顺序回输血液。因为最先采集的血液稀释程度最低，所含的红细胞、凝血因子和血小板最丰富，所以应当最后回输。

血液稀释中采集的血液在手术室内室温条件下最长可保存 6 h。术后，自体血可保存在血库冰箱内，以备将来使用。

有创血流动力学监测（动脉导管、中心静脉导管）在等容血液稀释中并非必须，但便于连续测定 Hct，为液体替代提供指导。由于 AIHD 中 CO 增加并不伴有 HR 增快，因此术中出现 HR 增快可能提示低血容量，需要血液回输。留置导尿管监测尿量，作为血容量的一项指标具有辅助意义。并且，以 3 倍体积的晶体液代替自体血有利尿作用。

8. 哪些患者是 AIHD 的适用人群？

AIHD 的适应证和禁忌证见表 51.2。

实施 AIHD 的基本前提是预计失血量超过 1000ml 和初始 Hct 在 36%以上。很多手术已常规使用 AIHD，包括泌尿外科大手术、骨科手术、妇产科手术、整形外科手术、神经外科手术（脑和肿瘤切除）以及心胸外科手术等。据报道，AIHD 已使异体血的用量减少 18%～90%。年龄本身并非血液稀释的禁忌证，血液稀释已用于老年人和小儿患者。

因为血液稀释的主要代偿机制是增加血流量，所以等容血液稀释对于全身或冠状动脉血流增加受限的患者是禁忌的。因此，贫血、颈动脉狭窄、冠状动脉疾病、左室功能障碍、主动脉瓣或二尖瓣狭窄的患者禁用 AIHD。并且由于涉及液体出入量，AIHD 禁用于有肾或肺部疾病的患者。

因其主要相关并发症为心肌缺血和脑缺氧，术前有明显心脑疾病的患者也是等容血液稀释的禁忌证。血液稀释效应可加重凝血因子减少引起的凝血障碍。

急性等容性血液稀释的生理反应

$\dot{D}O_2$ 正常或增加
- CaO_2 随红细胞减少而下降
- 因 SVR 降低和不增加心率情况下改善静脉回流使得 CO 增加
- 毛细血管血流有益性再分布

急性等容血液稀释的实施

监测
- 有/无有创监测
- 留置尿管
- 连续测定血细胞比容
- 心动过速是一个警示信号

采血技术
- 两根大口径静脉导管（可以用一根动脉导管代替其中一根静脉导管）
- 同时输注晶体液（3∶1）或胶体液（1∶1）

血液回输技术
- 按采血的逆向顺序回输

表 51.2 急性等容血液稀释的患者选择

适应证
- 预计失血＞1000 ml
- 初始 Hct＞36%

禁忌证
- 贫血
- 冠状动脉疾病
- 左室功能障碍
- 瓣膜性心脏病
- 肾脏疾病
- 肺部疾病
- 颈动脉狭窄

9. 何谓术中血液回收？现代血液回收装置如何工作？

术中血液回收是指将术中失血收集起来，经过处理，使之可以回输给同一患者的操作过程。现代血液回收装置工作程序分为四步：

- 采血：血液自术野吸出，在吸引管内与含有肝素或枸橼酸的抗凝剂混合。血液回收系统中所用的吸引压力为低于 100 mmHg 的低压，以防止采集的血液发生溶血。然后，收集的血液通过滤器除去碎片，并储存于罐中，直到容量足够进行下一步处理。
- 浓缩：经吸引器采集的血、抗凝剂和冲洗液的混合物进入离心碗，在离心碗内较重的红细胞成分被保留下来，较轻的成分则旋转弃去。
- 洗涤：大量盐水通过离心碗，进一步除去非细胞成分和碎片，剩下悬浮在盐水中的红细胞。
- 回输：红细胞 / 盐水混合物自离心机泵入一个标准塑料输液袋，即可回输给患者。

在快速失血时，现代血液回收装置每 3 min 就能处理回收 1U 血液。

10. 概述血液回收所得血液的特点。

与库存血以及其他来源的自体血相比，血液回收所得自体血在许多方面都存在差别。血液回收所得自体血基本上是红细胞在生理盐水中的悬浮液，Hct 取决于自术野回收的血量，可能相差很大，但主要在 50%～60%范围内。经过处理后，回收的血液基本上不含凝血因子和血小板。如果大量使用回收血液代替手术失血，将导致稀释性血小板减少症和凝血因子水平降低。回收血液不会像库存血那样出现储存方面的损害（表 51.3），回收血液中的 2,3- 二磷酸甘油酸酯(2,3-DPG)水平是正常的，不会出现库存血低 pH、高钾以及微聚合物形成等情况。铬标记研究显示，回收红细胞回输后在体内的生存时间正常。并且，回收血中抗渗透能力等红细胞生存指数高于库存血。

表 51.3 回收自体血与库存血的比较

回收自体血	库存血
2,3-DPG 正常	2,3-DPG 下降
K^+ 正常	K^+ 升高
pH 正常	pH 降低
不含微聚合物	含微聚合物
抗渗透能力正常	抗渗透能力下降

11. 叙述术中血液回收的使用指征。

术中血液回收已用于多种外科情况，其能够减少异体血使用，已获得广泛认可。对预计失血超过 1000 ml 的手术即可采用术中血液回收。

虽然并非全部，但许多耶和华见证会成员愿意接受血液回收。当患者为罕见血型或体内存在多种抗体，很难获得同源异体血时，亦可使用术中血液回收。血液回收的理想病例是术中出血局限于单独的区域，范围广泛的缓慢出血很难收集。大多数情况下，由于术野和回收处理过程中的丢失，流出的血液中仅有大约 50 %可回输给患者。某些手术回输的比例可能高于 50%，例如腹主动脉瘤切除术，出血非常局限。术中血液回收对血管外科、骨科和心脏外科意义重大；也常用于泌尿外科、创伤外科、移植外科以及神经外科手术。术中血液回收不仅降低了异体血的平均需要量，而且需要非异体血制品的患者百分比也明显上升。一项对血管外科患者的研究显示：需要非异体血制品的患者从 4%升至 68%；另一项来源于某大型中心的研究证实，该中心全部红细胞需要量的 17%来自术中血液回收。

12. 解释术中血液回收的有关争议及其禁忌证。

关于术中血液回收的主要争议在于其在肿瘤手术和感染性创伤手术中的应用。这两种情况中受关注的问题在于血液回收造成有害物质血管内播散的可能性：一种为肿瘤细胞，另一种为细菌。

经证实，肿瘤手术中，肿瘤细胞经处理后仍可能存活，并与红细胞一起悬浮在血中回输给患者。因此有些权威人士认为肿瘤手术不应使用术中血液回收。

但尚未证实肿瘤细胞回输会导致肿瘤播散。在多种肿瘤中，即使不发生血行播散，肿瘤细胞也可在血中存活。肿瘤手术中尽量避免输异体血有其特殊原因，研究提示在某些类型的肿瘤患者中，输异体血会产生免疫抑制效应，导致肿瘤提前复发，患者生存时间缩短。以下患者使用术中血液回收可能有利：一组研究观察了泌尿外科肿瘤大手术患者术中应用血液回收的结果，尚无证据说明这些患者发生了肿瘤的血行播散，或复发率增高。有人建议在这些手术中可使用血液回收。一种折中的方法是：在切除无瘤区域时使用血液回收吸引器，而在切除肿瘤实质时使用另一吸引器进行收集并舍弃所收集物质。即便如此，要完全解决这一问题，仍需更多的临床研究。

腹部创伤时，流出的血液往往被肠内容物污染。因为细菌和红细胞粘附在一起，所以经过血液回收装置处理过的细菌仍可存活并回输给患者。回输污染的血液是否致病尚存疑问。许多专家认为，腹部创伤患者已接受了由创伤本身带来的大量细菌，预防性使用抗生素可明显降低发生脓毒血症的风险，因此回收血液中的细菌几乎没有更多危险，而患者却避免了输异体血的危险。一些学者认为，回收污染血液只能在没有其他可用血源的情况下，作为救命措施使用。对这个问题的确切回答仍有待进一步的临床研究。

当使用局部止血剂、聚烯吡酮碘、多黏菌素、杆菌肽以及冲洗液中合用其他局部抗生素的情况下，不应使用血液回收。流出血液被羊水污染目前亦列为血液回收的禁忌证。

现代血液回收技术需要由经过特殊培训的人员来操作设备，这些人员在处理回收血过程中不得参与其他操作，因此，除了麻醉医师之外的医护人员可承担此项职责。

术中血液回收的适应证

预计失血＞1000 ml

耶和华见证会成员：部分人愿意接受

难以获得异体血
- 罕见血型
- 多种抗体

出血部位局限
- 血管手术
- 骨科手术
- 创伤手术
- 心脏手术

13. 何谓术前自体血贮备（preoperative autologous blood donation，PABD）?

PABD 指患者在术前贮备自体血，以供术中或术后可能之用。1987 年，一项全国性的多中心研究显示，择期手术全部输血量的 10%可由 PABD 获得。显然，如今在人们对 PABD 越来越感兴趣的背后，其驱动力量是害怕输血引起的病毒传播，尤其是人类免疫缺陷病毒（HIV）。PABD 的应用在 1992 年达到高峰，占全美国采血量的 8.5%，近年来有所下降，1999 年仅占全部采血量的 4.7%以及输注红细胞总量的 3%。PABD 明显降低了患者暴露于异体血的风险。

14. PABD 的适用人群和禁忌证是什么?

PABD 仅限于围手术期很有可能需要输注红细胞的情况。手术出血概况可作为是否需要输血的指导，预计手术失血量在 1000 ml 或以上的应考虑 PABD。大出血几率不大的手术不鼓励患者提前贮备自体血。

自体血贮备的采血标准没有无偿献血那样严格。自体血采血患者需采血前 Hb≥11 g/dl，或 Hct≥33%。年龄并非自体血贮备的限制条件，PABD 已用于老年及婴幼儿患者。对于体重大于 50 kg 的患者，每次可采集 450 ml 全血。对于体重 50 kg 以下的患者，采血的量应与体重成比例，可用以下公式计算：

采血量（ml)/450 ml = 献血者体重（kg)/50 kg

PABD 要求在决定手术之日起至实际手术日之间有一适当的时间间隔。血液的贮存寿命是 35 d。因此，自体血贮备必须在术前 5 周之内。根据贮备者的 Hct，可以每隔 3 d 采血 1U，但通常每隔 7 d 采 1U。采集的血液在术前最多可保存 3 d。如果手术推迟，必要时可以将血液冷冻保存，防止过期。

极少数情况下需要采集大量自体血，可将采得血液冷冻保存相当长的时间。一旦决定贮备自体血，患者就应开始口服铁剂治疗。已有文献报道，可以使用重组促红细胞生成素提升自体血贮备可利用的血细胞数目，以及缩短两次抽血之间的时间间隔，这对贫血、需要大量自体血的患者以及术前时间间隔较短的患者，可能是有益的。文献报道的促红细胞生成素疗法价格昂贵，尚处于试验阶段。

PABD 有多种禁忌证。因为细菌可在血液保存期间增殖，所以菌血症是自体血贮备的绝对禁忌证。缺少静脉通路也无法进行自体血贮备。

HIV 或乙肝表面抗原（HBsAg）阳性者可以贮备自体血，但其血液必须加以标记并隔离开来，不仅保护操作人员，也防止其他患者误输。回输自体血要按照患者主管医师编定的特殊顺序。

和输血治疗的其他方面一样，心脏疾病患者代表着风险方面的灰色地带。大多数中心都把患有不稳定型心绞痛、主动脉狭窄及左冠状动脉主支疾病的患者排除在 PABD 的适应证之外，但稳定性冠状动脉疾病患者可行 PABD。部分研究者同意在监测（血压、心电图、脉搏和氧饱和度）、同步输液和在医师监护的条件下对高危患者采集自体血。以上患者风险的精确描述尚有待将来的研究结果。

与异体血捐献相反，恶性肿瘤病史并非 PABD 的禁忌证。

术前自体血贮备

适应证

- 失血＞1000ml

患者标准

- Hb≥11 g/dl
- Hct≥33%
- 年龄不是限制因素

禁忌证

- 菌血症
- 无静脉通路
- 心脏疾病
  - 不稳定型心绞痛
  - 主动脉狭窄
  - 左冠状动脉主支病变
- HIV 和 HBsAg 阳性者并非禁忌证

15．概述 PABD 的缺点和风险。

首先，应当提及使用 PABD 并不能消除与输血相关的一些风险——即由于临床或管理失误造成的 ABO 血型不合、细菌污染。因此，常常有人主张输注自体血的标准（即输血指征）应当与输注异体血相同。但另一些人认为，相对于异体血来说，由于自体血相关的风险降低，风险/效益比由此发生改变，所以输自体血的标准应当放宽。

矛盾的是，使用 PABD 通常可使术后患者的 Hct 降低。这是因为在术前的时间间隔内，多数贮备自体血的患者没有足够的时间完全再生出抽出数量的血细胞。所以，患者在术中实际上处于血液稀释状态。如果术中不输血（因为术中出血不多），患者术后的 Hct 将比预存自体血前有所降低。

与之相似，在一个分析投入-产出比的时代，PABD 的使用已经受到挑战。在特定的手术中（例如全关节置换），使用 PABD 可使患者需要异体血的可能性降低约 70%。其他手术中（例如子宫切除术），很少有患者需要输血，绝大部分 PABD 采血被舍弃。提高 PABD 投入-产出比的因素包括选择合适的病例（极有可能回输的病例），在预存采血和手术之间保留足够长的时间间隔以允许红细胞再生。PABD 合用促红细胞生成素治疗在逻辑上是有意义的，但尚处于研究阶段。

从患者的角度来看，多次到医院或血液中心献血很不方便，反复穿刺也很不舒适。有 2%～5%的患者会出现血管迷走神经反射，其中 0.3%的患者可能发生意识丧失，0.03%发生惊厥。在一项研究中，1∶16 783 的患者自体献血引起不良事件需要住院，比例高于正常志愿献血者的报道数据。

采集的自体血和异体血需要进行同样的检测。如果不使用，自体血不应归入普通血库，而应当舍弃，因为不能把贮备自体血的患者看作是真正的志愿献血者。

16．叙述术后血液回收。

如今，术后血液回收系统简单、价廉，有效降低了患者对异体血制品的需要量。该系统由一个与手术伤口的引流管相连的容器构成。以这种方式收集的血

PABD 的缺点和风险

预存采血相关的
- 血管迷走神经反射
  - 意识丧失
  - 惊厥
- 对患者造成不方便
  - 多次献血
  - 反复穿刺
- 多次采血后贫血

血液回输相关的
- 输血反应
  - 操作 / 管理失误
- 细菌污染引致脓毒血症
- 容量过负荷引致充血性心力衰竭

液除去了纤维蛋白原，即使不用抗凝剂也不会凝集。当收集到足够的血液时，回收容器被悬挂起来，血液经过滤器到达一套普通的血液管理系统。虽然回输的血液中纤维蛋白降解产物含量很高，但使用是安全的，不会引起弥散性血管内凝血（DIC）。不过，近来推出的术后血液回收机就像术中回收装置一样，在血液回输给患者之前也要经过洗涤。术后血液回收系统目前最常用于心脏手术和大型矫形手术。

17. 解释不同来源自体血的优缺点。

文献中关于利用自体血的最佳途径的内容争论多，统一少，一些专家支持某种方法，而其他人则支持另一种。如果说，尚不清楚哪种方法更优，但显而易见的是每种方法都有可取之处。根据临床环境不同，每种方法也有相对的优点和缺点（表 51.4）。

PABD 的缺点在于相对昂贵，患者有与输注异体血相同的风险（管理失误、贮存损害），在采血和手术日期之间需要足够长的时间间隔。如果采血日期距离手术日期太近，没有充足的时间使红细胞重新合成以代偿丢失的数量，患者在术中就可能相对贫血，与对照组相比出院时 Hct 偏低。但是，如果术前采血的时间间隔适当，红细胞生成充分，PABD 是一种防止患者暴露于异体血的有效方法。近来在 1000 个医院的调查发现，PABD 是最常用的血液保护方法。该方法被患者广泛接受，在美国的部分州（如加利福尼亚），对于可能输血的所有手术，PABD 已作为知情同意的一部分，必须和患者商量。

AIHD 的优点在于价廉，是一种“point-of-care（床旁）”处理手段。它无需提前数周计划，消除了与储存血液相关的管理失误的风险。许多临床研究意在显示，AIHD 较 PABD 或血液回收更为高效、价廉。但是，其他研究以及数学模型显示，AIHD 节约的红细胞数量非常少，临床意义不大。AIHD 用于临床，

表 51.4 可用的各型自体血比较

	术前需要数日至数周	基督见证会成员的接受度	价格	用于急诊手术	肿瘤手术的适用性	含有血小板和凝血因子	提供的血量
术前自体血贮备	是	否	高	不可能	是	是	受预存量限制
急性等容血液稀释	否	可能接受	低	可能	是	是	受初始 Hct 限制（一般 2 ～3 U）
术中血液回收	否	可能接受	高	不可能	?	否	受回收血量限制
术后血液回收	否	可能接受	低	可能	?	不含纤维蛋白原	受术前回收血量限制

必须能够安全耐受低 Hct 和大量手术失血。许多作者已经更加关注中重度血液稀释对既往未诊断心脏病的患者造成的医源性风险。由于这些考虑，AIHD 对老年患者的益处可能有限。毫无疑问，AIHD 更适用于没有贫血、预计术中失血量大、合并心脏疾病可能性极低的非心脏病儿童和年轻成人。

术中血液回收是一种使用广泛、减少患者暴露于异体血风险的有效方法，对于大出血的患者可迅速提供回输的自体血。对术中血液回收的批评主要基于投入-产出比的角度，认为收集 2 U 血甚至是赔本的。但是，开始时仅安装整套设备的收集部分（吸引器），再装存储部分，等到收集到足够的血后再安装机器的较贵重部分，就能降低血液回收的不必要支出。关于血液回收用于血液可能受到恶性肿瘤细胞或细菌污染的病例，虽有理论上的顾虑，但临床和实验研究均未提示肿瘤转移及感染率升高。术中血液回收是血液保护课题的一个重要部分。

在过去的 10 年中，科学进步大大降低了 HIV、丙型肝炎等病毒性疾病的输血传播的可能性。但是，避免输血仍然受到公众极大的关注，被认为是在患者决定到哪儿就医的最重要因素之一。进一步说，新出现的疾病如西尼罗河病毒、非典型性肺炎（SARS）和海绵状脑病对血源安全性的潜在影响，是公众和医学界共同关注的重点。受以上因素影响，目的在于减少或尽可能降低异体血暴露风险的所谓不出血手术项目，越来越受欢迎，在美国约有 100 个医学中心开展这样的手术项目。

一项降低异体血暴露风险的全面计划就是利用本章中提及的所有技术。减少出血的其他因素还包括谨慎的手术技术、维持正常体温和使用区域麻醉，以及对个别患者采用控制性降压全身麻醉等。再结合恰当的输血指征，这些技术均有助于减少患者暴露于异体血的风险。

一套完整的血液保护计划

PABD

AIHD

- 术中血液回收
- 术后血液回收
- 控制性降压麻醉技术
- 适时的区域麻醉
- 适当的输血指征

（徐宁译　熊利泽　周华成校）

推荐阅读

Brecher ME, Goodnough LT: The rise and fall of preoperative autologous blood donation. Transfusion 41:1459–1462, 2001

Gillon J: Controversies in transfusion medicine—acute normovolemic hemodilution in elective major surgery: con. Transfusion 34:270–271, 1994

Goodnough LT: Risks of blood transfusion. Crit Care Med 31:S678–S686, 2003

Goodnough LT: The role of recombinant growth factor in transfusion medicine. Br J Anaesth 70:80–86, 1993

Klinberg IW: Autotransfusion and blood conservation in urologic oncology. Semin Surg Oncol 5:286–292, 1989

Murray DF, Gress E, Weinstein SL: Coagulation after reinfusion of autologous scavenged red blood cells. Anesth Analg 75:125–129, 1992

Pomper GJ, Wu YY, Snydre EL: Risks of transfusion-transmitted infections: 2003. Curr Opin Hematol 10:412–418, 2003

Rossi EC, Simon TL, Moss GS (eds): Principles of Transfusion Medicine, 2nd edition. Lippincott, Williams & Wilkins, Philadelphia, 1995

Shan H, Zhang P: Viral attacks on the blood supply: the impact of severe acute respiratory syndrome in Beijing. Transfusion 44:467–469, 2004

Shander A: Surgery without blood. Crit Care Med 31:S708–S714, 2003

Simpson P: Perioperative blood loss and its reduction: the role of the anaesthetist. Br J Anaesth 69:498–507, 1992

Stehling LC, Zauder HL: Acute normovolemic hemodilution. Transfusion 31:857–868, 1991

Toy PT, Strauss RG, Stehling LC, et al: Predeposited autologous blood for elective surgery. A national multicenter study. N Engl J Med 316:517–520, 1987

Williamson KR, Taswell HF: Intraoperative blood salvage: a review. Transfusion 31:663–675, 1991

病 例

52 耶和华见证会成员患者

Cheryl K. Gooden, MD

患者，女，13 岁，诊断为特发性脊柱侧弯，择期行后路脊柱融合内固定术。既往病史无特殊，无手术史。患者为耶和华见证会成员。

问题

1. 何谓脊柱侧弯？
2. 脊柱侧弯如何分类？
3. 如何评估脊柱侧弯患者的弯曲度？
4. 在血液问题上，什么是耶和华见证会成员（Jehovah's Witness，JW）所拒绝和接受的？
5. 关于 JW 未成年人输血，有何医学法律上的问题？
6. 叙述脊柱侧弯患者的术前评估内容。
7. 叙述行后路脊柱融合术时麻醉需要考虑的内容。
8. 何谓“唤醒试验”？
9. 叙述脊柱侧弯矫正术术后的麻醉关注点。
10. 可用何种血液代用品？

1．何谓脊柱侧弯？

脊柱侧弯的特点是脊柱一处或多处向侧方弯曲。侧弯和椎骨旋转有关，可导致胸廓畸形。侧弯分为结构性和非结构性两类：结构性脊柱侧弯的曲度不能通过向凸侧弯曲矫正（或改善）；非结构性侧弯的曲度具有弹性，可通过向凸侧弯曲得以矫正。

2．脊柱侧弯如何分类？

特发性脊柱侧弯是脊柱侧弯中最常见的一种。其中可能有遗传因素，但正如其名称所提示的那样，真正病因尚不清楚。特发性脊柱侧弯可分为 3 种不同类型：婴幼儿型、青少年型和青春期型。

婴幼儿型特发性脊柱侧弯见于 0～3 岁儿童，男孩多见。绝大部分无需治疗，可自愈。该型被认为继发于胚胎形成时期。

青少年型特发性脊柱侧弯见于 4～10 岁儿童，发生率男女均等。

青春期型特发性脊柱侧弯见于 10 岁至骨骼成熟期患者，女性多见。

脊柱侧弯的发生有许多诱因及相关条件。分类见表 52.1。

表 52.1 脊柱侧弯的分类

先天性
脑脊膜膨出
半椎体畸形
特发性
神经肌肉疾病
神经病理性
脊髓灰质炎
脑瘫
脊髓肿瘤
肌病
肌营养不良
神经纤维瘤
结缔组织病
Marfan 综合征
Ehlers-Danlos 综合征
风湿性关节炎
成骨不全
创伤
骨折
后肋切除

3．如何评估脊柱侧弯患者的弯曲度？

Cobb 法是最常用的测定脊柱侧弯弯曲度的方法。此法中，在弯曲的上界和下界各画一条平行线。自这两条平行线画垂线，垂线的交角即为弯曲的度数。图 52.1 显示了 Cobb 法测定弯曲度数。

4．有关输血的问题，什么是耶和华见证会成员（Jehovah's witness，JW）所拒绝和接受的？

守望台圣经及传单学会（Watchtower Bible and Tract Society, WTS）关于血液的规定建立在 JW 长老对圣经部分章节的解释基础之上，认为输血违背了上帝制定的法律。JW 坚信，从体内流出的血必须舍弃，因此，他们不愿意接受自体或异体血。WTS 当前的教义禁止输用的血液成分包括红细胞、白细胞、血小板、血浆和血红蛋白液。

WTS 的教义认为某些血液成分和操作是可以接受的，包括凝血因子、白蛋白、血液回收和血液稀释。后两项只有维持在持续循环回路内时方可采用。可接受的血液成分及操作多限于在手术室内使用。使用以上任何血液成分或操作均应签署术前协议。每个耶和华见证会成员都必须做出是否拒绝使用以上血液成分或操作的决定。

1996 年，JW 中的部分人成立了进行输血改革的耶和华见证会成员组织（AJWRB）。该组织致力于讨论针对血液方面规定的不同观点。

5．关于 JW 未成年人输血，有何医学法律上的问题？

当 JW 未成年人有生命危险时，即使直接违背了患者父母的宗教信仰，法庭也要介入干预，允许输血。要取得给未成年 JW 输血的许可，其步骤包括：向法官递交陈述书，宣称患者为“被忽视的孩子”，并由法庭任命监护人。只要由医生说明输血的医疗必要性，法庭所任命的监护人就有权同意输血。

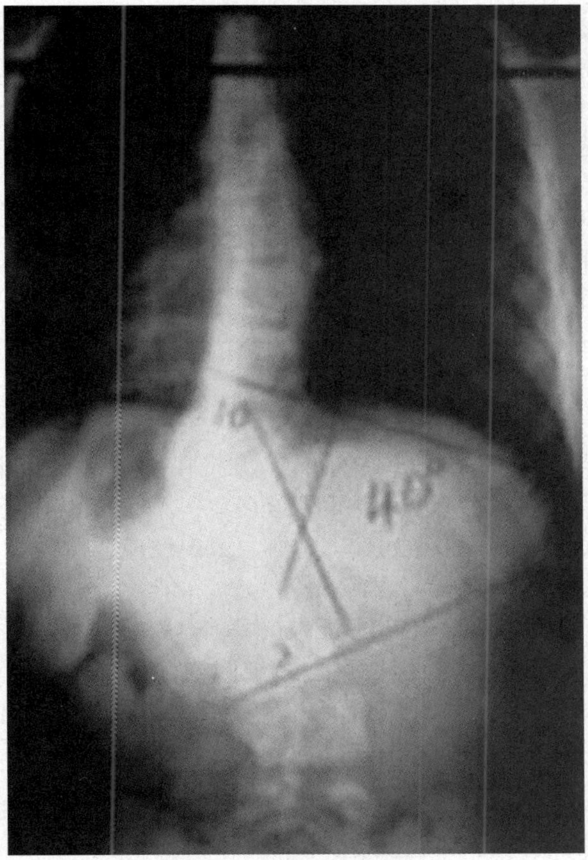

图 52.1　Cobb 法（摘自脊柱侧弯研究会，2003）。

但是，法庭对于 JW 未成年人择期手术输血的立场有所不同。基于 JW 父母的宗教背景，有些法庭的规定向其宗教信仰倾斜，而另外一些则相反。目前，就择期手术输血尚未达成一致意见。对 JW 未成年人行择期手术究竟输不输血尚有待更多个案的积累。

6. 叙述脊柱侧弯患者的术前评估内容。

详细询问病史和全面的体格检查是术前评估必不可少的一部分。一般来说，术前评估应主要着重于与麻醉管理有关的脊柱侧弯的病因和症状。评估应包括脊柱侧弯的程度、有无心血管功能不全以及是否合并其他疾病等。表 52.2 列出了可作为术前评估的检查项目。视脊柱侧弯的严重程度，可选择进行其中的几项或全部检查。

肺功能测定对确定行后路脊柱融合术患者的麻醉管理起着重要作用。限制性肺部疾患是脊柱侧弯患者最常见的肺部异常。需要特别指出的是，如果肺活量

表 52.2　脊柱侧弯患者的术前评估

- 脊柱侧弯的病因学 / 症状
- Cobb 角
- 全血细胞计数、血小板计数
- 血型和交叉配血
- PT/PTT，INR
- 胸片
- 心电图
- 肺功能试验（存在限制性或阻塞性肺病时）
    - 呼吸量测定法（FVC，FEV_1，FEV_1/FVC）
    - 肺容量（TLC，FRC，RV，FRC/TLC，RV/TLC）
- 动脉血气
- 心血管功能不全的评估
- 合并疾病

PT，凝血酶原时间；PTT，部分凝血活酶时间；INR，国际标准化比值；FVC，用力肺活量；FEV_1，第 1 秒用力呼气量；TLC，肺总量；FRC，功能余气量；RV，余气量。

仅为预计的 30%甚至更低，往往提示术后很可能需要机械通气。如果存在阻塞性疾病，重要的则是了解患者对支气管扩张剂的反应。

心血管功能不全在脊柱侧弯患者并不罕见，二尖瓣脱垂是此类患者最常见的心血管异常。肺功能障碍可引起肺血管改变，导致肺动脉高压，肺动脉高压对心血管系统的最终结果是右心衰或肺源性心脏病。肺源性心脏病的临床表现包括 S_4 心音、颈静脉充盈、肝大、下肢水肿和胸骨左缘抬举性搏动。

如果计划进行唤醒试验，则必须向患者解释，使其理解什么是唤醒试验，以及希望患者怎样配合。

对于绝大部分患者来说，可行术前镇静。但是必须牢记：部分脊柱侧弯患者存在明显呼吸功能不全，术前镇静可能是禁忌。术前镇静引起的呼吸抑制可导致低氧血症、高碳酸血症和酸中毒。

7. 叙述行后路脊柱融合术时麻醉需要考虑的内容。

吸入或静脉诱导均可。任何非去极化肌松剂均可用于后路脊柱融合术。麻醉维持应考虑使用 N_2O+O_2+吸入麻醉剂 + 神经肌肉阻滞剂 + 一种阿片类药物的平衡麻醉。如果想要监测体感和（或）运动诱发电位，建议吸入麻醉剂浓度最好低于 0.2%；阿片类药物持续

输注优于间断给药，特别是在监测诱发电位时。

术中除了标准监测外，还应放置动脉导管、中心静脉管和导尿管。动脉导管不仅可实时监测动脉血压，还便于采集血样。大部分麻醉医师都会选择放置中心静脉管以监测中心静脉压和机体容量状态。根据心肺疾病的严重程度，亦可选择放置肺动脉导管。

使患者翻身和摆体位时需要特别小心。重要的是防止患者的眼球受压，眼球受压可导致视网膜动脉闭塞，以致失明。还应避免耳、鼻和前额受压坏死。头部应当放正，保持体位以便于检查患者的面部。胸、腹和骨盆区域应当放置在位置适当、平行摆放的卷形垫或其他物体上，防止压迫腋窝、乳房及外阴部。双臂置于身体两侧，肘部屈曲，肩部外展角度小于90°，防止牵拉臂丛神经，还应放置合适的垫子。

由于大面积裸露，脊柱手术中体温可能明显下降。应采取措施防止术中低体温。预防措施包括使用充气保温毯、静脉输液保温系统以及调节手术室温度等。

后路脊柱融合术中大量失血并不少见。术前贮备自体血是一种针对大出血的有效方法，值得推荐。有多种技术可减少出血，降低对异体血的需求（表52.3），尤其是急性等容血液稀释、血液回收、控制性降压麻醉、手术技巧以及局部应用肾上腺素等，都是减少术中出血的方法。最后，这种方法有助于减少局部出血，但对减少总体手术出血收效甚微。

关于各种控制性降压麻醉技术的总结（表52.4）不在本章讨论范围内，已有许多资料很好地总结了这些技术。但在使用控制性降压麻醉时需要牢记几个关键点：平均动脉压（MAP）应维持在50 mmHg以上，以保证足够的脊髓灌注和脑血流。一般说来，理想的MAP为50～60 mmHg。此外，术中还应监测动脉血气。

表52.3 避免输注异体血的措施

- 术前应用促红细胞生成素
- 术前贮备自体血
- 急性等容血液稀释
- 药物治疗（如抑肽酶和凝血酸）
- 术中血液回收并回输
- 麻醉技术
- 手术技术

控制性降压的禁忌证包括术前合并主要终末器官功能不全、血红蛋白病、红细胞增多症和颅内压增高。临床医生必须全面掌握控制性降压的各项技术，并且能够熟练使用所选技术。

8. 何谓“唤醒试验”？

应在术前和患者讨论关于唤醒试验的细节，消除患者对术中觉醒和（或）疼痛体验的恐惧。

唤醒试验用以评估脊髓前角（运动）传导通路的功能。此试验并不能反映脊髓后角（感觉）传导通路的功能。唤醒试验在术中脊柱内固定后进行，手术医师应提前告知麻醉医师，以配合“减浅麻醉”的时

表52.4 控制性降压麻醉

分类	药物	介绍
挥发性麻醉剂	异氟烷	最常用的挥发性麻醉剂，降低脑氧代谢率的同时维持脑血流量
α_2受体激动剂	可乐定	术前1h口服，本身作为降压药可单用，亦可与其他药物合用
β受体阻断剂	艾司洛尔	起效快、作用可调、作用时间短
	普萘洛尔	与艾司洛尔相比，用于允许起效缓慢、维持时间长的情况下
扩血管药	硝普钠	起效迅速，作用可调，停止输注后作用消失快，3个优点使其成为可供选择的一种好药
钙通道阻滞剂	尼卡地平	用于希望起效快、维持时间中等的情况

机，使患者的意识恢复到适当水平，能够接受指令。唤醒试验是对麻醉医师的一项挑战，既要使患者能够进行某种水平的运动，又不能使患者有额外的动作，麻醉医师必须使患者在两者间保持一种平衡状态。

唤醒试验开始时先要求患者握麻醉医师的手，评估患者的理解力。如果患者的反应可以达到要求，接下来就让患者活动双脚，如果患者的脚不能动，则必须减少松解的椎骨数目，再重复此试验。过度松解有可能影响脊髓血流，引起脊髓缺血，并导致术后瘫痪。唤醒试验完成后，给予静脉催眠药、苯二氮䓬类和神经肌肉阻滞剂加深麻醉。

唤醒试验有其局限性。它只能在单个时间点评估患者的运动功能，无法延续至唤醒后的时间，而唤醒之后仍存在脊髓损伤可能。唤醒试验不适用于较小儿童和认知功能障碍患者。患者额外的动作有可能导致自行拔管、出血、空气栓塞和脊柱内固定材料损坏。体感诱发电位（SSEP）监测可用作唤醒试验的辅助手段，SSEP 还具有连续监测的优点。

9．叙述脊柱侧弯矫正术术后的麻醉关注点。

对绝大部分患者而言，脊柱侧弯矫正术术后的目标是在手术室内苏醒并拔管。但部分患者可能会延迟拔管，原因和其他全麻的病例一样。此外，与脊柱侧弯患者特异相关的原因包括患者可能存在的肺功能不全、持续肌肉收缩无力以及与其他合并疾病相关的问题。

术后麻醉集中关注于后路脊柱融合术的常见并发症，包括出血、气胸、肺膨胀不全、呼吸窘迫、神经功能障碍等方面。另一个是疼痛治疗，术后初期的镇痛可使用阿片类药物的静脉患者自控镇痛（PCA）。对小儿或认知功能障碍患者，则建议持续静脉输注阿片类药物。脊柱侧弯矫正术后的绝大部分患者都会进入 ICU 监护治疗。

10．可用何种血液代用品？

血液代用品是能够携氧和扩容，但不含红细胞的物质。这类产品包括全氟碳化合物和血红蛋白液，其中部分产品还处于临床研究阶段，能否使用尚存争议。血液和血液代用品的比较见表 52.5。

全氟碳化合物是具有高氧溶解度的一种人工合成物质。其乳剂由表面活性剂包裹，在患者吸入高浓度氧时经静脉途径输注，携氧乳剂可将氧释放至组织中。第一代全氟碳化合物（如 Fluosol DA-20）面临的问题包括半衰期短、肺毒性和补体激活；第二代全氟碳化合物具有更高的携氧能力。以上化合物的临床试验尚在进行中。

血红蛋白液的来源经历了从人到动物再到蛋白重组 3 个阶段。与血红蛋白液相关的问题包括肾损害、全身毒性、半衰期短和平均动脉压、肺动脉压升高。一种无基质的血红蛋白液已经问世，据报道不良反应较少。和早期血红蛋白液相比，这种无基质的血红蛋白液含有经修饰的血红蛋白分子，半衰期延长，分子

表 52.5　血液和血液代用品

特点	血液	全氟碳化合物	血红蛋白液
分子大小	每个细胞 7 μm	0.2 μm	＜0.007 μm
血型和交叉配血	需要	不需要	不需要
保存时间	42 d	2 年	2~3 年
保存	冷藏	室温	室温
相关危险	血源性疾病	一过性血小板减少症	肾损害，全身毒性。体循环血压和肺动脉压短暂性升高

量增大，肾滤过减少。其中部分血红蛋白液尚处于临床试验阶段，目前较为关注的仍是其安全性和有效性。

（徐宁译　熊利泽　周华成校）

推荐阅读

Associated Jehovah's Witnesses for Reform on Blood. New Light on Blood. Available at: http://www.ajwrb.org/forbidden.shtml. Accessed March 16, 2003

Benson K: The Jehovah's Witness patient: considerations for the anesthesiologist. Anesth Analg 69:647–655, 1989

Dietz N, Joyner M, Warner M: Blood substitutes: fluids, drugs, or miracle solutions? Anesth Analg 82:390–405, 1996

Dixon J, Smalley M: Jehovah's Witnesses the surgical/ethical challenge. JAMA 246:2471–2472, 1981

Goodnough L, Monk T, Andriole G: Erythropoietin therapy. N Engl J Med 336:933–938, 1997

Grundy B: Intraoperative monitoring of sensory-evoked potentials. Anesthesiology 58:72–87, 1983

Nash C, Brown R: Spinal cord monitoring. J Bone Joint Surg Am 71:627–629, 1989

Spence R, McCoy S, Costablie J, et al.: Fluosol DA-20 in the treatment of severe anemia: randomized, controlled study of 46 patients. Crit Care Med 18:1227–1230, 1990

Testa L, Tobias J: Techniques of blood conservation. II. Autologous transfusion, intraoperative blood salvage, pharmacologic agents, and cost issues. Am J Anesthesiol 23:63–72, 1996

病例 53

血友病甲

JoAnne Betta, MD
Neeta Moonka, MD
Aryeh Shander, MD

患者，男，25 岁，患急性阑尾炎，拟于腹腔镜下行阑尾切除术。父母诉其患血友病甲。

问题

1. 血友病甲的原发性缺陷是什么？
2. 该疾病的表现及实验室检查结果是什么？
3. 凝血过程中Ⅷ因子的作用是什么？
4. 叙述该疾病的治疗方法。
5. 论述引起手术出血的另一种重要原因：von Willebrand 病。

1. 血友病甲的原发性缺陷是什么？

血友病甲是最常见的遗传性出血性疾病，其原因为遗传性血浆Ⅷ因子缺乏。虽然此病是X连锁隐性遗传，但仍有大约30%患者为自发突变而患病，因此无血友病家族史。无论发病原因如何，其主要是男性发病，男性发病率约1∶5000。如果一名男性患者出现不明原因和不可控制的出血，都应考虑经典血友病甲的可能。

血浆中Ⅷ因子浓度与可见出血程度高度相关。重症血友病患者的Ⅷ因子含量仅为正常值的1%以下。Ⅷ因子含量为正常值的2%～5%是中度血友病，6%～30%为轻症患者。因此手术前检测血浆中Ⅷ因子含量，对于判断出血风险非常重要。轻症患者通常仅在外伤或术中出现严重出血，而重症患者每年自发性关节或肌肉出血可达20～30次。

2. 该疾病的表现及实验室检查结果是什么？

血友病甲最常见的临床表现是关节积血。典型表现在婴幼儿，从能行动开始，轻微的外伤即可引起关节或肌肉出血。大约90%的重症患者1岁时即有出血的证据。值得一提的是，虽然Ⅷ因子不能通过胎盘屏障，但是新生儿常无临床症状。

血友病甲患者出血可发生在身体任何部位，所以常引发一些并发症。出血在颈部或咽部可引起气道梗阻。中枢神经系统出血尽管少见，但却直接威胁生命，是死亡的常见原因。

轻症患者既往可能无自发出血或手术出血史，但在小手术后却往往出现长时间大量出血。因此，应当强调判断凝血因子缺乏程度的重要性。实际上，任何男性出现不正常的出血，都应怀疑血友病甲的可能。与此诊断一致的实验室检查包括：激活的部分凝血活酶时间（activated partial thromboplastin time, APTT）延长，血小板计数正常，凝血酶原时间（prothrombin time, PT）正常。特异性的Ⅷ因子活性检测可进一步确诊该疾病并分级。

3. 凝血过程中Ⅷ因子的作用是什么？

初始的血小板性血栓形成后，凝血因子形成血凝块，是防止出血的第二道防线。血凝块的形成是通过一系列的酶促反应发生，涉及许多血浆蛋白辅因子，其中Ⅴ因子及Ⅷ因子起重要作用。Ⅷ因子促进活化的Ⅸ因子裂解Ⅹ因子，此反应发生在磷脂表面，Ⅷ因子使反应速度增加几千倍。

然而，Ⅷ因子与von Willebrand因子分离后，才能参与反应复合物的形成。这种钙依赖性的反应复合物包括钙、Ⅷa、Ⅸa与磷脂。Ⅷ因子在血浆中是以与von Willebrand因子结合形成为复合物的形式而存在，所以不能结合到磷脂表面。但血管损伤后，von Willebrand因子与内皮下基质蛋白和血小板聚集物结合，所以Ⅷ因子与von Willebrand因子的复合物在血管破损部位集结。凝血酶或Ⅹa因子将Ⅷ因子从复合物中释放，Ⅷ因子即结合到损伤细胞或活化血小板的磷脂表面。

4. 叙述该疾病的治疗方法。

血友病甲的治疗采用Ⅷ因子替代疗法。输注1U/kgⅧ因子可提高血浆中浓度0.02 U/ml。Ⅷ因子浓度为0.3 U/ml可以控制轻度出血，但严重出血需达到0.5 U/ml。在大手术或出现危及生命的出血时，通过反复静推或持续输注，必须将Ⅷ因子的血浆浓度维持于正常水平。血浆中Ⅷ因子半衰期约为8 h。

30年前就发现了获取、浓缩和纯化Ⅷ因子的方法。在1964年发现血浆冷沉淀前，冰冻血浆是Ⅷ因子的惟一来源。因为需要大量的血浆，所以择期手术不可行。现在有高纯度的Ⅷ因子浓缩剂，可以快速纠正及预防出血。许多患者可以在家中治疗或自行治疗，几乎可以过正常生活。

在20世纪90年代早期，两种重组Ⅷ因子制剂获准上市。临床研究证实其效能优越，并且给药的剂量与血浆中的终末浓度有高度的相关性。重组Ⅷ因子不会刺激抗体形成，不传播HIV等血源性疾病。但是，它比从血浆来源的Ⅷ因子贵2～3倍，使用程度也受限于生产能力。在美国，大约60%重症血友病患者使用重组Ⅷ因子。

重组Ⅷ因子的缺点是必须与人白蛋白或其他动物蛋白结合才能使用。目前，已有一些无需人白蛋白或其他外源性抗原蛋白的重组Ⅷ因子剂型，正在进行临床试验。

一种新型重组活化Ⅶ因子制品已在美国批准使用，有自身抗体的患者可以在家中使用。该制剂性质稳定，可直接或与组织因子形成复合物后再与暴露于

表 53.1　血友病甲与 Von willebrand 病

	血友病甲	Von Willebrand 病
遗传模式	X 连锁隐性遗传	常染色体显性遗传
遗传缺陷	血浆中Ⅷ因子浓度减少或缺乏	von Willebrand 因子浓度或活性降低，Ⅷ因子活性降低
实验室检查	Ⅷ因子促凝活性降低，PTT 延长	血浆中 von Willebrand 蛋白浓度降低，PTT 轻度延长
治疗	血浆来源的浓缩Ⅷ因子 重组Ⅷ因子 DDAVP（轻型患者有效） 重组活化Ⅶ因子 未来：基因治疗	DDAVP 冷沉淀

活化血小板表面的带有负电荷的磷脂结合。重组活化Ⅷ因子可以使 70%～75%有自身抗体的患者停止自发出血及手术出血。

去氨加压素（1-去氨基-8D 精氨酸加压素，DDAVP）可用来治疗轻至中度血友病甲。静脉内给予 0.3 μg/kg 可将Ⅷ因子浓度提高到基础水平的 3～5 倍。经鼻给予 DDAVP 可以在家中使用。

作为一种遗传性疾病，血友病甲是因缺乏一种特定的基因产物而发病，有望于开发出基因治疗的方法。而且，这种基因产物在血浆中的需要量甚微。目前，基因治疗的实验研究正在进行，为所有血友病甲患者提供了“治愈”的前景。

5. 论述引起手术出血的另一种重要原因：von Willebrand 病。

Von Willebrand 病不如血友病甲常见，但较其他类型的血友病多见。男女均可发病，属常染色体显性遗传，分为Ⅰ型和Ⅱ型。

患者多有经常性黏膜出血，女性可能有月经过多及产后出血。与血友病甲不同，自发性关节腔积血不常见。与血友病甲相似的是，同一个家族中患此病的成员之间，临床表现多样。各型 von Willebrand 病的实验室检查均有出血时间延长（未见于血友病甲），Ⅷ因子水平降低和 APTT 轻中度延长。血小板计数及 PT 正常。典型 von Willebrand 病，即Ⅰ型患者，血浆中 von Willebrand 蛋白浓度、von Willebrand 因子活性及Ⅷ因子活性均降低。利托霉菌诱导的血小板聚集反应减弱或消失。

冷沉淀物富含Ⅷ因子及 von Willebrand 因子，因此可纠正两者的缺乏。浓缩Ⅷ因子缺乏足够量的 von Willebrand 因子，不能有效治疗 Von Willebrand 病。轻中度患者如果有轻微外伤、拟行手术治疗或拔牙，应使用 DDAVP。如上所述，DDAVP 可以提高Ⅷ因子水平（表 53.1）

（侯丽宏译　熊利泽　周华成校）

推荐阅读

Hoyer LW: Hemophilia A. N Engl J Med 330:38, 1994

Mannucci PM, Tuddenham EGD: The hemophilias – from royal genes to gene therapy. N Engl J Med 344:1773, 2001

Montgomery RR, Scott JP: Hereditary clotting factor deficiencies (bleeding disorders). p. 1508. In Behrman RE, Kliegman RM, Jenson HB (eds): Nelson Textbook of Pediatrics, 16th edition. WB Saunders, Philadelphia, 2000

第 9 部分

骨 科 学

病例 54

全髋关节置换

Dan A. Kaufman, MD

患者，女，57岁，拟行全髋关节成形术。既往病史主要有类风湿性关节炎。

问题

1. 简要描述类风湿性关节炎及其治疗。
2. 类风湿性关节炎患者麻醉时应考虑哪些问题？
3. 怎样对类风湿性关节炎患者进行麻醉前评估？
4. 论述髋关节成形术患者的麻醉诱导选择。
5. 手术医师抱怨手术过程中患者有体动，你如何处理这种情况？
6. 论述脂肪栓塞综合征的原因及处理。
7. 论述血栓栓塞的预防及椎管内麻醉的相关处理。
8. 论述全髋关节成形术患者的术后镇痛选择及腰丛神经阻滞的应用。

1. 简要描述类风湿性关节炎及其治疗。

类风湿性关节炎（rheumatoid arthritis, RA）是一种自身免疫性疾病，好发于女性，人群发病率约1%，这种慢性全身性的炎症主要发生于关节的滑膜组织。RA的诊断标准主要有晨僵、3个以上关节的炎症、手关节的炎症、对称性分布、类风湿小结、类风湿因子水平升高以及X线影像学改变，但均不特异。患者可出现环杓关节炎症，而导致气管插管困难。关节外的病变可累及心、肺、肾和血液系统。

尽管确诊RA困难，但已有证据显示早期治疗可延缓疾病的进展。RA的治疗用药主要包括3类：抗风湿类药物（DMARD）、皮质激素及非甾体类抗炎药（NSAID）。最近许多医师亦开始使用环氧合酶2（COX-2）抑制剂。

DMARD，名符其实可以改变RA的进程。这类药物有许多，包括甲氨蝶呤、柳氮磺胺吡啶、硫唑嘌呤和环孢霉素A。皮质激素类药物可以减轻RA的炎症反应，常为临床医师滥用。皮质激素类药物长期应用时应从小剂量开始，或者逐渐停药以免其病情加重。NSAID通常用来减轻晨僵及疼痛，但无法改变疾病的进程。

类风湿性关节炎

诊断标准
- 晨僵
- 3个以上关节受累
- 手关节受累
- 对称性分布
- 类风湿结节
- 类风湿因子水平抬高
- 影像学改变

关节外改变
- 肺脏
  - 胸膜炎
  - 渗出
  - 纤维化
- 心脏
  - 渗出
  - 主动脉瓣反流
  - 传导异常

治疗
- DMARD－改变疾病进程
- NSAID－缓解疼痛和僵直
- 皮质激素－改变炎症反应

2. 类风湿性关节炎患者麻醉时应考虑哪些问题？

呼吸道

RA的患者可能存在寰枢椎不稳定，因此在气管插管或将患者摆放体位时，如果对颈部处理不当，可导致灾难性的后果，如寰枢关节半脱位。环杓关节炎主要表现为声音嘶哑、吞咽疼痛、呼吸困难、喘鸣、喉部的触痛。声带红肿可导致声门开放受限。颞下颌关节炎症可导致张口受限。

心脏

心脏的并发症虽常见，但在麻醉诱导前很少需要治疗，许多患者可能存在心包炎和（或）心包积液，进一步发展可导致心脏压塞。类风湿结节可继发心瓣膜病变，亦可累及传导系统，导致节律异常及不同程度的传导阻滞。

肺

最常见的肺部病变是胸膜炎或胸腔积液。胸膜活检常可见到类风湿小结。类风湿性关节炎的患者亦可出现间质性肺炎，并最终发展为肺纤维化。类风湿患者亦常发生小气道的病变和肺气肿，许多抗风湿药物（DMARD）包括甲氨蝶呤、金制剂、环磷酰胺均可导致间质性肺病。

肾

RA的患者肾病变少见，常与NSAID或DMARD的治疗有关。长期的炎症过程可引起肾淀粉样变。

血液系统

RA的患者常会出现正色性正常红细胞性贫血，亦可出现维生素B_{12}及叶酸缺乏性贫血。

其他系统

RA的患者亦可出现脉管炎以及皮肤和眼部的症

状。局部滑膜组织炎症压迫可导致外周神经病变。

3. 怎样对类风湿性关节炎患者进行麻醉前评估?

体格检查及询问病史时应特别关注上述系统的情况。RA 的患者常合并高血压、冠心病及慢性阻塞性肺部疾病。

有必要对气道进行全面检查，包括 Mallampati 分级、甲颏间距、张口度以及颈部活动度。RA 的患者可能存在活动受限，心脏方面的检查可能提供的参考信息不多，但却是必要的。应该进行胸部听诊，确定是否有杂音、摩擦音或奔马律。应实施心电图检查以评估传导阻滞情况。对于有气喘史的患者有必要行超声心动图和（或）运动负荷试验，而且可能需要实施全面的心功能评估。胸痛提示冠心病或胸膜炎的可能。肺部听诊可以发现是否有呼吸音减低的情况，胸片检查有助于判断肺纤维化及肺气肿。对于严重受累的患者，在术前还需进行肺功能的检查，因为这是判断类风湿阻塞性和限制性肺部病变进展最好的指标。

应检查血细胞比容（Hct）以判断贫血的程度。电解质，如钠、钾及尿素氮、肌酐检查可以揭示肾功能情况障碍的程度。了解既往的治疗情况也是非常必要的。治疗类风湿的许多药物都有不同程度的副作用，需要全面考虑。如 DMARD 类药物会产生骨髓抑制，而服用激素的患者则在术前需用负荷量激素治疗。

对于麻醉医师，有必要询问患者侧卧位时的舒适程度，这对于行全髋关节成形手术很有帮助，但却常常被忽略。RA 患者因四肢强直可能无法耐受手术过程中要求的肢体最大限度的弯曲。因此必须询问患者是否需要在其上肢、下肢及背部加垫以使其感到相对舒适。在区域麻醉时，患者处于清醒状态，可以协助摆正体位，但是在全身麻醉时，麻醉医师就必须确保患者处于合适的体位。

4. 论述髋关节成形术的麻醉诱导选择。

全髋关节成形术可采用全身麻醉或椎管内麻醉，椎管内麻醉包括蛛网膜下腔麻醉、硬膜外麻醉或蛛网膜下腔 / 硬膜外联合麻醉。对于每个患者必须充分权衡每种麻醉方法的利弊。

全麻的优点在于可保证通气安全、肌松良好，能够根据手术时间来调整麻醉时间，缺点在于术后恶心呕吐发生率高，血流动力学变化明显，术后镇痛效果不满意。椎管内麻醉的优点在于术后镇痛效果满意，深静脉血栓发生率低，恶心呕吐少，出血量少；缺点为血流动力学改变，硬膜穿刺后头痛，而且如果镇静剂用量过大或手术中需转换为全身麻醉时，可能会出现气道管理困难。

如果选择全身麻醉，必须全面考虑保证呼吸道安全的处理措施。如果患者无颈椎关节炎的病史，可考虑实施常规气管插管；因为环杓关节炎可能会引致未被发现的气管插管困难，所以麻醉诱导时应用去极化肌松剂可能是谨慎的选择。如果患者有颈椎关节炎的病史，则在气管插管过程中必须保证颈椎的轴向稳定性。在患者清醒或麻醉诱导后，由纤维支气管镜引导气管插管，是对此类患者最为明智的选择。对于所有可能出现困难气道的情况，麻醉医师必须充分准备，以使最初的方法失败后有多种替代的方法确保气道安全。

椎管内麻醉也是安全的，但需注意以下几点：

阻滞持续时间：蛛网膜下腔麻醉简便快捷，但作用时间受限于所采用的局部麻醉药；由于未留置导管，一旦麻醉作用开始衰减，阻滞时间就无法延续。硬膜外麻醉因为留置导管，能通过导管持续给药，从而可延长阻滞时间。蛛网膜下腔 / 硬膜外联合麻醉虽然较为常用，但其不足之处是，只有蛛网膜下腔麻醉药效开始衰减后才能了解硬膜外麻醉的效果。如果通过置管进行硬膜外麻醉效果不佳，则麻醉医师需要在患者侧卧位的情况下改行全身麻醉。如果患者存在困难气道，在一开始用硬膜外麻醉而不用蛛网膜下腔麻醉可以确保麻醉效果，也相对安全。但这并非绝对，因为即使开始成功，硬膜外麻醉有时也会失效。

患者舒适度：侧卧位使大部分患者感觉不舒服，通常需要给予镇静。在手术过程中，尽管使用了镇静剂，患者仍无法入睡，需要增加镇静剂的剂量，而大剂量的镇静剂可导致气道梗阻。

血栓栓塞的预防：实施椎管内麻醉以及拔出硬膜外导管必须配合外科医生预防血栓栓塞的计划（详见下文）。

麻醉时间：麻醉医师通常会有自己的判断来决定是否实施全身麻醉或椎管内麻醉。如果手术时间超过 3～4 h，选择全身麻醉较为合理。当髋关节成形术更改为全髋关节置换术时常发生这一情况。麻醉时间的长短亦取决于外科医师。

5. 手术医师抱怨手术过程中患者有体动，你如何处理这种情况？

这种情况对麻醉医师来说是个挑战。分析患者出现体动的所有可能原因非常重要。首先想到并相应处理的是缺氧、高碳酸血症、心肌缺血、低血压或高血压。亦需考虑甲基丙烯酸酯水泥的毒性作用，因其亦可造成上述情况的发生。只有排除上述所有因素后，才考虑椎管内阻滞不全。

如果阻滞不全是患者出现躁动的原因，首先必须考虑剩余的手术时间以便采取较为合适的措施。如果手术邻近结束，在保证气道通畅的情况下可以给予咪达唑仑、芬太尼、丙泊酚和（或）氯胺酮等药物。如果手术仍有较大部分未完成，则有必要改行全身麻醉，并确保患者气道通畅。理想的情况是实施全身麻醉操作时不影响手术操作。建议此时应寻求帮助。此时，一个较为合理的选择是放置喉罩通气道（laryngeal mask airway，LMA）。通常，即使在患者侧卧位时亦可安全置入 LMA。放置 LMA 后可使用挥发性麻醉药和阿片类药物实施麻醉。

如果认为 LMA 不安全，比如对于病态肥胖的患者，则必须进行气管插管。一般情况下患者处于左侧卧位，因此需要调整手术台使患者处于某种程度的仰卧位，可以将手术台向侧面旋转，方向与患者面对的方向相反。例如，如果患者是右侧卧位，手术台须向左侧调整。虽然这种体位并不理想，但可使患者尽量接近仰卧位，而不必中断手术操作。如果这种调整对于气管插管操作仍不理想，则需中断手术操作，使患者处于仰卧位以便于气管插管。尽管这可能引起严重的髋部感染，但气道管理应永远优先考虑。另一个保持气道通畅的方法是侧卧位时在光导纤维支气管镜引导下实施气管插管。

躁动的处理

鉴别诊断
- 低氧血症
- 高碳酸血症
- 低血压
- 高血压
- 骨水泥中毒
- 麻醉不充分

确保气道安全
- 喉罩
- 气管内插管
- 将手术床倾斜
- 使患者仰卧
- 纤维支气管镜插管

6. 论述脂肪栓塞综合征的原因及其处理。

长骨骨折或全关节置换的患者常有微小脂肪栓子，但发生脂肪栓塞综合征（fat embolus syndrome，FES）相对较少。在全关节置换手术过程中，如果患者出现低氧血症或躁动，应考虑发生 FES 的可能。在全髋关节成形术中，FES 的发病率为 0.1%，在全膝关节置换中，发病率为 7%。在吸脂手术、骨髓炎、镰状细胞贫血及烧伤中也有发生。

Gurd 描述了 FES 的诊断标准（表 54.1）。患者具备 1 个主要和 4 个次要标准方可诊断为 FES。

目前有两种理论解释 FES 的发生。一种假说是机械现象，认为长骨创伤后脂肪细胞释放入静脉循环，被运送至肺循环，形成微栓。另一种假说是生化现象，认为创伤后形成的游离脂肪酸直接导致肺损伤及

表 54.1　脂肪栓塞综合征的诊断标准

严重
- 腋下 / 结膜下瘀斑
- 低氧血症
- 中枢神经系统抑制
- 肺水肿

轻度
- 发热
- 心动过速
- 黄疸
- 尿或痰中脂肪微粒
- 视网膜脂肪栓塞
- 血细胞比容 / 血小板计数降低
- 红细胞沉降率增加

成人型呼吸窘迫综合征。此外，创伤过程中，应激导致儿茶酚胺释放增加，可进一步引起游离脂肪酸释放。

对于 FES，目前尚无确切的治疗方案。许多药物，如肝素、白蛋白、高渗糖，都曾用于治疗，但均未获得成功。在某些高危患者中应用激素可能会有利于治疗。支持治疗的目的是保持血流动力学稳定、保证良好的氧合与通气，是目前惟一的治疗选择。FES 通常 3～5 d 缓解。

7．论述血栓栓塞的预防及椎管内麻醉的相关处理。

对于矫形外科医师，全关节手术后一般需应用抗凝剂来预防血栓形成。可以采用许多药物，如肝素、低分子量肝素（low-molecular-weight heparin，LMWH）、华法林以及一些新型药物，如凝血酶抑制剂和 fondaparinux。如果采用的是椎管内麻醉，这些药物均有引起硬膜外血肿的可能。

2002 年，美国局部麻醉学会（ASRA）制定了对抗凝治疗患者实施椎管内麻醉的指南。虽然麻醉操作完毕后再开始肝素治疗可能会更好，但接受皮下注射肝素治疗的患者可以安全地实施椎管内麻醉。此外，如果皮下注射肝素治疗 4 d 以上，在进行椎管内麻醉前及拔除导管前需检查血小板计数。

接受 LMWH 治疗的患者在末次治疗 12 h 后方可考虑进行椎管内麻醉。如果每日 2 次应用 LMWH 治疗，则必须在术后 24 h 才能方可应用。术后不可留置硬膜外导管，而且在导管拔除 2 h 后方可应用 LMWH。每日 1 次 LMWH 治疗的患者可安全地留置硬膜外导管，但首剂必须在术后 6～8 h 给予。硬膜外导管应在最后一次应用 LMWH 12 h 后拔除，导管拔除 2 h 后方可继续应用 LMWH 治疗。

手术前早于 24 h 即开始华法林治疗的患者，需评估其国际标准化比率（International Normalized Ratio，INR）。尽管 ASRA 尚无有关指南表明安全实施椎管内麻醉确切的 INR 比，但 1.4 是普遍接受的比值。接受长期华法林治疗的患者需要在术前 4～5 d 停止用药。

ASRA 制定的指南认为长期 NSAID 治疗是否增加椎管内麻醉后硬膜外血肿的发生率尚未可知。

对于新的抗凝药物，如凝血因子抑制剂和 fondaparinux，尚无指导性建议，因为评价药物治疗效果尚需时间。ASRA 推荐在这种情况下采用椎管内麻醉应仅限于临床试验阶段。

血栓栓塞的预防与椎管内麻醉

皮下注射肝素
- 可安全实施椎管内麻醉
- 最好在阻滞操作后使用肝素
- 如果治疗＞4 d，阻滞操作前须检查血小板计数

LMWH
- 末次应用 12 h 后方可实施椎管内麻醉
- 每日 1 次用药
  - 术后可留置导管
  - 术后 6～8 h 开始 LMWH 治疗
- 每日 2 次用药
  - 术后需拔除导管
  - 术后 24 h 开始 LMWH 治疗
- 导管拔除时间
  - 末次应用 LMWH 12 h 后
  - 导管拔除 2 h 后可再次应用 LMWH

8．论述全髋关节成形术患者的术后镇痛选择及腰丛神经阻滞的应用。

采用硫酸吗啡或芬太尼实施患者自控镇痛通常适用于全身麻醉的患者。对于接受椎管内麻醉的患者来讲，加用长效吗啡可使其获得长达 24 h 的疼痛缓解，但需要合适的监测以防止延迟性呼吸抑制。通过留置的硬膜外导管输注阿片类药物复合或不复合局部麻醉药可提供满意的镇痛效果。不过，后者需在物理治疗前停止使用。

亦可采用腰丛神经阻滞麻醉以缓解术后的疼痛。下段腰丛包括股神经、闭孔神经、股外侧皮神经。股外侧皮神经支配切口皮肤部位的感觉。

腰丛神经阻滞应在开始麻醉前实施，患者侧卧，胎儿姿势，阻滞侧在上方。以第 4 腰椎（L_4）棘突旁开 4 cm 为穿刺点，用连接神经刺激器的 10 cm 绝缘穿刺针刺入，直至引发股四头肌颤搐为止。调节神经

刺激器至 0.5～1.0 mA 仍可以引出股四头肌颤搐时注入局麻药。如果刺激电流超过 1.0 mA，则提示穿刺针离腰丛太远，低于 0.5 mA 提示穿刺针进入硬膜外腔或是神经鞘内。给予试验剂量的局部麻醉药以确定是否出现上述情况。通过穿刺针注入长效的局麻药如含有肾上腺素的罗哌卡因或者通过留置导管给药可获得长时间镇痛。

（曾毅译　熊利泽　周华成校）

推荐阅读

Bernstein RL, Rosenberg, AD: Manual of Orthopedic Anesthesia and Related Pain Syndromes, Churchill Livingstone, New York, 1993

Brown DL: Regional Anesthesia and Analgesia, WB Saunders, Philadelphia, 1996

Consensus Conference of the American Society of Regional Anesthesia and Pain Medicine: Regional Anesthesia in the Anticoagulated Patient – Defining the Risks. Chicago, Illinois, April 25–28, 2002

O'Dell JR: Therapeutic strategies for rheumatoid arthritis. N Engl J Med 350:25, 2004

Stoelting RK, Dierdorf SF: Skin and musculoskeletal diseases. pp. 528–532. In Stoelting RK, Dierdorf SF (eds): Anesthesia and Co-existing Disease, 4th edition. Churchill Livingstone, New York, 2002

Williams EA, Fye KH: Rheumatoid arthritis: targeted interventions can minimize joint destruction. Postgrad Med 114:5, 2003

病例 55

局部麻醉药

Isabelle deLeon, MD
Allan P. Reed, MD

患者，女，35岁，拟行拇囊炎切除术。既往体健，无全身麻醉史。曾对普鲁卡因过敏，外科医师通常在踝部阻滞下实施该手术。

问题

1. 叙述局部麻醉药的化学性质。
2. 叙述局部麻醉药的作用机制。
3. 影响局部麻醉药效能、起效和作用时间的因素有哪些?
4. 论述神经阻滞后出现临床麻醉征象的顺序。
5. 酯类和酰胺类局部麻醉药的临床作用有何区别?
6. 描述局部麻醉药的药代动力学。
7. 局部麻醉药剂量、血管收缩药物的添加、碳酸化和pH调节、局部麻醉药的配伍及妊娠等因素如何影响局部麻醉药的阻滞作用?
8. 不同的局部麻醉方法各适合选择哪种局部麻醉药?
9. 叙述局部麻醉药的毒性作用。
10. 如何处理局部麻醉药的全身毒性作用?
11. 对普鲁卡因过敏者是否应慎用局部麻醉?
12. 局部麻醉药过敏反应如何处理?

1．叙述局部麻醉药的化学性质。

局部麻醉药是能在区域麻醉后产生暂时的感觉、运动和自主神经系统阻断的药物。局部麻醉药为弱碱性，含有由烃链连接的亲脂性基团（通常为苯环）和亲水性基团（通常为叔胺），大多数局部麻醉药由酯键或酰胺键将烃链与亲脂性基团连接起来，由此将其分类为酯类或酰胺类局部麻醉药。酯类局部麻醉药有可卡因、普鲁卡因（奴佛卡因）、氯普鲁卡因（Nesacaine）、苯佐卡因（氨苯甲酸乙酯）和丁卡因（Pantocaine），而利多卡因（Xylocaine）、甲哌卡因（卡波卡因）、布比卡因（Marcaine，Sensorcaine）、依替卡因（Duranest）、丙胺卡因（Citanest）和罗哌卡因（Naropine）属于酰胺类局部麻醉药。甲哌卡因、布比卡因和罗哌卡因有 1 个不对称碳原子，从而分为左旋异构体和右旋异构体。商品化的甲哌卡因和布比卡因为消旋混合物，而新近研发的罗哌卡因和左旋布比卡因都为单一的左旋异构体。

局部麻醉药在水溶性制剂中保持非离子化脂溶形式和离子化水溶形式的动态平衡。当非离子化和离子化分子的数量相等时，溶液的 pH 即药物的 pKa 值。局部麻醉药的 pKa 值略高于生理 pH，所以有不到 50%的药物以非离子化脂溶形式存在。

局部麻醉药的分类

酯类	酰胺类
可卡因	利多卡因
普鲁卡因	甲哌卡因
氯普鲁卡因	布比卡因
苯佐卡因	左布比卡因
丁卡因	依替卡因
	丙胺卡因
	罗哌卡因

2．叙述局部麻醉药的作用机制。

局部麻醉药通过削弱动作电位在轴突的传播从而造成神经冲动的传导阻滞，药物可直接与神经细胞膜的 Na^+ 通道相互作用，从而阻断 Na^+ 的流动，虽然不会改变静息膜电位或阈电位，但可减慢除极速率，使兴奋无法到达阈电位，从而使动作电位无法传播。不过，局部麻醉药阻断 Na^+ 内流的确切机制目前仍不清楚。

市售的局部麻醉药绝大多数是水溶性盐酸盐，否则很难溶于水。当药物注射入组织后，其 pKa 和组织的 pH 决定了药物以自由基形式（脂溶性的）或以阳离子形式（水溶性的）存在的量。游离碱基穿过神经髓鞘和神经膜到达轴突，以阳离子形式作用于 Na^+ 通道。

在局部麻醉药引起传导阻滞的起始和恢复阶段，一些神经纤维以部分阻滞的状态存在。反复刺激这些神经，可促使局部麻醉药和 Na^+ 通道进一步结合，即所谓的使用依赖性 Na^+ 通道结合（use-dependent binding），从而阻滞了冲动的传导。临床观察到的传导阻滞起效或恢复速率主要取决于局麻药分子缓慢弥散入和弥散出神经。

3．影响局部麻醉药效能、起效和作用时间的因素有哪些？

由于亲脂性药物更容易穿过神经细胞膜，因此局部麻醉药的麻醉效能与药物的脂溶性相关。通常，增加烃链的长度或者增加叔胺或苯环碳原子的数量都将提高药物效能，如在苯环上增加卤化物（2-氯普鲁卡因 vs 普鲁卡因）或在叔胺上增加酯链（丁卡因 vs 利多卡因）或大的烷基（丁卡因 vs 普鲁卡因），都会提高药物效能。

局部麻醉药的作用起效主要依赖于药物的 pKa，低 pKa 或 pKa 接近生理 pH 的药物主要以非离子的脂溶形式存在，易于扩散穿过细胞膜，起效更快。同样，在局部麻醉药溶液中加入少量的碳酸氢钠，将增加药物非离子状态的比例，从而加速起效并提高阻滞效果。然而，如果组织 pH 低，如感染组织，由于非离子状态药物的比例降低，将延缓药物起效。

药物的作用时间与血浆 α_1-酸性脂蛋白相关。与此蛋白结合的数量越多，作用持续时间越长。布比卡因、依替卡因、丙胺卡因可以更多地与此蛋白结合，因而较其他药物具有更长的作用时间。添加血管收缩药物，如肾上腺素，可通过减少局部血流和减慢药物的吸收而延长药物作用时间，而且可增加神经元摄取，从而使阻滞作用更强、更持久。

局部麻醉药的相关特性

效能	脂溶性
起效时间	pKa
作用时间	蛋白结合力
	添加血管收缩药

4. 论述神经阻滞后出现临床麻醉征象的顺序。

神经纤维根据其直径、有无髓鞘以及其功能来分类。通常，直径较小的纤维易于阻滞，而粗的有髓鞘纤维比细的无髓鞘纤维易于阻滞。节前 B 类纤维虽然比最细的 C 类纤维粗，但可能因为髓磷脂的存在，故最易被阻滞。因此，神经阻滞后首先出现伴随周围血管扩张和皮肤温度升高的交感神经阻滞，随后为痛觉和温度觉的消失、本体感觉的消失、触压觉的消失，最后出现运动麻痹（最粗的有髓 A-α 纤维）。

5. 酯类和酰胺类局部麻醉药的临床作用有何区别?

酯类与酰胺类局部麻醉药主要的区别在于其代谢机制和产生变态反应的可能性不同。

酯类局部麻醉药可被血浆假性胆碱酯酶快速水解，少部分在肝产生无药理活性的代谢产物。然而，代谢产物之一的对氨基苯甲酸可使少数患者出现过敏反应。脑脊液中不含假性胆碱酯酶，所以鞘内注射酯类局部麻醉药作用将持续至药物吸收入血。血浆假性胆碱酯酶异常的患者，由于局部麻醉药的代谢受到影响，药物的毒副作用发生率增高。肝病患者或服用特殊化疗药物的患者，血浆假性胆碱酯酶活性降低。可卡因是惟一不在血浆中代谢的酯类局部麻醉药，主要在肝代谢。

酰胺类局部麻醉药在肝中经酶分解，其代谢通常比酯类局部麻醉药慢。肝功能降低（如肝硬化）或肝血流减少（如充血性心力衰竭）的患者，由于代谢受阻而易出现全身毒性。酰胺类局部麻醉药不代谢为对氨基苯甲酸，过敏反应极少。然而，此类药物的溶剂常含有防腐剂（氨甲酸苄苯酯族化合物，结构类似于对氨基苯甲酸）或添加剂（亚硫酸氢钠），常引发不良反应。

6. 描述局部麻醉药的药代动力学。

局部麻醉药的血药浓度由以下因素决定：注射剂量、注射部位的吸收速率、组织分布速率和药物的生物转化和清除速率。局部的吸收受注射部位、注射剂量和该部位血流量的影响。在所有常规的局部麻醉部位，局部麻醉药的吸收以呼吸道上皮（特别是肺泡）最为迅速。依据血药浓度评估其他各种阻滞，按降序排列依次为胸膜内、肋间、腰部硬膜外、臂丛和皮下。所以，通过呼吸道给予局部麻醉药比同样剂量的皮下注射更易达到危险血药浓度。药物吸收还与注射部位的灌注有关，血流减少，药物吸收也减少，因此常在局部麻醉药液中添加血管收缩药物。不考虑注射部位，通常在利多卡因或甲哌卡因中添加肾上腺素 5 μg/ml （1∶200 000）。虽然大多数神经阻滞时肾上腺素可减少布比卡因和依替卡因的吸收，但腰段硬膜外麻醉时添加的肾上腺素并未明显地改变血药浓度。

吸收的局部麻醉药首先分布于高灌注的组织，如肺、脑和心脏，这是药物的 α-消除相。α-消除相短，表明药物从血液迅速分布到组织，然后血浆中残余的局部麻醉药再分布到灌注低的组织（β-消除相），并被代谢和清除（γ-消除相）。

酯类局部麻醉药被血浆假性胆碱酯酶水解，假性胆碱酯酶数量或质量上的缺乏均可影响其代谢。对氨基苯甲酸是其重要的代谢产物，可引起过敏反应。酰胺类局部麻醉药在肝代谢，产生多种不同产物。高龄、充血性心力衰竭和肝炎等引起肝功能受损的因素都可降低酰胺类药物的生物转化。

7. 局部麻醉药剂量、血管收缩药物的添加、碳酸化和 pH 调节、局部麻醉药的配伍及妊娠等因素如何影响局部麻醉药的阻滞作用?

剂量　增加局部麻醉药的剂量，不论是增加容量或提高浓度，都可增加麻醉满意几率和维持时间，并缩短起效时间。

血管收缩药物　肾上腺素、去甲肾上腺素和去氧肾上腺素等血管收缩药常添加入局部麻醉药液中，其中以肾上腺素最为常用。血管收缩药物减少局部血流，从而减慢药物的吸收，使更多的药物分子存留在神经周围发挥作用，从而使阻滞的强度和时间增加。利多卡因加 1∶200 000 肾上腺素可达到最佳的硬膜外麻醉和肋间神经阻滞效果。尽管肾上腺素可延长局部麻醉药的周围神经阻滞和浸润麻醉的作用时间，但并不明显延长布比卡因和依替卡因硬膜外麻醉的时间，因为脂溶性高的布比卡因和依替卡因可贮存在脂肪组织并缓慢释放，从而延长了作用时间，这一作用超过了血管收缩药的影响。

碳酸化和 pH 调节　局部麻醉药液中可添加碳酸氢钠以缩短起效时间。麻醉药液的碱化可增加药物游离碱基的数量，从而增加药物通过神经鞘和膜的扩散，此方法可缩短利多卡因和布比卡因的潜伏期，已证实可成功用于硬膜外麻醉，但在用于臂丛神经阻滞时产生的效果差异较大。

局部麻醉药配伍　近些年，区域麻醉时使用局部麻醉药配伍越来越普遍，尤其是在门诊操作中。局部麻醉药混合应用，如氯普鲁卡因和布比卡因混合液，在理论上具有临床优势，因为氯普鲁卡因起效快、全身毒性低，布比卡因潜伏期长。然而，麻醉医师应当明了，目前尚无资料表明混合使用时局部麻醉药的毒性是相互独立的，因此应当考虑混合使用可能会增加其毒性。

妊娠　据报道，硬膜外麻醉和蛛网膜下腔麻醉在孕妇比非孕妇更容易扩散，这主要归因于机械因素，如硬膜外静脉的充盈。Moller 等（1992）的研究显示，妊娠可加快起效时间并提高了局部麻醉药的敏感性，提示激素水平的改变增加了神经对局部麻醉药的敏感性，因此妊娠期间应减少局部麻醉药的剂量。

8. 不同的局部麻醉方法各适合选择哪种局部麻醉药？

局部麻醉可分为浸润麻醉、静脉局部麻醉、外周神经阻滞、中枢神经阻滞和表面麻醉。整形外科医师广泛应用的肿胀麻醉也是另一种形式的局部麻醉。

浸润麻醉　任何一种局部麻醉药都可用于浸润麻醉，因为大多数局部麻醉药均是注射后立即起效，所以药物的选择主要基于作用持续时间。使用血管收缩药如肾上腺素，将大大延长药物的作用时间，尤以利多卡因较为突出。

静脉局部麻醉　Bier 阻滞是将大容量的局部麻醉药液静脉注射入止血带阻断血流的肢体，此方法可用于多种短小外科手术，主要是手和上肢，也可配合小腿止血带用于足部手术。常用的局部麻醉药都曾用于静脉局部麻醉，而以不加防腐剂和不添加肾上腺素的 0.5%利多卡因和丙胺卡因最为常用。氯普鲁卡因可引发血栓性静脉炎而不再应用，布比卡因因其心脏毒性也已停止使用，但罗哌卡因可安全用于此方法。

周围神经阻滞　周围神经阻滞包括阻滞单根神经（如尺神经或桡神经），或阻滞两个以上神经，或阻滞一个神经丛（如臂丛），可用于麻醉、术后镇痛以及慢性疼痛综合征的诊断和治疗。大多数的局部麻醉药均可用于周围神经阻滞，由于起效时间均迅速，药物的选择主要取决于所需要的麻醉持续时间。为了获取满意的麻醉效果，通常需要大剂量的局部麻醉药液，于是，考虑到药物的局部和全身毒性作用，常选择低浓度局部麻醉药（如 1%利多卡因或 0.25%～0.5%布比卡因）。大多数局部麻醉药添加血管收缩药可延长作用时间，但布比卡因和罗哌卡因未见到有此效应。

中枢神经阻滞（蛛网膜下腔麻醉或硬膜外麻醉）　局部麻醉药注射入蛛网膜下腔产生蛛网膜下腔麻醉，注入硬膜外腔产生硬膜外麻醉。

蛛网膜下腔麻醉　常用于蛛网膜下腔麻醉的局部麻醉药有丁卡因、布比卡因、罗哌卡因、利多卡因和普鲁卡因。

选择应用于蛛网膜下腔麻醉的局部麻醉药须考虑其比重。与脑脊液比重相比，局部麻醉药液分为高比重，轻比重和等比重液。高比重液，如 0.5%丁卡因（1%丁卡因和 10%葡萄糖等体积混合配制）、5%利多卡因和 0.75%布比卡因（均为与葡萄糖预混合配制的成品），由于重力作用，产生的麻醉范围主要取决于患者蛛网膜下腔阻滞给药后的体位。仰卧位的患者药物向胸椎后凸扩散，为腹部手术提供足够的蛛网膜下腔麻醉平面。坐位时，重比重药物产生“鞍区阻滞”或阻滞低感觉平面，适于会阴部和肛门直肠手术。相反，轻比重药液则逆重力部位扩散。丁卡因与无菌水混合是最常用的轻比重药液。肛门直肠手术如痔疮切除术，蛛网膜下腔麻醉时可采用折刀形体位。局部麻醉药注射后会漂移至骶区，阻滞骶神经支配的皮区。等比重局部麻醉药则停留在注射部位，与患者体位无关，通常是局部麻醉药混合脑脊液或氯化钠溶液配制而成。常用的等比重药液有丁卡因、布比卡因、罗哌卡因和利多卡因。

蛛网膜下腔麻醉持续时间是选择恰当局部麻醉药的另一因素。局部麻醉药有不同的作用时间，丁卡因、布比卡因和罗哌卡因的蛛网膜下腔麻醉持续时间长，而利多卡因和普鲁卡因则较短，但相对于其他局部麻醉药来讲，利多卡因起效更快。

硬膜外麻醉　对用于硬膜外麻醉的药物，选择取决于所需要的起效时间、作用持续时间、感觉或运动阻滞深度和术后镇痛的需求。氯普鲁卡因起效快，持续时间短，适用于门诊 90 min 以内的手术麻醉。利多卡因和甲哌卡因起效和作用时间适中，但相等剂量的甲哌卡因比利多卡因持续时间长 15～30 min。利多卡因可提供 60～100 min 的手术麻醉，以上 3 种药物添加肾上腺素均可显著延长麻醉持续时间。布比卡因是硬膜外麻醉最常用的长效麻醉药物（起效慢），作用可持续 120～240 min。但添加肾上腺素并不能可靠地延长作用时间。罗哌卡因是另外一个常用于硬膜外麻醉的长效局部麻醉药，它的作用时间和运动阻滞强度稍逊于布比卡因，但其心脏毒性较布比卡因小。

表面麻醉　鼻黏膜、口腔、气管支气管树、食管和泌尿生殖道均可采用表面麻醉，利多卡因局部应用或雾化吸入常用于纤维支气管镜引导气管插管时麻醉上或下呼吸道。丁卡因亦是支气管镜操作常用的表面麻醉药物。然而，临床医师必须注意两种局部麻醉药用于支气管黏膜的表面麻醉后可迅速吸收入血。

肿胀麻醉　常用于整形外科吸脂手术，需要皮下注射大容量的稀释局部麻醉药复合肾上腺素和其他药物的混合液。最常用的是利多卡因，据报道总量达 35～ 55 mg/kg 时，血药浓度仍在安全范围内。

9．叙述局部麻醉药的毒性作用。

局部麻醉药的全身毒性是由局部麻醉药血浆浓度过高对中枢神经系统和心血管系统产生影响所致。最常见的原因是误注入血管，少数是因为注射部位组织的吸收。随着血药浓度的增加，中枢神经系统最先受累。局部麻醉药中毒后中枢神经系统可表现为兴奋和抑制。最先抑制大脑皮层的抑制性神经元，使易化神经元（facilitatory neuron）在没有抑制性传入信号的情况下发放冲动，从而导致兴奋性通路失去抑制而产生中枢神经系统兴奋的症状和体征（表 55.1）。局部麻醉药浓度进一步增加将抑制兴奋性神经元的活性，从而导致中枢神经系统抑制的症状和体征。

酸碱平衡亦会影响惊厥阈值。呼吸性酸中毒可降低局部麻醉药致惊厥的血药浓度阈值。动脉二氧化碳分压（$PaCO_2$）升高将增加脑血流量，输送更多的药物到神经元。二氧化碳弥散入神经元可引起细胞内酸中毒和阳离子滞留，带正电的局部麻醉药更易于在神经元内聚集，因此在某一血药浓度，产生的中毒反应强于预期效应。

心血管系统对局部麻醉药毒性反应的耐受强于中枢神经系统。药物可直接阻断心脏 Na^+ 通道，产生电生理和机械效应，降低浦肯野纤维和心室肌细胞的除极速率，随着自律性降低和传导减慢，导致心率减慢，心电图示 P-R 间期延长和 QRS 波群增宽。动脉血管平滑肌松弛和直接的心肌抑制可引起严重低血压。亦可出现包括室颤在内的室性心律失常。局部麻醉药引起心脏毒性的能力有所不同。与毒性较弱的药物相比，心脏毒性最强的局部麻醉药，如布比卡因、依替卡因和丁卡因，在较低的血药浓度即可影响心脏的节律和收缩性。布比卡因具有高脂溶性，与心脏 Na^+ 通道解离慢，比其他药物更易于产生心脏毒性（选择性心脏毒性），导致严重而持久的心功能抑制作用，布比卡因的全身毒性作用被认为与其右旋异构体有关。因此，作为纯左旋异构体的罗哌卡因和左旋布比卡因其心脏毒性小于布比卡因。布比卡因对妊娠患者的心脏毒性更大。对布比卡因引发的心搏骤停，复苏时需要大剂量的肾上腺素和阿托品。

局部麻醉药对外周血管的直接效应复杂多变，中枢神经系统效应常常直接主导血管舒张和收缩效应。

在所有的局部麻醉药中，可卡因较独特，它减弱去甲肾上腺素再摄取，抑制去甲肾上腺素返回储存颗粒，从而产生血管收缩作用。10%可卡因可产生冠状动脉收缩和节律异常，4%可卡因可产生良好的血管收缩效应，而无上述不良反应。

表 55.1 局部麻醉药全身毒性的临床表现和处理

系统		症状和体征	处理
中枢神经系统			
兴奋期			
	大脑皮层	口唇麻木	增加 FiO_2
		耳鸣	苯二氮䓬类和巴比妥类
		金属味	
		嗅觉刺激	
		定向力障碍	
		兴奋	
		肌肉颤搐，战栗，震颤	地西泮 0.1～0.3mg/kg IV 或
		全身强直阵挛发作	巴比妥盐 2mg/kg IV
	延髓	心动过速高血压	同上
		气促	同上
		呼吸节律改变	
		恶心和呕吐	吸引，气管插管，必要时采用支气管镜
抑制期			
	大脑皮层	困倦	同上
		晕眩	
		口齿不清	
		反应迟缓	
		意识丧失	
	延髓	呼吸徐缓	正压通气
		呼吸暂停	
		心动过缓	阿托品，肾上腺素
		低血压	静脉输液，去氧肾上腺素，多巴胺
		心搏骤停	心肺复苏
心血管系统			
兴奋期		室上性心动过速？ 中枢神经系统刺激？	特殊治疗
		室颤，特别是用布比卡因	肾上腺素
抑制期		心动过缓	阿托品，肾上腺素
		窦性停搏	肾上腺素
		低血压	静脉输液、去氧肾上腺素、多巴胺

据报道，丙胺卡因和苯佐卡因可产生高铁血红蛋白血症。丙胺卡因剂量超过 600 mg 可导致邻甲苯胺和硝基甲苯胺的蓄积，二者均可导致高铁血红蛋白形成。高铁血红蛋白血症患者因为血液携氧能力受损而出现发绀症状，其血液为巧克力色。治疗需要静脉注射亚甲蓝。

除了全身毒性，局部麻醉药用于蛛网膜下腔麻醉和硬膜外麻醉亦可导致短暂的神经根刺激症状或明显的神经毒性症状，如马尾综合征。短暂的神经根刺激症状多发生于蛛网膜下腔麻醉完全恢复后 24 h 以内腰骶区，产生下背部、臀部、大腿后部的中重度疼痛，神经功能通常在一周内完全恢复。与布比卡因和丁卡因相比，0.5%～5%利多卡因更易出现上述症状。此外，采用截石位实施手术，神经根刺激症状的发生率升高。尽管其病因学尚不清楚，但蛛网膜下腔麻醉应用利多卡因的剂量不应超过 80～100 mg。

据报道，马尾综合征的发生是由于蛛网膜下腔的利多卡因和（或）布比卡因在马尾区的蓄积，也是5%利多卡因连续腰麻和使用微导管的并发症。高浓度的局部麻醉药沉积于下垂部位神经亦促使症状的出现，因此，微导管已经停止在市场流通。但即便如此，仍有少数出现马尾综合征的报道，可能是由于硬膜外麻醉剂量的局部麻醉药误注入蛛网膜下腔、腰麻失败后反复给予局部麻醉药或不通过微导管连续蛛网膜下腔麻醉应用了大剂量局部麻醉药所致。马尾综合征的症状包括不同程度的感觉麻痹、肠道和膀胱括约肌功能障碍，以及截瘫。

10. 如何处理局部麻醉药的全身毒性作用?

治疗局部麻醉药全身毒性首先要停止继续给予可疑药物，中断局部麻醉药进入中枢循环。持续静脉输注的病例，治疗室性期前收缩时，停止输注局部麻醉药的方法简单易行。对于止血带漏气或过早放气的静脉局部麻醉，则需要及时调整止血带以阻止药物进一步进入循环。。

局部麻醉药毒性的早期症状为中枢神经兴奋。神经元快速放电，消耗大量的氧和葡萄糖。因此，需要及时给氧（尽管已给予辅助氧供），因为上述呼吸系统和心血管系统的损害，将使患者很快出现低氧血症、酸中毒和高碳酸血症三联征。当正压通气开始后，可采用过度通气来预防和治疗高碳酸血症。一旦意识丧失，则患者面临着误吸性肺炎的高发危险，因此需要插入带套囊的气管内导管以保护气道。静脉注射安定 0.1～0.3 mg/kg 可抑制抽搐，而不影响或仅轻微影响心血管系统。虽然速效的巴比妥类药物亦可有效地控制抽搐发作，但抑制心血管系统。因为局部麻醉药的心血管毒性可引起心律失常、抑制收缩力和血管舒张，所以应避免同时应用有心血管功能抑制作用的巴比妥类药物。强直阵挛发作会影响足够的正压通气，使用琥珀酰胆碱可有利于供氧和通气。虽然琥珀酰胆碱可以中断主要肌群的阵挛，但不能解除中枢神经系统的损害，仍存在失控的神经元快速放电，此时大脑需要大量的氧和葡萄糖。因此，此阶段供氧极为重要。

心血管的毒性主要表现为低血压，可通过静脉输液、头低脚高位（trendelenburg position）和去氧肾上腺素治疗。左心室功能紊乱用多巴胺或氨力农等强心药物处理。心律失常需采用大剂量肾上腺素和阿托品治疗。

11. 对普鲁卡因过敏者是否应慎用局部麻醉?

患者既往的药物过敏反应史对于药物的选择非常关键。许多患者在口腔科采用奴佛卡因局部麻醉时发生过敏反应。奴佛卡因常被非专业人员用来作为所有局部麻醉药的代名词，奴佛卡因是普鲁卡因的商品名，为酯类局部麻醉药。目前大多数口腔科医师常采用加或不加肾上腺素的利多卡因、甲哌卡因、布比卡因实施麻醉。尽管真正的局部麻醉药物过敏反应并不常见，但发生的多为酯类局部麻醉药。其代谢产物对氨基苯甲酸为已知的过敏原。因此，目前口腔科医师多应用酰胺类局部麻醉药。过敏反应白抗体和（或）补体介导，表现为荨麻疹、瘙痒、血管神经性水肿、低血压和（或）支气管痉挛。通常患者的不良反应多为局部麻醉药血药浓度过高或应用肾上腺素引起而非真正的过敏反应。血药浓度过高常出现口唇麻木、眩晕、耳鸣、视力模糊、困倦或癫痫发作，亦可出现心动过速、高血压和低血压等副作用。区分是真正的过敏反应还是药物过量引起的副作用十分关键。皮肤过敏试验获得的结果常不稳定，似乎不是一种可靠的预测技术。目前尚未发现酯类和酰胺类局部麻醉药的交叉过敏反应。

尽管酰胺类局部麻醉药的过敏反应罕见，但其防腐剂对羟基苯甲酸甲酯对患者仍有害。对羟基苯甲酸甲酯与对氨苯甲酸有相似的致过敏作用，所以建议尽可能选用不加防腐剂的局部麻醉药。

12. 局部麻醉药过敏反应如何处理?

肥大细胞脱颗粒释放组胺、白三烯、前列腺素、血小板活化因子和激肽，都会产生全身不良反应。表 55.2 总结了过敏反应的临床表现及可能的致命性反应的特定治疗方法。过敏反应的处理需要及时确认过敏药物并停用。皮肤表现如瘙痒、烧灼感、荨麻疹和潮红可采用静注苯海拉明 0.5～1.0 mg/kg 治疗。呼吸系统症状如咳嗽和哮鸣是吸氧和应用支气管扩张剂的适应证。吸入选择性 β_2 受体激动剂，首选沙丁胺醇。严

表 55.2 过敏反应的临床表现和治疗

系统	表现	治疗
皮肤	荨麻疹	苯海拉明 0.5～1.0 mg/kg
	潮红	
	面部水肿	
肺	咳嗽	吸氧
	哮鸣	吸入沙丁胺醇
		肾上腺素 2～4 μg/min
		异丙肾上腺素 0.5～1.0 μg/min
	喉头水肿	气管内插管
	肺水肿	
	呼吸窘迫	
心脏	低血压	静脉输液
		肾上腺素 4～8 μg
	心动过速	特殊治疗
	节律障碍	
	心搏骤停	高级心脏生命支持

重病例需应用肾上腺素或异丙肾上腺素。出现喉头水肿、肺水肿或呼吸窘迫的其他征象时，需气管插管和正压通气。轻度的低血压给予静脉输液治疗，重度低血压需要输液和肾上腺素治疗。心血管性虚脱时需给予肾上腺素 0.5～1.0 mg。氢化可的松或甲基强的松有助于防止过敏反应继续发展，但对急性过敏反应的作用很小。因气道水肿而实施的气管插管，在拔管前需行放气试验，即放掉气管导管套囊内气体行正压通气，听诊是否有气体从气管导管和气道之间溢出，如无气体溢出表明仍存在气道水肿。

（曾毅译　熊利泽　周华成校）

推荐阅读

Berde CB, Strichartz GR: Local anesthetics. pp. 491–517. In Miller RD (ed): Anesthesia, 5th edition. Churchill Livingstone, Philadelphia, 2000

Brown DL, Ransom DM, Hall JA, et al: Regional anesthesia and local anesthetic-induced systemic toxicity: Seizure frequency and accompanying cardiovascular changes. Anesth Analg 81:321–328, 1995

Bonica JJ, Buckley FP: Regional anesthesia with local anesthetics. pp. 1883–1966. In Bonica JJ (ed): The Management of Pain, 2nd edition. Lea & Febiger, Philadelphia, 1990

Butterworth JF, Strichartz GR: Molecular mechanisms of local anesthesia: A review. Anesthesiology 72:722–734, 1990

Cox CR, Faccenda KA, Gilhasly C, et al: Extradural S(–)-bupivacaine: comparison with racemic RS-bupivacaine. Br J Anaesth 80:289–293, 1998

Drasner K: Lidocaine spinal anesthesia: a vanishing therapeutic index? Anesthesiology 87:467–472, 1997

Freedman J, Li D, Drasner K, et al: Transient neurologic symptoms after spinal anesthesia. An epidemiologic study of 1863 patients. Anesthesiology 89:633–641, 1998

McClure JH: Ropivacaine. Br J Anaesth 76:300–307, 1996

Mitchell ME: Local anesthetic toxic effects in complications. pp. 249–253. In Atlee JL (ed) Anesthesia. WB Saunders, Philadelphia, 1999

Moller RA, Covino BG: Cardiac electrophysiologic properties of bupivacaine and lidocaine compared with those of ropivacaine, a new amide local anesthetic. Anesthesiology 72:322–329, 1990

Moller RA, Datta S, Fox J, et al: Effects of progesterone on the cardiac electrophysiologic action of bupivacaine and lidocaine. Anesthesiology 76:604–608, 1992

病 例 56

蛛网膜下腔麻醉

Isabelle deLeon, MD
Allan P. Reed, MD

患者，男，80岁，前列腺癌，拟行开放式前列腺切除术。5年前曾患有心肌梗死，但至今无心绞痛或心悸发生。患者长期服用地高辛0.25 mg/d。背部检查显示腰椎前凸扁平，脊柱不能弯曲或伸展。

问题

1. 实施蛛网膜下腔麻醉时，除蛛网膜下腔麻醉穿刺包以外，还必须准备哪些用具？
2. 摆放蛛网膜下腔麻醉穿刺托盘时，消毒剂相对于其他穿刺器具应如何放置？
3. 侧卧位实施蛛网膜下腔阻滞的优点是什么？
4. 坐位实施蛛网膜下腔阻滞的优点是什么？
5. 描述蛛网膜下腔麻醉的操作技术。
6. 描述到达蛛网膜下腔的选择性路径。
7. 影响蛛网膜下腔麻醉药扩散的因素有哪些？
8. 通常用于蛛网膜下腔阻滞的麻醉药有哪些？
9. 除局部麻醉药以外，还有哪些药物可用于蛛网膜下腔？
10. 在脊麻药中添加血管收缩剂的优点有哪些？
11. 蛛网膜下腔麻醉已知的并发症有哪些？
12. 蛛网膜下腔麻醉的禁忌证有哪些？
13. 与全身麻醉相比，蛛网膜下腔麻醉有何优点？
14. 与硬膜外麻醉相比，蛛网膜下腔麻醉有何优点？
15. 概述置管（连续）蛛网膜下腔麻醉的优缺点。

1．实施蛛网膜下腔麻醉时，除蛛网膜下腔麻醉穿刺包以外，还必须准备哪些工具？

与其他麻醉方法相似，蛛网膜下腔麻醉亦对生理有明显影响。可能存在显著的心血管和呼吸系统的副作用，其中包括呼吸心搏骤停。在蛛网膜下腔麻醉期间，必须准备复苏设备和药品。实施蛛网膜下腔阻滞前，应监测心电图（electrocardiographic，ECG）、血压、脉搏氧饱和度，并静脉输入负荷量的液体。正压吸入纯氧的设备和血管升压药物必须准备随时可用。喉镜、气管内导管和速效肌松剂亦常被用到。

2．摆放蛛网膜下腔麻醉穿刺托盘时，消毒剂相对于其他穿刺器具应如何放置？

蛛网膜下腔麻醉穿刺托盘的设计应防止穿刺针和药物的污染。通常可以采用两种方法来完成。布置托盘时，可将消毒剂置于靠近患者的角落，并远离其他物品；另一种方法是，双层设置，将液体制剂和海绵放于上层。目的在于防止消毒剂滴落于穿刺针或药物上，随注射进入蛛网膜下腔，从而可能导致的神经组织崩解或蛛网膜炎。

3．侧卧位实施蛛网膜下腔阻滞的优点是什么？

在美国，由于一些原因侧卧位实施蛛网膜下腔阻滞应用最为广泛。有些患者由于其患病状况，可能无法坐立位。深度镇静的患者坐位时可能有坠落的危险。同时，侧卧位减少硬脊膜穿刺晕厥的可能性，即刺穿硬脊膜时发生的意识丧失。

4．坐位实施蛛网膜下腔阻滞的优点是什么？

坐位时，通常患者易于使脊柱屈曲，从而增大椎间隙。此体位可以预防椎体旋转或变形。对于肥胖患者，后正中线不会像在侧卧位时那样被脂肪垫覆盖而模糊不清。

5．描述蛛网膜下腔麻醉的操作技术。

将患者置于侧卧位或坐位后，用消毒液备皮并铺无菌巾。可以在脊柱的任何部位实施硬脊膜穿刺，但在脊髓末端以下节段置入穿刺针可将脊髓损伤的危险性降至最低。大多数患者，脊髓末端位于第二腰椎水平。因此，在此水平以下，通常选 L_3～L_4 椎间隙刺入腰麻穿刺针。髂嵴通常位于 L_4 棘突水平，提供了一个明显的标记。用 25 G 针在选择的椎间隙水平皮内注射局部麻醉药形成小皮丘。将一个 1.5 英寸 19 G 引导针刺入已麻醉的皮肤并进入椎间韧带。然后，将 25 G 腰麻穿刺针经引导针穿入。22 G 腰麻穿刺针无需经引导针穿入。穿刺针的斜面应与硬脊膜纵行纤维平行以利于分开而非切断纤维。据推断，切断纤维可使硬脊膜穿刺孔闭合延迟，并导致患者头痛。穿刺针通过时遇到的阻力通常是由于碰到骨质或钙化的韧带。患者的合作通常有助于区分两者。穿刺针刺入钙化的韧带通常不会有痛感，刺入骨质则通常因为损伤骨膜而引发疼痛。

椎板的后面是弯曲的，其下部比上部表浅，因此，如果穿刺针在表浅的位置碰到骨质，则可能是上一椎骨的下部。如果穿刺针在较深的位置碰到骨质，则可能是下一椎骨的上部。随后，穿刺针穿过阻力增强的黄韧带。通常随着针尖进入硬膜外腔可有阻力消失感。当穿刺针刺穿硬脊膜进入蛛网膜下腔时会出现特征性“砰”的声音。从皮肤到黄韧带的距离通常为 3.5～5.0 cm。

拔出穿刺针芯，脑脊液（cerebrospinal fluid，CSF）在压力或轻缓的抽吸作用下流出。穿刺针在蛛网膜下腔内插入过深则针尖可碰到椎体或椎间盘，从而阻止脑脊液自穿刺针内流出。此问题易于纠正，将穿刺针退出少许并观察针尾的液体。穿刺针的斜面在任何方向均应有液体流出，以确保穿刺针斜面在蛛网膜下腔的位置适当。Levy 等（1985）和 Machikanti 等（1987）曾讨论过脑脊液的自由流出对于预测阻滞成功的重要性。获得的脑脊液应是澄清、无色的。出血不能立即终止时要求重置穿刺针。操作者用手支撑于患者背部以将置好的穿刺针安全地固定。注射器充分地与穿刺针尾接合，以保证注射时无局部麻醉药渗漏。吸出大约 0.2 ml 脑脊液，观察注射器内光密度的改变，以确定穿刺针仍在蛛网膜下腔内。注射局部麻醉药，注射器再次抽吸以确定穿刺针未移出蛛网膜下腔。拔出穿刺针，然后患者可以随时重摆体位。要求密切监测血压以发现低血压。

6．描述到达蛛网膜下腔的选择性路径。

在美国，最常用的蛛网膜下腔入路为正中入路。腰椎弯曲时，腰麻穿刺针在上、下椎体的棘突中间穿入。穿刺针应在穿刺点保持与背部平面成 90°角。再次穿入时，通常需要在靠近下方椎体棘突处进针。医学院讲授最多的是正中入路，因此大多数医师最擅长此法。

侧入和旁正中入路对棘上和棘间韧带钙化患者特别适用，钙化的韧带可使细的腰麻穿刺针无法穿透。对于因关节炎或强直性脊柱炎而不能屈曲脊柱的患者，此方法亦十分有用。腰椎屈曲有助于穿刺但非必需的体位。在位于正中线的棘上韧带旁 2 cm，下方椎体棘突上四分之一水平处进针。穿刺针向上向内在椎间隙正中穿透黄韧带。遇到骨质时，穿刺针应“避开”椎板，直至进入椎间隙。皮肤至蛛网膜下腔的距离具有明显的个体差异，但通常为 3.5～5 cm。

侧入或旁正中入路的主要优点是可避开钙化的棘间韧带，同时穿刺针经过了椎间隙最宽阔的部分。

Taylor 入路中，在髂后上棘向内 1 cm 和向头侧 1cm 处进针，并向内侧和头侧的方向穿刺，穿刺针则经过 L_5～S_1 椎间隙。Taylor 入路采用最大的椎间隙进针，穿刺时患者最舒适。避免了 L_5 棘突的损伤。改良 Taylor 入路为：自 L_5～S_1 间隙中点旁 1.5 cm 处进针，并与中线成 25°角方向穿刺。骶尾部入路采用 10 cm 脊髓穿刺针，刺入椎管末端并向上穿刺，直至在大约 S_2 水平穿透硬脊膜。

7．影响蛛网膜下腔麻醉药扩散的因素有哪些？

比重极大地影响局部麻醉药在蛛网膜下腔的扩散。脑脊液的比重为 1.003～1.008。轻比重局部麻醉药，即轻比重溶液，倾向于漂浮到非下垂区域。轻比重液已用于髋部骨折的患者，麻醉时患者侧卧并让患肢在上。轻比重溶液是将局部麻醉药溶解于蒸馏水中制成。局部麻醉药溶液比重超过 1.008 为重比重液。重比重液易于移向下垂区域，是在美国常用于蛛网膜下腔麻醉的局部麻醉药制剂。重比重溶液适用于绝大多数蛛网膜下腔麻醉，对下胸部神经根麻醉和选择性骶神经根麻醉（鞍麻）有独特的价值。重比重液是将局部麻醉药混合于 10%葡萄糖溶液制成。硬脊膜穿刺部位和患者体位亦影响麻醉药扩散。

脊柱具有一个自然的腰椎前凸和胸骶椎后凸。L_4 位于腰椎前凸的顶点，T_5 位于胸椎后凸的最低点（图 56.1）。当局部麻醉药在 L_4 水平注入后，患者转为仰卧位，重比重溶液容易沉积于骶椎和胸椎后凸。换句话说，重比重溶液向下流动，提供骶部和中胸段神经根最大程度的麻醉，中腰段脊神经根则暴露于最少量的局部麻醉药中，因此当局部麻醉药量不足时中腰段皮区的感觉阻滞较差。将腿升高至截石位可使腰椎前凸变平，有助于预防非麻醉窗过大。将溶液积于胸椎后凸可防止麻醉皮区上升至 T_4 节段以上，防止“全脊麻”。使用超大容量的麻醉药可克服腰椎前凸的问题，但麻醉药扩散亦可超过 T_4。为避免麻醉平面过高和不足，在过去，为选择适当剂量局部麻醉药注射入蛛网膜下腔需要考虑众多的变量，身高、体重、年龄、腹压增高、体位、注射部位、注射容量、局部麻醉药浓度、局部麻醉药总量以及比重仅代表了传统上认为明显影响麻醉药扩散的一些因素。考虑到这些标准，多年来出现了繁多的蛛网膜下腔麻醉药剂量的指导方针。表 56.1 列出了重比重丁卡因蛛网膜下腔麻醉众多可能给药方案中的一个。其广泛推荐 5 英尺（152 cm）高的患者用药总量减少 2 mg，6 英尺（183 cm）高的患者用药总量增加 2 mg。尽管严格遵照此给药方案，但蛛网膜下腔麻醉亦常常不能提供患者满意的手术中镇痛。

意识到频繁出现不适当的低麻醉平面，Norris

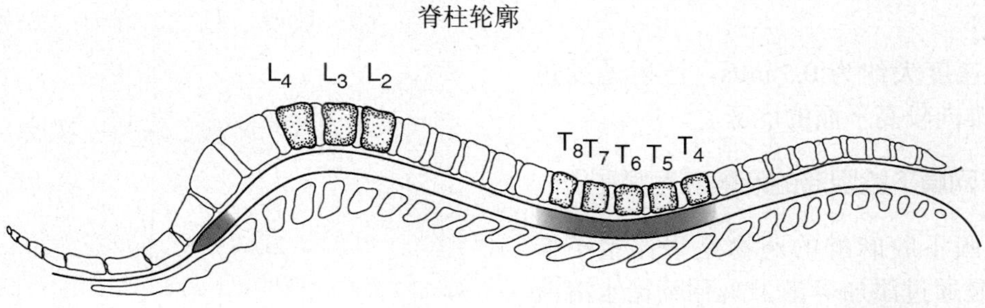

图 56.1　重比重局部麻醉药汇集于后曲的脊柱骶段和胸段。

表 56.1 身高 5 英尺 6 英寸（168 cm）的患者蛛网膜下腔丁卡因使用剂量

部位	皮区	重比重丁卡因（mg）
直肠	S_1	5.5
下肢	L_1	10.5
腹股沟区	T_8	14.0
膀胱	T_8	14.0
下腹部	T_6	14.0
上腹部	T_4	16.0

（1988）发动了一个改革蛛网膜下腔给药方案的研究。对接受 12 mg 重比重布比卡因的足月产妇进行评估，结果显示麻醉扩散与个体身高、体重或体重指数没有相关性。虽然镇痛的峰平面范围是 T_7～C_8，但绝大多数患者获得的平面范围是 T_4～T_1。将这些结果推广至非妊娠患者，数位学者修订了蛛网膜下腔阻滞的推荐给药方案。成人患者，仰卧位，可接受 15 mg 重比重布比卡因或重比重丁卡因。这些溶液最终可移至 T_5 神经根，产生该平面以下程度深而可靠的麻醉。此方法特别适用于 T_8 支配区域以下平面的手术。新的推荐方案明显提高了局部麻醉药剂量，在未明显增加麻醉扩散的情况下提供了更强和更长时间的阻滞。Tuominen 等（1992）提议不可预知的个体解剖学变异可能是局部麻醉药蛛网膜下腔扩散的重要因素。

仅需要腰骶段麻醉时，为了防止麻醉药扩散到胸段，不含防腐剂的 2.0%等比重利多卡因或 0.5%等比重布比卡因是很好的选择。等比重溶液易于停留在注射的腰骶部。等比重局部麻醉药不发生显著的移动，使腰骶段神经根持续浸浴在浓度足够的麻醉药中。其优点包括更强效的镇痛、维持时间更长、减少低血压和呼吸抑制的可能性。

麻醉剂的注射速度大约为 0.5 ml/s。注射速度过快则易于将麻醉药推向较高平面的皮区。

8. 通常用于蛛网膜下腔阻滞的麻醉药有哪些？

最常用于蛛网膜下腔麻醉的药物是重比重丁卡因。常用的丁卡因是通过添加等量 10%葡萄糖水溶液制备的 1%重比重溶液。预期麻醉持续时间通常在 1.5～2.5 h。添加肾上腺素（0.2～0.4 mg）麻醉通常可持续 2.5～4 h。

重比重利多卡因浓度通常是 5%，无需混合。持续作用时间为 0.5～1.5 h。添加 0.2 mg 肾上腺素可使作用时间延长至 1～2 h。

腰麻布比卡因得到了普遍应用，通常为 0.75%布比卡因葡萄糖溶液。其作用时间与丁卡因类似。添加肾上腺素仅最低限度延长布比卡因的作用时间。腰麻布比卡因感觉阻滞较深，而运动阻滞较丁卡因浅。

2.0%利多卡因和 0.5%布比卡因是经常使用的等比重制剂。使用时要求溶液不含防腐剂和抗氧化剂。对羟基苯甲酸甲酯、亚硫酸氢钠或亚硫酸钠可能具有神经毒性，禁止注入蛛网膜下腔。大量经验显示等比重无防腐剂的两种药物均为安全有效的蛛网膜下腔麻醉制剂。

轻比重丁卡因是通过 1%标准溶液混合大量蒸馏水制备的。5～10 mg 丁卡因通常采用蒸馏水稀释到 5～10 ml 以制备真正的轻比重溶液。轻比重丁卡因的另一替代品，0.066%地布卡因在美国已不再使用。轻比重和等比重溶液在美国使用不普遍，然而，使用适当时可获得满意的麻醉效果。

9. 除局部麻醉药以外，还有哪些药物可用于蛛网膜下腔？

阿片类药物是可用于蛛网膜下腔的另一类药物。鞘内阿片类药物是经由脊髓背角灰质第二和第三层板层的阿片受体来产生强烈的内脏镇痛作用，而不产生

适宜采用等比重蛛网膜下腔麻醉药的手术

下肢

髋、股骨、胫骨、腓骨、跖骨

泌尿生殖器

前列腺、膀胱、尿道、阴囊

会阴

肛门、直肠

交感神经系统阻滞、骨骼肌无力或本体感觉丧失。通常使用的鞘内阿片类药物是亲脂性药物，例如芬太尼和舒芬太尼，以及吗啡等亲水性药物。亲脂性药物作用较局限，起效迅速，作用持续时间为 2～8 h。亲水性药物吗啡，扩散作用强，可持续 6～24 h。鞘内阿片类药物亦常作为局部麻醉药的辅助药用于蛛网膜下腔，可延长局部麻醉药的感觉阻滞，而不增加术后运动阻滞时间或作用消失时间。鞘内应用阿片类药物的副作用包括恶心呕吐、尿潴留、瘙痒和呼吸抑制。阿片类拮抗剂或激动 / 拮抗剂有助于治疗这些副作用。

其他曾在鞘内应用的药物是 α_2 激动剂可乐定和中枢性肌肉松弛剂巴氯芬（β- 对氯苯基 -γ- 氨基丁酸）。可乐定用于蛛网膜下腔或硬膜外腔可产生明显的镇痛作用，推测是由于激活脊髓灰质 α_2 受体 。与鞘内阿片类药物不同，可乐定不产生恶心呕吐、尿潴留、瘙痒或呼吸抑制。与单独采用局部麻醉剂相比，局部麻醉药和可乐定联合用于椎管内麻醉感觉和运动阻滞时间长。联合使用使舒张压降低明显，必须提前给予患者静脉输液。

巴氯芬是一种 γ- 氨基丁酸（gamma-aminobutyric acid，GABA）类似物，用于治疗多发性硬化症或脊髓损伤等脊髓疾病导致的痉挛状态。口服巴氯芬无效的患者，可经鞘内给药。巴氯芬在动物模型和阿片类抵抗或耐受的癌症患者均显示不增加肌肉紧张度的同时具有脊髓镇痛作用。然而，巴氯芬的使用受其副作用的限制，包括骨骼肌无力，镇静和意识错乱。巴氯芬的毒性可导致昏迷、呼吸抑制和癫痫发作。

10．在脊麻药中添加血管收缩剂的优点有哪些？

局部麻醉药中添加血管收缩剂的目的通常是降低血流量，减少局部麻醉药的吸收。神经在局部麻醉剂中浸润时间越长，阻滞时间亦通常延长。虽然 0.2～0.4 mg 肾上腺素可延长等比重溶液和重比重丁卡因的作用效果，但不能增加重比重布比卡因的作用时间。然而，血管收缩剂还为蛛网膜下腔麻醉提供了其他有益效果。α 激动剂，如肾上腺素和去氧肾上腺素，作用于脊髓时，显示出镇痛作用。推测血管收缩剂具有独立的脊髓作用，与局部麻醉药协同增进麻醉强度。

血管收缩药可减少脊髓血流而引起神经系统损伤的顾虑已不复存在。利多卡因和丁卡因可增加脊髓血流，添加肾上腺素引起脊髓血流的下降可最低限度地抵消此作用。目前尚无证据表明局部麻醉药复合血管收缩药用于蛛网膜下腔有不良作用。

可乐定，一种中枢性 α_2 激动剂，亦被证实可延长蛛网膜下腔注射丁卡因的作用时间。鞘内注射和术前口服给药均可达到效果。

11．蛛网膜下腔麻醉已知的并发症有哪些？

蛛网膜下腔麻醉最普通的并发症可能是低血压。神经节后细的无髓鞘自主神经 C 类纤维，对蛛网膜下腔阻滞非常敏感。麻醉范围越广，交感阻滞越深。容量血管的交感刺激被阻断，可明显增加外周静脉血液的淤积，导致静脉回心血量减少。最终引起心排出量下降。心排出量减少的代偿性反应通常是心率增快。心率突然增快由 T_1～T_4 发出的心加速神经介导。高位胸神经根阻滞不仅阻止急性心率增加，还可受迷走神经影响，因此心率减慢。所以心排出量因两种机制而减少：外周静脉血液淤积和心动过缓。

在实施蛛网膜下腔麻醉前，输入大约 500 ml 平衡盐溶液的负荷量液体可有助于预防静脉扩张引发的相对低血容量的情况。大多数蛛网膜下腔麻醉诱导的低血压病例可通过将患者体位改变为 10°头低脚高位、截石位或左侧子宫移位而得到缓解。通常需要静脉扩容将血压恢复至正常水平。对于液体治疗无反应的低血压，需要立即治疗，静脉注射麻黄碱 5～10 mg 通常有效。麻黄碱通过刺激 α 受体和 β 受体增加心率、心脏收缩力和外周阻力，通常可满意纠正低血压。低血压、节律异常和心肌缺血是互相关联的不良反应。麻黄碱几乎对子宫血流量无影响。另外，持续注入去氧肾上腺素可使血管紧张度回复正常。通常将 10 mg 去氧肾上腺素加入 250 ml 或 500 ml 5%葡萄糖水溶液中配制。去氧肾上腺素是 α 肾上腺素激动剂。其副作用包括高血压、心动过缓和子宫血管收缩，所以并非妊娠患者低血压的首选治疗。静脉注射阿托品 0.4 mg 或小剂量麻黄碱可有效治疗心动过缓。

呼吸功能不全通常是因为低血压导致脊髓血流减少和呼吸中枢低氧所致。阻滞由 C_3～C_5 组成的膈神经，可导致膈肌运动障碍，十分少见。肋间肌和腹肌运动阻滞可阻止有效的咳嗽。肋间肌的本体感觉丧失常常使患者无法感觉到胸部扩张，因此出现主观感觉的呼吸困难。

蛛网膜下腔麻醉时伴随的恶心呕吐通常是由于副交感神经失调、低血压或低氧血症所致。采用阿托品、血管升压药或吸氧通常可缓解。干呕、焦虑不安、激动和呼吸短促也可继发于低血压或低氧血症，需升高血压、吸氧以及辅助或控制呼吸进行治疗。

硬脊膜穿刺后头痛（post-dural puncture headache，PDPH）仍是蛛网膜下腔麻醉后经常发生的副作用。据报道，17 G Tuohy 穿刺针刺穿硬脊膜后 PDPH 的发生率高达 75%。老年人和采用笔尖式或细穿刺针操作的患者 PDPH 发生率较低。采用 26 G 穿刺针操作，PDPH 的发生率低至 2.5%。在门诊条件下，Kang 等（1992）记录与 26 G 和 27 G 穿刺针相关的 PDPH 发生率分别为 9.6%和 1.5%。将穿刺针斜面平行于硬脊膜纤维的方向进针可显著降低 PDPH 的发生率。此方法倾向于分开而不是切断纵向硬脊膜纤维，穿刺孔较小，容易愈合。

蛛网膜下腔阻滞后 PDPH 是由于脑脊膜和血管结构受到牵引，导致脑脊液经硬脊膜渗漏。对症治疗包括温和的止痛剂、卧床休息和补液治疗。向蛛网膜下腔注射吗啡和局部麻醉药不能降低 PDPH 的发生率。严重的无法忍受的头痛或头痛持续数天的患者，适于实施硬膜外血液填充疗法。硬膜外血液填充疗法是将穿刺针置入可疑节段的硬脊膜外腔内，通过新置入的硬膜外穿刺针注入 15～20 ml 患者自体无菌血液。此操作成功率高，但存在再穿透硬脊膜的危险。操作后 1 d 或 2 d，偶可出现轻度体温升高。硬膜外血液填充后亦有腰背痛和颈部不适的报道。咖啡因，一种脑血管收缩剂，亦可能有效。其他引起 PDPH 的原因，例如细菌性或无菌性脊膜炎和蛛网膜炎，极其罕见。由于长时间阻滞所致的尿潴留，亦与蛛网膜下腔麻醉技术相关。

蛛网膜下腔麻醉后经常发生背痛，但多为短期，并且仅为轻至中度疼痛。其原因通常包括腰椎韧带过度牵拉、棘突旁肌肉痉挛以及肌肉内血肿。严重的背部疼痛需要立即进行神经系统检查。

蛛网膜下腔麻醉操作引起主要神经系统后遗症的发生率为 0.5%。如果先前存在的神经系统疾病加重不包括在内，蛛网膜下腔麻醉后神经系统损伤的发生率将进一步降低。短暂神经根刺激（transient radicular irritation，TRI）包括腿或臀部疼痛和（或）感觉迟钝。应用利多卡因时发生率较高，但使用丁卡因和布比卡因时亦可出现。其他导致 TRI 的因素为截石位、门诊患者及肥胖症。TRI 通常在 72 h 内缓解，但亦可持续达 6 个月。

硬脊膜穿刺后头痛的症状和体征

疼痛的特征
- 持续性
- 钝痛
- 搏动性

疼痛的部位
- 枕部
- 额部
- 整个头部

缓解疼痛的因素
- 仰卧位
- 镇痛药

加重疼痛的因素
- 坐位
- 立位

伴随症状
- 眩晕
- 耳鸣
- 畏光
- 视力障碍

血肿或脓肿形成导致的马尾综合征是可以鉴别并治疗的。抗凝治疗的患者中有很多自发性蛛网膜下腔或硬膜外腔血肿。最近，美国局部麻醉和疼痛医学学会（American Society of Regional Anesthesia and Pain Medicine，ASRA）对应用抗血小板药物治疗的患者进行蛛网膜下腔或硬膜外麻醉的建议如下：非甾体类抗炎药和阿司匹林单独使用时并不增加椎管内出血的危险性。使用蛛网膜下腔或硬膜外麻醉的决定权在麻醉医师。然而，当这些药物与其他抗血小板药物例如肝素、低分子量肝素、华法林、噻氯匹啶（抵克力得）或氯吡格雷（Plavix）同时应用，则有发生出血的危险。如果考虑实施蛛网膜下腔或硬膜外麻醉，应注意检查第二种药物的疗效（正常凝血试验）。对于可预防心肌梗死、脑卒中、血管阻塞性疾病的新型抗血小板药物，噻氯匹啶和氯吡格雷，目前尚无研究证实这些药物在使用期间进行局部麻醉的安全性，亦缺

蛛网膜下腔麻醉后产生神经系统后遗症的主要原因

血肿
　主要与血液凝固机制相关

脓肿

化脓性脑脊膜炎
　细菌污染局部麻醉药或穿刺针

无菌性脑（脊）膜炎
　防腐剂、清洁剂或粉末污染局部麻醉药或穿刺针

直接神经毒性
　局部麻醉药中的防腐剂

机械性神经损伤
　穿刺针，导管

脊髓缺血
　全身低血压、主动脉钳夹

短暂神经根刺激
　与报道的其他局部麻醉药相比，利多卡因发病率最高

乏这些药物与其他抗凝血药物相互作用的资料。因此，ASRA 指南建议实行蛛网膜下腔或硬膜外麻醉前停止使用噻氯匹啶 10～14 d，氯吡格雷 7 d。

常用的局部麻醉药溶液几乎不存在直接神经毒性，然而氯普鲁卡因除外。虽然表面看来氯普鲁卡因在硬膜外腔无直接神经毒性，但用于蛛网膜下腔却具有神经破坏性。防腐剂亚硫酸氢钠已被证实为致病因素。现在使用的许多制剂已经去除亚硫酸氢钠。目前，不建议在蛛网膜下腔使用氯普鲁卡因。据报道，经蛛网膜下腔导管注射重比重局部麻醉药后可发生马尾综合征。药物和穿刺针受到细菌、消毒剂和滑石粉污染可导致细菌性和无菌性脑脊膜炎。单次使用的一次性材料基本可以解决这一问题。直接神经损伤理论上是由穿刺针或导管造成，但实际操作中绝大多数病例不会发生这种情况。脊髓缺血与全身性低血压和大动脉钳闭有关。先前存在的神经系统疾病、患者体位不当或牵引器对胎头的吸力也可能造成患者蛛网膜下腔麻醉后神经功能缺失，而与麻醉本身无关。

蛛网膜下腔麻醉的镇痛不全是另一常见并发症。前瞻性研究评价蛛网膜下腔麻醉的失败率为 4%～16%。Munhall 等（1988）研究证实蛛网膜下腔麻醉失败中仅 25%是由于局部麻醉剂注入前后不能确定是否在蛛网膜下腔以及脑脊液流出不畅所致。大多数蛛网膜下腔麻醉效果不佳是由于局部麻醉药种类、剂量、血管收缩药、比重、体位、椎间隙以及单次或连续给药选择不当所致。一个判断错误的例子，就是选择 0.5%丁卡因而非 0.5%布比卡因来阻断止血带引起的疼痛。

对接受大量蛛网膜下腔麻醉药的患者进行长期随访研究显示，蛛网膜下腔麻醉是一种安全的麻醉技术（例如 Vandam 和 Dripps，1960）。

12. 蛛网膜下腔麻醉的禁忌证有哪些？

颅内压增高的患者硬膜穿刺后，因为脊柱内脑脊液压力降低，有形成脑干疝的危险。腰麻穿刺针通过感染组织可能会将微生物带入蛛网膜下腔。败血症是蛛网膜下腔感染的可能原因。1992 年，Carp 和 Bailey 注意到，给菌血症大鼠进行硬脊膜穿刺与脑膜炎的发生有关。硬脊膜穿刺前给予抗生素治疗可消除硬脊膜穿刺后脑膜炎的危险。

未获得患者同意是实施蛛网膜下腔麻醉的绝对禁忌证。既往对局部麻醉药过敏的患者不应采用使患者过敏的同类药物。低血容量可增加交感神经阻滞后低血压的危险性，应在实施蛛网膜下腔麻醉前纠正。凝血异常可增加硬膜外甚至蛛网膜下腔血肿形成，从而压迫神经的危险性。先前存在神经系统疾病曾被认为是蛛网膜下腔麻醉相对严格的禁忌证，但经验显示，这类患者实施蛛网膜下腔阻滞并未加重周围神经病变或腰背部疼痛。进行性神经功能异常，例如多发性硬化症和肌萎缩性脊髓侧索硬化症，蛛网膜下腔麻醉后症状可加重，但这可能表明了疾病的自然进程，而非蛛网膜下腔麻醉的不良作用。

13. 与全身麻醉相比，蛛网膜下腔麻醉有何优点？

虽然全身麻醉时麻醉医师可控制气道，但与全身麻醉相比蛛网膜下腔麻醉具有许多优点。与全身麻醉比较，蛛网膜下腔麻醉减少矫形外科和血管外科下肢

手术的出血量。已经证实，患者在蛛网膜下腔麻醉下实施此类手术输血减少，从而使因输血感染人类免疫缺陷病毒（human immunodeficiency virus，HIV）和其他传染病的危险性降低（表 56.2）。

全身麻醉和手术过程中有关的代谢改变已有详尽的描述。促能量释放的激素（肾上腺素、去甲肾上腺素、皮质醇和生长激素）增加，葡萄糖水平亦升高。上胸段蛛网膜下腔麻醉可使肾上腺素和去甲肾上腺素的浓度降低，而下胸段蛛网膜下腔麻醉对肾上腺素和去甲肾上腺素水平基本无影响。蛛网膜下腔麻醉下手术时，皮质醇、胰岛素和游离脂肪酸水平降低。蛛网膜下腔麻醉时，葡萄糖水平轻微上升后又轻微下降。

据推测，蛛网膜下腔麻醉通过传入和传出神经阻滞来阻止代谢激素浓度的增高。自主神经传出阻滞可能抑制肾上腺髓质释放儿茶酚胺，而传入通路的阻断可抑制垂体激素的释放。蛛网膜下腔麻醉可能通过阻滞支配肝的交感传出神经和抑制肾上腺髓质释放儿茶酚胺来消除高血糖反应。

与全身麻醉相比，蛛网膜下腔麻醉使下肢骨科手术后深静脉血栓发生率降低。虽然有人预测蛛网膜下腔麻醉可降低肺栓塞的发生率，但尚未得到证实。

在蛛网膜下腔麻醉下行股骨颈骨折手术的老年患者，短期生存率提高。有趣的是，同种情况下患者的长期生存率与接受全身麻醉手术者大致相同。肺栓塞是接受全身麻醉的患者死亡和术后 1 月内患者死亡的常见原因。

14. 与硬膜外麻醉相比，蛛网膜下腔麻醉有何优点？

虽然蛛网膜下腔麻醉和硬膜外麻醉大体相似，但仍有明显区别（表 56.3）。蛛网膜下腔麻醉通常使用 26 G 或 22 G 穿刺针，操作上比常用的 17 G 硬膜外注射针易于穿透骨性突起的间隙。相对于硬膜外穿刺技术中应用的液滴移动或阻力消失征象来讲，脑脊液通过穿刺针流出是更可靠的穿刺针定位指标。蛛网膜下腔麻醉需要少量局部麻醉药，如果注入血管通常不会出现中枢神经系统改变。硬膜外腔麻醉需要大量局部麻醉药，吸收导致毒性反应的危险性大幅度增加。直接血管内注射几乎必定导致深度的中枢神经系统和心血管系统虚脱。虽然蛛网膜下腔穿刺技术因可导致头痛而不能被广泛接受，但是与标准 17 G 硬膜外穿刺针意外穿透硬脊膜造成的不舒适比较程度明显减轻。硬膜外麻醉头痛的发生率较低，但常导致更严重、不能耐受的头痛。除头痛外，两种技术引起明显神经系统并发症的发生率均非常低。与硬膜外麻醉相比，蛛网膜下腔麻醉镇痛更强。蛛网膜下腔麻醉时，阻滞不完全的发生率很低，而硬膜外麻醉时其发生率较频繁。蛛网膜下腔麻醉时可通过使用不同比重的制剂和改变体位使麻醉的扩散易于调节，而硬膜外麻醉时麻醉平面的可预测性较低，并且不能通过改变体位或局部麻醉药的比重进行调整。蛛网膜下腔麻醉起效迅速，硬膜外麻醉起效较慢。使用导管时，这两种技术

表 56.2 蛛网膜下腔麻醉与全身麻醉相比的优点

标准	蛛网膜下腔麻醉的优点
失血	减少下肢手术出血
HIV 传播风险	减少输血以降低传播 HIV 的风险
代谢改变	降低葡萄糖、胰岛素、游离脂肪酸和皮质醇浓度
	上胸段麻醉，降低肾上腺素和去甲肾上腺素浓度
	下胸段麻醉，肾上腺素和去甲肾上腺素浓度基本正常
术后深静脉血栓形成	发病率降低
	？肺栓塞发生率降低
病死率	短期存活率提高
	长期存活率不变

表 56.3　蛛网膜下腔麻醉和硬膜外麻醉的比较

	蛛网膜下腔麻醉	硬膜外麻醉
穿刺针置入	小号针更易放置	大号针放置较困难
	脑脊液经穿刺针流出是更可靠的征象	液滴实验或阻力消失是较敏感的指征
潜在局麻药毒性	可忽视	重要，必须予以考虑
潜在头痛	发生率高，不严重	发生率低，但比较严重
神经系统并发症发生率	极低	极低
麻醉强度	深	较深
斑片阻滞发生率	极低	常见
麻醉范围	可预测性高	可预测性低
麻醉起效	快	慢
持续时间	根据选择的药物改变	采用置管技术可无限期延长
血流动力学改变	更显著	较不显著

的麻醉持续时间实际上均无限制。蛛网膜下腔麻醉血流动力学改变和低血压是否较硬膜外麻醉更显著尚存争议。

15. 概述置管（连续）蛛网膜下腔麻醉的优缺点。

从某种形式上讲，通过连续蛛网膜下腔麻醉获得满意的麻醉效果已有约 100 年的历史。其可在保持单次注射蛛网膜下腔麻醉优势的同时，提供无限期的麻醉持续时间。连续硬膜外麻醉出现后，随着 PDPH 的高发生率得到缓解，连续蛛网膜下腔麻醉逐渐停止使用。最近，设计用于蛛网膜下腔的细小导管的问世，使连续蛛网膜下腔麻醉的应用得到复兴。其优于单次注射蛛网膜下腔麻醉主要有两点原因。连续蛛网膜下腔麻醉可缓慢增加剂量以减少血流动力学改变，亦可根据手术需要延长麻醉持续时间，麻醉作用时间长于单次给药方法。

科技和药理学的进展带领我们进入了目前的麻醉技术状态。过去，连续蛛网膜下腔麻醉使用的是为硬膜外麻醉设计的大孔径穿刺针和导管。现在，导管型号为 24～32 G，可通过 20～27 G 穿刺针置入，目的是减少 PDPH 的发生率。连续蛛网膜下腔麻醉的实施通常很简单：穿刺针置入蛛网膜下腔，通过针的总长度减去暴露在外的针长度可估计从皮肤到腔隙的距离；通过穿刺针置入导管，直至导管尖端到达穿刺针斜面，此距离通常是 10 cm；然后将导管置入蛛网膜下腔 3 cm。若导管不能穿出穿刺针斜面，通常是由于受阻于某一种解剖结构所致。结合穿刺针的操作方法，例如旋转和（或）前进和（或）后退，导管一般可通过，进入蛛网膜下腔。如果操作失败，则需在另一椎间隙重复操作。

随着导管正确置入蛛网膜下腔，用一只手缓慢将穿刺针拔出，同时另一只手轻轻将导管送入蛛网膜下腔内。将皮肤到蛛网膜下腔的距离加上 3 cm，即为导管应置入患者后背的长度。可通过导管轻轻抽吸脑脊液以确认导管位置正确。

连续蛛网膜下腔麻醉已知的并发症包括单次注射法的全部并发症和以下总结的几种并发症：导管插入技术一个最常见和最令人沮丧的并发症是不能将导管置入正确位置。导管不能置入蛛网膜下腔的发生率大约为 8%。导致这一问题的原因多种多样，对于患者个体来讲难以确定。

硬膜外置管的经验显示，导管置入和拔出时偶可发生断裂。导管在置管过程中断裂通常发生在将导管从穿刺针拔出时，这种操作可将导管完全削断，即便是导管被部分切断亦可降低其伸展强度，导致术后拔管时断裂。导管不能置入时应同时将穿刺针和导管一并拔出，然后在同一或另一椎间隙重复穿刺。

导管在拔出时断裂通常以导管伸长为先兆。导管伸长可被看作是即将发生危险的警告。目前使用的 24 G 蛛网膜下腔导管和常用的 20 G 硬膜外腔导管的断裂强度分别为 3.55 lb （1.6 kg）和 6.35 lb （2.9 kg）。

连续蛛网膜下腔麻醉的特异性并发症

不能置入导管
导管断裂
马尾综合征
导管打结
神经结构堵塞
导管误入血管
导管脱出蛛网膜下腔

这是一个很窄的范围，置入的导管大多数都有拔出时断裂的危险。因此，拔管时应将脊柱屈曲至与置管时同样的角度。此操作在于重新排列各种韧带，降低它们对导管的阻力。

导管断裂是难于解决的问题。如果断裂在皮肤附近，局部麻醉下浅表的切口即能暴露导管。可以用钳子轻轻夹住取出。如果导管断裂于深部组织，可能被留置原位。因为是在严格的无菌条件下置入，其发生感染的几率很小。全身麻醉和椎板切除术取出导管，使患者发生相关并发症的危险性较导管留置原位更高。当发生这一罕见并发症时，有责任和义务告知患者。

其他在理论上可能出现的问题是导管的小片段自由漂浮在蛛网膜下腔，可能移向头侧并产生严重的并发症。这种情况与导管牢固的夹入韧带中相比更应采取手术去除。

另一个罕见但应引起注意的连续蛛网膜下腔麻醉并发症是马尾综合征。1991 年， Rigler 等报道了 4 例蛛网膜下腔麻醉后发生马尾综合征。所有病例蛛网膜下腔阻滞均成功，并增加剂量提高麻醉平面。局部麻醉药的初始总剂量普遍高于经穿刺针单次注射剂量。作者推测是大剂量局部麻醉药聚集导致神经毒性。

1991 年后期，Lambert 和 Hurley 描述了一个证明重比重和等比重利多卡因在骶部和低位腰段形成小腔室的模型。注射 2%等比重利多卡因（40 mg）后，若局部麻醉剂扩散不充分，他们建议添加 1～2 ml 0.375%轻比重布比卡因。0.375%轻比重布比卡因可通过等容积蒸馏水稀释 0.75%普通布比卡因来制备。此技术可使局部麻醉药扩散入上腰段，同时限制局部麻醉药量仅为 40 mg 利多卡因和 7.5 mg 布比卡因。这种低剂量麻醉药使患者发生马尾综合征的危险性降低。基于蛛网膜下腔溶液扩散的观察，这种等比重和轻比重溶液的搭配是合理的。

导管在拔出时可以自行弯曲并打成死结。因为形成的结过大，不能通过硬脊膜孔，可妨碍术后拔出导管。如果神经被卷入结中，情况则更加严重。这种情况下，试图拔管时可引起神经根痛。导管卷曲通常发生在蛛网膜下腔内置管过长的情况下。为预防这一情况，切勿将导管置入长度超出穿刺针尖端 3 cm。

导管误入血管通常不会造成严重后果。常用于蛛网膜下腔麻醉的局部麻醉药量（大约 50 mg 利多卡因）低于静脉注射治疗室性期前收缩的剂量（大约 100 mg 利多卡因）。

导管从蛛网膜下腔脱出，将置入硬膜外腔。蛛网膜下腔麻醉所用的小剂量局部麻醉药注入硬膜外腔后无或仅产生极有限的阻滞效果。尽管置入蛛网膜下腔的导管置入硬膜下腔发生率很低，但是在理论上是可能的。随后注射的局部麻醉药可导致节段性感觉缺失或广泛的交感神经、感觉和运动阻滞，取决于注入硬膜下腔的麻醉药剂量。

一个世纪的蛛网膜下腔麻醉见证了药理学和科技的进步，最终出现了于蛛网膜下腔置入的细小导管。虽然蛛网膜下腔麻醉与全身麻醉相似，充满了潜在问题，但是其正确应用已使无数患者受益。连续蛛网膜下腔麻醉就如同一柄双刃剑：既有优于全身麻醉和连续硬膜外麻醉的优势，亦有其自身潜在的并发症。了解这些潜在问题并小心操作，连续蛛网膜下腔麻醉仍然是一种安全并值得选择的技术。

（朱萧玲译　熊利泽　周华成校）

推荐阅读

Abboud TK, Miller H, Afrasiabi A, et al: Effect of subarachnoid morphine on the incidence of spinal headache. Reg Anesth 17:34, 1992

Bernards CM, Hymas NJ: Progression of first degree heart block to high-grade second degree heart block during spinal anesthesia. Can J Anaesth 39:173, 1992

Carp H, Bailey S: The association between meningitis and dural puncture in bacteremic rats. Anesthesiology 76:739, 1992

Concepcion MA, Lambert DH, Welch KA: Tourniquet pain during spinal anesthesia: a comparison of plain solution of tetracaine and bupivacaine. Anesth Analg 67:828, 1988

Denny N, Masters R, Pearson D, et al: Postdural puncture headache after continuous spinal anesthesia. Anesth Analg 66:791, 1987

Freedman JM, Li DK, Drasner K, et al: Transient neurologic symptoms after spinal anesthesia: An epidemiologic study of 1,863 patients. Anesthesiology 89:533, 1998

Kang SB, Goodnough DE, Lee YK, et al: Comparison of 26- and 27-g needles for spinal anesthesia for ambulatory surgery patients. Anesthesiology 76:734, 1992

Lambert DH, Hurley RJ: Cauda equina syndrome and continuous spinal anesthesia. Anesth Analg 72:817, 1991

Levy JA, Islos JA, Ghia JN, et al: A retrospective study of the incidence and causes of failed spinal anesthetics in a university hospital. Anesth Analg 64:705, 1985

Machikanti L, Hadley C, Markwell SJ: A retrospective analysis of failed spinal anesthetic attempts in a community hospital. Anesth Analg 66:363, 1987

Mihic DN: Postspinal headache and relationship of needle bevel to longitudinal dural fibers. Reg Anesth 10:76, 1985

Munhall RJ, Sukhani R, Winnie AP: Incidence of etiology of failed spinal anesthetics in a university hospital: a prospective study. Anesth Analg 67:843, 1988

Norris MC: Height, weight, and the spread of subarachnoid hyperbaric bupivacaine in the term parturient. Anesth Analg 67: 555, 1988

Ota K, Namiki A, Ujike Y, Takashi I: Prolongation of tetracaine spinal anesthesia by oral clonidine. Anesth Analg 75: 262, 1992

Reed AP, Atlin N, Kreitzer JM: Inability to pass continuous spinal catheters: explanations and recommendations. Anesth Rev 18:44, 1991

Rigler ML, Drasner K, Krejcie TC, et al: Cauda equina syndrome after continuous spinal anesthesia. Anesth Analg 72:275, 1991

Ross BK, Chadwick HS, Mancuso JJ, Benedetti C: Sprotte needle for obstetric anesthesia: decreased incidence of post-dural puncture headache. Reg Anesth 17:29, 1992

Tuominen M, Pitkanen M, Taivainen T, Rosenberg PH: Prediction of the spread of repeated spinal anesthesia with bupivacaine. Br J Anesth 68:136, 1992

Vandam LD, Dripps RD: Long-term follow-up of patients who received 10,098 spinal anesthetics. JAMA 172:1483, 1960

病 例 57

臂丛麻醉

Jodi L.W. Reiss, MD

患者，男，54 岁，左肩袖撕裂，行肩关节镜检查术。既往有明显的阻塞性肺病病史。曾于一次全身麻醉后，保留气管插管 2 天，此次手术要求实施区域麻醉。区域麻醉实施过程平稳，但手术进行至 45 min 时，患者血压出现明显下降，并伴有心动过缓。

问题

1. 叙述臂丛神经解剖走行。
2. 臂丛神经的终末分支各支配上肢的哪些结构？
3. 腋窝的解剖学标志是什么？
4. 臂丛神经阻滞的主要入路有哪些？各自的适应证是什么？
5. 叙述肌间沟入路臂丛神经阻滞方法。
6. 叙述锁骨上入路臂丛神经阻滞方法。
7. 叙述锁骨下入路臂丛神经阻滞方法。
8. 叙述腋路臂丛神经阻滞方法。
9. 上肢神经阻滞可能出现什么并发症？
10. 何谓 Bezold-Jarisch 反射？
11. 何种局麻药适用于臂丛阻滞？其剂量如何？
12. 慢性阻塞性肺病（chronic obstructive pulmonary disease，COPD）是肌间沟阻滞的禁忌证吗？

1. 叙述臂丛神经解剖走行。

臂丛神经由 $C_{5\text{-}8}$ 和 T_1 的前支组成，有时还包括 C_4 和 T_2 前支。以上神经根穿过前中斜角肌间隙后合并成 3 干——上干（$C_{5\text{-}6}$）、中干（C_7）和下干（C_8~T_1）。继续走行于锁骨后方，越过第 1 肋。各干在第 1 肋的外缘分为前后两股，然后在腋窝内合并成 3 个神经束。上干和中干的前股组成侧束，3 个神经干的后股构成后束，下干的前股延续为中束。3 个神经束根据与腋动脉的解剖关系命名。最后，在腋窝内胸小肌侧缘，各神经束延续为臂丛神经的终末支。后束延续为腋神经和桡神经。侧束发出肌皮神经后，其余部分与中束的一部分共同延续为正中神经，中束的其余部分延续为尺神经。

2. 臂丛神经的终末分支各支配上肢的哪些结构?

臂丛神经支配上肢结构如表 57.1 所示。

3. 腋窝的解剖学标志是什么?

腋窝是一个锥形结构，有一尖和一底，四面包绕的解剖标志各不相同。锁骨构成腋窝的顶点，腋凹为基底。前壁为胸壁肌群。后壁覆有肩胛骨和肩胛肌群、肩胛下肌和大圆肌。正中壁为前锯肌，侧壁为肱骨和包绕肱骨的肌肉和肌腱。

4. 臂丛神经阻滞的主要入路有哪些？各自适应证是什么?

阻滞臂丛神经有 4 个主要入路：

- 肌间沟入路：在神经根水平阻滞，是肩部和上臂手术的理想入路。
- 锁骨上入路：由于臂丛神经在此位置结构紧凑，麻醉起效快，同样适用于上臂手术。
- 锁骨下入路：适用于肘部和手部的手术，尤其适用于上肢不能外展，无法行腋路阻滞的患者。因为导管在胸壁易于固定，此入路还是术后持续镇痛的典型入路。
- 腋路阻滞：在终末支水平阻滞，是肘部以下手术的理想入路。此入路一般不能阻滞肌皮神经。

为避免神经损伤，周围神经阻滞不应在患者处于全麻状态下操作。

5. 叙述肌间沟入路臂丛神经阻滞方法。

肌间沟阻滞可采用异感法或神经刺激器技术。患

表 57.1 臂丛神经支配

神经	分支	运动	感觉
尺神经	C_8~T_1	手部骨间肌 手部屈肌	手中间半 第 4 指内侧半 第 5 指
正中神经	C_5~T_1	手部屈肌	手掌侧 第 1~3 指和第 4 指第 4 部分侧面
桡神经	C_5~T_1	肱三头肌 肱桡肌 拇指和其余各指伸肌	前臂后方 手背
腋神经	$C_{5\text{-}6}$	三角肌	肩部后方 臂后方
肌皮神经	$C_{5\text{-}7}$	肱二头肌 喙肱肌 肱肌	前臂侧面

表 57.2 上肢神经阻滞的并发症

肌间沟阻滞	锁骨上阻滞	锁骨下阻滞	腋路阻滞
椎动脉注射	气胸	气胸	神经损伤
硬膜外注射	锁骨下动脉注射	神经损伤	腋窝血肿
全脊髓麻醉	喉返神经阻滞	癫痫发作	癫痫发作
硬膜下麻醉	神经损伤		
气胸	癫痫发作		
神经损伤			
癫痫发作			
不良反应			
喉返神经阻滞			
同侧膈肌瘫痪			
Horner 综合征			

者取仰卧位，手臂置于体侧，头偏向对侧，寻找体表标志进行定位。于 C_6 水平触摸胸锁乳突肌锁骨头外侧缘。手指向后滑动，越过前斜角肌肌腹。位于前斜角肌后方，前、中斜角肌之间的肌间沟即为进针点。用 22 G2 英寸（5.08 cm）绝缘针与神经刺激器相连，针体与皮肤成 45°角进针，针尖指向胸骨上凹。当神经刺激器电流≤0.4 mA，仍有肱三头肌抽搐和（或）腕部运动时，说明阻滞针位置正确。注入备好的局麻药，每注入 5 ml 回抽一次，防止大剂量局麻药注入血管内。肌间沟阻滞一般需要 40 ml 局麻药方可达到满意阻滞效果。1.5%甲哌卡因与 0.5%布比卡因的 1∶1 混合液麻醉起效快，维持时间长。

6. 叙述锁骨上入路臂丛神经阻滞方法。

患者取仰卧位，手臂置于体侧，头偏向对侧，确定锁骨中点。在锁骨上缘，22 G 4 英寸（10.16 cm）绝缘针穿刺，进针方向为水平指向患者尾侧。针尖达第一肋后，向后滑过肋骨，直至出现异感。回抽无血后，注入 40 ml 局麻药。局麻药配方可与肌间沟阻滞相同。需要注意的是该区域紧邻锁骨下动脉，如果误穿锁骨下动脉，很难充分压迫止血。锁骨上入路阻滞气胸发生率很高。

7. 叙述锁骨下入路臂丛神经阻滞方法。

锁骨下臂丛阻滞有多种方法。一种有效的技术就是用喙突走行作为主要标志。患者取仰卧位，头偏向对侧，手臂置于体侧，确定喙突走行。于喙突尾侧 2 cm、内侧 2 cm 处进针。22 G 4 英寸（10.16 cm）绝缘针连接神经刺激仪，针尖指向后外侧。当电流强度减至 0.4 mA 以下前臂和手仍有抽搐时，注入局麻药，每注入 5 ml 回抽一次。留置导管可用作术后镇痛。40 ml 0.5%布比卡因可发挥长效阻滞的作用。

8. 叙述腋路臂丛神经阻滞方法。

确保穿刺针正确定位有 4 种方法：异感法、穿透血管法、神经刺激器法和钝针突破神经鞘法。腋路阻滞需要患者取仰卧位，手臂外展 90°。

最常用的是穿透血管法。采用这种方法时，在腋窝内触及腋动脉并以两指固定。以 23 G 1.5 英寸（3.81cm）钝尖穿刺针向搏动点方向直接进针。通常在穿刺针进入带状鞘时有突破感。回抽有动脉血时，缓慢进针直至无血。此时针尖位于动脉后方。注入半量准备好的局麻药，每注药 5 ml 轻柔回抽。然后，缓慢将针退至动脉前方（回抽无血时）。在此位置注入剩下的局麻药。在注药点处压迫约 10 min，防止血肿形成。短小手术可用 1.5%利多卡因或 1.5%甲哌卡因 40 ml。较长手术可用 1.5%的利多卡因或 1.5%甲哌卡因与 0.5%布比卡因的 1∶1 混合液。

9．上肢神经阻滞可能出现什么并发症？

上肢神经阻滞可能出现的并发症见表 57.2。

10．何谓 Bezold-Jarisch 反射？

左室内的机械性刺激感受器激活抑制性迷走传入冲动，增高交感张力，防止低血压。此保护性生理反射发生于出血等严重应激时。Bezold-Jarisch 反射则是静脉回流减少引起的左室内机械性刺激感受器错误激活，导致交感张力降低，并伴有迷走传出冲动增加，从而造成严重的心动过缓和低血压，可导致心搏骤停。

行肩部修复术的患者即存在激活该反射的风险。“沙滩椅”体位使血液集中于下肢、患者的焦虑以及关节镜冲洗液内加入肾上腺素均是诱发此反射的因素。

治疗上可选择麻黄碱，因为麻黄碱可直接激活心脏和外周的儿茶酚胺。液体复苏对于防止进一步刺激左室内的机械性感受器非常重要。如果发生心搏骤停，首选肾上腺素，阿托品不足以治疗心搏骤停。

11．何种局麻药适用于臂丛阻滞？其剂量如何？

局麻药是钠通道阻滞剂，抑制跨膜动作电位发生，从而阻断神经冲动。局麻药主要有两大类：酯类和酰胺类。两类局麻药均由一个亲水性烃链和一个亲脂性芳香环组成。酯类由一个酯键连接这两个部分，酰胺类则由一个酰胺键连接。

用于臂丛麻醉的酰胺类局麻药有利多卡因、甲哌卡因、布比卡因、左旋布比卡因和罗哌卡因。各种局麻药的起效时间、作用维持时间和毒性作用不尽相同（表 57.3）。选择合适的局麻药时必须考虑到手术方式和术后镇痛的需要。利多卡因和（或）甲哌卡因可用于时间较短的手术，例如腕管修复术或手法复位术。关节置换等时间较长的手术，最好选择布比卡因、罗哌卡因或左旋布比卡因。需要术后镇痛时，建议合用短效和长效局麻药。新型局麻药左旋布比卡因和罗哌卡因，心脏毒性低于布比卡因，因此可能使用起来更安全。

12．慢性阻塞性肺病（chronic obstructive pulmonary disease，COPD）是肌间沟阻滞的禁忌证吗？

COPD 是肌间沟阻滞的相对禁忌证。所有行肌间沟阻滞的患者均会发生同侧膈神经麻痹，这将导致肺功能降低 25%。因此，不能耐受肺功能下降 25%的患者不应考虑行肌间沟阻滞。

区域麻醉的其他禁忌证包括：患者拒绝，穿刺部位感染，解剖变异，对所用局麻药过敏，严重凝血性疾病。

（徐宁译　熊利泽　周华成校）

表 57.3　局麻药

局麻药	起效	维持时间（min）	最大剂量（mg/kg）	浓度（%）
利多卡因	快	60~120	4~5 7（w/ 肾上腺素）	0.5~2
甲哌卡因	中	90~180	5~6	1.5
布比卡因	慢	240~480	1~3	0.5
左旋布比卡因	慢	240~480	1~3	0.5
罗哌卡因	慢	240~480	1~3	0.5

推荐阅读

Borgeat A, Edatodramis G, Kalberar F, Benz C: Acute and non-acute complications associated with interscalene block and shoulder surgery. Anesthesiology 95:875–880, 2001

Brown DL: Atlas of Regional Anesthesia, 2nd edition. WB Saunders, Philadelphia, 1999

Brown AR: Regional anesthesia for shoulder surgery. Techniques in Regional Anesthesia and Pain Management 3:64–78, 1999

Campagna JA, Carter C: Clinical relevance of the Bezold-Jarisch reflex. Anesthesiology 98:1250–1260, 2003

de Jong R: Local anesthetic pharmacology. pp.124–142. In Brown DL (ed): Regional Anesthesia and Analgesia, 1st edition. WB Saunders, Philadelphia, 1996

Kinsella SM, Tuckey JP: Perioperative bradycardia and asystole: relationship to vasovagal syncope and the Bezold-Jarisch reflex. Br J Anesth 86:859–868, 2001

Pollock JE: Regional anesthesia for hand surgery. Techniques in Regional Anesthesia and Pain Management 3:79–84, 1999

Stoelting RK: Local anesthetics. pp.158–181. In Stoelting RK (ed): Pharmacology and Physiology in Anesthetic Practice, 3rd edition. Lippincott-Raven, New York, 1999

Urmey WF: Upper extremity blocks. p. 254. In Brown DL (ed): Regional Anesthesia and Analgesia, 1st edition. WB Saunders, Philadelphia 1996

Wilson JL, Brown DL, Wong GY, Ehman RL, Cahill DR: Infraclavicular brachial plexus block: parasagittal anatomy important to coracoid technique. Anesth Analg 87:870–873, 1998

病例 58

下肢麻醉

Dan A. Kaufman, MD

患者，男，62 岁，前职业足球运动员，身体状况良好，拟行全膝关节置换术。

问题

1. 该患者应选择何种麻醉？
2. 不同麻醉方法的优缺点是什么？
3. 描述下肢的神经分布。
4. 实施全膝关节置换术时，为什么必须行坐骨神经阻滞才能达到理想的麻醉效果？
5. 如何实施股神经和坐骨神经阻滞？选用何种局麻药？
6. 在股神经和坐骨神经阻滞期间和（或）术中，你会给患者实施镇静吗？
7. 在神经阻滞完成并开始输注丙泊酚后，切皮时患者表现为肢体躁动。你会改行全麻吗？
8. 描述全膝关节置换术中止血带的使用及其对血流动力学的影响。
9. 如何选择术后镇痛？

1．该患者应选择何种麻醉?

全膝关节置换术的麻醉有多种方法可以选择，具体如下：

- 全身麻醉
- 椎管内麻醉：
  腰麻
  硬膜外麻醉
  腰麻 / 硬膜外联合麻醉（combined spinal/epidural，CSE）
- 区域麻醉：股神经阻滞（腰大肌间隙阻滞）联合坐骨神经阻滞
- 联合使用上述方法：如全麻复合股神经阻滞

麻醉方法的选择要根据麻醉医师对患者情况的评估、个人的经验、外科医师的需要以及患者的选择来定。

2．不同麻醉方法的优缺点是什么?

全麻可以保证良好的肌松和安全的气道，而且麻醉可以随手术时间的延长而延长。然而，全麻需使用多种药物，可能导致血流动力学紊乱。由于使用吸入麻醉药、阿片类药和拮抗药，患者术后更容易出现恶心、呕吐等症状。如果实施了气管插管，还会出现咽喉疼痛。

腰麻同样可以保证良好的肌松，但与全麻一样可能导致血流动力学紊乱。全麻时间可以随意延长，而腰麻只能维持有限的一段时间（因为目前尚未使用蛛网膜下腔置管），麻醉效果会在术中逐渐减弱，以致需改成全麻。鞘内注射吗啡可以提供良好的术后镇痛，但需要合适的监测。腰麻的其他并发症包括穿刺后头痛、背痛、一过性神经病变，以及虽然罕见但后果严重的硬膜外脓肿、血肿。

硬膜外麻醉能够随手术时间延长间断追加药量，可以保持血流动力学稳定。如果置入硬膜外导管，麻醉时间可以随手术时间延长而延长。置入的导管还可用于术后镇痛。硬膜外麻醉的起效时间明显慢于腰麻，而且起效后肌松效果也可能不够充分，尤其当出现“斑片状”阻滞时。如同腰麻一样，硬膜外麻醉也存在神经并发症、头痛、背痛、感染以及硬膜外血肿等风险。

腰麻和硬膜外麻醉似乎均可以减少下肢手术深静脉血栓的风险。

腰麻 / 硬膜外联合麻醉能提供良好的肌松；由于有腰麻而起效迅速；因其硬膜外置管，麻醉时间可以随意延长。该方法的缺点在于硬膜外导管放置是否到位要等到腰麻平面消退后才能测知。如果通过硬膜外导管给药无效，则必须在术中改为全麻。

股神经和坐骨神经阻滞操作比较费时，一个熟练的麻醉医师完成此类阻滞所用的时间与完成一个困难腰麻穿刺所需的时间相当。同椎管内麻醉一样，此类神经阻滞避免了全麻时所需的多种药物，同时与椎管内麻醉相比，血流动力学更为平稳。股神经和坐骨神经置管可提供良好的术后镇痛。

3．描述下肢的神经分布。

下肢的神经支配包括腰丛和坐骨神经丛。

腰丛包括 6 根神经：

上半部包括 3 根神经：髂腹股沟神经、生殖股神经和髂腹下神经。这些神经支配部分前腹壁、臀部和会阴部。下半部包括 3 根神经：股神经、股外侧皮神经和闭孔神经。股神经是全膝关节置换术麻醉所需阻断的主要神经，支配大腿和膝前面以及股四头肌、缝匠肌、耻骨肌和股肌，在膝以下延伸为隐神经，支配小腿内侧的感觉。股外侧皮神经支配大腿外侧的感觉，闭孔神经支配股内收肌群和大腿内侧的感觉。

坐骨神经丛包括坐骨神经和股后侧皮神经。坐骨神经支配腿后肌群，在腘窝分成腓总神经和胫后神经，两者共同支配膝以下内侧部分以外的腿部运动和感觉，膝以下内侧部分由隐神经支配。股后侧皮神经支配大腿后侧的感觉。

4．实施全膝关节置换术时，为什么必须行坐骨神经阻滞才能达到理想的麻醉效果?

首先，多数外科医师使用大腿止血带以减少全膝关节置换术的出血。不实施坐骨神经阻滞，大腿后侧部分不能被麻醉。其次，尽管全膝关节置换术在向微创手术方向发展，但膝关节以下的操作仍会触及一些不被股神经和隐神经支配的部位。第三，膝前侧的钻孔将会触及膝后侧的一些部位，而这些部位不是由股神经支配的。

各种麻醉方法的优缺点

全身麻醉
- 优点
  - 安全的气道
  - 良好的肌松
  - 不受手术时间长短的影响
- 缺点
  - 可能产生血流动力学紊乱
  - 术后恶心、呕吐
  - 咽喉痛、声嘶

腰麻
- 优点
  - 良好的肌松
  - 降低深静脉血栓的发生率
  - 起效迅速
- 缺点
  - 可能产生血流动力学紊乱
  - 因麻醉时间受限，不适用于长时间手术
  - 硬膜穿破后头痛

硬膜外麻醉
- 优点
  - 麻醉平面可调，血流动力学较稳定
  - 不受手术时间长短影响
  - 硬膜外导管可用于术后镇痛
  - 降低深静脉血栓的发生率
- 缺点
  - 较腰麻起效慢
  - 肌松可能不够充分
  - 硬膜穿破后头痛

腰麻 / 硬膜外联合麻醉
- 优点
  - 起效迅速
  - 良好的肌松（腰麻作用期间）
  - 降低深静脉血栓的发生率
- 缺点
  - 需到手术后期才能确认通过硬膜外导管注药是否有效

各种麻醉方法的优缺点（续）

股神经 / 坐骨神经阻滞
- 优点
  - 血流动力学稳定
  - 鞘内置管可用作术后镇痛
- 缺点
  - 操作费时

下肢神经支配

腰丛
- 股神经
  - 感觉——大腿和膝前部
  - 运动——股四头肌、缝匠肌和耻骨肌
- 隐神经
  - 感觉—— 膝以下小腿内侧
- 股外侧皮神经
  - 感觉——大腿外侧
- 闭孔神经
  - 感觉——大腿内侧
  - 运动——大腿内收肌群

坐骨神经丛
- 坐骨神经
  - 运动——腿后肌群
- 腓总神经和胫后神经
  - 感觉——除中间部分外膝以下小腿
  - 运动——膝以下全部肌肉
- 股后侧皮神经
  - 感觉——大腿后部

5. 如何实施股神经和坐骨神经阻滞？选用何种局麻药？

有几种方法可以完成这两种阻滞。选用何种方法由麻醉医师自己决定。建议读者参考所附推荐阅读书目以获得关于阻滞方法的更多详细信息。以下是作者本人常用的操作方法。

股神经阻滞

患者仰卧位，摸清股动脉位置。穿刺点位于腹股沟韧带下 1~2 cm 及股动脉外侧，穿刺针长 5 cm，连接神经刺激器，刺激强度为 1.5 mA。缓慢进针，直至引出股四头肌抽搐或“膝盖弹响”为止。然后将刺激器的刺激强度降至 0.4 mA，如果“膝盖弹响”仍存在，即可注入局麻药。

坐骨神经阻滞

患者侧卧位（患侧向上），在大转子和髂后上棘间连线的中点向尾侧引一条 5cm 的垂直线。用 10 cm 或 5 cm 长的穿刺针在此点进行穿刺，穿刺针连接神经刺激器，刺激强度为 1.5 mA。穿刺针缓慢前进，直至刺激诱发腘绳肌抽搐或脚部活动。然后将刺激器的刺激强度降至 0.4 mA，如抽搐仍存在，即可注入局麻药。

局麻药的选择取决于手术时间的长短、手术医师的熟练程度、是否置管、每种局麻药的毒性以及麻醉医师的习惯。采用上述的其中一种阻滞方法，即给予 30 ml 0.5%的罗哌卡因（含 1∶200 000 肾上腺素）。该方法可提供长时间的麻醉效果。尽管罗哌卡因起效不如甲哌卡因迅速，但在阻滞完成到手术开始这段时间内，罗哌卡因有足够的时间起效。

6. 在实施股神经和坐骨神经阻滞时和（或）术中，你会给患者实施镇静吗？

在这方面存在争议，这取决于多方面的因素。许多患者不愿知晓在手术室的经历，只有当他们认为选择区域麻醉是最佳的麻醉方式时才会同意选择区域麻醉。多数情况下，镇静有助于实现平稳的区域麻醉。可选用咪达唑仑、芬太尼或小剂量的丙泊酚。实施神经阻滞时，给予镇静的缺点是当感觉异常和（或）出现局麻药中毒症状（如口感金属味、抽搐等）时，不易被发现。有时在给予镇静药后，患者会显得过于兴奋，这也会妨碍神经阻滞的实施。

术中输注丙泊酚可提供充分的镇静。然而，麻醉医师要随时准备处理该药引起的呼吸和循环抑制。

7. 在神经阻滞完成并开始输注丙泊酚后，切皮时患者表现为肢体躁动。你会改行全麻吗？

对于躁动的患者，首先要考虑的是由于呼吸抑制引起的缺氧反应。另外，血流动力学的紊乱（如由心肌梗死引起），也会同样有此表现。躁动的另一个原因可能是局麻药的毒性反应。一旦排除这些严重的诱因，所需考虑的就是阻滞效果是否完善以及其他相关因素。患者对手术刺激所表现出的肢体躁动并不一定说明阻滞不完善，其他可能的原因有：

- 是否有足够的时间让局麻药完全起效？
- 患者躁动是由于疼痛还是压力？
- 丙泊酚输注是否引起输注侧手臂疼痛？
- 输注丙泊酚是否引起患者过于兴奋？

皮肤是阻滞起效最晚的器官，外科医师可辅助局麻。当然，即使由最熟练的麻醉医师来实施各种阻滞，也有可能失败，需改麻醉方式，通常这意味着需要改行全麻。

8. 描述全膝关节置换术中止血带的使用及其对血流动力学的影响。

止血带在全膝关节置换术中常规应用，以减少术中出血。止血带充气可引起严重疼痛，因此在麻醉计划中应加以考虑。全麻、椎管内麻醉以及区域麻醉都可以对止血带疼痛提供完善的镇痛。止血带的充气压力往往高于患者的血压，下肢充气压力多为 350 mmHg。止血带的持续充气时间限制在 2 h 以内。止血带时间过长会导致代谢性酸中毒和手术肢体缺血性改变。

松止血带会导致短暂的全身代谢性酸中毒和动脉血 CO_2 分压增加。心率会轻微增快，血压会轻微降低，血钾也会升高。在松止血带前，应输注一定负荷剂量的液体。通常这些变化不会对患者产生不利的影响。

9．如何选择术后镇痛?

如果硬膜外或股神经 - 坐骨神经鞘内没有置管，术后使用吗啡或芬太尼进行患者自控镇痛（Patient-controlled analgesia，PCA）将是一个不错的选择。尽管 PCA 能给患者提供较好的镇痛，但它也会引起恶心和呕吐等症状，需要治疗。另外，老年患者对阿片类药物的作用更为敏感，可能会导致过度镇静，甚至窒息。对于此类患者，必须设置合适的 PCA，并严密监测以保证安全。

放置硬膜外导管的优点在于可以使用阿片类和（或）局麻药进行镇痛。然而，也有可能发生恶心、呕吐以及瘙痒。另外，术后使用抗凝和抗血小板药物，必须协调好硬膜外导管的拔除。

鞘内注射阿片类药物可以提供良好的镇痛，但只能持续达 24 h。同样，这种给药方式也有可能发生恶心、呕吐以及瘙痒等。

股神经和坐骨神经鞘内置管给药可以提供良好的镇痛，但需与患者的理疗计划相协调。否则，当必须活动手术侧肢体时，患者不能获得足够的运动功能。

（董辉译　熊利泽　薄玉龙校）

推荐阅读

Bernstein RL, Rosenberg AD: Manual of Orthopedic Anesthesia and Related Pain Syndromes. Churchill Livingstone, New York, 1993

Boezaart AP: Regional Anesthesia Study Center of Iowa Workshop Course Material. CD ROM. University of Iowa, 2003

New York School of Regional Anesthesia Website: www. nysora.com

Rogers JN, Ramamurthy S: Lower extremity blocks. Chapter 17. In Brown DL (ed): Regional Anesthesia and Analgesia. WB Saunders, Philadelphia, 1996

第 10 部分

产 科 学

病例 59

产程与分娩

Yaakov Beilin, MD

临产孕妇，27 岁，妊娠期间正常。经 $L_{4\sim5}$ 椎间隙穿刺，置入硬膜外导管镇痛。经过充分的正常分娩尝试后，因胎儿头盆不称，产科医师决定实施剖宫产手术。通过硬膜外导管给药，使麻醉平面达到 T_4 水平，开始剖宫产手术。胎儿娩出后，产妇随即出现了严重出血。

问题

1. 产妇分娩镇痛的有效方法有哪些？
2. 阐述用于产程和分娩的不同区域麻醉方法的优缺点。
3. 何谓“可行走的硬膜外镇痛”？
4. 阐述可用于剖宫产手术的区域麻醉方法。
5. 概述穿刺后头痛的治疗。
6. 全身麻醉应用于剖宫产手术的优缺点是什么？
7. 叙述药物通过胎盘传递的要素。
8. 用于剖宫产术后镇痛的方法有哪些？
9. 简述产后出血的鉴别诊断。
10. 阐述宫缩乏力的危险因素、症状和治疗。
11. 叙述胎盘滞留的表现和治疗。

1．产妇分娩镇痛的有效方法有哪些?

目前用于减轻分娩疼痛的方法很多，除了全身用药、吸入麻醉和区域阻滞外，还有催眠、心理疗法、针灸和经皮神经电刺激疗法（transcutaneous electrical nerve stimulation，TENS）。

全身给予阿片类药物可用于分娩镇痛，但小剂量不能完全消除疼痛。分娩镇痛最常用的阿片类药物是哌替啶，静脉注射后达峰时间是 10 min，大约持续 3～4 h。若新生儿在孕妇使用哌替啶 2 h 内出生，则有发生呼吸抑制的危险。分娩时很少使用吗啡，因为新生儿对吗啡的呼吸抑制作用极其敏感。瑞芬太尼可作为患者自控镇痛（patient-controlled analgesia，PCA）的药物组成用于分娩，其优点在于起效和作用时间均比哌替啶短，然而由于其药效强，需要密切监测孕妇的呼吸，最好监测脉搏血氧饱和度。

分娩时吸入麻醉的目标是达到镇痛而不抑制气道反射，经典的方法是：在产妇开始宫缩时让产妇利用手提式装置自行给药，最常用的是氧化亚氮（N_2O）和恩氟烷。虽然这项技术能提供良好的镇痛，但并不经常使用，因为产妇在深麻醉状态下有发生误吸的可能。

区域麻醉、硬膜外或腰硬联合麻醉因其有较好的安全性与有效性，现已成为分娩镇痛中最常用的方法。

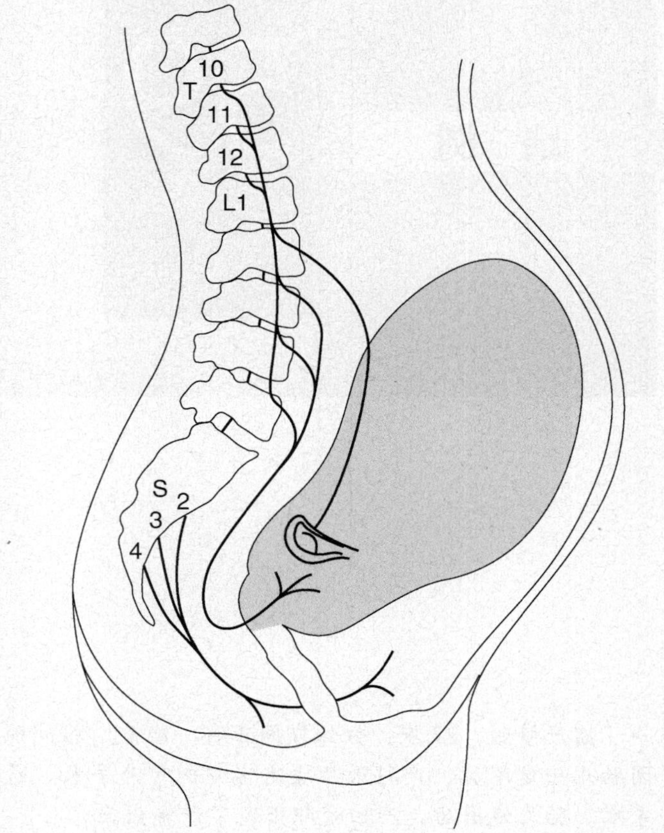

图 59.1 产程中疼痛的传导路径。第一产程的疼痛是由子宫收缩和宫颈扩张引起的，从子宫和宫颈发出的疼痛传入纤维伴随交感神经纤维进入脊髓的 T_{10}～L_1 节段。第二产程的疼痛是由阴道和会阴部开始，其疼痛传入纤维由 $S_{2\sim4}$ 阴部神经传入。(From Stoelting RK, Miller RD:Basics of Anesthesia, 3rd edition. Churchill Livingston, New York,1994, p. 364, with permission.)

2．阐述用于产程和分娩的不同区域麻醉方法的优缺点。

合理应用区域麻醉有必要了解产程中疼痛的传导路径。产程一般分为 3 个不同的阶段：

- 第一产程：从出现规律宫缩开始至宫口完全扩张
- 第二产程：从宫口完全扩张至胎儿娩出
- 第三产程：从胎儿娩出至胎盘娩出

第一产程与 T_{10}～L_1 脊神经支配的子宫和宫颈的疼痛相关（图 59.1），硬膜外腔、蛛网膜下腔或骶管给予局麻药可阻断这些疼痛通路，而且，蛛网膜下腔给予阿片类药物和实施宫颈旁阻滞也有利于缓解第一产程的疼痛。

由于骶管麻醉有可能不慎刺伤胎儿头部，并会导致胎儿体内局麻药浓度过高，所以很少使用。

第二产程的疼痛与 $S_{2\text{-}4}$ 脊神经支配的外阴和阴道扩张有关，硬膜外腔、蛛网膜下腔或骶管麻醉均有效，此外，阴部神经阻滞也适用于第二产程镇痛。

硬膜外麻醉已成为分娩镇痛最常用的方法。这首先是由于其有效性，几乎可以使女性完全摆脱分娩痛。在麻醉医师看来，置入硬膜外导管具有多种功能：在产程的早期，稀释后的局麻药可以达到镇痛的目的；随着产程的进展，可能需要浓度更高的局麻药或加用辅助药如阿片类药物等。另外，硬膜外导管能为分娩维持一个较低的麻醉平面（T_{10}～L_1），必要时还可将麻醉平面提高至 T_4，以满足剖宫产手术的要求。

患者自控硬膜外镇痛（patient-controlled epidural analgesia，PCEA）允许患者自行给药，自己控制镇痛。与连续输注或间断给予负荷剂量技术相比，PCEA 具有以下优点：局麻药的使用总量减少，较少发生运动阻滞，麻醉医师的干预减少。虽然 PCEA 的使用可大大提高产妇的满意度，但上述优点并未完全得到证实，因此该项技术尚不能常规使用。

通常 PCEA 模式采用 0.0625%布比卡因，复合 2 μg/ml 芬太尼溶液；设置背景剂量为 10 ml/h，每次追加剂量为 5 ml，锁定时间是 10 min，1 h 最大药量限定 30 ml。由于背景剂量可能会导致局麻药的总用量增多，并不作为常规使用。PCEA 技术在理论上的风险，如平面过高或局麻药过量，在普通外科患者身上均有发生。其中药物过量多是由于导管移位至蛛网膜下腔以及患者本人或家属过度给药造成的。迄今为止，尚无产妇分娩过程发生类似并发症的报道。

硬膜外分娩镇痛存在的缺点促使人们寻找新的技术。其中的主要缺点是达到镇痛需要一定的时间，即从置入硬膜外导管到患者满意这段时间是不定的，根据所使用局麻药的不同可长达 30 min。其他缺点包括产妇低血压、镇痛不完善（15%～20%的病例）及运动阻滞，甚至在局麻药浓度极低的情况下也有可能发生。

蛛网膜下腔给予阿片类药物能提供快速及强效的镇痛，并且对血压和运动功能影响很小，大多数患者可以走动。阿片类药物通常作为腰硬联合麻醉（combined spinal-epidural，CSE）给药的一部分，这一技术使蛛网膜下腔和硬膜外麻醉可同时进行。常规确定硬膜外间隙后，将更长更细的腰麻穿刺针通过硬膜外针刺入蛛网膜下腔，注入单纯阿片类药物（一般为 25 μg 芬太尼或 5 μg 舒芬太尼）或与另一种局麻药复合注入，然后拔除腰麻针，置入硬膜外导管备用，这样可以在 3～5 min 内达到镇痛目的，并能维持 1～1.5 h。

CSE 技术有一些优点，最主要是起效迅速（3～5 min），运动阻滞也相对较少。由于具有这些优点，采用 CSE 镇痛的妇女比接受标准的 0.25%布比卡因硬膜外镇痛更为满意。

CSE 技术仍然存在一些问题，但大多数只是理论上的猜测，尚未得到证实。如硬膜外导管向蛛网膜下腔移位的风险并未增加；针内针也未造成金属碎屑的产生；硬脊膜穿刺后头疼的发生率也未升高；硬膜外或蛛网膜下腔分娩镇痛即刻或随后可以诱发与子宫张力过高有关的胎儿心率缓慢，但两种方法镇痛后，胎儿心率减缓和急诊剖宫产的发生率并无显著差异。CSE 后子宫张力增加的可能机制是，疼痛迅速减轻导致产妇体内儿茶酚胺含量骤降，循环中 β 受体激动剂减少，使子宫自主活动度占优势，引起子宫收缩。如发生此类情况，可皮下注射特布他林（β 受体激动剂）或静脉注射硝酸甘油处理。

3. 何谓“可行走的硬膜外镇痛”？

“可行走硬膜外镇痛”这一术语已很普及，尤其是在非专业人员中，它是指任何允许产妇走动的硬膜外或脊髓镇痛技术。一些早期的回顾性研究数据显示，产妇走动或保持直立位与缩短第一产程、减少产程早期疼痛和减少对镇痛的需求等有关，但前瞻性和随机研究并未证实走动具有任何有关产程或分娩方式上的临床意义。

的确，有极少数患者希望可以走动，采用硬膜外

分娩阶段

	开始	结束	神经支配	麻醉方式
第一产程	规律宫缩	宫颈口完全扩张	T_{10}~L_1	E，S，C 蛛网膜下腔阿片类药物 宫颈旁阻滞
第二产程	宫颈口 完全扩张	胎儿娩出	$S_{2\text{-}4}$	E，S，C 阴部神经阻滞
第三产程	胎儿娩出	胎盘娩出		

注：很少使用骶管麻醉。

E，硬膜外麻醉；S，腰麻；C，骶管麻醉。

注射稀释的局麻药/阿片类药物溶液或 CSE 技术能最大限度减少运动阻滞，从而提高产妇的满意度。然而，在产妇接受硬膜外或 CSE 镇痛后走动时，应注意下列一些问题：首先应明确她是否需要间断监测胎儿心率；镇痛实施后 30～60 min 内，应监测血压和胎儿心率，并且此后至少每 30 min 再测量一次。因为即使蛛网膜下腔和硬膜外腔使用很小剂量的局麻药，也会导致运动障碍，所以应当评估产妇的运动功能。该项检查通过要求产妇做缓慢的深屈膝动作或阶梯运动来完成，并且她必须始终有人陪护。

4．阐述可用于剖宫产手术的区域麻醉方法。

区域麻醉方法包括腰麻和硬膜外麻醉。采用区域麻醉时，产妇在生产过程中可保持清醒，从而减少全身麻醉时误吸的风险。区域麻醉也可以最大限度降低母体用药对新生儿的潜在抑制。由于对母亲和胎儿来说区域麻醉均比全身麻醉安全，故可用于所有择期的剖宫产手术。

区域麻醉的绝对禁忌证相对较少，包括穿刺部位感染、严重的低血容量、颅内压增高、患者拒绝接受和凝血功能异常。相对禁忌证包括如多发性硬化症等神经系统疾病、脊柱手术史或背痛以及全身感染。

腰麻效果确切、迅速，在某些紧急情况下，甚至可以替代全身麻醉。其缺点包括可能造成低血压、不易控制麻醉平面、麻醉时间有限以及穿刺后头痛。

连续硬膜外麻醉允许反复多次给药，能更好地控制平面，减缓血压的骤降，麻醉时间几乎不受限制。硬膜外麻醉可用于分娩以及剖宫产手术。与腰麻相比，其主要缺点是穿刺置管需要时间和有局麻药中毒的可能。

用于剖宫产手术的区域麻醉

优点
- 减少母亲误吸的风险
- 将母亲用药引起的胎儿抑制降至最低

绝对禁忌证
- 局部感染
- 严重低血容量
- 颅内压升高
- 患者拒绝
- 凝血功能异常

相对禁忌证
- 神经系统疾病，如多发性硬化症
- 脊柱外科手术史
- 背痛史
- 全身感染

5．概述穿刺后头痛的治疗。

硬脊膜穿刺后头痛（postdural puncture headache，PDPH）可以发生在硬脊膜穿刺的任何时间。持续性的脑脊液丢失减少了对大脑的支撑，使大脑缺乏脑脊液适当的缓冲作用，在颅内移动时引起血管紧张性疼痛。发生 PDPH 的危险因素包括穿刺针型号、穿刺针类型（铅笔尖式穿刺针的发生率较低）、穿刺针斜面

腰麻与硬膜外麻醉的比较

	腰麻	硬膜外麻醉
优点	起效可靠、迅速	较好的平面控制
		减缓血压的骤降
		麻醉时间几乎不受限制
缺点	低血压	达到外科手术麻醉的时间较长
	不易控制麻醉平面	局麻药中毒
	麻醉时间有限	
	穿刺后头痛	

剖宫产手术实施区域麻醉的推荐方法

1. 检查麻醉机，准备复苏设备和药品，包括不同型号的气管导管、喉镜、呼吸回路管道、吸引器、硫巴比妥盐、琥珀酰胆碱、麻黄碱或去氧肾上腺素。

2. 将产妇子宫左移（左侧卧位）送入手术室。

3. 口服非颗粒性抑酸剂。

4. 快速输注 1000~1500 ml 晶体溶液。

5. 常规监测无创血压、心电图和脉搏血氧饱和度，经鼻导管或面罩给氧。

6. 硬膜外麻醉：硬膜外导管置入后给予 2%的利多卡因 3 ml 作为试验剂量，等待 5 min，观察有无进入血管或腰麻征象。确认导管位置后，注入含有 1∶200 000 肾上腺素的 2%利多卡因、3%氯普鲁卡因或 0.5%布比卡因，每次注射 5 ml，间隔时间不小于 5 min，直至麻醉平面达到 T_4 水平。

   腰麻：采用细的铅笔尖式腰麻穿刺针，给予 0.75%重比重布比卡因 1.5~2.0 ml。

7. 最初的 20 min 内每 2 min 监测一次生命体征，若平稳，随后每 5 min 进行一次。

8. 如发生低血压，可快速输注 250~500 ml 负荷剂量的晶体溶液，给予 5 mg 麻黄碱或 50 μg 去氧肾上腺素，可增加剂量直至血压恢复正常。

垂直于硬脊膜纤维（使用非铅笔尖式穿刺针）、女性、妊娠和多次试穿。

PDPH 的典型部位是枕部或额部疼痛，通常伴有颈部紧张、耳鸣、复视、畏光、恶心和呕吐。大多数 PDPH 的特征性诊断是头痛随体位变化，仰卧位时症状改善，直立位（坐或站立）时症状加重。

PDPH 的治疗分无创和有创两种措施。无创治疗包括服用镇痛剂、补充水分和咖啡因；有创治疗包括硬膜外补充血液，使之形成硬膜外血斑，即在无菌条件下向硬膜外腔注入 20 ml 自体血，治疗成功率达 70%～75%，偶尔也需要进行第二次。对于预防性血液斑片形成或预防性向硬膜外腔注射生理盐水来降低 PDPH 发生率的做法，目前仍有争议。

6. 全身麻醉应用于剖宫产手术的优缺点是什么？

全身麻醉优于区域麻醉的主要方面是术前准备时间短，无交感神经抑制。

全身麻醉的缺点包括产妇误吸和新生儿抑制，另外，全身麻醉还妨碍母婴早期接触。

吸入性肺炎是接受全身麻醉产妇发病和死亡的主要原因之一，因此应在紧急情况下才使用全身麻醉。诱导前应仔细评估气道情况并给予非颗粒性抑酸剂。抑酸剂可以提高胃液 pH，即使出现误吸也能减少肺炎的发生及降低其严重程度。诱导前应避免使用非去极化肌松药的预注方法，因为这可能会导致肌力减弱，诱发误吸并使琥珀酰胆碱的起效延迟。

产妇预先吸氧后，麻醉诱导基本可以采用任何诱导药物，同时实施环状软骨压迫。有些资料提示丙泊酚会降低新生儿的 Apgar 评分和神经行为学评分，但尚有争议。血流动力学平稳的患者常采用巴比妥类药物，血流动力学不稳定或严重支气管痉挛的患者则常采用氯胺酮。虽然硫戊巴比妥可以穿过胎盘，但低于 7 mg/kg 的剂量对胎儿并无不利影响，这是由于进入胎儿体内的少量药物在到达中枢神经系统之前已被胎儿下半身回流的血液所稀释。

由于琥珀酰胆碱是目前起效最快的肌松药，故可有效地用于气管插管术。与妊娠前相比，产妇体内假性胆碱酯酶水平会异常下降，琥珀酰胆碱的作用时间可能会延长，但一般不超过 15 min，并无临床意义。而且由于它的离子化程度高和分子量大，不会通过胎盘。

采用 50% N_2O-O_2 复合 0.3%～0.5%异氟烷或 0.5%～0.7%恩氟烷维持麻醉。N_2O 可以通过胎盘，但如果胎儿在诱导后 20 min 内娩出，胎儿摄取的药物就不会对胎儿造成显著抑制。在胎儿娩出前，使用低于最低有效浓度的强效吸入麻醉药可避免母亲术中知晓，也不会引起胎儿抑制或子宫松弛。一旦胎儿娩出，就可以增加 N_2O 的浓度，并给予阿片类药物加深麻醉。

实施标准的饱胃预防措施后才可拔管。采用抗胆碱酯酶药和解迷走神经药以拮抗残留的肌松作用，而且患者必须完全清醒。

剖宫产手术实施全身麻醉的推荐方法

1. 检查麻醉机，准备复苏设备和药品，包括不同型号的气管导管、喉镜、呼吸回路管道、吸引器、硫巴比妥盐、琥珀酰胆碱、麻黄碱或去氧肾上腺素。
2. 将产妇子宫左移（左侧卧），送入手术室。
3. 口服非颗粒性抑酸剂。
4. 快速输注 1000～1500 ml 晶体溶液。
5. 常规监测无创血压、心电图和脉搏血氧饱和度，经鼻导管或面罩给氧。
6. 吸 100%氧，吸氧去氮 3～5 min 后，硫戊巴比妥 4 mg/kg 或氯胺酮 1～2 mg/kg，继而用琥珀酰胆碱 100 mg 诱导麻醉，并实施环状软骨压迫。切忌使用非去极化肌松药预注的方法。
7. 给予 50% N_2O/O_2、0.3%～0.5%异氟烷或 0.5%～0.7%恩氟烷，直至胎儿娩出。
8. 待胎儿娩出后，给予 100 μg 芬太尼并将 N_2O 浓度增至 70%，维持吸入麻醉剂的浓度在 0.5 MAC 以下，以避免子宫松弛。
9. 手术结束时，采用新斯的明 0.07 mg/kg 和格隆溴铵 0.01 mg/kg 来拮抗残余的肌松作用。
10. 当患者完全清醒后，拔出气管导管。

7. 叙述药物通过胎盘传递的要素。

药物是通过扩散作用通过胎盘的，Fick 方程式反映了决定药物通过胎盘传递的各种因素。

$$Q_d = K_d \times A \times [P_d(m) - P_d(f)] / b$$

其中：

Q_d = 每单位时间药物的转移量

K_d = 药物的扩散常数

A = 胎盘的表面积

P_d（m）= 绒毛间隙中母体血的平均药物浓度

P_d（f）= 绒毛间隙中胎儿血的平均药物浓度

b = 胎盘厚度

麻醉医师能控制的因素包括使用何种药物和用量，而其他因素如胎盘的表面积和厚度，则不能控制。为最大限度减少到达胎盘的药量，必须减少母体的用药。

药物之间的扩散常数是不同的，主要取决于 4 个方面：分子量、脂溶性、蛋白结合力和电负荷。分子量小于 500、脂溶性高、母体蛋白结合力和电离程度低均会促进药物在胎盘的传递。因此，非离子化、高脂溶性的小分子芬太尼容易通过胎盘；相反，高电离的琥珀酰胆碱分子则不易通过胎盘。

8. 用于剖宫产术后镇痛的方法有哪些？

静脉注射（intravenous，IV）、肌内注射（intramuscular，IM）和鞘内注射阿片类药物均可用于剖宫产术后镇痛。硫酸吗啡硬膜外注射比静脉或肌内注射镇痛效果好，在蛛网膜下腔或硬膜外腔使用后可以提供长达 24 h 的镇痛。其中硬膜外吗啡剂量为 3～4 mg，蛛网膜下腔剂量为 0.1～0.25 mg。

9. 简述产后出血的鉴别诊断。

绝大多数产后出血的原因是宫缩乏力，占所有分娩患者的 2%～5%。其他原因包括胎盘滞留、侵入性胎盘、宫颈和阴道裂伤、子宫倒置、凝血功能紊乱（如羊水栓塞）和先兆子痫。产后出血的处理措施是病因治疗，通常在针对特殊病因的治疗后凝血功能紊乱会得到改善。

10. 阐述宫缩乏力的危险因素、症状和治疗。

任何引起子宫过度扩张的情况，如多胞胎、羊水过多或巨大儿，都是宫缩乏力的高危因素。其他还包括经产、胎盘滞留、滞产、既往使用过宫缩抑制剂或β受体激动剂、长时间吸入麻醉、子宫破裂和绒毛膜羊膜炎。

宫缩乏力表现为产后持续的无痛性阴道出血，无宫缩，子宫大而疲软。产科处理方法是增加子宫肌力。早期可经腹壁或直接经阴道按摩子宫来诱发宫缩，无效时可静脉注射缩宫素和麦角衍生物，也可直

产后出血的鉴别诊断

宫缩乏力

受孕产物滞留

胎盘植入

宫颈和阴道裂伤

子宫倒置

凝血功能紊乱
- 先兆子痫
- 羊水栓塞

接向子宫注射前列腺素 $F_{2\alpha}$，均可诱发子宫收缩。

大量失血会导致休克。麻醉处理首先应着手对母亲的复苏，快速输入晶体、胶体和（或）血液，可能也需要补充凝血因子。用于止血的阴道检查和缝合均需要麻醉，然而，面对严重的血容量不足这是十分危险的。静脉注射小剂量芬太尼、氯胺酮和（或）咪达唑仑一般可以满足镇静；如镇静不充分，则需要快速诱导插管全麻来降低误吸的风险。

持续性出血可能需要在全麻下结扎髂内动脉或切除子宫，麻醉处理与前置胎盘相同。通常在放射线下进行的盆腔动脉栓塞能减少出血，从而避免切除子宫。虽然无需全身麻醉，但必须继续对产妇进行容量复苏，严密监测其生命体征，并且必须备有可用的复苏设备。

据报道术中自体血回输已成功应用于产科手术。主要存在的问题是离心和清洗不能完全去除羊水，导致医源性羊水栓塞。建议在使用自体血回收设备采血前，应清除手术野的所有液体。这项技术可用于无其他血源或是患者拒绝接受异体血（如 Jehovah 见证会成员）的情况。

11．叙述胎盘滞留的表现和治疗。

胎盘滞留的发病率约占分娩总数的 1/300，其特征是胎儿娩出后阴道无痛性出血。治疗目标主要是人工剥离妨碍子宫收缩的胎盘，可能需要实施扩张宫颈及刮宫术来清空子宫。

子宫非正常植入如侵入性胎盘、植入性胎盘和穿透性胎盘，可能使胎盘难以清除。子宫切除、髂内动脉结扎或动脉栓塞可能是挽救生命的手段。

对麻醉医师而言，母亲的复苏是首要的。静脉镇静剂通常可满足清宫术，而子宫切除、髂内动脉结扎则需要在全麻下进行，处理方法如前所述。

（孙焱芜译　熊利泽　薄玉龙校）

推荐阅读

Ackerman WE, Colclough GW: Prophylactic epidural blood patch: the controversy continues. Anesth Analg 66:913–917, 1987

Finster M, Mark LC, Morishima HO, et al.: Plasma thiopental concentrations in the newborn following delivery under thiopental–nitrous oxide anesthesia. Am J Obstet Gynecol 95:621–629, 1966

Heubert WN, Cefalo RC. Management of postpartum hemorrhage. Clin Obstet Gynecol 27:139–150, 1984

Marx GF, Joshi CW, Louis RO: Placental transmission of nitrous oxide. Anesthesiology 32:429–432, 1970

Nageotte MP, Larson D, Rumney PJ, et al.: Epidural analgesia compared with combined spinal-epidural analgesia during labor in nulliparous women. N Engl J Med 337:1715–1719, 1997

Pais SO, Glickman M, Schwartz P, et al.: Embolization of pelvic arteries for control of postpartum hemorrhage. Obstet Gynecol 55:754–758, 1980

Reisnner LS, Lin D: Anesthesia for cesarean section. pp. 465–492. In Chestnut DH (ed): Obstetric Anesthesia, Principles and Practice, 2nd edition. Mosby, St. Louis, 1999

原或是患者拒绝接受异体血（如 Jehovah 见证会
）的情况。

11. 叙述胎盘滞留的表现和治疗。

胎盘滞留的发病率约占分娩总数的 1/300，其特
胎儿娩出后阴道无痛性出血。治疗目标主要是人
离妨碍子宫收缩的胎盘，可能需要实施扩张宫颈
刮宫术来清空子宫。

子宫非正常植入如侵入性胎盘，植入性胎盘和穿
胎盘，可能使胎盘难以清除。子宫切除、髂内动
或动脉栓塞可能是挽救生命的手段。

麻醉医师而言，母亲的复苏是首要的。静脉镇
常可满足清宫术，而子宫切除、髂内动脉结扎
在全麻下进行，处理方法如前所述。

（孙焱芫译 熊利泽 薄玉龙校）

阅读

n WE, Colclough GW: Prophylactic epidural blood
e controversy continues. Anesth Analg 66:913–917, 1987

, Mark LC, Morishima HO, et al.: Plasma thiopen-
rations in the newborn following delivery under
nitrous oxide anesthesia. Am J Obstet Gynecol
966

Cefalo RC. Management of postpartum hemor-
et Gynecol 27:139–150, 1984

W, Louis RO: Placental transmission of nitrous
logy 32:429–432, 1970

n D, Rumney PJ, et al.: Epidural analgesia
ned spinal-epidural analgesia during labor
V Engl J Med 337:1715–1719, 1997

artz P, et al.: Embolization of pelvic
tum hemorrhage. Obstet Gynecol

r cesarean section. pp. 465–492.
c Anesthesia, Principles and
ouis, 1999

病例 60

先兆子痫

Yaakov Berlin, MD
Celeste Telfeyan, DO

患者，15 岁，初产妇，妊娠 35 周，出现宫缩，主诉头痛。血压为 145/95 mmHg，并伴有水肿。

问题

1．试述妊娠高血压综合征的分类。
2．先兆子痫的发病率和危险因素如何？
3．先兆子痫的病因有哪些？
4．试述先兆子痫的病理生理。
5．概述先兆子痫的产科处理。
6．如何防止先兆子痫发展为子痫？
7．试述如何处理与先兆子痫有关的高血压。
8．有先兆子痫的患者行硬膜外麻醉时，潜在的并发症是什么？
9．叙述先兆子痫患者行剖宫产术的麻醉选择。
10．概述预计与先兆子痫相关的产后问题。

1. 试述妊娠高血压综合征的分类。

美国妇产科学会将妊娠高血压综合征分为4类：即慢性高血压、先兆子痫-子痫、慢性高血压并发先兆子痫和妊娠高血压。

高血压的定义为：

- 收缩压＞140 mmHg或高于基础值30 mmHg
- 舒张压＞90 mmHg或高于基础值15 mmHg
- 平均动脉压＞105 mmHg或高于基础值20 mmHg

测量血压时，患者应处于静息状态，左移子宫，并且至少6 h后可重复测得相同的血压。

在妊娠第20周前血压升高可诊断为慢性高血压。慢性高血压是发生在妊娠前的一种疾病状态。由于正常情况下妊娠期间血压降低，所以舒张压大于80 mmHg的临产妇可怀疑有慢性高血压。

先兆子痫-子痫是孕妇特有的高血压疾病。高血压、蛋白尿和水肿三联症为先兆子痫的特征。除非合并有葡萄胎，妊娠20周前一般不会出现先兆子痫性高血压。蛋白尿的定义是24 h收集的尿液中蛋白质含量大于0.3 g或试纸分析超过1+。水肿是全身性的，不局限于身体某个部位。根据高血压的程度、蛋白尿的程度或患者的主诉，先兆子痫可分为轻度和重度两种。当出现全身症状时，先兆子痫就已发展为子痫（表60.1）。

妊娠高血压的定义是妊娠20周后仅有高血压而无先兆子痫的其他症状，常常是由于妊娠而引起的原发性高血压。

2. 先兆子痫的发病率和危险因素如何？

先兆子痫的发病率约为5%～10%，子痫为0.2%～0.7%。缺乏产前保健的年轻初孕妇是发生先兆子痫的高危人群。先兆子痫一般与子宫快速增大如葡萄胎、糖尿病和多胎妊娠有关。再次妊娠复发先兆子痫的几率约为33%。

3. 先兆子痫的病因有哪些？

尽管先兆子痫的病因不清楚，但子宫胎盘缺血似乎是共同的因素。Beer（1978）提出，子宫胎盘缺血可能因免疫改变引起，如移植物抗宿主反应；也可能是胎盘的血栓素和前列环素失衡，导致了先兆子痫。正常妊娠时，胎盘可产生等量的血栓素和前列环素，而并发先兆子痫时，血栓素产生相对增多，从而增强

表60.1 先兆子痫的症状和体征

		轻度先兆子痫	重度先兆子痫
高血压	收缩压	＞140 mmHg 或高于基础值30 mmHg	＞160 mmHg
	舒张压	＞90 mmHg 或高于基础值15 mmHg	＞110 mmHg
	平均动脉压	＞105 mmHg 或高于基础值20 mmHg	＞120 mmHg
蛋白尿		+～++ ＞1 g/24h	+++～++++ ＞5 g/24h
水肿		全身	全身
患者症状			头痛 视觉障碍 上腹疼痛 发绀

妊娠高血压综合征分类

慢性高血压
　　妊娠 20 周前出现

先兆子痫 - 子痫
　　妊娠 20 周后出现
　　伴有蛋白尿和水肿

慢性高血压并发先兆子痫

妊娠高血压
　　妊娠 20 周后出现，但无相关症状

血管收缩、血小板聚积和子宫活动，同时减少子宫胎盘血流。在先兆子痫的患者中，这些效应均可出现。

子宫胎盘缺血导致类似肾素和凝血活酶样物质产生。肾素引起血管紧张素和醛固酮释放，导致高血压和浮肿。凝血活酶可以引发凝血功能紊乱，如弥散性血管内凝血（disseminated intravascular coagulation，DIC）。

4．试述先兆子痫的病理生理。

先兆子痫的标志是由于循环中肾素、醛固酮、血管紧张素和儿茶酚胺类水平增高引起的血管痉挛。醛固酮还引起水钠潴留而导致全身性水肿。由于伴有先兆子痫的临产妇几乎每个器官系统都受累，因此在讨论先兆子痫的变化时，最好采取系统化处理方法。

中枢神经系统　先兆子痫时，脑水肿和血管痉挛引起中枢神经系统症状。有些患者颅内压增高，而脑血流和氧耗量维持正常。与上述变化相关的临床症状包括头痛、反射亢进、视物模糊、眩晕、失明、癫痫和昏迷。脑出血是导致先兆子痫患者致死的最主要原因。

肺　喉头和上呼吸道水肿可造成气管插管非常困难。分泌物增加和呼吸道充血易引起孕妇上呼吸道感染。肺毛细血管渗漏造成肺内分流并降低肺泡 - 动脉（alveolar to arterial，A-a）氧梯度。

心血管　全身血管收缩引起高血压、组织低灌注和细胞缺氧。由血管渗入组织间隙的液体导致全身水肿、血容量不足和血液浓缩。血容量与高血压程度呈负相关。血液浓缩导致血液粘稠度增加，从而进一步加重组织缺氧。尽管血细胞比容增加，但却存在相对贫血，从而使机体对失血耐受性差。血管痉挛使体循环阻力（systemic vascular resistance，SVR）增加而加重心脏做功。已过度劳累的心血管系统张力进一步增加，心排出量增加。随着时间的延长，左心室肥大，引起左室功能紊乱。Cotton 等于 1985 年已经证明，先兆子痫患者的中心静脉压与肺毛细血管楔压和左心室舒张末期容量没有必然的相关性。因此，肺动脉导管对某些先兆子痫的患者是必需的。

肾　肾血流减少可导致肾小球滤过率和肌酐清除率降低，几乎所有的肾功能检查均异常。尿酸升高的水平与疾病的严重程度相关。受损的肾小球造成蛋白质从肾丢失。

肝　血管痉挛导致肝门静脉出血和肝细胞受损。由于被膜下出血引起的肝包膜膨胀可能导致腹痛，也有引起肝破裂的严重病例报道。随着肝功能恶化，肝转氨酶水平升高。

血液　凝血功能也会发生异常，最常见的是血小板减少，可伴有或不伴凝血功能紊乱。已报道了一种溶血、肝功能异常和血小板计数减少（hemolysis, elevated liver function tests and low platelet count，HELLP）的综合征。还时常发生血小板功能异常而数量正常。凝血酶原时间、凝血酶时间和部分凝血活酶时间延长。纤维蛋白原水平降低，并发生明显的DIC。

子宫胎盘　先兆子痫时，子宫胎盘的绒毛间血流量减少 2~3 倍，是胎儿发病率和死亡率的主要因素。胎盘灌注不足常引起早产，因为胎盘血流减少导致胎盘变小且有过早老化的征象。子宫活动亢进，并对缩宫素的敏感性显著增加。患有先兆子痫的产妇发生胎盘早剥的危险性增加。

5．概述先兆子痫的产科处理。

对于先兆子痫患者，产科处理的目的是控制病情

先兆子痫的病理生理改变

中枢神经系统
- 脑水肿和脑血管痉挛
  - 头痛
  - 反射亢进
  - 视力模糊
  - 失明
  - 癫痫发作
  - 昏迷
  - 脑出血

肺
- 上呼吸道 / 喉头水肿
  - 气管插管困难
- 易致上呼吸道感染
- 肺毛细血管渗漏
  - 肺泡 - 动脉氧梯度增加

心血管
- 血管收缩
  - 高血压
  - 组织灌注不足
  - 细胞缺氧
  - 心脏做功增加
- 体液转移
  - 全身水肿
  - 低血容量
  - 血液浓缩
- 血液粘稠度增加
- 左心室肥厚和功能不全

肾
- 肾血流减少
- 肾小球滤过率降低
- 肌酐清除率降低
- 蛋白尿
- 与疾病严重程度相关的尿酸水平升高

肝
- 门静脉周围出血
- 被膜下血肿
- 肝功能异常

血液
- 血小板计数减少
- 血小板质量异常
- 凝血功能异常
- 弥散性血管内凝血
- HELLP 综合征：溶血、肝脏酶学指标升高和血小板计数降低

子宫胎盘
- 绒毛间隙血流量减少
- 早产
- 小胎盘
- 子宫极度活跃
- 子宫对缩宫素敏感
- 胎盘早剥

进展和防止恶化。患者应完全卧床休息，并将子宫向左推移。应持续监测血压、体重、肾功能和凝血功能以及中枢神经系统的兴奋性。不限制经口摄入水和钠，不再推荐常规使用利尿剂控制水肿。通过非应激试验、缩宫素激发试验或生物物理学方法来监测胎儿健康。无论是因为胎儿还是母亲的原因，胎儿和胎盘的娩出是先兆子痫的确定性治疗措施。胎儿指征包括胎儿宫内窘迫和停止发育；母亲指征包括先兆子痫恶化药物不能控制者。

6. 如何防止先兆子痫发展为子痫?

硫酸镁（magnesium sulfate，$MgSO_4$）是一种中枢神经系统抑制剂和抗惊厥药，在美国是预防子痫的一线药物。硫酸镁的作用位点之一是在神经肌肉接头处。给予硫酸镁后可出现反射亢进减弱，这是由于硫酸镁抑制神经肌肉接头处乙酰胆碱的释放、降低运动终板对乙酰胆碱的敏感性和肌膜的兴奋性所致。硫酸镁也具有轻微的扩张血管和降低子宫活动过度的作

用，从而增加子宫血流。硫酸镁还可扩张肾和肝血管床而改善其功能。

镁剂的治疗浓度为 4~8 mEq/L，若超过此浓度，母亲和新生儿都会产生副作用。镁可引起心电图改变，最终可导致心搏和呼吸骤停。然而，只有深肌腱反射消失后才会出现这些严重的副作用（表 60.2）。因此，通过监测血清镁浓度和深肌腱反射可以避免这种严重副作用的发生。由于镁作用于神经肌肉接头处，故镁能够增加母亲对去极化和非去极化肌松剂的敏感性。

由于镁可透过胎盘，所以新生儿也可表现出镁中毒症状，包括呼吸抑制、呼吸暂停和肌张力降低。无论是新生儿还是产妇，镁中毒均可使用钙剂逆转。

静脉注射硫酸镁的负荷剂量为 2~4 g，注射时间应超过 15 min，随后以 1~3 g/h 静脉输注。镁主要由肾排泄，所以必须注意监测肾功能并依据肾功能不全的情况而相应减少镁剂量。

硫酸镁的性质

中枢神经系统抑制剂
抗惊厥

作用于神经肌肉接头
　　抑制乙酰胆碱的释放
　　降低运动终板对乙酰胆碱的敏感性
　　降低肌膜的兴奋性

轻度扩张血管
降低子宫过度活跃
可通过胎盘屏障
使用钙剂治疗其中毒

7．试述如何处理与先兆子痫有关的高血压。

对于先兆子痫的临产妇必须及时控制血压，因为急性血压升高可导致脑出血，这是导致患者死亡的主要原因。患者的血压既不能急剧降低，也不能降至与其他临产妇相似的正常血压水平，因为低血压可影响子宫胎盘的血流。虽然硫酸镁可扩张血管，但不能有效治疗高血压，通常需要选择其他的抗高血压药物。与其他高血压患者一样，临产妇对抗高血压药和升血压药的反应很敏感，因此，开始使用这些药物时应减少剂量，增加剂量前应注意患者对这些药物的反应情况。

表 60.2　不同血浆水平镁离子的作用

血浆镁浓度（MEQ/L）	全身效应
1.5~2	正常血浆水平
4~8	治疗范围
5~10	心电图改变：PR 间期延长、QRS 增宽
10	深肌腱反射减弱、呼吸抑制
15	呼吸停止、窦房和房室传导阻滞
25	心搏骤停

最常用的抗高血压药物是肼苯哒嗪，它不仅能降低血压，而且还能增加肾和子宫胎盘的血流。使用肼苯哒嗪出现的心动过速可用普萘洛尔治疗，但紧急情况下不能选择肼苯哒嗪降压，因为它起效需 10～15 min。

硝普钠是一种强效的动脉血管扩张药，通常用于紧急控制血压。静脉输注给药方式容易控制，可逐渐达到有效的治疗作用。然而，硝普钠可透过胎盘，已有孕妇长时间输注后胎儿出现氰化物中毒的报道。曲美芬是一种神经节阻滞剂，也已成功用于控制高血压的紧急状态。

硝酸甘油是静脉扩张药，对需要长期严格控制血压者很有用。硝酸甘油的作用不如硝普钠强，但容易控制剂量，而且对胎儿影响很小。

普萘洛尔、二氮嗪、甲基多巴和卡托普利因其不利的副作用，一般不用于先兆子痫患者（表 60.3）。

8．有先兆子痫的患者行硬膜外麻醉时，潜在的并发症是什么？

硬膜外麻醉对先兆子痫患者是有利的，减轻或消除疼痛可缓解过度通气、减少儿茶酚胺释放、减轻焦虑和增加子宫胎盘的血流量，也可避免使用本身具有误吸风险的全麻药物。然而，在硬膜外麻醉前必须控制血压、维持循环血量和凝血功能正常。

椎管内麻醉前舒张压应低于 110 mmHg，麻醉期

表 61.3 妊娠毒血症的抗高血压治疗

药物	作用机制	优点	缺点
肼苯哒嗪	血管扩张药	约 10 min 起效 增加肾血流 持续约 2 h 低血压通常输液有效	心动过速
普萘洛尔	β 受体阻断剂	增强肼苯哒嗪的抗高血压作用	胎儿心率减慢 胎儿低血糖
硝普钠	直接松弛平滑肌	1 min 起效 持续 1~10 min	胎儿氰化物中毒 增加母体颅内压
硝酸甘油	直接松弛平滑肌	1~2 min 起效 持续 10 min 改善子宫血流	增加母体颅内压
甲基多巴	α_2 受体激动剂	由于持续时间长，是良好的维持用药	新生儿震颤
拉贝洛尔	α、β 受体阻断剂	作用同甲基多巴，用于维持	不建议用于支气管收缩性疾病
卡托普利	ACEI	不推荐	胎儿死亡
利尿剂	排钠和水	一般不推荐使用	低血压
硝苯地平	钙通道阻滞剂	子宫松弛 增加肾血流	与镁剂合用导致低血压
可乐定	α_2 激动剂	缺乏资料	胎儿缺氧 增加子宫张力（可减少动物子宫血流） 一般不推荐使用

间需要经常监测血压，如果血压不稳定，可能需要进行有创的直接测量血压。

高血压病的临产妇常常被限制液体输入，如果循环血量没有恢复到正常水平，患者可能出现严重低血压。可通过监测尿量来指导输液，如果尿量减少，应根据临床情况给予 500~1000 ml 等渗晶体液进行溶液冲击试验；如果尿量不增加，应该监测中心静脉压。严重的先兆子痫可能需要肺动脉压监测而不是中心静脉压，因为患者可能有左心室功能紊乱和充血性心力衰竭。

补液应选择等渗晶体液或胶体液，不能输入葡萄糖水溶液，因为有发生水中毒的危险，特别是在应用缩宫素情况下，而且这也是新生儿低血糖症的危险因素。

先兆子痫一般伴有血小板消耗，可引起凝血因子消耗和 DIC，因此，实施麻醉前必须检测血小板计数和凝血功能。一般在其他凝血指标延长前，血小板计数即可出现减少。因此，可以先检测血小板计数，如果血小板计数少于 100 000/mm³，再检测凝血酶原时间（prothrombin time，PT）、部分促凝血酶原激酶时间（partial thromboplastin time，PTT）和纤维蛋白原。由于先兆子痫是一个动态过程，测定凝血参数应尽可能接近要进行的硬膜外麻醉时间。

9. 叙述先兆子痫患者行剖宫产术的麻醉选择。

一旦血压得到控制、血容量和凝血参数正常，即可在硬膜外、蛛网膜下腔或全身麻醉下安全地行剖宫产术。硬膜外麻醉时麻醉平面上升较慢，所以与蛛网膜下腔麻醉相比，血流动力学变化小。尽管蛛网膜下腔麻醉容易实施且比硬膜外麻醉起效快，但对血流动力学影响较大。

紧急情况下行剖宫产常要求全身麻醉。即使出现胎儿窘迫，也应在诱导前用一定时间去充分控制血压，因为喉镜刺激可使血压显著升高，导致脑出血。充分吸氧去氮后，应用硫喷妥钠和琥珀酰胆碱，并压迫环状软骨进行快速诱导。如果患者使用硫酸镁，可延长琥珀酰胆碱和非去极化肌松药的作用时间。但由于需要尽快出现肌松效应，不应减少琥珀酰酰胆碱的剂量，同时应用神经肌肉监测以指导随后肌松剂的用量。准备好喉镜、气管导管、联合导管和喉罩等，以便随时处理潜在的困难气道。

10．概述预计与先兆子痫相关的产后问题。

虽然胎儿和胎盘的娩出是先兆子痫的确定性治疗，但症状完全消除可能需数小时到数天，患者仍有发生惊厥的危险。因此，监测血压和输注硫酸镁至少应持续到分娩后 24 h。

（王强译　熊利泽　薄玉龙校）

推荐阅读

Beer AE: Possible immunologic bases of preeclampsia/eclampsia. Semin Perinatol 2:39–59, 1978

Cotton DB, Gonik B, Dorman K, Harrist R: Cardiovascular alterations in severe pregnancy-induced hypertension: relationship of central venous pressure to pulmonary capillary wedge pressure. Am J Obstet Gynecol 151:762–764, 1985

Gaiser RR, Gutsche BB, Cheek TG: Anesthetic considerations for the hypertensive disorders of pregnancy. pp. 297–321. In Hughes SC, Levinson G, Rosen MA (eds): Shnider and Levinson's Anesthesia for Obstetrics, 4th edition. Lippincott Williams and Wilkins, Philadelphia, 2002

James MF: Clinical use of magnesium infusions in anesthesia. Anesth Analg 74:129–136, 1992

Jouppila P, Jouppila R, Hollmen A, Koivula A: Lumbar epidural analgesia to improve intervillous blood flow during labor in severe preeclampsia. Obstet Gynecol 59:158–161, 1982

病例 61

胎盘早剥与前置胎盘

Howard H. Bernstein, MD
Yaakov Beilin, MD

患者，女，25 岁，孕 37 周，临产，主诉腹痛伴阴道出血。入院时血压 110/60 mmHg、心率 90 次/分。宫缩间隔 5 min，子宫口开 3 cm。胎儿心率（fetal heart rate，FHR）监测显示有胎动。

问题

1. 概述妊娠晚期出血的主要原因。
2. 胎盘早期剥离的概念和危险因素是什么？
3. 胎盘早期剥离的症状和体征是什么？如何诊断？
4. 叙述胎盘早期剥离的产科处理。
5. 叙述妊娠对凝血的影响。
6. 何谓弥散性血管内凝血？如何处理？
7. 如何诊断胎儿宫内窘迫？
8. 患者尝试分娩，产科医师要求分娩镇痛，你需要考虑那些问题，如何着手进行？
9. 分娩 3 h 时，产科医师发现阴道出血明显增加，孕妇血压为 80/40 mmHg、心率为 120 次/分，FHR 监测显示迟发性胎心变慢。若患者未行硬膜外麻醉，要行急诊剖宫产，如何进行麻醉？
10. 何谓前置胎盘？
11. 前置胎盘的临床表现是什么？如何诊断？
12. 前置胎盘的产科处理是什么？
13. 前置胎盘的孕妇欲行剖宫产时，如何麻醉？

1. 概述妊娠晚期出血的主要原因。

见红（bloody show）是妊娠晚期出血最常见的原因。产程中出血是因宫口扩张和消失所致。多数妊娠晚期病理性出血是由于胎盘问题，而胎盘早剥和前置胎盘为主要原因。由于宫颈息肉和宫颈癌引起的宫颈出血很少见。血管前置，即脐带血管移行于胎盘膜内和覆盖于子宫外口，是罕见的妊娠晚期出血原因。妊娠晚期出血的其他罕见原因还可能有先兆子痫和胎儿宫内死亡引起的孕妇凝血功能障碍（表 61.1）。

2. 胎盘早期剥离的概念和危险因素是什么？

胎盘早期剥离是指在胎儿分娩前胎盘过早与子宫分离。胎盘早期剥离发生率约为 1/100~1/150，导致的围生期胎儿死亡率约为 20%。随着年龄增加，早期剥离的发生率也增加，这种现象在非洲和美洲的妇女中更为常见。胎盘早期剥离与高血压（慢性或妊娠诱发的高血压）、经产妇、吸烟和滥用可卡因有关。有胎盘早剥病史的孕妇比普通人群再次发生早剥的风险高 10 倍。

3. 胎盘早期剥离的症状和体征是什么？如何诊断？

经典的胎盘早剥为疼痛性出血，患者可突然出现撕裂样腹痛，随后出现阴道流血和产前阵痛，伴有子宫频繁收缩和子宫底张力增加的不规则产程模式。患者可能主诉感觉收缩从未停止。阴道出血量多少不一，一般与胎盘剥离的程度无关。如果剥离部位在中央，阴道出血量就较少，因为会有大部分血液淤积在胎盘后面。然而，当胎盘后出血量达 2000 ml 时，子宫底高度可能增加。血液渗入子宫肌层会导致呈现紫色的子宫卒中胎盘剥离性子宫出血。严重出血可能导致孕妇失血性休克、胎儿宫内窘迫或死亡。严重的胎盘早剥也可发生弥散性血管内凝血（disseminated intravascular coagulopathy，DIC）。1967 年，Pritchard 和 Brekke 首次证实，胎盘后血凝块不能说明胎盘早剥时全身性低纤维蛋白原血症的程度。1985 年，Gilabert 等解释了凝血物质是如何通过剥离胎盘下面开放的静脉窦进入母体血液循环并激发 DIC 的。

临床评估可对胎盘早剥做出初步诊断。胎盘超声检查可明确胎盘后血凝块大小和胎盘从子宫壁分离的程度。分娩后，胎盘检查可发现粘附的血凝块，而胎盘可能并无异常。

表 61.1 妊娠晚期出血的鉴别诊断

- 见红
- 胎盘早剥
- 前置胎盘
- 血管前置
- 子宫破裂
- 宫颈病理改变
  - 息肉
  - 宫颈癌
  - 静脉曲张
- 母体凝血功能障碍
  - 先兆子痫
  - 宫内死胎
  - 凝血功能障碍的其他原因

4. 叙述胎盘早期剥离的产科处理。

产科处理包括积极对母体进行液体复苏、输血和娩出胎儿。当剥离较小且无胎儿宫内窘迫时，可尝试经阴道分娩；如出现危及孕妇生命的出血或胎儿危险时，剖宫产是最快的分娩途径。预防和治疗凝血功能障碍要求子宫排空以及按照指征输注凝血因子和血小板。

5. 叙述妊娠对凝血的影响。

一般认为妊娠期患者处于高凝状态，而且与血栓病发生率增加有关。妊娠的特点是凝血因子水平升高，尤其是纤维蛋白原。凝血酶引起纤维蛋白原分解增加，其标志是纤维蛋白肽 A 水平升高。妊娠时血小板计数下降或维持正常。1988 年 Rolbin 等证实，妊娠期间血小板计数无显著的统计学改变，然而 2000 例患者中有 104 例血小板计数小于 150×10^9/L。1983 年，Fay 等发现，妊娠最后 8 周血小板消耗增加导致血小板计数减少。另外，业已证明，分娩后凝血因子 V 和 VIII 活性增加、纤维蛋白原水平降低和部分促凝血酶原激酶时间减少，会短期内引起血液的凝固性迅速增加（表 61.2）。

表 61.2　妊娠期间凝血功能变化

升高的凝血因子	
	纤维蛋白原
	因子Ⅴ
	因子Ⅶ
	因子Ⅷ
	因子Ⅸ
	因子Ⅹ
	因子Ⅻ
	纤维蛋白降解产物
	血管假性血友病因子
无变化的凝血指标	
	凝血因子Ⅺ
	抗凝血酶Ⅲ
	抗因子Ⅹa
	血小板计数
降低的凝血指标	
	因子ⅩⅢ
	血小板计数
	凝血酶原时间（PT）
	部分促凝血酶原激酶时间（PTT）

6. 何谓弥散性血管内凝血（DIC）？如何处理？

DIC 是以全身凝血系统激活，导致凝血因子消耗和继发纤维蛋白溶解激活为特征，引起低纤维蛋白原血症、血小板减少症和纤维蛋白降解产物产生。临床表现为出血、血液不易凝固和所有穿刺部位如静脉穿刺点出血。实验室检查异常包括凝血酶原时间（prothrombin time，PT）、部分促凝血酶原激酶时间（partial thromboplastin time，PTT）延长以及血小板计数、纤维蛋白原水平降低（表 61.3）。

若有效治疗 DIC，必须去除病因，即娩出胎儿和胎盘。另外，通过输注新鲜冰冻血浆和冷沉淀物以替代纤维蛋白原，以及给予血小板来治疗凝血功能障碍，都是必要的措施，直至病情出现好转。

7. 如何诊断胎儿宫内窘迫？

20 世纪 60 年代开发出了连续电子胎儿心率（FHR）

表 61.3　弥散性血管内凝血（DIC）的诊断

临床可疑因素	
	妊娠
	血液不凝
	不能控制的出血
实验室检查	
	PT/PTT 延长
	纤维蛋白原水平低
	血小板计数低
	出现纤维蛋白降解产物

监测仪，以评估分娩期间胎儿健康状况。FHR 监测仪可以直接将电极放在胎儿头皮部位，或间接将超声波探头放在母亲腹部进行监测。胎儿心率模式的特征分为基线和周期特征，基线特征包括心率及其变异性。正常分娩中，胎儿心率是由支配胎儿心脏的交感和副交感神经之间的平衡来决定，正常胎儿心率在 110～160 次/分。胎儿心率变异性对判断胎儿健康非常重要。正常分娩中，每分钟大约有 3~5 次的心搏间心率变异（R-R 间期，心电图两个 QRS 综合波之间的间期）和 10～15 次且持续 10～15 s 长时间周期一过性频脉，每 20 min 内发生 3 次或 3 次以上（图 61.1）。FHR 描记证实，良好的心搏间变异性和长时变异性心率增快提示新生儿酸碱状态正常，作为胎儿有反应的参考，可通过标准头皮pH（7.25～7.35）来评定。这样常会娩出一个健康、强健的新生胎儿，娩出 5 min 时的 Apgar 评分≥7。缺乏长期和心搏间变异性，可能提示胎儿缺氧（图 61.2）。

良好的心率变异性是胎儿健康最敏感的指标，然而胎儿心率变异性差并不总是由胎儿缺氧所致。眼球非快动相胎儿睡眠周期持续约 20 min，是心率变异性差的最常见原因。先天性胎儿心脏病如胎儿心脏传导阻滞和无脑畸形也与心率变异性差有关。医源性的原因包括孕期使用阿片类药、局麻药和阿托品。

依据发生时与子宫收缩开始时间的关系，周期性胎心减慢分为早期、迟发性和变异性。早期胎心减慢在子宫开始收缩时出现，迟发性胎心减慢则在子宫收缩开始后出现，而变异性胎心减慢与子宫收缩与否无关。

早期胎心减慢与子宫收缩同时发生，如同子宫收缩镜像，可能是由胎头受压所致，伴有良好的心率变

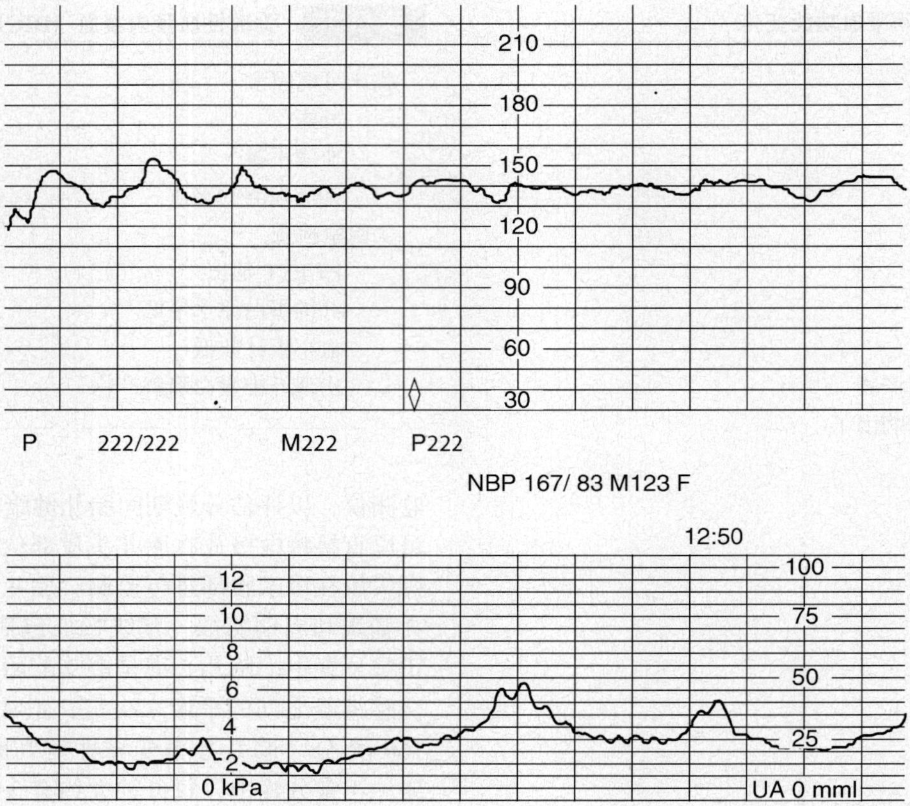

图 61.1 胎儿心率描记显示心率变异性良好。

异性，与胎儿缺氧或酸中毒无关。

迟发性胎心减慢通常与胎儿缺氧有关（图 61.3）。子宫胎盘功能不全时，胎儿的 PO_2 显著降低，引起迷走神经介导的胎心减慢。解释明显的迟发性胎心减慢时，必须评估胎儿心率的变异性。胎儿心率变异性良好，表明没有发生严重的新生儿脑缺氧，预后良好；如果出现迟发性胎心减慢并伴有心率变异性差，则预后不良，应采集头皮血液标本评估新生儿酸碱情况或决定是否立即分娩。

变异性胎心减慢与子宫开始收缩的时间无关（图 61.4）。变异性胎心减慢是由于胎儿脐带受压而引起迷走神经反射所致。如果心率减慢持续时间大于 30 s 且最低心率小于 60 次/分或更低，就是严重的变异性胎心减慢，而轻到中度的变异性胎心减慢很少与胎儿缺氧有关。然而，严重且再发的胎心减慢可导致胎儿缺氧和酸中毒。此时 FHR 描记也将证实变异性降低，应采集胎儿头皮血液标本或立即分娩。

当 FHR 描记提示胎儿缺氧而不急需分娩时，可进行胎儿头皮血液标本检测。如果头皮血液 pH ＜ 7.20，则预后差，必须立即分娩。也可以通过指诊刺激胎儿头皮来评估胎儿健康状况，若头皮刺激后胎心增加，说明头皮血液 pH＞7.20。

产时胎儿脉搏氧饱和度测量是一项新技术，优于传统监测技术，但目前尚未广泛应用。

当明确 FHR 描记结果不良时，应开始宫内胎儿复苏。纠正的病因包括母亲低血压、缩宫素引起的子宫过度兴奋和胎儿脐带受压，可通过母亲吸氧、使子宫移向左侧以及输液或应用升压药物提高母亲血压等措施，从而改善胎儿的状况。

8. 患者尝试分娩，产科医师要求分娩镇痛，你需要考虑哪些问题？如何着手进行？

临床出现疼痛性阴道出血可诊断胎盘早剥。开始局部麻醉前，应仔细评估患者的血容量和血细胞比容。早期的实验室检查包括血红蛋白含量、血细胞比容、血小板计数、PT/PTT、纤维蛋白原水平和纤维蛋白裂解产物，以评估出血程度和排除 DIC。扩容应依

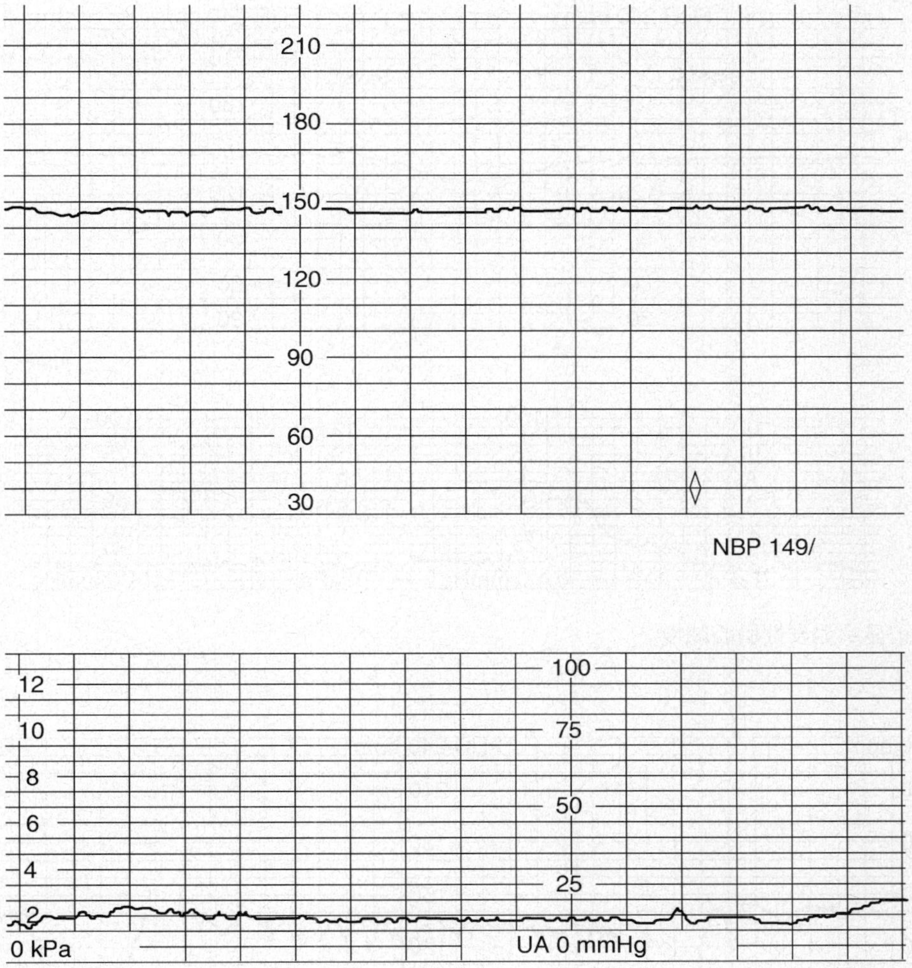

图 61.2　胎儿心率描记显示心率变异性差。

胎儿心率监测

基线

心搏间变异

　　心率 110~160 bpm

　　R-R 间期 3~5 bpm

长时间周期性心率增快

　　10~15 bpm，持续 10~15 s

　　每 20 min 内发生≥3 次

胎儿心率减慢

类型	与宫缩的关系	意义
早期	宫缩开始	胎头受压
迟发性	宫缩之后	子宫胎盘功能不全引起胎儿缺氧
变异性	时间不定	胎儿脐带受压引起迷走神经反射

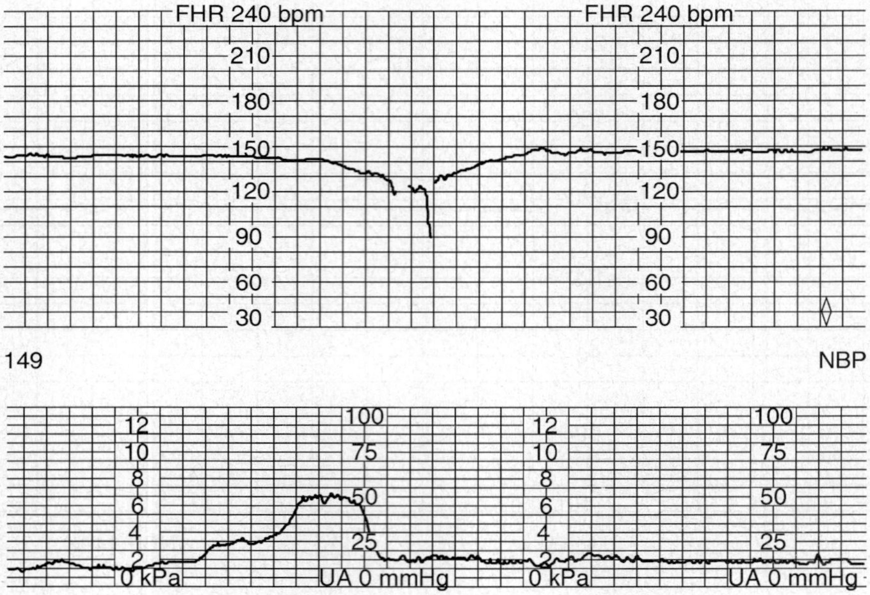

图 61.3 胎儿心率描记显示迟发性胎心减慢。

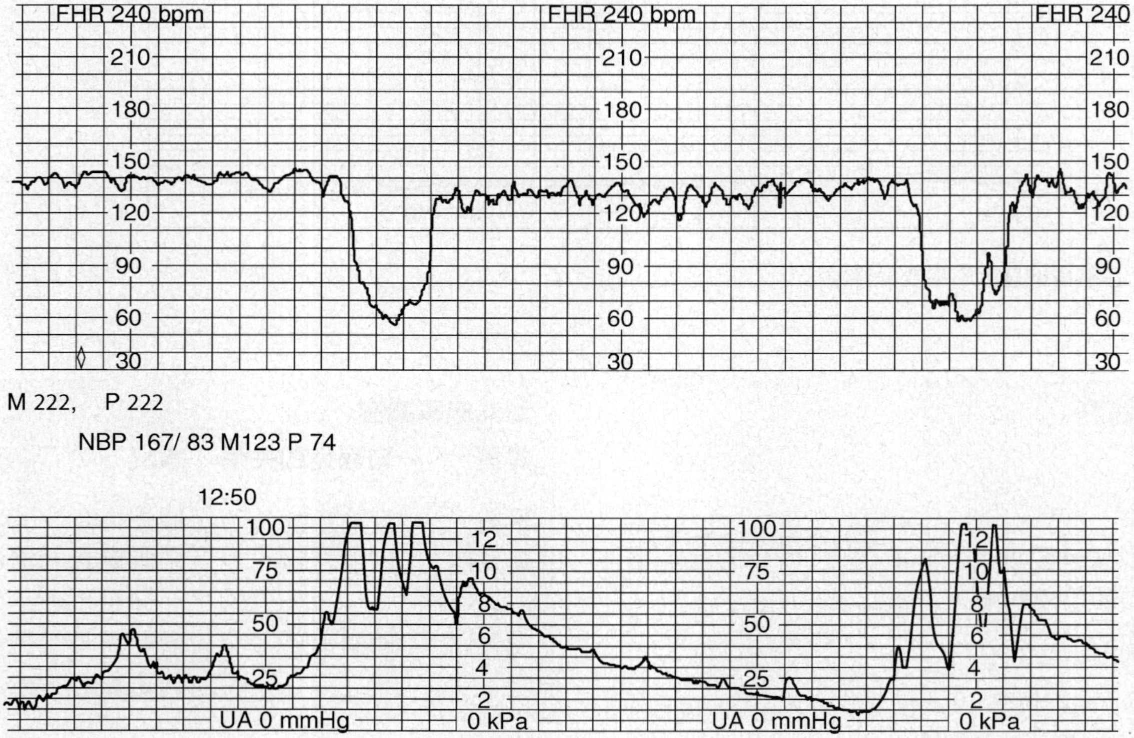

图 61.4 胎儿心率描记显示变异性胎心减慢。

胎盘早剥时行剖宫产术

实验室检查
- 血型和交叉配血
- 血细胞比容
- 血小板计数
- PT/aPTT
- 纤维蛋白原水平
- 纤维蛋白降解产物

良好的静脉通路

液体复苏
- 晶体液
- 胶体液
- 有指征时选用血液制品

麻醉选择
- 存在凝血功能障碍或低血容量时禁用区域麻醉
- 推荐选用全身麻醉

诱导药物
- 依托咪酯 0.1~0.2 mg/kg iv
- 氯胺酮 1 mg/kg iv

快速诱导

据指征，给予晶体、胶体或浓缩红细胞。如果出血不明显，且无 DIC 的实验室证据，可以实施硬膜外镇痛。

9．分娩 3 h 时，产科医师发现阴道出血明显增加，孕妇血压为 80/40 mmHg、心率为 120 次/分。FHR 监测显示迟发性胎心变慢。若患者未行硬膜外麻醉，要行急诊剖宫产，如何进行麻醉？

决定何种麻醉方案，必须先评估产妇和胎儿状况。若产妇和胎儿病情自入院后开始恶化，并且具有胎盘早剥加重症状，出现明显的出血和胎儿宫内窘迫，应警惕大量出血可能隐藏在胎盘后，阴道的出血量可少于实际出血量。应采用血红蛋白浓度指标指导输血治疗。还必须排除继发于胎盘早剥的产妇凝血紊乱，如 DIC。若产妇和（或）胎儿病情不稳定，可在实验室检查结果出来前实施剖宫产术。

尽管蛛网膜下腔麻醉可为急诊剖宫产提供快速的麻醉，但因出血导致的低血容量和凝血功能紊乱是区域麻醉的禁忌证。因此，应避免采用区域麻醉来实施剖宫产术，而应选择全身麻醉。

全身麻醉诱导前，必须建立良好的静脉通路。采血测血型及交叉配血，检查血细胞比容、PT/PTT、纤维蛋白原水平和纤维蛋白降解产物。立即开始液体复苏。由于孕妇存在饱胃危险，应在压迫环状软骨的同时实施快速诱导。对于低血容量患者，静脉诱导药物可以给予依托咪酯 0.1~0.2 mg/kg 或氯胺酮 1 mg/kg。由于丙泊酚和硫喷妥钠比氯胺酮或依托咪酯诱导后更易发生低血压，故应避免使用。应用琥珀酰胆碱可快速进行气管插管。

10．何谓前置胎盘？

前置胎盘是指低位胎盘覆盖于子宫颈内口，其发生率为 1/200。易感因素包括经产、高龄和剖宫产史。

前置胎盘可分为边缘型、部分型和完全型。完全型前置胎盘的胎盘完全覆盖于子宫颈口，胎儿不能从阴道分娩；部分型前置胎盘是指胎盘不完全覆盖于子宫颈口；边缘型前置胎盘是与低位胎盘有关的部分型前置胎盘，只有很少部分胎盘覆盖宫颈口。低位胎盘是指胎盘植入子宫下段，但不覆盖子宫颈口。

11．前置胎盘的临床表现是什么？如何诊断？

前置胎盘的出血不伴有腹痛，且可突然发生，出血量从少量、断断续续到大量，甚至危及生命。

一般可通过超声检查胎盘位置与子宫颈口的关系而做出诊断。如果超声不能确定，可在手术室进行阴道检查。患者进入手术室后，做好急诊全麻诱导准备。若阴道检查发现有大出血，可急诊行剖宫产术，这就是所谓的“两手准备”（表 61.4）。

表 61.4 前置胎盘与胎盘早剥对比

	前置胎盘	胎盘早剥
疼痛	无痛性出血	疼痛性出血
出血颜色	鲜红色	暗红色
血凝块	有	无
出血量	明显	隐匿在胎盘后
DIC	少见	可能发生
诊断	超声	临床表现和超声

12. 前置胎盘的产科处理是什么?

前置胎盘的处理依据失血量、是否有进一步出血、前置胎盘的类型和胎龄而定。如果出血已经停止且孕妇和胎儿情况稳定，可选择保守治疗。建议孕妇卧床休息和监测胎儿，以便胎儿继续成熟。若再次出血或出现胎儿宫内窘迫症状，则需立即行剖宫产术。

13. 前置胎盘的孕妇欲行剖宫产时，如何麻醉?

同胎盘早剥一样，对患前置胎盘的孕妇必须评估胎儿和母亲的情况，其多数可顺利度过产前过程。由于胎盘覆盖宫颈外口，故需行剖宫产术。孕妇无出血，可常规行区域麻醉，如蛛网膜下腔或硬膜外麻醉。蛛网膜下腔麻醉前应建立良好的静脉通路，并做好交叉配血，以便在意外出血时应用。麻醉人员还必须准备在有明显出血且孕妇血流动力学不稳定时，改行全身麻醉。

孕妇有明显出血时，禁止应用椎管内麻醉，而应实施全身麻醉。诱导前应建立可靠的静脉通路和监测（如监测动脉压），麻醉诱导注意事项与胎盘早剥时的诱导相同。

（王强译　熊利泽　薄玉龙校）

推荐阅读

Beard RW, Filshie GM, Knight CA, Roberts GM: The significance of the changes in the continuous fetal heart rate in the first stage of labour. J Obstet Gynaecol Br Commonw 78: 865-881, 1971

Cunningham GA, MacDonald PC, Gant NF, Leveno KJ, Gilstrap III, LC, Hankins GDV, Clark SL: Willams Obstetrics, 20th edition. Appleton & Lange, Stamford, CT, 1997

Fay RA, Hughes AO, Farron NT: Platelets in pregnancy: hyper-destruction in pregnancy. Obstet Gynecol 61:238-240, 1983

Gilabert J, Estelles A, Aznar J, Galbis M: Abruptio placentae and disseminated intravascular coagulation. Acta Obstet Gynecol Scand 64:35-39, 1985

Pritchard JA, Brekke AL: Clinical and laboratory studies on severe abruption placentae. Am J Obstet Gynecol 97: 681-700, 1967

Rolbin SH, Abbott D, Musclow F, Papsin F, Lie LM, Freedman J: Epidural anesthesia in pregnant patients with low platelet counts. Obstet Gynecol 71:918-920, 1988

Salamalekis E, Vitoratos N, Loghis C, et al.: Evaluation of fetal heart rate patterns during the second stage of labor through fetal oximetry. Gynecol Obstet Invest 48:151-154, 1999

病例

62 妊娠期间非产科手术的麻醉

Yaakov Beilin, MD

患者，女，32岁，主诉腹痛、恶心和呕吐，就诊于急诊室。体格检查后初步诊断为阑尾炎，并拟急诊行阑尾切除术。此患者已妊娠17周。

问题

1. 妊娠患者行非产科手术的发生率是多少?
2. 妊娠患者麻醉时要考虑哪些问题?
3. 妊娠期间的生理学变化有哪些？对麻醉有何影响?
4. 何谓致畸因子？已知哪些麻醉药有致畸作用?
5. 应采取哪些预防措施避免胎儿宫内窒息?
6. 如何防止早产?
7. 妊娠患者麻醉需采用哪些监测?
8. 对腹腔镜手术有何特殊的考虑?
9. 对妊娠患者非产科手术实施麻醉时，总的指导原则是什么?

1. 妊娠患者行非产科手术的发生率是多少？

妊娠期间行非产科手术的发生率为0.3%～2%。美国每年大约有350万妇女分娩，也就是说每年有1万～7万孕妇需行非产科手术。由于有些手术是在临床诊断妊娠之前就已实施，实际上，孕妇行非产科手术的例数可能还要高。阑尾切除术是妊娠期间最常见的非产科手术。目前，几乎各种类型的外科手术都已在妊娠患者中得以成功实施，包括体外循环下心脏直视手术、需要控制性降压和低温的神经外科手术以及肝移植手术等。

2. 妊娠患者麻醉时要考虑哪些问题？

对孕妇实施麻醉时，麻醉医师必须同时考虑两个患者。对于母体要考虑到妊娠所引起的生理学改变，基本涉及所有的器官系统（表62.1）。为给妊娠患者提供安全的麻醉，麻醉医师不仅需要了解妊娠所引起的生理学变化，而且需还要知道这些变化在妊娠期的哪个阶段发生，以及它们对麻醉管理的影响。对于胎儿的考虑包括麻醉药可能的致畸作用、避免胎儿宫内窒息以及预防早产。

表 62.1 妊娠引起的生理学变化

呼吸系统	
分钟通气量	增加50%
潮气量	增加40%
呼吸频率	增加10%
氧耗量	增加20%
PaO_2	增加10 mmHg
无效腔	无变化
肺泡通气量	增加70%
$PaCO_2$	降低10 mmHg
动脉血pH	无变化
血清 HCO_3^-	降低4 mEq/L
功能残气量	降低20%
补呼气量	降低20%
残气量	降低20%
肺活量	无变化
心血管系统	
心排出量	增加30%~40%
心率	增加15%
每搏量	增加30%
总外周阻力	降低15%
股静脉压	增加15%
中心静脉压	无变化
收缩压	降低0～15%
舒张压	降低10%～20%
血管内容积	增加35%
血浆容量	增加45%
红细胞容积	增加20%
消化系统	
动力	减低
胃的位置	进一步上抬，呈水平位
转氨酶	增高
碱性磷酸酶	增高
假性胆碱酯酶	降低20%
血液系统	
血红蛋白	降低
凝血因子	升高
血小板计数	降低20%
淋巴细胞功能	降低
泌尿系统	
肾血流量	升高
肾小球滤过率	升高
血清肌酐和尿素氮	降低
肌酐清除率	升高
尿糖	1~10 g/d
蛋白尿	300 mg/d
神经系统	
MAC	降低40%
内啡肽水平	升高

3. 妊娠期间的生理学变化有哪些？对麻醉有何影响？

呼吸系统

由于妊娠早期黄体酮水平升高，孕妇分钟通气量增加 50%，并持续整个妊娠期。分钟通气量的增加导致动脉血二氧化碳分压（arterial carbon dioxide tension，$PaCO_2$）降至 30 mmHg，由于肾排泄碳酸氢根离子的代偿性增多，故动脉血 pH 保持不变。由于妊娠期间解剖无效腔无明显变化，足月时肺泡通气量增加 70%。妊娠 5 个月后，妊娠子宫把膈肌向上顶，导致功能残气量、补呼气量和余气量减少约 20%，但肺活量与妊娠前比较无变化。

对麻醉的影响　孕妇的肺泡通气量增加和功能残气量减少，导致吸入麻醉药的摄取和排出更快。功能残气量降低伴随心排出量、代谢率和氧耗量的增加，使孕妇在呼吸暂停和气道梗阻期间对动脉低氧血症更为敏感。

水肿、体重增加和乳腺增大将增加气管插管的难度，需要准备一系列不同型号的喉镜片、镜柄及其他紧急气道管理用具。妊娠期间上呼吸道黏膜内层毛细血管充血，要求选用较小号的气管导管，并更加注意气道管理。避免采用鼻腔通气道和经鼻气管插管。

心血管系统

妊娠早期孕妇的心排出量增加 30%~40%，这主要与心排出量的增加有关（30%），其次与心率的增加有关（15%）。心排出量在妊娠中期进一步轻度增加并持续至整个妊娠期。

妊娠期由于体循环阻力降低 15%，血压通常降低。接近足月时，10%~15%患者仰卧位时血压明显降低，通常伴有出汗、恶心、呕吐、肤色苍白以及精神活动的改变，称为“仰卧位低血压综合征”，是由于妊娠子宫压迫下腔静脉和主动脉所致。该综合征的其他表现包括因压迫主动脉造成肾和子宫胎盘血流的减少。若患者左侧卧位改变子宫的位置，可减轻该综合征的症状。

妊娠期血管内容积增加 35%。由于血浆容量的增加（45%）大于红细胞容量的增加（20%），妊娠期间会出现相对贫血。尽管如此，血红蛋白浓度低于 110 g/L 仍属异常。

对麻醉的影响　心排出量的增加会加快静脉诱导的起效速度。

胃肠道系统

妊娠早期结束时，由于黄体酮水平的升高，胃肠道的活动度减少。增大的子宫使胃向上移位，最终达到水平位，进一步减慢了胃排空，而且还会引起胃食管括约肌位置和功能改变。焦虑、疼痛、使用阿片类药物和抗胆碱能药物将进一步减缓胃排空。妊娠期间胃泌素的分泌增加（因为胎盘分泌胃泌素）导致胃酸增多。

对麻醉的影响　妊娠早期结束时，上述胃肠道系统的改变使妊娠患者发生误吸的危险性增加。使用非颗粒性抗酸药（H_2 受体阻断剂和甲氧氯普胺），以降低胃内容物的酸度和容积。在妊娠早期以后，所有全麻均应采取快速诱导、环状软骨压迫和气管内插管。

肝脏系统

妊娠期间肝功能的检测值（血清谷草转氨酶、乳酸脱氢酶、碱性磷酸酶和胆固醇）通常升高，但并不一定表明肝功能异常。妊娠早期假性胆碱酯酶的活性降低 20%，在以后妊娠期间平稳保持这一水平。

对麻醉的影响　给予常规剂量的琥珀酰胆碱很少出现呼吸恢复时间延长，同样，使用酯类局麻药也很少出现药物作用时间延长。

血液系统和血液成分

妊娠并不明显改变淋巴细胞计数，但淋巴细胞的功能降低，这会降低母体对感染的抵抗力。上呼吸道感染的风险增加，导致全麻的气道管理变得复杂。

妊娠期间，血小板计数降低 20%，但通常无临床意义。凝血因子明显增加，导致妊娠期的血液呈高凝状态。

对麻醉的影响　上呼吸道感染的风险增加使全麻的气道管理变得复杂。血液的高凝状态使妊娠患者易于发生血栓栓塞，如肺动脉栓塞。

肾脏系统

妊娠早期，肾血流（renal blood flow，RBF）和

肾小球滤过率（glomerular filtration rate，GFR）增加，导致肌酐清除率增加和血清肌酐降低。妊娠晚期，由于增大的子宫压迫主动脉，RBF 和 GFR 降低至妊娠前水平。在黄体酮的作用下，在妊娠第 3 个月肾盏和肾盂扩大。妊娠晚期，由于输尿管受压，肾盂和肾盏进一步扩大，可能导致尿潴留和尿道感染。

对麻醉的影响 硬膜外麻醉和腰麻中尿潴留较常见，要避免给患者输入过多液体。否则，不仅必须留置导尿管，还可能引起尿道感染。

中枢神经系统

妊娠期间吸入麻醉药的肺泡最低有效浓度（minimum alveolar concentration，MAC）可降低 40%，这与黄体酮和内啡肽的作用有关。妊娠子宫压迫下腔静脉导致硬膜外静脉充血，硬膜外静脉充血减小了硬膜外腔和蛛网膜下腔的空间。

对麻醉的影响 MAC 值的降低和肺泡通气量的增加使妊娠患者发生麻醉药过量的风险增加。硬膜外静脉充血引起的硬膜外腔和蛛网膜下腔空间的减小，可以解释为何要减少区域麻醉的用药量。另一种解释是，黄体酮增加了神经元对局麻药的敏感性，其依据在于椎管内麻醉所需药量的降低早于子宫增大。

4．何谓致畸因子？已知哪些麻醉药有致畸作用？

致畸因子是一种可诱发非偶然的某种特殊生理缺陷发生率增加的物质。要诱发某种生理缺陷，在发育的临界点上必须有足够剂量的致畸因子。人类发育的临界点处于器官发生期，相当于妊娠 15~60 天。然而，人类中枢神经系统直到出生后才发育成熟，因此该系统的临界点超出了妊娠阶段。

研究麻醉药或麻醉对妊娠患者影响的途径有 3 种：（1）动物研究；（2）研究长期暴露于微量浓度吸入麻醉剂的手术室工作人员；（3）研究接受手术的孕妇。

动物研究结果的价值是有限的，因为：（1）种属间差异；（2）动物实验研究中麻醉药的剂量往往比临床上所用剂量大得多；（3）没有评估或控制其他因素，包括高碳酸血症、低温和低氧（已知的致畸因子）等。种属间差异是最重要的。沙利度胺对大鼠无致畸作用，已被美国食品药品管理局（Food and Drug Administration，FDA）批准应用人类。但现在已证实沙利度胺对人有致畸作用。

FDA 已经建立了风险分类系统，以帮助医师在选择孕妇的治疗药物时权衡风险和益处（表 62.2）。多数麻醉药包括静脉诱导用药、局麻药、阿片类药物和神经肌肉阻滞剂被定为 B 类或 C 类（表 62.3）。

目前对于两种常用药物苯二氮䓬类药和氧化亚氮存在争议。一些研究者在回顾性研究中指出，妊娠前 6 周内使用地西泮与腭裂发生有关。尽管前瞻性的研究结果对此提出质疑，FDA 仍将地西泮及其他苯二氮䓬类药物分为 D 类药物（即发生风险高），应避免使用。

氧化亚氮对哺乳动物是致畸药物。这个推测基于动物研究显示，氧化亚氮的致畸作用与维生素 B_{12} 的

表 62.2 美国食品和药品管理局对妊娠期用药的分类

A 类：	对照研究证实无风险 人群中良好的对照试验证实对胎儿无风险
B 类：	无证据显示对人有风险 动物实验证实有风险，但人体试验尚未发现有风险或动物实验阴性，尚未经过充分的人体试验
C 类：	风险不能排除 人体试验尚未充分开展，动物研究阳性或尚未开展，有潜在益处，可以冒险试用
D 类：	有潜在风险的证据 已证实对人体有风险。尽管已知该药有风险，但仍需用药，例如在处理危及生命情况时没有其他药物可选择
X 类：	妊娠期禁用 人或动物研究证实对胎儿有风险，该风险大大超过了药物对患者的任何可能益处

表 62.3　美国食品和药品管理局对麻醉专科用药的分类

麻醉药	分类
诱导用药	
依托咪酯	C
氯胺酮	C
美索比妥	B
丙泊酚	B
硫喷妥钠	C
吸入麻醉药	
地氟烷	B
恩氟烷	B
氟烷	C
异氟烷	C
七氟烷	B
局部麻醉药	
2- 氯普鲁卡因	C
布比卡因	C
利多卡因	B
罗哌卡因	B
丁卡因	C
可卡因	X
阿片类	
阿芬太尼	C
芬太尼	C
舒芬太尼	C
哌替啶	B
吗啡	C
神经肌肉阻滞药	
阿曲库铵	C
顺 - 阿曲库铵	B
箭毒	C
美维库铵	C
泮库溴铵	C
罗库溴铵	B
氯化琥珀酰胆碱	C
维库溴铵	C
苯二氮䓬类	
地西泮	D
咪达唑仑	D

氧化作用有关。氧化的维生素 B_{12} 不能作为甲硫氨酸合成酶的辅酶，而后者对于 DNA 合成的亚单位之一的胸腺嘧啶核苷的合成是必需的。然而，用甲酰四氢叶酸对吸入氧化亚氮的大鼠进行预处理，该法可绕过 DNA 合成中甲硫氨酸合成酶的步骤，但这并不能预防先天性畸形的发生。另外，低浓度的氧化亚氮即可抑制甲硫氨酸合成酶，但目前认为，此浓度在动物研究中是安全的。尽管有上述实验依据，但并没有发现氧化亚氮与人类先天性畸形有关。有趣的是，FDA 并没有为氧化亚氮分类，因为氧化亚氮作为一种医用气体并不直接由 FDA 管理。

人们已经进行了一些流行病学研究，检测长期置身于麻醉气体人员引起的分娩缺陷和自然流产，所有的研究都得到相似的结果。美国麻醉医师学会发起了最大规模的调查，调查者给曾置身麻醉气体中的人发出了 73 496 份问卷表。调查群体包括：美国麻醉医师学会、美国麻醉护士协会、手术室护士协会和手术室技师协会的全体会员。调查表邮寄给这些工作人员（麻醉医师和护士等），收集他们置身于麻醉气体的程度及其生殖情况。结果发现，手术室工作人员自然流产和出现胎儿先天性畸形的风险增加。他们建议在所有手术室都应强制清除微量的麻醉气体，这也是当前的标准。然而，所有这些研究随后都被批评存在缺乏对照、调查表的应答率低、回忆偏差以及统计不准确等缺点。

也有很多关于妊娠患者接受手术的回顾性调查，以确定麻醉、手术与先天性畸形、自然流产、胎儿死亡之间是否有联系。所有的研究都得到相似的结果。在一个最大的研究中，Mazze 和 Kallen（1989）分析了 9 年期间（1973~1981）来自瑞典的医学出生登记、先天畸形登记和医院出院登记等 3 个健康登记项目的资料。该研究分析 4 种不良结果的出现几率，包括先天性畸形、婴儿娩出时已死亡、婴儿出生存活但于 7 天内死亡、婴儿出生体重低于 1500 g 和低于 2500 g。720 000 名受调查孕妇中有 5405 名在妊娠期间接受手术。多数手术发生在妊娠早期（41.6%），而在妊娠中期（34.8%）和晚期（23.5%）手术发生几率较低。在妊娠任何阶段手术都没有引起先天性畸形和婴儿娩出时已死亡的发生率增加。然而，婴儿出生体重低于 1500 g 和低于 2500 g 以及婴儿出生存活但于 7 天内死亡的几率，在妊娠期间接受手术的妇女中发生率明显增高。这种现象在妊娠的 3 个阶段都存在。这种风险的增高与特殊的麻醉药或麻醉技术无关。多数手术在全麻下进行（54%），98%的全麻使用了氧化亚氮。必须实施的手术可列为引起胎儿风险增高的首要诱因，而又以妇科手术的风险最高。这些资料非常重要，因为这清楚地证明了麻醉药不致畸，最大的风险是低出生体重的早产儿。而且，这些资料强烈提示麻醉药与手术的主要并发症，即胎儿早产与胎儿发育不成熟无关。

5．应采取哪些预防措施来避免胎儿宫内窒息？

避免胎儿子宫内窒息，要注意保持母体正常的 PaO_2、$PaCO_2$ 和子宫血流量。母体低氧血症会导致胎儿缺氧甚至死亡。全麻对于孕妇尤其危险，因为气道管理会变得很困难，而且由于功能残气量的减少和氧耗的增高，孕妇血红蛋白去氧合率增加。实施区域麻醉同样也要非常小心，因为区域阻滞时引起高节段麻醉、局麻药的毒性反应和过度镇静都可导致低氧血症。吸入高浓度、甚至100%氧气对胎儿无不利影响。

母体高碳酸血症和低碳酸血症对胎儿都是有害的。过度正压通气引起的低碳酸血症可增加平均胸内压和减少静脉回心血量，导致子宫血流量降低。此外，过度通气可引起母体碱中毒，通过直接的血管收缩作用减少子宫血流量，使母体氧离曲线左移而减少氧供。母体严重的高碳酸血症也是有害的，可导致胎儿酸中毒和心肌抑制。

药物和麻醉过程都会影响子宫血流量。胎盘血流量与通过绒毛间隙的净灌注压成正比，与通过绒毛间隙的阻力成反比。灌注压随血压降低而降低。造成低血压的原因有：硬膜外麻醉或腰麻、仰卧位对主动脉和腔静脉的压迫以及出血。使用 α 肾上腺素能药物、低 $PaCO_2$，或者由于疼痛、焦虑和浅麻醉引起的儿茶酚胺水平增高，都可引起血管收缩，增加血管阻力，减少子宫胎盘的血流。

6．如何防止早产？

早产、出生婴儿体重小于 1500 g 对胎儿是最大的危险因素。使用具有 α 肾上腺素能激动作用的药物（如氯胺酮和去氧肾上腺素）会增加子宫紧张度，应尽量避免使用。强效吸入麻醉剂可降低子宫紧张度，抑制子宫收缩，可能是有益的。没有证据表明哪种特定的麻醉药或麻醉方法与流产和未足月产发病率的高低有关。未足月产发生的最大风险在于子宫操作，通常发生在妇科手术中。妊娠中期发生未足月产的风险最低。

7．妊娠患者麻醉需采用哪些监测？

除常规的术中监测外，如有可能应监测胎心和子宫紧张度。妊娠 16 周后，使用多普勒装置可监测胎心。如果子宫在脐水平或高于脐水平，可使用外置式分娩力计监测子宫紧张度。对于腹内手术或肥胖患者实施这些监测从技术上讲是困难或不大可能的。要确保一个熟悉胎儿监测的人在手术过程中全程监测子宫/胎儿的状态。另外，还应制定发生胎儿窘迫时的预案。妊娠 23～24 周前，如胎儿活力不佳，可通过升高血压或增加吸入氧浓度使母体达到最佳状态，从而改善胎儿情况。妊娠 23～24 周后，除尝试改善子宫内环境外，要制定紧急剖宫产的预案。胎心和子宫紧张度监测要持续至术后。

8．对腹腔镜手术有何特殊的考虑？

腹腔镜手术一度被认为是妊娠期间的绝对禁忌证，现已在妊娠期内常规实施。接受腹腔镜手术和接受常规开腹手术的结果是一样的。腹腔镜手术的特殊考虑包括维持 $PaCO_2$ 正常，因为腹腔镜手术使用 CO_2 维持气腹。外科的考虑包括要小心放置气腹穿刺针，另外要保持低气腹压力（<15 mmHg），这样即可维持子宫的灌注。

9．对妊娠患者非产科手术实施麻醉时，总的指导原则是什么？

如有可能，尽量避免在妊娠早期实施手术和麻醉。麻醉开始前，应由产科医师会诊，并记录胎儿心率情况。从妊娠 12 周开始就应注意防止误吸，给予非颗粒性口服抗酸药、H_2 受体阻断剂以及甲氧氯普胺。尽量通过安慰而不是术前用药来缓解患者的焦虑。告诉患者麻醉不会导致胎儿先天畸形，但会增加流产或早产的风险。患者应采用子宫左侧卧位送至手术室，以避免压迫主动脉和下腔静脉。

除常规的监测外，应行胎心和子宫紧张度监测，直至术后。

麻醉选择取决于母体状态、手术部位和性质，以及麻醉医师的经验。全麻和区域麻醉所用麻醉药的剂量都要减少。除非有禁忌证，局麻和区域麻醉比全麻安全，可以降低误吸的风险并减少胎儿对麻醉药的摄取。

若要实施腰麻或硬膜外麻醉，要预充足够的液体（至少 1000 ml 晶体液）以防止低血压。如果发生了低血压，要立即处理，给予输液或使用以 β-肾上腺素能作用为主的药物如麻黄碱。

实施全麻前要仔细评估气道，吸氧去氮，快速诱导并行环状软骨压迫。由于气管插管可能困难，要准备一系列喉镜片、喉镜柄及其他紧急气道处理设备。气管插管的操作要十分小心，应选择比常规略细型号的气管导管。避免使用鼻腔导管和经鼻气管插管。吸入高浓度氧（至少 50%），$PaCO_2$ 保持在正常妊娠水平（30～35 mmHg）。呼气末二氧化碳分压（end-tidal carbon dioxide，$P_{ET}CO_2$）能很好地反映孕妇体内的 $PaCO_2$，因为妊娠期间 $PaCO_2$-$P_{ET}CO_2$ 斜率降低。

心肺转流、控制性低体温和控制性降压技术已在妊娠患者中成功实施，术中如有必要可以实施。

硬膜外或蛛网膜下腔注射阿片类药物是镇痛的首选，因为同静脉或肌内注射途径相比，硬膜外或蛛网膜下腔用药只引起轻微的镇静，且用药量很少。避免使用非甾体类抗炎药，因为它们会导致胎儿动脉导管提前关闭。

保持围手术期正常的子宫内生理环境，避免低血压、低氧血症、高碳酸血症、低碳酸血症和低体温是实现麻醉成功的关键。

（董辉译　熊利泽　薄玉龙校）

对孕妇行非产科手术的建议

妊娠早期避免手术
手术前记录胎儿心率
术中、术后监测子宫张力和胎儿心率
避免麻醉前用药
运送患者时采用左侧卧位
尽可能采用区域麻醉

妊娠早期后防止误吸
- 非特异性制酸剂
- H_2 受体阻断剂
- 甲氧氯普胺

若实施区域麻醉：
- 容量预充
- 输注液体和（或）麻黄碱治疗低血压

若实施全麻：
- 容量预充
- 100% 氧，吸氧去氮
- 快速诱导，压迫环状软骨
- 使用既往相对安全的药物
- 充分氧合
- 保持正常的 $PaCO_2$
- 输注液体和（或）麻黄碱治疗低血压

推荐阅读

American Society of Anesthesiologists Ad Hoc Committee: Occupational disease among operating room personnel: a national study. Anesthesiology 41:321–340, 1974

Brodsky JB, Cohen EN, Brown BW, et al.: Surgery during pregnancy and fetal outcome. Am J Obstet Gynecol 138: 1165–1167, 1980

Fink BR, Shepard TH, Blandau RJ: Teratogenic activity of nitrous oxide. Nature 214:146–148, 1967

Katz JD, Hook R, Barash PG: Fetal heart rate monitoring in pregnant patients undergoing surgery. Am J Obstet Gynecol 125:267–269, 1976

Mazze RI, Kallen B: Reproductive outcome after anesthesia and operation during pregnancy: a registry study of 5,405 cases. Am J Obstet Gynecol 161:1178–1185, 1989

Physician's desk reference, 54th edition. p. 345. Medical Economics Data Production Company, Montvale, 1995

Reedy MB, Kallen B, Kuehl TJ: Laparoscopy during pregnancy: a study of five fetal outcome parameters with use of the Swedish Health Registry. Am J Obstet Gynecol 177:673–679, 1997

Safra MJ, Oakley GP: Association between cleft lip with or without cleft palate and prenatal exposure to diazepam. Lancet ii:478–480, 1975

Society of American Gastrointestinal Endoscopic Surgeons (SAGES): Guidelines for laparoscopic surgery during pregnancy. Surg Endosc 12:189–190, 1998

病例 63

妊娠期血小板减少症

Yaakov Beilin, MD
Sharon Abramovitz, MD

患者，女，22 岁，孕 40 周时出现阵痛和分娩症状，伴有轻度的子宫收缩。产科医师决定使用缩宫素加速产程，并要求实施硬膜外麻醉行分娩镇痛。既往妊娠中曾有流产史，直至 2 周前，还一直注射依诺肝素，每日 2 次、每次 30 mg。该患者除血小板计数为 76×10⁹/L 外，其他实验室检查值均在正常范围。

问题

1. 如果血小板计数降低，放置硬膜外导管时应注意什么？
2. 哪些人有发生硬膜外血肿的危险？
3. 就放置硬膜外导管而言，血小板计数降低时应考虑什么？为什么对最低“安全”血小板计数的选择尚有争议？
4. 妊娠期间期望的血小板计数是多少？
5. 叙述凝血过程以及血小板在此过程中的作用。
6. 妊娠期间导致血小板减少的原因是什么？
7. 哪些试验可用于评估血小板功能？
8. 叙述出血时间试验及其局限性。
9. 叙述血栓弹力图及其局限性。
10. 叙述血小板功能分析仪及其局限性。
11. 硬膜外血肿的总体风险是什么？
12. 叙述文献报道中产妇发生硬膜外血肿的病例。
13. 血小板计数小于 100×10⁹/L 的妇女使用硬膜外麻醉安全的依据是什么？
14. 如何评估血小板计数小于 100×10⁹/L 的患者？
15. 给血小板计数降低的产妇实施椎管内麻醉时有何建议？
16. 何谓低分子量肝素（LMWH）？它与标准肝素相比有何不同？
17. 为什么一些孕妇使用低分子量肝素？
18. 给使用低分子量肝素的患者实施椎管内麻醉的经验是什么？
19. 给使用低分子量肝素的产妇实施麻醉的特殊要求是什么？

1．如果血小板计数降低，放置硬膜外导管时应注意什么？

对于血小板计数降低的患者，放置硬膜外导管时应注意穿刺针或导管可能会刺破血管，而血液不能凝结成块，从而导致硬膜外血肿。

2．哪些人有发生硬膜外血肿的危险？

任何接受腰麻或硬膜外麻醉的人都有发生硬膜外血肿的危险。硬膜外血肿极其罕见，通常与患者凝血功能异常有关。临床上存在活动性凝血功能障碍或有容易擦伤及出血病史的患者，是区域麻醉的绝对禁忌证。然而，存在许多模棱两可的情况，对血小板减少症的患者尤其如此。

3．就放置硬膜外导管而言，血小板计数降低时应考虑什么？为什么对最低“安全”血小板计数的选择尚有争议？

硬膜外血肿是一种非常严重的并发症，可导致永久性瘫痪。因此，当患者有任何发生这种并发症的危险因素时，应采取保守的态度谨慎操作，并且不宜采用硬膜外麻醉。1988 年，Cousins 和 Bromage 建议，如果患者血小板计数不足 $100\times10^9/L$，则不宜实施硬膜外麻醉。但最近此建议被多方质疑。

血小板减少症是妊娠期最常见的血液系统功能紊乱。选择一个绝对的血小板计数，并认为当低于该值时实施椎管内麻醉非常危险，从而使人们选择对产妇来说更危险的全身麻醉。1997 年 Hawkins 等回顾了美国 1985—1990 年间与妊娠相关的死亡病例，发现产妇在全麻下行剖宫产手术时病死率为 32/1 000 000，而采用椎管内麻醉时仅为 2/1 000 000。

对于血小板计数降低的患者，在阵痛和分娩过程中限制椎管内麻醉的应用，至少可造成分娩疼痛。在产程的后期孕妇可能需要剖宫产，且可能还是急诊手术，那么此时麻醉医师可能不得不在较差的条件下实施麻醉。

4．妊娠期间期望的血小板计数是多少？

正常妊娠期间产妇的血小板计数大约降低 20%，但这种降低通常不会影响实施硬膜外麻醉；然而，约 7%的产妇表现为血小板计数低于 $150\times10^9/L$，另外 0.5%～1%表现为血小板计数低于 $100\times10^9/L$。

5．叙述凝血过程以及血小板在此过程中的作用。

目前认为血液的凝固过程有两个时相：初期止血相和后期止血相。初期止血相是开始形成血小板栓子，而后期止血相是形成稳定的纤维蛋白凝块，血小板在这两个过程中都扮演了重要的角色。通常情况下，血管通过释放一种强效的血管舒张因子（前列环素）来防止血小板粘附。在血管壁损伤后，前列环素水平降低，血小板粘附于血管壁；粘附作用激活血小板并脱颗粒，释放二磷酸腺苷（adenosine-5-diphosphate，ADP）、5- 羟色胺和血栓素，从而使血小板进一步聚集，导致血小板栓子的形成。这种栓子是不稳定的，需要激活内源性和（或）外源性凝血系统后形成纤维蛋白。凝血级联反应发生在由血小板提供的磷脂表面上。妊娠期最常见的血液系统紊乱是血小板异常，既可以是量的改变，也可以是质的改变。

6．妊娠期间导致血小板减少的原因是什么？

绝大部分妊娠期血小板减少的患者（99%）与以下 3 个原因之一有关：高血压，如先兆子痫；妊娠期血小板减少症；或特发性血小板减少性紫癜（idiopathic thrombocytopenic purpura，ITP）。当评估血小板减少的产妇时，需要考虑两个特殊问题：首先，此病症是静态的还是动态的。如果是静态的，如妊娠期血小板减少症或 ITP，血小板计数一般是稳定的；如果是动态变化的，如先兆子痫的患者，血小板计数可能波动很大，进行连续的血小板计数十分重要。其次，血小板功能是否正常。妊娠血小板减少症或 ITP 患者的血小板功能完全正常，而先兆子痫患者血小板功能通常是异常的。

7．哪些试验可用于评估血小板功能？

血小板功能异常的患者很难用标准的实验室检查来评估，因为必须同时评估血小板的数量和质量，而血小板的功能很难检测，缺乏可重复性，其临床相关性也受到质疑。理想的检测试验应易于实施、价格便

妊娠期血小板减少

静态异常
- 妊娠期血小板减少症
- 特发性血小板减少性紫癜

动态异常
- 先兆子痫

宜和无需特殊设备，测试结果可重复且与临床预后相关。床旁凝血试验包括出血时间、血栓弹力图（Haemoscope Corporation, Skokie, IL）以及诸如血小板功能分析仪 PFA-100（Dade Behring, Newark, DE）等新的检测试验。

8．叙述出血时间试验及其局限性。

出血时间试验是一项简单的床旁试验，可同时定性和定量评估血小板。在前臂掌侧的皮肤上划一小口，测量出现凝血块的时间，一般认为出血时间小于 10 min 是正常的。以往麻醉医师都是通过出血时间来评定实施硬膜外麻醉或腰麻的安全性，如果出血时间正常就可开始实施麻醉。然而，现在出血时间不再被推荐用于判定放置硬膜外导管的安全性，因为它并不能反映其他部位出血的风险，而且观测者之间差异很大。在一项研究中，12 名观测者评估 5 位不同志愿者的出血时间，各个观测者获得的测量结果可靠性很小，因此作者认为此项试验并不可靠。

9．叙述血栓弹力图及其局限性。

血栓弹力图（thromboelastogram，TEG）是利用不到 1 ml 的全血标本来测量其凝血块的弹性切应力，从而测定各个阶段的凝血和纤溶作用。血液标本被放入圆柱形量杯中振荡，通过扭曲的金属丝将一根小针悬吊在血液中，监测其运动。只有在纤维蛋白-血小板结合物将杯和小针连接起来后，杯子旋转的力矩才能影响小针。血液逐渐凝结的力量影响小针的运动，如大凝血块可使小针与量杯同步运动，而小凝血块则不能。此项试验的结果用来测定初期纤维蛋白链形成的时间、凝血块的动力学、强度及其分解（图 63.1）。目前发现最大振幅（maximum amplitude，MA）与血小板功能相关性最强。

1996 年，Orlikowski 等测量了健康孕妇和患有先兆子痫孕妇的血小板计数、TEG 参数以及出血时间，发现直到血小板计数下降至低于 54×10^9/L [95%可信区

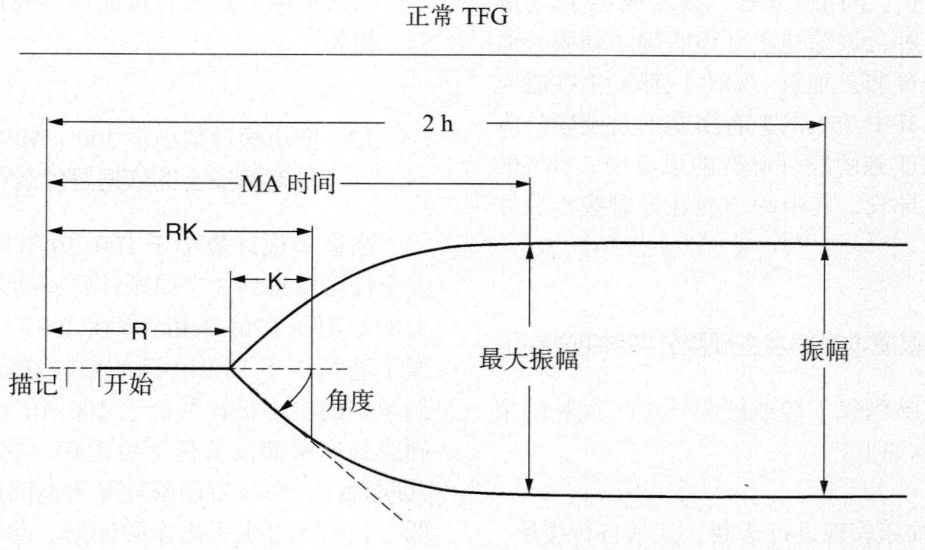

图 63.1　血栓弹力图（TEG）。R，凝血开始的时间；K，振幅达到 20 mm 的时间；A，从曲线到分流点的切线与描记水平线的夹角；MA，最大振幅值，凝血强度值。

间为（40~75）×10^9/L]，TEG最大振幅MA仍然可以保持正常（53 mm）。基于此项研究，他们认为血小板计数为75×10^9/L时，应该可以充分止血。然而，正常MA与安全实施硬膜外麻醉之间的相关性尚无临床证据。

10．叙述血小板功能分析仪及其局限性。

血小板功能分析仪（PFA-100）是一个令人瞩目的检测手段，因为它能特异地检测血小板功能以及产妇主要的血小板功能异常。这种仪器通过加速含枸橼酸盐的全血透过胶原膜上一个150 mm的孔道，来模拟血小板在体内的止血机制。胶原膜上涂有两种血小板活化剂的一种：肾上腺素或ADP。药筒以涂抹在上面的血小板活化剂分别命名为CEPI或CADP。小孔闭合所需时间称作闭合时间（closure time，CT）。这种仪器通常被血液科医师作为筛选工具，筛选未知的凝血功能障碍，并对血管性血友病的检测非常敏感。最初将其用于产妇的研究集中在确定CT的预期值，后来发现对于血小板减少症和先兆子痫的患者，CT可能比血栓弹力图测定的MA更灵敏。

11．硬膜外血肿的总体风险是什么?

椎管内麻醉后出现蛛网膜下腔和硬膜外腔血肿的总体风险为1/150 000～1/250 000。Vandermeulen等于1994年对文献进行了回顾分析，共发现61例与麻醉相关的硬膜外血肿，该综述更好地明确了硬膜外血肿的风险：大部分硬膜外血肿（68%）都发生在凝血功能紊乱的患者，其中75%的患者实施的是硬膜外麻醉而不是腰麻；在实施硬膜外麻醉的患者中，88%的患者置入了硬膜外导管，其中约50%在导管拔出后才发生硬膜外血肿。

12．叙述文献报道中产妇发生硬膜外血肿的病例。

产妇椎管内（蛛网膜下腔或硬膜外腔）血肿的报道共有10例，病例如下：

- 3例患者根据临床表现进行诊断，症状自行缓解。
- 1例神经纤维瘤患者通过磁共振（magnetic resonance imaging，MRI）诊断为硬膜外血肿，症状自行缓解。
- 1例患者无详细资料，但患者要求手术去除硬膜外血肿。据报道该患者症状“逐渐改善”。
- 2例患者据报道均身体健康，但随后发现有硬膜下室管膜瘤，这是一个不可预知的事件。
- 据报道2例硬膜外血肿的患者患有凝血功能异常，他们均完全康复或有较小的后遗症。其中1例患者患有妊娠胆汁淤积，实施硬膜外分娩镇痛，后来该患者出现硬膜外血肿，并发现其凝血酶原时间延长（PT 27.7 s）及部分促凝血酶原激酶时间延长（PTT 59.1 s）。第2例为先兆子痫的孕妇，因狼疮病曾用过抗凝剂。术前实验室检查提示该患者血小板计数正常，为425×10^9/L，PT为10.5 s，出血时间为3 min，PTT延长至49 s，但这是使用抗凝剂的结果，因此决定在硬膜外麻醉下行剖宫产术。然而在手术室内，患者置入硬膜外导管后出现癫痫大发作，从而实施全身麻醉，硬膜外导管也未使用。第二天，患者自述下肢无力，MRI检查发现硬膜外血肿，随即予以血肿清除。
- 1例先兆子痫的产妇，血小板计数为71×10^9/L，采用硬膜外麻醉，注入13 ml 0.5%布比卡因后行剖宫产手术。手术结束后1 h，患者在麻醉恢复室发生抽搐，但下肢无抽搐动作，CT检查提示硬膜外血肿。硬膜外导管置入6 h后行椎板切开术，术中从硬膜外腔引流出4 ml血液，72 h后患者恢复。尚不可知硬膜外腔的4 ml血是否足以引起她的临床症状，有可能与其残留的局部麻醉效应相关。

13．血小板计数小于100×10^9/L的妇女使用硬膜外麻醉安全的依据是什么?

当血小板计数小于100×10^9/L时，硬膜外麻醉的安全性可以得到3个回顾性研究结果的支持。其中最大的一项研究是Beilin等在1997年进行的，他们回顾了连续3年15 919例产妇的诊疗记录，发现有80例孕妇的血小板计数低于100×10^9/L，其中30例接受硬膜外麻醉而没有任何后遗症。这30例孕妇有某些共同特性，在放置硬膜外导管期间血小板计数并无降低，且临床上也无出血的证据。此项研究中，有5例患者由于血小板计数降低、2例患者由于有擦伤出血的表现，而放弃实施硬膜外麻醉。

14. 如何评估血小板计数小于 100×10^9/L 的患者？

决定血小板减少症的产妇是否实施区域麻醉的关键因素是病史和体格检查。如果患者有容易擦伤出血的病史或者有瘀点、瘀斑的表现，则不建议采用区域麻醉。如果患者无出血病史，在邻近实施硬膜外麻醉前，至少应复查一次血小板计数，以确保计数没有进一步降低，这一点对疾病呈动态变化的患者如先兆子痫十分重要。我们确实不能获得任何血小板功能的测定，也不能确定任何血小板计数的绝对低限。血小板计数稳定在 50×10^9/L 的患者，可能比血小板计数为 75×10^9/L、但迅速下降的患者发生硬膜外血肿的风险更低。

15. 给血小板计数降低的产妇实施椎管内麻醉时有何建议？

如果决定实施椎管内麻醉，使用小口径的脊麻穿刺针行蛛网膜下腔阻滞要优于硬膜外麻醉。但并非总是如此，尤其分娩过程中需要反复使用局麻药的孕妇。硬膜外麻醉操作应选择正中穿刺，局麻药应采用既能镇痛又可保留运动功能的最低有效浓度。每隔 1~2 h 应对患者的运动阻滞程度进行一次评估，并持续到麻醉药效完全消退，拔出硬膜外导管为止。采用这种方法，如果患者的运动阻滞超出了预计的程度，或麻醉药的作用时间延长，应立即采用 MRI 来检查是否发生硬膜外血肿。及时的评估非常重要，因为如果发生硬膜外血肿，应该在明确诊断后 6~12 h 内紧急行椎板切开减压术，以保护神经功能。如果在置入硬膜外导管后患者凝血障碍加重，应在凝血功能纠正后再拔出导管。

16. 何谓低分子量肝素（LMWH）？它与标准肝素相比有何不同？

未分解的标准肝素（unfractionated heparin，UH）是一种线形多糖链混合物，分子量在 5000~30 000。作为抗凝剂，肝素是通过与抗纤维蛋白酶Ⅲ和凝血因子Ⅱa（凝血酶）、Ⅸa、Ⅹa、Ⅺa、Ⅻa 结合发挥抗凝作用的。肝素链上特异性的戊多糖序列具有与抗凝血酶Ⅲ高度亲和的结合位点，仅有 30%的肝素分子包含这段序列。只有结合了该段序列的戊多糖才能催化凝血因子Ⅹa 的抑制作用。然而，只有肝素分子既包含高亲和力戊多糖序列，又包含另一段至少 13 个糖基的附加链，才能催化凝血因子Ⅱa 的抑制作用。UH 的硫酸化程度高并带有负电荷，因此与血浆和血管基质蛋白亲和力高，生物利用度少于 30%。

低分子量肝素（LMWH）是将标准肝素经化学或酶性降解，产生较短的 13~22 个糖基的多糖链，分子量在 4000～6000。LMWH 与标准肝素有相同的抗Ⅹa 因子活性，但抗Ⅱa 因子活性较低。LMWH 浓度参考国际标准，用抗Ⅹa 因子单位/毫米表示。分子量降低后，与血浆和内皮细胞蛋白的结合率下降，使得皮下注射后生物利用度增加，大于 90%，血浆半衰期延长（4～6 h，标准肝素仅有 0.5~1 h），剂量反应的预见性和重复性更好，没有必要进行实验室监测。LMWH 抗Ⅹa 因子活性的高峰在皮下注射后 3～4 h 出现，12 h 后抗Ⅹa 因子活性大约为峰值水平的 50%。LMWH 几乎完全通过肾代谢。硫酸鱼精蛋白能 100%中和抗Ⅱa 因子的活性，但只能中和 60%～70%的抗Ⅹa 因子活性，因此不能有效拮抗 LMWH 的作用。

17. 为什么一些孕妇使用低分子量肝素？

怀孕导致血液处于高凝状态，但很少会并发血栓。然而一部分产妇，如存在凝血障碍、人工心脏瓣膜或静脉血栓的高危患者在产前需要进行抗凝剂治疗。另外，曾经因血栓形成倾向和高凝综合征导致胎儿流产的孕妇也应使用抗凝剂，如抗凝血酶Ⅲ缺乏、抗磷脂综合征以及蛋白 C 或 S 缺乏。妊娠早期使用华法林会导致胎儿发育异常和先天畸形，如鼻子发育不全和骨骼肌发育异常。围生期用药也会增加母亲和胎儿出血的风险。UH 和 LMWH 不能透过胎盘，不会致畸，也不容易引起胎儿出血。LMWH 已广泛应用于孕妇，比 UH 更有优势。UH 和 LMWH 引起出血并发症的发生率和抗凝效应相似，然而 LMWH 无须同 UH 一样进行实验室监测，且很少发生严重的并发症，例如肝素诱发的血小板减少症和骨质疏松症。

18. 给使用低分子量肝素的患者实施椎管内麻醉的经验是什么？

低分子量肝素自从 1993 年 5 月在美国上市并广

泛使用以来，对麻醉医师提出了新的挑战。以往，蛛网膜下血肿和硬膜外血肿发生率非常低，据报道仅有1/（150 000~220 000）。依诺肝素是第一个由美国食品药品管理局（Food and Drug Administration，FDA）批准上市的低分子量肝素，已在欧洲使用多年，美国批准使用依诺肝素的剂量是每12 h用30 mg（3000 U），而在欧洲每日1次用量是40 mg（4000 U）。在依诺肝素引入美国的1年中，由药品监督网页系统主动报道的硬膜外血肿就有2例。于是厂家修订了药物标签的注意条款，并写信给用药医师提出警示，对接受低分子量肝素治疗并实施椎管内麻醉的患者必须警惕有发生椎管内血肿的危险。虽然有这些警告，但从1993年5月到1997年11月间，仍然报道共有40例患者因使用低分子量肝素而发生围手术期椎管内血肿。1997年12月FDA就该问题专门出版了一份健康咨询报告。

对于接受低分子量肝素治疗并实施椎管内麻醉的患者，很难估计发生椎管内血肿的确切风险。已报道的接受低分子量肝素治疗的患者椎管内血肿的发生率约占连续硬膜外麻醉的1/3000，约占腰麻的1/100 000，另外还有一些未报道的病例。在40例与使用低分子量肝素和椎管内麻醉相关的椎管内血肿的患者中，2例接受硬膜外腔类固醇注射，6例接受腰麻，1例为连续腰麻，23例接受连续硬膜外麻醉，6例患者采用的方法不清楚，3例患者是尝试椎管内麻醉失败后接受了全身麻醉。除此以外，有些患者还有其他发生椎管内血肿的危险因素，如穿刺困难、使用抗血小板药或抗凝药，但这些患者中无1例是孕妇。

表63.1 美国区域麻醉与疼痛治疗学会关于抗凝剂与椎管内麻醉及镇痛达成共识的主要内容

1. 决定接受LMWH治疗的患者是否采用椎管内麻醉，必须根据具体患者的个体情况权衡椎管内血肿的风险与区域麻醉的优越性。
2. 由于监测抗因子Ⅹa水平并不能预见出血的风险，不推荐采用。
3. 同时服用可能增加出血的药物，如抗血小板药物或口服抗凝药物，会进一步增加椎管内血肿的危险。
4. 如果穿刺或导管置入过程中有出血，应将首次给予LMWH的时间推迟24 h。
5. 患者如术前接受LMWH治疗，应在末次使用LMWH 10～12 h后实施椎管内麻醉。而接受高剂量LMWH的患者，如每日2次1 mg/kg依诺肝素，应等待更长时间，如24 h。
6. 蛛网膜下腔单次给药可能是最安全的椎管内麻醉。
7. 首次使用LMWH应在椎管内麻醉24 h后，而且应先拔出留置导管，并在导管拔出后2 h后再给药。
8. 如果接受LMWH治疗的患者已经留置了导管，则至少在末次给予LMWH后10~12 h内不要拔出导管。

19. 给使用低分子量肝素的产妇实施麻醉的特殊要求是什么？

如果确实按照药品使用指南与警示使用低分子量肝素，可以安全地对患者实施椎管内麻醉。关于使用抗凝剂的患者能否实施神经阻滞麻醉，美国区域麻醉学会（American Society of Regional Anesthesia，ASRA）于1998年5月2～3日召开了一次共识会议，部分麻醉医师推荐对使用抗凝剂治疗的患者实施椎管内麻醉。内容总结见表63.1。

（孙焱芫译　熊利泽　薄玉龙校）

推荐阅读

Beilin Y, Zahn J, Comerford M: Safe epidural analgesia in thirty parturients with platelet counts between 69,000 and 98,000 mm^{-3}. Anesth Analg 85:385–388, 1997

Cosmi B, Hirsh J: Low molecular weight heparins. Curr Opin Cardiol 9:612–618, 1994

Cousins MJ, Bromage PR: Epidural neural blockade. p. 335. In Cousins MJ, Bridenbaugh PO (eds): Neural Blockade in Clinical Anesthesia and Management of Pain, 2nd edition. JB Lippincott, Philadelphia, 1988

Hawkins JL, Koonin LM, Palmer SK, Gibbs CP: Anesthesia-related deaths during obstetric delivery in the United States, 1979–1990. Anesthesiology 86:277–284, 1997

Heit JA: Low-molecular-weight heparin: biochemistry, pharmacology, and concurrent drug precautions. Reg Anesth Pain Med 23:135–139, 1998

Horlocker TT: Low molecular weight heparin and neuraxial anesthesia. Thromb Res 101:141–154, 2001

Horlocker TT, Heit JA: Low molecular weight heparin: biochemistry, pharmacology, perioperative prophylaxis regimens, and guidelines for regional anesthetic management. Anesth Analg 85:874–885, 1997

Horlocker TT, Wedel DJ: Neuraxial block and low-molecular-weight heparin: balancing perioperative analgesia and thromboprophylaxis. Reg Anesth Pain Med 23 [Suppl]: 164–177, 1998

Lind SE: The bleeding time does not predict surgical bleeding.

Blood 77:2547–2552, 1991

Orlikowski CE, Rocke DA, Murray WB, Gouws E, Moodley J, Kenoyer DG, Byrne S: Thromboelastography changes in pre-eclampsia and eclampsia. Br J Anaesth 77:157–161, 1996

Scott DB, Hibbard BM: Serious non-fatal complications associated with extradural block in obstetric practice. Br J Anaesth 64:537–541, 1990

Vandermeulen EP, Van Aken H, Vermylen J: Anticoagulants and spinal-epidural anesthesia. Anesth Analg 79:1165–1177, 1994

第 11 部分

儿 科 学

病 例 64

新生儿复苏

Francine S. Yudkowitz, MD, FAAP

产妇，42 岁，临产。胎心（fetal heart rate，FHR）监护显示胎儿心率一过性减慢后完全恢复。产科医师破膜后发现羊水被胎粪污染。因为胎心监护显示胎儿心动良好，所以产妇继续经阴道分娩。2 小时后胎儿经阴道娩出，被胎粪污染。

问题

1. 描述胎儿循环的特点。
2. 胎儿出生后有哪些生理改变？
3. 产房内如何进行新生儿复苏？
4. 何谓 Apgar 评分？

1．描述胎儿循环的特点。

胎儿循环是并联循环，成人循环是串联环路式循环（图 64.1）。胎儿的气体交换发生在胎盘，而不是肺。血液在胎盘充分氧合（PO_2 30～35 mmHg）后从脐静脉，经肝静脉导管旁路进入下腔静脉。右心房的大部分血液从未闭的卵圆孔进入左心，经升主动脉参与脑和冠状动脉循环。因此，绝大部分经过充分氧合的血液进入脑和心。经过脑循环后的血液氧合状态很差（PO_2 12～14 mmHg），从上腔静脉返回右心，经右心室进入肺动脉。因为子宫内的肺循环血管阻力（pulmonary vascular resistance，PVR）较高，只有大约 10%的血液进入肺循环，为肺的生长提供营养。由于附属胎盘的体循环血管阻力（systemic vascular re-

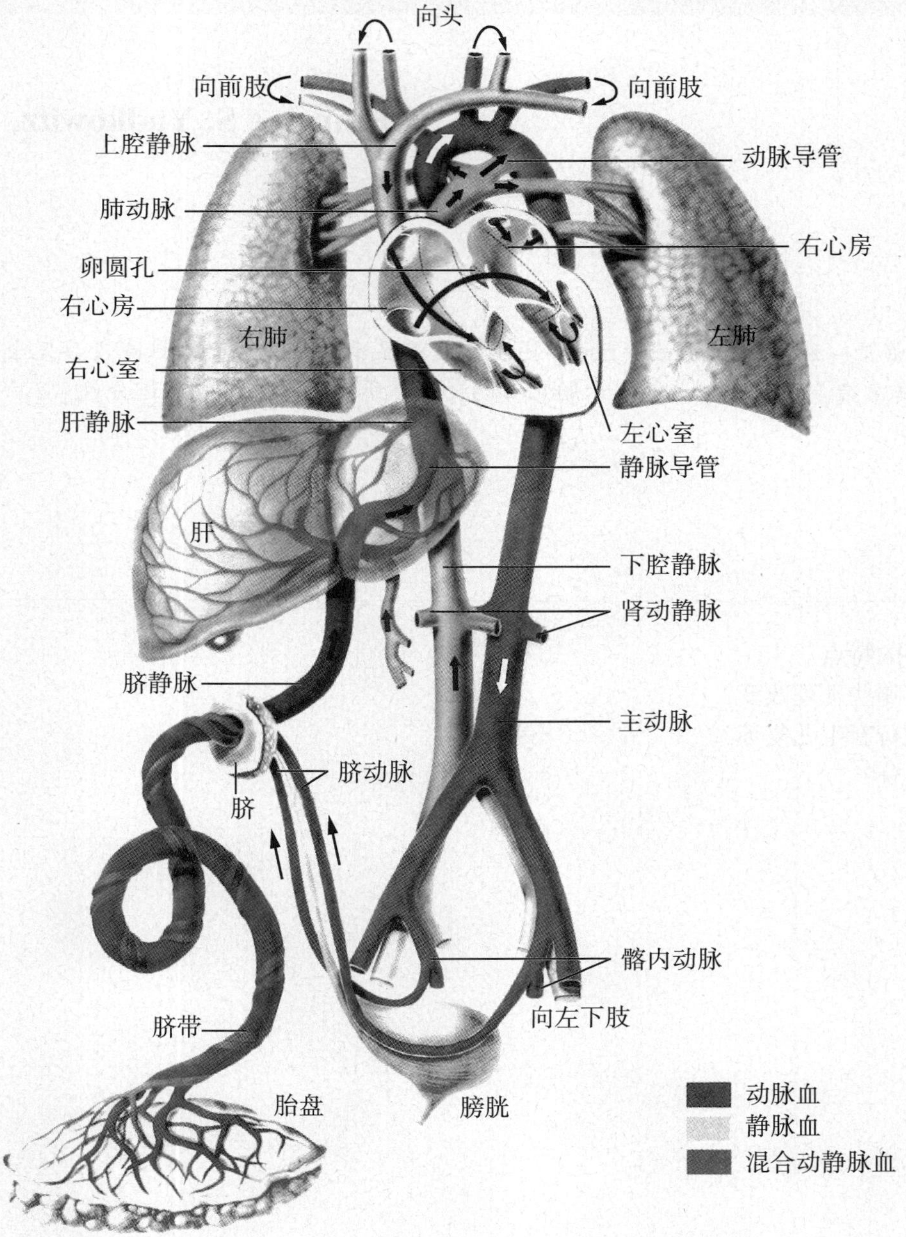

图 64.1 胎儿血液循环。(Reprinted with permission from Miller et al. Anesthesia, 5th edition, p. 1807. Churchill Livingstone, Philadelphia, 2000.)

sistance，SVR）较低，剩余的血液通过动脉导管分流进入下腔静脉，并经脐动脉回到胎盘。

2．胎儿出生后有哪些生理改变？

分娩后的新生儿第一次呼吸能够扩张肺，使肺充满空气，肺泡内 PO_2 上升，上述改变使 PVR 迅速下降。同时脐带夹闭，从循环中剥除低阻力的胎盘，可使 SVR 迅速上升。这些变化将导致：

- 因为心左侧压力（SVR）远远大于右侧压力（PVR），卵圆孔功能性关闭
- 因为动脉血 PO_2 上升，动脉导管功能性关闭，动脉导管将变成动脉韧带
- 由于去除了胎盘，静脉导管功能性关闭

新生儿的循环特征与成人相似。然而，这是一种过渡型循环，在不利条件下，如组织缺氧和酸中毒，可以逆转为如前所述的胎儿循环。任何导致新生儿PVR升高的病理因素，如组织缺氧、高碳酸血症、酸中毒、体温过低及交感神经刺激等，都可以引起功能性关闭的胎儿旁路重新开放。因此，在产房处理新生儿时，一定要密切注意确保新生儿得到充分氧合、通气和维持体温正常。逆转为胎儿循环通常被称作新生儿持续性肺动脉高压（persistent pulmonary hypertension of the newborn，PPHN）。

3．产房内如何进行新生儿复苏？

在出生后最初 20 s 内，应该将胎儿置于热辐射保暖箱中，并烘干体表（图 64.2）。清理口腔和鼻腔。在出生后 30 s 内，应该评价新生儿呼吸是否充足和有效。如果自主呼吸充足，应进一步评估心率。如果是无效呼吸、呼吸不充分（中央性发绀）或新生儿喘息样呼吸，应给予 100% 的氧正压通气（positive-pressure ventilation，PPV），呼吸频率 40～60 次/分，吸气峰压 30～40 cmH_2O。如果面罩及气囊通气效果不好、怀疑先天性膈疝或需长期通气，应改行气管内插管。

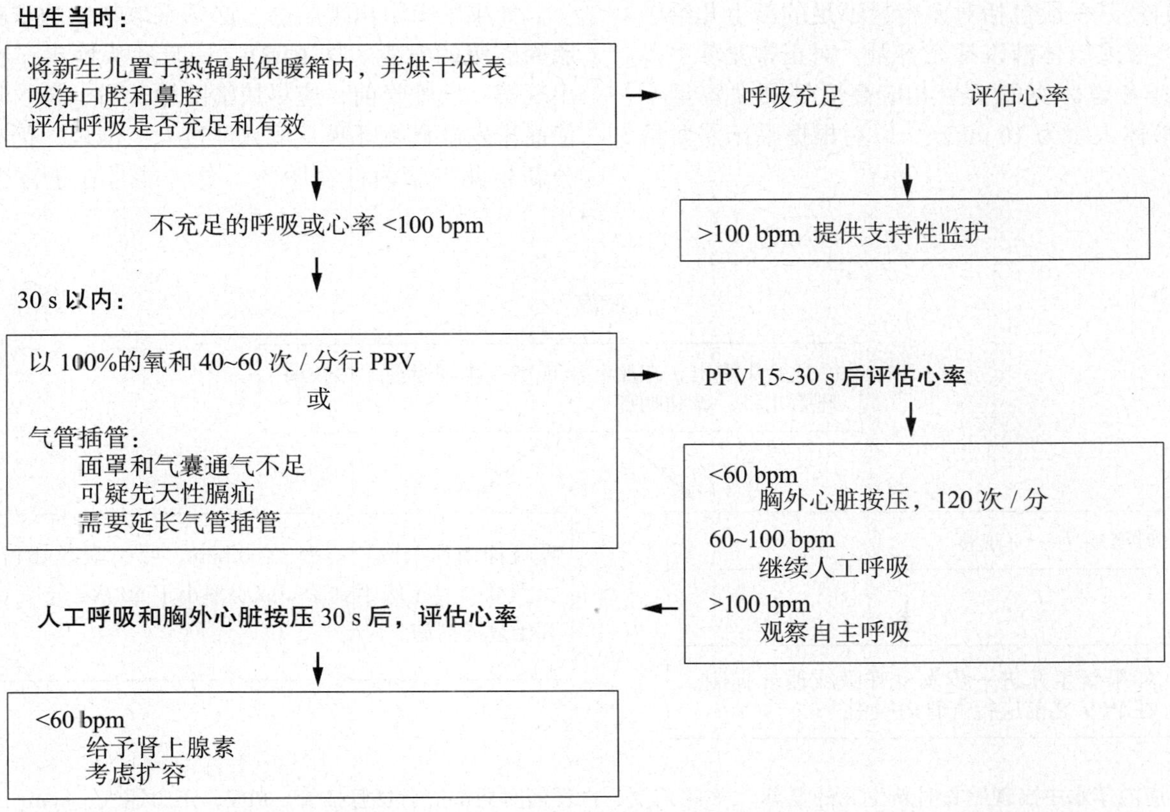

图 64.2　分娩室内的新生儿复苏。如果情况需要，任何时间都要行气管内插管。PPV，正压通气；bpm，每分钟呼吸次数。

若需要建立复苏给药途径，可在气管内留置导管（3.0～3.5 mm ID）。

PPV 后 15～30 s 检查新生儿心率。如果心率小于 60 次 / 分，给予胸部按压 120 次/分。可以采用下列两种方法进行胸部按压：

- 将两手拇指按压胸骨下端，其余手指环绕胸部至新生儿后背
- 将一只手的两个手指按压胸骨下端，另一只手支撑新生儿的后背

第一种方法作为首选。按压深度应达到胸腔的 1/3，胸部按压有效时可以触及脉搏。按压与通气次数的比例为 3∶1。每 30 s 重新评价心率 1 次。心功能抑制往往是由于通气不足所致，一旦氧合与通气恢复正常，大多数患者的心功能将恢复正常。

新生儿出生 90 s 后，如果经过 30 s 按压与机械通气，心率仍然不足 60 次/分，应经静脉或气管给予 1∶10 000 的肾上腺素 0.01～0.03 mg/kg。肾上腺素可以用生理盐水稀释到 1～2 ml 经气管内给药。3～5 min 重复 1 次（表 64.1）。

其他的复苏手段包括对血容量不足的新生儿给予等渗的晶体液或胶体液以补充容量。对正常复苏手段反应不佳或考虑休克的新生儿应高度怀疑血容量不足。首次液体入量为 10 ml/kg，以后根据临床需要给予补充。

表 64.1 复苏药品

肾上腺素 1∶10 000	0.01%～0.03%mg/kg IV/ET，3～5min 重复一次 ET——用 NS 稀释到 1～2 ml
纳洛酮	0.1 mg/kg IV/ET/IM/SQ
碳酸氢钠 0.5mEq/ml	1～2 mEq/kg IV

纳洛酮是一种麻醉药拮抗剂，可用于分娩 4 h 内产妇用过阿片类药物的新生儿呼吸抑制。推荐剂量为 0.1 mg/kg，可以经静脉、气管内、肌内和皮下给药。对麻醉剂成瘾的产妇分娩的新生儿不能给予纳洛酮，因为它可以加速新生儿出现戒断症状。由于阿片类药物的半衰期比纳洛酮长，因此一旦给予纳洛酮，必须观察新生儿是否会有二次呼吸抑制。

在新生儿复苏期间，除经过长时间的复苏后动脉血气分析显示有代谢性酸中毒外，一般不应使用碳酸氢钠。使用碳酸氢钠前，必须建立充分的通气和维持正常的循环。推荐剂量为 1～2 mEq/kg，浓度 0.5 mEq/ml 。

如果羊水中出现胎粪，必须采取特殊的步骤减少胎粪误吸的发生（图 64.3）。一旦胎头娩出，在胎儿出现第一次呼吸前，应尽快清除胎儿口、鼻、咽。即使尚未发生自主呼吸，而且经过人工清理，仍有一部分新生儿气管内存在胎粪。这可能是在子宫内发生

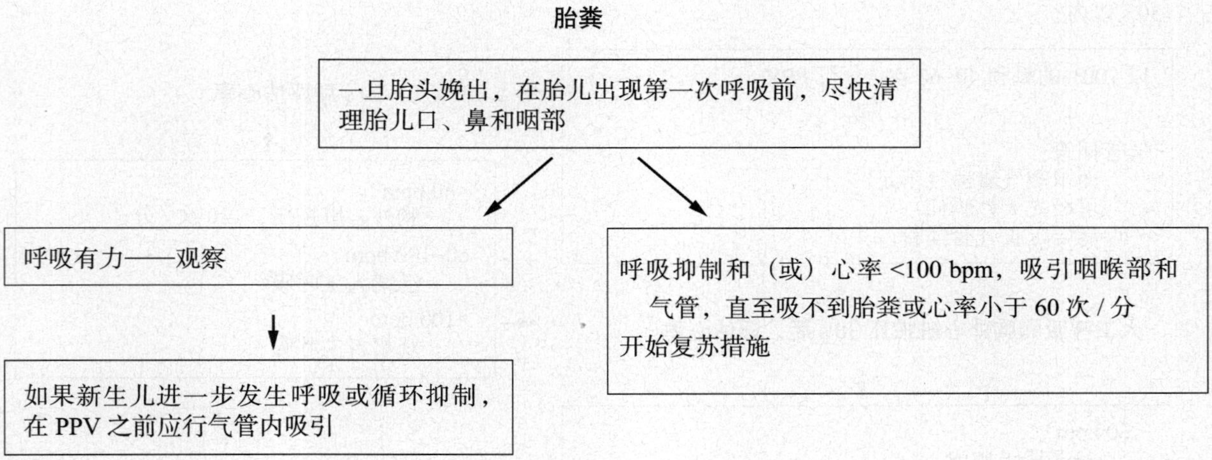

图 64.3 产房内羊水中出现胎粪时新生儿的复苏。如果需要，在任何时候都应行气管插管。PPV，正压通气；bpm，每分钟呼吸次数。

的。尽管胎粪污染羊水，但若胎儿娩出后评分良好，则不必做气管内吸引，因为这对预后无影响，而且会产生并发症，如喉头损伤。然而，如果新生儿进一步发生呼吸或循环抑制，在 PPV 之前应做气管内吸引。如果胎儿在娩出时即有呼吸和（或）循环抑制（心率 60～100 次/分），应直接在喉镜下清理咽喉部，再行气管内插管吸除可能残余的胎粪。应经气管导管反复吸引至吸不到胎粪或心率小于 60 次/分。在吸引期间，必须有一助手持续监测新生儿心率。一旦发现心率小于 60 次/分，即使仍然残留胎粪，必须马上开始复苏。

用于复苏的药物必须齐全，设备必须处于良好状态，器械型号合适(表 64.2)。

4．何谓 Apgar 评分?

Virginia Apgar 是一名麻醉医师，他发明了一套评分系统，用以评估新生儿的一般状况以及决定是否需要治疗。Apgar 评分（表 64.3）包括 5 个参数，分别在胎儿娩出后 1min 和 5 min 做出评价。这 5 个参数分别是心率、呼吸、肌张力、反射和皮肤颜色。每个参数分别被评为 0、1、2 分。总分 8～10 为正常，无需特殊处理。5～7 分为中度损害，需要给氧和触觉刺

表 64.2 新生儿复苏的设备

气道	**药物**
氧气（附带流量计和输氧管）	肾上腺素 1∶10 000
新生儿简易呼吸器（附带减压阀）	盐酸纳洛酮
面罩（新生儿专用）	碳酸氢钠 0.5 mEq/ml
口咽通气道	10%葡萄糖
喉镜柄（专用电池）	**静脉通道和液体**
喉镜窥视片（Miller 0 and 1 专用灯泡）	等渗晶体液
气管导管（2.5～4.0 mm ID）	24G 和 22G 血管穿刺针
导丝	脐导管（3.5 Fr，5 Fr）
球形注射器	酒精垫
吸引器和导管（6～10 Fr）	注射器和针头
胎粪吸除装置	**其他**
CO_2 监测仪（可选）	手套
喉罩（可选）	热辐射保暖箱
胶带	听诊器
	ECG
	脉搏氧监测仪

表 64.3 Apgar 评分

	Apgar 评分		
	0	**1**	**2**
心率	无	＜100	＞100
呼吸	无	无力	有力
肌张力	四肢无力	轻度屈曲	自主运动
反射	无	表情痛苦	哭闹
皮肤颜色	发绀	四肢发绀	粉红色

激。0～4 分表明胎儿需要立即复苏。1 min 评分与新生儿死亡率呈负相关，而 5 min 评分与远期神经系统功能损伤密切相关。

然而，尽管 Apgar 评分在临床应用广泛，却不能在分娩室内用于指导新生儿复苏，因为医师不可能等到胎儿娩出 1 min 再开始新生儿复苏（如前所述）。

（李超译　曾因明　崔晓光校）

推荐阅读

Arkoosh VA: Neonatal resuscitation. pp 675–682. In Norris MC (ed): Obstetric Anesthesia, 2nd edition. Lippincott Williams & Wilkins, Philadelphia, 1999

Bernstein D: The cardiovascular system. pp 1341–1343. In Behrman RE, et al. (ed): Nelson Textbook of Pediatrics, 16th edition. WB Saunders, Philadelphia, 2000

McGowan FX, Steven JM: Cardiac physiology and pharmacology. pp 353–356. In Cote CJ, Todres ID, Goudsouzian NG, Ryan JF (eds): A Practice of Anesthesia for Infants and Children, 3rd edition. WB Saunders, Philadelphia, 2001

Pediatric Working Group of the International Liaison Committee on Resuscitation. Part 11: Neonatal resuscitation. Circulation 102 (Suppl I):I-343–357, 2000

病 例

65 腹裂和脐膨出

Gregg Lobel，MD

孕龄35周的产妇，产前超声检查诊断胎儿腹壁缺损，其他妊娠指标正常。胎儿将于次日分娩并拟行腹壁缺损修补术。

问题

1．腹裂和脐膨出有何不同？
2．对此新生儿如何做术前准备？
3．对此新生儿手术室应做哪些准备？
4．如何实施麻醉计划？术中和术后应注意患者哪些情况？
5．术中如何给新生儿补充液体和血液制品？

1. 腹裂和脐膨出有何不同?

腹裂和脐膨出都能在妊娠早期通过超生检查确诊，其麻醉处理相似。但两者发病的胚胎学和病理学机制有很大差异。如果孕妇血浆或羊水 α-胎蛋白 (a-fetoprotein，AFP) 水平升高，提示胎儿发生腹壁缺损的几率增加。

脐膨出与腹裂不同点在于前者存在完整的腹膜包被。妊娠 10 周后腹腔内容物不能正常回到腹腔内，膨出物外面包被完整的腹膜，脐带通常位于膨出物的顶端，即为脐膨出。腹裂是由于脐肠系膜动脉发育不良引起腹壁缺损，腹腔内容物膨出，膨出物无腹膜包被。腹裂常伴发肠道闭锁，而脐膨出多伴发胃肠道以外的先天性畸形。对于怀疑脐膨出的胎儿，应做早期羊水检查以排除三体性，而对于考虑腹裂的胎儿应做后期羊水诊断以鉴定胎儿肺的成熟程度。有人主张胎儿的肺一旦成熟，应施行剖宫产术，以减轻经腹裂膨出的肠管病理生理改变。

腹裂和脐膨出

腹裂	脐膨出
脐肠系膜动脉闭锁	肠管不能还纳腹腔
无腹膜	有腹膜
在脐部侧面凸出	在脐部中央凸出
肠道闭锁	伴发先天性异常

2. 对此新生儿如何做术前准备?

胎儿出生后，立即用温暖、湿润的无菌巾覆盖其暴露的腹腔内容物，有助于减少新生儿热量和体液的损失，塑料覆盖物可能效果更好。术前监测和保持体温非常重要。术前准备包括留置静脉导管，用于术中补液；留置动脉导管，用于术中实施包括血糖监测在内的各项实验室检查。

新生儿新陈代谢较快，同时体表面积/体重较大，皮肤菲薄，失水量较大，容易发生脱水。另外，腹裂、脐膨出、幽门狭窄和肠套叠等许多其他因素均可引起严重的水和电解质紊乱。

新生儿容量评估涉及很多变量，包括：皮肤和黏膜湿度、体重、平均动脉压、毛细血管充盈时间、尿量、外周脉搏和心率。应在术前纠正明显的体液不足和电解质紊乱。首先应用平衡液增加血容量，补充第三间隙的体液损失。同时，根据血糖检测结果决定是否补充葡萄糖。新生儿肾糖阈较低，若过多补充葡萄糖，容易形成尿糖，从而引起渗透性利尿，加重体液损失。在补液过程中，通过密切监测多种参数以评估补液效果，如各种重要的生命指征、尿量以及其他临床和化验室检查。

新生儿存在低体温的潜在风险，所以围术期保持体温非常重要。新生儿主要通过非战栗性产热保持体温。非战栗性产热伴随大量棕色脂肪代谢，新生儿体内棕色脂肪含量远远高于成人。在低温状态下，新生儿交感神经大量释放去甲肾上腺素，促进棕色脂肪分解，消耗大量能量以保证深部体温稳定，从而使机体代谢率升高和耗氧量增加，引起低氧血症和酸中毒，甚至呼吸停止。

腹裂时胎儿缺少腹膜的保护作用，早在产前即可发生腹膜炎，肠道很容易发生形态学改变和功能损害，大约 10%的病例可发生肠道闭锁。因此，应采取措施避免损伤暴露的肠管，减少肠管凸出部分箝闭的发生。

尽管可能发生脓毒症，但无需预防性使用抗生素。

对新生儿应检查有无发生相关的先天性异常，其中心血管和肺等系统对发病率及死亡率有重要影响。脐膨出可能仅仅是 Beckwith- Wiedemann 综合征的一种表现，患儿同时还可能表现出舌体肥大、器官肥大

术前准备

输注平衡液，弥补第三间隙失水

输注含糖液维持体液（监测血糖水平）

保持体温

用温暖的盐水纱布覆盖缺损部位

避免损伤暴露的肠管

发生脓毒症时使用抗生素

以及症状性低血糖。Beckwith- Wiedemann 综合征患儿由于舌体肥大，常具有困难气道。

3. 对此新生儿手术室应做哪些准备?

在儿科患者进入手术室之前，应备好适合型号的麻醉及手术器械，尤其是新生儿、婴儿和小儿。除儿童医院外，手术室很少常规准备所需的设备。采用记忆法可以帮助人们记住做好各种重要的准备工作。MADIMS 是一种行之有效的记忆法，各个字母分别代表设备、气道、药物、静脉、监护和吸引。

设备

设备方面的准备应遵照美国食品与药品管理委员会（Food and Drug Administration，FDA)《麻醉设备质量控制意见（1993 年)》制定的标准。呼吸环路如 Mapleson D 或儿科环路系统是必备的。儿科呼吸环路与成人不同，其管道容积和顺应性均较小，能更好地保持潮气量恒定。同时，儿科呼吸环路系统含有加热保湿回路，可以保存热量，减少水分蒸发。一些老式麻醉机具有独立的小儿专用风箱，能够提供非常精确的小潮气量模式。因为 N_2O 能够增高动脉血氧分压，引起早产儿视网膜病，所以早产儿不能使用 N_2O，此时必须保证麻醉机具备将空气与麻醉气体混合的功能。

气道

各种规格和型号气道器械应准备齐全，其中最重要的是准备好合适的型号。同时麻醉医师必须首选自己已熟练掌握其使用技术的器械。这些器械包括：面罩、经口气道、喉罩、气管内导管（endotracheal tubes，ETT）和喉镜窥视片。最好在准备所需型号的同时也准备大一号和小一号的器械。经口气道型号从 0（用于非常小的早产儿）到 9（用于高大成人)，各种型号应该准备齐全。因为小儿鼻腔狭窄且易出血，经鼻气道很少应用于小儿。直喉镜窥视片（Miller 0 用于早产儿，Miller 0～1 用于新生儿和婴儿）应用比较广泛。

年龄小于 7 岁的小儿，长期以来一直使用无套囊气管内导管。然而最近的趋势是对年龄更小的患儿应使用带套囊的气管内导管。这一选择取决于很多因素。低龄患儿气道最狭窄处在环状软骨，选择气管导管既不能太细以致不能保证患儿足够的通气，也不能太粗从而造成声门下损伤。考虑采用带套囊还是不带套囊的另一个主要因素是允许气道轻度漏气，保持气道压 <30 cmH_2O。2 岁和 2 岁以上的患儿选择不带套囊的气管内导管型号的一般算法是[年龄 +16]/4，如果选择带套囊的气管内导管，应采用较小型号。

大多数足月儿采用 3.0 的无套囊导管比较合适，数月龄婴儿可以采用 3.5 的无套囊导管(表 65.1)。置入合适型号的气管内导管后，最关键的是妥善固定，因为轻微的位置移动即可引起新生儿气管内导管进入一侧支气管或导管脱出。如果采用带套囊的气管内导管，只有当气道出现明显漏气，不足以维持正压通气时才将套囊充气。N_2O 能够逐渐增加导管套囊的容积，所以在麻醉过程中必须注意观察，并保证气道轻度漏气，保持气道压在 < 30 cmH_2O。如果术中肺的顺应性发生改变，可将套囊充气，增加气道压以改善通气。

药品

无论是麻醉诱导剂、肌肉松弛剂，还是急救药品如阿托品和肾上腺素等，在术前都应草拟使用方案，根据患儿体重确定好药品的使用剂量并用注射器配制好，以备随时使用。

静脉

手术室内应该常规准备液体和输液装置。任何时间 Buretrol 输液装置中都不能含有超过 10 ml/kg 的液体，以防补液过量。新生儿卵圆孔未闭发生率较高，因此一定要注意完全排空输液导管内的气泡。

监护仪

所有监护仪必须符合美国麻醉医师学会（ASA）颁布的《术中基本监测标准(1998 年 10 月修订稿)》。

表 65.1 气管内导管的选择

患儿年龄	导管型号（内径，mm）[a]
早产儿	2.5～3.0
足月儿～3 月龄	3.0～3.5
3～18 月龄	3.5～4.0
18 月龄～2 岁	4.5

[a] 这些是无套囊的气管导管型号。

所有监护仪的使用要根据患儿的临床情况和手术类型而定。

吸引装置

吸引装置应放在麻醉医师随手可及的地方。Yankauer 吸引管口径较大，吸引效果较好，适用于肺容量较大的小儿，婴儿则需用较细的吸引管。

手术室应准备好适用于新生儿的保温设备，例如在做好室内保温的同时使用强力风暖保温毯。

4. 如何实施麻醉计划？术中和术后应该注意患者哪些情况？

使用早产婴儿保育箱将患儿送到手术室后，放在强力风暖保温毯上，然后进行胃肠减压、监护和吸氧。脉搏氧监护仪的传感器应放在患儿右手，以测量导管前氧饱和度。如果导管后氧饱和度显示偏低，麻醉医师就会给予患儿较高浓度（超过所需浓度）的氧，这就增加早产性视网膜病的发生。术前使用阿托品有助于减少腺体分泌和喉镜刺激下心动过缓。清醒插管可能加重腹内容物的膨出，因此推荐快速静脉诱导时压紧环状软骨，然后进行气管内插管。在麻醉维持过程中，使用空气和氧气混合气体，将脉搏氧饱和度保持在 90%～95% 范围内。可以采用静吸复合麻醉进行麻醉维持，但是禁用 N_2O，因其可以加重胃肠道的膨胀。为配合外科医师将膨出物还纳到腹腔，应保证有最佳的肌松效果。

术中，外科医师将视具体情况决定施行Ⅰ期修补术还是分期手术。患儿机体能够耐受低于 20 mmHg 的腹腔内压力，如果Ⅰ期修补术明显增加腹内压力，可以引起多脏器功能障碍，包括心、肺、肾和胃肠道等。暴露患儿下肢，监测下肢氧饱和度和血压，结合气道压峰值，有助于判断患儿是否能耐受Ⅰ期修补术。另外，还可通过鼻胃管和 Foley 导尿管间接测量腹腔内压力。如果中心静脉压上升 4 mmHg，可以发生腔静脉回流受阻，心指数下降。

通气和补液在术中及术后都非常重要。术中腹腔内容物还纳腹腔前后通气需要量不同。患儿需要输注大量平衡盐水以补充从暴露肠管损失的水分。外周循环、尿量、血压和血气分析有助于判断补液治疗的效果。

如果缺损较大的患儿行Ⅰ期修补术，应保持机械通气和肌肉松弛，直到腹腔内压力恢复到可接受的水平。分期手术使用 silon chimney，术后可以正常拔管。在无麻醉状态下，患儿在 ICU 每天接受复位治疗，直到最后返回手术室施行腹壁缺损闭合术。

5. 术中如何给新生儿补充液体和血液制品？

术中液体需要量可以分为 3 部分：术中维持量、术前失液量、第三间隙和术中失血的补充。

术中维持量

术中维持量取决于患儿体重（表 65.2）。水、电解质和葡萄糖的术中维持量可以根据机体的代谢率进行标准化处理。D_5 0.2% NS 是标准的维持液体，体温升高和代谢率增高的情况下需增加维持液体量。平衡液是标准的补充液体，同时也可作为大龄患儿的维持液体。手术室内一般使用无糖液体 。因为大龄婴幼儿在术中很少发生低血糖症，另一方面高血糖可以加重缺血对脑、心和胃肠道的损害。然而，新生儿，尤其是早产儿容易发生低血糖症，术中可能需要在维持液中适量补充葡萄糖。

术前失液量

在术前准备过程中应积极纠正脱水，避免患儿进入手术室后存在容量不足的问题。禁食水的时间过长常可导致患儿容量不足。术前失液量等于禁食水时间与单位时间耗水量的乘积。术前失液量应该用 3 h 补完，第 1 小时补充 50%，第 2、3 小时分别补充 25%。

第三间隙失液

第三间隙失液的程度取决于手术操作的位置和范围。对于较大的腹腔手术，补充第三间隙失液的一般推荐剂量是 8～15 ml/(kg·h)。腹裂患儿需要补充第三

表 65.2 根据患儿体重不同估计所需的维持输液量

患儿体重	所需维持输液量
0～10 kg	4 ml/(kg·h)
10～20 kg	40 ml + 2 ml/(kg·h)，大于 10 kg 部分
≥20 kg	60 ml + 1 ml/(kg·h)，大于 20 kg 部分

间隙失液量可能是推荐剂量的 5～10 倍。补充第三间隙失液应该用不含葡萄糖的平衡液，同时，在补液过程中密切观察患儿的水合状态。

失血

在进行所有外科操作前，麻醉医师都应提前估计患儿失血量，同时测定患儿总血容量和机体能够耐受的最大失血量（allowable blood loss，ABL）。值得注意的是，ABL 仅仅是估计值，麻醉医师应该对多个变量综合考虑，评估患儿对贫血的耐受能力。ABL 计算公式：

$$ABL = EBV\times(Hct_i - Hct_p)/Hct_{av}$$

其中，EBV= 估计的总血容量（表 65.3）

Hct_i= 术前血细胞比容

Hct_p= 围术期容许的最低血细胞比容

Hct_{av}=Hct_i 和 Hct_p 的均值（Hct_i+Hct_p/2）

估计围术期容许的最低血细胞比容时，必须考虑胎儿血红蛋白与氧的亲和力。新生儿体内的胎儿血红蛋白含量较高。尽管血红蛋白含量高，在组织水平上的供氧量却较低（P_{50} 大约是 19 mmHg）。

早产儿的总血容量非常小，补充失血和失液尤其重要。可以用失血量 3 倍的晶体或等量的胶体、全血来维持正常血容量。

一旦决定输血，应尽最大努力减少供血者的人数。可以将一个单位的全血分装成多个 50～100 ml 的小包装，以便患儿可以多次接受同一位供血者的血液。一般而言，输注红细胞使血细胞比容增加的数值大约等于每公斤体重输血的毫升数。

（李超译　曾因明　崔晓光校）

表 65.3　根据患儿年龄估计总血容量（estimated blood volume，EBV）

年龄	EBV
早产儿	95 ml/kg
足月儿	90 ml/kg
婴儿	80 ml/kg
幼儿	70 ml/kg

推荐阅读

American Society of Anesthesiologists Task Force on Blood Component Therapy: Practice guidelines for blood component therapy. Anesthesiology 84:732, 1996

Cravero JP, Rice LJ: Pediatric anesthesia. pp.1195–1204. In Barash PG, Cullen BF, Stoelting RK (eds): Clinical Anesthesia, 4th edition. Lippincott Williams and Wilkins, Philadelphia, 2001

Fisher DM: Anesthesia equipment for pediatrics. pp. 191–216. In Gregory GA (ed): Pediatric Anesthesia, 4th edition. Churchill Livingstone, Philadelphia, 2002

Fontana JL, Welborn L, Mongan PD, et al.: Oxygen consumption and cardiovascular function in children during profound intraoperative normovolemic hemodilution. Anesth Analg 80:219, 1994

Holl JW: Anesthesia for abdominal surgery. pp. 567–585. In Gregory GA (ed): Pediatric Anesthesia, 4th edition. Churchill Livingstone, Philadelphia, 2002

Stehling L: Blood transfusion and component therapy. pp. 117–144. In Gregory GA (ed): Pediatric Anesthesia, 4th edition. Churchill Livingstone, Philadelphia, 2002

病例 66

先天性膈疝

Francine S. Yudkowitz, MD, FAAP

自然分娩足月新生儿，体重 3 kg，尽管吸入 100%氧气和用力呼吸仍有发绀表现。经仔细观察后发现，婴儿为舟状腹。体检发现婴儿左肺呼吸音消失，且心音向右侧移位。婴儿行气管插管后送入新生儿重症监护病房（neonatal intensive care unit，NICU）做进一步评估和治疗。

问题

1. 描述先天性膈疝（congenital diaphragmatic hernia，CDH）的胚胎学和病理生理学。
2. CDH 的临床特征是什么？
3. 如何诊断 CDH？
4. CDH 新生儿的术前处理有哪些。
5. 何谓容许性高碳酸血症？
6. CDH 新生儿麻醉时应考虑哪些问题？
7. CDH 新生儿术中和术后可能发生哪些问题？
8. 描述 CDH 胎儿手术技术。

1. 描述先天性膈疝（congenital diaphragmatic hernia，CDH）的胚胎学和病理生理学。

成活新生儿 CDH 的发生率为 1∶5000～2∶5000，常伴有先天性中枢神经系统、胃肠、生殖泌尿系统及心血管系统异常。在胎儿期，妊娠的第 1 个月出现单一的胸腹腔。在妊娠的第 2 个月，胸腹膜开始形成并分隔为胸腔和腹腔，最后形成的是胸腹膜的后外侧部分，右侧闭合较左侧早。在胚胎的第 1 个月，胎儿内脏位于胸腹腔外的卵黄囊内，在胎儿发育的第 2 个月回到腹腔内。若内脏不能在胸腹膜完全闭合前回到腹腔，可导致部分或全部腹腔内脏胸腔内移位。内脏移位可以发生于下列 3 个部位：

- 后外侧（Bochdalek 孔，即胸膜腹膜裂孔）
- 前内侧（Morgagni 孔）
- 食管裂孔

最常见的膈疝是腹腔脏器通过后外侧部位进入胸腔（80%），左侧多于右侧。约 1%的膈疝是通过前内侧部位的 Morgagni 孔，其余是通过食管裂孔。

在胎儿的生长过程中，由于腹腔内脏进入胸腔，使胎儿肺的发育受到损害。肺发育的损害程度受胸腔内腹腔脏器位移数量及出现位移的时间两方面的影响。胸腔内腹腔内脏位移出现越早，在出生时表现出的肺发育不良程度就越重。不仅同侧肺的发育受到影响，对侧肺的发育也会出现改变。这些改变包括：

- 支气管及肺泡的数量减少
- 肺动脉变小
- 不适当的肺动脉肌化
- 肺动脉分支的横断面积减小

肺发育不良引起的病理生理改变包括肺血管阻力（pulmonary vascular resistance， PVR）增加和持续肺动脉高压（persistent pulmonary hypertension， PPHN）。在新生儿表现为进行性缺氧和酸中毒。这些病理生理改变可以分为两部分：

- 不可逆部分：由肺发育不良和肺血管异常引起
- 可逆部分：由异常肌化的动脉血管收缩引起

膈疝的类型

Bochdalek 孔	后外侧	80%
Morgagni 孔	前内侧	1%
食管裂孔		19%

不可逆部分越多，预后越差。到目前为止，尚无一种可用的方法能准确评估哪种成分为主。尽管在胸腔内出现腹腔脏器使肺受压，但这并不是引起缺氧和酸中毒的主要原因。因此，CDH 已不再被认为是急诊手术。这些新生儿初期管理的首要目标是改善通气和氧合。只有在新生儿的状态稳定后才能接受手术。

2. CDH 的临床特征是什么？

膈疝在新生儿期表现为呼吸窘迫，伴有呼吸急促和发绀。望诊可发现腹部为舟状腹和桶状胸；体检可发现受影响侧的呼吸音消失（左侧最为常见），心尖搏动向缺损侧的对侧移位（通常为右侧）。在受影响侧肺部听到肠音并不常见。

呼吸系统症状出现的时间与肺发育不良的程度及预后有良好的相关性。症状出现得越早，表现出的肺发育不良的程度就越严重。在出生后 1 小时内出现呼

CDH 的临床特征

呼吸急促

发绀

舟状腹

桶状胸

膈疝侧呼吸音消失

心音向对侧移位

胸腔内肠音不常见

吸窘迫症状的新生儿死亡率最高。

3. 如何诊断 CDH?

CDH 在产前或产后均可得到诊断。随着在产前检查中超声应用的增加，产前更容易发现 CDH。若在产前检查中发现羊水过多、胎儿的胃在胸腔或在妊娠 20 周前发现 CDH，则预后差。

若在产后出现上述临床特征，则应考虑 CDH，通过胸部放射影像学检查发现腹腔内脏进入胸腔即可明确诊断。

4. CDH 新生儿的术前处理有哪些?

一旦在产房怀疑新生儿为 CDH，应避免面罩加压通气，以防止进入胸腔的腹腔脏器扩张，从而进一步影响新生儿的通气和氧合。应行气管内插管，吸气峰压低于 40 cmH_2O，以防止发生张力性气胸。张力性气胸最常发生于对侧肺，原因是机械通气时大部分的气体进入对侧肺。应插入胃管以减轻胃扩张。若在短时间内不能将新生儿转入 NICU，应行有创动脉和静脉置管以指导治疗和用药。若有可能，动脉置管应选择右侧桡动脉，以监测动脉导管前的血液氧合状态。

应采取措施防止肺血管阻力进一步增加或促进肺血管阻力降低，以增加肺血流。这些措施包括增加氧合、降低二氧化碳、碱化血液、避免交感神经刺激和维持正常体温。可能需要扩血管药物治疗。妥拉唑林是最常用的药物，然而使用该药可能出现全身性低血压，并且这种低血压可能需要药物支持。氧化亚氮是一种特异性的肺血管扩张剂，已经用于先天性膈疝患者的治疗，但结果并不一致。若采取以上措施后仍不能改善新生儿的状况，可以使用体外膜式氧合（extra-corporeal membrane oxygenation，ECMO）技术。

5. 何谓容许性高碳酸血症?

容许性高碳酸血症是近来介绍用于治疗新生儿 CDH 的方法之一。常规机械通气时，为了获得足够的通气和氧合，需要较高的通气压力，从而导致肺的气压伤。在容许性高碳酸血症时，只要维持足够的氧合和酸碱平衡，动脉血二氧化碳分压（arterial carbon dioxide tension，$PaCO_2$）允许升高。目标是维持动脉导管前的血氧饱和度大于 90%。可以使用碳酸氢钠或三羟甲基氨基甲烷（THAM）维持酸碱的平衡。

6. CDH 新生儿麻醉时应考虑哪些问题。

一旦患者病情稳定就应准备手术。腹部径路是大多数手术医师喜爱的技术。腹腔脏器被还纳腹腔，膈肌可以闭合或采用人工材料进行修补。在大多数病例，腹部可以一期缝合，但在部分病例可能需要使用硅化橡胶囊。

CDH 患者的麻醉管理包括继续采取术前使用的改善通气和氧合及降低肺血管阻力的措施。这些措施包括过度通气，使 $PaCO_2$ 达到 25～30 mmHg；改善氧合，使动脉血氧分压（PaO_2）大于 80 mmHg，pH 大于 7.5。为降低机械通气压力，应采用小潮气量和快速的通气频率。应持续药物治疗。需要经常监测动脉血气。通气、氧合及酸碱平衡的任何改变都应给予及时的治疗。重要的是避免低氧和酸中毒，因为低氧和

产房内的管理

避免呼吸囊和面罩通气

气管插管

吸气峰压小于 40 cmH_2O

插口腔胃管

转入 NICU

影响 PVR 的因素

低氧血症

高碳酸血症

酸中毒

低温

交感神经刺激

酸中毒可以使肺血管阻力增加且很难逆转。对 CDH 患者采取措施避免低温同样也很重要。

除了氧化亚氮，其他的麻醉剂均可以使用。氧化亚氮可以使小肠扩张，导致新生儿的进一步的损害并影响腹腔闭合。然而，依赖于心血管的稳定性新生儿对吸入麻醉药的耐受性可能较差。在大多数的患者，氧气联合麻醉性镇痛药及肌肉松弛药将是理想的选择。

7. CDH 新生儿术中及术后可能发生哪些问题?

对这类患者应特别注意维持充足的通气和氧合。发生气胸的危险性增加，特别是在对侧肺。若发生张力性气胸，可能危及患者的生命。应采取措施避免机械通气的压力大于 40cmH_2O，防止气胸的发生。不要人为尝试膨胀对侧肺，因为这种尝试有潜在的风险。若新生儿的状态在术中突然发生改变，此时应考虑有可能发生了气胸。当怀疑诊断时，可在对侧胸腔插入针头，此操作既可以诊断气胸，又对气胸有治疗作用。一旦张力性气胸诊断成立，应放置胸腔引流管。

这类患者术后可能需要持续氧疗和通气支持。尽管已采取手术矫正，但患者的肺动脉高压可能持续存在，病情可能继续恶化。导致病情恶化的原因为术前即已存在的严重肺发育不良和手术后肺力学的改变。

8. 描述 CDH 胎儿手术技术。

目前，两种 CDH 胎儿矫正技术仍在研究中。第 1 种技术为手术修补膈肌缺损，并将腹腔脏器还纳腹腔。若肝位于胸腔内，则不宜进行此类手术，因为肝还纳腹腔可导致脐静脉血流受阻。第 2 种技术为气管阻塞法，此法可促进肺的发育。但这种技术还有许多问题有待解决，尚未普遍应用。

麻醉管理

氧合：PaO_2＞80 torr

过度通气：$PaCO_2$ 25～30 mmHg

酸碱平衡：pH＞7.5

维持正常体温

持续药物治疗

避免使用氧化亚氮

（张育才译　曾因明　崔晓光校）

推荐阅读

Katz AL, Wiswell TE, Baumgart S: Contemporary controversies in the management of congenital diaphragmatic hernia. Clin Perinatol 25:219–248,1998

Langer JC: Congenital diaphragmatic hernia. Chest Surg Clin North Am 8:295–314, 1998

Roberts Jr. JD, Cronin JH, Todres ID: Neonatal emergencies. pp. 304–305. In Cote CJ, Todres ID, Goudsouzian NG, Ryan JF (eds): A Practice of Anesthesia for Infants and Children. WB Saunders, Philadelphia, 2001

Ulma G, Geiduschek JM, Zimmerman AA, Morray JP: Anesthesia for thoracic surgery. pp. 434–440. In Gregory GA (ed): Pediatric Anesthesia, 4th edition. Churchill Livingstone, New York, 2002

病例 67

幽门狭窄

Francine S. Yudkowitz FS，MD，FAAP

一例 4 周婴儿拟行幽门肌切开术，患儿已喷射状呕吐伴无胆汁病史 3 天。

问题

1. 何谓幽门狭窄？
2. 幽门狭窄的临床表现是什么？
3. 如何诊断幽门狭窄？
4. 何谓代谢紊乱？如何治疗？
5. 何谓幽门狭窄的手术治疗？
6. 麻醉需要考虑哪些问题？

1．何谓幽门狭窄？

幽门狭窄是由于幽门括约肌肌层肥厚，导致胃出口梗阻。通常发生于2周～6周的婴儿，但有的出现得更早。男婴发生率较高。

2．幽门梗阻的临床表现是什么？

早期症状表现为反流，逐步发展为无胆汁、喷射状呕吐。有5%的婴儿可发生黄疸，与肝葡萄糖醛酸转移酶的缺乏有关。经过治疗，黄疸通常可以消失。

3．如何诊断幽门狭窄？

通过体检可以发现，患者上腹部正中线右侧可扪及一个橄榄样包块。超声检查或吞钡实验可以证实诊断。然而，吞钡实验可增加围术期吸入性肺炎的危险。

4．何谓代谢紊乱？如何治疗？

幽门狭窄的临床症状一般表现为低血容量及低氯、低钾性代谢性酸中毒。由于呕吐物仅为胃内容物，因此可引起氢离子、钠离子、钾离子及氯离子的丢失。正常情况下，通过肾的调节可以维持酸碱平衡。由于血液中碳酸氢盐的负荷超过肾近曲小管的吸收能力，从而排出碱性尿。因此，肾排除过多的碳酸氢盐。此外，由于钾离子在维持酸碱平衡的过程中发挥重要的作用，在远曲小管由于醛固酮的分泌增加钠离子的重吸收和钾离子的排出，H^+-K^+交换可引起钾离子丢失进一步增加。

由于婴儿容易脱水，肾对脱水的反应是维持血管内容量，这进一步加重脱水。其机制是通过醛固酮分泌而发挥其保钠作用，但同时引起钾离子的进一步丢失。再者，在远曲小管其保钠作用是通过分泌过多的氢离子为代价，从而排出酸性尿。

对脱水程度的评估可以用于指导液体复苏。等张氯化钠溶液是液体复苏可供选择的液体。若患者出现休克表现，则需要使用生理盐水10～20 ml/kg快速纠正低血容量，同样需要应用葡萄糖。这类患者肝内糖原储备可能已经耗竭，若不补充葡萄糖可导致患者低血糖。应在手术前纠正患者低血容量、电解质和酸碱失衡。

5．何谓幽门狭窄的手术治疗？

幽门狭窄手术治疗是幽门肌切开术，手术时应将幽门环行肌层分开。偶可发生十二指肠穿孔，但容易缝合。这种并发症可轻度延迟手术后经口喂养的时间。

6．麻醉需要考虑哪些问题？

这类患者是医疗急症而非手术急症。因此，麻醉前应彻底纠正低血容量、电解质及酸碱平衡紊乱。麻醉诱导前，应经口插入大口径的胃管（14F），对胃行吸引以降低反流和误吸的危险。已经插入的较小经口胃管或鼻胃管应给予更换。尽管有吸入麻醉药用于这类患者的报道，但大多数麻醉者考虑到这类患者为“饱胃”，因此一般选择环状软骨压迫下行快速诱导或采用清醒气管内插管。麻醉维持可以选用吸入麻醉或平衡麻醉技术。并不绝对需要肌肉松弛剂。麻醉性镇痛药可能并不必要，因为手术医师通常在手术切口周围使用局麻药行局部浸润，从而也能为术后提供足够的镇痛。手术过程中可能需要输注葡萄糖以避免低血糖。只有在患者清醒，保护性气道反射重新建立后才能拔除气管导管。

根据出生时新生儿在母体的孕龄，可能需要对新生儿的呼吸情况进行监测。

（张育才译　曾因明　李爱民校）

推荐阅读

Davis PJ, Hall S, Deshpande JK, Spear RM: Anesthesia for general, urologic, and plastic surgery. pp. 573–574. In Motoyama EK, Davis PJ (eds): Smith's Anesthesia for Infants and Children. Mosby, St. Louis, 1996

Holl JW: Anesthesia for abdominal surgery. pp. 579–580. In Gregory GA (ed): Pediatric Anesthesia, 4th edition. Churchill Livingstone, New York, 2002

Roberts JD Jr., Cronin JH, Todres ID: Neonatal emergencies. pp. 306–307. In Cote CJ, Todres ID, Ryan JF, Goudsouzian NG (eds): A Practice of Anesthesia for Infants and Children, 3rd edition. WB Saunders, Philadelphia, 2001

病例 68

气管食管瘘

Michael Chietero, MD

出生后 1 天的新生儿，拟在手术室内行气管食管瘘修补术。

问题

1．何谓气管食管瘘（tracheoesophageal fistula，TEF）？
2．TEF 患者典型的临床表现是什么？
3．TEF 患者术前应关注什么问题？
4．TEF 患者术中如何管理？
5．TEF 患者手术后需要注意哪些问题？

1. 何谓气管食管瘘（tracheoesophageal fistula，TEF）？

气管食管瘘最常用的分类方法为 Gross 系统。见图 68.1。

在新生儿，食管闭锁（esophageal atresia，EA）和 TEF 的发生率大约为 1/3000。TEF 的各种类型及发生率见表 68.1。

从胚胎学上，气管和食管都起源于原始前肠的腹侧憩室，正常情况下由食管气管隔膜分开。由于气管位于食管前，因此瘘管位于气管的后壁，通常紧靠隆凸。

2. TEF 患者典型的临床表现是什么？

在子宫中，由于食管闭锁，胎儿不能吞咽羊水，因而常出现羊水过多。分娩时，经口胃管不能通过食管进入胃部。典型的表现为胃管仅能进入距离齿龈约 10 cm。大多数患者在第一次喂养时，新生儿出现咳嗽、窒息及发绀（即所谓的 3C：coughing、choking、cyanosis）就应高度怀疑此诊断。也可出现大量的唾液及呼吸窘迫。放射学检查发现在经口插入胃管时，胃管在食管近端卷曲可以证实诊断。影像学发现胃内及小肠内出现气体，可提示气管与食管远端存在瘘管。

“H”型瘘管（气管食管瘘，不伴食管闭锁）通常症状出现较晚，就诊时最常见的症状是喂养时出现窒息和复发性肺炎。

3. TEF 患者术前应关注什么问题？

30%～50%的 EA 和 TEF 患者合并有其他异常。其他的合并症被描述为 VATER，但最近被改为 VACTERL（见表 68.2）。

相关异常大致的发生率见表 68.3。

TEF 患者术前管理主要是预防肺部并发症，其措施包括：

- 停止喂养
- 患者轻度头高位（30°），以减少经瘘管引起的胃内容物反流
- 对食管近端进行间断吸引

由于胃扩张引起的肺不张和胃内容物反流引起的误吸是常见的肺部并发症。

TEF 的患者发育不成熟的发生率也增加，特别是合并有其他异常的患者。在这种情况下，应对未成熟患者进行全面评估。

4. TEF 患者术中如何管理？

理想的外科手术方式是行一期修复，结扎瘘管，对食管的近、远端进行吻合。典型的手术方式是患者左侧卧位，经右侧行开胸术。存在右主动脉弓时，可以行左侧开胸术。

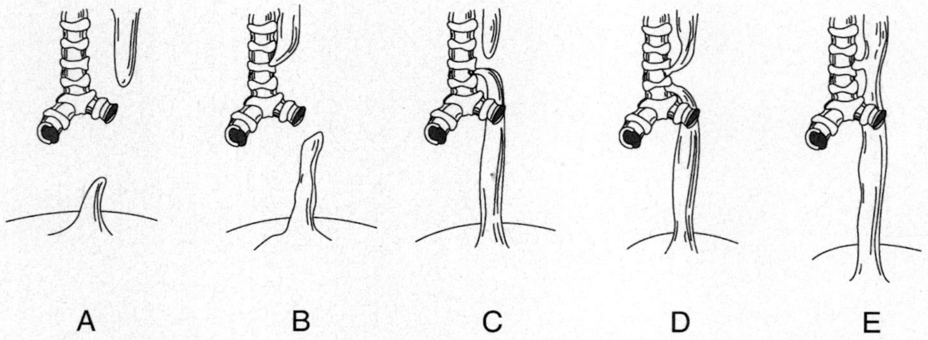

图 68.1 气管食管瘘的 Gross 分类。(Reproduced with permission from Gregory GA: Pediatric Anesthesia, 4th edition. Churchill Livingstone, New York, 2002.)

表 68.1 食管闭锁和气管食管瘘的类型和发生率

类型	发生率	特征
A	10%	食管闭锁，无瘘管
B	1%	食管闭锁伴食管近端食管气管瘘
C	80%	食管闭锁伴食管远端食管气管瘘
D	2%	K 型，食管闭锁伴食管近端、远端食管气管瘘
E	7%	H 型，气管食管瘘，无食管闭锁

麻醉管理包括对手术室的室内进行加温、使用加温毯和一种辐射型的头侧加热器。使用标准的监测。麻醉诱导前静脉通路应放置静脉导管；对高危的婴幼儿可能需要动脉置管；在左侧腋下应放置心前听诊器，以监测术中可能发生的气道梗阻；食管内吸引前，患者应预先氧合。静脉注射阿托品 0.02 mg/kg 预防喉镜暴露声门时出现心动过缓。可能需要放置胃造口导管进行胃内减压，但这种操作可能使患者在正压机械通气时进一步引起通气量的丢失，使胃造口导管受压闭塞。现在通常的做法是不放置胃造口导管，因为这种操作可以增加术后胃食管反流的发生率。若需要行胃造口术，一般于麻醉诱导前在局部麻醉下完成。放置胃造口导管有助于判断气管导管（endotracheal tube，ETT）在气管中的位置。若胃膨胀不影响通气，可在全麻诱导后进行胃造口术。

这类患者理想的麻醉管理是在结扎瘘管之前维持患者自主呼吸。应避免正压通气，因为正压通气通过瘘管使胃扩张或通过胃造口导管使通气量丢失。胃膨胀可影响通气和通过瘘管引起胃内容物的反流和误吸。然而，维持自主呼吸并不总是一种适宜的方法。

清醒插管是最安全的方式。它可以维持气道反射和在无正压机械通气的情况下定位 ETT 在气管中的位置。在暴露声门过程中可以使用可供氧的喉镜为患者提供氧气。然而，有时清醒插管比较困难，对健壮的婴儿可能引起损伤。可以选择吸入或静脉麻醉诱导，不使用肌肉松弛药，从而使患者保留自主呼吸。若使用肌肉松弛剂，则应特别注意避免在正压机械通气时通过瘘管引起胃膨胀。

气管插管和位置固定是有技巧的。为了避免 ETT 插入位于气管后壁的瘘管，气管插管时应将 ETT 的斜面开口向后。在插管后，应旋转 ETT，使 ETT 的斜面开口向前，防止经瘘管漏气。

由于瘘管通常靠近气管隆突的位置，调整 ETT 的位置，使 ETT 既位于隆突上方，又能阻塞瘘管是困难的。一个常见的做法是将 ETT（无 Murphy 孔）插入右支气管，然后缓慢退出气管导管，直到左侧出现呼吸音为止。但这种方法并不能始终保证 ETT 能阻塞瘘管。若已放置胃造口导管，可以将导管远端放置在有水的烧杯中，若在通气时出现气泡，则证明气体经瘘管漏出。此时，将 ETT 缓缓插入，直到胃造口导管口无气泡出现，同时仍维持左肺有呼吸音。在手术过程中，胃造口导管可以留在水中，这样可以持续监测瘘管是否漏气。

第 2 种证实 ETT 位置的方法是使用纤维支气管

表 68.2 VACTERL

V	椎骨：椎骨畸形、偏侧脊椎发育不良
A	肛门：肛门闭锁、中肠旋转不良、Meckel 憩室
C	心（VSD、PDA、TOF、ASD、主动脉缩窄）
T	气管（TEF）
E	食管（EA）
R	肾（肾发育不全、肾盂积水、肾分叶）
L	四肢（桡骨发育不全、多指畸形、腕部异常）

表 68.3 相关异常发生率

异常	发生率
心血管	35%
骨骼肌	30%
胃肠道	20%
生殖泌尿系统	10%
颅面部	4%

术中考虑

手术室准备
- 室内温暖
- 加温毯
- 头侧加温装置
- 动脉置管?

气管插管
- 清醒 vs 诱导后
- 保持自主呼吸
- ETT 的位置
  - 尽可能接近隆突，排除经瘘管或右主支气管置管或脱出
- 确认
  - 纤维支气管镜
  - 水对胃造口导管的密封

瘘管的堵塞
- Fogarty 管通过气管导管或胃造口导管

镜。在气管插管后，通过 ETT 插入纤维支气管镜并发现隆突。在退出支气管镜的过程中，若看不到瘘管，则证明 ETT 的位置恰当；若发现瘘管，则 ETT 应向前插入，但应使 ETT 的尖端在隆突上方。

有时，瘘管较大或瘘管的位于隆突部位，通过调整 ETT 位置以避免机械通气时瘘管漏气是不可能的。在这种情况下，可以使用纤维支气管镜，从瘘管的上方用 Fogerty 气囊导管阻塞瘘管或通过胃造口术从瘘管下方使用 Fogerty 气囊导管阻塞瘘管。

一旦 ETT 位置确定，应仔细固定 ETT。患者左侧卧位后，需要重新确认 ETT 的位置。

手术过程中若出现气道梗阻，往往出现左侧呼吸音消失和呼气末二氧化碳（end-tidal carbon dioxide, $ETCO_2$）降低。气道梗阻的原因可能是由于分泌物或血液在 ETT 中聚集。然而，更常见的原因是由于手术操作引起的气管扭曲。应立即通知手术医师停止牵拉。

5. TEF 患者手术后需要注意哪些问题？

TEF 患者的术后管理取决于肺功能障碍的程度和并存的相关异常。对于健康、强壮的婴儿，在手术结束时拔除 ETT 不仅是可能的，也是理想的选择，这样可以降低手术吻合口部位的应激反应。

可以使用神经阻滞或静脉内应用麻醉性镇痛药为手术后提供镇痛。如神经阻滞镇痛，可以通过骶部穿刺将硬膜外导管置入胸部。在输注局麻药和麻醉性镇痛药之前，应通过影像学监测以确定硬膜外导管的位置。

手术后患者的存活率受婴儿的发育成熟程度、肺功能障碍的严重性及相关异常有关。健康婴儿手术后的成活率近 100%。

（张育才译　曾因明　李爱民校）

推荐阅读

Bikhazi GB, Davis PJ: Anesthesia for neonates and premature infants. pp. 464–466. In Motoyama EK, Davis PJ (eds): Smith's Anesthesia for Infants and Children, 6th edition. CV Mosby, St. Louis, 1996

Roberts Jr. JD, Cronin JH, Todres ID: Neonatal emergencies. pp. 302–304. In Cote CJ, Todres ID, Goudsouzian NG, Ryan JF (eds): A Practice of Anesthesia for Infants and Children, 3rd edition. WB Saunders, Philadelphia, 2001

Ulma G, Geiduschek JM, Zimmerman AA, Morray JP: Anesthesia for thoracic surgery. pp. 440–443. In Gregory GA (ed): Pediatric Anesthesia, 4th edition. Churchill Livingstone, New York, 2002

病例

69 先天性心脏病

Ingrid Hollinger, MD

一名5周龄的婴儿，拟行双侧腹股沟疝修补术。术前检查发现患儿呼吸急促和心动过速。胸骨左缘可闻及IV/VI级收缩期杂音。

问题

1. 如何鉴别功能性和病理性收缩期杂音?
2. 先天性心脏病的发病率是多少?
3. 常见先天性心脏病如何实施全身麻醉?
4. 术前评估应包括哪些内容?
5. 左向右分流的心内缺损对麻醉有何影响?
6. 常见左向右分流的心内缺损有哪些?
7. 右向左分流的心内缺损对麻醉有何影响?
8. 常见右向左分流伴肺血流减少的心内缺损是什么?
9. 先天性心脏病如何修复?
10. 特殊心脏畸形修复术后相关后遗症的讨论。

1．如何鉴别功能性杂音和病理性收缩期杂音？

功能性杂音是无生理改变的柔和杂音，而病理性杂音响亮，存在于整个收缩期或收缩晚期，与心脏畸形有关。引起婴幼儿收缩期杂音最常见的缺损是室间隔缺损或动脉导管未闭。这类患儿已有轻度的充血性心衰的表现（呼吸急促和心动过速），术前应进行心脏方面的评估。经胸超声心动图是目前最快、最精确、创伤最小的对大多数先天性心脏病建立解剖诊断的工具。

2．先天性心脏病的发病率是多少？

先天性心脏病的发病率约占存活出生婴儿的6/1000～8/1000。以往认为发病率很低，伴随着认知的提高、诊断技术和对危重疾病治疗手段的改进，先天性心脏病的发病率也呈升高趋势。这就意味着每年有40 000例先天性心脏病患儿诞生。常见的先天性心脏病均出现收缩期杂音（见表69.1）。严重先天性心脏病的主要并发症是充血性心衰和（或）发绀。

3．常见先天性心脏病如何实施全身麻醉？

心外缺损畸形

心外缺损畸形约占先天性心脏病的5%～50%。其中17%～18%的缺损畸形是某种综合征或者染色体异常的部分表现。生殖泌尿道的异常是最常见的心外缺损畸形之一，约有4%～15%的先天性心脏病患者会有此表现。对全身麻醉药有重要影响的先天性心脏病相关的主要染色体疾病是Down综合征、Turner综合征、Noonan综合征和DiGeorge综合征。

表69.1 小儿常见先心病发生率

畸形	发生率%
室间隔缺损	25
房间隔缺损	12
动脉导管未闭	12
肺动脉狭窄	9
法洛四联症	8
主动脉缩窄	7
主动脉瓣狭窄	5
大动脉转位	5

气栓的预防

不管是哪种分流，所有分流缺损的患者都有发生体循环气栓的危险。由于左室的舒张早于右室，左向右的分流可能会发生短暂逆转。另外，气栓可以导致右心室流出道突然受阻，左向右分流可以转变为右向左分流。因此，静脉输液管道必须仔细排气，在手术室加温后，由于氮气可能从液体中溢出再次形成危险的气泡，所以要重新进行检查。所有的静脉输液管道必须连接，输液通畅。另外，所使用的注射器也必须将空气排除干净。在静脉通路内注射（如经三通注药）前，注射器应回抽少量液体以排除可能残留在注射针头内或注射器与静脉通路接口处的空气。推荐的方法是将所用的药物稀释成每毫升1个单位的剂量。若采用此方法，注射器回抽少量液体将不会明显影响药物的浓度。对存在体循环和肺循环交通的任何患者，无论肺循环流出道是否受阻，这些预防措施都是重要的。

心内膜炎的预防

大多数先天性心脏病患者，无论是畸形纠正前或纠正后、症状减轻前或减轻后，在实施任何外科手术、诊断性操作或牙科手术时都可能导致菌血症的发生，因此必须预防性使用抗生素以防止细菌性心内膜炎的发生。常规经口气管插管和支气管镜检并不需要使用抗生素，但是泌尿生殖道的操作仍然需要预防性使用抗生素。美国心脏协会最近出版的指南见表69.2。

4．术前评估应包括哪些内容？

全面的病史询问和体格检查是评估先天性心脏病严重程度和治疗情况的关键。大多数先天性心脏病都存在病理性杂音。严重先天性心脏病的两个主要并发症是充血性心衰和发绀。在实施任何择期手术前，必须用洋地黄、利尿剂和（或）能降低后负荷的药物控制充血性心衰，并且围手术期都应进行药物维持治疗。对正在服用洋地黄药物的患者，保证血钾浓度正常和避免低碳酸血症是预防洋地黄中毒非常重要的措施。控制充血性心衰可以改善肺功能、降低围手术期

表 69.2 美国心脏协会预防心内膜炎相关建议

低风险手术： 阿莫西林或氨苄西林 2 g 或 50 mg/kg 术前 30～60 min，单次剂量	高风险手术： 庆大霉素和氨苄西林 氨苄西林 2 g 或 50 mg/kg+ 庆大霉素 1.5 mg/kg 术始 30 min 内
如青霉素过敏： 克林霉素 500 mg 或 20 mg/kg 术前 30 min	6 h 后： 氨苄西林或阿莫西林 1 g 或 25 mg/kg 如青霉素过敏： 万古霉素 1 g 或 20 mg/kg + 庆大霉素 1.5 mg/kg 手术开始 30 min 内输注完毕
无需药物预防的手术： II 度 ASD 术前 PDA、ASD、VSD 术后 6 个月无残余漏 心功能正常的二尖瓣脱垂 瓣膜正常的川崎病 心脏起搏器及心内除颤仪植入，VA 分流	

低氧血症和呼吸衰竭的可能。

发绀是右向左分流、肺循环血流受限和（或）静脉血掺杂至体循环性先天性心脏病的特征。严重的低氧血症导致红细胞增多症，出现血容量增加和血液粘度增强、新生血管生成、肺泡过度通气以保证动脉血二氧化碳分压正常，出现难以确定的凝血障碍。手指和脚趾远端的杵状病变和骨关节病提示长期发绀型心脏病。血液粘度增高使外周血管阻力增加，心脏负荷加重。血细胞比容增高，特别是在脱水的情况下，可能发生脑和（或）肾血栓。在血细胞比容大于 60%～65%时，携氧能力不但未提高，反而使严重栓塞并发症和凝血障碍的发生率增加。为改善器官灌注和降低心脏负荷，血液稀释可以使血细胞比容低于上述水平。对大多数先天性心脏病患者而言，血细胞比容增加是需要外科手术改善肺循环血流或纠正畸形的指征。由于术前长时间的禁食可使血液浓缩，所以，发绀患儿的术前禁食（preoperative fasting，NPO）时间应尽量缩短或者在术前给予患者静脉输液。

5．左向右分流的心内缺损对麻醉有何影响？

左向右分流的心内缺损包括各种类型的房间隔缺损（atrial septal defect，ASD）、室间隔缺损（ventricular septal defect，VSD）、动脉导管未闭（patent ductus arteriosus，PDA）以及其他大的主动脉与肺动脉的连接通道。分流量的大小和方向取决于通道的流出阻力和缺损的大小。由于左心室和右心房两者之间压差较大，所以不受流出阻力和缺损大小的影响，分流始终存在。

左向右分流心内缺损患者，只有在心排出量下降的情况下才对吸入麻醉药物的吸收有影响，其影响是

> **左向右分流**
>
> 肺充血
> - 肺顺应性降低
> - 闭合容量增加
> - 气道阻力增加
> - 麻醉中控制呼吸
>
> 维持肺血管阻力
> - 最低浓度给氧
> - 正常或轻度高碳酸血症
>
> 栓塞风险
>
> 心肌抑制，耐受性很差
>
> 静脉诱导延迟

加快吸入麻醉诱导。由于大量静脉麻醉药物入肺进行再循环，所以静脉诱导会延迟。心功能储备有限的婴儿对引起心肌抑制的麻醉药物耐受很差。但通常能很好耐受氯胺酮、阿片类制剂/肌松剂、低浓度异氟烷或七氟烷。

左向右大量分流的婴儿有慢性肺淤血，使肺顺应性下降、闭合气量增加和气道阻力增加。因此，麻醉期间需保证气道安全和控制通气。然而，应密切注意将肺血管阻力（pulmonary vascular resistance，PVR）保持在相对较高的水平，以避免肺的过度灌注。可通过采用能维持氧饱和度在正常水平的最低氧浓度和保证动脉血二氧化碳在正常至轻度的高碳酸血症之间来实现上述目标。

虽然后负荷的轻度降低会导致体循环的心排出量增加和左向右分流量降低，但在肺血管阻力过高的情况下，过度的外周血管扩张将导致右向左分流和发绀。

对未进行修补的室缺和肺动脉导管未闭，以及畸形纠正前 6 个月或纠正后 6 个月内仍然存在残余缺损的先天性心脏病患者，必须预防细菌性心内膜炎的发生。

对先天性心脏病患者必须严格预防静脉输液过程中发生气体栓塞。

6. 常见左向右分流的心内缺损有哪些?

房间隔缺损

房间隔缺损（ASD）位于卵圆窝，分流发生于两个低压循环之间。尽管大量分流使肺循环血流显著增加，但肺动脉压力仍可保持多年的较低水平。这类先天性心脏病患者在幼年和青少年时期可无症状，但在 30 或 40 岁时可能发展为轻度的肺动脉高压。这种缺损的先天性心脏病患者，右心室容量是超负荷的。治疗方式是在幼年后期行择期外科手术修补或心内导管介入缺损封堵。无症状性先天性心脏病患者的麻醉重点是预防静脉注射时形成体循环的气栓或静脉输液管道的碎片栓塞。对于修补手术后 6 月内或 6 个月后仍有残留缺损存在的先天性心脏病患者要预防心内膜炎发生。

室间隔缺损

如果室间隔缺损（VSD）小，左向右分流量受到限制，血流动力学变化亦小。如果缺损较大（缺损面积相当于同龄正常发育的主动脉瓣瓣口面积或更大），分流就失去限制，分流量主要取决于 PVR 和体循环阻力（systemic vascular resistance，SVR）的压力比。在出生后的早期阶段，由于 PVR 高，因此 VSD 的先天性心脏病患者可能无症状和体征。但在出生后 2～3 周，由于 PVR 下降，左向右分流增加，左心室容量负荷过重，导致充血性心衰。VSD 的先天性心脏病患者，其肺血管床承受过多的血流和体循环压力。

据估计有 25%～50%的轻中度大小的 VSD 通常会在 1 岁左右自动闭合。许多室间隔缺损会在以后逐渐变小，不出现明显症状。不到 5%的大的 VSD 会自动闭合。患儿在 1 岁以内缺损的原发性闭合伴发充血性心衰或经内科治疗仍影响生长发育的应行手术治疗。如果大 VSD 没有自动闭合，特别是在 2 岁以后，将逐渐导致阻塞性肺血管疾病。

在发展成为肺血管疾病前，分流量受 PVR 和（或）SVR 改变的调节。高浓度氧、过度通气和碱中毒会导致肺血管扩张，使左向右分流大量增加。由于幼小婴儿心排出量有限，上述改变可能导致严重的体循环灌注不足和心血管虚脱。只要 PVR 小于 SVR，后负荷的增加就可使左向右分流增加。因此，大多数存在大量分流的 VSD 先天性心脏病患者在手术前需要服用纠正心衰的药物（如地高辛和呋塞米）和能降低后负荷的药物（如血管紧张素转化酶抑制剂），也可能仅通过以上两种药物治疗。

临床上大的 PDA 与大的 VSD 类似，也需通过手术治疗或心血管介入闭合通道以保护肺血管床。

7. 右向左分流的心内缺损对麻醉有何影响?

伴有严重红细胞增多症的年龄较大的发绀型先天性心脏病患者，在择期手术前应通过血液稀释将血细胞比容降低到 55%～60%，这可以提高心排出量、改善外周灌注和氧的转运能力，也将改善红细胞增多症患者的凝血功能障碍。然而，由于氧的转运能力严重受限，将血液稀释到正常水平也是有害的。另外，由于发绀型先天性心脏病患者的血液内氧含量低，所以保持心排出量稳定尤为重要。因此，这类患者对心动过缓的耐受很差。

发绀型心脏病患者对低氧血症反应迟钝，即使在病变得到纠正后，这种现象仍可能持续存在。肺血流降低的患者存在严重的通气/血流比例失衡。正压通气可加剧这种失衡，使无效腔量增加，动脉血二氧化碳分压（arterial carbon dioxide tension，$PaCO_2$）增高。但对肺血流严重降低的患者而言，为保持正常的 $PaCO_2$，需要适当的过度通气。由于仅有部分心排出量到达肺循环来进行气体交换，呼气末二氧化碳监测的数值较 $PaCO_2$ 低。右向左分流量越大，这种差距就越大。这样就会出现呼气末二氧化碳分压（arterial to end-tidal CO_2，$ETCO_2$）正常，而 $PaCO_2$ 显著增高的现象。

存在体循环向肺循环分流的患者，除了需在心脏水平降低右向左分流外，保持足够高的体循环压是维持肺灌注的必要条件。

水溶性差的吸入麻醉药物在右向左分流的先天性心脏病患者诱导时间将延长。通过外科手术建立的体循环向肺循环分流可以抵消这种右向左分流所致的诱导时间延长。但对于水溶性强的吸入麻醉药物，由于此类患者常通过过度通气来维持正常的 $PaCO_2$，因此其诱导时间接近正常。由于有相当比例的静脉麻醉药物直接通过肺内分流进入体循环，使静脉麻醉药物诱导速度增快。

右向左分流

红细胞增多症
- 血液稀释至血细胞比容 55%～60%

凝血功能障碍

维持心排出量
- 心动过缓耐受性差

发绀
- 对缺氧反应迟钝
- 通气/血流比值失调
- 动脉血与呼气末二氧化碳压差增大

维持足够的体循环压

体循环栓塞风险

麻醉诱导
- 长时间吸入低溶性吸入性麻醉剂
- 静脉麻醉剂起效增快

所有右向左分流的心脏病患者因静脉输液所致空气栓塞或血栓栓塞的风险增加。

8. 常见右向左分流伴肺血流减少的心内缺损是什么？

法洛四联症（tetralogy of Fallot，TOF）

TOF 由 VSD、肺动脉瓣和（或）右心室流出道狭窄、右室肥厚和巨大的主动脉骑跨组成，是小儿出生 1 年后最常见的一种发绀型先天性心脏病，发病率占先天性心脏病的 10%。发绀的发生时间和严重程度取决于右室流出道梗阻和（或）肺动脉瓣狭窄的程度。严重梗阻的患者，发绀发生于动脉导管闭合的新生儿期。术前应用前列腺素 E_1 可以稳定患者的病情。许多婴儿在 3～6 个月前无临床症状，甚至在休息时也不出现发绀。但也可能发生可以导致过度通气或酸中毒的严重发绀，即所谓的重度发绀缺氧发作（“tet” spells）。其原因可能是静脉回流或 SVR 变化诱发漏斗部严重痉挛。由于血液容易向体循环分流，因此 SVR 下降导致肺血流减少。静脉回流量的降低使肺血流进一步降低。在年龄较大的患儿，常通过采用蹲坐姿势来增加下肢静脉血液回流和 SVR，从而改善缺氧症状。对高度发绀的治疗，一方面是通过降低心肌收缩力、减慢心率以及增加心脏前负荷，以减轻漏斗部的痉挛；另一方面是增加 SVR，减少右向左的分流，尤其对于右心室流出道机械性梗阻的患者更有效。

TOF 患儿的左右心室都对维持体循环压做功，但很少发生容量负荷过重，充血性心力衰竭非常罕见。

TOF 患儿应有良好的术前镇静。术前应尽量缩短液体限制时间，和（或）通过静脉输液预防血液浓缩或血容量不足。平稳的麻醉诱导对防止机体氧耗增加和高度发绀非常重要。所选用的麻醉药物应尽量避免具有外周血管扩张作用。根据这个标准，理论上，氟烷优于异氟烷和七氟烷。由于轻度心肌抑制可以减轻漏斗部的梗阻，因此所选用的麻醉药物最好具有这方面的作用。如果选用静脉麻醉药物，应缓慢滴注，以防止药物相对过量。巴比妥类药物静脉使用应减半。由于氯胺酮可以保持 SVR，不会引起缺氧性发作，因此可以安全使用，特别适合于病情较重的患者。发绀患者的麻醉诱导一般使动脉血氧饱和度升高，其原因可能与麻醉过程中耗氧减少，继发静脉血氧饱和度增加有关。在曾经实施过锁骨下动脉分流手术侧上肢监测血压会存在一定问题，因此一般应在对侧手臂进行有创或无创血压监测。在一些重大手术中，应直接进行有创动脉血压和（或）中心静脉压监测，这样便于血液采样、进行血气分析和酸碱平衡测定。由于这些患者心脏的主要负荷在右心室，所以中心静脉压的监测可以评估心脏的功能。

由于肌性流出道梗阻导致血流动力学改变，TOF患者围手术期可能发生缺氧性发作。此类并发症的预防和治疗措施见表69.3。

此外，这类患者应终身预防心内膜炎的发生。

大血管转位和其他复杂的心血管畸形

这些疾病的患者在施行择期非心脏手术前，应考虑施行修补或减轻症状的手术。具体方法后面再进行讨论。

9．先天性心脏病如何修复?

先天性心脏病修复手术的目的是建立正常的生理功能，但通常达不到正常的心血管解剖。手术后可能还有缺损残留，有时还可能产生一些远期或近期的并发症。真正解剖学上无需再进一步手术治疗的修补手术包括PDA结扎术、ASD修补术、简单的VSD修补术以及主动脉狭窄切除后端端吻合术，大动脉转位调转术也可恢复正常的解剖结构，但有些患者会出现一些远期的并发症。还有一种情况是心脏畸形经过治疗在一定程度上达到解剖学矫正，但可能有残留缺损或需要使用人工材料进行修补，如TOF、ASD和梗阻性瓣性缺损、任何需要在心室和相关动脉间（通常是右心室和肺动脉）置入导管的缺损，以及任何瓣膜置换。

有些心脏畸形无法解剖矫正，手术的目的是建立正常的心血管系统生理。采用Mustard或Senning手术方法对大动脉转位进行初期修补，可将血流在心房水平改道（心房开关），使肺静脉血流直接进入主动脉，体循环静脉血直接进入肺动脉。这类心内缺损畸形还包括所有只有一个功能性心室支撑体循环的心脏畸形患者，其畸形的矫正常需要几个不同阶段的手术，最后实施没有右室的Fontan手术使肺循环和体循环分离。

心律失常是先天性心脏病手术后最常见的一种并发症，其中又以室上性心律失常最为常见。这种心律失常在某些特定状况下（如Fontan手术后发生房扑）可能危及患者的生命。室上性心律失常与2%～8%猝死有关，尤其易发于采用广泛心房缝合的修补或者心房压力升高的患者。房性心律失常可以是心动过速或心动过缓，并且常对药物治疗不敏感，往往需要消融治疗或植入起搏器。Senning or Mustard修复术后5～10年内只有20%～40%的患者为窦性心律。由于心房和肺直接吻合，Fontan修补术后至少有30%的患者发生房性心律失常。随着一些新的手术方法如侧通道或心外导管法的开展，术后心律失常的发生率也逐渐减少。房性心律失常的发生率在房间隔缺损修补术后也有5%～10%的发生率，年龄较大进行手术修补的患者尤其容易发生。

虽然术后室性心律失常比较少见，但由于其出现提示术后仍有残余的缺损或可能是猝死先兆。室性期前收缩的主要病因包括右心室切除、因瓣膜狭窄导致的心腔内压力增加、舒张功能减低的心肌病。发生于术后的舒张功能减低的心肌病常见于手术过程中心肌

表69.3 高度发绀发作的预防和治疗

预防	治疗
术前镇静	预防和缓解气道阻塞
持续应用β受体阻断剂	纯氧吸入
保持足够麻醉深度	加深麻醉或辅助镇静
避免低血容量	加快输液
避免后负荷减低	增加SVR：去氧肾上腺素1～2 μg/kg静脉注射
	艾司洛尔100～200μg/(kg·min)
	主动脉按压

保护不完善或在手术前长期存在心室内压力过高或容量负荷过重，尤其伴有血细胞比容过高等因素。有时麻醉或手术的刺激会诱发潜在的心律失常。已行法洛四联症矫正术的患者麻醉中出现新的室性期前收缩，应请心内科医师会诊，进行合适的随访。法洛四联症，特别在年龄较大或较小时进行的矫正手术，在其矫正术后的相当长的时间内，室性心律失常和猝死具有极高的相关性。为预防这种并发症的发生，这些患者需要植入式心脏复律除颤器（implantation of a cardioverting defibrillator，AICD）。

10．特殊心脏畸形修复术后相关后遗症的讨论。

房间隔缺损

原发孔型房间隔缺损患者中，术后发生二尖瓣脱垂的可能有 30%，其中有 5%～10%患者可能发展为二尖瓣反流或室性心律失常。早期和晚期都可能发生房性心律失常，特别是 20 岁以后才实施修补术或者手术前已经有心律失常的患者尤其容易发生。应对阵发性或慢性房颤患者进行抗凝治疗以防止血栓形成。10 岁前进行修补术的患者，术后 25～30 年内房颤或房扑的发生率为 4%，但若 40 岁后进行修补术，其发生率为 58%。若术前存在较大的左向右分流，术后更增加远期发生房性心律失常的几率。静脉窦缺损修补术后最常见的心律失常是窦房结功能紊乱或病窦综合征，其发生率为 10%。

室间隔缺损

VSD 修补术后残留缺损的发生率为 5%，干下型 VSD 可能伴有主动脉瓣关闭不全，这是即使很小的缺损也需修复的指征。其中 3%病例的反流是进行性加重的。许多患者（30%～50%）的心电图表现为右束支传导阻滞。年龄较大采用右室切开进行修补的患者中，至少有 34%可能出现较严重的室性心律失常，1%～2%的患者可能猝死。完全性心脏传导阻滞是 VSD 修补术的危险因素之一，但随着外科技术的改进，这种并发症的发生率已小于 2%。双束支传导阻滞(右束支阻滞和左前分支阻滞)也是修补术后的远期并发症。大多数 2 岁前 VSD 闭合的患者可维持正常的心血管功能，但心律失常的发生率远远高于正常人群。若在年龄较大后实施 VSD 修补，患者的心功能储备下降，可能出现进行性的肺动脉高压。

主动脉缩窄（coarctation of the aorta，CoA）

50%的 CoA 患者伴有其他的心脏缺损，85%的患者主动脉瓣呈二尖瓣形，3%～10%的患者可能在 Willis 环有浆果样动脉瘤，35%的 Turner 综合征患者患有 CoA。

随着手术修补技术的不断改进，缩窄动脉的切除和端端吻合是目前首选的外科技术。传统的手术方法包括补片加宽动脉成形术、锁骨下动脉蒂瓣转移成形和人工血管转流术等。补片加宽动脉成形主动脉瘤的发生率较高，容易导致动脉扩张，甚至破裂而死亡，因此已经不再用于临床。偶尔仍会采用锁骨下动脉蒂瓣转移成形术。实施这些手术过程中，左手臂血压的监测并不可靠。对年龄较大且主动脉反复狭窄的患者有时采用搭桥的手术方式。婴儿修补术后再狭窄的发生率为 15%～20%，其中大部分患者可以通过球囊扩张进行有效的治疗；但对新生儿的原发性动脉狭窄，球囊扩张往往无效。球囊扩张术的远期并发症是在动脉扩张的部位发生动脉瘤，发生率约为 2%～14%。

主动脉狭窄修补术后的患者即使在无再狭窄的情况下也很容易发生远期高血压。手术时的年龄与这种并发症的发生有着密切的关系。25 年的随访发现 5 岁以后进行修补手术的患者其收缩期高血压发生率为 75%。在长期存活的患者中，患冠状动脉疾病、心肌梗死或心律失常死亡的风险增加。此外，由于主动脉二叶瓣畸形发生率较高，所以有 7%～10%的患者会发展为主动脉瓣膜疾病而需要进行瓣膜置换手术。静息状态下血压正常的患者，围术期会因微小的刺激而发生显著的高血压，提示该患者可能存在潜在的高血压病或未发现的动脉再缩窄。

房室（atrioventricular，AV）**间隔缺损**

AV 间隔缺损是与 Down 综合征有关的最常见的心脏畸形。完全型房室间隔缺损可以导致严重的充血性心力衰竭和肺动脉高压。为防止梗阻性肺血管疾病的形成或减轻症状，修补手术多在婴儿期进行。除非伴有明显的二尖瓣反流，一般原发孔型缺损和继发孔型缺损的症状相似。虽然大多数患者的二尖瓣有裂口，其心功能一般不受影响，但在初次手术时，10%～15%的患者已有二尖瓣反流。由于二尖瓣的异常，即使在原发缺损和完全通道修补后，长期的二尖瓣反流仍可带来严重问题。约 60%以上的患者在房室间隔部分缺损修补以后较长时期发生二尖瓣反流，最后需要进行二尖瓣置换；婴儿完全型房室间隔缺损修补术后发生二尖瓣反流而需要再治疗的占7%，房室间隔修补术后发生I度房室传导阻滞者占50%。随着年龄的增长，这些患者容易发展为恶性快速心律失常。

法洛四联症

传统的TOF修补术常由于肺动脉关闭不全而导致右室功能不全或者由于右心室广泛切开而导致心律失常发生率高。右室流出道梗阻或梗阻不能完全解除，表现为右心室和左心室的收缩压比值大于0.5，是修补术后期死亡的独立预测因素。如右室流出道扩大补片一样，手术时患者年龄较大与手术后较高的长期死亡率有关。虽然多数患者在修补术后无症状，但在早期修补的存活者中，仍有约6%的患者猝死或至少10%的患者发生诱发性的室性心律失常而需AICD。后期随访中发现，约1/3的患者可发生能导致猝死的房性心动过速。大多数患者心电图上可表现为右束支传导阻滞。室性期前收缩患者在术前必须进行彻底评估，这些评估包括心脏残留缺损、VSD或右心室高压。右室高压下的交感神经刺激和心室切除术后陈旧性瘢痕增加室性心律失常发生的可能性。伴有明显的肺动脉关闭不全的患者对快速液体输入耐受差。对于施行过多次心血管手术的患者建立静脉通路可能会很困难。残留分流的患者存在栓塞的风险。

大动脉转位

TGA约占所有先天性心脏病的5%～7%，是新生儿发绀型先心病中最常见的病因。这类患儿的主动脉起源于右心室，肺动脉开口于左心室，形成两个平衡的循环。除非在两个循环之间有血流混合，如动脉导管未闭、ASD或VSD，否则新生儿期几乎不可能存活。如无手术干预，90%的患儿在1岁内死亡。外科手术的目的是改善分流、使体循环和肺循环静脉血重新流向肺动脉或主动脉或纠正解剖畸形。初期生理性修复是通过借助心房内隔板在心房水平将血液进行转流，即Mustard和Senning手术。这类手术使右心室向体循环泵血，并在心房内进行大面积缝合。经过对手术患者术后30多年的随访，发现20年存活率为80%，但后期并发症十分常见。不足20%的患者能维持窦性心律，超过10%的患者发展为右心衰竭，需要进行心脏移植或大动脉转位手术。心房内隔板使10%～20%的患者发生体静脉回流受阻，但除轻度面部水肿外，临床症状并不明显。在这种情况下进行颈内静脉测压反而起到误导作用，并且可能诱发上腔静脉综合征。由于心房内隔板的挛缩导致右肺静脉回流受阻，且Senning术后往往存在单侧肺静脉高压，因而5%～10%的患儿需再次手术。然而，这两种手术后最严重的长期并发症是严重的心律失常，其中窦房结功能异常和房扑可导致猝死（25%）。后期的右心室功能衰竭导致室性心动过速，因此患者术后可能需要应用多种抗心律失常药物或植入心脏起搏器预防手术引起的心律失常并发症。病态窦房结综合征患者需植入起搏器。目前快速型心律失常的患儿常采用射频消融治疗，如有可能需植入抗快速型心律失常装置。50%的Mustard术后患者30岁前需植入心脏起搏器。心脏调转手术（Swith术）后患者心功能储备可能下降。由于中心静脉导管可沿房内隔板从上腔静脉通过二尖瓣，进入左心室，然后进入肺动脉，所以在此类患者中建立中心静脉通道可能比较困难，而且中心静脉通道走行在胸部X线显影往往异常。

由于心房调转术后远期疗效不尽如人意，因此80年代中期开始优先选择心房水平的解剖矫正术。手术主要将两根大血管进行重新横断换位，即主动脉重新换位到肺动脉瓣和左心室上方，肺动脉重新换位到主动脉瓣和右心室上方。冠状动脉离断后换位在新的主动脉位置。尽管术后随访仅15年，但发现这种手术后的心律失常发生率明显下降，左室功能和运动耐受力得以改善。早期的一系列手术中，10%以上的患者发生肺动脉瓣上狭窄，需要球囊扩张或再次手术，但随着手术技术的改良，这类并发症现在已非常少见。主动脉瓣关闭不全在长期存活者中已有发生，患者最终可能需要进行瓣膜置换术。此外，术后随访冠脉造影中发现1%～3%的患者有无症状单支冠脉阻塞。因此，动脉转位术后的患者需要评估是否存在肺动脉瓣上狭窄以及因冠脉狭窄发展为心肌缺血的风险，其他方面则与心脏结构正常的患者相似。

单心室和Fontan术

这类复杂性先心病患者存在多种畸形，仅靠单个功能性心室维持体循环或仅能修复成单心室生理。能以这种方式修复的常见畸形包括：三尖瓣闭锁、左或右心室双入口、左心发育不全综合征和室间隔完整合并右室发育不全的肺动脉闭锁。婴儿期可通过手术平衡患者体循环和肺循环间的肺血流，手术既可以建立

心脏修补术的并发症和后遗症

继发孔型 ASD
- 二尖瓣脱垂
- 二尖瓣反流
- 房性心律失常
- 室性心律失常

VSD
- 残余缺损
- 主动脉瓣关闭不全
- 右束支传导阻滞
- 室性心律失常

主动脉缩窄
- 相关疾病
  - 主动脉二叶瓣
  - Willis 环的浆果样动脉瘤
  - Turner 综合征
- 主动脉再缩窄
- 气囊成形处主动脉瘤
- 高血压
  - 三动脉瓣膜病

AV 间隔缺损
- 二尖瓣关闭不全
- Ⅰ度传导阻滞
- 恶性快速型心律失常

TOF
- 房性心动过速
- 右束支传导阻滞
- 室性期前收缩/心律失常
- 残余缺损
- 反常栓塞
- 建立静脉通路困难

TGA
- Mustard/Senning 术
  - 体静脉阻塞
  - 右心室衰竭
  - 房/室性心律失常
  - 右肺静脉阻塞
  - 肺静脉高压
  - 血栓形成
- 动脉转位术
  - 肺动脉瓣上狭窄
  - 主动脉瓣关闭不全
  - 冠状动脉阻塞

单心室和 Fontan 手术
- 中心静脉压升高
- 蛋白丢失性肠病
- 胸腔积液
- 房性快速型心律失常
- 自发性血栓形成
- 栓塞

主肺动脉分流来提高肺灌注或环缩肺动脉来限制肺血流过多。通过相同的手术对左心发育不全综合征患儿进行主动脉弓重建（Norwood I 期术）。出生后 6 个月左右，为缓解单心室的容量负荷，通过将上腔静脉吻合到肺动脉上的手术，直接将上肢回流血液转流到肺内（Bi-Glenn 术），同时去除先前建立的分流和环缩。由于灌注体循环和肺循环的血液都是在单心室内混合的，所以患儿术后仍都存在发绀，即使心排出量正常，血氧饱和度仍在 80%～90%。手术的最后阶段通过将下腔静脉（inferior vena cava，IVC）血转到肺动脉来分隔体、肺循环（Fontan 术）。近年来 Fontan 术已进行多次改良，目前，可通过心房内侧板或心外导管建立隧道来分流 IVC 血液到肺动脉。

由于肺血流和心排出量取决于中心静脉压与平均肺动脉压或胸内压的差值，所以低 PVR 和相对正常的心功能可防止中心静脉压过高。因为静脉通道血流受限，所以患者心排出量增加的潜力亦有限。目前，通过 IVC 隧道和右心房间的开窗术（建立右向左分流）对过高的静脉压减压，这样心排出量得到维持但氧合受到影响。术后 15 年存活率可达 60%～73%。

患者术后仍有长期并发症的风险。术后存活10年以上的5%～13%患者因持续增高的中心静脉压导致蛋白丢失性肠病和长期胸腔积液。心房内缝合和心房扩张使房性快速型心律失常发生率增高。术后15年以上有40%～50%患者可发生房扑。以右心室为单心室的患者其心室功能会逐渐衰竭，Fontan术后仅有半数患者能保持10年正常的心功能。患者还容易形成自发性血栓而需要长期服用小剂量抗凝药物。此外，还需服用降低心脏后负荷的药物来保护心功能和维持低左房压。维持窦性心律对保持心排出量同等重要。所有患者的运动耐力均下降。

麻醉管理关键：

- 完善的术前心脏评估，包括通过心脏超声评价房室瓣膜和心室功能
- 维持足够的心脏前负荷、窦性心律和避免应用心功能抑制药物
- 尽可能维持自主呼吸，避免胸内压增高。若需控制呼吸，应将胸内正压降至最低水平
- 由于存在血栓形成和静脉回流受阻的风险，必须严格掌握适应证，尽量避免中心静脉置管
- 区域麻醉注药必须十分小心，预防前负荷和后负荷急剧下降
- 预防心内膜炎
- 由于此类开窗术或隔板漏患者有逆向空气栓塞的风险，因此必须非常小心，防止外部空气进入静脉

（钟泰迪译　曾因明　李爱民校）

推荐阅读

Hollinger I, Reich DL, Moskowitz D: Congenital heart disease. pp. 287–316. In Troyanos CA (ed): Anesthesia and the Cardiac Patient. Mosby, St. Louis, 2002

Laussen PV, Wessel DL: Anesthesia for congenital heart disease. pp. 467–539. In Gregory GA (ed): Pediatric Anesthesia. Churchill Livingstone, New York, 2002

Strafford MA: Management of the patient with repaired or palliated congenital heart disease. pp. 415–460. In Coté CJ, Todres ID, Goudsouzian NG, Ryan JR (eds): A Practice of Anesthesia for Infants and Children. WB Saunders, Philadelphia, 2001

病例 70

早产儿

Gregg Lobel，MD

一 10 周龄（孕 29 周分娩）的婴儿，现准备从新生儿重症监护病房出院。出院前拟行双侧腹股沟疝修补术。

问题

1. 婴儿和成人在解剖学和生理学上有什么差别？
2. 早产的定义是什么？
3. 与成人相比，麻醉药在婴儿体内的药代动力学和药效动力学有何不同？
4. 本例患儿的禁食原则是什么？
5. 有哪些可行的麻醉选择？针对每一种选择有哪些问题需要考虑？
6. 如果采用全麻，选择什么诱导方案？
7. 如何对这例患儿进行适当的监测？
8. 应选择何种术后镇痛方法？
9. 该婴儿何时可出院？此手术可以作为出院后的门诊手术吗？

1. 婴儿和成人在解剖学和生理学上有什么差别?

很明显，婴儿和成人之间存在的解剖学和生理学差异影响麻醉管理。

解剖学

有许多影响麻醉管理的呼吸道解剖差异。

巨枕 婴儿上呼吸道更易于塌陷，特别是在颈部屈曲时。由于婴儿枕部相对较大，仰卧位时颈部会自然的屈曲。因此，适当的头部位置对于保持上呼吸道通畅至关重要。通过放置肩垫使颈部伸展可能是必要的。

舌相对肥大 相对于他们口腔的大小，婴儿的舌体较大，后者导致气道梗阻和面罩通气困难。

头位喉头 婴儿的喉部位置（C_3~C_4）较成人（C_4~C_5）更靠近头侧，使其显得更靠前。这就使舌与声门之间的夹角增大，难以用弯喉镜片显露喉部。因此，插管时常用直喉镜片。

会厌狭窄 成人会厌宽广，并与气管轴平行。而婴儿会厌狭窄，呈 Ω 形，并与气管轴成角，显得松软。所以，插管时要使用直接喉镜片挑起会厌。

环状软骨是气道最狭窄的部位 婴儿气道最狭窄的部位是环状软骨。因此，容易通过声带的气管导管可能不能通过环状软骨。另外，气管导管与环状软骨环接触太紧有可能导致拔管后声门下水肿和气道梗阻。所以，气管插管后，必须测定导管周围漏气情况，如发生漏气的压力大于 30 cm H_2O 须更换气管导管。

声带倾斜 婴儿的声带是倾斜的，其前联合较后联合更靠近尾部。在成人，声带与气管轴垂直。由于声带是倾斜的，所以，气管导管更有可能顶碰前联合，造成导管通过困难和声带损伤。

肺

由于肺泡结构、表面活性物质、弹力蛋白的不同，儿科患者的肺顺应性较成人小。这种差异在新生儿和婴儿中特别明显。根据 Poiseuille 公式：阻力 = $8Ln/\pi r^4$，气道阻力与其半径的 4 次方成反比，所以婴儿气道阻力较成人大。由于肋骨为软骨，所以儿童（特别是在新生儿）胸壁顺应性良好。与成人相比，婴儿分钟通气量更大，这主要是由于呼吸频率更快。按 ml/kg 计算，婴儿和成年人的潮气量相同。闭合容积（小气道开始塌陷时的肺容积）婴儿比成年人大，这可导致正常潮气量呼吸时小气道的关闭。另外，婴儿具有更高的肺泡通气量/功能残气量比值（V_A/FRC）。婴儿的 VA/FRC 为 5∶1，而成人为 1.5∶1。上述因素加上新生儿更高的耗氧量[7～9 ml/（kg·min)]，造成了新生儿的快速缺氧现象。另外，婴儿膈肌中耐疲劳的 I 型肌纤维比例更小，导致主要呼吸肌更易于疲劳。

因为本病例涉及早产儿，还须考虑呼吸系统等其他重要的方面。早产儿有患新生儿透明膜病的风险，后者可进展为慢性肺病。早产儿在孕 36 周胸片检查发现异常且需辅助供氧时可诊断为支气管肺发育不良。必须对早产儿呼吸暂停作出评估，同时对影响呼吸暂停的因素，如贫血、低血糖、低体温、败血症和低氧血症等，做出评估。

心脏

新生儿心肌顺应性低，限制了其增加每搏量的能力，最终导致心排出量增加依赖于心率的增加。由于新生儿心脏日常做功已接近上限，故心力储备极低。婴儿心排出量高于成人。另外，新生儿交感神经系统未发育成熟，故不能在应激时提供通常的支持。交感神经系统未发育成熟也导致新生儿迷走神经张力亢进，对大部分损害（如缺氧）产生心动过缓，而非像成人一样产生心动过速。同时，还必须考虑到先天性心脏病以及其导致的前负荷、后负荷、心肌收缩力变化的影响。

肾

足月婴儿肾小球滤过率（glomerular filtration rate，GFR）是成人的 40%，早产儿则更低。GFR 与孕周数成正比。GFR 的降低损害新生儿浓缩和稀释尿液的能力，特别是在出生后的第 1 周。初生时肾血流较低，1 年内逐渐增加，但第 1 周内增加特别明显。新生儿肾不能完全重吸收钠，甚至在机体缺钠时还在排钠。

血液系统

足月新生儿较大龄儿童和成人具有更高的血细胞比容，但出生 1 周后开始下降，在 2~3 月龄时达到生理最低点。早产儿也具有相同的过程，但时间更早，症状更重。同时，由于胎儿血红蛋白具有更高的氧亲和力，因此即使具有与成人相同浓度的血红蛋白，释放到组织的氧也较少。为弥补上述不足，婴儿拥有较成人更高的每公斤体重血容量（90 ml）和更高的每公斤体重心排出量。

婴儿与成人解剖和生理的不同

解剖

- 相对性的舌肥大
- 巨枕
- 会厌狭窄
- 环状软骨是气道最狭窄的部位
- 声带倾斜

肺

- 肺顺应性减低
- 气道阻力增高
- 胸壁顺应性增加
- 分钟通气量增加
- 闭合容量增加
- V_A/FRC 比值升高
- 耗氧量增加
- I 型膈肌纤维减少

心

- 心肌顺应性下降
- 心排出量增加
- 心率依赖的心排出量
- 交感系统未成熟（迷走张力高）
- 对损伤（如缺氧）反应为心动过缓

肾

- GRF 降低
- 肾血流量减少
- 尿浓缩功能不全
- 钠丢失

血液系统

- 血细胞比容增加
- 胎儿血红蛋白

药理学

儿科患者的药效动力学和药代动力学与成人不同。在新生儿和早产儿中更是如此。其区别包括：

- 蛋白结合减少，导致游离药物比例增加
- 分布容积更大。体液总量(total body water，TBW)包括细胞内液（intracellular fluid，ICF）和细胞外液(extracellular fluid，ECF)。ECF 包括组织间液和血浆。随着新生儿的生长，体液分布会发生急剧改变。如早产儿 TBW 为体重的 80%，成人为 55%，而新生儿 ECF 占 TBW 的 40%，1 岁婴儿则为 20%。体液分布的不同影响药物的剂量和分布
- 脂肪和肌肉占体重的比值更小，但随着新生儿生长，这一比例发生改变。药物向脂肪和肌肉的再分布可能造成其更高的初始浓度和持续血浆峰浓度
- 肝代谢减少，造成经肝排泄药物的半衰期延长
- 肾代谢减少，造成主要经肾排泄药物的半衰期延长

2. 早产的定义是什么？

早产是指从末次月经开始到分娩新生儿胎龄不足 37 周的情况。早产又可以细分为：临界早产(36～37 周)、中度早产(31～36 周)和重度早产(24～30 周)。重度早产的婴儿会存在影响多个器官系统的严重生理紊乱。对早产儿的病史进行仔细全面的回顾是提供合适麻醉管理的关键，这些回顾应包括与参加患儿管理的儿科专家和护士进行的讨论。

3. 与成人相比，麻醉药在婴儿体内的药代动力学和药效动力学有何不同？

药代动力学涉及血药浓度随时间的改变。对小儿，尤其是新生儿和婴幼儿，其药代动力学与成人有很大的差别。许多因素可导致这种差别，包括体液分布和总量不同、肌肉和脂肪储备较少、某些特定的药物代

谢所必需的肝药酶不成熟或缺乏等。这些肝药酶的成熟速度并不相同，因此药代动力学不会像成人那样处在同一代谢速度。肾是大多数药物或其代谢产物清除之处，但由于新生儿的肾小球滤过率和其他方面的肾功能（如分泌和重吸收功能）尚不成熟，因此许多药物的肾清除是有所变化的。

婴幼儿对吸入麻醉药的摄入较快，导致全身麻醉的诱导加快。以下几方面的原因使全身麻醉的诱导加快：V_A/FRC 的比率增加；大脑属于血管丰富的器官，因而脑灌注占心排出量的比例较大；足月产婴儿吸入麻醉药的 MAC 值与成人相似，但早产儿 MAC 值下降，之后开始增加，直至生后第 6 个月，6 个月以后开始逐渐下降到成人水平。

吸入麻醉药的呼吸和循环效应在成人和儿童相似，其呼吸和循环抑制呈剂量依赖性。但是新生儿血压下降比成人更明显，这可能是由于他们压力感受器发育不完善，代偿不足。因此，任何对心率和心肌收缩力有抑制作用的麻醉药都会引起其血流动力学的不稳定，直到儿童的心排出量不再呈心率依赖性为止。

结论是，从新生儿到婴幼儿，从婴幼儿到儿童，从儿童到成人，麻醉药物的药理学处在不断变化之中。因此，需考虑到药代动力学参数随新生儿成长会不断变化，药物剂量也要体现个体化。

4．本例患儿的禁食原则是什么？

不同的研究机构对术前禁食清洁流质、配方乳、母乳、固体食物的要求并不相同。即使在儿科麻醉医师中也有不同观点。美国儿科学会和麻醉医师学会达成一致，联合制定了术前禁食指南：

- 2 h：清洁流质
- 4 h：母乳
- 6 h：非母乳乳品或清淡饮食
- 8 h：含脂肪固体食物

该指南将茶和烤面包归类为清淡饮食。6 h 禁食非母乳制品的建议是根据非母乳摄入后胃完全排空的必要时间而定。换言之，为保证胃排空，超过 6 h 的禁食时间可能是必要的。

以上建议的适用范围并未考虑到“饱胃”的患者。对存在某些疾病（如胃食管反流或急诊手术）的患者，则需采用恰当的判断方法。对某些特定的患者，还应考虑使用加速胃排空和减少胃酸分泌的药物。

总之，由于发现过长时间的禁食是不必要的，而且会造成不必要的脱水，因此禁食原则最近已经放宽。儿科患者禁食时间过长会出现易怒症状，对于更小的新生儿可能会导致低血糖。过长的禁食时间还会毫无必要地引起小儿及其父母不适。因此，无论选取什么方法，都应该与小儿父母和手术人员沟通，避免不必要的过长时间禁食。

5．有哪些可行的麻醉选择？针对每一种选择有哪些问题需要考虑？

大约 30%的早产儿有腹股沟疝，其中又有 20%是双侧腹股沟疝。这些新生儿发生疝嵌顿的风险增加，必须确定行修补术的时机，但外科医师和麻醉医师的经验可能影响手术的决定。麻醉方式的选择包括全身麻醉和区域麻醉。由于许多早产婴幼儿可能存在各种慢性疾病，因此在权衡每一种麻醉方法的利弊之前，必须对每一个病例进行仔细研究。

详细了解新生儿病史是进行麻醉准备和避免并发症发生的关键。术前评估时应与儿科医师和负责护理的护士进行讨论，并详细了解其病历内容。特别应该注意患儿肺部疾病的严重程度和当前的治疗，其中包括目前有无气管插管、气管插管史（包括气管导管的型号和导管留置时间）、当前辅助给氧状况、呼吸暂停发生的频率和呼吸兴奋剂的应用情况等。核实有无脑室内出血史。脑室内出血分为 4 级，而 3 级和 4 级与脑水肿发生有关。其他临床问题包括：脑瘫、早产儿视网膜病、胃食管反流。任何过去的麻醉史和不良反应都应掌握和回顾。除了进行体格检查和气道检查外，还应该了解患儿当前用药、过敏史、家族麻醉相关问题史、当前体重及禁食情况等内容。

如果选择全身麻醉，那么还有几点需考虑。第一，由于体表面积与容量的比率较大，导致大量热量通过体表散失，因此维持新生儿正常体温较为困难。温暖的手术室环境和热空气保温毯的应用会有助于新生儿正常体温的维持。体温过低可能会导致术后呼吸暂停的发生。

其次，婴儿术后存在发生术后呼吸暂停的危险，可能需要通气支持。特别是早产儿，术后窒息的发生率和全麻似乎存在直接的联系。孕龄、胎龄和贫血等因素也都可以影响术后呼吸暂停的发生。绝大多数医疗机构要求对孕龄小于 60 周的患儿术后进行呼吸暂停监测。孕龄按以下公式计算：

胎龄 + 实足年龄 = 生命年龄。

另外一个与全麻有关的疾患是早产儿视网膜病（retinopathy of prematurity, ROP）。ROP 受多个因素影响，其中氧是主要的一个因素。这种风险很可能一直存在，直到新生儿生命年龄达到 44 周。由于这个原因，控制给氧量就显得十分重要，通常将脉搏氧饱和度维持在 95%左右。如果新生儿动脉导管尚未闭合，还应测量动脉导管前氧饱和度。

两种最常用的区域麻醉方法是腰麻和连续骶麻。与全麻相比，这些麻醉方法的一个最主要的优点是减少了术后呼吸暂停的发生，但前提是未同时使用其他抑制药物，如芬太尼、吗啡、咪达唑仑或氯胺酮等。然而对于具有高危因素的婴儿，即使未同时使用抑制药物，仍需在术后进行呼吸暂停监测。

腰麻有一些局限性，最明显的是作用时间较短，即使使用重比重丁卡因剂量达到 1mg/kg，再次追加给药前的麻醉最长持续时间仅 60～90 min。因为新生儿腰麻后血流动力学稳定（交感神经系统未发育成熟的缘故），所以可在腰麻成功后的感觉缺失区域建立静脉通路。

通过在骶管内置入一导管就可以实施连续骶麻。因为骶麻相对于腰麻需要较大剂量的局麻药物，因此需注意毒性反应，尤其是必须重复给药时。由于其血浆半衰期短、全身毒性小，所以应优先使用 2% 2- 氯普鲁卡因。

6．如果采用全麻，选择什么诱导方案？

无论吸入还是静脉诱导，都是可行的。但在做出决定前，必须考虑以下因素：患儿是否已经放置静脉留置针？患儿是否存在增加肺误吸的危险？患儿是否存在医疗情况使某项技术优于另一项技术？对那些长期患病并且病情复杂的新生儿，静脉通路可能很难建立。在不增加肺误吸危险的前提下，吸入诱导后开放静脉比较容易。然而，应做好准备实施快速诱导，并应对可能发生的心脏抑制和窦性心动过缓。一些麻醉医师会选择在吸入诱导前肌注阿托品作为这些患者的术前用药。显然，如果静脉通路已经建立，静脉诱导是更佳的选择。

气管插管或喉罩通气都能保证气道的安全，但临床实践中常选用气管插管。通常情况下，应根据患儿的年龄选择气管导管的大小。但如果患儿曾有长时间气管插管的病史，就有发生声门下狭窄的可能，需要选用更小号的气管导管。通过检查气道漏气情况（<30 cm H_2O），确定气管导管大小是否合适，是防止术后发生水肿和气道梗阻的关键。如果无禁忌证，如胃食管反流等，也可以使用喉罩。1 号喉罩适合于体重小于 5kg 的患儿。使用喉罩也需要辅助通气。

7．如何对这例患儿进行适当的监测？

心前区和食管听诊是最重要的监测。通过听诊器听诊，麻醉医师能了解呼吸音情况、心音的质量和心率的快慢。声音的改变常常是患者病情变化的最早征象，早于其他任何监测指标的改变。监测还应包括脉搏氧饱和度、心电图、无创血压、呼气末二氧化碳浓度（如果使用全麻）以及体温监测。

8．应选择何种术后镇痛方法？

适用于该患者术后镇痛方法有多种选择。区域麻醉技术可以在不使用阿片类药物（增加术后呼吸暂停的危险）的情况下获得极佳的镇痛效果，因而是一种优先选择的方法。区域麻醉技术包括骶麻、髂腹股沟神经阻滞、髂腹下神经阻滞和由手术医生实施的伤口局部浸润麻醉。为防止极低体重新生儿中毒，控制局麻药物注射剂量尤显重要。对乙酰氨基酚口服或直肠

监测要求

心前区或食管听诊

脉搏氧饱和度

心电图

无创血压

呼气末二氧化碳浓度（全麻）

体温

给药是控制疼痛的另一种方法，尤其在区域麻醉减退后适于选择。最后，还可以考虑使用静脉阿片类药物，但必须密切监测患儿，以防出现呼吸暂停。

9. 该婴儿何时可出院？此手术可以作为出院后的门诊手术吗？

因为存在疝嵌顿的风险，所以这类手术大多安排在从新生儿监护室出院回家前进行。手术后，患儿将在新生儿监护室（NICU）监护 24 h，观察有无术后呼吸暂停发生。如无呼吸暂停出现，他们将出院回家。

近来，要求缩短住院时间的压力与日俱增。现在也有许多这类患儿先出院回家，然后再回医院门诊行疝修补。关于患儿术后是否需要入院观察，目前尚无统一的推荐指南，而完全取决于患儿出生时的胎龄。足月产的婴儿，如果孕龄小于 44 周，建议进行术后呼吸暂停监测。对孕龄 50～60 周的早产儿，各医疗中心都有特别的建议，但彼此却明显不同。必须在因超过这一时间而在等待手术过程中发生疝嵌顿的风险和术后发生呼吸暂停及住院时间延长的风险之间仔细权衡利弊。这些风险差异很大，取决于很多因素，其中包括孕龄、胎龄、血红蛋白浓度和家庭呼吸暂停监测条件等。每个患者都各有特点，必须坚持个体化评估，然后在上述基础上决定合理的治疗方案。

（钟泰迪译　曾因明　丁文刚校）

推荐阅读

Berry FA, Castro BA: Neonatal anesthesia. pp. 1171–1194. In Barash PG, Cullen BF, Stoelting RK (eds): Clinical Anesthesia, 4th edition. Lippincott Williams and Wilkins, Philadelphia, 2001

Bikhazi GB, Davis PJ: Anesthesia for neonates and premature infants. pp. 445–474. In Motoyama EK, Davis PJ (eds): Smith's Anesthesia for Infants and Children, 6th edition. Mosby-Year Book, St. Louis, 1996

Gregory GA: Pharmacology. pp. 19–51. In Gregory GA (ed): Pediatric Anesthesia, 4th edition. Churchill Livingstone, Philadelphia, 2002

Siedman L: Anesthesia for the expremature infant. pp. 369–379. In Gregory GA (ed): Pediatric Anesthesia, 4th edition. Churchill Livingstone, Philadelphia, 2002

病 例

71

磁共振和 Down 综合征儿童

Cheryl K. Gooden, MD

一名患 Down 综合征（21 三体）的 4 岁男孩，接受头颅磁共振检查以评估其颅内肿块情况。该患儿既往有癫痫发作史，2 岁时曾在全麻下行扁桃体和增殖腺切除术，无相关并发症。

问题

1．何谓磁共振？
2．与磁共振相关的磁场问题是什么？
3．在磁共振室使用生理监护仪器和设备会遇到什么特殊问题？
4．接受磁共振扫描时患者可能会出现哪些情况？
5．Down 综合征的临床表现是什么？
6．Down 综合征患儿的麻醉前评估应注意什么？
7．Down 综合征患儿接受磁共振检查时有哪些可行的麻醉选择？
8．Down 综合征患儿接受磁共振检查后有哪些麻醉后注意事项？

MRI 检查时不安全装置 / 物体

起搏器
植入式除颤器
带有金属端口的组织扩张器
植入式输注泵
耳蜗植入物
颅内动脉瘤夹（某些类型）

1. 何谓磁共振？

磁共振（magnetic resonance imaging，MRI）是一种结合了静态和梯度磁场用射频脉冲产生人体图像的成像方法。磁场强度范围为 0.15～3.0 德斯拉。德斯拉（tesla，T）是磁场强度单位，1T＝10 000 高斯。图像的质量取决于磁场强度。

氢是磁共振中使用最普遍的元素。这是因为氢是人体组织内含量最多的元素，并且能被磁化。像氢原子这样含不配对质子和（或）中子的原子能够在磁共振扫描时感应磁场，并在磁场中进行排列。

患者进入磁体的圆柱状孔洞后，氢原子排列整齐并达到稳态。然后，射频脉冲被引入，使原子方向发生偏转。移除射频脉冲后，氢原子恢复到原先的排列位置。当这些原子达到稳态时，释放出的能量用于产生最终的图像。

2. 与磁共振相关的磁场问题是什么？

磁体的吸引力作用于强磁性的物体可产生强大的牵拉作用。主要的顾虑是被牵拉的强磁性物体能够造成对患者或工作人员的损伤，甚至带来致命的后果。所以必须注意避免使用或携带诸如钢笔、剪刀、夹子、听诊器、非锂电池、磁性贮气筒以及其他强磁性物体。

带有植入式强磁性装置或物体（包括起搏器、含金属接口的组织扩张器、植入式除颤器/电复律器、植入式输注泵、耳蜗植入物、某些类型的颅内动脉瘤夹）的患者，一般不宜行磁共振检查。磁共振扫描仪的磁场可能影响这些装置的功能和安全性。新型不含铁的动脉瘤夹被认为不存在上述问题。但在行磁共振检查前，应对这种动脉瘤夹进行彻底的调查。内含金属基质的物质，如眼部化妆品或文身等，在磁共振扫描时可产生局部的皮肤刺激。

已知安全的金属包括不锈钢、钛、合金和镍。在磁共振磁体附近使用由塑料制成的设备更为适宜。

3. 在磁共振室使用生理监护仪器和设备会遇到什么特殊问题？

由于金属导线具有天线功能，所以磁共振检查时使用传统心电图（electrocardiogram，ECG）监护仪可导致图像失真。同时，心电图监护仪不能在静态磁场和射频脉冲的背景中区分心电图信号。金属导联产生的电压有导致患者电休克或烧伤的危险。

磁共振扫描产生的磁场能够干扰传统的手术室脉搏氧饱和度仪的工作，并可能使其无法正常使用。因此，应选用不含铁或光纤电缆脉搏氧饱和度仪。为防止干扰和可能产生的扫描伪影，脉搏氧饱和度仪探头应尽可能放置于磁共振扫描部位的远端肢体。

由于不受磁场的影响，示波法是磁共振检查时最适宜的无创血压监测方式。与有创血压监测相连的纤维光学系统已经成功得以应用。另外，如有需要，还可进行中心静脉压监测。一些不含铁元件的传感器可以在磁共振检查时使用。

磁共振扫描期间，通过带加长取样管的旁气流呼气末二氧化碳监测仪可以监测患者的通气、麻醉气体浓度和管道脱开的发生。但加长取样管的使用可能造成实际发生事件与发现该事件在时间间隔方面出现较长的滞后。

有一些适于磁共振检查的麻醉机已经上市销售。只有铝制的氧气、空气、氧化亚氮罐才能用于磁共振检查。强磁性压缩贮气罐被磁场的吸引力牵拉，会造成患者或工作人员的伤亡。

还必须检查输注泵与磁共振是否匹配。

4. 接受磁共振扫描时患者可能会出现哪些情况？

磁共振的工作环境难免使患者和麻醉医师之间产生距离。当患者进入磁共振仪进行扫描发生情况需紧急处理时，由于麻醉医师难以迅速接近患者进行处理，因此会出现一些问题。另外，一旦将患者被放置在扫描架后，观察患者就变得困难。有些配备了闭路

MRI 中患者麻醉安全相关考虑

不易接近患者
不能观察患者
噪声
烧伤
造影剂反应
焦虑
幽居恐怖症（清醒患者可能发生）

摄像机的磁共振系统可以保证始终能看见患者。

磁共振扫描仪产生的噪声来源于射频脉冲存在时线圈振荡产生的电流梯度。有时噪声较强，平均约 95 分贝。所以，应该给每位扫描的患者提供听力保护（如耳塞）。

磁共振扫描时出现的另一问题是患者烧伤。磁共振扫描时与烧伤有关的监测系统已在前面讨论过。

马根维显溶液（钆）是磁共振常用的造影剂。它是一种低渗的离子媒介，在新生儿和婴儿体内的清除较成人慢。已报道的不良反应包括血栓性静脉炎、低血压、头痛、恶心和呕吐等。

焦虑和幽居恐怖症是清醒患者可能出现的问题。

5．Down 综合征的临床表现是什么？

Down 综合征（21 三体综合征）是引起智力低下最常见的一种常染色体异常。其发生率约占成活出生婴儿的 1/800。Down 综合征患儿可伴随发生先天性畸形以及其他需外科治疗的医学问题。这些患者的麻醉处理存在诸多挑战。

麻醉医师需特别关注的 Down 综合征临床表现包括巨舌、小颌、阻塞性睡眠呼吸暂停、声门下区域偏小和反复肺部感染。其他麻醉医师应关注的方面包括肌张力减退、寰枢不稳定、癫痫、高腭弓以及不同程度的智力减退。在心血管系统方面还有其他的顾虑。Down 综合征患儿先天性心脏病发生率为 30%～50%，病变包括心内膜垫缺损、室间隔缺损、房间隔缺损、动脉导管未闭、法洛四联症，还可能出现肺动脉高压。Down 综合征患者特有的系统回顾见表 71.1。

表 71.1 Down 综合征患儿系统回顾

系统	临床特征
气道	巨舌
	小口
	高腭弓
	鼻咽小
	小颌
	声门下区小
	颈部粗短
	扁桃体和腺样体肥大
心脏	心内膜垫缺损
	动脉导管未闭
	室间隔缺损
	房间隔缺损
	法洛四联症
肺	反复呼吸道感染
	肺动脉高压（与先天性心脏病有关）
	阻塞性睡眠呼吸暂停
	术后肺部并发症的风险增加
骨骼肌	张力减退
	颞颌关节松弛（以及其它关节松弛）
	寰枢关节不稳定
神经系统	癫痫发作
	智力发育迟缓
胃肠	十二指肠闭锁
	增加 Hirschsprung 病的风险
免疫 / 血液系统	免疫应答改变
	淋巴细胞和骨髓细胞性白血病发生率增加
	常常感染（特别是呼吸道）
	红细胞增多症（新生儿）

6．Down 综合征患儿的麻醉前评估应注意什么？

Down 综合征患儿的麻醉前评估应包括完整的病史和体格检查。麻醉评估应特别关注 Down 综合征涉及的器官。需要一套详细的系统化方法以应对手术中可能出现的问题。对这些患者进一步的评估取决于器官受累的程度。

Down 综合征患儿约 10%～20% 存在寰枢关节不稳定，这是围麻醉期需要关心的主要问题。有关与寰枢关节不稳定相关的神经系统异常见表 71.2。

寰枢关节不稳定的检查包括屈曲位、伸展位、中

表 71.2 寰枢关节不稳定相关的神经系统缺陷

步态异常
颈痛
斜颈
轻度肌无力
反射亢进
僵直状态

立位的颈椎侧位 X 线成像。寰齿间距常用于评价寰枢关节的活动度。测量方法为从第一颈椎前弓的后缘至齿状突的前缘。儿童正常的寰齿间距≤4.5 mm。

目前推荐寰枢关节不稳定的筛选检查应在 3～5 岁时进行，不再主张 3 年 1 次的颈椎 X 线随访。重要的是要获得可靠的病史和进行神经系统评估。当 Down 综合征患儿需全身麻醉时，必须注意使其颈椎处于中立位。

7. Down 综合征患儿接受磁共振时检查有哪些可行的麻醉选择?

术前用药有利于麻醉诱导，因此必须给予重视。可选择口服咪达唑仑。氯胺酮肌内注射也是适于 Down 综合征患儿的一种非常好的术前用药方法。但由于此例患儿有癫痫病史，因此不考虑使用氯胺酮作为术前用药。尽管业已证实，麻醉诱导时父母在场有所裨益，但是这也不能代替麻醉前给药。

如果气道检查正常，吸入麻醉诱导或经静脉诱导都是可行的。这例患儿可选择气管插管或喉罩全麻。丙泊酚输注镇静亦可考虑。在选择最佳麻醉方法上，Down 综合征患儿与任何其他患者类似。

8. Down 综合征患儿接受磁共振检查后有哪些麻醉后注意事项?

磁共振检查麻醉后注意事项与手术室中其他麻醉后管理相同。这例患儿可以在麻醉后恢复病房（PACU）或配备有监护仪和护士的磁共振恢复区接受观察。当达到出院标准后即可出院。由于许多磁共振检查是在门诊进行，所以必须告知其父母患儿出院后可能出现的问题以及应注意观察的情况。另外，必须告知患儿父母，如观察到任何不良反应应立即与医院联系。

（钟泰迪译　曾因明　丁文刚校）

推荐阅读

Coté C: Anesthesia outside the operating room. p. 571. In Coté C, Todres I, Goudsouzian N, Ryan J (eds): A Practice of Anesthesia for Infants and Children, 3rd edition. WB Saunders, Philadelphia, 2001

Gooden C, Dilos B: Anesthesia for magnetic resonance imaging. Int Anesthesiol Clin 41:29, 2003

Menon D, Peden C, Hall A, Sargentoni J, et al.: Magnetic resonance for the anaesthetist. Part I. Physical principles, applications and safety aspects. Anaesthesia 47:240, 1992

Mitchell V, Howard R, Facer E: Down's syndrome and anesthesia. Paediatr Anaesth 5:379, 1995

Patteson S, Chesney J: Anesthetic management for magnetic resonance imaging: problems and solutions. Anesth Analg 74:121, 1992

Peden C, Menon D, Hall A, Sargentoni J, et al.: Magnetic resonance for the anaesthetist. Part II. Anaesthesia and monitoring in MR units. Anaesthesia 47:508, 1992

Williams J, Somerville G, Miner M, Reilly D: Atlanto-axial subluxation and trisomy 21: another perioperative complication. Anesthesiology 67:253, 1987

第 12 部分

疼　　痛

病 例 72

急性术后疼痛

Joel M. Kreitzer, MD
Gordon Freedman, MD

患者，男，63岁，拟行剖腹探查术，若证实为结肠癌，则实施结肠切除术。多年前，患者曾行右全髋关节置换术，术后因为疼痛每4h肌内注射哌替啶75mg，但镇痛效果欠佳。患者今后还拟行左全髋关节置换术，未患有其他严重的疾病。在过去的2个月中，患者一直服用缓释吗啡、羟考酮和对乙酰氨基酚(盐酸羟考酮和对乙酰氨基酚片剂）以缓解左髋关节疼痛。从3周前诊断为结肠癌后，患者开始口服地西泮以消除焦虑情绪。

问题

1. 为什么患者术后疼痛过去未能得到充分的治疗？
2. 该患者的病史中，哪些因素可影响其术后疼痛的管理？
3. 术后疼痛影响哪些器官系统？
4. 疼痛的主要传入通路是什么？
5. 引起疼痛的主要化学介质有哪些？
6. 肌内注射阿片类药物的优缺点有哪些？
7. 该患者可用的术后镇痛方法有哪些？
8. 何谓患者自控镇痛？
9. 怎样确定经静脉患者自控镇痛装置输注阿片类药物的剂量和间隔时间？
10. 比较阿片类药物用于患者自控镇痛与肌内注射镇痛的优缺点有何不同？
11. 可以减轻患者术后疼痛的区域镇痛方法有哪些？其中哪种方法适用于该患者？
12. 注入硬膜外腔和蛛网膜下腔的阿片类药物通过什么机制产生镇痛作用？
13. 椎管内注射阿片类药物可能出现的副作用及其治疗措施有哪些？
14. 在硬膜外腔或蛛网膜下腔注射阿片类药物的优缺点有哪些？
15. 哪些阿片类药物和辅助药常用于硬膜外腔或蛛网膜下腔？
16. 何谓超前镇痛？它是否适用于该患者？

1. 为什么患者术后疼痛过去未能得到充分的治疗？

尽管有关疼痛的药物、治疗技术、相关知识和教育等诸多方面都取得了极大的进展，但是在全世界范围内急性和慢性疼痛仍然未能得到正确和充分的诊治和处理。在美国，由于对就医患者急性和慢性疼痛治疗的效果都欠佳，所以医院机构认证联合委员会(Joint Commission on the Accreditation of Hospital Organizations，JCAHO）已制定强制性规定，要求必须对患者的疼痛给予评估和治疗，而且对患者和医务人员都要进行有关镇痛治疗方法的宣教。

无论对急诊患者还是住院患者，疼痛特别是术后疼痛未能得到正确处理，导致目前对其术后疼痛不能正确处理的原因如下：对镇痛药物的药代学和药效学的认识不清，对阿片类药物的副作用心存恐惧，过去肌内注射阿片类药物的做法导致其药效的不可预期性，等等。其他一些需要纠正的认识上的误区还包括对所有病人都使用“标准化”剂量的镇痛药。目前的理论认为，个体化用药是最为安全和有效的镇痛方法。必须认识到，一个人难以判断出他人的疼痛程度，患者必须参与到镇痛的整个过程，对他/她自身的疼痛予以评估。

2. 该患者的病史中，哪些因素可影响其术后疼痛的管理？

患者术前的情绪和精神状态在很大程度上影响他/她在术后对疼痛的反应。恐惧、不确定感、无助感都是影响患者焦虑程度的因素。另外，精神状态（如抑郁）也可能加剧患者的术后疼痛。该患者过去曾有不当的术后疼痛治疗史，加上新近得知罹患癌症，可能加重其焦虑情绪，这样使得控制术后疼痛更加困难。另外，在手术前数月该患者就一直服用阿片类药物（羟考酮），也可能使其在术后对阿片类药物产生轻度耐受，而耐受则意味着需要更大的药物剂量才能达到临床所需的效果。

该患者应在术后的一段时期内继续服用苯二氮䓬类药物，以避免出现戒断症状。另外，考虑到其对阿片类药物的耐受，在术后应谨慎给予等效剂量的长效吗啡和更大剂量的阿片类药。如果可能的话，硬膜外腔给予阿片类药和局麻药，并辅以非阿片类药物，如酮咯酸（ketorolac，一种口服的非甾体类抗炎药物），可改善镇痛效果。

3. 术后疼痛影响哪些器官系统？

术后疼痛治疗不当可影响多个器官系统。胸部或上腹部手术后，术后疼痛可妨碍深呼吸、减少咳嗽和降低肺活量。这些因素导致患者发生肺不张以及肺排痰能力减弱，可能引起术后发热。胸腹部肌肉被动受压、反射性肌肉痉挛和气道过早闭合引起通气/血流比例失调，从而导致术后低氧血症。

疼痛使交感神经系统兴奋，引起儿茶酚胺（如肾上腺素和去甲肾上腺素）释放。这些胺类物质可引起心动过速和外周血管收缩，增加心脏负担。对于疼痛未得到充分控制的患者，心肌缺血、心律失常和高血压的发生率都增高。

上述交感神经递质的释放会对胃肠道系统产生不利影响，引起肠梗阻，降低胃动力。在使用阿片类药物时一定要考虑这些影响，因为该类药物可进一步抑制胃肠道的蠕动。

疼痛使膀胱括约肌张力增加，可能导致尿潴留。

近来人们对神经内分泌性疼痛应激反应进行了大量研究。术后疼痛能加快分解代谢，减慢合成代谢，引起机体整个代谢处于负氮平衡状态，氧耗增多和新陈代谢加快。这种应激反应会延缓创伤的愈合。另外，应激反应的激活还能使血液处于高凝状态，更容易产生血栓。

术后疼痛控制不佳，可使患者感到无助和沮丧，增加其焦虑情绪。

4. 疼痛的主要传入通路是什么？

外周疼痛受体激活引起躯体疼痛。有两种主要的皮肤伤害感受器：高阈值机械感受器（high-threshold mechanoreceptors , HTM）和多模式伤害感受器(polymodal nociceptor , PMN)。HTM 对机械刺激有反应，其感受野为 1 cm^2 。PMN 对机械、热、化学刺激有反应。HTM 通过有髓 Aδ 纤维传递快速发作的锐痛，速度为 5～25 m/s。PMN 通过无髓 C 纤维传递慢发作的钝痛，速度小于 2 m/s（图 72.1）。内脏痛则通过有髓鞘的 β 纤维传递。

这些神经纤维进入脊髓背角，终止于不同的

术后疼痛的生理效应

呼吸系统

↓ 深呼吸	通气/血流比例失调
↓ 咳嗽	低氧
↓ 肺容量	
胸腹部肌肉强直	
肌肉痉挛	
气道过早闭合	

心血管系统

↑ 儿茶酚胺	心肌缺血
↑ 心率	心律失常
血管收缩	高血压
↑ 心脏负荷	

胃肠系统

↓ 动力	肠梗阻

泌尿生殖系统

↑ 膀胱括约肌张力	尿潴留

代谢

↑ 分解代谢	↓ 伤口愈合

凝血系统

高凝状态	血栓形成，栓子

精神

无助
抑郁
焦虑

Rexed 板层。Aδ 和 C 纤维与第 V 板层的广动力域神经元（可被触摸或伤害性刺激激活）和第 I 板层的特异伤害性感受神经元形成突触。两种纤维都发出分支到脊髓灰质胶质层（第 II 和 III 板层），其抑制性中间神经元调制和感知伤害性刺激。

起源于第 V 和第 I 板层的神经元轴突交叉到对侧脊髓腹外层，并形成脊髓丘脑侧束上行。一些轴突终止于丘脑腹外侧核（新脊髓丘脑束），与投射到躯体感觉皮层的神经元形成突触。这些神经元与机体对疼痛的识别（区域、时程和强度）有关。另外，一些神经元轴突还投射到丘脑中核、髓质、脑桥、中脑和下丘脑（古脊髓丘脑束），它们与疼痛的情绪成分有关。

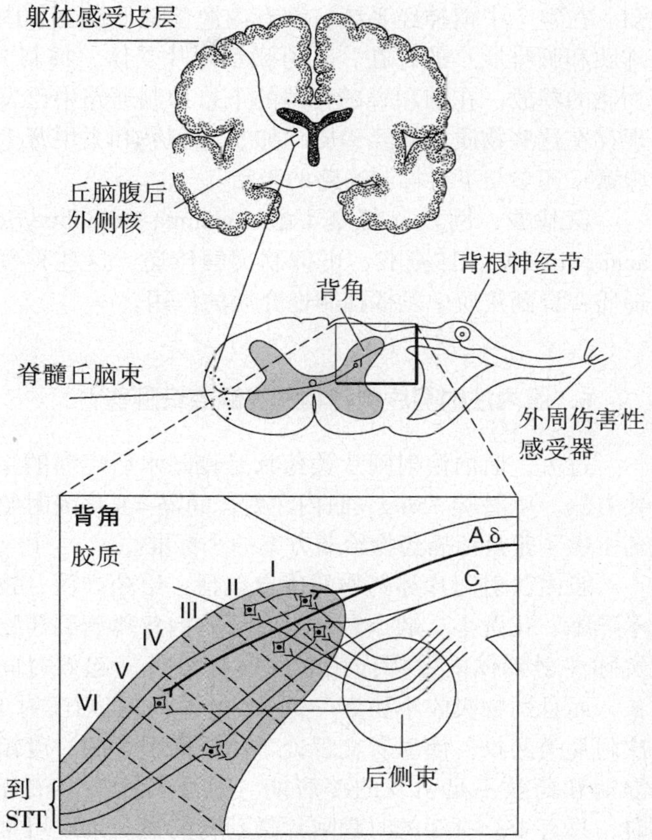

图 72.1　伤害性信号传入通路示意图。插入图：背角神经元内在联系。缩写符号：STT，脊髓丘脑束；Aδ，进入背角的 Aδ纤维；C，进入背角的 C 纤维。

5. 引起疼痛的主要化学介质有哪些？

对于外周疼痛受体，炎症递质，如 5- 羟色胺、组胺、缓激肽及前列腺素等均能降低伤害性感受器的阈值，使受体对疼痛致敏。阻断这些物质的生成，例如用 NSAID 减少前列腺素的生成，可以通过外周机制减轻疼痛。

在中枢，由 11 个氨基酸组成的 P 物质在脊髓背角被释放，激活脊髓丘脑束和其他上行传导束。外周的 P 物质在轴突释放，能扩张血管、使肥大细胞脱颗粒、刺激汗腺分泌，调节机体许多与疼痛有关的继发性变化。

另外，生理介质也能抑制机体对疼痛刺激的感知。在整个中枢神经系统，都有内源性镇痛肽（如内啡肽和脑啡肽）的存在，其可激活阿片受体，抑制P物质的释放。在脑和脊髓背角的下行抑制通路中已发现存在这些物质。神经递质（如5-羟色胺和去甲肾上腺素）还参与下行抑制通路的激活。

氨基酸，例如γ-氨基丁酸（gamma-aminobutyric acid，GABA）、甘氨酸，可抑制突触传递。这些神经递质在脊髓灰质中发挥抑制性介质的作用。

6. 肌内注射阿片类药物的优缺点有哪些?

过去，肌内注射阿片类药物是控制术后疼痛的主要方法。“哌替啶75mg，肌内注射，间隔4 h疼痛时给药1次”曾是镇痛药物给药方案的金标准。

肌内注射阿片类药物的优点包括：给药方便、技术熟练、花费小。缺点是从患者开始抱怨疼痛到药物实际注射到体内发挥作用之间时程较长，起效时间长，而且药物吸收不稳定。每3～4 h小时肌内注射1次阿片类药物，使患者交替处于镇痛药引发的过度镇静期和药效不足引发的疼痛期。肌注阿片类药治疗时，只有1/3～1/2的时程阿片类药物的血药浓度可维持在“镇痛治疗窗”水平，患者感觉舒适且没有不良反应。肌内注射阿片类药物的标准给药方案没有考虑到患者之间的镇痛药剂量差异。个体差异可导致达到镇痛效果的阿片类药物的血药浓度差异高达7倍。对于每个患者，达到充足镇痛的阿片类药物血药浓度各不相同，只有坚持个体化用药并不断调整用药剂量才能满足不同个体的需要。

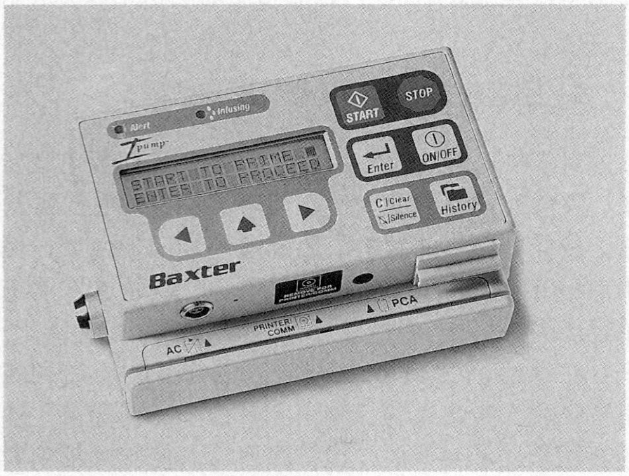

图 72.2 PCA泵。患者可通过按压给药按钮追加药物，该按钮与泵连接，图中未显示。(Reproduced with permission from Baxter Healthcare，Round Lake，Illinois)

7. 该患者可用的术后镇痛方法有哪些?

可用的术后镇痛方法包括：患者自控镇痛（patient-controlled analgesia，PCA）、椎管内（蛛网膜下腔或硬膜外腔）注射阿片类药物和局部使用麻醉药。另外，在外科伤口处局部浸润注射局麻药，其渗透作用可减轻术后急性疼痛。非阿片类止痛药物的使用，例如非甾体类抗炎药物，有减少阿片类药物用量的作用，只要与少量阿片类药物合用就能减轻患者疼痛，并且副作用少。

8. 何谓患者自控镇痛?

患者自控镇痛是患者通过静脉、硬膜外腔或皮下途径自我控制阿片类药物输注的方法。患者自控镇痛装置由连接定时装置的输注泵组成（图72.2）。患者按压泵上的按钮就能得到预定剂量的药物。下一个剂量必须经过事先预定的时间间隔（锁定时间）才能泵出。患者自控镇痛装置也能实现持续输注，被称为背景输注。虽然患者能决定什么时候自己输注药物治疗，但是医师规定了输注剂量和输注的频率。定量输注、反向闭环能够增强装置的安全性：血浆阿片类药物血药浓度过高使患者处于睡眠状态，这段时间按钮不能被按下；追加剂量要到血药浓度降低才会被输注。

患者自控镇痛装置的特征多样，但绝大多数都有报警装置，在通路堵塞、电池能量低、药物用尽或者将要用尽的时候报警。系统有读出显示装置，它能够显示患者的处方以及使用阿片类药物的情况。必须有开锁钥匙或键入镇痛泵的密码才能改变处方，这样做避免了未经同意擅自更改处方。另外，使用镇痛泵内的阿片类药物也必须使用钥匙和（或）密码。

9. 怎样确定经静脉患者自控镇痛装置输注阿片类药物的剂量和间隔时间?

成年人使用阿片类药物的常规剂量-间隔时间见表72.1。该表只能作为一个指导方针，不同的患者需要个体化给药。对于老年患者或者是患有严重肺部或肾脏疾病的患者，应取消背景输注，单次输注剂量要减少，锁定时间需延长。相反，对于年轻、健康或者对阿片类药物有耐受的患者，单次输注剂量和背景输注速率则需增加，锁定时间需缩短。

所用阿片类药物的选择取决于很多因素，包括医师对药物的熟悉程度、药物的价格和药物的效应。某些临床情况要求必须选用某种阿片类药物，而不是另外一种。例如对于哮喘患者，吗啡由于其组胺释放的倾向而不会成为首选药物。哌替啶不能常规用于术后，因为它可导致心动过速，其主要代谢物去甲哌替啶可降低癫痫的发作阈值。

对于应用有持续背景输注的 PCA 装置，医学界一直存有争议。反对者认为背景输注违反了 PCA 的设计理念——患者在需要时才给予药物，而支持者则认为背景输注能增强镇痛的效果。有研究（Sinatra et al., 1989）报道，剖宫产术后的患者使用背景输注能够增强镇痛效果，但同时恶心呕吐的发生率增加。也有研究(Parker et al.，1992）报道，妇产科患者使用背景输注并不能增强镇痛效果。虽然直觉上认为，背景输注可改善术后患者的睡眠，但和直觉相反，目前的研究表明背景输注并无此作用。

10. 比较阿片类药物用于患者自控镇痛与肌内注射镇痛的优缺点有何不同?

PCA 的设计理念是使患者体内阿片类药物的血药浓度维持在“治疗窗”水平，以保证患者在治疗时段内感觉舒适且不良反应较少。但是患者的“治疗窗”存在高度的个体差异性。肌内注射阿片类药物可导致药物浓度忽高忽低，而使用 PCA 的患者则能够获得个体化的阿片类药物的血药浓度，以达到满意的镇痛，从容避免了过度镇痛或镇痛不全的发生。PCA 的应用也给患者提供心理方面的支持，允许患者参与到其治疗过程中来，而不是盲目依赖于医务人员。

PCA 的便利之处还在于，在诸如咳嗽和搬动患者之类可能引发疼痛的动作之前，可以及时地增加镇痛药的剂量。在术后这段时间，与肌内注射阿片类药物实施镇痛的患者相比，使用 PCA 的患者使用阿片类药物的量要少得多，并且可避免肌内注射的疼痛。由于阿片类药物的总量减少，避免肌内注射大剂量的阿片类药物，所以阿片类药物的副作用，如镇静、恶心呕吐、呼吸抑制的发生均减少。花费在处理患者的呼叫、病情评估、核对医嘱、登记外出和注射药物的时间减少，因此护理效率得以提高。

下面讲述 PCA 的缺点。泵和用完即弃的管道十分昂贵。在使用前必须教导患者正确的使用方法。PCA 是维持镇痛的极好方法，但是在开始 PCA 治疗之前，要给予冲击剂量的阿片类药物以使患者舒适。不适当的剂量设置或泵故障均能导致剂量过高或剂量不足。虽然与肌内注射阿片类药物比较，副作用发生率降低，但是阿片类药物的副作用，如恶心呕吐、镇静、呼吸抑制等仍会发生。使用过度及滥用的潜在可能性仍然存在。

11. 可以减轻患者术后疼痛的区域镇痛方法有哪些？其中哪种方法适用于该患者？

局部麻醉中的区域镇痛技术十分宝贵，但是这种方法尚无充分应用于术后镇痛。在伤口用长效局麻药做简单的局部浸润麻醉能很大程度地减轻术后疼痛。通过阻滞手和手臂（臂丛神经阻滞）、腿（股神经或者腘神经）、胸和上腹部（肋间神经阻滞）的外周神经能提供术后长达 12 h 的镇痛，腹股沟疝术后阻滞髂腹股沟和髂腹下神经可达到术后镇痛的效果。近来留置导管进行外周神经阻滞或镇痛的技术又重被应用，这也大大扩展了这些方法的效用。应用上述方法镇痛

表 72.1　成年患者 PCA 泵常规给药方案

药物	背景输注速率 (mg/h)	单次推注剂量 (mg)	锁定时间 (min)
吗啡	1	0.7～1.5	6～10
氢吗啡酮	0.2	0.2～0.4	6～10
芬太尼	0.01～0.015	0.01～0.02	6～10
哌替啶	10	10～15	6～10

能避免出现椎管内给药引起的交感神经阻断及伴随出现的血压过低现象。

胸膜间置管在20世纪90年代用于单侧胸部或上腹部手术。放置导管于壁层和脏层胸膜之间，通过导管可注入局麻药到胸膜间隙。在此位置，局麻药浸泡肋间神经以及少部分的胸交感神经，可实现对这些神经分布区域的镇痛。这种方法已逐渐被弃用，主要是由于以下原因：导管放置困难、发生气胸的风险、局麻药血药浓度较高以及不能有效地与胸腔导管同时使用等。

与胃肠外途径（包括通过PCA泵给药）给予阿片类药物相比，经蛛网膜下腔和硬膜外腔给予阿片类药物，能得到更确切的镇痛效果，并且副作用的发生率也很低。与稀释的局麻药合用（例如0.1%布比卡因），可增强镇痛效果，减少阿片类药物的剂量（副作用的发生率随之降低）。不宜在硬膜外腔注射高浓度局麻药，以免引起运动阻滞和低血压反应。

该患者适用的方法有切口处的局部浸润麻醉和椎管内给予阿片类药物。虽然也可进行肋间神经阻滞，但是由于需要进行双侧和多根神经的阻滞，所以这种方法并不实用。

12．注入硬膜外腔和蛛网膜下腔的阿片类药物通过什么机制产生镇痛作用?

1979年，椎管内注入阿片类药物首次应用于临床。自那时起，它们被广泛应用于术后疼痛和慢性癌痛的治疗。注入椎管内的阿片类药物作用于脊髓背角胶状质的阿片受体，在外周疼痛信号进入脊髓到达大脑皮层前，抑制疼痛信号。因此，它在产生镇痛作用的同时，不伴有运动功能的丧失或自主神经阻滞以及椎管内注入局麻药导致的低血压。椎管内注入小剂量的吗啡能得到良好的镇痛效果，其血药浓度明显低于静脉给药。

与注入水溶性阿片类药物（如吗啡）相比，硬膜外腔注入脂溶性阿片类药物（如芬太尼）时，其血药浓度较高。多项试验研究表明，持续静脉输注和持续硬膜外腔输注芬太尼，在给药后18～24h患者体内的血浆药物浓度相似。因此，有学者提出疑问，硬膜外腔输注芬太尼的镇痛作用是源于其在脊髓水平的继发效应还是由于芬太尼的血药浓度升高而在脊髓以上水平引起镇痛效应。有研究(Salomaki et al, 1991)发现，对于开胸手术的患者，施行硬膜外腔输注芬太尼的确优于静脉输注芬太尼。在同等镇痛效果的前提下，前者使用的阿片类药物剂量较小，芬太尼的血药浓度较低，副作用的发生率较低。然而，对这一问题仍有争议。为了保证硬膜外腔输注芬太尼的效果，应该将硬膜外导管尖端放置在相当于手术部位中间位置的脊神经节段。研究者认为，如果运用得当，脂溶性的阿片类药物可在脊髓水平产生良好的镇痛作用。适宜的方法是将硬膜外导管尖端放置在手术区域中间位置的脊神经节段，谨慎给予低浓度芬太尼（即5 μg/ml）和局麻药（如0.1%布比卡因）。但长时间给药仍会引起血药浓度升高。有关这一点仍有争议。

13．椎管内注射阿片类药物可能出现的副作用及其治疗措施有哪些?

椎管内输注阿片类药物的副作用包括：呼吸抑制、恶心呕吐、瘙痒和尿潴留。呼吸抑制是比较严重的副作用。当发生严重呼吸抑制时，需静脉注射阿片类药物的拮抗剂（如纳洛酮）进行积极治疗，并给予通气支持。但是如果阿片类药物剂量适当，不应出现呼吸抑制这样的临床症状。近来有学者（Liu et al, 1999）对1030例硬膜外腔输注芬太尼和布比卡因进行术后镇痛的患者进行研究，结果表明发生呼吸抑制的比例为0.3%。

在首次椎管内输注阿片类药物后，最低限度要求每2～4 h监测病人的呼吸和镇静程度。呼吸抑制一般发生在开始给药后的2 h内（早期）或者是给药后24 h（晚期）。早期发生的呼吸抑制主要与使用脂溶性阿片类药物及它在血管内的二次吸收有关。晚期发生的呼吸抑制与使用水溶性阿片类药物及其通过脑脊液流动作用于大脑的呼吸中枢有关。

其他的副作用应该对症治疗。止吐药，例如甲氧氯普胺和昂丹司琼，最常用于治疗恶心呕吐。然而，腹部手术的患者在给予止吐药之前要排除腹内的病理情况。瘙痒可以用苯海拉明治疗。如果以上措施均失败，那么注射小剂量的纳洛酮1～2 μg/(kg·h)可以在维持镇痛作用的情况下减轻副作用。

一般蛛网膜下腔输注给药比硬膜外腔输注给药的副作用发生率高。脂溶性阿片类药物比水溶性阿片类药物的副作用发生率低。

硬膜外腔给予小剂量的局麻药可加强椎管内阿片

类药物的镇痛作用。可能出现运动功能阻滞、低血压和尿潴留等副作用，但发生几率很小。应用这种镇痛方法的患者在第一次下床之前要检查其下肢的运动力量。

14．在硬膜外腔或蛛网膜下腔注射阿片类药物的优缺点有哪些？

蛛网膜下腔注射阿片类药物的优点是给药方便、只需要小剂量的药物。虽然也能通过在蛛网膜下腔置管给药，但是目前普遍使用的是单次推注给药，因此尚不能通过滴定给药法来调整药物效应。另外，单次给药只能维持一定时间的镇痛作用，吗啡能持续作用 8～24 h。蛛网膜下腔注射阿片类药物较硬膜外腔给予阿片类药物的副作用发生率要高。

术后通过硬膜外腔持续输注阿片类药物是椎管内输注阿片类药物的首选方法。由于在硬膜外腔留置导管，因此可以实现多次小剂量给药或持续输注。在无菌操作的前提下，导管可保留数日，长时间持续用于镇痛。硬膜外腔 PCA 泵的应用使患者能在疼痛增强（如体位变动）之前自行追加给药。阿片类药物和局麻药合用可增强镇痛效果。

硬膜外腔输注阿片类药物的缺点包括：需要较大剂量的药物，使用脂溶性阿片类药物造成患者血浆麻醉药浓度较高。留置的导管可能会进入脑脊液或血管中，有发生并发症的风险。留置导管可能会成为感染源。如果患者在术后应用抗凝血剂，那么留置的导管必须在给药前或在药物效应的安全期之内拔除。如果术后患者出现凝血功能障碍，必须衡量利弊，作出是否拔除导管的决定，以防形成血栓和硬膜外腔血肿。必须使用无其他侧孔或端口的导管，以避免药物不能正确地进入硬膜外腔。另外，对于某些患者，例如肥胖或者驼背的患者，可能会出现硬膜外腔置管困难。

椎管麻醉的优缺点

蛛网膜下腔	**硬膜外**
优点	优点
管理简单	不受时间限制
剂量较小	患者自控（PCA）
缺点	缺点
不能够滴定给药	需要剂量大
受时间限制	导管移动
副作用较大	感染
	置入困难

15．哪些阿片类药物和辅助药经常用于硬膜外腔或蛛网膜下腔？

吗啡和芬太尼是最常用于椎管内镇痛的阿片类药物。由于吗啡作用时间长，所以是蛛网膜下腔镇痛的首选药物。虽然吗啡和芬太尼也可用于硬膜外腔镇痛的单次给药，但是通常用于连续输注，以能提供持续的可调控的镇痛作用。芬太尼起效快，作用时间短，消除迅速，被广泛应用于硬膜外腔镇痛。氢吗啡酮（hydromorphone）这种阿片类药物作用时间介于吗啡和芬太尼之间，目前已有椎管内输注该药的临床报道。

目前治疗的原则是用最小剂量的药物达到最佳的镇痛效果，并且副作用的发生率最低。表 72.2 列举了

表 72.2　成年患者椎管内常规给药方案

给药途径、药物	剂量（mg）	起效时间（min）	持续时间（h）
蛛网膜下腔			
吗啡	0.1～0.7	30	8～24
硬膜外腔			
吗啡	4～10	30～60	6～24
持续输注	0.1～0.5 mg/h		
芬太尼	0.05	5～10	3～6
持续输注	0.02～0.08 mg/h		

药物的常用剂量。

为了增强镇痛效果，通常将0.0625%～0.1%的布比卡因加入到持续输注的芬太尼中。即使布比卡因浓度很低，仍然可能发生部分感觉功能、自主功能和运动功能障碍，所以在患者走动前要确定这些功能已经恢复。目前已有关于硬膜外腔输注可乐定治疗术后疼痛的研究。虽然它是一种有效的镇痛药，但是由于会伴有低血压，所以推广应用受到限制。

16. 何谓超前镇痛？它是否适用于该患者？

超前镇痛（preemptive analgesia）是指在疼痛刺激之前即给予镇痛治疗从而使患者在术后不感到疼痛的方法。该方法的依据是“中枢神经系统的紧发条”（central nervous system wind-up）理论，即如果脊髓持续接受疼痛刺激，其兴奋性升高，对其后的强度较弱的刺激也易于产生疼痛反应。目前已经研究了不同的镇痛方式，例如术前用非甾体类抗炎药提供外周镇痛，局部麻醉药阻滞外周神经或椎管内阻滞以阻止疼痛信号向脊髓的传递，也可通过静脉给予大剂量的麻醉药使得皮层的感知迟钝。

遗憾的是，目前还未研究出腹部手术超前镇痛的可靠方法。只有少量研究结果表明，椎管内注射阿片类药物可进行超前镇痛，但是尚无更大范围的研究来支持和确证其效果。近来有学者进行研究（Aida等，1999），在术前分别将硬膜外导管放置在不同部位（上肢手术放置在颈部，腹部手术放置在下胸部，下肢手术放置在腰部等），在切皮前注入适当剂量的局麻药引出麻醉平面。结果表明，该方法在肢体手术和乳房切除术患者有超前镇痛效果，但在腹部手术病人未观察到此效应。因此该学者认为，为了得到确切的超前镇痛效果，必须阻滞所有进入脊髓的传入神经，但是由于某些信号通过迷走神经传入，硬膜外腔给药不能阻断，所以难以获得可靠的超前镇痛效果。

关于超前镇痛仍有许多的问题有待回答。最主要的就是超前镇痛在临床上是否可行？如果可行，通过什么方式来施行？也许一个简单的操作，如在手术刺激前，硬膜外腔给予适量局麻药，能产生超前镇痛作用。但极有可能在实践中会发现，必须同时考虑到中枢和外周两种方法才能达到超前镇痛。另外一个问题是，是否在手术刺激前的单次给药即能产生足够有效的超前镇痛，还是在整个手术过程中乃至术后都需要持续进行。

（朱珊珊译　曾因明　丁文刚校）

推荐阅读

Aida S, Baba H, et al.: The effectiveness of preemptive analgesia varies according to the type of surgery: a randomized, double-blind study. Anesth Analg 89:711, 1999

Beattie WS, Badner NH, Choi P: Epidural analgesia reduces post-operative myocardial infarction: a meta-analysis. Anesth Analg 93:853, 2001

Crews JC: Acute pain syndromes. p. 169. In Raj PR (ed): Practical Management of Pain, 3rd edition. Mosby, St. Louis, 2000

Ellis DJ, Millar WL, Reisner LS: A randomized double-blind comparison of epidural versus intravenous fentanyl infusion for analgesia after cesarean section. Anesthesiology 72:981, 1990

Liu SS, Allen HW, Olsson GL: Patient-controlled epidural analgesia with bupivacaine and fentanyl on hospital wards. Anesthesiology 88:688, 1998

Luper KA, Ready LB, Downey M, et al.: Epidural and intravenous fentanyl infusions are clinically equivalent after knee surgery. Anesth Analg 70:72, 1990

Miaskowski C, Crews J, et al.: Anesthesia-based pain services improve the quality of postoperative pain management. Pain 80:23, 1999

Norris EJ, Beattie C: Double-masked randomized trial comparing alternative combinations of intraoperative anesthesia and post-operative analgesia in abdominal aortic surgery. Anesthesiology 95:1054, 2001

Owen H, McMillan V, Rogowski D: Postoperative pain therapy: a survey of patients' expectations and their experience. Pain 41:303, 1990

Parker RK, Holtman B, White PF: Effects of a nighttime opioid infusion with PCA therapy on patient comfort and analgesic requirements after abdominal hysterectomy. Anesthesiology 76:362, 1992

Rawal N: Ten years of acute pain services: achievements and challenges. Reg Anesth Pain Med 24:68, 1999

Ready LB: Acute pain: lessons learned from 25,000 patients. Reg Anesth Pain Med 24:499, 1999

Salomaki TE, Laitinen JO, Nuutinen LS: A randomized double-blind comparison of epidural versus intravenous fentanyl infusion for analgesia after thoracotomy. Anesthesiology 75:790, 1991

Sinatra R, Chung KS, Silverman DG, et al.: An evaluation of morphine and oxymorphone administered via patient-controlled analgesia (PCA) or PCA plus basal infusion in post-cesarean-delivery patients. Anesthesiology 71:502, 1989

Thomas T, Robinson C, et al.: Prediction and assessment of the severity of post-operative pain and of satisfaction with management. Pain 75:177, 1998

Woolf CJ, Chong M: Preemptive analgesia: treating postoperative pain by preventing the establishment of central sensitization. Anesth Analg 77:362, 1993

病例 73

腰背痛

Gordon Freedman, MD
Joel M. Kreitzer, MD

患者，男，42岁，因腰背痛来疼痛门诊就诊。患者在移动家具后出现腰背疼痛，并向右腿外侧放射，通过膝部直至足部。经过卧床休息以及非甾体类抗炎药治疗，患者疼痛有所缓解。计算机体层摄影扫描显示 L_4～L_5 节段髓核脱出。其余均为正常。

问题

1．腰背痛的发病率如何？
2．腰背痛的鉴别诊断有哪些？
3．髓核脱出的典型表现是什么？
4．髓核脱出与椎管狭窄临床表现的区别有哪些？
5．肌筋膜综合征（扳机点）的发病机制及治疗方法是什么？
6．骶髂关节病的症状及体征是什么？治疗方法有哪些？
7．何谓关节面？有哪些病理改变？
8．硬膜外腔注射类固醇的作用机制是什么？
9．椎间盘断裂（internal disc disruption, IDD）的发病机制和诊疗方法是什么？
10．治疗腰背痛的口服药物有哪些？
11．何谓难治性背痛综合征？治疗方法有哪些？

1．腰背痛的发病率如何?

目前，腰背痛已成为一种常见疾病，是患者就医的第二大原因，这类患者占总出院患者的3%。据估计，在美国有17%的人长期患有腰背痛，85%的人曾在一段时间内患有腰背痛。

2．腰背痛的鉴别诊断有哪些?

腰背痛可由许多疾病引起。肌肉疾病为最常见原因，常表现为肌筋膜综合征，体格检查时可发现典型的触发点。常见的骨骼疾病包括脊柱退行性疾病（骨关节炎）、椎间盘疾病（髓核脱出）、关节疾病（关节突综合征及骶髂关节炎）。风湿性及其他类型的炎性关节炎也可以引起腰背痛。不太常见的骨骼疾病包括骨代谢疾病（骨质疏松症）、肿瘤、感染性疾病（骨髓炎）、外伤（骨折）或先天性疾病（脊柱侧弯）。椎间盘脱出、骨赘、肿瘤或者轴突的炎性（带状疱疹）或瘤性（硬膜内和硬膜外的肿瘤）也都可因刺激神经而引起神经源性腰背痛。腰背痛也可由腹腔内/胸腔内疾病（例如主动脉瘤、胰腺癌、胰腺炎、下叶肺炎、肉瘤、淋巴瘤等）或者涉及胃肠道或泌尿系统的内脏疾病引发。由于需要进行大量的鉴别诊断，所以必须对腰背痛的病因进行彻底的研究及评价。

腰背痛的鉴别诊断

肌肉疾病
- 肌筋膜综合征

骨骼疾病
- 脊柱退行性疾病（骨关节炎）
- 关节疾病（髓核脱出）
- 风湿性及其他类型的炎症性关节炎
- 代谢疾病（骨质疏松症）
- 肿瘤
- 感染（骨髓炎）
- 创伤（骨折）
- 先天性疾病（脊柱侧凸）

神经源性
- 间盘突出
- 骨赘
- 炎症（带状疱疹）
- 肿瘤（硬膜内和硬膜外的肿瘤）

胸腔内 / 腹腔内疾病
- 主动脉瘤
- 胰腺癌 / 胰腺炎
- 下叶肺炎
- 肉瘤
- 淋巴瘤

涉及泌尿生殖系统或胃肠系统的内脏疾病

3．髓核脱出的典型表现是什么?

罹患椎间盘突出病人的平均年龄在30～50岁。疼痛主要表现为背痛及小腿后部痛，且通常在提重物后发作。疼痛是由于神经根受到机械压迫或退化的椎间盘释放出的物质（例如磷脂酶A）导致化学损伤引起。受累的神经根决定了患者疼痛的分布。弯腰、咳嗽或打喷嚏都会引起疼痛加重，而休息及卧床后疼痛则会缓解。神经受累的程度及广度决定了患者是否出现感觉缺失及运动障碍，而肠道或膀胱功能障碍却实属罕见。计算机体层摄影扫描（computed tomography，CT）或磁共振成像（magnetic resonance imaging，MRI）检查对诊断非常重要。但影像学资料必须结合患者临床症状，因为影像学呈阳性表现时患者并不一定出现临床症状。

体格检查时，压迫患者腰骶丛可以使疼痛加剧。因此，诸如Bowstring征（压迫腘窝引起根性疼痛）、Gowers征（继发于足背屈的根性疼痛），以及直腿抬高诱发的根性疼痛等阳性试验结果均提示神经激惹的存在。

4．髓核脱出与椎管狭窄临床表现的区别有哪些?

椎管狭窄主要见于老年病人，因关节面背部扩大、骨性关节炎骨赘形成、黄韧带肥大、椎间盘膨出等而发病。这些结构压迫神经根或马尾产生典型的腰背痛。椎管狭窄病人可出现神经性跛行，行走时腿部疼痛，坐位及休息后疼痛减轻。神经性跛行不同于脉管性跛行，前者患者取坐位时疼痛减轻，而后者患者停止行走时疼痛可减轻。

与椎间盘病变引起的疼痛不同，椎管狭窄性疼痛可在坐位屈曲腰背时减轻。椎间盘源性疼痛的特征是腰背后伸时疼痛减轻，前屈时加重。椎间盘源性疼痛与椎管狭窄性疼痛的另一不同点在于椎管狭窄性疼痛及神经功能缺失可扩散至几个皮区，而髓核脱出则是只影响到特定皮区的局限性疾病。慢性轻度不适为椎管狭窄的特征表现，并逐渐加重。相反，椎间盘源性疼痛特征性表现为急性起病和严重的神经根疼痛。

CT 或 MRI 检查可最终确诊。影像学检查必须结合临床表现。

髓核脱出与椎管狭窄

髓核脱出	椎管狭窄
年龄相对较小	年龄相对较大
疼痛急性发作	疼痛慢性发作
皮区分布性疼痛	多区域痛
仰卧位疼痛减轻	坐位疼痛减轻
腰椎屈曲时疼痛增加	腰椎屈曲时疼痛减轻

5．肌筋膜综合征（扳机点）的发病机制及治疗方法是什么？

患病人群中 50%以上的的患者存在扳机点。急性肌肉劳损或慢性重复性运动可造成组织损伤和肌浆网释放钙离子，从而导致肌纤维的局限性持久性挛缩。肌筋膜综合征病人存在分散的定位清晰的痛点和压痛点。触诊紧张的肌肉块可引起疼痛反应（跳跃征）。

治疗方法包括氯乙烷喷雾及手法伸展治疗、扳机点加压注射局部麻醉药、按摩疗法、经皮神经电刺激（transcutaneous electrical nerve stimulation, TENS）及针灸疗法。

6．骶髋关节病的症状及体征是什么？治疗方法有哪些？

骶髂关节是由强有力的韧带包围形成的滑膜关节。关节劳损和退化引起疼痛及运动受限。触诊关节引起疼痛。抬腿时关节固定。移动关节的动作，例如 Gaensler 试验（伸展）或 Faber Patrick 试验（外旋）可导致疼痛。

骶髂关节疾病的治疗主要是向关节腔内及周围注射局部麻醉药加类固醇或单纯使用局部麻醉药。物理疗法可帮助受限运动功能的恢复。

7．何谓关节面？有哪些病理改变？

关节面是椎骨后面成对存在的一种典型的滑膜关节。滑摸炎及关节退化可引起关节局部压痛以及臀部、腿后外侧的牵涉痛。

关节面疾病、骶髂关节炎，腰骶神经根病变引起的疼痛非常相似。小关节疾病的诊断只能通过全面的体格检查结合放射影像检查才能确定。

治疗主要为向小关节内注射局部麻醉药及类固醇类药物。支配关节的神经内侧支的射频消融神经松解术可获得长期疗效。

8．硬膜外腔注射类固醇的作用机制是什么？

神经根性疼痛主要由直接创伤或化学刺激所致的神经炎症引起。注射到硬膜外腔的类固醇可起到对神经根的抗炎作用。通常每 2 周内需要进行 3 次注射治疗。类固醇类药物（如甲基泼尼松龙 80 mg）可稀释到 10ml，加入或不加入局部麻醉药，注射到硬膜外腔。据报道，此疗法用于治疗持续时间短于 6 个月的神经根性腰背痛，成功率超过 80%。

大量病例表明，此疗法比较安全。并发症主要有穿破硬脊膜、水盐潴留、充血性心力衰竭、高血糖、硬膜外脓肿和出血。

如果根性疼痛具有特定的分布区域，可在透视导向下，应用局部麻醉药及类固醇进行选择性单一神经根阻滞。

9．椎间盘断裂（internal disc disruption, IDD）的发病机制和诊疗方法是什么？

IDD 是由于慢性反复或急性损伤引起椎板骨折，导致椎间盘不同程度的撕裂。神经末梢可生长进入椎间盘内，并受撕裂口漏出的髓核内化学物质刺激而致敏。临床上，患者表现为有中轴线的带状背痛。MRI 有助于诊断，但受累椎间盘的 X 线照片结合患者临床表现对诊断具有更高的敏感性和特异性。

治疗包括盘内电-热凝固术（intra-discal electro-thermocoagulation, IDET），如果脊柱不稳可行脊柱融合术。有关IDET的机制存在多种学说。它可能会去除椎间盘的神经支配，改变神经介质的致敏性或者通过凝固椎间盘内胶质关闭撕裂口。

10. 治疗腰背痛的口服药物有哪些？

非甾体类抗炎药（nonsteroidal anti-inflammatory drug，NSAID）常被用来治疗腰背痛。其作用包括抗炎及镇痛。前列腺素可引起感受疼痛的伤害性感受器致敏，增强缓激肽的致痛作用。通过抑制环氧合酶（cyclo-oxygenase, COX），NSAID可抑制前列腺素合成，产生镇痛作用。

NSAID的不良反应包括胃刺激、肾功能不全、血小板抑制、肝功能障碍及耳鸣等。已研发出新型COX-2特异性抑制剂，它保留了COX-1抑制剂镇痛、抗炎及对胃的有益作用（即增加胃血流、增加胃保护性黏液分泌、降低胃酸分泌），减少胃溃疡及胃出血等不良反应的发生。

三环类抗抑郁药（tricyclic antidepressant drug，TCA）可作为镇痛治疗的辅助用药。它可降低5-羟色胺及去甲肾上腺素的再摄取，而这两种物质则是脊髓内下行抑制系统疼痛调制通路的神经递质。因此，TCA本身就具有镇痛效应。TCA的其他作用包括镇静（获得良好夜间睡眠）、增强阿片类药物的镇痛作用、改善情绪等，也可用于疼痛的治疗。如果疼痛属于神经病理性疼痛，那么抗惊厥药可改善患者的症状。

11. 何谓难治性背痛综合征？治疗方法有哪些？

难治性背痛综合征（failed back syndrome, FBS）是指腰部手术后患者不能从事日常活动和（或）丧失疼痛主诉的一种临床综合征，发病率在15%～30%。FBS的病因包括外科手术、诊断性治疗操作的并发症（瘢痕形成）、误诊、不适当的手术及其他原因。

治疗重点在于减少神经根周围的炎症和（或）减少可能刺激神经根的瘢痕组织。已经用于治疗FBS的疼痛治疗方法包括：

- 应用局部麻醉药及类固醇类药物行选择性神经根阻滞
- 在外科瘢痕部位上下经硬膜外腔/骶管注射类固醇类药物
- 硬膜外腔松解术，可松解硬膜外腔的粘连。应用前端有螺旋导丝的导管进行物理松解或注入大容量的类固醇类药物、透明质酸或局部麻醉药进行化学松解。另外，也可以使用高张生理盐水，它具有抗炎及局部麻醉双重作用。
- 硬膜外腔镜（epiduroscopy）检查，可在直视下进行硬膜外腔的粘连松解术，并直接注入特定类固醇类药物
- 脊髓刺激也用于治疗FBS，但成功率却变化无常。患者选择恰当时，50%的患者在植入刺激器后，疼痛减轻50%。
- FBS患者经常会长期服用镇痛药，并联合应用一些效果更确切的有创性治疗。

（朱珊珊译　曾因明　周华成校）

推荐阅读

Abram SE: Treatment of lumbosacral radiculopathy with epidural steroids. Anesthesiology 91:1937–1941, 1999

Benzon HT: Epidural steroid injections for low back pain and lumbosacral radiculopathy. Pain 24:277–295, 1986

Czerniecki JM, Goldstein B: General considerations of pain in the low back, hips and lower extremities. pp. 1475–1507. In Loeser JD (ed): Bonica's Management of Pain, 3rd edition. Lippincott Williams and Wilkins, Philadelphia, 2001

Dipalma JR, Digregorio J: Management of low back pain by analgesics and adjuvant drugs. Mt Sinai J Med 58:101–108, 1991

Haldeman S: Differential diagnosis of low back pain. pp. 227–248. In Kirkaldy-Willis WH, Bernard TN Jr. (eds): Managing Low Back Pain, 4th edition. Churchill Livingstone, New York, 1999

Loeser JD, et al.: Low back pain. pp.1508–1564. In Loeser JD (ed): Bonica's Management of Pain, 3rd edition. Lippincott Williams and Wilkins, Philadelphia, 2001

病例 74

带状疱疹后神经痛

Joel M. Kreitzer, MD
Gordon Freedman, MD

患者，女，73 岁，既往曾患淋巴瘤。此次罹患急性带状疱疹病毒感染，病变累及 T_9～T_{10} 支配的左侧皮区。起初表现为患侧皮肤的水疱及脓疱，约 2 周后结痂愈合。愈合后 3 周，先前感染部位皮肤出现严重的烧灼样疼痛。

问题

1. 急性带状疱疹感染的发病机制是什么？
2. 急性带状疱疹感染的临床表现是什么？
3. 何谓带状疱疹后神经痛（postherpetic neuralgia，PHN）？
4. 哪些人易患 PHN？
5. PHN 的临床表现是什么？
6. 哪些药物可以治疗 PHN？其作用机制是什么？
7. 哪些有创性治疗手段可以治疗 PHN？
8. PHN 可以预防吗？

1. 急性带状疱疹感染的发病机制是什么?

急性带状疱疹由水痘病毒感染引起。该病毒是目前发现的最小的双链 DNA 疱疹病毒，经常在儿童期由呼吸道侵入人体内，从而引起水痘。在儿童，本病常呈良性，且病程不长；但成人一旦感染，则病情严重。水痘病毒可通过病毒血症而造成全身播散，引发患者面部、喉部及四肢的皮疹。初次感染，病毒可侵入脊髓背根神经节，并在此处转入休眠状态。日后一旦机会成熟，它可能会重新活化。诱发该病毒活化的因素众多，但在大多数带状疱疹病例，确切原因至今尚不得而知，可能与人体的衰老、应激、癌变、免疫缺陷和类固醇的使用等有关。激活的病毒在脊髓背根神经节内复制，并且沿感觉神经蔓延至皮肤，引起急性带状疱疹感染。

2. 急性带状疱疹感染的临床表现是什么?

带状疱疹感染发病时的典型表现为受累处皮肤的刀割样或烧灼样疼痛。在此期间，患者还可伴有某些流感症状，如发热或不适感等。几天后，皮损开始暴发出现，表现为红斑状水疱及脓疱。皮损往往沿胸部一个或多个皮区蔓延，并且总是单侧发生，不会越过中线。皮损也可出现于三叉神经的眼支支配区及颈部皮区，腰骶部皮区比较少见。4 周后皮损结痂愈合，有时遗留瘢痕。皮损往往还同时伴有烧灼样疼痛，也有部分病人表现为持续性疼痛和痒痛。在有些患者中，轻触患区会引起其疼痛加重。

3. 何谓带状疱疹后神经痛（posttherpetc neuralgia，PHN)?

PHN 是指急性带状疱疹感染处出现剧烈疼痛的现象。关于 PHN 的准确定义尚存在许多争议，尤其是急性带状疱疹在何时转化为 PHN 争论更大。部分学者认为皮损发作后持续存在 4 周的疼痛为 PHN，还有部分学者则认为皮损愈合后患处遗留的疼痛即为 PHN。

4. 哪些人易患 PHN?

在急性带状疱疹病人中，PHN 的发病率为 5%～10%。带状疱疹患者的年龄越大，患 PHN 的几率就越高，70 岁以上急性带状疱疹患者发生 PHN 的几率大于 70%。另外，急性带状疱疹的发病年龄越大，PHN 持续的时间就越长。有研究认为，病程越长，疼痛越剧烈的急性带状疱疹感染其发生 PHN 的几率就越高。因此，建议采用包括疼痛治疗方法在内的强力治疗措施来治疗急性疱疹感染（见问题 8)。

5. PHN 的临床表现是什么?

PHN 表现为急性疱疹期皮损处的疼痛。尽管在急性疱疹期，脓疱和水疱已经愈合，但局部仍可见瘢痕遗留。疼痛局限于体表一侧，不会越过中线，并且部位与急性疱疹期的皮损处基本一致。胸部和三叉神经眼支支配区皮肤最容易受累，腰骶部皮肤次之。然而，疼痛出现的部位有时也散在分布于不同的小区域或超出疱疹原发的皮肤区域。患者关于疼痛的描述各种各样，从轻微疼痛、酸痛、剧烈疼痛、烧灼样痛到刀割样疼痛，程度不等。疼痛呈持续性或者间断性，可由触碰、活动或者压迫引发。有的患者主诉患处存在感觉过敏（对刺激的敏感性增加）、痛觉过敏（对伤害性刺激的痛觉增强）或异常性疼痛（对非伤害性刺激产生疼痛），有时甚至表现为麻木区域的疼痛。PHN 的疼痛有时会非常剧烈，以致引起患者自杀，因此 PHN 是老年人自杀的常见原因之一。

各种不同类型疼痛的存在意味着疼痛的发病机制复杂多样，包括外周神经末梢的敏化或缺失，周围轴突和背角神经元的损伤，外周传入神经的异常冲动，慢性炎症细胞对外周神经的浸润，以及中枢神经系统的损伤等。另外，有研究者认为，中枢神经系统“紧发条”现象发生，可导致疼痛区域的扩大和痛觉过敏。

6. 哪些药物可以治疗 PHN? 其作用机制是什么?

由于带状疱疹后神经痛的发病原因众说不一，故许多不同种类的药物被用于 PHN 的治疗当中，并取得了程度不等的疗效。总的来说，PHN 的药物治疗方法目前尚无一个规范化的标准，因此医师必须尝试给予患者不同的药物配伍来观察疗效。目前，惟一被美国食品与药品管理局（Food and Drug Administration，FDA）认可的 PHN 治疗药物是 5%利多卡因贴膜(Lidoderm，Endo Pharmaceutical，Chadds Ford，Pennsylvania）。将贴膜贴于患处并保留 12 h，然后间隔 12 h 再敷新贴，并连续使用 3 贴。尽管其确切的作用机制尚不清楚，但是该药确实有助于减少外周神经末梢的异常冲动。

最常用的 PHN 治疗药物包括三环类抗抑郁药（tricyclic antidepressant agent，TCA）和抗癫痫药。在多项研究中，TCA 类药物，尤其是阿米替林，显示出了良好的疗效，其作用机制是阻断中枢神经系统对 5-羟色胺和去甲肾上腺素的再摄取，以增强中枢神经系统下行抑制通路的作用。此类药物一般是在夜间服用，从小剂量开始，逐渐加大剂量至起效或副作用出现。其副作用包括镇静、口干或尿潴留等。疱疹后神经痛的患者大多饱受失眠的困扰，夜间服用 TCA 类药物，可以发挥很好的镇静作用。

抗癫痫药也经常用于 PHN 的治疗。抗癫痫药是一系列不同作用机制的药物的统称，加巴喷丁是治疗 PHN 的常用抗癫痫药物。该药物与 GABA 类似，其作用机制目前尚不清楚，但可能与加快兴奋性神经递质谷氨酸盐的代谢有关。总之，这种药物有较好的耐受性，最常见的副作用为镇静，通常见于老年患者。老的抗癫痫药，例如苯妥英钠和卡马西平，也应用于神经痛的治疗，然而由于口碑不佳的副作用以及药物间的相互作用，该类药物的应用已越来越少。还有一些新型的抗癫痫药物（拉莫三嗪，奥卡西平）也被应用于 PHN 的治疗，但尚无大量研究证实其疗效。

非甾体类抗炎药和阿片类药也经常用于治疗 PHN。非甾体抗炎药通过减少外周神经末梢前列腺素含量达到去敏化而发挥止痛作用；阿片类药物通过结合大脑和脊髓中的阿片受体刺激下行抑制通路而发挥作用。目前，将阿片类药物应用于 PHN 的治疗已慢慢被人们所接受，因为越来越多的文献指出，恰当地应用阿片类药物是安全和有效的。近期一项研究显示，长效羟考酮可有效治疗 PHN。有关应用非甾体类抗炎药是否可预防因外周机制所引起的疼痛，目前尚缺乏足够的文献支持。

其他的药物还有辣椒素软膏、巴氯芬、静脉用利多卡因以及美西律等，同样也鲜有文献支持上述任一药物的确切疗效。还需要不断尝试不同的联合用药方法，直至获得满意疗效为止。

7. 哪些有创性治疗手段可以治疗 PHN?

一直以来，各种各样的有创性疗法已被用于 PHN 的治疗；然而迄今为止，尚未有任何一种方法被证明是完全有效的。在现有文献中，由于缺乏随机对照的试验研究，使人无法得出此种疗法比彼种疗法更有效的结论。有人曾经运用交感神经阻滞的方法来治疗 PHN，但其疗效尚缺乏大规模研究的支持。一些医师还使用局麻药和激素对疼痛部位进行浸润注射，可立即止痛，并期望能通过激素对外周神经末梢的作用达到治疗效果。躯体神经阻滞只能起到短暂的止痛效果，而达不到长时间的镇痛作用。最近，日本的一项研究显示鞘内注射甲泼尼龙和利多卡因可以获得令人满意且持续的镇痛效果；然而，该研究结果尚存在疑问，且此疗法也尚未获得广泛的认可。有关其他一些治疗方法如脊髓电刺激和背根神经切断术的疗效，学界也尚未获得统一的结论。

8. PHN 可以预防吗?

如前所述，急性带状疱疹感染持续的时间越长，疼痛越剧烈，PHN 的发病率就越高。因此，通过在急性疱疹期施行对症治疗来降低 PHN 的发病率是非常有意义的。然而，正如许多与 PHN 相关的问题一样，上述观点尚无得到大规模研究的印证。有些小规模的试验研究表明，对于急性带状疱疹患者，早期给予口服镇痛药和口服抗病毒药物如伐昔洛韦是非常有意义的。尚未发现在急性疱疹感染期口服类固醇激素能够降低 PHN 发病率。

在疱疹急性发作期应用交感神经阻滞是另一个有争议的问题。其焦点在于该方法能否减轻 PHN 的疼痛程度，而认为这种方法有效的人目前还为数不多。也有人认为，施行交感神经阻滞时，若操作得当则危险性较小，且有可能减轻 PHN，所以建议在急性带状疱疹感染的早期就采用该方法。

（傅志俭译　宋文阁　周华成校）

推荐阅读

Ali NM: Does sympathetic ganglionic block prevent postherpetic neuralgia? Reg Anesth Pain Med 20:227–233, 1995

Galer BS, Argoff CE: Zoster and postherpetic neuralgia: pain mechanisms and current management. p. 115. In Aronoff GM (ed): Evaluation and Treatment of Chronic Pain, 3rd edition. Lippincott Williams and Wilkins, Philadelphia, 1998

Kotani N, Kushikata T, Hashimoto H, et al: Intrathecal methylprednisolone for intractable postherpetic neuralgia. N Engl J Med 343:1514–1519, 2000

Rowbotham MC, Peterson KL: Zoster-associated pain and neural dysfunction. Pain 93:1–5, 2001

Watson CP, Babul N: Efficacy of oxycodone in neuropathic pain: a randomized trial in postherpetic neuralgia. Neurology 50:1837–1841, 1998

病例

75 复杂性区域疼痛综合征

Gordon Freedman, MD
Joel M. Kreitzer, MD

患者，女，39岁，从事秘书职业，平素身体健康。一年前，患者工作时不慎绊倒，摔伤右臂，10天后即感到掌面至右前臂中部剧烈烧灼样痛，同时伴有前臂肿胀，局部皮肤呈现间断性红白交替现象。患处皮肤痛觉过敏，日常接触均可引起疼痛，以致患者无法穿长袖衣服。患者右前臂功能受限，并且情绪低落。

问题

1. 何谓Ⅰ型和Ⅱ型复杂性区域疼痛综合征（complex regional pain syndrome，CRPS）？
2. CRPS 的病理生理学说是什么？
3. CRPS 的分期方法是什么？
4. CRPS 的症状和体征是什么？
5. 如何诊断 CRPS？
6. 哪些神经阻滞方法可以用于 CRPS 的诊断和治疗？
7. 还有哪些方法可以治疗 CRPS？

1. 何谓Ⅰ型和Ⅱ型复杂性区域疼痛综合征（CRPS）？

复杂性区域疼痛综合征（complex regional pain syndrome，CRPS）是指由损伤或伤害性刺激所引起的持续性疼痛伴烧灼感的一种疾病。往往表现为不同程度的自主神经系统失调和营养紊乱，并伴随感觉和运动障碍。

Ⅰ型CRPS曾被称为反射性交感神经营养不良征（reflex sympathetic dystrophy，RSD），Ⅱ型CRPS曾被称为灼性神经痛。新的命名法摒弃了以往根据这些疾病可能的病因而予以命名的陈旧做法。

Ⅰ型和Ⅱ型CRPS具有相似的症状和体征。Ⅱ型CRPS往往可以追溯到粗大神经受损的病史，而Ⅰ型CRPS则难以确定其诱因。

2. CRPS的病理生理学说是什么？

关于CRPS的病因有许多种不同的解释。目前被认可的学说集中在外周神经和中枢神经系统两方面。CRPS的外周病因学说认为，可能是因为外伤导致了假突触或躯体神经与交感神经系统之间神经传递短路的形成而引发这类疾病。目前尚不清楚这种连接是真正解剖结构上的连接，还是神经递质释放所形成的"化学"连接。临床上患者出现的一些症状可以用这些假突触来解释。通常由自主神经系统介导的刺激，例如对情绪、温度、天气变化的反应，改经躯体神经系统传导而引发疼痛，而通常由躯体神经系统介导的刺激，例如轻微的触碰，也会改经自主神经系统传导而引起交感神经功能紊乱。

CRPS的中枢病因学说着眼于脊髓背角的广动力域神经元。这些神经元平时接受各种神经纤维传递来的信号，并且可以为躯体神经系统和自主神经系统之间短路连接提供解剖结构上的支持。

3. CRPS的分期方法是什么？

CRPS通常分为3期：

- Ⅰ期——急性充血期：此阶段发生于损伤后最初的数天至数周，主要表现为严重的烧灼样或刀割样疼痛。交感神经阻滞现象十分明显，如患处皮肤发红、皮温升高、少汗等。痛觉过敏（对刺激过分敏感）和异常性疼痛（对无痛性刺激产生痛觉反应）是此期的突出症状。从Ⅰ期开始就采取恰当措施进行治疗可获得最好的预后。
- Ⅱ期——营养障碍期：此阶段发生于损伤后最初的数周至数月。此阶段患者的症状和体征与交感神经过度兴奋的现象相一致。患处皮肤苍白或发绀，皮温降低。常见烧灼样痛，并伴有痛觉过敏和异常性疼痛现象。尽管从此阶段开始进行治疗仍可以取得较好的效果，但是症状持续时间越长，预后越差。
- Ⅲ期——萎缩期：此阶段发生于损伤后最初的数月至数年。患处出现组织萎缩是由于持续交感神经功能紊乱导致的长期血管收缩所引起。此时烧灼感和痛觉过敏的现象已不那么明显，取而代之的是局部组织的萎缩。患处皮肤变得平滑、滞涩，毛发稀少，指甲变脆，肌肉萎缩。在X线片上可显示患处骨骼呈典型的脱矿物质阴影，即Sudeck骨萎缩症。此时再行治疗则无论在减轻疼痛还是恢复功能上都无法取得良好的预后。

并不是所有患者都会经历以上3个病变阶段，病程可能会出现跳跃或者随着恰当的治疗而停滞于病变的某一阶段。

4. CRPS的症状和体征是什么？

Ⅰ型CRPS患者通常鲜有或仅有轻微的外伤史；相反，Ⅱ型CRPS患者在发病初期则往往都经历过较大的损伤，并伴有明显的神经损害。在极少数情况下，CRPS患者还可并发脑血管意外或心肌梗死。CRPS最常见的症状为烧灼样疼痛。尽管CRPS的好发部位为四肢，但是身体的任何部位都有可能发病，包括面部和大的关节，如膝关节或肩关节等。由于该综合征可出现交感神经系统异常，所以受累区域呈现出不同寻常的非皮区分布的特征。神经系统的异常改变，如异常性疼痛和感觉过敏，在CRPS中最为常见，同时也可伴有躯体神经病变。随着病程的发展，患处皮肤的颜色、温度、汗液分泌和营养状况都在不断地发生变化，但却很少出现运动和感觉功能障碍。

5. 如何诊断 CRPS？

CRPS 的诊断是依据病史和体格检查而做出的临床诊断。没有单独哪一项检查可以确诊 CRPS。

最常采用的诊断性试验是针对患处的交感神经阻滞试验，通过观察临床征象有无改善来作出判断。还有一种方法是酚妥拉明持续静脉输注试验。

间接测量交感神经功能的方法也可以用来进行 CRPS 的诊断，例如放置皮肤探针或者通过红外线温度测量法测得患处的皮肤温度改变、对异常性疼痛/感觉异常进行外周体表感觉定位、三维骨扫描和发汗试验等。

星状神经节阻滞的并发症

声音嘶哑

血管（椎动脉）内注射/惊厥

气胸

鞘内或硬膜外腔注射

膈肌麻痹（膈神经阻滞）

上肢无力（臂丛神经阻滞）

心动过缓

血肿

感染

6. 哪些神经阻滞方法可以用于 CRPS 的诊断和治疗？

两种最常用于 CRPS 诊治的交感神经阻滞方法是星状神经节阻滞和腰交感神经阻滞。星状神经节是由下颈交感神经节和第 1 胸交感神经节融合而成，在解剖学上，它位于 C_7 或 T_1 横突附近。其轴突起自 T_1~T_5 脊髓节段的交感神经元胞体，穿过星状神经节分布于头颈和上肢。星状神经节阻滞也可用于治疗上肢周围血管疾病。

传统上，星状神经节阻滞选取 C_6 横突水平的 Chaissagnac 结节处（C_6 横突的颈动脉结节）进行操作，也有一些医师在 X 线监视下在 C_7 水平进行操作。头颈部交感神经阻滞成功的指征是出现 Horner 综合征（上睑下垂、瞳孔缩小、颜面少汗）。上肢交感神经阻滞成功的指征是上肢血管舒张或温度升高。

星状神经节阻滞的并发症包括声音嘶哑、血管（椎动脉）内注射所致惊厥、气胸、心动过缓、膈肌麻痹、鞘内或硬膜外腔注射、上肢无力、出血和感染等。

腰交感神经节阻滞的适应证是下肢 CRPS 和下肢外周血管疾病。该项操作应在 X 线监视下施行，并经造影证实针尖位置合适。针尖应位于 L_2、L_3 和（或）L_4 椎体前外侧。腰交感神经节阻滞的并发症包括腹股沟区神经痛、选择性神经根阻滞、血管内注射、腰麻

CRPS 的症状与体征

烧灼痛

非皮区分布

异常性疼痛/感觉过敏

血管改变（颜色/温度）

汗液分泌变化

营养改变

?运动/感觉障碍

?交感神经阻滞性反应

腰交感神经阻滞的并发症

腹股沟区神经痛

腰神经根阻滞

血管内注射

腰大肌内注射

鞘内或硬膜外腔注射

肾损伤

间盘内注射

或硬膜外麻醉、肾损伤和间盘内注射。

7．还有哪些方法可以治疗 CRPS?

溴苄胺用于静脉区域阻滞（Bier 阻滞）可以辅助或者代替交感神经阻滞。溴苄胺是交感神经阻滞剂，可以减少神经末梢儿茶酚胺的释放。躯体神经与交感神经混合阻滞，例如硬膜外麻醉或腰麻也有治疗效果，但是对诊断缺乏特异性。

口服交感神经阻滞药，如 β 受体阻断剂，可减少交感神经功能紊乱，但会引发全身性不良反应，尤其是心血管系统会受到不良影响。抗惊厥药、三环类抗抑郁药、口服类固醇激素和抗心律失常药也可以用于 CRPS 的治疗。最近研究显示，脊髓电刺激术在难治性 CRPS 的治疗中可以取得令人鼓舞的效果。

对于预防 CRPS 导致的营养障碍，物理治疗配合其他治疗措施尤为重要。治疗成功的关键在于尽早进行对症治疗。有时心理治疗也是卓有成效的辅助治疗手段。

（傅志俭译　宋文阁　周华成校）

推荐阅读

Breivik H, Cousins MJ, Lofstrom JB: Sympathetic neural blockade of upper and lower extremity. pp. 411–443. In Cousins MJ, et al. (eds): Neural Blockade in Clinical Anesthesia and Management of Pain, 3rd edition. Lippincott-Raven, Philadelphia, 1998

Stanton-Hicks M, Hassenbusch S, Haddox JD, et al.: Reflex sympathetic dystrophy: changing concepts and taxonomy. Pain 63:127–133, 1995

Veldman PHJM, Reynen HM, Arntz IE, et al.: Signs and symptoms of reflex sympathetic dystrophy: prospective study of 829 patients. Lancet 342:1012–1016, 1993

Walker SM, Cousins MJ: Complex regional pain syndrome: including "reflex sympathetic dystrophy" and "causalgia". Anaesth Intensive Care 25:113–125, 1997

病例 76

癌性疼痛的治疗

Gordon Freedman, MD

患者，男，57 岁，因上腹痛并放射至背部就诊。巩膜轻度黄染。磁共振成像（MRI）显示胰头部占位。

问题

1. 癌忙疼痛的发生率?
2. 不同器官系统癌性疼痛的发生率?
3. 癌性疼痛的原因?
4. WEO 的三阶梯治疗方案?
5. 癌性疼痛实施长期镇痛治疗计划应遵循什么原则?
6. 缓释型阿片类药物的优点是什么?
7. 描述腹腔丛的解剖学。
8. 腹腔丛阻滞的适应证是什么?
9. 如何实施腹腔丛阻滞? 并发症有哪些?
10. 应用乙醇和石炭酸行神经毁损术有何不同?
11. 癌性镇痛给予鞘内及硬膜外镇痛的治疗时机?

1．癌性疼痛的发生率？

在美国，每年癌症病例超过 200 万。其中，大约 50%的癌症中期患者和 75%的癌症晚期患者合并有疼痛。这使得每年癌性疼痛病例超过 100 万。

2．不同器官系统癌性疼痛的发生率？

不同的器官系统发生癌性疼痛的比例不同。在发生癌性疼痛的病例中，胰腺癌最为常见，骨癌次之。这两种癌症患者中，80%以上伴有疼痛。在乳腺癌、肺癌、结肠癌患者中伴有疼痛的超过 70%，在淋巴癌和白血病患者中有近 60%的患者伴有疼痛。

3．癌性疼痛的原因？

癌性疼痛的产生由多种因素所致。约有 65%的疼痛是由癌症本身引起的，神经和神经轴突的直接浸润、内脏梗阻或远处组织的转移均可引起疼痛。有 25%的癌性疼痛是由抗癌治疗引起的。这其中包括外科手术、诊断过程、化疗的不良反应以及放疗的并发症等。其余 10%的癌性疼痛是由与癌症无关的综合征引起的。值得注意的是，癌症患者也可能患有常见的非癌痛综合征，例如下腰痛和头痛。

4．WHO 的三阶梯治疗方案？

世界卫生组织（World Health Organization，WHO）制定了疼痛治疗的阶梯方案。这项方案最初使用弱效药物（第一阶梯），逐步给予药效更强的药物（下一个阶梯），直至消除患者疼痛。WHO 声称使用此方案可使约 85%的癌症患者消除疼痛。

第一阶段用药为非阿片类镇痛药，如非甾体类抗炎药（NSAID）、三环类抗抑郁药（TCA）以及抗惊厥药。第二阶段用药为“弱阿片类”，通常与对乙酰氨基酚或 NSAID 合用以达到最大效应。WHO 方案中第三阶段用药主要为阿片类制剂，包括短效制剂及缓释剂。尽管在第三阶段需使用大剂量的阿片类制剂，但是非阿片类制剂必须从第一阶段起持续使用。当由一种阿片类药物改用另一种时，需要熟练掌握阿片类药物的等效转换关系。

在临床上，有创性治疗技术也可被纳入 WHO 阶梯治疗方案。首先应用口服镇痛药，随后静脉应用阿片类药物、通过硬膜外导管镇痛、植入式镇痛装置，最终进行神经毁损术。

5．癌性疼痛实施长期镇痛治疗计划应遵循什么原则？

在治疗癌性疼痛时，经常遵循联合应用各种镇痛药的原则，使每种药物的不良反应减至最低。应联合使用作用于疼痛通路不同水平的各种药物，以获得药物的相加/协同作用。

典型的癌性疼痛的治疗用药方案包括：

- 一定剂量的缓释型阿片类药物（表 76.1）：作用于脑和脊髓的阿片受体
- 非甾体类抗炎药（NSAID）：主要通过抑制前列腺素的合成，降低外周疼痛感受器的敏感性
- 三环类抗抑郁药（TCA）：通过抑制 5-羟色胺和去甲肾上腺素的重摄取，激活脊髓的疼痛下行抑制通路
- 抗惊厥药（可选）：抑制神经病理性疼痛
- 起效快、作用短的镇痛药：间断给予基础需要量以减轻阵发或突发性疼痛

6．缓释型阿片类药物的优点是什么？

缓释型阿片类药物可在治疗窗内维持更为稳定的镇痛作用血药浓度。治疗窗是指可获得预期临床效应

癌痛治疗程序

WHO 阶梯方案
- 第一阶梯：非阿片类镇痛药
- 第二阶梯：“弱阿片类药”（与对乙酰氨基酚或 NSAID 合用）
- 第三阶梯：纯阿片类药

经皮下隧道安置硬膜外导管

植入式镇痛装置

神经毁损术

（此处即无痛）的血药浓度的范围。当血药浓度超过治疗窗时，药物的不良反应会表现出来。血药浓度低于治疗窗，药物不能产生镇痛作用，患者感到疼痛。相反，普通剂型药物只能在治疗窗 1/3 的时间内维持镇痛的血药浓度。因此，缓释型药物可产生更好的镇痛效果，且不良反应很少。

7．描述腹腔丛的解剖学。

腹腔丛是交感神经系统的一部分，由腹腔神经节、肠系膜上神经节及主动脉肾神经节组成。从 $T_{5\sim12}$ 发出的神经纤维通过腹腔丛离开脊髓，与椎旁神经节无突触连接。这些交感神经纤维形成内脏大神经、内脏小神经及内脏最小神经，在腹腔动脉（约为 L_1 水平）周围融合到一起。并在此与节后神经纤维发生突触连接，后者支配膈膜以下至结肠脾曲的腹内器官，包括胃、小肠、大肠、胰腺、肝胆管系统、肾、肾上腺、脾脏及网膜。腹丛包含内脏传入和传出神经纤维，一些副交感神经纤维也是如此。

8．腹腔丛阻滞的适应证是什么？

腹腔丛阻滞的适应证主要有三：

- 上消化道（GI）的恶性肿瘤和良性肿瘤引起的疼痛，这是最常见的原因。
- 对于腹绞痛病例，腹腔丛阻滞可使内脏血管的血流量增加。
- 运动异常综合征，例如糖尿病、硬皮病，腹腔丛阻滞可使胃肠道蠕动增加。

9．如何实施腹腔丛阻滞？并发症有哪些？

腹腔丛阻滞应在荧光透视或 CT 的引导下进行。患者置于俯卧位，但由于有腹水或者其他腹内病变而不能耐受者除外。腹腔丛位于主动脉之前、腔静脉之后。从 L_1 椎体两侧进针至 L_1 椎体前方。注射染料证实针尖位于腹膜后腔。每侧注入的局部麻醉药或神经破坏药物最大剂量为 40 ml。

腹腔丛阻滞的并发症包括低血压，邻近内脏器官的损伤（例如肾、胰腺、胸膜、肺、主动脉及肠道），下肢感觉迟钝及运动功能障碍，血管内注射，腹膜后血肿，注射到鞘内、硬膜外腔、腰肌内或骨内等。作为一种有创性操作，腹腔丛阻滞时必须严格执行无菌技术以避免感染，对于可能处于免疫抑制的癌症患者尤其重要。

10．应用乙醇和石炭酸行神经毁损术有何不同？

神经毁损术可采用乙醇或者石炭酸进行。常用 50%～70%浓度的乙醇进行神经破坏。乙醇可萃取出胆固醇、磷脂和脑苷脂类，使脂蛋白和黏蛋白凝结，从而发挥神经破坏作用。乙醇可损伤 Schwann 细胞及轴突。临床上，乙醇会引起注射疼痛，且用于鞘内注

表 76.1 常用缓释阿片类药物

缓释阿片类药物	给药间隔（h）	等效剂量（吗啡 10 mg iv）
美沙酮	6	20 mg po/10 mg iv
缓释芬太尼贴剂（芬太尼透皮贴剂，杨森制药公司）	72	300 μg[a]
延长释放口服型羟考酮（奥施康定）	12	30 mg
延长释放口服型吗啡（美施康定）	12	30 mg
延长释放口服型吗啡（硫酸吗啡缓释胶囊）	24	30 mg
左啡诺	6～8	4 mg po/2 mg iv

[a] 芬太尼贴剂 100 μg/h = 静注吗啡 3 mg/h。

腹腔丛阻滞并发症

低血压

肾、胰腺、胸膜、肺、主动脉、肠道损伤

下肢感觉迟钝/运动功能障碍

误注入血管

腹膜后血肿

误注入硬膜外、鞘内、椎间盘内、骨内、腰肌内

射时属于低比重液。与石炭酸相比，乙醇持续时间较长、效果更好。

石炭酸主要通过蛋白质凝固而发挥神经破坏作用，并可引起神经组织非特异性损伤。另外，石炭酸可能具有局部麻醉作用。石炭酸用于鞘内注射时属重比重液。石炭酸与血管组织具有高亲和性，应用时会损伤邻近血管组织，应引起注意。因此，许多疼痛专科医师在进行腹腔丛阻滞时更喜欢应用乙醇而非石炭酸。另外，射频消融、冷冻消融或甘油等也可用于神经破坏。

11. 癌性镇痛给予鞘内及硬膜外镇痛的治疗时机?

疼痛专科医师可将多种阿片类药物、局部麻醉药及辅助用药（例如可乐定、巴氯芬）注射至硬膜外腔或鞘内，使药物直达中枢神经系统，这样药物剂量较小、不良反应较少。尤其是局部麻醉药的使用，能在增强镇痛效果的同时，减少阿片类药物的用量。

使用乙醇和石炭酸进行神经破坏性阻滞的异同

乙醇	石炭酸
萃取神经元中的胆固醇、磷脂和脑苷脂类，沉淀脂蛋白和黏蛋白	神经元蛋白质凝固
注射痛	？局麻药作用
低比重（蛛网膜下腔）	高比重（蛛网膜下腔）
？更有效、长效	？效果欠佳、短效
可安全用于血管周围注射	？可能导致血管壁坏死

放置永久性鞘内镇痛泵较使用外置的硬膜外输注系统昂贵，但长期维持的费用相对不高。如果患者预期生存时间超过 3～4 个月，则采用内置泵的鞘内镇痛还是比较经济的。

（朱珊珊译　曾因明　薄玉龙校）

推荐阅读

Caraceni A, Portenoy RK: An international survey of cancer pain characteristics and syndromes. Pain 82:263–274, 1999

Eisenberg E, Carr DB, Chalmers TC: Neurolytic celiac plexus block for treatment of cancer pain: a meta-analysis. Anesth Analg 80:290–295, 1995

Mercadante S, Nicosia F: Celiac plexus block: a reappraisal. Reg Anesth Pain Med 23:37–48, 1998

Patt RB (ed): Cancer Pain. Philadelphia, Lippincott-Raven, 1993

Zech DFJ, Grond S, Lynch J, et al.: Validation of World Health Organization guidelines for cancer pain relief. A 10-year prospective study. Pain 63:65–76, 1995

第 13 部分

门诊麻醉

病例 77

门诊手术

James N. Koppel, MD
Laurence M. Hausman, MD

患者，女性，38 岁，拟下午 3 时在门诊行盆腔腹腔镜诊断性检查术。术前 1 h，患者携其 11 岁的儿子到达门诊，面容极度焦虑不安。既往有无症状性食管反流病史；有长期、稳定的哮喘病史，经吸入拟交感神经药和类固醇，控制良好；同时患有青少年型糖尿病，目前采取早上给予 25 U 中性精蛋白锌胰岛素（NPH）和 6 U 常规胰岛素、晚上给予 10 U NPH 和 3 U 常规胰岛素进行控制。

问题

1. 在门诊进行手术有何优点？
2. 哪些患者可以考虑接受门诊手术？
3. 有无不能进行门诊手术的患者？
4. 糖尿病患者适合行门诊手术吗？
5. 哪些类型的手术适合在门诊做？
6. 门诊手术前，麻醉所需的适当的禁食时间是多少？
7. 麻醉前是否应该使用药物促进胃排空或改变胃液酸度及胃液容量？
8. 当拟行门诊手术时，如何对患者进行麻醉方面的检查？
9. 术前应做哪些实验室检查？
10. 术前每个患者都需要内科评估吗？
11. 门诊手术前是否可以使用抗焦虑药？哪些药物合适？
12. 在最后时刻取消或推迟手术的原因是什么？
13. 门诊手术的理想麻醉药是什么？
14. 在门诊条件下有无实施全麻的相对或绝对禁忌证？
15. 对于门诊患者，实施区域麻醉的优缺点有哪些？
16. 对于门诊患者，选择神经阻滞技术的优缺点有哪些？
17. 描述四肢手术时采用的静脉区域麻醉技术(Bier 阻滞)。
18. 哪些镇静药可用于强化区域麻醉？
19. 对于门诊患者，进行神经阻滞麻醉时需要特别关注的并发症是什么？
20. 实施门诊手术的患者需要进行气管插管吗？
21. 在门诊手术中丙泊酚的作用如何？
22. 何谓全凭静脉麻醉（TIVA）？其优缺点有哪些？

23. 何谓适度镇静？何时应用适度镇静？其优点有哪些？
24. 对于短小手术何时需要气管插管，能避免琥珀酰胆碱引起的肌痛吗？
25. 相对过量的苯二氮草类药能被安全地拮抗吗？
26. 新型挥发性麻醉药较恩氟烷和异氟烷更优越吗？
27. 恶心、呕吐的病因学是什么？哪些措施可降低恶心、呕吐的发生率和严重程度？
28. 如何使麻醉后监护病房（PACU）中的门诊手术患者得到最好的镇痛？
29. 患者离开门诊手术中心前必须达到的出院标准是什么？
30. 门诊手术后患者意外住院的原因是什么？
31. 全麻后患者何时能驾驶机动车？
32. 对于门诊手术患者，术后治疗中心的作用是什么？
33. 有可能对门诊手术实施质量保证和持续质量改进工作吗？

1. 在门诊进行手术有何优点？

门诊手术有很多优点。最明显的是患者可以尽快地回到熟悉的家庭环境中，这对小儿和老年患者特别重要。以往患者需要住院几天，而不是几个小时。现在减少院内感染也受到了人们的关注，这对缺乏免疫力的患者，如器官移植的受体以及接受化疗的患者尤其重要。而且，在门诊模式下，因开错药和发错药造成错误给药的几率也降低了。此外，全部医疗费用也显著降低。费用的节省一部分是由于减少了所需的实验室检查项目、医疗会诊以及药物的使用。当然，还避免了住院费和医院相关设施费两个显著的费用。其他优点包括：手续简化；不必考虑手术室封闭时间等不定因素；由于门诊手术团队是由少部分固定人员组成，因此可加强患者隐私权。

作为一个群体，门诊手术患者比住院患者更想知道他们所接受的麻醉药的效果。由于门诊患者手术创伤较小，术后不适较少，所以其试图尽早恢复到术前状态。因此，这些患者发生恶心、呕吐、肌痛、头痛以及感觉异常和眩晕更加显著，自述发生不愉快症状的频率也较住院患者高，而且他们会更加关注这些不适。如果这些不适症状发生在术后，那么当患者需要再次手术时，他们会很清楚地记起这些不适，这些负面的回忆可造成患者极度焦虑。

事实上，只有很少部分患者宁愿住院而不接受门诊手术。

2. 哪些患者可以考虑接受门诊手术？

可接受门诊手术的患者，通常需要有相对稳定的病情。然而，很多手术中心都常规认为 ASA Ⅲ～Ⅳ级的患者可以进行相对无创手术操作或诊断性检查手术。一般而言，身体条件差的患者接受创伤小的手术，而只对 ASA Ⅰ～Ⅱ级的患者施行创伤较大的手术。伴有心血管疾病的患者，围术期并发症危险性增加。对患有严重身体或精神残疾的患者通常不考虑实施门诊手术。能够了解并服从术后医嘱，是门诊手术成功的关键。

门诊手术很适合儿科患者。一般而言，儿科患者门诊手术大多较成人患者持续时间短、范围小、创伤少。儿科门诊手术的其他优点包括对小儿正常进食时间的干扰小、与父母分开的时间缩短、暴露在不熟悉和害怕的医院环境中的时间减到最少。此外，由于像鼓膜切开与置管、包皮环切和腹股沟疝修补这类手术恢复时间短，故早期出院可行。

对有疑问或有问题的患者，麻醉医师与外科医师在术前进行交流与协调是很有必要的。实施手术的外科医师、患者以及其家属都必须同意进行门诊手术。然而，保险公司制定的报销计划通常会抚平个别有疑虑患者，因为在门诊可以完成的手术如果住院治疗，那么住院的花费通常是不给予报销的。必须提出医疗上需要住院治疗的无可争议的证据，才能得到术后住院治疗的批准。

3. 有没有不能进行门诊手术的患者？

在可以接受门诊手术的患者中，应除外小于 55～60 周的新生早产儿。这些患者在全麻后 12～48 h 可出现致命性术后呼吸暂停和心动过缓。因此，建议这些患者进行院内监护。基于相同的原因，小于 44 周的足月新生儿只在住院后才能实施手术，并且术后必须进行至少 12～18 h 的呼吸监护。如果可能，任何需要给予镇静药或全麻药的手术或诊断性操作，均应推迟，直至新生儿渡过这个时期后再进行。

4. 糖尿病患者适合行门诊手术吗?

糖尿病患者行择期门诊手术对麻醉医师而言是一个重大的挑战。因为体内葡萄糖稳态情况严峻，所以对于特殊的脆弱型糖尿病需要在住院的条件下进行处理。术前必须仔细估计糖尿病患者是否存在终末器官损害的情况。心血管疾病、自主神经功能和肾功能不全以及轻度胃平滑肌麻痹，都可导致围术期潜在问题的发生。

应优先安排胰岛素依赖型糖尿病患者在当天第一台或第二台进行手术，主要原因是避免血糖的极端状态即高血糖和低血糖以及酸中毒的发生。尽管是在禁食状态下，延迟给予胰岛素也会导致酮症酸中毒的发生。因此，患者到达门诊手术中心后，应立即输注葡萄糖和胰岛素。可经皮下或静脉给予胰岛素。与皮下给予 1/3～1/2 剂量长效胰岛素相比，持续输注普通胰岛素并未见到有何优点。清早手术的另外一个选择是术后立即皮下给予常规剂量长效胰岛素，并且改变随后的所有进食和胰岛素注射时间。

对于仅依靠口服一种降糖药来控制血糖的非胰岛素依赖型糖尿病患者，围手术期也应定时指尖采血或用实验室法仔细监测血糖。有些口服降糖药（氯磺丙脲）的半衰期可长达 60 h。幸运的是，成人非胰岛素依赖型糖尿病患者很少发生酮症酸中毒。但当出现明显的高血糖和脱水时，这些患者可以出现高渗性非酮症昏迷。

出院前，糖尿病患者应能够进食，无引起呕吐的明显恶心发生，能够摄入足够热量。

5. 哪些类型的手术适合在门诊做?

最初门诊手术限制在那些可以在 1～1.5 h 内轻松完成的手术。其前提是使用长效全麻药，苏醒明显延长，可能影响出院。然而事实表明，即使全麻下、长时间手术，术后患者也可以安全、及时出院。

门诊条件下可以进行的手术种类将取决于门诊手术室是真正的独立单位（地理位置远离医院），还是在医院内或者直接与住院处相通。由于多种原因，院内的门诊手术室经常接受疾病比较严重的患者，并能开展较为复杂的手术。当意外发生手术大出血时，能立即获得血库的支持是非常重要的。然而，当术前预见到术中需要用血时，即使是独立的门诊手术中心也可以备好血液制品，当需要时可以立即输血。也可以给患者储备一个或多个单位的自体血，以备术中或术后使用。可能输血的手术包括大范围吸脂术和乳房复位成形术。放射科和其他亚专业科室协诊以及相对简便的夜间住院转诊使得院内门诊可以开展更复杂、更具有创性的手术。

理想的门诊手术其术后生理学变化包括体液转移和血液丢失等应该相对较小。经常实施的手术包括各个学科和亚专科手术，如白内障摘出术、乳腺小手术、整形外科手术、宫颈扩张和刮宫术、宫腔镜检查术、终止妊娠、腹腔镜和关节镜检查术、腹股沟疝和脐疝修补术等。所有这些手术的共同点是仅有轻到中度术后疼痛，而且可用口服镇痛药很好地控制。

在门诊手术开展的早期，扁桃体切除术是需要住院过夜观察的手术。如今，尽管术后观察的时间较其他门诊手术长，仍有很多中心在门诊手术室实施这种手术。恶心、呕吐是扁桃体切除术后最常见的并发症。若发生早期出血，通常在术后 6 h 内可出现明显出血。因此，让平素身体健康、居住地距手术中心不远、家中有能负责的成人照顾的患者术后出院回家被认为是安全的。因为明显的咽痛使早期经口摄入流质相对不易，所以出院前充分补液是非常重要的。

6. 门诊手术前，麻醉所需的适当的禁食时间是多少?

拟行门诊手术的患者，其术前禁食、禁饮的时间应当与住院患者接受麻醉时的要求相同。ASA 指南推荐 8 h 禁固体食物，6 h 禁易消化食物（烤面包和茶），4 h 禁母乳，2 h 禁清亮液。一般认为 8 盎司不带果肉的橙汁和不加牛奶的咖啡不会增加胃容量。实际上，静息胃容量和胃液酸度均可能降低，这样进一步降低术中误吸的发生率和潜在的严重后遗症。

缩短术前禁食时间有其他益处。当患者不耐烦地等待推迟或要在当天晚些时候进行术时，允许其喝一些清亮液体可使患者更为舒适，使口渴减轻，饥饿感消失。此外，摄入含糖溶液可以缓解健康患者和糖储备有限的患者发生低血糖的程度。需要强调的是，维持血压和心功能的药物可以在术前 1 h 用少量水口服。

禁食指南不应当基于逐个病例，而应当体现在医疗设施或医疗机构范围内的指南中。

7. 麻醉前是否应该使用药物促进胃排空或改变胃液酸度及胃容量?

有关住院患者和门诊患者静息胃容量的不同研究得出了不一致的结果。虽然某些麻醉医师在诱导前使用液体抗酸药，但无证据支持每个患者必须给予可溶性药物（0.3 mol 枸橼酸钠，30 ml）。可溶性抗酸药替代了传统的、非吸收性的含铝、镁或氢氧化钙的抗酸药，可避免因吸入这些颗粒物质而产生的严重化学性肺炎。其他一些药物包括 H_2 受体阻断药（雷尼替丁或法莫替丁），可以抑制胃酸的分泌、减少胃内容物。有报道称老年患者静脉给予西咪替丁后发生了精神错乱。与西咪替丁相比，雷尼替丁效能更强、特异性更高、作用时间更长。甲氧氯普胺能增加食管下端括约肌张力，促进胃排空，但也不能保证无胃内容物。甲氧氯普胺也具有抗呕吐作用，与 H_2 受体阻断剂联合使用或许更有效。但是对于不存在特殊风险的患者，目前不推荐常规使用这些药物。

糖尿病患者伴有自主神经功能紊乱或胃无力症、已证实有食管裂孔疝、胃食管反流史、妊娠、显著肥胖、急腹症、当前正在使用或滥用阿片类药，都能增加诱导、全麻苏醒和深度镇静时误吸的发生率，因此应针对这些情况进行预防。给予 H_2 受体阻断剂、可溶性抗酸药和甲氧氯普胺进行三重预防并无优点。如果预防性使用 H_2 受体阻断剂，应在术前 1～2 h 给予。另一个有效的用药方法是术日晨使用甲氧氯普胺、手术前即刻联合使用非颗粒性抗酸药。

尽管给予药物和禁食处理，胃内仍然存在明显的酸性内容物。幸运的是，误吸的发生率相对较低。如果发现患者出现误吸，而在呼吸室内空气时咳嗽、喘鸣和低氧血症的症状在 2 h 内无进一步加重，那么发展为严重呼吸疾病的几率很小。因此，其他方面健康的患者在麻醉后恢复室观察数小时，并且在一旦出现任何症状、能立即和其医师取得联系的条件下，可以考虑让其出院。

8. 当拟定行门诊手术时，如何对患者进行麻醉方面的检查?

理想的情况是患者于手术前一天有机会与其麻醉医师会面，进行沟通、建立信任，了解病史并进行体格评估。此外，可要求患者做一些必要的实验室检查，如果认为需要还应对其进行必要的会诊。最后，还可通过既往的病历得到一些相关信息。

为了避免患者和家属的奔波，也可以在术前几天由护士或麻醉医师以电话会诊方式替代当面会诊。通过电话会诊可以了解既往病史，给出一些普通和具有针对性的医嘱，并进行一些安慰。这样，在必要时，术前可以立即进行实验室检查并获得其他资料，包括心电图（ECG）、X 线片。根据以往制定的标准决定做哪些检查。当然，手术当天麻醉医师仍必须回顾患者的所有资料，作适当的检查，并得到患者知情权。

安排手术的医师必须对患者的医疗评估负责任。通常直到手术前一天，手术医师是仅仅见过患者的惟一医生。除了了解完整的病史和体格检查外，必要时手术医师还要邀请会诊。

为了辅助检查，外科医师还要按照医疗机构制定的指南选择性地进行一些实验室和其他的检查。实际上应该建立一种机制，当实验室和其他检查出现异常时，能让患者和医师在医师办公室和手术室进行充分的交流。

麻醉医师术前访视应该以一种放松、悠闲和关怀的方式在时间和地点均远离手术室的环境中进行。让患者脱去衣服，并束缚在手术床上进行麻醉访视和检查是非常不合适的。此时患者会非常焦虑，因此交流时患者可能会忽略重要的信息，这将影响总体医疗过程或术中麻醉管理。在这种情况下，是不可能获得在法律上、道义上所必需的患者对麻醉的知情权。另外，外科医师和护士的等待以及器械的准备对麻醉医师实施麻醉造成的压力也很大。

麻醉医师必须询问患者是否使用违禁药物。有 1/4 患者其常见滥用药物的尿检呈阳性。应依据滥用的药物对患者做出适当的处理，包括建议取消手术。另外使用违禁药物的患者对遵从术后医嘱的能力和兴趣均有所降低。

9. 术前应做哪些实验室检查?

对于附属的或靠近医院的门诊手术室，其临床实验室检查指南应与相关机构的要求相一致。目前已非常明确地认为，全面、非选择性的实验室、放射线和其他检查，使异常情况漏诊的几率非常小，几乎不会影响到对患者的管理。拟行手术的患者应该基于详细的病史和体格检查并按照择期手术的要求进行针对性地术前检查。实际上，繁杂的检查会带来潜在的严重、有害的后果。为了解释异常的检查结果，就需要进行另外一系列的检查。一些有创检查具有潜在的危险。异常结果通常会被简单地忽视，但会有潜在的医学法理责任。繁杂的检查往往会发现不正常的结果，致使不能选择手术、麻醉药物和麻醉技术。一些中心用手提电脑采集病史。依赖患者回答得到的各种问题分类列表，可以得到广泛的信息。根据交互式会诊的结果，电脑会提供一份详细的有关病史和术前需要做的检查的详细报告。一些门诊对健康男性和 40～50 岁以下女性的表浅手术，不要求进行任何检查。

10．术前每个患者都需要内科评估吗？

不论拟行住院或门诊手术的患者，进行完整术前评估的规则和标准是相同的。无论任何时候，当患者的病情存在问题时，都要进行内科和专科医师会诊。事实上尽管有些手术对生理的干扰很小，但是麻醉没有大小。完整的书面病史与体格检查是麻醉和手术前所必需的病历的一部分。对于无伴发病或有稳定伴发病的患者，由外科医师写出完整的病史并进行体格检查。对有明显伴发病和（或）病情不稳定时，需要由内科医师和专科医师作出完整的评估。

11．门诊手术前是否可以使用抗焦虑药？哪些药物合适？

因为门诊手术麻醉的目标是让患者早期离院回家，所以应考虑所给的短效抗焦虑药和镇痛药可能会延长麻醉恢复时间和在麻醉后恢复室（PACU）观察的时间，耽搁患者离院。而实际上，尚无资料证明术前给短效药物对恢复时间的影响有显著差异。强效、长效麻醉药和手术本身更能影响患者离院前的恢复时间。然而，尽管对患者离院时间的粗略评估可能无影响，但是对指令性运动和快速反应时间还是有影响的。

大多数患者在术前都存在焦虑状态，因此给术前药进行处理是合适的。如果需要，术前 1～2 h 口服 5～10 mg 地西泮或术前建立静脉通道后静脉给予 1～2 mg 咪达唑仑，可以减轻不适。咪达唑仑的顺行性遗忘作用较强，患者可能回忆不起已经见到的手术医师。咪达唑仑也可以口服，但是因为首过效应，需要的量较大（0.5～1 mg/kg，口服）。预先给予阿片类药物可以促进术后恶心、呕吐的发生。

可乐定是一种有镇静作用的中枢 α_2 受体激动剂，术前给予口服剂量可以减少麻醉药用量，并能预防插管及麻醉维持过程中高血压和心动过速的发生。这类药的不良反应有口干、低血压和不希望发生的术后长时间镇静。术前放松技术的指导有助于帮助患者减轻焦虑水平。实际上，由于这些技术指导耗时并需要患者配合，因此通常只对那些特别恐惧的患者进行。

12．在最后时刻取消或推迟手术的原因是什么？

门诊患者在最后一刻被取消或推迟手术的几率高于住院患者。原因很多，如外科医师再次检查发现病变消失；患者因为忘记而在来院前食用固体或流质饮食；之前没有得到或没有发现的异常检查结果。外科医师和麻醉医师对异常检查结果的交流，有助于减少最后一刻取消手术的发生。最后一刻取消手术会使外科医师及患者感觉到郁闷，并且不能有效利用手术室的时间。另外的问题还有新出现的症状或之前没有问出的病史，最后一刻麻醉医师作出的评估体检认为麻醉不安全，如急性上呼吸道感染或支气管肺部疾病的恶化。也可能因为患者迟到或没有可以负责的护送人员陪伴回家而取消。

因为护送人员不仅仅是简单地在术后把患者安全地转运回家，除非已经做好护理安排，否则在没有指定的护送人员时，手术不能进行。如果患者只会讲外语，护送人员在围手术期可以充当翻译。术后护送人员将接受术后指导并且在术后的第一个 24 h 专职陪伴。需要时，护送人员可帮助其进行日常生活活动。此外，还可以在出现医疗、手术或麻醉并发症进行处理时给予援助。

13．门诊手术的理想麻醉药是什么？

没有一种麻醉药对所有手术都理想。门诊手术麻醉的特点就是允许患者术后早期离开。一种理想的麻醉药应该是起效迅速，能快速恢复到术前清醒、安静的水平，并且对心血管和呼吸功能无有害影响。它能提供术中遗忘、镇痛、肌松，并且有抗恶心、呕吐的特性。但是，到现在仍然没有一种如此神奇的药物存在。为了避免全麻带来的不愉快的不良反应，局部麻醉技术包括区域阻滞、静脉区域麻醉（Bier block）、各种入路的臂丛阻滞、踝部阻滞以及腰麻和硬膜外阻滞等，都可用来替代全麻。

14．在门诊条件下有无实施全麻的相对或绝对禁忌证?

如果可能，应尽量避免给予全麻药。例如有一个严重的、控制较差的哮喘患者或一个有明确资料证明为大泡性肺气肿患者，这种情况下主要不是考虑硬膜外穿刺后头疼（PDPH）的问题，更需要考虑的是全麻中或全麻后的管理问题。而这不是常规，只是例外，大部分情况下最终的选择权应该留给患者，当然要在麻醉医师的指导下。另外，当一个患者只需要做一个非常小的手术并且无陪护人员时，只注射局麻药就足够了，可以不要人陪护直接回到家里。但是，有时需要静脉给予镇静药来补充局麻的不足，这种情况下陪护人员是必需的。

15．对于门诊患者，实施区域麻醉的优缺点有哪些?

对门诊患者施行区域阻滞有很多潜在的优点。如果术中镇静药需要非常少或根本不需要，术后将无或仅有很轻微的宿醉感。担心全麻后失去知觉或不能自控的患者愿意选择区域阻滞技术。有一些关节镜手术患者强烈希望能保持清醒，以观看手术操作。然而，腰麻或硬膜外麻醉存在潜在的缺点。有人担心门诊手术后 PDPH 发生率增加。而经验显示，门诊患者和非门诊患者 PDPH 的发生率相等，但是较长时间的卧床将会延迟 PDPH 的出现时间。如果选择蛛网膜下腔阻滞，使用比传统型号较小的或新型设计的包括尖端改进可以减少创伤的穿刺针（Greene, Sprotte, Whitacre），可以显著减少 PDPH 发生率。笔尖式 Greene 针、圆锥形 Sprotte 针或侧开口的 Whitacre 针，都可以减少脑脊液（CSF）的外漏。

PDPH 的发生率大约减少 1%～2%或更低是较为理想的目标。使用各种针发生的技术失败率也要计算在内。术前必须告知患者有发生 PDPH 的可能，因为门诊手术患者通常希望术后短期恢复他们的正常活动。另外，减少 PDPH 的建议包括穿刺时保持穿刺针斜面与身体长轴和硬膜外纤维走行平行，避免多次尝试穿入蛛网膜下腔。建议保持术中和术后足够的液体输注，避免术后过度运动和抬头。

有持续 PDPH 的患者需要进行硬膜外血液填充治疗，因此术后 24～28 h 电话询问存在的任何问题很重要。门诊手术患者 PDPH 的保守治疗包括给予传统的镇痛药、补液和卧床休息。采用硬膜外血液填充治疗应及早考虑患者是否有严重或不能忍受的头疼，或患者必须立即回到工作岗位，或需要照顾孩子。

为了避免年轻患者发生 PDPH 的可能，如果需要进行区域阻滞或有指征，可以采用硬膜外麻醉。尽管与腰麻相比，硬膜外需要技术较高并且花费的时间较多，但通过置入的硬膜外导管追加局麻药可以满足意外的手术时间延长。另外，使用短效局麻药可以在手术结束后短时间内阻滞作用消退。但是，硬膜外针意外穿破硬膜引起的术后头疼，其发生率会更高。有趣的是，有报道门诊手术患者全麻后头痛的发生率高于区域麻醉，尽管这种头痛很少是不能忍受的和自限的。有假说认为它是由于术中及术后的饥饿和脱水造成的。

用丁卡因和布比卡因进行蛛网膜下腔麻醉需要在恢复室停留 6～8 h。这在实施区域麻醉前必须要考虑到，尤其是在当天晚些时候进行的手术。另一个不利因素是运动功能恢复后自主神经阻滞还要持续 1～2 h，这可能导致尿潴留而需要留置导尿管，表明交感神经阻滞时间的延长与尿潴留发生率的增加有关。

16．对于门诊患者，选择神经阻滞技术的优缺点有哪些？

手术允许时采用神经阻滞麻醉有很多优点。它可以提供持续、良好的术后镇痛，让患者感到舒适，可以及早回家。然而，只有在麻醉和手术时谨慎给予适量的镇静药，患者才可能很快恢复到术前的清醒状态和分辨能力。如果静脉给予小剂量的阿片类药物，可以降低术后早期恶心的发生率，甚至完全避免。这有助于允许早期进食，并迅速恢复正常功能。

门诊手术患者应用神经阻滞也有几个缺点。神经阻滞准备和操作所需的时间较全麻诱导长。在某些病例中，从部位麻醉的实施到起效所花费的时间，可能比手术本身还要长。臂丛和其他一些神经阻滞存在一定的失败率，阻滞不全或麻醉深度不够都会进一步推迟手术开始的时间。一些患者不能忍受任何感觉，整个过程需要给予较大剂量的镇静药，这与区域麻醉的一些优点相反。

但是，手术当天尚未见到麻醉医师的患者，本来希望做全麻，对接受另一种麻醉方法没有准备。外科医师的偏爱也影响患者接受神经阻滞。偏爱部位麻醉或神经阻滞的外科医师会在术前讨论中向患者介绍其好处和实用性。

17. 描述四肢手术时采用的静脉区域麻醉技术（Bier block）。

静脉区域麻醉（Bier block）易于施行，并且在四肢手术易于达到预期的效果。特别适用于肘关节以下的上肢手术，同样也可用于下肢远端的手术。它需要很少的技术要求，只是需要在手术四肢的远端区域放置一个静脉针。它起效快，大部分手外科手术麻醉效果可达 100%。整个过程中只略有不适。在手臂用弹力绷带驱血后，止血带打到超过收缩压 100 mmHg，然后去除弹力绷带。从预先留置的静脉针注入 0.5%利多卡因 50 ml，约 10 min 后可以开始手术。

因为输入的药物中有相当的部分要进入血液循环，麻醉医师必须对中枢神经系统的改变时刻保持警惕。如果给药后不久止血带失效，可能会造成惊厥。

通常无需辅助或仅需辅助少量的镇静药，松开止血带后，麻醉作用迅速消失。因此，Bier block 常用于术后疼痛较小的手术。用于腱鞘囊肿切除、扳机指修复、异物取出和腕管松解等手术很理想。

18. 哪些镇静药可用于强化区域麻醉？

麻醉医师和患者之间稳固的信任关系是最好的抗焦虑药，但是这样的关系很难在门诊手术中心快速建立起来。经验显示，术前一刻麻醉医师的访视本身就是一剂强有力的镇静药。

从药理学来说，静脉给予咪达唑仑被证明有很好的镇静和抗焦虑特性（表 77.1）。它是水溶性的，对血管无刺激，给药时无痛，起效快，并且有良好的遗忘作用，因此很容易被患者接受。静脉注射地西泮时有明显的不适感，连续几天注射后，有很多病例出现了血栓性静脉炎。因此，静脉给予地西泮已被排除在实际麻醉应用之外。相对于地西泮，咪达唑仑的消除半衰期为 1～4 h，相对较短，恢复时间明显变短。因为它起效快、效果确切，静脉给药时最好每 2 min 增加 1～2 mg。静脉给予小到中等剂量，镇静作用通常可持续 20～30 min。较强的遗忘作用会干扰患者配合和听从指导，因此术中可能变得不合作。一些用过药后的患者可能出现定向障碍，完全不能合作，甚至好斗。此时，有必要加深镇静、进行药理学拮抗或改为全麻。

当神经阻滞具有疼痛或神经阻滞不全、需要追加短效阿片类药进行镇痛时，瑞芬太尼是较好的选择。可以静脉给予负荷剂量或持续输注，负荷剂量为 0.5 μg/kg，可以反复追加直至达到预期效果。静脉输注时，剂量范围是 0.02～0.3 μg/(kg·min)。和所有阿片类药物一样，其不良反应包括恶心、呕吐、潜在的呼吸抑制。还可以选用芬太尼进行镇痛，负荷剂量为 25～50μg。除了苯二氮䓬类药，单次静脉给予丙泊酚 10～20μg/次或 0.1～0.2μg/(kg·min) 持续输入，也可以达到预期的催眠效果。丙泊酚本身具有抗恶心、呕吐的特性，特别适于门诊应用。

19. 对于门诊患者，进行神经阻滞麻醉时需要特别关注的并发症是什么？

实施臂丛麻醉时，腋路臂丛比较常用且安全，而进行其他入路阻滞时（锁骨上、锁骨下、肌间沟），必须考虑有发生气胸的可能，此时必须胸腔置管或延长观察时间。进行阻滞时误入血管，会引起中枢神经系统毒性，表现为耳鸣、甚至惊厥，它会延迟手术的开始时间，但一般不会影响手术当天离开 PACU 的时间。反复穿刺失败时可选择全麻，在确认患者神经功能完全恢复后可以进行诱导，但要有相应的麻醉记录。

20. 实施门诊手术的患者需要进行气管插管吗？

门诊患者胃容量是否较住院患者有所增加仍有争议。对于既往健康、行择期手术的患者，考虑到其发生误吸及并发严重肺功能紊乱的发生率较低，故不要求对每个患者常规进行气管插管。但对并存食管反流或饱胃等公认风险因素的患者，应该进行气管插管。当然，如果手术需要与外科医师共用气道或使用口咽通气道/鼻咽通气道不能保证气道安全时，也需要进行

表 77.1 门诊手术时的麻醉用药

药物	分类	作用	静注剂量范围	潜在不良反应
咪达唑仑	苯二氮䓬类	镇静/催眠	1～4 mg/70 kg	呼吸暂停、与阿片类药物合用降压作用增强
丙泊酚	双异丙基酚类	镇静/催眠诱导药	2.0～2.5 mg/kg，然后 0.1～0.2 mg/(kg·min)，负荷剂量 10～20mg	注射痛、低血压、呼吸抑制、呼吸暂停
芬太尼	阿片类	镇痛	1～3μg/kg	呼吸抑制、呼吸暂停、恶心、呕吐、瞳孔缩小、抑制咳嗽、心动过缓、低血压
瑞芬太尼	阿片类	镇痛	负荷剂量 0.5～1.0 μg/kg，然后 0.1～0.3 μg/(kg·min)	呼吸抑制、呼吸暂停、恶心呕吐、瞳孔缩小、抑制咳嗽、心动过缓、低血压
雷尼替丁	H_2 受体阻断药	组胺受体拮抗药	术前 150 mg 口服或 50 mg 静注	头痛、疲劳、嗜睡、眩晕、恶心、呕吐、腹痛、腹泻、便秘
纳洛酮	阿片类拮抗药	竞争性拮抗	负荷剂量 20～40 μg，逐渐增加剂量至有效	戒断症状、高血压、心动过速、心律失常
氟马西尼	咪唑苯二氮䓬类	特异性苯二氮䓬类拮抗药	每分钟 0.2 mg，逐渐增至全量 1.0 mg 每 20 min 可再次重复	中枢神经系统兴奋、癫痫发作、恶心、呕吐、急性脱瘾性脑综合征
甲氧氯普胺	苯扎明类	镇吐、促进胃动力	10～20 mg/70 kg 0.15～0.25 mg/kg	烦躁不安、锥体外系征、多巴胺拮抗作用、嗜铬细胞瘤患者避免使用
氟哌利多	丁酰苯类	镇吐	10～20 μg/kg 0.625～1.25 mg/70 kg	烦躁不安、锥体外系征、镇静、低血压、淡漠、紧张症、尖端扭转型室性心动过速
昂丹司琼	5-羟色胺受体拮抗药	镇吐	4～8 mg/70 kg，2.5 min 内注射完	注射痛、皮疹、头痛
经皮东莨菪碱	抗胆碱能药	镇吐、抗晕动病	0.5 mg 缓释片剂	口干、烦躁不安、镇静
拉贝洛尔	α 和 β 受体阻断剂	抗高血压	每 5 min 增加 5～20 mg，逐渐增至总量 80 mg	支气管痉挛、传导延缓、心动过缓
艾司洛尔	选择性 β_1 阻断剂	抗高血压	负荷剂量 10 mg，每 3 min 增加剂量，增至总量 300mg，然后 50～200 μg/(kg·min)	心动过缓、传导延缓、低血压、支气管痉挛、充血性心衰
美维库铵	苄异喹啉类	非去极化肌松药	用于气管插管时， 成人 0.2～0.25 mg/kg 儿童 0.2～0.3 mg/kg 也可连续输注进行维持	皮肤发红、低血压、组胺释放引起喘鸣
地氟烷	醚类	全身麻醉	最低肺泡有效浓度= 6%吸入	心肌抑制、呼吸抑制、刺激气道

气管插管。

自从 1991 年得到美国 FDA 批准用于临床以来，喉罩（LMA）的价值在住院和门诊手术患者都得到了证明。目前，LMA 有从新生儿到成人适用的 5 种型号。全麻诱导后可盲插入咽部，放置时要有较深的麻醉，气囊充气后形成的低压封闭可以进行正压通气和自主呼吸。当正常反射恢复后，患者能做指令性运动和张口时，可以轻轻地从口咽部取出 LMA。

正确放好 LMA 后，麻醉医师可以解放出双手进行其他工作，包括完整的麻醉记录、监护仪的调整和其他相关工作。使用 LMA 后咽痛的发生率低于气管插管。因为放置喉罩时无需肌松，所以可以避免琥珀酰胆碱引起的术后肌痛。另外，还可以避免因使用传统面罩和经口气道造成的眼、口部创伤。无牙齿患者很难用面罩进行通气，可以使用 LMA 进行处理，因为 LMA 不干扰喉头和声门关闭的功能，放置后还可以进行有效的咳嗽。

有报道使用 LMA 后可发生误吸。使用 LMA 不能保证气道保护。事实证明，对插不进管和不能行面罩通气的困难气道患者，使用 LMA 进行通气是不当的，它只是一种姑息措施。禁忌证包括口腔病变、顺应性降低的肺部疾病、开口度较小和预计可能发生胃反流的患者。

21. 在门诊手术中丙泊酚的作用如何?

丙泊酚可用于区域麻醉时进行镇静、全麻的诱导和维持。丙泊酚为非水溶性、蛋白结合率高、亲脂化合物，其药动学特征使它适用于门诊手术。再分布迅速以及肝内和肝外（肺）清除，促使认知功能迅速恢复，术后镇静状态和嗜睡较传统的超短效戊巴比妥类药轻。其对中枢的抑制效应具有剂量依赖性，应用范围包括轻度镇静、睡眠、甚至神志消失。它既无逆行性遗忘作用，也无顺行性遗忘作用。可以给予负荷剂量 2～2.5 mg/kg 缓慢静注进行诱导，静脉持续输注 0.1～0.2 mg/（kg·min）进行维持。虚弱和老年患者适当减量。对于区域麻醉镇静，可以追加 10～20 mg（0.3 mg/kg）或开始进行输注。和其他静脉全麻药一样，它有明确的血药浓度和治疗效应关系。丙泊酚可以手术的麻醉靶浓度是 3～6 μg/ml。

单独应用时，丙泊酚不可能提供手术全程 100% 的遗忘，已经有术中知晓的报道。因此，经常与挥发性麻醉药 N_2O 或咪唑安定联合使用。丙泊酚无肌松和镇痛作用，全凭静脉麻醉时，可以采用短效阿片类药如瑞芬太尼与丙泊酚同时输注。追加负荷剂量的丙泊酚可以快速加深麻醉。丙泊酚的另一个优点是可使术后恶心、呕吐的发生率明显降低。丙泊酚具有内在的抗呕吐效应，即使患者在 PACU 发生了呕吐，也可以让其尽早离开。即使用丙泊酚进行麻醉诱导和维持、持续约 1 h，与用硫喷妥钠诱导、异氟烷和 N_2O 维持相比，其恢复时间也明显快。使用丙泊酚麻醉的病人，苏醒时情绪很好，可以较早活动。术后镇痛药需要较少，这可能与其恢复质量较高有关。

丙泊酚的两个缺点是无镇痛作用和注射痛。对于前者，联合使用阿片类药如瑞芬太尼和芬太尼可以提供所需的镇痛。选择较粗的静脉或静脉预给利多卡因可以消除注射时的不适。给丙泊酚前静注 10～25 mg 利多卡因，或注射器内先抽入丙泊酚后再抽利多卡因，都可以减轻或完全消除大多数患者的不适。

已经证明使用丙泊酚有感染的危险，因为它的溶媒是由大豆油和卵磷脂混合的乳剂，是细菌生长的良好培养基。无菌抽药和给药前再抽药都是很重要的。另外，必须在每个患者使用后扔掉注射器。多个患者全天使用同一个注射器，会导致群发细菌性败血病。

22. 何谓全凭静脉麻醉（TIVA）? 其优缺点有哪些?

TIVA 是一种通过静脉分次给予负荷剂量或持续给药进行麻醉诱导与维持的技术（表 77.2）。全麻的多项指标如催眠、遗忘、镇痛和肌松都可以通过调整不同的输注速度、改变血药浓度来实现。其麻醉深度也可以像转动挥发罐刻度盘来达到预期麻醉深度一样进行调节。

除了氧气、压缩空气或氦外，TIVA 不使用其他气体。尽管使用净化系统或许可以完全清除挥发性麻醉药，但是还常常会污染手术室。如果需要，静脉麻醉药可以使意识消失、产生麻醉和肌松。因为使用的都是不可燃气体，所以对于激光手术是很理想的麻醉技术。上呼吸道手术使用喷射通气，在此情况下 TIVA 也能很好地完成麻醉。另外，静脉麻醉药无需正常肺功能对麻醉药进行洗入或洗出。

通过计算机辅助输注系统的进一步精细调节，麻醉医师可以获得各种麻醉药和镇静药发挥作用的血药浓度。通过给予负荷剂量或增加输注速率，可以解决偶发的“浅”麻醉。这项技术的其他优点包括：手术结束时苏醒迅速，使用丙泊酚可降低术后恶心、呕吐的发生。

因为能够监测静脉麻醉药血药浓度的设备很少，所以这项技术有发生术中知晓的潜在缺点。然而，现在有几种仪器，可以通过处理脑电图（EEG）数据来监测镇静程度，可以降低全麻过程中术中知晓的风险。每个仪器都可以用其自带程序分析 EEG 数据，并进行 0～100 的线性评分。0 分通常代表 EEG 被完全抑制，100 分代表清醒、非镇静状态。每个仪器都有与全麻相关的、独自的数字范围。已经证明，这些监护仪对于麻醉医师在术中做出决定是非常有用的。

表 77.2　全凭静脉麻醉（TIVA）的用药方式

尽可能靠近穿刺导管将药物注入静脉
不使用 N_2O 或挥发性麻醉药
建议连续输注药物
- 单独使用丙泊酚
  - 诱导剂量：2.0～2.5 mg/kg
  - 维持剂量：0.5～2.0 mg/(kg·min) 持续输注。对于 70 kg 患者，其输注速率与异氟烷使用的百分数大致相同
  - 由于单一一种药物不能提供可靠的遗忘作用，因此可能会出现术中知晓
- 丙泊酚与其他辅助药物合用
  - 丙泊酚 + 镇静药（咪达唑仑）+ 阿片类药（瑞芬太尼或芬太尼）
  - 如果不希望患者在术中出现体动，可加用肌松药
  - 出现浅麻醉体征时（高血压、心动过速、出汗、流泪或体动），提高丙泊酚输注速率，不增加阿片类药输注或
  - 给予负荷剂量的丙泊酚 10～40 mg
  - 如果在常规剂量范围内仍难以控制血压或心率，建议辅以 β 受体阻断剂（艾司洛尔或拉贝洛尔）或血管扩张药

预计手术结束前 10～15 min，停止输注阿片类药
预计手术结束前 5～8 min，停止输注丙泊酚

一般来说，当患者术中出现高血压和心动过速的时候，麻醉医师会加深麻醉。然而，几种原因都可以出现这种生命体征的变化，并且经常显示与麻醉深度基本无关。这些原因中最常见的是“浅”麻醉、疼痛或本身就有高血压。在血压和心率升高的同时，如果评分高于全麻水平，最可能的原因就是“浅”麻醉。因此，合适的处理就是给予负荷剂量的丙泊酚加深麻醉。然而，如果监护仪上麻醉深度的评分仍在全麻范围内，那么就应给予阿片类药进行镇痛。关于阿片类药物的选择，针对短暂疼痛刺激（如食管镜），可以选择超短效阿片类药（如瑞芬太尼）；针对持续性疼痛刺激（如切口），可以选择较长效阿片类药（如芬太尼）。然而，麻醉管理还应将麻醉深度监护仪的数据与所有临床资料结合起来进行处理，临床资料包括手术进程、患者情况、重要脏器的灌注和血流动力学指标。

麻醉深度监护仪在门诊手术室是很有用的，因为它关系到缩短拔管时间，减少术后恶心、呕吐，以及缩短准备回家的时间。对所有患者使用这种监护仪是否有效，一直是麻醉界争论的热点。

23．何谓适度镇静？何时应用适度镇静？其优点有哪些？

适度镇静，以往认为是保留意识的镇静状态，它是一种患者在术中保留气道反射、对口头指令有适当反应能力的同时，尽力降低意识水平的技术。如果实施得当，适度镇静可以产生抗焦虑、遗忘作用，并使患者最大限度地感到舒适和安全。实施局麻或部位麻醉时，适度镇静可以与之联合使用，也可作为辅助手段使用。由于影响了短时记忆，患者会经历一段感觉明显异常的时间。因此，麻醉医师可以通过鼓励，使患者感觉情况不错、很安全，来增加患者在手术过程中的耐受能力和对不适的适应能力。其目标就是在整个手术过程中，让患者、麻醉医师和外科医师进行交流。

精确调整静脉药物的负荷剂量和持续输注速度，可以产生适度镇静。由于适度镇静是镇静连续过程中的一段时间，因此有可能进一步发展为深度镇静，甚至全身麻醉。丙泊酚、咪达唑仑、瑞芬太尼都是进行适度镇静的理想药物。其特点包括起效迅速、易于调节、作用时间短、早期可恢复。苯二氮䓬类与阿片类

联合应用效果较好。但是，必须考虑到有潜在或突发呼吸抑制的风险，包括呼吸暂停。低氧血症或突发的呼吸暂停在苯二氮䓬类与阿片类联合应用时，较两者单独使用高发。因此，应该用面罩或鼻导管辅助给氧，严密监测呼吸功能。

目前的监护标准包括心率、血压、呼吸和氧饱和度，尽量监测体温和 ECG。现在使用的鼻导管能单独连接到二氧化碳分析仪上进行采样，可以监测呼气末二氧化碳浓度。术中当麻醉医师远离呼吸道时，此项监测非常有用。

采用这项技术后，尽管在手术结束时患者看起来清醒并完全恢复，但是因为可能会出现延迟性呼吸抑制，所以在整个手术后期还应该保持警惕。在 PACU，患者在无刺激的状态下常有高碳酸血症，甚至呼吸暂停的发生。

24．对于短小手术何时需要气管插管，能避免琥珀酰胆碱引起的肌痛吗?

在短效非去极化肌松药美维库铵问世前，对于 20 min 以内的手术，如果需要气管插管只有选择琥珀酰胆碱，先给予负荷剂量、然后持续输注来维持神经肌肉阻滞。另一个选择是使用琥珀酰胆碱插管后，吸入高浓度异氟烷可提供满意的肌松。异氟烷可增强小剂量、短效非去极化肌松药的作用。但是，使用高浓度挥发性麻醉药易导致苏醒延迟，这恰是门诊手术不希望出现的。

琥珀酰胆碱的缺点包括术后肌痛和潜在的诱发恶性高热的可能。有时，门诊较住院手术患者发生率高 5 倍，能较手术本身引起的不适更久。肌痛程度从轻度到不能忍受不等，多在术后第一天发生。

美维库铵和琥珀酰胆碱一样，依靠血浆胆碱酯酶代谢。若患者存在非典型性假性胆碱酯酶，其作用时间明显延长，但仍可以对之进行拮抗。通常，美维松大部分可快速水解为无活性的代谢产物。成人推荐插管剂量为 0.2～0.25 mg/kg。给予 0.25 mg/kg 进行插管，30 s 后给初始剂量 0.15 mg/ kg，以后为 0.10 mg/kg。儿童常用剂量为 0.2～0.3 mg/kg，约 1.5～2.5 min 达到满意的插管条件。肌松持续时间成人为 15～20 min，儿童仅为 9～11 min。当然，美维库铵也免不了有不良反应，它可以引起组胺释放，可以使有些患者出现皮肤潮红，甚至发生支气管痉挛和低血压。如果缓慢给药且不过量，低血压不会很严重。常规剂量的滕喜隆或新斯的明联合适量的抗胆碱药，可以很容易地拮抗其肌松作用。给予单次负荷剂量 20 min 后，当四个成串刺激（TOF）恢复正常、强直刺激不再出现衰减时，不必再进行拮抗。

25．相对过量的苯二氮䓬类药能被安全地拮抗吗?

氟马西尼是一种静脉药物，与中枢神经系统苯二氮䓬结合位点特异性结合，是苯二氮䓬受体的竞争性拮抗剂。经患者唤醒证实，精细滴定给药可以拮抗苯二氮䓬类达到预期水平。以往，常用两种药物：毒扁豆碱，一种非特异性中枢兴奋剂，有时能够拮抗挥发性麻醉药和苯二氮䓬类药的中枢抑制效应；氨茶碱也是苯二氮䓬类抑制效应的非特异性拮抗剂，但它本身也有不良反应。

静脉给予氟马西尼 1～2 min 后，可以使因苯二氮䓬类药过度镇静的患者清醒。如果有必要，恢复到正常清醒度和灵敏度也是有可能的。麻醉医师会在以下 3 种情况时使用这种新药：第一，术中患者使用苯二氮䓬类药后出现意识混乱、不合作或好斗时可以使用；第二，当手术快要结束时，欲使尚未恢复的意识迅速恢复时可以使用。一些上呼吸道手术后嗜睡的患者，如果有出血或分泌物会造成严重后果，在拔管前或拔管后都适于使用氟马西尼。第三，术中适度镇静或在 PACU 中逆转咪达唑仑的过度镇静，可以使患者更安全地耐受同时使用的其他中枢神经系统抑制剂的效应。

氟马西尼静脉给药的推荐剂量为 0.2 mg，给药时间为 15 s 以上。起效时间为 1～2 min，作用高峰时间为 6～10 min，可以每分钟增加一次剂量，直至总量达 1 mg。也有人推荐单次负荷剂量为 1 mg。因为氟马西尼能特异性、选择性地拮抗苯二氮䓬类药引起的镇静作用，所以不影响阿片类产生的镇痛。其作用时间变化较大，从 20 min 到 3 h 不等。由于有可能出现再次镇静，因此应对患者进行严密监护。对于一些使用大剂量苯二氮䓬类药物的患者，可能会出现再次镇静，尤其使用一些半衰期较长的药物时，如地西泮、劳拉西泮等。如果原因明确，必要时间隔 20 min 重复使用氟马西尼，可以安全地拮抗再次镇静。尽管过度镇静或安静状态可以被拮抗，但氟马西尼不能完全逆转所有苯二氮䓬类药产生的精神运动障碍和认知缺陷。因此，可能会给人造成一种安全的假象。此外，氟马西尼也不能完全逆转苯二氮䓬类药引起的呼吸抑制。氟马西尼轻微的不良反应包括：注射部位疼痛、眩晕、头痛、恶心呕吐、急性焦虑以及定向障碍。有报道，长期使用大剂量苯二氮䓬类药进行抗焦虑、抗癫痫的患者，使用氟马西尼可引起癫痫发作。剂量不同的咪达唑仑，其作用也不同。小剂量时，具有抗焦虑作用；随着剂量的增加，镇静作用逐渐增强；再增加剂量，可出现催眠作用。细心调节氟马西尼的输注速度，可以部分拮抗大量苯二氮䓬类药物的效应。

当门诊手术中考虑使用每一种拮抗药时，应记住和纳洛酮一样，氟马西尼也是短效的。因此，不论这种药是否还有作用，患者离开 PACU 之前必须进行观察。

26. 新型挥发性麻醉药较恩氟烷和异氟烷更优越吗?

地氟烷和七氟烷是两个醚类挥发性麻醉药，已被广泛研究。地氟烷是一种不可燃的、非常难溶的液体，使用时需要特殊设计的可以加热的挥发罐才行。但是，地氟烷有强烈的气味，对气道有很强的刺激性。它可以引起患者咳嗽、屏气、产生喉痉挛，因此不用于吸入诱导。其主要的优点是血液和组织中溶解度低，与现在使用的挥发性麻醉药相比，起效较快。低溶解度的特性也使其能快速加深麻醉。

尽管地氟烷和异氟烷有相似的肌松效果，但高浓度的地氟烷不出现苏醒延迟。已有的研究表明，尽管术后早期镇静不如丙泊酚，但是使用地氟烷的患者下地行走和出院的时间与丙泊酚相似。恶心、呕吐的发生率较丙泊酚高。

七氟烷无臭、无味，快速吸入诱导无咳嗽、屏气发生。溶解度接近 N_2O。有报道，与粉末状钠石灰一起使用可以燃烧。七氟烷和地氟烷都可以提供插管所需的足够肌松，但都有引起恶性高热发生的可能。

27. 恶心、呕吐的病因学是什么? 哪些措施可降低恶心、呕吐的发生率和严重程度?

恶心、呕吐是接受全麻或静脉镇静患者术后的一个大问题，它们是门诊手术患者最常主诉的并发症，也是门诊手术患者术后住院的主要原因。持续严重的干呕或呕吐可以撕裂伤口、引起出血，如果不予处理，会导致脱水和电解质失衡。有 10%～40%未使用抗呕吐药物的患者，会出现某种程度的恶心、呕吐。恶心、呕吐的发生率与手术操作和使用的麻醉药有关。已经证明，腹腔镜手术患者恶心、呕吐的发生率为 35%，原因有内脏的操作、腹腔内 CO_2 残留和电刀

表 77.3 引起术后恶心和呕吐的因素

病人相关因素
肥胖
妊娠
晕动病病史
即往术后呕吐病史
刚摄取完食物
焦虑
女性
月经周期的 4～5 天
糖尿病
年龄（2 岁以下很少见）
手术操作
斜视校正术
腹腔镜手术
扩张宫颈及刮宫术
睾丸固定术
曲张静脉切除术
耳部手术
相关麻醉药
依托咪酯和氯胺酮的发生率较硫喷妥钠高，硫喷妥钠高于丙泊酚
阿片类药/N_2O/肌松药的发生率较挥发性麻醉药高，挥发性麻醉药高于丙泊酚
术中和术后使用阿片类药
面罩正压通气使空气进入胃肠道
抗胆碱酯酶药
其他因素
术中血液进入胃肠道
未控制的疼痛
体位变化过快或用担架迅速运输患者
早期下床活动和早期进食
全身性低血压
血管迷走神经事件

的使用。不论是全麻、还是硬膜外麻醉，都可发生恶心、呕吐。相比之下，关节镜手术要较腹腔镜和睾丸复位手术低得多。

术后恶心、呕吐的原因是多样的（表 77.3）。肥胖，患者位置的突然运动或改变，女性，月经周期的第 4、5 天，疼痛，阿片类药物的应用，所使用的麻醉方法，手术部位等，都与恶心、呕吐的发生和持续有关。患者对恶心、呕吐感到不安、甚至不能忍受。物理治疗和药物治疗都被用于减少发生率。如术中胃管吸引以减少胃内容物；面罩通气时避免因压力过高迫使气体进入胃内；减少以阿片类药为主的全麻等。这些都能不同程度地减少恶心、呕吐的发生，或许这个问题本身就受很多因素影响。

很多研究表明，恶心、呕吐和 N_2O 关系不大。N_2O 对术后是否出现恶心不起主要作用。但是，诱导药物的选择会影响术后这些症状的发生率。依托咪酯和氯胺酮较硫喷妥钠发生率高，全麻时用丙泊酚进行诱导和维持，术后恶心、呕吐的发生率最低。

为了避免这些症状，把患者从手术台移到担架时要慢，往 PACU 运送时避免突然转弯，允许患者缓慢苏醒，这些在一定程度上都有效。使用电热毯、反复告诉患者安全，可以使患者感觉良好、有安全感，能减轻其过度焦虑。鼓励患者坐起、尽早经口进食可能会引起恶心、呕吐。症状严重的最终结果就是延长在 PACU 的时间。对于症状持续的患者，有必要进行整夜观察、进一步抗呕吐和静脉输液，防脱水治疗。

和在 PACU 一样，术中应保证足够的液体补充。为了避免术后恶心或呕吐的发生，建议术中快速补充晶体液至少 15～20 ml/kg，以补足禁食带来的体液丢失。静脉补充液体可以减少经口进食。禁食固体食物，除非患者非常饥饿。此外，推迟早期离床活动有助于减轻症状。

有人主张手术开始前预防性静脉给予 4～10 mg 地塞米松和 10 mg 甲氧氯普胺。氟哌利多是一种有效的抗呕吐药物，因其可引起 QT 间期延长和尖端扭转型室性心动过速，已经不再建议使用。美国 FDA 也对它的使用发出了警告。但是由于氟哌利多使用时间较长、抗呕吐有效、不良反应发生率极低，美国 FDA 的建议也遭到了质疑。使用氟哌利多时，应监测 ECG 基线和 QT 间期。而且，在其使用过程中要监测 ECG（表77.4）。

但是，已经有报道这些药物引起严重的临床不良反应，包括长时间镇静状态、苏醒延迟、严重焦虑、坐立不安和锥体外系症状。急性肌张力增加的反应包括斜颈、局部抽搐或眼动危象，可以静脉或肌内注射 25～50 mg 苯海拉明或 1～2 mg 苯扎托品进行治疗。

以往用于治疗晕动病的东莨菪碱，其经皮贴剂已经被研制出来，用于预防术后恶心、呕吐的发生。尽管术前 12 h 应用对减轻症状有效，但它会引起和镇静药同样明显的不良反应，如口干、烦躁、尿潴留等。它常适用于有晕动病病史的患者。儿童使用这种贴剂后，视觉障碍和幻觉的发生率增加。一些临床医师常在尚未完全恢复的患者离院时使用。老年患者、孕妇或哺乳期妇女以及青光眼患者禁用。

麻黄碱已经被用来治疗 PACU 引起的恶心、呕吐。术后发生的低血压或诊断明确的体位性低血压常是由于容量不足引起的，应该排除。输注晶体液以纠正血流动力学的不稳定。已证实，麻黄碱对直立位时有症状的患者有效。一些腹腔镜手术的患者，肌注 0.5 mg/kg 麻黄碱很有效。使用麻黄碱的患者，其镇静评分也较低，平均动脉压变化不大。可用于有晕动病病史或术后试图离床活动而发生头晕、恶心、呕吐的患者。

麻醉医师常用的另一种抗恶心、呕吐药物是昂丹司琼，它是 5- 羟色胺受体拮抗剂，其作用部位可能存在于中枢和外周。它不影响全麻患者的清醒、不引起椎体外系症状或镇静作用。其控制恶心、呕吐的作用良好。静脉给予有效剂量 2～4 mg 可以持续 24 h，也有口服剂型。研究证实，联合用药或是与丙泊酚合用，对预防恶心、呕吐的发生十分有效。

现在，很多手术中心已经不对每个患者常规预防性使用抗呕吐药物。但是，对于一些特殊患者，如斜视修复或腹腔镜手术患者，其术后恶心、呕吐发生率特别高，应该预防性使用。

有时只是减轻术后疼痛就可以减轻恶心。一些研究报道，针灸对减轻恶心、呕吐也有效，但是尚未得到广泛应用。与使用硫巴比妥类药物诱导、异氟烷维持相比，以丙泊酚为主的麻醉其呕吐症状较少，可以早期经口进食，在 PACU 滞留时间较短。但是，尽管使用丙泊酚进行麻醉，甚至使用预防性药物，术后恶心、呕吐症状仍然是一个问题。

表 77.4 术后恶心和呕吐的预防和治疗

药物种类与药物	药物剂量和给药途径
苯扎明类	成人 10～20 mg 静注
甲氧氯普胺	儿童 0.1～0.2 mg/kg 静注
酚噻嗪类	5～10 mg/70 kg 静注/肌注
甲哌氯丙嗪	
类固醇	成人 4～10 mg 静注
地塞米松	儿童 0.5～1.0 mg/kg 静注
5-羟色胺拮抗药	成人 1～4 mg/40～80 kg 静注
昂丹司琼	儿童 0.1 mg/kg 静注
拟交感神经药	10～25 mg/70 kg 静注/肌注
麻黄碱	
抗胆碱能类	经皮给予 0.5 mg，3 天以上
东莨菪碱片	

28．如何使麻醉后监护病房（PACU）中的门诊手术患者得到最好的镇痛？

在 PACU 中以及出院后的患者，其术后疼痛的治疗是麻醉医师所关注的事情。离院前必须充分减轻疼痛，患者术后舒适也是重要的。与治疗严重疼痛相比，预防术后疼痛的发生要容易得多。但是，当偶尔出现难以处理的术后疼痛时，会使患者意外留院过夜观察。

对于预测术后可能发生明显不适的患者，麻醉时，辅以阿片类药是有用的。丙泊酚麻醉不能提供术后镇痛。术中在手术部位给予 0.25%～0.5%的长效局麻药如布比卡因，可以在术后数小时减轻疼痛。这对于腹股沟疝和脐疝修补术以及小范围乳腺手术效果都非常显著。关节镜检查后，膝关节腔内给予局麻药和阿片类药物也很有效。其他，如对包皮环切患者行阴茎神经阻滞或表面涂抹利多卡因膏剂，都有助于减轻不适。髂腹股沟和髂腹下神经阻滞，对于成人和小儿疝修补患者都很有效。术后反复上、下颌神经阻滞对行口腔手术患者也很有效。

在 PACU 中，精确地静脉给予小剂量阿片类药物，可以安全地提供满意的镇痛。产生镇痛作用的阿片类药物的血药水平，要低于引起显著呼吸抑制或过度镇静的水平。芬太尼是可以用于治疗术后疼痛的麻醉药。其作用时间中等，静脉给予 25～50 mg，每 5 min 可重复给药，直至达到满意的镇痛。因为在 PACU 静脉给药作用时间较短，所以给准备出院的患者口服阿片类镇痛药，可以使其在回家途中更舒适。

对认为口服镇痛药不足以有效镇痛的患者来说，使用家庭用自控镇痛（PCA）装置，也可以让患者出院。在家里使用患者自控镇痛的研究表明，它是安全有效的。羟考酮和可待因适用于改善轻、中度疼痛，但对因严重疼痛住院的患者是不够的。酮咯酸是一种非甾体类抗炎药，可以口服、肌注和静脉给药来预防和减轻疼痛，并减少阿片类药物使用。它本身没有与阿片类药物有关的镇静和呕吐等不良反应。但是因为它有潜在出血的危险，有些医师对使用这类药物很犹豫。另外，口服时对胃有刺激。COX-2 抑制剂可以减少术后出血的可能，降低胃肠道并发症的风险，因此作为非阿片类药物常用于治疗术后疼痛。

29．患者离开门诊手术中心前必须达到的出院标准是什么？

大多数医院把麻醉后监护分为两个阶段：第一个阶段从患者进入恢复室开始；第二阶段从患者生命体征已经稳定，主要麻醉效应已经消失开始。此时，患者可以舒适地坐进躺椅，仍在这个房间或到另一个房间（表 77.5）。

实施椎管内麻醉的患者，只有运动、感觉和交感神经功能完全恢复才能离开。在 PACU 卧床休息的住院患者，当仅残留很少的神经阻滞时可以回到护理病房；而对于门诊手术患者，则需要阻滞作用完全消失。

实施椎管内麻醉的患者，当排泄能力恢复时，证明残留的交感神经阻滞已消失。当然，准备离床活动的患者，运动神经必须完全恢复。

接受踝部阻滞、臂丛和外周神经阻滞的患者，即使残存的麻醉作用或感觉异常持续存在，也可以出院。使用吊带固定手臂或用较厚的敷料包扎脚，以免受伤。需要提醒患者，当阻滞作用消失时会有不适。因此，要指导患者在开始出现不适时口服镇痛药，因为疼痛在变严重之前很容易进行治疗。

全麻患者可以在手术室或转运到 PACU 后不久清醒。尽管患者看起来是清醒的、有正确定向力，但让患者离开之前有很多标准需要到达满意。通常要求生命体征恢复到术前基线范围的 15%～20%。患者应有完整的呕吐反射，能有效地咳嗽，进食液体无困难。

表 77.5　门诊手术安全出院指南
稳定的生命指征，每 15 min 测定一次，共 4 次
能够说出时间、地点，人物（或是恢复到术前状态）
借助最低限度的帮助能够行走（要考虑术前状态）
能够忍受恶心，无呕吐动作
疼痛已充分控制
无出血
有能陪患者回家并留在患者身边的人
能够口服液体（可选择的）
能够排气（妇科手术、泌尿生殖器手术、腹股沟和会阴手术之后，椎管内麻醉后）

不必让患者在出院前进食，强迫无饥饿感的患者进食不想吃的食物，只会增加术后恶心、呕吐的发生。通常，应了解患者是否有能力进食少量液体。如果患者只有轻度恶心，进食几小口即可引起呕吐或恶心感觉增强，那么坚持让患者进食是愚蠢的做法。如果一直不能进食液体，也可以考虑让患者离开，但是如何按步骤处理，必须提供书面指导（如何联系医院和外科医师）。确保离院前体液达到标准状态是十分重要的，尤其是口腔手术患者，因为术后疼痛可导致不能早期经口进食。

除非患者术前就不能行走或因手术原因造成不能离床活动，患者应该能在辅助设备下行走，并且无头晕。如果需要拐杖，不要认为患者术前已接受过指导，应该额外对其进行指导。手术伤口应该无出血，疼痛应得到满意控制。尽管可以残留轻度的镇静，但是定向力应该恢复到术前水平。

除非是泌尿生殖系统、妇产科或其他在腹股沟或会阴区进行的手术，否则不必要求患者必须能够排尿。应告知患者和护送人员，如果离开恢复区后 6 h 仍未排泄，要通知医院或外科医师。

已制定的麻醉后出院评分系统，其目的是评估术后何时能达到出院标准。标准以数值形式表示，包括精神状态、疼痛程度、行走能力和生命体征稳定性，总分高于某个特定值说明进行离院准备的可能性高。从实用方面讲，评分系统应该易于理解、应用简单、并且客观。用于评估麻醉恢复的复杂书面神经心理测验只用于研究。实际上，生命体征稳定、能够独立行走和排尿或许是麻醉后恢复程度最好的衡量标准和能否准备出院的标志。这些指标表明患者的运动力量、中枢神经系统功能和交感张力已经恢复。

应该给予每个患者和护送人员一套详细、书面的出院指南，包括活动、用药、敷料护理和沐浴约束等。患者和护送人员必须能口述这些指导，并签字，患者不能时，护送人员代签。两个人都必须知道，当出现不良反应或任何其他困难如出血、头疼、严重疼痛、严重恶心呕吐时，必须与医院联系。大多数术后并发症在患者出院后发生，因此，必须确保患者或指定的护送人员能够充分理解上述所有信息（表 77.6）。

大部分医院强制规定，对于接受一种以上局麻药的患者，要在有责任能力的成人陪伴下才能出院。“有责任能力的成年人”的定义现在已经改变并放宽，包括不受约束的未成年人或有责任能力的较大的儿童。理论上讲，陪伴人员应该自愿并且能在术后第一个 24 h 和患者待在一起。这对于老年和虚弱患者尤为重要。如果一个八旬老年患者是在其八旬的配偶陪伴下出院的，就有出事的可能。对于离开恢复室回家的儿童，理想的陪护人员应该是两个成人。出院后，小儿可能突然出现恶心呕吐、疼痛、恐惧或定向力障碍，一个正在驾车的一名父母是不可能同时处理好孩子的。

“准备回家”与“可以上街”有明显的区别。“准备回家”是指可以离开恢复区回家；而“可以上街”是在 24 h 后，全麻对中枢神经系统细微和持续存在的影响已经大部分消失。必须建议患者回家后不要立即进行正常活动。

患者出院前必须达到标准，并在离开前作最后的评估。所有波动包括生命体征和罕见症状，都必须进行处理。

必须尽最大努力避免让患者过早离开 PACU。错误判断结果可能会让患者必须在别处接受急救护理，

表 77.6　护送者在门诊手术中的作用
当患者说外语时翻译
接收和了解术后指令
陪伴回家
手术后 24 h 内陪伴患者和帮助进行日常生活
出现内科、外科或麻醉并发症时能召集医学援助

或是可能到其他医院再次入院。当对患者病情的稳定性或是否适合出院有疑问时，最好的办法就是过夜留置观察。

30．门诊手术后患者意外住院的原因是什么？

尽管患者在术后可以按计划回家，但还会因为很多原因再次入院。其中约有 1/4 术后意外入院与麻醉相关，其他则与内科或外科手术因素有关（表 77.7）。

大多数门诊手术室都出现过意外再次入院，其发生率从不足 1%到接近 4%不等。与局麻或部位麻醉相比，全麻时的发生率较高。可以想象，局麻辅助静脉镇静可使其发生率增加。恶心、呕吐、眩晕、支气管痉挛和苏醒延迟等是导致麻醉相关再入院的常见原因。

31．全麻后患者何时能驾驶机动车？

目前建议接受全麻或静脉镇静的患者，术后 24～48 h 不能操作重型机械，包括开车。当自己感觉或在他人看来术后已经完全恢复时，轻微的精神运动性障碍和认知能力不足可能仍持续存在，这些需要谨慎决策，精细运动协调的行为应该推迟到术后第二天。但与警告相反，对术后患者的调查发现，有一些患者在术后 24 h 内驾驶车辆，甚至直接开车回家。

由于中枢神经系统紊乱或手术本身的原因，出院后患者可能会出现走路不稳，甚至跌到。其中有些可能与意识混乱或精神状态的精细变化有关。还有其他原因如眩晕或疼痛。希望将来的麻醉药不会像现在的药物一样，作用持久，并有潜在的中枢神经系统功能障碍的危险。

表 77.7　门诊手术后住院的原因

外科因素
错误地将住院手术定为门诊手术
手术比预期的范围广
外科并发症需要重新手术或进一步观察
术中或术后大出血
计划进行另外的随访和诊断
内科因素
未控制好的内科疾病
需要静脉抗生素治疗
麻醉相关因素
严重恶心呕吐
吸入性肺炎
嗜睡和疲倦
疼痛不能控制
其他因素
患者拒绝回家
外科医生需要整晚观察和进行另外的试验
无护送者或适当的人在家照顾患者

32．对于门诊手术患者，术后治疗中心的作用是什么？

手术后，一些患者可能会出现明显的术后疼痛，口服阿片类药物也不能控制。此外，尽管患者需要一些熟练的护理观察或专门的护理，但是这些可以在急救医院外获得，并对患者和家人来说更便宜、更舒适。带着这种理念，恢复护理医疗机构的概念诞生了，出现了一种新的住院患者术后监护单位。这种医疗健康护理模式的服务对象包括需要过夜观察的门诊手术患者或需要在院外进行持久保健服务的患者。目前这类患者包括例如行子宫切除术、腹腔镜胆囊切除术、肩部修复术和乳房切除术的患者。如果这种形式也不能得到，可使用合适的家庭护理服务包括新的疼痛控制模式，也能让患者免去像住院患者那样的术后护理。

33．有可能对门诊手术实施质量保证和持续质量改进工作吗？

为了确保患者满意的服务质量，麻醉医师应该在术后第一天对所有患者进行电话随访。有些医院还另外加打两次电话，一个在手术当天夜里、一个在术后一周。可以给患者邮寄已付邮费的明信片，询问其整个经历。要有空白地方让患者填写不良反应或有害事件。依靠外科医师提供精确的并发症反馈信息是不可靠的，因此，必须建立随访机制，以发现和确认是否需要进行治疗。

（刘功俭译　曾因明　薄玉龙校）

推荐阅读

Cameron D, Gan TJ: Management of postoperative nausea and vomiting in ambulatory surgery. Anesthesiol Clin North America 21:347, 2003

Gold BS, Kitz DS, Lecky JN et al: Unanticipated admission to the hospital following ambulatory surgery. JAMA 262:3008, 1989

Gupta A, Stierer T, Zuckerman R, et al: Comparison of recovery profile after ambulatory anesthesia with propofol, isoflurane, sevoflurane, and desflurane: a systematic review. Anesth Analg 98:632, 2004

Kallar SK, Everett LL: Potential risks and preventive measures for pulmonary aspiration: new concepts in preoperative fasting guidelines. Anesth Analg 77:171, 1993

Marshall SI, Chung F: Discharge criteria and complications after ambulatory surgery. Anesth Analg 88:508, 1999

Pennant JH, White PF: The laryngeal mask airway. Anesthesiology 79:144, 1993

Scarr M, Maltby JR, Jani J: Volume and acidity of residual gastric fluid after oral fluid ingestion before elective ambulatory surgery. Can Med Assoc J 141:1151, 1989

Warner MA, Warner ME, Weber JG: Clinical significance of pulmonary aspiration during the perioperative period. Anesthesiology 78:56, 1993

White PF: Studies of desflurane in outpatient anesthesia. Anesth Analg 75:S47, 1992

病 例

78 诊室麻醉

Merceditas M. Lagmay, MD
Laurence M. Hausman, MD

麻醉医师到达整形外科医师诊室并开始进行麻醉。一位拟行吸脂术的患者被意外取消了，另一位新患者被安排进行除皱术。患者为女性，54 岁，ASA Ⅰ级。术前评估发现其外祖母曾发生过全麻并发症，但具体情况不详。患者到达诊室之前喝过一杯咖啡。麻醉医师决定为该患者实施麻醉。患者接受了并不复杂的全凭静脉麻醉，使用了咪达唑仑、芬太尼和丙泊酚输注，然而在恢复期患者发生了恶心和呕吐。

问题

1. 为什么诊室手术和麻醉发展如此迅速？
2. 进行诊室麻醉（office-based anesthesia, OBA）前需要考虑哪些问题？
3. 要保证 OBA 安全需要哪些设备？和在医院麻醉一样吗？
4. 在麻醉记录和医疗文件方面，诊室麻醉和在医院麻醉有何不同？
5. 有恶性高热病史的患者能否进行 OBA？应当如何处理意外事件？
6. 在诊室手术中有无对患者和手术种类的限制？
7. 应选择哪些麻醉方法或技术？
8. 如何处理术后恶心呕吐（PONV）？
9. 如何决定患者何时可以离开？

1．为什么诊室手术和麻醉发展如此迅速？

在过去几年中，诊室手术的数量和种类都快速增加。这种趋势的部分原因是由于医院和门诊手术中心高昂的设备费用。择期美容手术的花费通常不由第三方所支付。此外，方便患者和外科医师也是一个主要原因。外科诊室对患者来说是一个更舒适的地方，因此可以营造一个更放松的环境。诊室手术的其他优点还有降低院内感染的风险以及因诊所工作人员少可更好地保护患者隐私。据估计每年要完成大约 800 万例诊室手术。手术范围跨越很多专科，包括胃肠科、泌尿科、普外科、皮肤科、骨科、整形科、足病科和口腔科等。

2．进行诊室麻醉（office-based anethesia，OBA）前需要考虑哪些问题？

在决定提供诊室手术服务前，一系列与手术、诊室和执业医师相关的事项都必须明确。这些事项如下：

手术方面：

- 患者能够及时恢复，离开诊室
- 患者选择

诊室方面：

- 遵守联邦、州和当地的规定
- 有监护和复苏设备
- 有急症处理和转运方案

执业医师方面

- 有提供相应临床治疗水平的资质
- 从事在执业者和诊室能力之内的服务

3．要保证 OBA 安全需要哪些设备？和在医院麻醉一样吗？

诊室麻醉应该和院内麻醉同样安全。应该有可靠的氧源、吸引和复苏设备以及急救药品。适合照明、监护仪、麻醉机和手术设备的备用电源，以防突然停电。监护仪必须达到 ASA 提出的“基本麻醉监护标准”，包括心电图、呼气末二氧化碳分压、脉搏血氧饱和度、无创血压和体温监测。气道装置如口咽通气道、鼻咽通气道、面罩，喉镜柄和合适型号的镜片及气管导管，喉罩也应该准备。必须有进行正压通气的设备。如果有小儿患者，必须有适合相应年龄使用的设备。应该按照厂家推荐，正确地检测和维护所有设备，并且记录在案。

4．在麻醉记录和医疗文件方面，诊室麻醉和在医院麻醉有何不同？

诊室麻醉的文件和记录应该和医院相同。麻醉医师进行适当的麻醉前评估和体格检查是重要的。如果由非医师人员进行评估，麻醉医师就必须重新复习术前评估，确认相关信息。评估中的关键部分要记录在案。麻醉医师必须制定并和患者讨论麻醉计划，以使患者接受麻醉。必须保存术中和术后的相关记录，严格保密。

5．有恶性高热病史的患者能否进行 OBA？应当如何处理意外事件？

因为恶性高热的发生率低，诊室中偶然发生会产生很多特殊的问题。恶性高热的复苏过程是非常复杂的，需要很多人力，且可能无人有足够的经验来处理这个过程。如果准备使用可能触发恶性高热的药物，医务人员就应具有对此进行初步处理所必需的物品。这些物品包括至少足以用于体重 70 kg 患者转运途中的初始静脉使用的丹曲洛林（36 小瓶）。急救推车应该放有消毒水、注射器、碳酸氢钠、甘露醇、利多卡因、普鲁卡因胺、50%葡萄糖液、冰盐水和胰岛素。

6．在诊室手术中有无对患者和手术种类的限制？

根据 ASA 制定的“门诊手术和麻醉指南”，“术前存在内科疾病或其他问题的患者有较高发生并发症的风险，应该推荐到适当的医疗机构进行手术和麻醉”。这就留下了很宽泛的解释空间。麻醉医师必须根据具体情况衡量每个患者的风险和获益。在诊室进行麻醉，对有睡眠呼吸暂停病史、肥胖或病态肥胖的患者来说，的确是一个挑战。可能排除诊室麻醉的其他疾病包括脆弱型糖尿病、药物滥用史、中重度 COPD、有误吸风险的患者。麻醉医师根据各自的条件对每个病例进行考虑。

在过去的几年中，诊室手术的复杂性显著增加，创伤性也随之增大。有些 10 年前要求患者住院的手术现在也可以在诊室安全开展了。然而，有些手术依然应该避免在诊室进行，包括那些与显著失血、体液转移或体温过低相关的手术。手术时间不应该长于 6 h，并且应该在下午 3 点之前结束，以便有足够的术后监护时间。

7．应选择哪些麻醉方法或技术？

从监护麻醉（monitored anesthesia care，MAC）到区域麻醉和全身麻醉的所有麻醉方法都已在诊室内安全开展。无论是 MAC 还是全麻都得益于新型、快速起效的麻醉药的出现，如七氟烷、地氟烷和瑞芬太尼。这些新型药物起效快，作用消失也快，非常适合于诊室麻醉。

瑞芬太尼是一种超短效阿片类药，可以精确地控制以适合各种手术刺激。它是选择性 U 受体激动剂，其效能与芬太尼相似。两者的区别在于瑞芬太尼有一个独特的酯链。它起效快，作用消失也快，特别适合诊室麻醉。瑞芬太尼 0.05～0.10 μg/(kg·min)，复合咪达唑仑在 MAC 中可产生很好的镇痛和镇静作用。如果有必要，可使用瑞芬太尼提供强效镇痛，但不产生长期镇痛，所以应该提供有效的术后镇痛。

七氟烷和地氟烷都是新型挥发性麻醉药，具有快速摄取和快速分布的特点，因此可使患者从全麻中快速恢复，让患者短时间内出院。

丙泊酚其实并不是新型麻醉药，因其快速起效和恢复时间短，在诊室手术麻醉中广泛使用。丙泊酚输注联合使用咪达唑仑在 MAC 中也可提供很好的镇静，但它不提供镇痛。

最近氯胺酮在诊室麻醉中得到广泛应用。它是一种苯环己哌啶衍生物，可产生强效镇痛而不抑制呼吸。与吗啡类作用相反，氯胺酮并不产生恶心、呕吐。但氯胺酮是一种分离麻醉剂，与幻觉产生有关。咪达唑仑和丙泊酚可以减轻或消除这种作用。另外，氯胺酮增加腺体分泌，使用氯胺酮时应该给予抗唾液腺分泌药，如格隆溴铵。

8．如何处理术后恶心呕吐（PONV）？

PONV 一直是一个需要解决的问题。门诊手术麻醉尽早出院是一个非常重要的问题，而 PONV 可能是限制因素。

解决 PONV 的第一步是确认高风险患者。高风险因素包括女性、术中使用阿片药物和手术种类。其他风险因素包括不吸烟者、有 PONV 或晕动病史、使用挥发性麻醉药、使用 N_2O、手术时间和手术种类（腹腔镜、耳鼻喉、神经外科、乳腺、斜视、剖腹和整形外科手术）。一旦高风险患者得到确认，应该采取降低风险的策略，如适当时采用区域麻醉、使用丙泊酚诱导和维持麻醉、术中吸氧、避免使用挥发性麻醉药和 N_2O、使用最小量阿片类药物和充分补液。

PONV 的发生被认为是多因素的，治疗和（或）预防都具有相似的目的。有几种药物被用来预防成人 PONV。这些药包括 5-羟色胺受体阻断剂（5-HT_3）、地塞米松和甲氧氯普胺。先前的抗呕吐药如异丙嗪、氟哌利多、perchlorperazine 也可同样使用。不同种类药物联合使用比单用一种药物效果要好。5-羟色胺受体阻断剂，昂丹司琼（ondansetron）、多拉司琼（dolasetron）、格拉司琼（granisetron）、和托烷司琼（tropisetron）等在手术结束时应用都很有效。根据 Gan 等 2003 年的报道，各种 5-HT_3 阻断剂效能和安全范围无差异。

静脉应用地塞米松（2.5～5 mg）预防性治疗 PONV 是有效的，诱导前给药效果最好。小剂量氟哌利多（0.625 mg）术后预防性治疗也是有效的。但是美国 FDA 发布的“黑盒子”警告说，氟哌利多可导致与 QT 间期延长和尖端扭转型室速相关的威胁生命事件。这个警告的依据是 10 例报告。但是 Gan 等仍把氟哌利多作为预防 PONV 的一线药物。

对预防 PONV 失败的患者，治疗包括给予小剂量 5-HT_3 受体激动剂（昂丹司琼 1 mg、多拉司琼 12.5 mg、格拉司琼 0.1 mg 或托烷司琼 0.5 mg）。总之，补救药物应当从各类药物中选择，而不仅仅是预防性用药。

9．如何决定患者何时可以离开？

因诊室可利用空间有限，特别强调患者尽早出院。建立一系列标准帮助决定何时患者可以回家恢复是非常重要的。

恢复期本身可以分为几个相互交错的时期。I 期，恢复早期，从麻醉结束直到患者的活动力、呼吸、循环、意识和皮肤颜色恢复至基线水平。Aldrete

表 78.1 Aldrete 评分系统

项目	评分
活动度	
能够按指令活动全部四肢	2
能够按指令活动两个肢体	1
不能动	0
呼吸	
能咳嗽和深呼吸	2
呼吸困难或呼吸受限	1
无呼吸	0
循环	
BP 和 HR 比麻醉前水平高 20%	2
BP 和 HR 比麻醉前水平高 20%～50%	1
BP 和 HR 比麻醉前水平低 4%～50%	0
意识	
完全清醒（能回答问题）	2
能唤醒（只对呼唤有反应）	1
无反应	0
氧合	
呼吸室内空气能维持氧饱和度＞92%	2
需要吸 O_2 才能维持氧饱和度＞90%	1
即使吸 O_2，氧饱和度仍＜90%	0

BP，血压；HR，心率。

评分系统或其修正系统在 PACU 得到广泛使用（表 78.1）。Aldrete 评分为 9 分说明患者恢复到Ⅱ期。决定患者何时出院，在家里完成恢复期（Ⅲ期），是医师的责任。可以回家的标准包括生命体征稳定、能够步行、手术出血得到控制、疼痛得到控制、最低程度的恶心呕吐。Marshall 和 Chung 在 1999 年提出了一个麻醉后出院评分系统（postanesthesia discharge scoring system，PADSS）（表 78.2）。评分大于或等于 9 分的患者可以出院。

近年来，全麻后患者快通道恢复的观点得到关注。所谓快通道指绕过 PACU 强化监测而直接将患者转运到门诊手术单元（ambulatory surgery unit，A-SU）。采用新型麻醉药物和麻醉技术有可能使患者在手术室内尽早苏醒，并将患者直接转运到 ASU。建议的快通道标准包括意识水平、身体活动、血流动力学稳定性、呼吸稳定性、氧饱和状态、术后疼痛评估和无 PONV。由 White 提出的这些标准包括了此前该系统不包括的疼痛和恶心的评估。节省费用是主要原因，这在医院和门诊手术中心是非常重要的。但在诊室这不是一个重要因素，在诊室麻醉有相同的工作人员负责Ⅰ期和Ⅱ期的恢复。

表 78.2 麻醉后出院评分系统（PADSS）

项目	评分
生命体征	
生命体征必须稳定并且和年龄及术前基础水平一致	
血压和心率的变化不超过术前基础水平的 20%	2
血压和心率的变化不超过术前基础水平的 20%～40%	1
血压和心率的变化超过术前基础水平的 40%	0
活动水平	
患者必须达到术前活动水平	
步态稳定，无头晕（或达到术前水平）	2
活动时需要帮助	1
不能活动	0
恶心与呕吐	
出院前患者恶心和呕吐的发生应降至最轻	
轻度：口服用药即可解决	2
中度：须肌肉注射用药才能解决	1
重度：反复治疗，持续出现	0
疼痛	
出院前患者的疼痛应最轻或无痛	
疼痛程度应该是患者能接受	
口服镇痛药即可控制疼痛	
疼痛的部位、类型和强度应与预计的术后不适相符	
能否接受：是	2
能否接受：不	0
出血	
术后出血应与预期的手术操作失血相一致	
轻度：无需换敷料	2
中度：换敷料不超过 2 次	1
重度：换敷料需要 3 次以上	0

From Marshall SI, Chung F: Discharge criteria and complications after ambulatory surgery. Anesth Analg 88:508-517, 1999.BP, blood pressure.

（刘功俭译　曾因明　薄玉龙校）

推荐阅读

ASA Committee on Ambulatory Surgical Care and the ASA Task Force on Office-Based Anesthesia: Guidelines for Office-Based Anesthesia: Considerations for Anesthesiologists in Settting Up and Maintaining a Safe Office Anesthesia Environment. www.asahq.org

Dexter F, Macario A, Penning DH, Chung P: Development of an appropriate list of surgical procedures of a specified maximum anesthetic complexity to be performed at a new ambulatory surgery facility. Anesth Analg 95:78, 2002

Gan TJ, Meyer T, Apfel CC, et al: Consensus guidelines for managing postoperative nausea and vomiting. Anesth Analg 97:62, 2003

Guidelines for Ambulatory Anesthesia and Surgery. www.asahq.org

Hoefflin SM, Bornstein JB, Gordon M: General anesthesia in an office-based plastic surgical facility: a report on more than 23,000 consecutive office-based procedures under general anesthesia with no significant anesthetic complications. Plast Reconstr Surg 107:243, 2001

Iverson R, ASPS Task Force on Patient Safety in Office-Based Surgery Facilities: Patient safety in office-based facilities: I. Procedures in the office-based surgery setting. Plast Reconstr Surg 110:1337, 2002

Iverson R, Lynch DJ, ASPS Task Force on Patient Safety in Office-Based Surgery Facilities: Patient safety in office-based facilities: II. Patient selection. Plast Reconstr Surg 110:1785, 2002

Koch ME, Dayan S, Barinholtz D: Office-based anesthesia: an overview. Anesthesiol Clin North Am 21:417, 2003

Marshall SI, Chung F: Discharge criteria and complications after ambulatory surgery. Anesth Analg 88:508, 1999

Task Force on Postanesthetic Care: Practice Guidelines for Postanesthesia Care. Anesthesiology 96: 742-752, 2002

White PF, Song D: New criteria for fast-tracking after outpatient anesthesia: a comparison with the modified Aldrete's scoring system. Anesth Analg 88:1069, 1999

第 14 部分

创　　伤

病例 79

胸部创伤

Levon M. Capan, MD,
Navparkash S. Sandhu, MD
Sanford Miller, MD

患者，男，46岁，车祸后约半小时内进入急诊创伤区。初步检查并未发现上呼吸道梗阻。胸壁活动受限伴明显的呼吸窘迫，血压130/80mmHg，心率为120次/分。Glasgow昏迷评分为15，四肢均能活动，无开放伤口。进一步检查显示左侧肱骨远端骨折，左侧（5，6，7，8和9）与右侧（6，7和8）肋骨骨折，4级脾损伤引起的腹部紧张，需实施紧急剖腹探查术。

问题

1. 胸部创伤造成的后果是什么？
2. 当患者因为脾破裂而实施剖腹探查术时，怎样正确处理创伤性气胸和血胸？
3. 连枷胸发病和死亡的机制是什么？
4. 连枷胸和肺挫伤的处理方法有哪些？
5. 创伤性心包积血的围手术期的处理是什么？
6. 钝性心脏创伤有哪些临床征兆？
7. 在何种情况下应怀疑创伤性胸主动脉损伤，该如何确诊？
8. 受到钝性损伤的患者有多处复合伤，其中包括胸主动脉的损伤，那么外科手术应该如何优先排列治疗顺序？
9. 在治疗胸主动脉损伤的患者时，可遇到哪些围手术期临床和麻醉未料到的危险？应如何处理？
10. 简述纵隔穿透枪击伤的临床管理。

1. 胸部创伤造成的后果是什么?

在每年由意外伤害造成死亡的 92 000 例中，有 41 000 例是因汽车等交通工具造成的损伤，它们是造成胸部损伤的高危因素。与此相似，在 52 000 例故意伤害中，也有高达 21 000 例伤及胸部。估计由创伤造成的死亡病例中，主要是因为钝性或穿透性胸部损伤所造成的占 12%～21%，也有估计认为与胸部损伤致死的病例与非致命性的胸廓受损病例比为 1∶100。胸廓内的组织有不同的受损几率，胸壁（50%～71%）和肺（21%～26%）是最常受累的组织。心脏（7%～9%）、主动脉和大血管（4%）、食管（7%）和膈肌（0.5%～7%）都较少受累。

心胸部的创伤是外伤致死的主要原因，在 80%的病例中常合并其他损伤，通常需要较大的外科手术治疗。某些严重的胸部组织损伤，其临床表现可以很轻微，积极的临床观察和精细的特征性检查才可以发现它们。由胸部创伤造成的生理紊乱是错综复杂的，一些临床医师用“胸休克”来描述，肺衰竭、出血和心力衰竭可以由各种创伤造成，是组成“胸休克”的主要临床表现。这些症状可以单独出现，也可以联合出现，每种症状都可以影响氧的供应、消耗和摄取，而且潜在地改变了氧的利用：从非流量依赖性（flow-independent）变为流量依赖性（flow-dependent)模式，而这些与缺氧组织的新陈代谢和乳酸性酸中毒有关。

2. 当患者因为脾破裂而实施剖腹探查术时，怎样正确处理创伤性气胸和血胸?

气胸和血胸是胸部损伤的最常见的表现，需要及时做出诊断和治疗。坐位胸片可以判断血胸和气胸的程度，预先排除加重脊椎损伤和加剧血流动力学的变化，可考虑拍坐位胸片，这对于诊断气胸和血胸的程度是很重要的，因此，对于常规仰卧位摄胸片的胸外伤患者，如果被怀疑有气胸或血胸时，其他的辅助方法也是有必要采用的。CT 对于这类检查具有高度敏感性，甚至胸腔内很少量的空气用这种方法也可以诊断出来。不幸的是，如果在术前气胸未被诊断，在外科手术中，气胸会加重，可以导致严重的血流动力学和氧供失常，如果未及时发现可以导致死亡。

在有气胸麻醉的患者中，行正压通气时临床症状和体征表现为：气道压的峰值增加，肺顺应性降低，氧饱和度下降，受影响一侧肺的呼吸音降低。严重时有低血压或心搏骤停。如果在胸膜腔内有大量的气体，那么即使是仰卧位也可以在胸片上观察到并做出诊断。但如果是急症外科手术时，便很难甚至不被发现。如果没有胸片来明确诊断，对于病情易变的患者可以在腋中线的第 4、5 肋间（即第 4 肋间隙）插入 14G 的针头来诊断。即使是肥胖患者此部位也是胸廓最薄弱的位置。但是肺不张、支气管梗阻或者是腹腔的内容物通过破损的横膈移位到胸腔也可以表现为类似气胸的临床症状，而这种情况下不必应用胸腔引流管。最近，超声波检查对于气胸的诊断得到了一些认可。正常情况下，当用 3.5～7.5MHz 的超声探头时肺的影像可以探测出，显像中肺的影像会在每次吸气时移动到胸廓的下方，被称之为“彗星尾假象”（comet-tail artifact)，影像中会呈现在肺表面有复杂的回音。但是气胸时，无论是肺的运动或者是“彗星尾假象”都不会在超声影像中被探测到。

血胸也可以导致失血性休克、纵隔移位和气道管理困难。经胸腔引流管流出的血流的多少和速度决定是否做开胸探查手术。胸腔导管的排液量大于 1200ml 和（或）排出量连续 4 h 超过 200 ml/h 或大于 60 岁的患者排出量连续 4 h 超过 100 ml/h，都是做开胸手术的指征。急诊外科手术的指征包括严重的低血压和（或）心动过速，在正确放置胸腔引流管时胸片上出现“白肺”影像，通气困难，心包压塞，大量气体从胸腔引流管排出，心脏或大血管的损伤。

3. 连枷胸发病和死亡的机制是什么?

连枷胸定义是两根或多根肋骨骨折或者除了骨折外肋骨从连接至胸骨的软骨关节处脱落。呼吸系统损伤可以表现为动脉低氧血症或二氧化碳蓄积。这涉及两个机制：反常通气和肺的挫伤。反常的胸廓运动（表现为受损部位在吸气时坍塌，在呼气时膨胀）与正常的胸廓和膈肌的运动不协调。就其本身而言，连枷受损的部分可以增加呼吸做功，但是它不是造成急性呼吸困难的首要原因，除非气体由损伤部位进入胸膜而形成气胸。“摆动效应”是由于两个肺的压力不同而造成，一团气体在两个肺之间移动类似“钟摆”。但这看起来似乎也不是呼吸障碍的一个重要因素。现在的观点认为，胸部钝伤后所致病死率及病残率的主要原因是严重肺挫伤，由于这种原因造成的肺弹性回

气胸和血胸

气胸

诊断

坐位胸部的 X 光片

CT: 计算机 X 线断层摄影术

针刺抽吸术：14G 针在腋中线、第 4 肋间连线交叉处穿刺

超声：没有肺的运动和“彗星尾”假象

麻醉状态下的体征和症状

气道峰压增加

肺顺应性下降

氧饱和度下降

损伤一侧肺部呼吸音下降

严重低血压

心搏骤停

鉴别诊断

肺不张

支气管阻塞

腹部内器官通过创伤膈肌的缺损发生移动

血胸

症状

失血性休克

纵隔移动

气道管理困难

开胸术的指征

胸腔管引流

放置的胸腔引流管引流 1200 ml 以上

>200 ml/h 持续 4 h

>100 ml/h 持续 4 h，如果年龄大于 60 岁

缩力增加使肺在吸气时膨胀困难。这样不仅增加了呼吸做功，而且也使功能残气量减少，并且肺的顺应性在几周内都不能恢复正常，所有这些改变，加重了反常胸廓运动。

肺挫伤的病理学涉及肺不张、组织间隙和肺泡内出血和肺泡破裂。虽然这些改变在受伤后几分钟内就开始了，但要持续 3～4 h 才能完全形成。因此，胸部X 片和动脉血气在最初的几小时内逐渐恶化。一般来说，年龄大于 45 岁，有原发疾病，损伤指数高并且需要大量液体治疗等情况都增加发病率和死亡率。

4. 连枷胸和肺挫伤的处理方法有哪些？

诊断

胸部出现明显的连枷提示有潜在的肺挫伤存在。但是如果患者呼吸浅快，此征象可能不一定明显。然而应该强调的是，无论是连枷的程度，还是肋骨骨折的数目，都不能准确预测呼吸衰竭。即使胸部 X 光照片表现正常，如果有胸壁擦伤、胸廓畸形、胸部触诊时有捻发音和（或）疼痛也提示可能存在肋骨骨折或脱位。胸部 X 片可能检测不到软骨性的损伤和钙化程度低的肋骨骨折。因为肺水肿出现得迟，最初的 X 片往往显示不出潜在的肺损伤。假如 X 片显示多肋骨骨折处出现渗出点可以明确肺挫伤的诊断。像呼吸困难、呼吸急促、肋间肌回缩和用辅助呼吸肌呼吸这样的临床征象提示有潜在的肺部病理改变。最初阶段患者只有在呼吸空气时监测的脉搏氧饱和度才是可靠的。吸氧可能掩盖通气不足，延误诊断和治疗（恢复功能余气量和肺顺应性到正常）。同样，在呼吸空气的情况下检查患者的动脉血气可能有用。当然，在处理这种患者时，不予吸氧必须在医师或有同等资格的人的直接观察下才能进行。常见模式是动脉血氧（PaO_2）进行性下降同时二氧化碳（PCO_2）分压进行性升高，结果导致 pH 下降（呼吸性酸中毒）。尽管动脉血氧下降可能早于 X 片异常，但是，因为缺氧性肺血管收缩限制血液流向受伤肺组织，所以动脉血氧下降可能还不能反映肺挫伤的大小。在初始复苏阶段以后，PaO_2/FiO_2 ＜300 被认为是随后发生急性呼衰的一个危险因素。用 X 片确定肺挫伤的体积，而 CT 扫描更好，对识别那些将发生成人呼吸窘迫综合征（adult respiratory distress syndrome，ARDS）的患者可能有预测价值。肺挫伤体积超过总肺体积 20%的患者更可能发生 ARDS 和肺炎。

治疗

早期治疗最重要，仅仅几小时的延误也会导致潜在的肺病理学进展，增加发病率和死亡率。治疗目标是减少肺的弹性回缩和呼吸做功，在没有对血流动力学产生不利影响的情况下改善动脉血气。无急性呼衰

患者或复合伤需气管插管的患者，最好用面罩行 10～15 cm H_2O 的持续气道正压通气(continuous positive airway pressure，CPAP)。在 1975 年以前常规使用早期气管插管和机械通气使肺泡复张的策略，但该方法发生气管插管支气管感染和肺炎导致脓毒症、多器官功能衰竭和死亡的发生率高，是不可接受的，因此现在很少使用。目前除一些必须行机械通气的病例（呼吸空气 PaO_2＜60 mmHg 或吸氧 PaO_2＜80 mmHg，除胸部损伤外还有其他疾病）外，大多数患者可用 CPAP。患者迫近呼衰需要气管插管时，气道压力释放通气(airway pressure release ventilation，APRV) 可能是合理的选择。在用这种通气模式的自主呼吸患者，用图 79.1 所示的装置间断短期减少 CPAP。换句话说，自主呼吸被附加在机械通气上。除减少呼吸做功外，这种技术在改善通气/血流（V/Q）匹配、提高全身血流，降低镇静要求、提高氧输送和缩短气管插管时间方面优于控制性机械通气。

合并严重威胁生命的单肺挫伤患者对机械通气或 APRV 反应迟钝，应该考虑通过双腔支气管导管分别对两肺进行通气。对合并威胁生命低氧血症的严重的双肺挫伤患者，高频喷射通气显示出可以有效地改善全身氧合（图 79.2），这种通气模式也可以改善由于心肌挫伤或缺血引起的心脏抑制。

有效去除呼吸道分泌物对预后有重要影响，这与通气模式无关。与脉搏氧饱和度、动脉导管监测相似，肺动脉导管也很重要。肺动脉导管不但指导液体管理，把液体调节到维持充足的终末器官灌注的最小量；而且对通气管理也有帮助，这是由于可以通过对氧输送和肺内分流部分进行计算，来帮助把 CPAP.调节到最佳水平。

为了从脉搏氧饱和度仪或动脉血分析中的初始含氧血红蛋白浓度获得最多的信息，同时也是为了避免吸收性肺不张、干涉损伤肺部缺氧性肺血管收缩、降低黏膜纤毛清除率、自由基形成和减少肺表面活性物质生成带来的有害影响，应给予患者正确吸氧。

补液过多可能导致肺挫伤面积增加和 PaO_2 下降。尽管应用利尿剂可去除多余的水，但同时会导致电解质紊乱、心脏节律异常、循环血容量减少。晶体液便宜，用得更多，因为至少在复苏早期液体类型似乎对预后无影响。如果肺挫伤合并心脏钝性损伤，临床表现容易混淆，在这种情况下经食管超声心动图（trans-

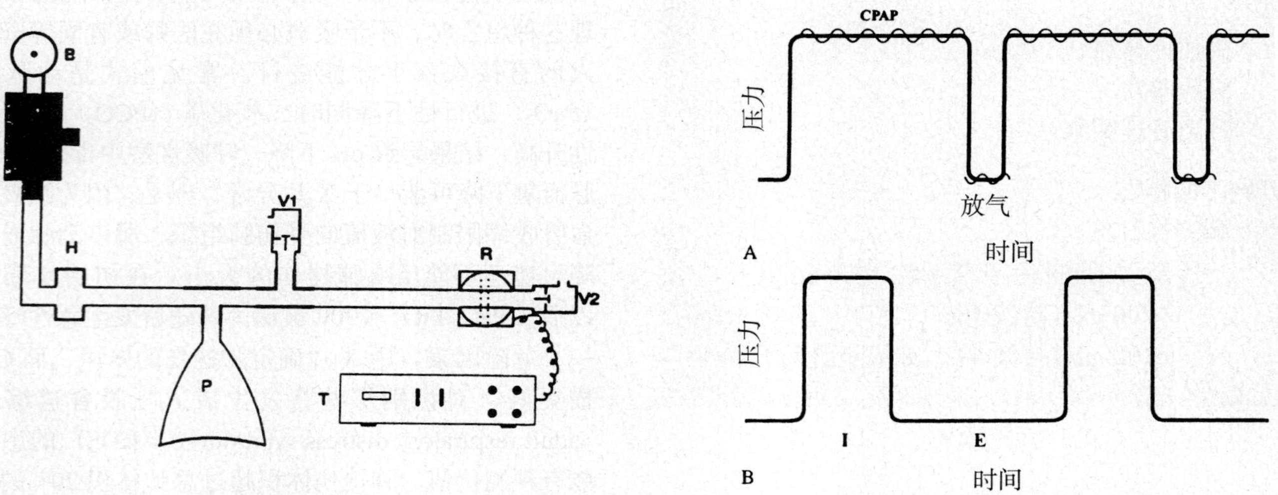

图 79.1 左图：气道正压释放通气（APRV）图表。右图：APRV（A）和常规机械通气（B）产生气道压模式的比较；此循环由流量发生器（F）组成，通过一个阻力器阀门产生持续性气道正压（V1）；在循环的呼气相中通过定时器（T）控制减压阀产生 APRV 呼气；这个阀门使循环中的压力间歇性的下降，使其低于持续性气道正压通气；压力降低的水平由第二个阻力器阀门（V2）所决定；B，气源；H，加湿器；P，患者。右图表明在 CPAP 通气模式中有间歇自主呼吸和 APRV 和常规机械通气模式的对抗性呼/吸（I/E）比。APRV 可以描述为时间循环、时间-启动和容量-变量的设备，可限制气道峰压。（From Rasanen et al. Crit Care Med 19:1234–1241，1991；and McCunn and Habashi，Int Anesthesiol Clin 40:89–102，2002.）

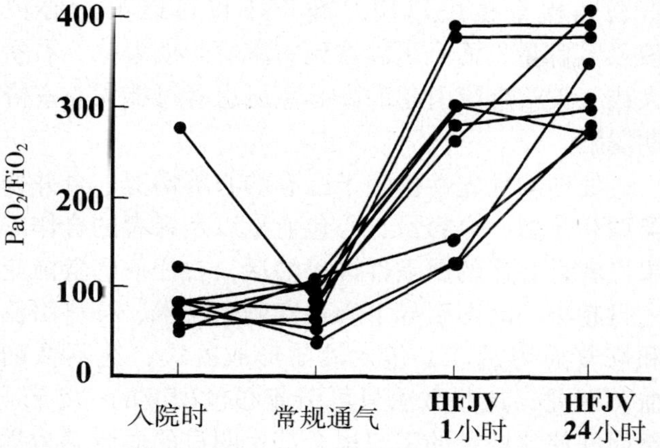

图 79.2　严重双肺挫伤患者在行高频喷射通气（HFJV）前后氧分压与吸入氧浓度的比率。每条线代表一个患者。(Adapted from Riou et al. Anesthesiology 94:927-932, 2001.)

esophageal cardiography, TEE）或者肺动脉压和肺动脉楔压（假如无 TEE）对指导液体管理最佳。

连续硬膜外镇痛是胸部钝性外伤最好的疼痛治疗方法，可以改善肺功能，从而减少总体死亡率。其他方法，像肠外阿片类药物几乎无效，而复合肋间阻滞工作繁琐且维持时间短，1 天至少需要重复 2 次。已有持续胸部椎旁阻滞的报道，但还要等进一步的临床评估结果。

5．创伤性心包积血的围手术期的处理是什么？

钝性和锐性的胸部损伤都能导致创伤性心包积血。创伤性心包积血与慢性心包渗出不同，慢性心包渗出心包液渗出到 600 ml 可能都不会引起血流动力学抑制。急性损伤引起的甚至小量的积血都会导致心脏压塞，伴有显著的低血压，甚至心搏骤停。心包积血的外部压力引起房室瓣的流入阻塞，导致心室充盈减少，尤其是右心。与相对少量的急性液体积聚能引起血流动力学较大改变一样，从心包抽出很小量的血液常能恢复血压。因此，心包穿刺放液术可能对心脏压塞引起的低血压患者有帮助。经胸超声心动图（TTE）或 TEE（无可疑食管损伤的气管插管患者）在帮助诊断的同时也能帮助抽出心包积血。舒张期塌陷是心脏压塞的一个症状，相当于舒张时左室壁的近似值，与体循环血压下降 15%～20%或更多有关。在抽心包血时，针和心包的图像应同步以避免心脏穿孔。实际上

连枷胸和肺挫伤

定义

- 连枷胸：两个或多个部位肋骨骨折，有或没有关节脱落
- 肺挫伤：肺不张，肺间隙和肺泡内出血，肺泡破裂

诊断

- 临床症状
  - 呼吸困难
  - 呼吸急促
  - 肋间肌收缩
  - 使用辅助呼吸肌
- 体格检查
  - 胸壁擦伤
  - 畸形肋
  - 触诊疼痛和捻发音
- 影像学检查
  - 胸部 X 片不是常规诊断方法
    - 外伤部位渗出
  - CT 扫描
- 实验室检查
  - 进行性缺氧
  - 进行性高碳酸血症
  - 呼吸性酸中毒

治疗

- 通过面罩 10～15 cm H_2O 持续正压通气
- 气管插管/机械通气
  - 气道减压通气
- 差分肺通气
- 高频喷射通气
- 限制补液
- 硬膜外镇痛

监测

- 脉搏氧饱和度
- 有创动脉监测
- 肺动脉导管
  - 根据氧的输送和肺内分流来调整理想 CPAP

慢性病例的特征性临床标志对急性创伤性心脏压塞来说是没用的。创伤性心脏压塞只有不到50%出现Beck三联征（颈静脉怒张、低血压、心音遥远）。心脏压塞患者常出现激动、好动、血管收缩性肢体厥冷，但低血容量休克患者也有这些症状。反常的吸气时颈静脉扩张（Kussmaul征）是心脏压塞的特征，但此特征可能很难在急性外伤患者身上找到。

尽管奇脉不是心脏压塞的特异性特征，但它可能是这些临床表现中最可靠的。奇脉是指患者自然吸气时动脉收缩压下降超过10 mmHg，它仅是在正常3～6 mmHg呼吸相变化上的增大。这个特征也发生在并不复杂的低循环血容量患者，所以无特异性。而且无奇脉也不能排除心脏压塞。同时合并房室间隔缺损、严重左心衰或主动脉反流可以不出现奇脉。

在吸气时胸内压下降形成奇脉的过程中有两个协同机制：（1）增加主动脉跨壁压，并且因此增加左室后负荷；（2）室间隔向左移，导致左室充盈不足。血容量正常患者吸气时静脉压增加使奇脉更明显，因为它增加右室充盈，因此使室间隔向左移动增加。然而，低血容量患者右室充盈和室间隔移动受限，奇脉表现不明显。在代偿性心脏压塞，心包内压上升和右室充盈压平衡是不可避免的现象。随血液进一步积累，这些压力接近左室舒张压。随心脏舒张期充盈下降，心排出量变得依赖心率。一旦心率下降可能导致灾难性的低血压和心搏骤停。严重的心脏压塞也导致冠脉血流减少，但不一定发生心肌缺血和心肌收缩力下降，可能是因为全身血压和心排出量下降导致心脏做功成比例下降所致。

复合伤常常掩盖心脏压塞的临床表现，甚至在典型的临床标志明显存在情况下。这个急症不难处理，因此熟悉它的辅助诊断结果是很重要的。X片是没有帮助的，心脏肥大在创伤性心脏压塞不一定出现而且也是非特异性的。尽管在心包积血明显时可观察到心电图（ECG）ST段抬高和QRS电压降低，但心电图结果也无特异性。心电交替（electrical alteration）(R波幅相位的变化）可能更有特异性，但它也发生在张力性气胸患者。尽管心电交替（P和R波幅相位的变化）很稀少，但它被认为是一个特异性体征。已提到超声心动图是心脏压塞最可靠的诊断工具。在聚焦腹部超声检查（FAST）的4个检查位置中，第一个涉及检查心包的位置是经剑突下视角。经胸和经食管视角检查也可以用。超声不仅可以显示心包血液及其容量，而且可以看到右室舒张期塌陷。右室肥大或三尖瓣反流引起的高心室压患者可能无右室舒张期塌陷。

处理的优先性依赖于已有的心脏情况、合并伤的类型和范围、血容量、心包血量以及患者的合作。如果患者合并伤的严重性许可的话，在任何麻醉前应该先行超声心动图引导下心包穿刺引流术、外科引流术和恢复血容量。心包血液易形成凝块，这不像胸膜血。因此，这些方法只可引流心包积液的一小部分，然而即使这样量的引流也会产生明显的血流动力学改善。

任何能降低心肌收缩力或使外周血管扩张的药物都有可能抑制血流动力学。经典的麻醉诱导剂是氯胺酮，然而即使是此药也能使血压恶化。正压通气应注意维持低气道压、避免呼吸末正压通气（positive end expiratory pressure，PEEP）。在成年人心脏压塞创伤的大部分病例中，与动脉压置管不同，有创监测很难放置到位。但是，如果操作成功，肺动脉导管对这样的病例是有帮助的；各心腔压力的平均化、心排出量和任何对治疗的反应都能观察到。在直接喉镜检查或外科手术操作期间应当尽量避免心动过缓。

6．钝性心脏创伤有哪些临床征兆?

钝性心脏创伤涉及多种病理学改变，包括各种程度的心肌损伤、冠状动脉损伤；心脏游离壁、房间隔、室间隔或瓣膜的断裂；并发于胸骨或肋骨骨折的钝性刺伤。术语钝性心脏创伤（blunt cardiac injury，BCI)，以前称为心肌挫伤，指的是心肌损伤，包括心肌纤维的崩解、水肿、充血或坏死，根据其严重程度，临床上表现为ECG轻微改变或心脏酶异常、节律异常或心脏泵衰竭。有些这类心肌损伤可能是由直接性心肌机械性损伤或间接由于冠状动脉阻塞或潜在冠心病在外伤应激状态下所致。心脏损伤（由心电图的异常和肌钙蛋白的释放可以看出），在伴发较小或不伴发心脏直接创伤的严重中枢神经系统（central nervous system, CNS）损伤和出血性休克后，也可能是儿茶酚胺活性增加的结果。

在大部分外伤中，多发性创伤中时常并发BCI。围手术期间的医师必须能够：

心脏压塞

诊断
- 出现典型症状<50%
  - 颈静脉怒张
  - 低血压
  - 低心音
- 奇脉：对急性创伤最可靠的
- 心电图——非特异性
  - ST 段抬高
  - QRS 低电压
  - 心电改变
- 超声心动图
  - 心包积液
  - 右室舒张期塌陷

治疗
- 麻醉诱导前
  - 在超声心动图指引下行心包穿刺放液
  - 外科引流术
  - 补液
- 麻醉诱导后
  - 避免应用抑制心肌的药物和心动过缓
  - 自主通气
  - 如果需行正压通气，应该低气道压，不用呼气末正压通气

- 预计到心脏诱发的血流动力学和节律异常的可能，它们可以发生在最初情况稳定患者的临床过程中。
- 确定由于出血、低体温、酸碱平衡或水电解质紊乱或其他原因引起的全身循环异常对心脏创伤的影响，并根据这些情况进行最适当的处理。

BCI 在钝性胸廓创伤中发生率接近 20%，而在严重损伤中可能高于 76%。虽然如此，大部分心脏并发症在相当大的程度上尚未达到必须治疗的程度，然而，当达到这种程度时往往是致命的。

诊断

与 BCI 可能有关的原因包括：心前区的直接压迫、胸腔的挤压导致心脏在胸骨与脊柱之间的压榨、减速伤和冲击伤。提示性体征和症状有胸痛、对硝酸甘油有反应的心绞痛、呼吸困难、胸壁瘀斑和肋骨或胸骨骨折。对 BCI 的诊断无金标准，但 ECG、肌钙蛋白 I 和心脏超声是重要的诊断方法。另外，冠脉造影或心室造影偶尔用于冠状血管损伤、心脏破裂和瓣膜损伤的诊断。

12 导联 ECG 是对 BCI 最好的筛选检查。非特异性的改变例如心动过速，心动过缓或偶发房性或室性期前收缩发生在 50%～70% 的患者中，通常无需处理。更严重的改变，例如 ST 或 T 波改变、传导延迟以及复杂的房性和室性心律失常，发生率较低（4%～30%），但常需要处理。尽管 ECG 敏感，但不是特异性的，ECG 正常不能排除诊断。因为右心室在前面，所以比左心室损伤的频率更大，然而，标准导联主要用于探测左心的异常，会漏掉右心的异常。ECG 总体的灵敏性、特异性和阴性预测值对预测心脏并发症分别是 100%、47%和 90%。尽管延迟（>24 h）出现严重的 ECG 异常可能发生很少，已证实只要患者在血流动力学上是稳定的，无心脏病史，小于 55 岁，无多发性损伤或和重要的胸壁损伤，正常的 ECG 就可以真正排除钝性心脏创伤并发症的风险和进一步检查的需要。然而，假如这些情况存在，必须待在遥感监测病房或 ICU 监测至少 24 h。当然，如果是不正常的 ECG，应有连续的心脏监测。另外，在损伤 6 h 和 12 h 后血流动力学稳定患者和超声心动图血流动力学不稳定的患者，应测定血清肌钙蛋白 I 浓度。

常用于诊断心肌挫伤诊断的血清肌酸激酶（CK）和肌酸激酶 MB（CK-MB）测定，由于其特异性低而不再应用。骨骼肌、结肠、肺、肝和胰腺组织都含有 CK 和 CK-MB。因此，在复合外伤中一个阳性指标可能不能说明心肌损伤。在另一方面，肌钙蛋白 I 对于心肌是特异性的。然而，CK-MB 或肌钙蛋白 I 阴性不能排除临床相关的 BCI，因为许多心肌损伤的患者肌肉分解不足以释放出能达到监测的酶水平。然而，假如在一个关键部位即使小面积的心肌损伤也能引起心律失常。

超声心动图在 BCI 的许多方面都可能有用。它提供关于心肌功能的信息（室壁运动异常，舒张末期室壁厚度增加），心脏结构异常（心室壁的高回声区，瓣膜功能障碍，心包积血，心内血栓），心脏前负荷（舒张末期容积），收缩期心功能（微小的心室容积改变）和空气栓塞（心腔内的气泡，卵圆孔未闭）。超

声心动图不仅有助于诊断 BCI，也有助于管理血流动力学。TEE 是比 TTE 更有价值的监测，TTE 的用途受限于机械通气、胸腔积液、气胸和左侧卧位患者。而且，TEE 比 TTE 更能监测到心肌挫伤、心包积血、瓣膜损伤、纵隔积血和主动脉破裂。不过，对于外伤患者，用 TEE 前排除食管损伤很重要。然而，对于心律失常、无法解释的低血压和（或）心力衰竭，TTE 或 TEE 均是明确的适应证。

手术期间的处理

BCI 增加手术风险大小要视其类型和程度。尽管心腔穿孔的大部分患者无法送到医院，但是一些心房损伤的患者可能送到手术室。因此术前了解损伤的性质很重要。一些回顾性报道已证明，术前诊断心肌挫伤的患者手术中心律失常和低血压的发生率增加。不完全清楚这些是由于心肌自身的损伤还是合并伤的并发症。然而，合并房颤、高龄、主动脉破裂的心肌挫伤似乎增加了术中的死亡率。持续的并发症也是麻醉医师关心的一个问题，许多外伤患者在受伤后数天到数月出现。绝大多数患者心律失常不超过几天。反常室壁运动可能持续 1 年，但任何增加围手术期并发症的风险不会持续超过 1 个月。心内血栓是一种已知的心肌挫伤的并发症，在损伤后可能出现超过 1 年，所以术前超声心动图对心肌挫伤有着重要意义。

临床表明各类 BCI 患者表现不同，有时不止一种危重病情出现在同一个患者。Orliguet 等（2001）提出一个规范描述每一个这种病情的治疗原则(图 79.3)。心律失常要用抗心律失常药；低血压可能缘于血容量不足、泵衰竭或两者都有；快速输液同时用超声心动图或插入右心导管监测心功能，能改善血容量不足；肺循环阻力增加会加重右心室功能障碍引起的泵衰竭，前者通常由于肺挫伤、胃内容物吸入或 ARDS 引起。最初右室游离壁扩张可能由于室间隔左移，改变了左心室的几何位置和顺应性，增加了左心室充盈压，降低了心排出量。这些不是减少输液的一个信号，正相反应该继续输液，并使用变力性药物和肺血管扩张药。正压通气也可调整到使胸腔内压和右心室后负荷降到最低。高频喷射通气及其相对较低的平均气道压力可能对于这些情况有利。如处理原则中所示，可通过引流处理心包积血、外科手术或在超声心动引导下安置一个大口径导管。以前用的抗凝剂不能再用。创伤后如果同时存在心肌梗死和心瓣膜、间隔和冠状血管损伤时应以同样的方法处理。当然，严重的损伤可在血管成形术、冠状动脉分流或修复受损的心瓣膜或间隔缺损前直接手术。

泵衰竭患者对药物治疗没反应需要强心辅助设备的情况很罕见。心室球囊泵已用于这些罕见的 BCI 病例。然而，在大部分患者机能障碍起源于右心室。因此，假如需要辅助设备，双心室辅助设备或许更合适。

7. 在何种情况下应怀疑创伤性胸主动脉损伤，该如何确诊?

胸外伤的心血管损伤对于胸外伤是潜在的致命性后发病，在外伤后的第一小时内几乎有 80%的死亡率，这是对每个胸部钝器伤的患个者都是要考虑的问题。尽管大部分患者是机动车事故或跌倒后身体突然减速造成的损伤，其他机制例如脊柱和胸骨或肋骨之间胸腔血管的突然压迫也能产生这些损伤。几乎 90%的病例中，主动脉损伤在峡部，它是动脉游离和固定部分的连接点。升段和主动脉弓的损伤比峡部损伤少见得多。剧烈减速、失控的乘客从机动车被抛出、事故中人的死亡（如机动车和行人或脚踏车的相撞）或存在高位撞击损伤，如有膈肌破裂或肠系膜撕裂病

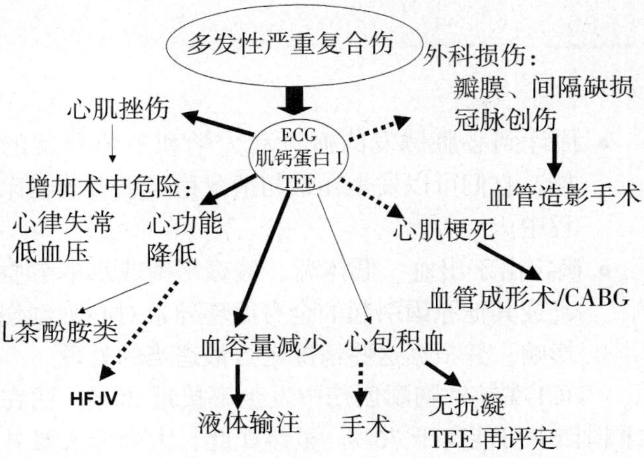

图 79.3 严重心脏钝性损伤各种临床情况的处理原则。多发性严重复合伤导致 BCI 应用 ECG、肌钙蛋白 I 和 TEE 进行评估。箭头代表了每种情况发生的频率和采取相应措施的频率。粗箭头表示发生频率高，细箭头表示发生频率低，带点的箭头表示发生频率很低。(Adapted from Orliguet et al. Anesthesiology 95:544–548, 2001.)

史，都应该提高对这种损伤的意识。另外无法解释的低血压的胸外伤患者、胸部直接损伤的外部体征、左手和右手或上肢和下肢无脉搏、需要机械通气、出现胸骨后肩胛区的疼痛、声嘶、心前区收缩期血管杂音或下肢神经功能缺失都可能也有主动脉损伤。所有患者都应该在胸外伤后拍张胸片，仅 20%～30%的胸主动脉损伤病例在胸片上表现纵隔增宽，其他胸部 X 片所见主动脉损伤是模糊的主动脉轮廓、宽的脊柱旁界面、不透明的肺门、宽的气管旁条纹、左侧移位的主支气管、右偏的食管、气管和左侧血胸。

主动脉造影是诊断主动脉损伤的金标准。近来 CT 和超声技术的进步为大部分患者提供了可靠的无创诊断。对比增强螺旋 CT 和多维 TEE 的高精确性大大降低了对主动脉造影的需要。这两项技术都能诊断需手术介入治疗的外膜下主动脉损伤。内膜和中间层的损伤可以保守治疗，但以后可能形成假性动脉瘤。伴随的 BCI 用 TEE 比 CT 更易检测。TEE 诊断的高精确性对患者和麻醉医师都有价值。大部分无主动脉撕裂的患者，他们的血流动力学紊乱一般缘于其他损伤处，比如脾或肝，他们需要立即做手术，而没有时间做进一步的胸部诊断。对于这些病例，术中 TEE 排除了过去很常见的这些损伤存在的不确定性，并能由麻醉医师用适当的介入来诊断非主动脉性损伤。然而主动脉分支损伤很难用 TEE 检测；血管造影能更精确地诊断这些损伤。TEE 也禁忌用于可疑食管损伤的患者。这些患者会常出现胃管血性引流、严重的面部损伤、不稳定的颈椎损伤和气腹。尽管 TEE 对于纵隔增宽、连枷胸或肺挫伤的稳定性患者是一项有用的技术，但对比增强螺旋 CT 却是最后确诊的方法。

TEE 检查创伤性胸主动脉损伤可检查到：主动脉峡部扩张并异常轮廓、急性假性动脉瘤形成或者是与外膜下联系的主动脉中间层片状物、破裂或两者均有，胸主动脉壁上附着一个活动的影像，与主动脉内膜撕裂或附壁血栓一致，或提示壁内血肿存在的主动脉壁的新月形圆形增厚。另外，如果食管探头到前内侧壁主动脉峡部的距离大于 3mm 或者在主动脉后外侧壁到左胸膜脏层之间有积血，应该考虑到创伤性纵隔积血。如果在左肺到胸壁之间能发现有积血，即可查出左侧血胸。

通过 CT 检查创伤性胸主动脉损伤可以检查到：腔内息肉状或线形低密度影提示血肿或中膜损伤，假性动脉瘤，主动脉壁或轮廓不齐，假性缩窄，壁内血肿，主动脉夹层。

创伤性胸部损伤

损伤机制
- 身体突然减速
- 脊柱与肋骨 / 胸骨间胸部血管的压迫

损伤部位
- 90%为主动脉峡部
- 升主动脉
- 主动脉弓

疑似损伤
- 难以解释的低血压
- 胸部直接损伤的证据
- 左右上肢或上下肢间的脉搏缺如
- 机械通气
- 胸骨后或肩胛间的疼痛
- 声音嘶哑
- 收缩期心前区心脏的杂音
- 下肢神经功能缺失

8. 受到钝性损伤的患者有多处复合伤，包括胸主动脉的损伤，那么外科手术应该如何优先排列治疗顺序？

一名伤及全部或接近全部胸主动脉壁横断面三层组织的患者是无法活着被送到手术室的。通常能够进入手术室行外科手术的患者在病理上常表现为要么仅有小的穿刺伤，要么胸主动脉壁部分横断，横断面暂时地被血管周围血凝块所堵塞或者相对较大横断面的血流流速相对较慢，如低血压、外周血管障碍（邻近组织或血凝块覆盖在主动脉壁上造成的损伤）。经验表明：患者主动脉横断面损伤达 70%以上，有可能存活，坚持到手术室。绝大多数进入手术室行外科手术患者是相对小的胸主动脉外膜下后壁损伤，由于将要破裂而要求手术修复。此外，有相当一部分患者都有胸主动脉内膜和（或）中膜损伤，如果必要的话，可以保守或者外科手术治疗。毫无疑问，胸主动脉损伤是一种外科急症，但不是所有的外伤性损伤都非常急。因此，血流动力学稳定、没有颅内病理改变的患者，应用增强螺旋CT来鉴定其脉管损伤的类型，为外科手术应该如何优先排列治疗顺序提供重要信息。

另一个重要因素是合并伤的类型和范围。从CT上看，外伤性的颅内损伤和大出血，血液流进体腔要比稳定的主动脉损伤更紧急。在大多数病例中，患者的低血压是由复合伤而不是由主动脉损伤本身引起，这些患者有时候匆匆忙忙赶到手术室而没有做放射线检查。如前所述，当处理其他损伤的同时，术中TEE对决定主动脉损伤手术范围有着很大帮助。

总之，血流动力学不稳定的活动性出血的主动脉损伤手术应最有优先权。如果伴有不稳定的腹部损伤或者头部损伤，这是相对较少发生的事件，也可以考虑同时处理。在没有不稳定的合并伤时，对主动脉损伤应该越早治疗越好。

手术修补胸主动脉需要阻断血管。在伴有颅内病变时，这种方法可能会引起难以控制的颅内高压。因此，有明显颅内血肿的患者必须头颅钻孔将血肿清除到最低限度。在主动脉修复手术中，对外伤性的颅内微小病变必须监测颅内压。

外伤性胸部损伤：X线片检查所见

胸部X线片
- 纵隔增宽
- 主动脉轮廓模糊
- 增宽的脊柱旁界面
- 肺门模糊
- 广泛的气管旁条纹
- 左主支气管移位
- 食管和气管右移
- 左侧血胸

主动脉造影 —— 金标准

CT扫描
- 腔内息肉状或线形低密度影
- 假性动脉瘤
- 不规则的主动脉壁和轮廓
- 假狭窄
- 管腔内的血肿
- 主动脉壁夹层形成

经食管超声心动图
- 不正常的主动脉峡部扩张
- 急性假性动脉瘤形成
- 管腔内中层片状物
- 主动脉壁上有附着一个移动的影像
- 主动脉壁呈新月形或圆周形变厚

9. 在治疗胸主动脉损伤的患者时，可遇到哪些围手术期临床和麻醉未料到的危险？该如何处理？

诊断易犯的错误

共存很多显著的损伤、缺乏适当的分析、对放射检查结果的误解都会导致诊断困难，有时还会造成漏诊。例如，一开始主动脉损伤诊断遗漏，可能在一些天后行紧急胸骨切开术来减轻心脏压塞和控制由于心脏游离壁破裂造成的大出血之后才被发现。

气道管理易犯的错误

由于某些原因，我们可能遇到气道管理困难。主动脉出血也可能到达椎前间隙，这些区域的血肿可能移动到喉、气管旁，造成喉镜检查或气管插管困难。椎管前血肿很容易被颈部侧位片检查出来。颈部有颈椎损伤或者可疑颈椎损伤时都要放置颈圈，这个颈圈可能在喉镜检查暴露时造成困难，因为颈的伸展受到了限制。这种限制在合并椎骨前血肿时会使常规喉镜检查不可能进行。然而，应该避免颈伸展。不仅仅是因为颈椎损伤，而且要预防主动脉弓血管损伤突然出血。颈椎的伸展能使封闭损伤的血管周围血肿破裂。

外膜下层、血管周围的血肿或者假性动脉瘤可能压迫左主支气管和造成官腔狭窄。双腔气管导管可以在分离主动脉时有效预防左肺的血流到右侧肺。然而，盲目强行将支气管导管插到左主支气管可能会造成支气管周围出血。用纤支镜明视法插入左支气管导管，可以预防这些并发症。

中心静脉置管易犯的错误

胸主动脉破裂较多的并发症是出血流到左半胸，而很少流到右半胸。有时候大量出血会填满胸膜腔，不仅会引起肺萎缩和纵隔移位，还会给颈内静脉或锁骨下静脉穿刺置管造成假象。回血顺畅不一定表明穿入血管，它可能表明穿到充满血液的胸膜腔。如果对这种情况认识不足，大量体液流到胸膜腔，会造成严重并发症。

使用麻醉药物易犯的相关错误

有血管损伤的患者麻醉处理时主要是预防血管周围血凝块脱落和避免出血。可以通过加深麻醉和完全肌肉松弛时来完成。这在血流动力学稳定的患者身上很容易实现。然而，在那些不稳定的患者中，深麻醉是不可能的，他们只能耐受氧、肌肉松弛剂或最小剂量的静脉麻醉药。然而，另一个重要目标是降低粘滞曳力，它是血液流动时对血管壁的拉力。粘滞曳力有可能移置损伤处的血凝块。这与血流粘度和血流量成比，与血管半径成反比。因此，降低心肌收缩力很重要。在年轻体健的患者中，可最大限度增加心肌收缩力，代偿血容量不足。用麻醉药使这种反应变迟钝，会产生严重后果。这种矛盾在应用麻醉药的同时采用TEE测全身血压来监测心肌收缩力时十分明显。在手术前控制血压和手术当中阻断主动脉时控制血压，对预防主动脉破裂很关键。在手术前使用β受体阻断剂或是钙离子通道阻滞剂伴或不伴硝普钠来降压，通常能够使收缩压维持在80～90 mmHg。

创伤性主动脉损伤外科治疗的死亡率平均在20%（5%～35%）。这种病死率与患者年龄、术前低血压、诊断和外科治疗的延误以及对损伤部位的定位有关。主动脉近端损伤的死亡率要比主动脉峡部损伤要高得多。同样，损伤部位在左锁骨下动脉起始部位不足1cm处可能伴随着治疗技术的困难，在外科手术操作时破裂和死亡率要比其他部位的损伤高。

脊髓局部缺血的相关错误

脊髓局部缺血会导致截瘫或下肢轻瘫，是尽人皆知的胸主动脉损伤和修复的并发症。术前对患者的神经系统作完备的评估应该记录，以避免与术后神经功能障碍相混淆。脊髓血供来自脊髓动脉的1个前支和2个后支，这3个分支都起源于自颅骨底发出并沿脊髓下降的椎动脉。脊髓前动脉供应脊髓前2/3部分，脊髓后动脉供应脊髓的后1/3部分。脊髓前后动脉的吻合支对脊髓的血供相当微弱，以致有些部位血供很少。脊髓前动脉还可接受一些来自胸肋间动脉分支的血供。这些分支中的最大一支就是Adamiewicz根动脉。

创伤性主动脉损伤导致脊髓局部缺血的两个最常见的机制一个是锁骨下动脉闭塞，这支动脉供应着脊髓动脉，锁骨下动脉直接损伤或者是在修复时被夹住了造成闭塞；另一个机制是在手术操作中干扰了供应Adamkiewicz动脉的肋间血管。在75%的患者中，Adamkiewicz动脉的血供来自最下方的4个胸段，有15%来自L_1或L_2，10%来自第5到第8肋间动脉。在术前无神经缺陷或长期低血压患者中，外科手术技术是造成脊髓损伤最可能的原因。

主动脉修复有3项技术：钳夹并缝合、在动脉远、近端之间被动分流和心肺转流术。后者又可有多种方法完成：不完全的股-股转流，左心转流术（左房-主动脉或左房-股动脉），右房-主动脉远端转流。这种左右心房与主动脉远端转流的技术优势在于可以在极小量的抗凝剂或几乎没有的情况下完成。

钳夹和缝合技术脊髓损伤并发症的发生率极高。然而，如果钳夹时间不超过30min，截瘫的发生率还是较低的。主动脉远、近端之间的转流术未明显降低神经损害发生率。不完全分流术如股-股转流，可以降低截瘫的发生率，但需要肝素化，这是其明显不利的方面。左房-股动脉转流术要比左房或右房-主动脉转流术常用得多。如果再使用离心泵，对脊髓有着最好的保护。使用附有肝素的导管可以避免全身的肝素化。左心转流术也有两个额外的优势，一个是减少左心并发症，一个可能是降低心肌缺血再灌注损伤。其他特殊外科操作技术的使用取决于外科医师的偏好和是否合并其他的复合伤。

近来，由于血管内支架的发展，与开放性修复相比，不仅使得脊髓并发症消除，而且降低了发病率和死亡率。尽管要在临床上常规使用这些技术尚要期待令人信服的数据，但它所提供的一系列优势（无需胸廓切开、单肺换气或大动脉分流和减少出血）使其成为极受期待的技术。

10. 简述纵隔穿透枪击伤的临床管理

这种外伤引起的内部器官的损伤是不可预知的。依据子弹穿透的路径，任何一个器官，甚至胸腔外的器官或许都会受到损伤。在两侧锁骨中线、锁骨上缘和第十一肋骨下缘构成的四边形范围即所谓的心脏窗，该处的穿透伤有可能损伤心脏。对这种外伤的评估不仅要考虑到心脏的损伤而且要考虑到胸腔内器官的损伤。对这种经纵隔的枪弹伤患者的诊断原则是：情况不稳定的患者直接转入手术室；对情况稳定的患者要通过胸部 X 片、心包超声、螺旋 CT 的检查做出评估。超声显示异常的患者应直接转运到手术室；如果螺旋 CT 发现异常，应进一步行食管 X 片、血管造影、支气管镜或食管镜检查。这些检查中任何一个有阳性发现的患者都需要进行手术。

穿透伤的患者和极少数钝性损伤患者需要行气管插管和机械通气，由此可能导致全身性的气体栓塞。这种并发症是由于高压的肺泡气进入损伤的低压的肺静脉血管中形成的。致命性并发症的临床体征和症状经常表现为：突发性发绀、低血压或心搏骤停、意识丧失以及在桡骨、视网膜或冠状动脉内出现气泡。临床上采取如下紧急措施：胸廓切开术和损伤肺门的钳闭术以及用最低峰值的吸气压行机械通气，以进一步使气体的栓塞减小到最低程度。另外，在时间和设备许可的情况下，通过放置双腔管或支气管阻塞来分隔损伤的肺，这样可以避免对损伤肺行机械通气。

这种患者的麻醉管理具有一定的挑战性。需要通过大静脉血管输注大量的液体和血液。凝血功能异常的患者需要输注凝血因子和血小板。由于气道的损伤或血肿引起纵隔的移位导致气道管理困难，经常需要纤支镜引导气管插管以避免进入假性通道。应该维持电解质和酸碱平衡。心脏损伤必须立即修补，在进行大冠状动脉损伤修补时，为了安全起见可能需要体外循环。

（张野译　曾因明　岳子勇校）

推荐阅读

Cardarelli MG: The management of traumatic aortic rupture. Adv Surg 37:123–137, 2003

Cardarelli MG, McLaughlin JS, Downing SW, Brown JM, Attar S, Griffith BP: Management of traumatic aortic rupture: a 30-year experience. Ann Surg 236:465–470, 2002

Jahromi AS, Kazemi K, Safar HA, Doobay B, Cina CS: Traumatic rupture of the thoracic aorta: cohort study and systematic review. J Vasc Surg 34:1029–1034, 2001

Karmakar MK, Ho AM-H: Acute pain management of patients with multiple fractured ribs. J Trauma 54:615–625, 2003

Orliaguet G, Ferjani M, Riou B: The heart in blunt trauma. Anesthesiology 95:544–548, 2001

Pretre R, Chilcott M: Blunt trauma to the heart and great vessels. N Engl J Med 336:626–632, 1997

Riou B, Zaier K, Kalfon P, Puybasset L, Coriat P, Rouby JJ: High-frequency jet ventilation in life-threatening bilateral pulmonary contusion. Anesthesiology 94:927–932, 2001

Schweiger JW: The pathophysiology, diagnosis and management strategies for flail chest injury and pulmonary contusion: a review. IARS Review Course Lectures Anesth Analg Suppl:86–93, 2001

第 15 部分

麻醉后监护病房

病例

80 哮喘

Andrew B. Leibowitz, MD
Arthur Atchabahian, MD

患者，女，30岁，拟行择期子宫肌瘤切除术。该患者的哮喘病史可追溯到儿童时期，为此目前正服用氨茶碱缓释剂和药名不详的吸入剂，术前胸部听诊呼吸音清。

问题

1. 何谓哮喘？
2. 哮喘如何分级？
3. 如何应用术前肺功能测定区别阻塞性与限制性肺病，以及哮喘与慢性阻塞性肺病（COPD）？
4. 简要介绍哮喘治疗药物的药理学？哪些药物用以长期控制发作，哪些用于急性发作？概述根据哮喘发作严重程度的治疗计划。
5. 何谓严重哮喘（哮喘持续状态）进行机械通气的指征？注意点是什么？
6. 对该患者应制定哪些术前评估和术前准备方案？患者如果近日患“重感冒”刚刚恢复，且肺部听诊闻及少量散在哮鸣音，是否要取消预定的手术？手术期间是否继续使用氨茶碱？
7. 该患者是选择全身麻醉（采用气管内插管或喉罩气道）还是椎管内阻滞？
8. 手术期间气管痉挛的征象和原因分别是什么？
9. 患者拒绝“在其背部扎针”。全身麻醉诱导插管过程不平稳，气道峰压突然升高，听诊可闻及哮鸣音，你如何处置？

1．何谓哮喘？

哮喘是一种阻塞性肺病，以小气道可逆性收缩、黏膜炎症和水肿以及分泌物增多为特征。发病特征是持续数分钟到数小时的呼吸急促或喘鸣，在发病间歇期各种症状消失。气道反应性增强期间病情加剧。疾病发作和加重都是由于过敏原（花粉、灰尘）或气道刺激（吸烟、污染、寒冷、呼吸道感染）的影响而突然发生，通过局部触发因子（白三烯、前列腺素）的释放引起气道炎症，同时刺激迷走神经兴奋导致支气管收缩。

2．哮喘如何分级？

美国国立心肺及血液研究所一致推荐将哮喘分为四级，并附带相应治疗方案。该分级标准详见表80.1。

3．如何应用术前肺功能测定区别阻塞性与限制性肺病，以及哮喘与慢性阻塞性肺病（COPD）？

肺功能检查（PFT）包括呼吸量测定法，spirometry）和流速 - 容量环（F-V 环）的测定，动脉血气分析和肺一氧化碳（DL_{CO}）弥散力检测也应包含在内。阻塞性和限制性肺疾患典型的肺功能改变见表 80.2 。

哮喘患者在疾病发作和疾病加重期之间 PFT 往往显示正常。只限于小气道狭窄的病变其第一秒用力呼气量（FEV_1）占用力肺活量（FVC）的比例（FEV_1/FVC）可以正常，但用力呼气中期流量（FEF_{25-75}）一般降低。一些 PFT 处于正常基线水平而怀疑有哮喘的患者，在应用乙酰甲胆碱或组胺进行气道反应性测定过程中有可能引发支气管痉挛。

针对 COPD 患者，应重复多次测定吸入支气管扩张剂后的肺功能改变，以评估可逆性或痉挛性改变与炎症和结构损伤导致的不可逆性改变对气道变化（狭窄）影响的程度。

FEV_1/FVC 比值测量的准确性有赖于身体力量和患者的配合与否，而 FEF_{25-75} 值不受患者体力的影响。FEF_{25-75} 值是指 FVC 从 25%～75%的呼气量及所需时间的比值。

描记流速 - 容量曲线（F-V 曲线）对病情评估也有帮助。正常和典型的阻塞性和限制性肺病的 F-V 曲线见图 80.1。按照常规，F-V 环的吸入部分曲线在基线下，而呼气部分曲线位于基线上。限制性肺病患者气道阻力正常，不影响气流速度，但肺容量降低；阻塞性肺病由于气道阻力增加，出现呼气流速曲线平直的特征性改变。固定性气道阻塞以及可变性胸腔内和胸腔外气道阻塞的呼吸曲线见图 80.2。固定性气道阻塞，如气管狭窄、肿瘤或甲状腺肿压迫气管导致吸气和呼气流速都降低；可变性胸腔外气道阻塞（如声带麻痹或喉肌严重无力）者由于吸气时跨气道壁压为负值，导致吸气时气道塌陷。相反，可变性胸腔内气道阻塞（如气管或支气管内肿瘤），气道狭窄程度在用力呼气时更明显。

典型的哮喘患者在发作间歇期动脉血气（ABG）正常，在哮喘发作期间根据其严重程度首先表现为低碳酸血症而血氧正常或轻度低氧血症，随着发作程度加重，动脉血低氧血症逐渐恶化，而二氧化碳变为正常或高碳酸血症。出现高碳酸血症是即将发生呼吸衰竭的征兆。COPD 患者的 ABG 则表现为不同程度的高碳酸血症和低氧血症。对于限制性肺病患者，静息状态下动脉血气可以正常，在运动时发生高碳酸血症和低氧血症或出现基础值的异常。

表 80.1　美国国立心肺和血液学会的哮喘程度分级

分级	发作频率	夜间症状	发作间歇PEF 或 FEV_1
轻度间歇	每周发作≤2 次	每月发生≤2 次	≥预计值 80%
轻度持续	每天发作<1 次	每月发生>2 次	≥预计值 80%
中度持续	每天发作	每周发生>1 次	60%～80%
重度持续	持续发作	频繁发生	<60%

PEF，呼气峰流速；FEV_1，第一秒用力呼气量。

表 80.2 阻塞性和限制性肺疾病的肺功能测定结果

测定值	阻塞性	限制性
FVC	正常或降低	降低
FEV_1/ FVC	降低	正常或升高
MMEFR (FEF_{25-75})	降低	正常
MBC	降低	正常
TLC	正常或升高	降低
RV	升高	降低
DL_{CO}	COPD 升高 哮喘正常	降低

FVC，用力肺活量；FEV_1，第一秒钟用力呼气量；MMEFR，呼气中期最大流率；FEF_{25-75}，25%～75%之间的 FVC；MBC，最大呼吸容量；TCL，肺总容量；RV，残气量；DL-CO 肺 CO 弥散力；COPD，慢性阻塞性肺病。

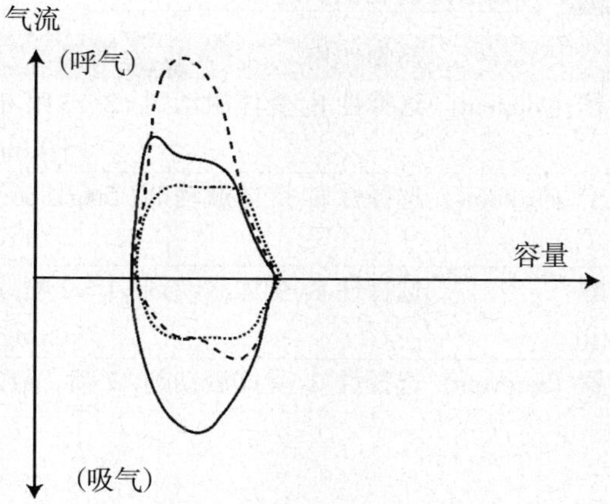

图 80.2 固定性气道阻塞患者的 F-V 曲线（连续曲线）、可变性胸腔外气道阻塞患者的 F-V 曲线（虚线曲线）和可变性胸腔内阻塞患者的 F-V 曲线（点状曲线）。

4. 简要介绍哮喘治疗药物的药理学？哪些药物用以长期控制发作，哪些用于治疗急性发作？概述根据哮喘发作严重程度的治疗计划。

哮喘治疗药物的详细情况见表 80.3。

短效 β_2 受体激动剂和全身性应用类固醇药物常用于治疗哮喘急性发作，其余药物一般用于哮喘的长期控制。严重哮喘者有时需要长期口服类固醇进行治疗。有关哮喘长期治疗的具体方案不属于本章讨论的范畴，而且不同作者推荐的方案也不尽相同，有如下推荐措施：

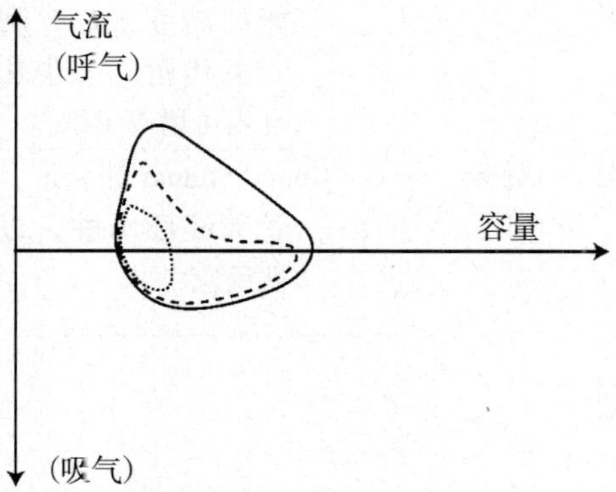

图 80.1 正常患者的流速-容量（F-V）曲线（连续曲线）、阻塞性肺病的 F-V 曲线（虚线曲线）和限制性肺病的 F-V 曲线（点状曲线）。

- 轻度间歇性哮喘：根据需要应用短效 β_2 受体激动剂
- 轻度持续性哮喘：除吸入短效 β_2 受体激动剂外，长期联合吸入小剂量类固醇或白三烯拮抗剂
- 中度持续性哮喘：吸入中等剂量类固醇或联合长效 β_2 受体激动剂
- 重度持续性哮喘：吸入大剂量类固醇和长效支气管扩张剂。此外，常常还需要长期口服类固醇。为降低发作频度和夜间症状，可应用缓释茶碱制剂。

对于采用定量吸入器（MDI）自行给药给予 β_2 受体激动剂无反应的急性发作患者，通常采用雾化器吸入 β_2 受体激动剂和全身给予类固醇（如甲泼尼龙 125 mg IV），后者起效后逐渐减量过程需经过几天时间。如果经逐渐增加 β_2 受体激动剂（15 mg 沙丁胺醇，经 1 h 以上时间喷雾器给药）治疗无效，可在心电监护下皮下注射肾上腺素（0.3 mg 每 20 min）。对于顽固性支气管痉挛者，镁剂作为支气管扩张药是最后的治疗手段。

5. 何谓严重哮喘（哮喘持续状态）进行机械通气的指征？注意点是什么？

严重哮喘需进行气管内插管和机械通气的指征是

表 80.3 哮喘治疗药物的药理学

药物	药物作用	剂量	起效	时效	副作用
奥西那林（Alupent）	选择性 β_2 受体激动剂	2～3 喷 q3～4h prn；0.2～0.3ml 5%溶液雾化，q4h	数秒	4 h	心搏骤停，心动过速，低血钾
特布他宁（Brethine）	选择性 β_2 受体激动剂	5mg，po，q6h，prn	数秒	4 h	心搏骤停，心动过速，低血压，低钾血症
沙丁胺醇(Proventil)	选择性 β_2 受体激动剂	1～2 喷，q4～6h，prn；2.5 mg 雾化，q4h	数秒	4 h	室性心律失常，心动过速，低钾血症
沙美特罗（Serevent）	选择性 β_2 受体激动剂	2 喷，q12h	20 mn	12 h	室性心律失常，心动过速，低血钾，血管神经性水肿，过敏性反应
肾上腺素	非选择性 β 和 α 肾上腺受体激动剂	0.1～0.5 mg，SQ，q20min	数秒	<1h	高血压，室性心律失常
氨茶碱	拮抗磷酸二酯酶，提高细胞内 cAMP	SR：400～600mg，po，qd；0.5～0.8mg/(kg·h)；如果先前无用药史，先用负荷量 6mg/kg	4 h	SR:24 h 4～6 h	癫痫发作，心律失常，恶心，头痛，失眠，心动过速
糖皮质激素(全身性给药)	阻断磷酸二酯酶 A_2，阻断环氧合酶转录；抑制 IL-1、IL-2、IL-6 和 IFN-γ	氢化可的松 250～500 mg/甲泼尼龙 60～125 mg,iv；泼尼松 40～60 mg po	6 h	24 h	多种影响（下丘脑-肾上腺轴抑制；水和盐潴留；糖耐量异常；消化道溃疡；白内障，青光眼；骨质疏松等）
吸入糖皮质激素(如倍氯米松，Vanceril)		2 喷，q 6 h	3 天	数天～2 周	口腔白色念珠菌病
色苷酸钠(Aarane，Intal)	防止肥大细胞脱颗粒	2～4 喷，q 6 h	数天	数天	支气管痉挛、过敏反应、恶心、头疼
异丙托溴铵(Atrovent)	抑制迷走神经介导的支气管收缩	2 喷，q6h；1 单位剂量(500 μg)，雾化 q4h	数秒	4～6 h	咳嗽、口干、心悸、视物模糊
扎鲁司特(Accolate)	拮抗白三烯 D4 和 E4 受体	20 mg po bid	数天	数天	Churg-Strauss 综合征，可能抑制芬太尼、阿芬太尼代谢，与华法林合用可增高 INR
孟鲁司特(Singulair)	选择性结合半胱氨酰白三烯受体	10 mg，po，qhs	数天	数天	Churg-Strauss 综合征，血管神经性水肿，过敏性反应

NB，起效和时效是指出现显著临床效应的时间。

对治疗无反应、生理参数恶化，如呼吸急促、低氧血症、高碳酸血症和反应迟钝，以及在最大程度治疗下体力衰竭等。

机械通气下主要应关注的问题是高吸气峰压时导致气道阻力增加、延长呼气时间导致的自发性 PEEP 以及机械通气蓄积。对这些高气道阻力患者，从呼吸机上测定的高气道峰压是否与高肺泡压相一致，目前仍不明确。对阻塞性肺病患者进行机械通气时，在分钟通气量给定情况下，可采用的主要措施有：增加潮气量（≥10～12 ml/kg）、降低呼吸频率（6～8 次/分）、延长呼气时间、提高吸气峰流速（80～100 L/min）和降低吸/呼比率（如 1∶4～1∶6）。现代呼吸机通过触发呼气暂停可测定自发性 PEEP（假定患者已采取充分镇静防止自主呼吸）。有时，对支气管极度痉挛的患者使用神经肌肉阻滞剂以提高胸壁顺应性，可在一定程度上减低机械通气困难。

采用容许性高碳酸血症策略可能有利于降低气压伤危险。但对 ARDS 患者的研究结果并不支持此观点。

在手术室内，对一个支气管哮喘患者行机械通气时应考虑的问题是，大部分麻醉呼吸机对高阻抗情况不能维持必要的通气流量。而且，因麻醉回路管道较高的顺应性，在回路内压力明显升高后可导致输送的潮气量降低，其丧失量约 7～10 ml/cmH_2O，这最终可能导致患者机械通气效果下降。

6. 对该患者应制定哪些术前评估和术前准备方案？如果患者近日患“重感冒”刚刚恢复，且肺部听诊闻及少量散在哮鸣音，是否要取消预定的手术？手术期间是否继续使用氨茶碱？

首先要做的是采集病史和体格检查。应获得的重要信息包括哮喘发作频率、严重程度、对治疗的反应、到急诊室就诊次数、住院次数和机械通气情况，以及全身应用类固醇情况（剂量、持续时间、最后一次应用时间）。如果患者平时使用呼气峰流速（peak expiratory flow，PEF）装置，应设法获得其最佳 PEF 和气流数值。哮喘患者手术前检测 PFT 可能并没有积极的意义。有关体格检查发现的喘鸣音对于哮喘病的意义经常讨论，但应注意的是，临床上严重支气管痉挛的患者呼吸音中常常不出现或仅出现少量轻微喘鸣音。

轻度哮喘患者无需任何针对性的术前检查和准备，口服的色甘酸钠、白三烯抑制剂和类固醇应持续应用到手术当日。患者进入手术室前应使用经 MDI 给药的 β_2 受体激动剂，这样可降低手术期间支气管痉挛的发生率。适当应用抗生素能预防消除感染。胸部理疗可改善支气管引流，戒除吸烟 2 个月以上有利于恢复纤毛功能和降低黏液的产生。术前戒烟 12～48 h 可降低血碳氧血红蛋白浓度，但是气道黏膜分泌物会增多，并可能导致术后肺部并发症的发生率增高。

1991 年国立卫生研究院（National Institutes Health，NIH）专家委员会推荐：FEV_1 小于预期值 80%的哮喘患者术前接受一个疗程的口服类固醇治疗，可降低术中的肺部并发症。短期应用类固醇不影响手术创口愈合和感染。激素应用从术前 24～48 h 开始，用药方案：口服泼尼松 40～60 mg，每日 1 次；或静脉注射氢化可的松 100mg 每 8h 1 次，术后继续应用 1～2 天，停药通常无需逐渐减量过程。

近期呼吸道病毒感染能增加普通患者的呼吸道反应性，也是哮喘患者病情恶化的主要触发因素之一。病毒性呼吸道感染的成年患者，如果胸部听诊呼吸音清晰，进行手术也可能安全；对于具有症状的呼吸道病毒性感染的择期手术患者，手术是否应该延期仍有争议，还不能给出一个明确的截止点，并证明超过这一截止点的手术可能增加危险性。根据对吸入 β_2 受体激动剂和类固醇治疗的反应情况有助于判断这类患者手术的风险水平。然而，对于小儿，因其气道直径小，同样的诱发因素可导致更严重的支气管痉挛。所以，这类患者选择性手术应延期几周。最近研究证实，上呼吸道感染儿童患者进行手术会增加呼吸系统有害情况的发生率，不过并未发现有远期的不良结果。

如果没有出现氨茶碱的毒性征象，如心动过速、震颤、恶心或呕吐，手术期间应继续应用氨茶碱，根据指征检测药物水平。

7. 该患者是选择全身麻醉（采用气管内插管或喉罩气道）还是椎管内阻滞？

首先选用区域麻醉，因其可避免应用影响气道的方法。不过，这只是对于正发生支气管痉挛的患者有降低危险性的作用。Groebel 等（1994 年）报道，高位硬膜外阻滞虽然不改变气道阻力，但确实能减弱支气管高反应性患者对激发试验的反应。

应用椎管内阻滞的一个顾虑是高位硬膜外阻滞导致的肺功能变化，但是，补呼气量的降低通常不会导致正常呼吸的损害。理论上，应考虑交感神经阻滞后导致迷走神经作用缺乏拮抗和支气管痉挛。然而，在临产妇选用高位硬膜外（T_2～T_4）阻滞麻醉与使用氯胺酮和异氟烷全身麻醉之间并未发现有明显的差别。

采用区域麻醉的主要问题是阻滞失败而需要紧急气管内插管，所以在选择区域麻醉时，应做好全身麻醉诱导和气管插管准备，并对可能的困难气道应有预先认识。如果确实出现神经阻滞不全，应通过各种办法在插管前加深麻醉深度，以防浅麻醉插管刺激引发支气管痉挛。

已证实，喉罩插入引起的气道阻力增高比气管内插管要小，是较好的选择。但应用喉罩不能防止误吸胃内容物，而且通过喉罩进行正压通气也仍有争议。

丙泊酚似乎具有扩张支气管作用，如果对卵（磷脂）或大豆油无过敏反应，该药是目前哮喘患者麻醉诱导的较好药物。氯胺酮由于对交感神经的刺激作用，也是哮喘患者麻醉诱导的首选药物之一。气管插管前 1～3 min 静脉注射 1.5 mg/kg 的利多卡因能防止反射性支气管收缩，但利多卡因应避免经气管内给药，因其可激发支气管痉挛。所有的挥发性吸入麻醉药均有支气管扩张作用，近来研究提示，在吸入浓度小于 1.7 MAC 时，氟烷和七氟烷的支气管扩张效果比异氟烷好，但其临床意义有待进一步明确。

8. 手术期间气管痉挛的征象和原因分别是什么?

根据呼气期喘鸣、高亢的呼气音并伴有呼气时间延长等表现可诊断支气管痉挛。清醒患者通常还出现呼吸急促和呼吸困难。气道阻力增高表现为高吸气峰压和呼气末呼气气流无法回到零点，致使患者发生气压伤、自发呼气末正压（PEEP）和机械通气的堆积(stacking of mechanical breath)。

手术期间支气管痉挛并不全是哮喘！手术期间喘鸣的重要原因见表 80.4。

表 80.4 围手术期患者喘鸣的原因

充血性心力衰竭
局部刺激
- 吸烟
- 刺激性吸入麻醉药（异氟烷、地氟烷）
- 气道异物（气管导管、吸引管、口腔或鼻腔通气道、呕吐物）

气管导管部分阻塞（分泌物、血液、套囊疝、气管隆突）
组胺释放
- 吗啡
- 硫喷妥钠
- d-筒箭毒碱、甲筒箭毒（阿曲库铵、瑞库溴铵）
- 输血反应
- 过敏/类过敏反应

外科手术刺激
胆碱酯酶抑制剂
β 受体阻断剂
肺栓塞/水肿

9. 患者拒绝“在其背部扎针”。全身麻醉诱导插管过程不平稳，气道峰压突然升高，听诊可闻及喘鸣音，你如何处置?

A. 排除机械性原因，如气管内导管触碰到隆突或进入支气管内、扭曲或被分泌物堵塞。气胸虽然很少引起实际的喘鸣，但可显著增高人工通气的吸入压，造成与哮喘诊断混淆。

B. 加深麻醉（丙泊酚、氯胺酮、七氟烷）并使用足量神经肌肉阻滞剂。尽管血压正呈下降或已降低，但加深麻醉可降低胸内压，从而增加静脉回流，并降低肺血管阻力，这些变化可能有利于改善血流动力学参数。

C. 提高吸入氧浓度。N_2O 仍可使用，除非血氧分压已明显降低。

D. 给予 β_2 受体激动剂吸入。通常吸 2~4 喷，但是，Manthous（1995 年）等建议理想的剂量是间断吸入 15 喷的沙丁胺醇。这些药物安全性高，可以大剂量给药而只有很少的副作用。不使用起效慢的长效 β_2 受体激动剂沙美特罗（用药后 20 min 起作用）。

E．给予类固醇类药（氢化可的松 200～500 mg 静脉注射或甲泼尼龙 60 ～125 mg IV）。这些药物作用可持续达 6 h，如果支气管痉挛持续存在，早期应用类固醇较好。

F．考虑应用 ICU 内使用的呼吸机通气。使用高吸气流速通气可缩短吸气时间，延长呼气时间，降低自发性 PEEP 的发生。惟一的不利是不能应用吸入麻醉，必须改用静脉麻醉。

（张良成译　曾因明　岳子勇校）

推荐阅读

Bremerich DH: Anästhesie bei Asthma bronchiale. Anaesthesiol Intensivmed Notfallmed Schmerzther 35:545–558, 2000 (Excellent review on asthma and anesthesia for those who can read German)

Brown RH, Wagner EM: Mechanism of bronchoprotection by anesthetic induction agents: propofol vs. ketamine. Anesthesiology 90:822–828, 1999

Groeben H, Schwalen A, Irsfeld S, et al.: High thoracic epidural anesthesia does not alter airway resistance and attenuates the response to an inhalational provocation test in patients with bronchial hyperreactivity. Anesthesiology 81:868–874, 1994

Kabalin CS, Yarnold PR, Grammer LC: Low complication rate of corticosteroid-treated asthmatics undergoing surgical procedures. Arch Intern Med 155:1379–1384, 1995

Kil HK, Rooke GA, Ryan-Dykes MA, et al.: Effect of prophylactic bronchodilator treatment on lung resistance after tracheal intubation. Anesthesiology 81:43–48, 1994

Manthous CA, Chatila W, Schmidt GA, et al.: Treatment of bronchospasm by metered-dose inhaler albuterol in mechanically ventilated patients. Chest 107:210–213, 1995

NHBLI: NIH Publication 97-4051, July 1997

Tait AR, Malviya S, Voepel-Lewis T, et al.: Risk factors for perioperative adverse respiratory events in children with upper respiratory tract infections. Anesthesiology 95:299–306, 2001

病例

81 休克

Andrew B. Leibowitz, MD
Arthur Atchabahian, MD

患者，男，62 岁，患食管癌，既往有肺气肿、冠心病病史，拟行手术历时较长的食管胃切除术。术后保留气管插管进行机械通气。在术后监护病房期间，出现了低血压（血压 60/30 mmHg）和心动过速（心率 120 次/分）

问题

1. 决定血压的因素有哪些？
2. 术后低血压如何处置？
3. 休克的定义是什么？
4. 简述休克的分型以及各类型的治疗原则。如何处理该病例？
5. 在上述各种原因的休克中，置入肺动脉导管（PAC）后，可观察到哪些主要的血流动力学参数变化？
6. 美国外科医师学会对出血如何分级？该分级方法对决定病人“是否需要接受输血”能起到较好的指导作用吗？
7. 心率突然增至 170 次/分，伴宽大 QRS 复合波，血压进一步降低，其可能的诊断是什么？
8. 对上述所讨论的每种心律失常分别有哪些治疗措施？该患者应如何处置？

1．决定血压的因素有哪些？

平均动脉压（MAP）取决于心排出量（CO）和体循环血管阻力（SVR），可表示为如下等式：

$$MAP = CO \times SVR/80$$

CO 是心脏每搏量（SV）和心率（HR）的乘积，取决于前负荷（舒张末期心肌纤维伸展的长度）、收缩力（收缩的强度）和后负荷（收缩时纤维的张力）。心排出量或体循环血管阻力两者中任一因素降低而无另一因素的反向改变，都将导致血压下降。

2．术后低血压如何处置？

牢记以上概括的生理原则将使低血压的诊断和治疗标准化。

- 前负荷降低可由于血容量的减少（补液不足、术后第三间隙继续丢失或术后出血，后者为最重要的原因）或者由于静脉回流不畅导致心脏充盈量下降所致（心脏压塞，张力性气胸，正压通气，呼气末正压）。血容量减少是术后低血压最常见的原因。因此，首先要评估液体的出入量，并检查手术部位、伤口以及引流管的出血情况。

一些关于低血容量应特别注意的事实情况：

- 急性出血时在组织间液被吸收入血或经静脉进行容量治疗后血细胞比容才会降低。因此，早期血细胞比容未下降不是排除急性失血的有力证据。
- 出血未导致低血容量者通常不会发生低血压。
- 非心功能不全（即前负荷敏感，后负荷不敏感）的患者，前负荷降低导致的收缩压在吸气期内大幅度波动通过有创动脉压波形的描记通常能很容易被发现。
- 心肌收缩力的减弱可能由于麻醉药物、电解质紊乱（尤其低钙血症）、缺血、心肌梗死、心律失常、低温以及所有的慢性心肌病所致。因此，低血压患者均必须检查电解质和心电图。有时，尽管无明确的病因，术后超声心动图检查也会发现心肌收缩力的明显改变。肾功能衰竭和在纵隔操作的患者，应警惕可能发生心包积液导致的心脏压塞，如果发生此情况需要尽快进行心包穿刺放液。
- 后负荷的降低可由全身麻醉或局部麻醉、血管舒张药的应用、过敏反应、脓毒症以及神经系统损伤引起。
- 心率（极度的心动过缓或心动过速）或心律变化也可以通过降低心排出量，导致血压下降。

如果体检、复查相关实验室数据、心电图、胸片以及根据经验进行液体治疗后都不能明确诊断并改善病情，必须考虑做超声心动图和放置肺动脉导管（PAC）。通过 PAC 可获得充盈压、心排出量、体循环血管阻力以及氧供和氧耗的信息。这些参数对进一步协助治疗有参考意义。为进行有益的治疗，需要经验丰富的医师对前述参数进行数据分析。虽然经胸腔或经食管超声心动图检查也能提供有用的信息，比起 PAC 操作创伤小得多，但其缺点是依赖于专门的操作者进行，而且不能连续监测。

如果正在接受机械通气的患者出现低血压，必须首先考虑诊断气胸。

3．休克的定义是什么？

休克是指循环无法满足组织对氧的需求。必须摒弃将休克等同于血压降低到某一特定值的观念，而必须重视观察症状和体征，并判定其是否与组织氧供不足表现相一致。

精神萎靡、四肢末梢灌注不足、尿量减少以及乳酸性酸中毒是休克最常见的表现。发生真正休克时，极少遇到只出现个别前述症状和体征的现象。一些患者的血压下降可以超过 25%，平均动脉压在 50 mmHg 左右，而无前述的症状和体征，应将其归于“血压明显降低，需要寻找原因”，但并非休克。

没有任何监测方法仅凭其一项指标就能明确休克的诊断。大多数类型的循环休克，由于外周组织对氧摄取的增加，导致混合静脉血血红蛋白氧饱和度降低。但是在感染性休克，因细胞利用氧能力受损害，发生混合静脉血氧饱和度的不相称升高。

术后低血压原因

前负荷降低
- 血容量减少
  - 补液不充分
  - 第三间隙
  - 术后出血
- 静脉回流受阻
  - 心脏压塞
  - 张力性气胸
  - 正压通气
  - 呼气末正压

心肌收缩力降低
- 应用麻醉药物
- 电解质紊乱
- 心肌缺血
- 心肌梗死
- 心律失常
- 低温
- 慢性心肌病

后负荷降低
- 全身或局部麻醉
- 血管扩张药
- 过敏反应
- 脓毒症
- 神经性损伤

心率失调
- 极度心动过缓或过速

心律改变

4. 简述休克的分型以及各类型的治疗原则。如何处理该病例？

休克有多种分类方法，可简要（概略）地分为心源性、梗阻性、低血容量性以及分布性休克。

- 心源性休克是由于原发性心力衰竭导致心排出量减少所致。它可进一步分为非室性（如腱索断裂导致的急性二尖瓣反流）或室性（如扩张型或肥厚型心肌病、心肌缺血）。非室性原因引起的心力衰竭用药物进行对症治疗后，如果适合外科处理，可进行手术矫正。室性心力衰竭的治疗则旨在纠正减弱的心肌收缩性，如治疗心肌缺血或给予心肌变力性药物。有时可应用主动脉内球囊反搏（改善心肌灌注和降低后负荷）或心室辅助装置（通常作为心脏移植前的过渡）。
- 梗阻性休克是因血液回流障碍（张力性气胸，心脏压塞）所致。除液体复苏外，必须对因治疗，如胸腔插管或心包渗出液引流。
- 低血容量性休克是由于脱水、第三间隙或出血而导致的绝对的低血容量，可分别通过输入液体或血液进行治疗。
- 分布性休克是继发于血管张力降低导致相对血容量不足所致。它可继发于脓毒性或非脓毒性全身性炎症反应综合征(SIRS)、过敏反应或神经源性休克。过敏性或神经源性休克通过液体复苏得以改善，但其首要的治疗措施是应用血管升压药恢复血管张力。脓毒性休克的病理生理学变化复杂，其主要特征是心排出量增加的高动力循环状态（尽管心肌收缩力受抑制）和体循环血管阻力降低。治疗脓毒症的焦点除了应用抗生素和必要的外科处理外，主要措施是支持疗法，后者包括充足的液体复苏及应用血管加压药将 MAP 维持在可接受的范围内。近来研究表明，使用一种人重组激活蛋白 C（商品名为 XIGRIS）的抗凝剂，使脓毒症的预后得到改善。有关脓毒症的详细讨论不列入本章范围。

对于该患者，首先应进行有针对性的体格检查，收集支持上述几种类型休克诊断之一的证据。引起此患者低血压的最可能原因有活动性出血或第三间隙导致的低血容量、脓毒症或心肌缺血。在无证据表明为心源性休克时，给予液体和（或）血液治疗是适宜的。同时，12 导联心电图（ECG）、有创血流动力学监测以及可能时进行超声心动图检查，以获得更多支持的诊断参数。血管内容量未恢复时可谨慎使用血管加压药。

尽管荟萃分析结果提示采用胶体溶液复苏休克可能导致预后不良，但至于何种类型液体才是休克的最佳复苏溶液目前尚未达成广泛共识。

5. 上述各种原因的休克在放置肺动脉导管（PAC）后，可观察到哪些主要的血流动力学参数变化？

主要的参数变化见表 81.1。心脏压塞的典型表现为“压力均等”：中心静脉压（CVP）、右心室舒张压、肺动脉舒张压（PAP）以及肺动脉嵌压（PAOP）均相等，且通常为 20 mmHg 左右。

6. 美国外科医师学会对出血如何分级？该分级方法对决定病人“是否需要接受输血”能起到较好的指导作用吗？

美国外科医师学会分级根据出血的严重性和导致的临床表现分为 4 级，见表 81.2。

此分级法有助于估计低血容量的严重性，但是缺点在于不能区分血管内容量丢失和携氧能力的下降。是否需要输血必须以临床判断为基础，在其他的众多因素中，主要取决于患者失血前和经过晶体或胶体液复苏后的血细胞比容以及出血是否得到控制。

7. 心率突然增至 170 次/分，伴宽大 QRS 复合波，血压进一步降低，其可能的诊断是什么？

心动过速可以是室上性或室性，如无 P 波，则可以排除房性心动过速。室上性心动过速治疗通常较为容易而且相对非致命，而室性心动过速可致命，需要立即进行干预，因此，鉴别室上性和室性心动过速至关重要。

除非能够得到证实和排除，所有出现宽大复合波的心律失常（QRS＞0.12 s）通常均应考虑为室性心动过速。其他可提示发生室性心动过速的指标还有：出现房室分离、融合心搏、电轴左偏、伴 QRS＞0.14 s 的右束支型或伴 QRS＞0.16 s 的左束支型心电图。

室上性节律的诊断依赖于对心率、节律以及 P 波的观察。窦性心动过速有形态一致的 P 波、规则的频率和固定的 PR 间期。窦性心动过速的心率很少超过 150 次/分，尤其在年龄较大的患者。心房纤颤呈现没有可识别 P 波的不规则的节律波，并且心室率常可超过 150 次/分。心房扑动比心房颤动更难诊断，其心电图通常表现为锯齿状波的基线和心室率恰好 150 次/分。多源性房性心动过速常见于有潜在肺部疾病的患者，出现在 QRS 波前的 P 波至少可有 3 种不同形态。折返性心动过速的 P 波隐藏在 QRS 波中，心率通常等于或大于 150 次/分。大多数室上性心动过速应用腺苷（6～12mg 静推）后可暂时降低心率。尽管心律失常将很快复发，但此措施有助于诊断。

表 81.1 不同病因所致休克的血流动力学参数变化

休克病因	CVP	PAP	PAOP	CO	SVR	SvO_2
低血容量性	↓	↓	↓	↓	↑	↓
心源性						
左室	=/↑	=/↑	↑	↓	↑	↓
右室	↑	↓/↑[a]	=/↓	↓	↑	↓
分布性						
脓毒性（高动力型）	=/↓	=/↓	=/↓	↑	↓	=/↑
过敏性	↓	↓	↓	=/↑	↓	↓
神经源性	↓	↓	↓	=	↓	↓
阻塞性						
心脏压塞	↑	↑	↑	↓	↑	↓
巨大肺栓塞	↑	↑	=/↓	↓	↑	↓

注 ↑，升高；↓，降低；=，不变。

a 取决于右室功能衰竭的病因：由右室梗死引起的将导致低 PAP，由肺动脉高压引起的导致高 PAP。

表 81.2 美国外科医师学会出血四级分类

	I	II	III	IV
血液丢失（ml）	≤750	750～1500	1500～2000	≥2000
血液丢失（%血容量）	≤15	15～30	30～40	≥40
心率（次/分）	＜100	＞100	＞120	≥140
血压	正常	正常	下降	下降
脉搏压	正常或增加	下降	下降	下降
毛细血管再充盈	正常	延迟	延迟	延迟
呼吸频率（次/分）	14～20	20～30	30～40	＞35
尿量（ml/h）	≥30	20～30	5～10	忽略不计
精神状态	轻度焦虑	中度焦虑	焦虑/谵妄	谵妄/昏睡
液体复苏	类晶体液	类晶体液	类晶体液＋血液	类晶体液＋血液

Reproduced with permission from American College of Surgeons' Committee on Trauma, Advanced Trauma life support® for Doctors, Student Course Manual, 6th Edition. Chicago American College of Surgeons, 1997, page 98.

8．对上述所讨论的每种心律失常分别有哪些治疗措施？如何处理该患者？

全面讨论各种心律失常的全部治疗措施不是本章所属范畴。

窦性心动过速的处理必须明确潜在的病因（例如低血容量、低血氧、贫血、疼痛及药物的副作用）并予以纠正。患者心动过速有可能导致心肌缺血危险却又病因不明时，较合理的选择是试用 β 受体阻断剂。应选用短效 β 受体阻断剂如艾司洛尔，因为如果随后发生副作用如低血压时，其作用能迅速消除。

新近发生的心房颤动或房扑伴有严重低血压、充血性心衰或心肌缺血的患者，可选择同步电复律治疗，起始功率为 100 焦耳（房扑者为 50 焦耳）。采用以下药物也可能使心律转复为窦性，而且不出现威胁生命的副作用：

- β 受体阻断剂：美托洛尔 5 mg 静注，5 min 重复一次，直至 25 mg。
- 钙通道阻滞剂：地尔硫䓬5～10 mg 静注，5 min 重复一次，直至 30mg。由于其负性肌力较小，相对于异搏定（维拉帕米）5 mg 静注，前者是更好的选择。
- 胺碘酮：负荷剂量 150 mg，静脉注射 10 min 以上，随后以 1 mg/min 静脉注射，持续 6 h，再以 0.5 mg/min 静脉注射持续 18h。
- 地高辛：0.5 mg 静注，然后静注 0.25 mg，q6 h×2，如果心率未得到有效控制,可再给予 0.25 mg 静注。地高辛对控制心率有确切的疗效，但将心律转复为窦性的效果与安慰剂相当。地高辛起效的时间一般大于 30 min，但其血流动力学较稳定。其他的此类制剂可在几分钟内起效，但可导致低血压。

折返性（阵发性室上性）心动过速的治疗同房扑，不过静脉使用地尔硫䓬更容易将其转为窦性心律。也可经静脉应用腺苷（6 mg 静推，然后 12 mg,可再应用 2 次），但因其半衰期很短，心律可能很快又转为折返性心动过速。

多源性房性心动过速常由原发性呼吸疾病所致，如失代偿的慢性阻塞性肺病。尽管有时通过使用地尔硫䓬类或 β 受体阻断剂可控制心率，但仍应集中目标处理潜在的病因 —— 最常见是低氧血症和（或）低钾血症。

不稳定的室性心动过速必须立即进行电复律（开始应用 100 焦耳），而稳定的室性心动过速应静脉使用胺碘酮（150 mg，静推 10 min 以上）。宽大复合波形的心律失常如果无法明确诊断其是差异性传导室上性心律失常，则不能使用钙通道阻滞剂，因为如果是室性心律失常使用了钙通道阻滞剂，将可能导致顽固的心搏骤停。本文不再推荐应用腺苷进行诊断。未处理的室性心动过速通常进一步恶化发生心室颤动，后

室上性心律失常

室性心动过速
- QRS＞0.12 s
- 房室分离
- 融合心搏
- 电轴左偏
- QRS＞0.14s 的右束支阻滞
- 左束支阻滞伴 QRS＞0.16 s

窦性心动过速
- P 波形态一致
- 规则心率
- 固定 PR 间期
- 心率很少大于 150 次/分

心房颤动
- 心律不齐
- 辨认不出 P 波
- 室率大于 150 次/分

心房扑动
- 心率 150 次/分
- 心电图上锯齿波

多源性房性心动过速
- 三种不同形态的 P 波

折返性心动过速
- P 波藏在 QRS 波中
- 心率≥150 次/分

室上性心动过速的治疗措施

室性心动过速
- 不稳定：　心脏复律
- 稳　定：　胺碘酮

窦性心动过速
- 治疗潜在病因
- ？心肌缺血者应用 β 受体阻断剂

心房颤动 / 心房扑动（新近发作）
- 不稳定：　同步心脏复律
- 稳　定：　β 受体阻断剂
  - 钙通道阻滞剂
  - 胺碘酮
  - 地高辛

多源性房性心动过速
- 治疗潜在肺部疾病
- 治疗低钾血症
- 地尔硫䓬
- β 受体阻断剂

折返性心动过速
- 地尔硫䓬
- 腺苷

者必须立即进行直流电除颤，起始功率采用 200 焦耳。如果无法立即获得电除颤器，可尝试于心前区捶击以期恢复窦性心律，假如该法也失败，必须开始心肺复苏，直至可以电除颤。

该病例主要考虑的诊断有：室性心动过速、房颤差异性传导伴快速心室率或阵发性室上性心动过速。该患者很难再承受心律失常存在，应立即尝试进行同步心律转复，起始转复功率常用 100 焦耳，必要时可逐渐增至 200 焦耳、300 焦耳，甚至 360 焦耳。胺碘酮对室性或室上性心律失常均有效，可应用该药预防心律失常复发。

大多数除颤器能够在释放一次同步电击能量后自动转为非同步模式，以便于在发生心室纤颤时能立即除颤处理。如果经同步电复律后原先的心律失常仍然存在或再次发生，一定别忘了再次选择同步模式，以防在非同步模式下出现“R on T”现象，导致心室纤颤。

预激综合征患者，如可发生心房纤颤的 W-P-W 综合征，钙通道阻滞剂（以及腺苷）由于会增强旁路传导而导致心室纤颤，故应避免使用。

（张良成译　曾因明　岳子勇校）

推荐阅读

American College of Surgeons' Committee on Trauma. Life Support for Doctors, Student Course Manual, 6th Edition. American College of Surgeons, Chicago, 1997

Atlee JL: Perioperative cardiac dysrhythmias: diagnosis and management. Anesthesiology 86:1397–1424, 1997

Bunn F, Alderson P, Hawkins V: Colloid solutions for fluid resuscitation (Cochrane Review). Cochrane Database Syst Rev 2:CD001319, 2001

Carcillo JA, Cunnion RE: Septic shock. Crit Care Clin 13:553–574, 1997

Hasdai D, Topol EJ, Califf RM, et al.: Cardiogenic shock complicating acute coronary syndromes. Lancet 356:749–756, 2000

Jimenez EJ: Shock. pp. 359–387. In Civetta JM (ed): Critical Care, 3rd edition. Lippincott-Raven, Philadelphia, 1997

Wilkes MM, Navickis RJ: Patient survival after human albumin administration. A meta-analysis of randomized, controlled trials. Ann Intern Med 135:149–164, 2001

病例 82

心动过缓和高血压

Andrew B. Leibowitz, MD
Arthur Atchabahian, MD

患者，男，33 岁，诊断为额部脑膜瘤，已行常规肿瘤切除术，在术后麻醉恢复室内血压升至 210/130 mmHg，心率降至 35 次/分。

问题

1. 如何诊断不同类型的心动过缓？如何治疗？
2. 术后高血压的鉴别诊断有哪些？
3. 哪些静脉药物可以用于治疗高血压？

1. 如何诊断不同类型的心动过缓？如何治疗？

心率慢于 60 次/分就可诊断为心动过缓。缓慢型心律失常的病因通常为非心源性，它反映某些刺激的存在，如迷走神经张力增高、药物不良反应、低氧血症以及高碳酸血症。心动过缓可以是窦性的和良性的，也可以是交界性心律或者是由 II 度和 III 度房室传导阻滞引起的，后者在诊断和治疗方面需要更加慎重。

在不伴有低血容量、外周血管扩张和心肌收缩力降低的情况下，窦性心动过缓是可以耐受的。对窦性心动过缓的治疗就是直接消除病因。应当停止引起迷走神经张力增高（如眼心反射或腹膜牵拉）的手术刺激；停止使用可能引起心动过缓的药物如去氧肾上腺素和芬太尼，而用其他替代药物或与具有抗迷走作用的药物（如泮库溴铵）联合使用。如果消除刺激因素后心动过缓仍无好转并伴有血流动力学改变，可以静脉注射阿托品 0.4～1.0 mg 或格隆溴铵，并以 0.2 mg 的剂量递增。格隆溴铵的效果可能更好，因其作用时间长且很少引起严重心动过速。必要时可以 5～10 μg/（kg·min）的速度静脉滴注多巴胺以增快心率。现在已很少使用异丙肾上腺素，因其可引起强烈的血管扩张而导致严重低血压。作为最终手段，可能需要进行经皮或经静脉起搏治疗。

交界性心律是由于窦房结的自律性降低或窦房结受到损害引起，这时位于通往希氏束通路更远端的细胞取代窦房结成为起搏点，但其起搏心率较慢。交界性心律在心电图（electrocardiogram，ECG）上的 P 波形态与窦性心律的 P 波形态不同。根据逸搏点的水平，PR 间期可以缩短或 P 波落在 QRS 复合波上。交界性心律通常见于在使用吸入性麻醉药尤其是氟烷和心脏手术后。除患者存在心脏舒张功能障碍和心室充盈受损，缺乏心房驱血导致心排出量显著降低外，交界性心律通常是良性和容易耐受的。可以使用阿托品和多巴胺来恢复窦房结的兴奋性。如果上述措施无效，有必要进行心房或房室起搏。

II 度房室传导阻滞可以进一步分为两种类型。莫氏（Mobitz）I 型传导阻滞的特点是 PR 间期逐渐延长导致周期性心房冲动传导失败，通常是由于心脏本身的固有疾病影响了房室结功能或洋地黄中毒所致。因为房室结通常由右冠状动脉供血，所以该种心律失常通常伴有下壁心肌梗死。莫氏 I 型传导阻滞一般为良性和自限性，很少需要治疗。莫氏 II 型房室传导阻滞发生于房室结以下，以心房去极化电位不能进行传导为特点，这种冲动传导失败可以是非预见性的或是每 2 次或 3 次传导“脱落”1 次，分别称作 2∶1 和 3∶1 传导阻滞。重要的是，能传导的冲动的 PR 间期是固定的，该型传导阻滞经常发展成完全性房室传导阻滞，因此有必要安置起搏器。

III 度房室传导阻滞几乎都是病理性的，以心房去极化和心室反应相分离为特征，传导阻滞出现在房室结内或以下。结内型阻滞表现为 QRS 复合波缩窄的交界性心律，频率通常在 40～60 次/分。如果传导阻滞发生在房室结以下，即所谓结下型阻滞，则表现为频率通常在 30～45 次/分的宽大 QRS 复合波。结下型 III 度房室传导阻滞患者如果出现血流动力学改变，应进行经皮或经静脉起搏治疗。结内型 III 度房室传导阻滞可能是暂时性的，应密切观察，而不必安置永久性起搏器。

心动过缓的鉴别诊断和治疗

窦性心动过缓
- 停止刺激
- 抗胆碱能药物：阿托品或格隆溴胺
- 多巴胺
- 心脏起搏

交界性心律
- 阿托品
- 多巴胺
- 心房或房室起搏

房室传导阻滞 —— II 度或 III 度
- 心脏起搏（莫氏 II 型）

2. 术后高血压的鉴别诊断有哪些？

即使在无高血压病史的患者中，术后高血压也很常见。术后高血压最常见的原因是疼痛，用镇痛药物后血压即可恢复正常。其他常见的原因包括：(1) 膀胱充盈。在长时间手术或大量静脉输液而没有安置导尿管的情况下，应怀疑有膀胱充盈。(2) 呼吸急促，尤其

表 82.1　治疗高血压最常用的静脉用药

药物	分类	剂量	备注
普萘洛尔（心得安）	β 受体阻断剂，非选择性	0.25～1.0 mg IVP	
艾司洛尔（Brevibloc）	β 受体阻断剂，$β_1$ 选择性	0.25～0.5 mg/kg IV（负荷量），然后 50～200 μg/(kg·min)	半衰期 9 min，由 RBC 酯酶水解
拉贝洛尔（Trandate）	α 和 β 受体阻断剂	从 5～10 mg 开始，最高达 100mg，IVP 1～2 mg/min 静脉输注	静注时对 β 和 α 受体的阻断比例是 7:1；口服时阻断比例是 3:1
酚妥拉明（立其丁）	α 受体阻断剂	5 mg IVP	几乎专门用于嗜铬细胞瘤患者 用于治疗去甲肾上腺素、多巴胺外渗时，用 5 ~10 mg 稀释于 10 ml 生理盐水中于 12 h 内浸润于外渗组织中
肼苯哒嗪（Apresoline）	动脉直接扩张剂	从 5 mg 开始 IVP，重复至 20 mg	峰值效应在用药 20 min 后出现 用药不要过频，以免引起严重低血压
依那普利拉（Vasotec）	血管紧张素转换酶抑制剂	从 1.25 mg 开始 IVP，6 h 内增至 5 mg	孕妇禁用 对某些患者可能无效
尼卡地平（Cardene）	钙通道阻滞剂	从 5 mg/h 开始静滴，按需每 15 min 增加滴速 2.5 mg/h 至 15 mg/h	由于 45 min 后只达到 50%的降压效果，有必要随时调整剂量
硝酸甘油	静脉直接扩张剂	从 0.25～0.5 μg/(kg·min) 静滴，增至 200 μg/(kg·min)	主要作用是降低前负荷，需很大剂量（扩张动脉）才能控制血压
硝普钠（Nipride）	动、静脉直接扩张剂	从 0.5～1 μg/(kg·min) 静滴，增至 10 μg/(kg·min)	孕妇禁用 有发生严重低血压的危险，有必要行有创血压监测； 有氰化物中毒危险，每 2.5 h 内用量不要超过 1 mg/kg

是在高碳酸血症的情况下。(3) 头颈或颈动脉手术伴有颈动脉窦去神经化。(4) 移植手术患者使用环孢菌素（cyclosporin）和免疫抑制剂他克莫司（tacrolimus）。当然，在病因中也应考虑患者既往有高血压病，尤其是在手术当日未服用抗高血压药的患者。

开颅手术的患者同时出现心动过缓和高血压应怀疑患者有原发性神经病变而导致“Cushing”反应或“Cushing”三联征，包括体循环血压升高、反射性心动过缓和呼吸迟缓，通常发生在颅内压升高时。在这种情况下，不宜过度治疗高血压，因为此种高血压是机体试图维持颅内灌注压的一种代偿机制。应采取措施控制颅内压（如头高位、使用甘露醇、过度通气以及如有可能与神经外科医师会诊后行脑脊液引流）。可获取特征性的影像学资料以说明神经外科有创性治疗的必要性。

高血压的鉴别诊断

疼痛

膀胱充盈

呼吸急促

头颈或颈动脉手术

既往的高血压病

使用环孢菌素和他克莫司

3. 哪些静脉药物可以用于治疗高血压?

最常用的治疗急性高血压的静脉药物见表 82.1。一般来说，心动过速患者最好避免使用扩血管药，而使用肾上腺素受体阻断剂更有益，联合使用 β 受体阻断剂和血管扩张药能有效降低血压。

(于金贵译　曾因明　郭悦平校)

推荐阅读

Atlee JL: Perioperative cardiac dysrhythmias: diagnosis and management. Anesthesiology 86:1397–1424, 1997

Plets C: Arterial hypertension in neurosurgical emergencies. Am J Cardiol 63:40C–42C, 1989 (Good description of the Cushing response. The therapeutic recommendations, however, are outdated)

病例 83

低体温

Andrew B. Leibowitz, MD
Arthur Atchabahian, MD

患者，男，69 岁，膀胱切除和回肠代膀胱术后并发低体温，送到恢复室时患者体温为 32℃。

问题

1. 低体温是如何定义和分级的？
2. 手术室全麻患者出现低体温的机制是什么？
3. 低体温引起机体哪些生理反应？
4. 低体温产生哪些生理变化？
5. 术中轻度低温对机体有何益处？
6. 哪些部位可以用于体温监测？
7. 有哪些措施可以预防和治疗围术期低体温？
8. 对中枢神经轴索阻滞的患者应该预防低体温的发生吗？

1. 低体温是如何定义和分级的?

中心体温低于 35℃就定义为低体温。低体温进一步分为轻度（32～35℃）、中度（28～32℃）和重度（低于 28℃）。

2. 手术室全麻患者出现低体温的机制是什么?

在第一阶段，低体温主要是由体热的再分布引起。全麻诱导后的第 1 个小时由于体热从中心向外周的再分布而使中心温度下降 0.5～1.5℃。

在第二阶段（持续 2～3 h），热量的丧失大于热量的产生，全麻诱导后热量的产生约减少 20%。

热量的丧失是以多种形式进行的：60%通过辐射，20%通过蒸发（吸入气体的湿化和术野液体的丢失，后者在腹腔或胸腔开放时尤甚），5%通过传导（与手术台的接触），15%通过对流（温暖气流吹过皮肤）。

麻醉后 3～4 h 中心温度达 32～35℃可以诱发外周血管收缩而使中心温度处于平稳状态，而外周体温继续下降。

在其他情况下，低体温可由中枢体温调节功能丧失（如脑卒中、头部外伤或脊髓损伤）和药物（如酒精或巴比妥过量）作用引起或继发于代谢改变（如低血糖、甲状腺功能低下、败血症、烧伤或肝功能衰竭）。

3. 低体温引起机体哪些生理反应?

血管收缩

血管收缩继发于交感神经刺激。吸入麻醉药可以降低引起血管收缩的体温阈值达 2～4℃。60～80 岁患者引起血管收缩的体温阈值比 30～50 岁的患者约低 1℃。血管收缩在一定程度上是一种“全或无”的反应。

寒战

全麻药能够降低引起寒战的体温阈值，甚至比降低引起血管收缩的体温阈值还低。下面介绍两种类型的寒战。一种是强直型，与正常寒战相似，每分钟4～8 个周期，每个周期寒战由逐渐增强到逐渐减弱。另一种是位相型，以 5～7 Hz 的频率爆发，与阵挛相似，此种寒战多见于麻醉后监护室（postanesthesia care unit，PACU）内的患者，多继发于使用吸入麻醉药，很可能是由于麻醉药解除了对正常脊髓反射的下行抑制所致。寒战增加机体耗氧量达 300%～500%，对易感患者可导致心肌缺血。寒战还能提高血钾水平。

非寒战性产热

非寒战性产热能使婴儿代谢性热量的产生加倍，但在成人不起重要作用。全麻可以抑制该种热能的产生。

4. 低体温产生哪些生理变化?

低体温产生的生理变化总结于表 83.1。

另外，还可引起 ECG 改变，包括窦性心动过缓、PR 间期延长、QRS 复合波增宽和 QT 间期延长，出现奥斯本波（Osborn wave）是低体温的特征，该波是 ECG 上 J 点（QRS 复合波和 ST 段的连接点）在与 QRS 复合波同方向上的偏移，其偏移幅度与低温程度成比例。

有关低体温的有害临床后果已有所记载：

- 由于低体温造成的凝血功能损害，全髋关节置换术患者的输血需求增加
- 低体温对免疫功能的直接损害和使氧在组织中的释放减少增加了伤口的感染率
- 术后心肌梗死和室性心律失常的发生率增加
- 麻醉手术中出现低体温患者的住院时间延长

通常建议维持体温在 36℃或 36℃以上，以避免上述不良后果的发生。低体温患者，尤其是冠心病患者，在手术后应维持麻醉状态直到体温恢复，而非手术结束后即让其苏醒，这样对患者更有益。

5. 术中轻度低温对机体有何益处?

轻度低温有抗脑缺氧和缺血的作用，此作用不只是代谢率降低的结果，还可能与兴奋性神经递质释放减少有关。尽管许多神经麻醉学专家认为轻度低温在开颅手术中应作为一项监护患者的标准，但还缺乏结论性的证据。

6. 哪些部位可以用于体温监测?

可以在口腔、直肠、食管、鼻咽及鼓膜部位测量

表 83.1　低温对生理功能的影响

因素	效应	注释
O_2 和 CO_2 溶解度	增加	体温每下降 1℃，pH 升高 0.015
吸入性麻醉药溶解度	增加	
MAC	降低	可引起苏醒延迟和术后意识错乱
心排出量	降低	肌肉、肾和肠道以及脑和心脏的血流先后减少
麻醉诱导速度	不变	既然 MAC 值和心排出量都降低，所以诱导速度不变
O_2 耗量和 CO_2 产量	降低	体温每下降 1℃，O_2 耗量和 CO_2 产量减少 7%～9%
$PaCO_2$	降低	体温每下降 1℃，$PaCO_2$ 降低 1.5%
血浆儿茶酚胺	增加	导致高血压、心动过速和高血糖
血浆胰岛素	降低	激活糖原分解和新糖生成机制，导致高血糖
血红蛋白对 O_2 的亲和力	增加	体温每下降 1℃，亲和力增加 6%
低氧性通气激活	抑制	通气基本由高碳酸血症激活
支气管张力	降低	解剖无效腔增加
缺氧性肺血管收缩	降低	通气/血流比值失调加重
室颤阈值	降低	体温低于 32℃时，室颤风险显著增加
体血管阻力和肺血管阻力	增加	但冠状动脉阻力似乎降低
肝血流量	减少	其减少程度与心排出量成比例
肾血流量	减少	其减少程度大于心排出量的减少程度
血液稀释和浓缩能力，肾小管对钠、氯、水和钾的转运	降低	这种“冷利尿”能导致低血容量和血液浓缩
血液粘滞性	增加	体温每下降 1℃，粘滞性增加 2%～3%
凝血功能	受损	循环中凝血因子减少和血小板隔离
血小板功能	受损	血小板功能失常与局部（皮肤和术野）温度而非中心温度相关
尿氮排泄	增加	术后尿素氮高排泄持续数天
药物代谢	降低	药物（如维库溴铵和丙泊酚）的药效延长

体温，也可以通过肺动脉导管（pulmonary artery catheter，PAC）或膀胱内导管测量体温。对全麻患者，除口腔测量法外，所有其他方法都能够提供大体上准确和可重复的中心温度测量。但是，对低温体外循环患者，中心温度、血液温度和外周温度之间存在着明显的梯度差异。在降温和复温过程中，由 PAC 测得的血液温度反映来自体外循环机血液的温度。在食管、鼻咽部和鼓膜部位测得的中心温度的变化稍微有些滞后，机体深部的温度（直肠温度）则需更长时间才能与其他部位的温度达到平衡。膀胱内导管测量的温度应能反映外周组织的温度，但如果尿流量大，它很可能更接近于反映血液温度。

7．有哪些措施可以预防和治疗围术期低体温？

- 麻醉诱导前采取皮肤保温措施是防止体温再分布的最好方法。
- 经辐射丢失的热量与体表和室内绝对温度差值的 4 次方成正比，可通过提高室温来限制辐射热量的丢失。辐射加温器只用于婴儿，以便于保持患儿的体温，并能观察患儿情况和免除对提高室温的需求。然而，辐射加温器与患者距离较远而使其效果欠佳。另外，辐射加温器并不能减少经对流丢失的热量。
- 气体和液体加热对保温的效果有限。低于 10%的热量是通过呼吸丢失的，如果输注大量液体应采用液体加温的措施，输入 1L 室温晶体液或 1 单位（250 ml）低温血液可以降低体温约 0.25℃。

- 用一层织物（床单或毯子）包裹身体，隔离患者，只能减少 30%的热量丢失，增加一层或数层织物的额外保温效果很小。
- 总的来说，强力空气加温（如 Bair Hugger 毯）是最有效的加温和复温方法，尤其是当患者血管处于扩张状态时，效果更好。因此，从手术开始就保持患者体温正常比术后复温的效果要好。对血管处于收缩状态的患者，如果存在血容量不足，则复温能使血管扩张而导致低血压。
- 既然 90%的热量是从暴露的身体表面而不是从与床接触的部分丢失，因此，手术床下铺置循环水褥垫的保温效果很小。
- 决不能用热水瓶保温！根据 ASA 已完结的损害赔偿数据库（ASA Closed-Claims database）资料，该加热方法是引起围术期热伤害的首要原因。
- 寒战可以通过皮肤表面加温（当皮肤加热的传入信号增加时，核心部低温在反应机制激活前是可以耐受的）和（或）药理学措施（静脉注射哌替啶 12.5～25 mg 或可乐定 75～150 mg）治疗。哌替啶的作用机制尚不清楚，可能与激活 κ 受体有关。可乐定的作用机制是减轻血管收缩和增加寒战阈值。

8. 对中枢神经轴索阻滞的患者应该预防低体温的发生吗?

应该。患者的神经阻滞区域血管扩张和血管自动调节能力丧失。运动神经被阻滞可以预防寒战的发生。阻滞区域皮温的升高可以引起中枢神经系统感知错误而使中枢的体温控制功能降低，可以引起严重低温，导致身体不适和寒战（尽管寒战阈值已经降低）。

（于金贵译　曾因明　郭悦平校）

推荐阅读

Bremmelgaard A, Raahave D, Beir-Holgersen R, et al.: Computer-aided surveillance of surgical infections and identification of risk factors. J Hosp Infect 13:1–18, 1989

Marion DW, Penrod LE, Kelsey SF, et al.: Treatment of traumatic brain injury with moderate hypothermia. N Engl J Med 336: 540–546, 1997

Michelson AD, MacGregor H, Barnard MR, et al.: Reversible inhibition of human platelet activation by hypothermia in vivo and in vitro. Thromb Haemost 71:633–640, 1994

Schmied H, Kurz A, Sessler DI, et al.: Mild intraoperative hypothermia increases blood loss and allogeneic transfusion requirements during total hip arthroplasty. Lancet 347:289–292, 1996

Sessler DI: Perioperative heat balance. Anesthesiology 92: 578–596, 2000

病例

84

麻醉后监护病房送返患者的标准

Andrew B. Leibowitz, MD
Arthur Atchabahian, MD

患者，女，32岁，在全麻下行腹腔镜检查，手术过程顺利，术后送往麻醉后监护病房。主诉有强烈的恶心和呕吐感，希望出院回家。

问题

1. 患者恶心和呕吐的原因是什么？
2. 术后恶心和呕吐（postoperative nausea and vomiting，PONV）的危险因素是什么？
3. 麻醉和术后恶心和呕吐的发生率与重要性如何？
4. PONV的处理方法有哪些？
5. 麻醉后监护病房（postanesthesia care unit，PACU）发生的并发症主要有哪些？
6. 患者转出PACU的标准是什么？

1. 患者恶心和呕吐的原因是什么?

呕吐中枢位于延髓，接受来自化学感受器催吐区和胃肠道的信号输入，可被多种刺激所激活，包括药物、体位变动、后咽部刺激、气味以及视觉。

2. 术后恶心和呕吐（postoperative nausea and vomiting，PONV）的危险因素是什么?

PONV 的易发因素有：青年、女性、肥胖、有晕动病史、有 PONV 病史、术前焦虑或者其他合并症。

除丙泊酚具有内在的止吐特性外，目前尚无证据显示其他的麻醉方法或麻醉药能降低术后恶心和呕吐的发生率。然而，如果只是将丙泊酚用于麻醉诱导，其所发挥的止吐作用也很有限。关于氧化亚氮的止吐作用目前尚存在争议。同样，认为增加阿片类药物的剂量能导致 PONV 发生率增高的观点也具有不确定性，而且，不同阿片类药物所导致的 PONV 发生率似乎相同。

手术种类是 PONV 发生的主要影响因素，其中腹腔镜手术或者包括口咽、内耳以及眼睛（尤其是斜视矫正术）的头颈部手术的发生率最高。另外，手术时间的延长也会使 PONV 风险增加。

3. 麻醉和术后恶心和呕吐的发生率与重要性如何?

PONV 是最常见的术后并发症，也是患者在PACU 延缓转出的主要原因。在对 8995 例儿科门诊手术患者进行的调查研究中发现，有 26 例因为持续的恶心呕吐需要住院治疗，占所有非预期住院患者的 36%。

4. PONV 的处理方法有哪些?

有一些常见的止吐药物，可作为预防性治疗或者直接对症治疗的措施。我们将对以下 5 种药物进行概述：氟哌利多、5-HT_3 拮抗剂、甲氧氯普胺、东莨菪碱和地塞米松。

- 氟哌利多是一种在药理学上更广泛用于抗精神失常的丁酰苯类药物，能有效拮抗 α 受体，传统上常作为神经安定麻醉与芬太尼合用。以 0.25～2.5 mg 小剂量静脉注射可明显降低 PONV 的发生率，但较大剂量易引起过度镇静和从 PACU 延迟转出。美国食品与药品管理局（Food and Drug Administration，FDA）针对静脉注射氟哌利多后可能因 Q -T 间期延长致严重心律失常（如尖端扭转型室性心动过速）而提出了颇有争议的“黑匣子”警告，认为出现明显的 Q-T 间期延长时应禁止使用氟哌利多，即使没有 Q-T 间期的延长，应用该药后也需心电监测 3 h。
- 昂丹司琼、多拉司琼与格拉司琼是目前仅有的经 FDA 许可用于治疗 PONV 的 5-HT_3 拮抗剂。两种药在效能上无显著差别，均无明显不良反应，但价格昂贵。昂丹司琼静脉注射的最佳剂量是 4 mg，但最佳给药时间尚不确定，大多厂商的建议是诱导时给药。多拉司琼静脉注射剂量为 12.5 mg，给药时间也报道不一。5-HT_3 拮抗剂和传统止吐药（如氟哌利多）在效能上相比具有争议，大多数报道认为 5-HT_3 拮抗剂略具优势。
- 甲氧氯普胺是普鲁卡因胺的衍生物，它是一种多巴胺受体拮抗剂，其作用机制是增强贲门括约肌的张力，促进食管和胃的蠕动，增加食管括约肌的张力，加速胃内容物排空，改善胃功能。用药剂量为 10～20 mg，可口服、肌内注射和静脉注射。主要副作用是锥体外系反应，禁用于癫痫患者和正在使用其他可能导致锥体外系反应药物的患者。
- 东莨菪碱是一种抗胆碱药物，常作为术前用药。有少量研究显示，广泛用于防治晕动病的东莨菪碱透皮制剂能降低 PONV 的发生率，且副作用较小，但是当肌内或静脉给药时，会产生中枢抗胆碱综合征，表现为镇静、遗忘和欣快感。
- 地塞米松用于防治妇科手术 PONV 时具有和昂丹司琼类似的效果。大多数肾上腺皮质激素都有止吐性能，但止吐机制尚不清楚。使用地塞米松 2.5 mg 即有效，一般不会产生副作用，且价格低廉，不过对于已经发生的 PONV 的疗效还有待于研究。

有效的非药理学治疗方法包括：

- 术中辅助吸氧（FiO_2＞0.3）：其机制可能是减少了 N_2O 的使用。有研究表明，对于腹腔镜妇科手术患者，术中保持 FiO_2 为 0.8，其防治 PONV 的效果与昂丹司琼相当。

- 充分输液
- 经皮穴位电刺激

多模式综合治疗方案疗效更好，与单用昂丹司琼组（呕吐发生率 7%）和对照组（呕吐发生率 20%）相比，综合治疗的呕吐率为零。

从结果和患者的满意度来看，对于 PONV 的预防性治疗和 PACU 里的处理性治疗是无差别的，分别为 97% 和 93%，因此预防性治疗只适用于 PONV 高风险患者。

理论上，手术结束前抽吸胃内容物有利于胃的排空从而减少恶心呕吐的发生率，但目前尚无证据证明其有效性。

5. 在麻醉后监护病房（postanesthesia care unit，PACU）发生的并发症主要有哪些？

PACU 里并发症的发生率相当高。一家大学附属医院对 18 000 例 PACU 患者进行的大样本调查显示：并发症的总体发生率为 26%，其中 PONV 的发生率最高（9.8%），其他包括需要气道支持（6.9%）、低血压（2.7%）、心律失常（1.4%）、高血压（1.1%）、精神状态改变（0.6%）、需要排除的心肌梗死（0.3%）以及其他主要心血管事件（0.3%）。另外一份对 PACU 里发生的 120 例并发症进行的调查表明，其中 2/3 与呼吸系统并发症有关。

6. 患者转出 PACU 的标准是什么？

对于所有手术、麻醉后准备出院回家的患者，严格执行送返标准才是最安全的。各中心制定的标准并不完全相同，对于其中的主要内容概括如下：

检查

（1）至少在 30 min 内，患者生命体征平稳，与年龄特征和麻醉前检查一致。

（2）能吞咽和咳嗽。

（3）能步行或恢复到术前状态。

（4）能够吞咽、可以下床以及同时保留液体输注的患者，允许有轻度的恶心、呕吐和眩晕。

（5）无呼吸窘迫症状。

（6）清醒、合作。

（7）无出院的外科禁忌证（如过度疼痛和出血等）

对患者的指导说明

（1）如果感到嗜睡和疲劳，可能要到第 2 天才能驾车、进行操作机器或者进行比较复杂的思考。

（2）如果感到咽喉疼痛，可用淡盐水漱口或者服用扑热息痛。

（3）可能会感到肌肉酸痛（使用琥珀酰胆碱时较常见），可服用扑热息痛对症治疗。

（4）万一出现任何无法预料的紧急问题，请打电话……（提供一个紧急联络电话）。

（5）应有一名成年陪同人员护送患者回家（手术开始前就应确定陪同人员）。

术后随访

一名麻醉护理组的成员应在术后第 2 天给患者打电话，确定是否有任何不适主诉以及是否按期恢复。

（严敏　姚媛媛译　曾因明　郭悦平校）

推荐阅读

Gan TJ: Postoperative nausea and vomiting—can it be eliminated? JAMA 287:1233–1236, 2002

Goll V, Akca O, Greif R, et al.: Ondansetron is no more effective than supplemental intraoperative oxygen for prevention of postoperative nausea and vomiting. Anesth Analg 92:112–117, 2001

Greif R, Laciny S, Rapf B, et al.: Supplemental oxygen reduces the incidence of postoperative nausea and vomiting. Anesthesiology 91:1246–1252, 1999

Hines R, Barash PG, Watrous G, et al.: Complications occurring in the postanesthesia care unit: a survey. Anesth Analg 74:503–509, 1992

Scuderi PE, James RL, Harris L, et al.: Antiemetic prophylaxis does not improve outcome following outpatient surgery when compared to symptomatic treatment. Anesthesiology 90:360–371, 1999

Scuderi PE, James RL, Harris L, et al.: Multimodal antiemetic management prevents early postoperative vomiting after outpatient laparoscopy. Anesth Analg 91:1408–1414, 2000

Van der Walt JH, Webb RK, Osborne GA, et al.: The Australian incident monitoring study: recovery room incidents in the first 200 incident reports. Anaesth Intensive Care 21:650–652, 1993

Yogendran S, Asokumar B, Cheng DC, et al.: A prospective randomized double-blinded study of the effect of intravenous fluid therapy on adverse outcomes on outpatient surgery. Anesth Analg 80:682–686, 1995

病例 85

呼吸衰竭

Arthur Atchabahian, MD
Andrew B. Leibowitz, MD

患者，女，59 岁，既往有长期吸烟史、慢性阻塞性肺病（chronic obstructive pulmonary disease，COPD）和Ⅱ型糖尿病，经左侧开胸和开腹行胸腹段主动脉瘤切除术。手术结束时，将双腔气管导管换成单腔导管，但由于气道暴露困难，患者可能误吸了胃内容物。由于外科重症监护室（surgical intensive care unit，SICU）没有床位，患者被送入麻醉后监护室（postanesthesia care unit，PACU）。

问题

1．术后呼吸衰竭的定义是什么？急性呼吸衰竭的两种主要类型是什么？
2．在控制通气（CMV）模式下[呼吸频率 12 次/分、潮气量 650 ml、吸入氧分数 0.5、呼气末正压通气（PEEP）5 cm H_2O]，动脉血气（ABG）结果为：pH 7.35、PCO_2 37 mmHg、PO_2 54 mmHg。吸气峰压（PIP）为 26 cmH_2O。导致低氧血症的 4 个主要原因是什么？如何鉴别？此患者最可能的原因是什么？你将如何处理？
3．如果在同样的通气条件下，动脉血气分析结果为：pH 7.26、PCO_2 66 mmHg、PO_2 59 mmHg，应如何解释？该怎样处理？
4．次日，患者仍在麻醉后监护室。胸片显示两肺有散在浸润。行控制通气，呼吸频率为 14 次/分、潮气量为 550 ml、吸入氧分数为 0.8、PEEP 为 5 cmH_2O。动脉血气结果为 pH 7.32、PCO_2 54 mmHg、PO_2 55 mmHg。插入肺动脉导管后，监测到肺动脉压（pulmonary artery pressure，PAP）为 54/32 mmHg、肺动脉闭塞压（pulmonary artery occlusion pressure，PAOP）为 13 mmHg、中心静脉压（central venous pressure，CVP）为 12 mmHg，心排出量（cardiac output，CO）为 5.4 L/min。你将如何处理该患者？
5．简述最常用的呼吸模式。
6．在 SICU 治疗几天后，患者呼吸情况得到改善。通常用来判断拔管是否成功的标准是什么？

1. 术后呼吸衰竭的定义是什么？急性呼吸衰竭的两种主要类型是什么？

手术后呼吸衰竭是指患者术后需要持续机械通气超过 48 h 或拔管后需要重新进行气管插管和机械通气。

呼吸衰竭有两种类型：低氧血症型或Ⅰ型（通常伴有 PCO_2 降低或正常）；高碳酸血症型或Ⅱ型。低氧血症将在下节进行详细讨论。高碳酸血症则是由于分钟通气量不足或者较少见的二氧化碳过度产出（如恶性高热或者高碳水化合物饮食）所致。通气不足可能是由于呼吸频率较低（如阿片类药物效应）、潮气量较小（如神经肌肉无力或因疼痛引起的肌僵直）或生理无效腔增大（如 COPD、肺栓塞、急性呼吸窘迫综合征或休克）所致。

2. 在控制通气（CMV）模式下 [呼吸频率 12 次/分、潮气量 650 ml、吸入氧分数 0.5、呼气末正压通气（PEEP）5 cm H_2O]，动脉血气（ABG）结果为：pH 7.35、PCO_2 37 mmHg、PO_2 54 mmHg。吸气峰压（PIP）为 26 cmH_2O。导致低氧血症的 4 个主要原因是什么？如何鉴别？此患者最可能的原因是什么？你将如何处理？

低氧血症的 4 个主要原因是：通气不足、肺内分流、通气/血流比例（ventilation/perfusion，$\dot{V}/\dot{Q}$）失调和弥散功能障碍。

通气不足

通气不足是指在肺泡内进行气体交换的新鲜气流量减少，气体如同进入了一个断开的回路，其典型特征是 PCO_2 增高。这种情况下的两个基本方程式如下：

$$PCO_2 = \frac{\dot{V}CO_2}{V_A} \times k \tag{1}$$

$\dot{V}CO_2$：CO_2 产量；V_A：肺泡通气量；常数 k = 0.863。该公式表示：如果将肺泡通气量减半，PCO_2 会加倍；反之亦然。

$$PAO_2 = (FiO_2 \times [P_{atm} - P_{H_2O}]) - \frac{PaCO_2}{RQ} \tag{2}$$

（肺泡气公式）

PAO_2：肺泡氧分压；Patm：大气压，通常在海平面上为 760 mmHg；P_{H_2O}：37℃时水的饱和压（47 mmHg）；RQ：呼吸商，根据饮食中碳水化合物/脂类比值在 0.7～1.0 之间波动（通常为 0.8）。该公式显示：即使是严重的通气不足也可以通过吸入高浓度氧来解决。因此，对于术后呼吸抑制的患者，面罩供氧可能会更多引起呼吸性酸中毒，而不是低氧血症。

分流

汇入动脉系统的静脉血如果事先未到达肺的通气区域，就会产生肺内分流。典型分流的主要特征是，即使吸氧，PO_2 也不会达到正常水平。PCO_2 一般并不升高，是因为中枢化学感受器对 PCO_2 的升高和低氧血症十分敏感，可引起代偿性通气增加。分流的程度可通过分流公式来计算：

$$\frac{\dot{Q}_s}{\dot{Q}_T} = \frac{(C_c - C_a)}{(C_c - C_{\bar{v}})} \tag{3}$$

$\dot{Q}_S$ 和 $\dot{Q}_T$ 分别代表肺内分流血流量和总的肺血流量；C_C、C_A 和 Cv 分别代表肺内毛细血管氧含量、动脉血氧含量以及混合静脉血氧含量。血氧含量计算公式如下：

$$CO_2 = (Hb \times SaO_2 \times 1.39) + (PO_2 \times 0.031) \tag{4}$$

Hb：血红蛋白浓度，单位为 mg/dl；SaO_2：血红蛋白氧饱和度；PO_2：氧分压。血红蛋白浓度和氧饱和度是血氧含量的主要决定因素，而氧分压所起的作用相对较小，除非在某些特殊情况下，如严重贫血或高压氧治疗时。

通气/血流比例失调

通气/血流比例失调是导致低氧血症的最常见原因，通气/血流量比例失调可引起气体无效交换和交换不足，导致低氧血症。实际上，我们所说的通气/血流比例失调的发生是排除了通气不足、肺内分流和弥散障碍（将在下段进行讨论）。我们可以通过研究 PCO_2 来排除通气不足，通过观察对供氧的反应来排除肺内分流，通过询问既往病史和 X 线检查来排除弥散功能障碍。

弥散功能障碍

弥散功能障碍提示肺泡与毛细血管血液之间气体交换不平衡，这主要是由于正常的薄壁发生变化和肺泡-毛细血管屏障容易通过而致。它可能发生在各种慢性肺部疾患时，如肺间质纤维化、石棉沉滞症和肉样瘤病。虽然弥散功能可以利用一氧化碳通过实验室肺功能检查设备进行测定，但是对于弥散功能受限导致的低氧血症，很难做到利用标准实验室检查进行床边定量分析。

此患者的肺泡-动脉（alveolar to arterial，A-a）梯度是 256，PaO_2/FiO_2 比值是 108，导致低氧血症最可能的原因是$\dot{V}/\dot{Q}$失调。而本患者的 PCO_2 正常，可基本上排除通气不足。增大 FiO_2，PO_2 随之增大，可排除肺内分流。以下几个因素可以引起$\dot{V}/\dot{Q}$失调：既往有肺部疾患、术中过多液体转移引起术后液体过负荷、吸入性肺炎、全麻时使用肌松药和单肺通气所致的肺萎陷。增大 FiO_2 有助于提高 PO_2，但如果可能，应避免长时间 FiO_2 大于 0.6，以免发生氧中毒。在血流动力学允许的情况下，增加 PEEP，可复张肺泡，减少分流量，使肺内液体重新分布到未参加气体交换的区域。通过有创监测，临床上可疑或确诊液体过剩的患者应给予利尿治疗。

3. 如果在同样的通气条件下，动脉血气分析结果为：pH 7.26、PCO_2 66 mmHg、PO_2 59 mmHg，应如何解释？该怎样处理？

该患者的 pH<7.35，发生了酸中毒。为明确起因，尤其是对伴有 PCO_2 增高的 COPD 患者，必须检查血液中重碳酸盐浓度。需要注意的是重碳酸盐应在动脉血气分析结果中算出，但却在电解质检查结果中得出。当血清碳酸氢盐浓度为 24 mEq/L 时，$PaCO_2$ 每升高 10 mmHg，pH 就会下降 0.08 个单位。血清碳酸氢盐浓度正常或升高，提示由于 PCO_2 增高，导致 pH 降低，从而引起呼吸性酸中毒。在这个病例中，PCO_2 急速增高 20 mmHg（如从 46 增至 66）就可使 pH 从 7.42 降至 7.26。血清碳酸氢盐浓度降低，则提示体内酸性代谢产物（如乳酸）导致了代谢性酸中毒。然而，最为常见的还是两者兼有的混合性酸中毒。计量阴离子间隙（$Na^+ - [Cl^- + HCO_3^-]$，正常值为 12±4）有助于区分代谢性酸中毒的原因。

从公式（1）可以知道，增加分钟通气量能治疗呼吸性酸中毒。就此病例而言，潮气量（因为 PIP 只有 26 cmH_2O）和呼吸频率均可增加。从允许性高碳酸血症的经验得知，即使 pH 降到 7.15，除了感觉迟钝（也许继发于细胞内酸中毒）外，很少有不良反应出现。因此，在增加呼吸机参数前应仔细估量气压伤的危险程度。

代谢性酸中毒要求病因治疗。手术后患者发生代谢性酸中毒最常见的原因，是由于血流灌注不足引起的乳酸性酸中毒。通常，行液体复苏和保持血流动力学最佳状态就可使酸中毒自行改善。只有在伴有血流动力学不稳定的严重酸中毒（pH <7.10）时，才考虑静脉注射碳酸氢钠。

4. 次日，患者仍在麻醉后监护室。胸片显示两肺有散在浸润。行控制通气，呼吸频率为 14 次/分、潮气量为 550 ml、吸入氧分数为 0.8、PEEP 为 5 cmH_2O。动脉血气结果为 pH 7.32、PCO_2 54 mmHg、PO_2 55 mmHg。插入肺动脉导管后，监测到肺动脉压（PAP）为 54/32 mmHg、肺动脉闭塞压（PAOP）为 13 mmHg、中心静脉压（CVP）为 12 mmHg，心排出量（CO）为 5.4 L/min。你将如何处理该患者？

此患者呈现为成人呼吸窘迫综合征（adult respiratory distress syndrome，ARDS）。关于 ARDS，欧美联合研讨会制定的标准是：

- 48 h 内急性起病
- 胸片显示双肺弥漫性浸润
- PaO_2/FiO_2<200 [如果比值在 200～300 之间，则称为急性肺损伤（acute lung injury，ALI）]
- 肺动脉阻塞压（肺动脉楔压）<18 mmHg，无心源性肺水肿

ARDS 的特征是肺损伤的不均一性，包括正常肺泡、萎陷的肺泡以及可复张区域。死亡率一直大于 50%，但只有 20%是因为呼吸衰竭死亡，主要的死亡原因为多器官功能衰竭。

显然，虽然标准中未涉及，但患者可以同时存在 ARDS 和液体过负荷。对于这些患者，在治疗 ARDS 的过程中应该同时处理液体过负荷的问题。

目前对 ARDS 的治疗方案有如下进展：

- PEEP 通过复张肺泡[增加功能残气量（functional

residual capacity，FRC））]及重新分配肺水来改善氧合，其不良反应是血流动力学改变（静脉回流减少）和容量损伤。我们可以通过绘制静态压力-容量曲线得到“最佳 PEEP”，通常超过 12.5 cmH_2O。“肺开放”策略的目的在于避免复张肺泡的反复开放和闭合。

- 减少死亡率的随机试验显示，6 ml/kg（理想体重）的小潮气量是惟一的通气模式。无论选用容量控制，还是压力控制并不重要，其目的就是限制正常肺泡的过度充气。平台压比峰压更为重要，应将平台压（包括 PEEP）控制在 30～35 cmH_2O 以下。减小潮气量、甚至增加呼吸频率，往往会导致 PCO_2 升高。允许性高碳酸血症策略就是通过承受一个较高的 PCO_2 来防止通气诱发的肺损伤。应维持 pH＞7.2，必要时可给予碳酸氢钠。
- 俯卧位会使患者的氧合增加 70%，甚至持续到转为仰卧位后。但目前尚无证据显示此策略可降低死亡率，而且实际操作也存在困难。
- 类固醇对于急性期是无效的，甚至有害，但是在增殖期（7～10 天）却有效，可能与限制纤维化有关。
- 液体治疗的目的是在维持血流动力学和肾功能稳定的基础上尽量少输液体，以减轻肺水肿的程度。然而，尚无证据支持此观点。

5．简述最常用的呼吸模式。

最常使用的呼吸模式详见表 85.1。“触发”是指引起一次呼吸开始的因素，可以是时间，通过设定频率来决定需要多久给予一次呼吸；也可以是患者，呼吸机将通过负压的产生或者吸气流量来检测患者的吸气用力的强弱。“目标”是指在呼吸过程中呼吸机的调定点，可以是流量，决定每分钟给予多少升的气流量；或者是压力，决定可获得多大的压力。“切换”是指终止呼吸的因素，可以是容量，即设定的潮气量已经被呼吸机送出；或者是患者，已有自主呼吸；或者是流量，即当吸气流量达到峰值的 25%时，呼吸会终止；也可以是时间。

CMV 又称容量控制（volume-controlled，VC）通气，呼吸频率和潮气量由呼吸机设定，而患者无自主呼吸。只适用于深度镇静、神经肌肉阻滞或全身麻醉的患者。

辅助-控制通气（assist-control ventilation，ACV）允许患者每分钟接受数次预先设定的机械通气，呼吸机将检测患者额外的吸气力量，从而给予一定潮气量的辅助机械通气。

间歇指令通气（intermittent mandatory ventilation，IMV）的不同之处在于它将一定频率的机械通气[在同步间歇性强制通气（synchronized intermittent mandatory ventilation，SIMV）中，机械通气与呼吸做功同步]与自主呼吸相结合，可不需辅助，也可以并用压力支持。它通常给予患者额外的机械通气或者作为一种逐渐减少机械通气频率的脱离呼吸机的措施。

持续气道正压（continuous positive airway pressure，CPAP）最初被设计为给自主呼吸患者施加 PEEP 的一种通气模式，但现在更经常被习惯用于在呼吸机上指示自主呼吸，而不管呼气末压力是否为正压。

压力支持（pressure support，PS）用于辅助自主呼吸。呼吸机检测到吸气用力，并维持预设压力，直至吸气流速降至峰值的 25%。5～10 cmH_2O 的压力支

表 85.1 常用呼吸模式

模式	触发器	调节点	循环	类型
机械控制通气（CMV）	时间	流量	容积	机械通气
辅助-控制通气（ACV）	患者	流量	容积	机械通气
同步间歇性强制通气（SIMV）	患者	流量	容积	机械通气/自主呼吸
持续正压通气（CPAP）	患者	流量	患者	自主呼吸
压力支持（PS）	患者	压力	流量	辅助通气
压力控制（PC）	时间/患者	压力	时间	机械通气

持相当于不用气管插管的自主呼吸。它可以弥补气管导管、呼吸机管道以及瓣膜的阻力。较高的 PS 能提供额外的通气支持。此通气模式主要作为撤机前的过渡。关于最佳撤机模式的争论：是 SIMV 加上 PS，还是只用 PS，目前尚无定论。

压力控制（pressure control，PC）可以限制过度通气，尤其针对 ARDS 患者。可用于 CMV 或者 ACV。不用设定潮气量，但需要设定目标压力和一次吸气时间。因此，患者最终获得的潮气量取决于肺和胸壁的顺应性，但并不一定能改善预后。

6. 在 SICU 治疗几天后，患者呼吸情况得到改善。通常用来判断拔管是否成功的标准是什么？

拔管时应该考虑以下几个标准：

- 在非镇静状态下患者清醒、合作
- 肌张力已恢复，吸气负压（negative inspiratory force，NIF）＜-25 cmH_2O 和（或）用力肺活量（FVC）≥15 ml/kg
- 血流动力学稳定，未输液或最低程度的输液
- $FiO_2 \leqslant 0.5$、PEEP≤5 cmH_2O 时，$PaO_2 \geqslant 60$ mmHg
- $PaCO_2 \leqslant 50$ mmHg 或者接近患者的基础水平
- 使用 5～10 cmH_2O 压力支持的呼吸器或者 T 形管，患者可以进行自主呼吸，不出现呼吸急促、呼吸困难、心动过速、高血压、心律失常、心肌缺血征兆以及氧饱和度明显下降。30 min 后，动脉血气分析结果与临床检查和脉搏血氧饱和度数值基本相符

由医师以外的医务工作人员如护士或者呼吸治疗师进行拔管操作往往会更早，这将成为常规。

判断成功拔管的标准有很多，但是对于使用低压力支持的自主呼吸患者，最有效的应该是“浅快呼吸指数（rapid shallow breathing index，RSBI）”。

$$RSBI=\frac{RP}{V_T} \qquad (5)$$

RR：每分钟的呼吸频率；V_T：潮气量，单位为L。指数小于 105 时，提示可以成功拔除气管导管。

（严敏　姚媛媛译　曾因明　薄玉龙校）

推荐阅读

Ely EW, Meade MO, Haponik EF, et al.: Mechanical ventilator weaning protocols driven by nonphysician health-care professionals: evidence-based clinical practice guidelines. Chest 120:454S–463S, 2001

Meade M, Guyatt G, Cook D, et al.: Predicting success in weaning from mechanical ventilation. Chest 120:400S–424S, 2001

Schmidt GA, Hall JB, Wood LDH: Ventilatory failure. pp. 2443–2470. In Murray JF, Nadel JA (eds): Textbook of Respiratory Medicine, 3rd edition. WB Saunders, Philadelphia, 2000

病例

86

苏醒延迟、昏迷和脑死亡

Arthur Atchabahian, MD
Andrew B. Leibowitz, MD

患者，男，56 岁，行开颅右侧大脑中动脉囊性动脉瘤钳闭术。患者因持续性头痛就诊，发现有动脉瘤，但尚未破裂，术前患者症状不很严重，但术后患者出现苏醒延迟。

问题

1．麻醉后苏醒延迟的可能原因、诊断和治疗措施有哪些？
2．CT 扫描提示左侧丘脑有大量出血伴脑室出血、轻度脑中线移位，患者仍处昏睡状态，在重症监护治疗病房如何管理这个患者？
3．第 2 天，患者仅对伤害性刺激做出肢体退缩等防御反应，瞳孔 4 mm，固定，无对光反应。家属询问患者是否脑死亡，你如何回答？脑死亡的诊断标准是什么？

1. 麻醉后苏醒延迟的可能原因、诊断和治疗措施有哪些？

麻醉药或术前用药过量或其延迟效应

首先，催眠药或吸入麻醉药的效应比预想的持续时间要长，给药的剂量应酌情考虑。若总量不过量，催眠药或吸入麻醉药的作用应很快被清除（约 90 min 内）。呼出气浓度分析能排除吸入麻醉药的残存，尤其在长时间使用高浓度时。苯二氮䓬类药物的效应可通过静脉注射氟马西尼（可高达 1.0 mg）来拮抗。毒扁豆碱能拮抗某些镇静剂的作用，尤其是抗胆碱类药物（如东莨菪碱）的中枢作用。

其次，还应考虑阿片类镇痛药的延迟作用导致的苏醒延迟。患者将出现特征性的瞳孔缩小和呼吸暂停或潮气量正常至偏大而呼吸频率减慢，通过缓慢静脉注射纳洛酮可帮助诊断和治疗，从 40 μg 开始逐渐增量至 400 μg，如果高度怀疑，可进一步加大用量，直到患者嗜睡能被唤醒。但不主张完全拮抗阿片类镇痛药的作用，由此会导致严重的疼痛或出现戒断症状，如心动过速、心律失常、高血压、颅内压（intracranial pressure，ICP）升高、心肌缺血和肺水肿。

神经肌肉阻滞剂的延迟作用是导致苏醒延迟的另一原因。通过测量 4 个成串刺激很容易评估残余神经肌肉阻滞药的作用，需要注意的是，不要刺激存在上运动神经元疾病（如偏瘫）区域的神经，因为症状能被激活，使患者其他区域瘫痪。有神经肌肉阻滞药残留患者的典型表现是浅快呼吸及鼻翼扇动，可形象比喻为脱离了水的鱼。适量给予胆碱酯酶抑制剂可拮抗此残余作用或随时间的延长药物作用自行消除。如果选择应用拮抗剂，为避免患者清醒，均应给予足够的镇静（瘫痪患者例外）。尽管使用了足够逆转剂量的新斯的明或依酚氯铵，仍可出现神经肌肉阻滞剂的拮抗不充分，主要缘于下述几种情形：（1）阻滞过深不能逆转；（2）严重的酸中毒；（3）体温过低；（4）抗生素（如氨基糖苷类药物）或其他能增强神经肌肉阻滞作用药物的应用。

在麻醉前饮酒或应用娱乐药物也是导致苏醒延迟的原因。这种情形常见于创伤患者，术前不能进行完善的全面检查，患者的血、尿和胃内容物中均能检测出这些物质。

代谢紊乱

通过监测血糖来排除血糖过低或过高和高渗性昏迷。静脉注射葡萄糖可治疗低血糖，如果高度怀疑患者是低血糖，无需等化验结果即可静脉注射 50%葡萄糖治疗。

应检验血电解质和动脉血气（arterial blood gas，ABG），及时纠正任何明显的异常（尤其是低氧、高碳酸血症、低血钠或高血钠）。

对那些术前神经系统状况不了解或可疑的患者，应考虑其他的病因，如甲状腺功能减退或肾上腺皮质功能不全。

神经外科疾病

对局灶性缺陷应进行神经系统的检查，如果苏醒延迟的原因仍不明确，尤其在开颅术后，应行头颅 CT 扫描以排除脑血管意外（cerebral vascular accident ，CVA）、脑出血或脑缺血。应注意脑缺血在 48～72 h 前在 CT 上不明显，但 CT 可诊断由氧化亚氮引起的张力性颅腔积气或全脑缺氧性损害。

2. CT 扫描提示左侧丘脑有大量出血伴脑室出血、轻度脑中线移位，患者仍处昏睡状态，在重症监护治疗病房如何管理这个患者？

（1）维持心肺功能

A．液体复苏

B．根据需要使用血管活性药或正性变力药

C．机械通气

（2）降低颅内压

A．抬高头位 30°。

B．避免呼气末正压通气（positive end-expiratory pressure，PEEP），以免增加中心静脉压（central venous pressure，CVP），减少脑血回流。

C．急性 ICP 升高用甘露醇（静脉注射 0.5～1 g/kg）以增加血浆渗透压。

D．常规采用过度通气，过度通气有增加脑缺血的风险。因此，通气参数设置的目标是保持血中 CO_2 浓度在正常范围，有急性脑损伤可使用过度通气维持 $PaCO_2$ 在 25～30 mmHg。

E．考虑置入颅内压监测（如脑室切开术），在急

苏醒延迟的鉴别诊断

药物

催眠药、阿片类镇痛药或吸入麻醉药的延迟作用

氟马西尼：拮抗苯二氮䓬类

纳洛酮：拮抗阿片类镇痛药

神经肌肉阻滞剂

不适当的拮抗

拮抗时阻滞太深

严重的酸中毒

低体温

联用可加强神经肌肉阻滞作用的辅助药

酒精或娱乐药

代谢紊乱

低氧血症

高碳酸血症

低钠血症

高钠血症

低血糖

甲状腺功能减退

肾上腺皮质功能不全

神经系统异常

脑血管意外

张力性颅腔积气

性颅内高压时可用来引流脑脊液。

F. 紧急情况下可行部分颅骨切除术去颅瓣减压

(3) 避免再出血

A. 控制收缩压（systolic blood pressure，SBP），避免 SBP＞160 mmHg。

B. 维持脑灌注压（cerebral perfusion pressure，CPP）＞70 mmHg。通过平均动脉压减去 CVP 或 ICP（无论哪个值更高）来计算 CPP，但数据仅对闭合性脑损伤患者有用。在大多数颅脑损伤时，脑血管自动调节功能丧失的区域中存在潜在的进一步脑缺血损害的可能性。

C. 纠正各种原因的凝血功能障碍。

D. 禁用抗凝剂。

(4) 预防抽搐

静注磷苯妥英 1500 mg（相当于苯妥英 1000 mg），30 min 注完，然后每 8 h 静脉注射苯妥英 100 mg，根据血浆水平进行调整。

(5) 预防高热

A. 尽管低温的脑保护作用仍存在争议，但高热对已损伤大脑的有害作用非常明确。

B. 根据需要使用退烧药和积极降温。

(6) 预防胃肠出血

使用 H_2 受体阻断药（如每 12 h 静脉注射法莫替丁 20 mg）。

(7) 预防深静脉血栓

应用连续性加压袜。

3. 次日，患者仅对伤害性刺激做出肢体退缩等防御反应，瞳孔 4 mm，固定，无对光反应。家属询问患者是否脑死亡，你如何回答？脑死亡的诊断标准是什么？

患者不是脑死亡，如果他存活的话，发生持续植物状态的可能性很大。如果患者此前并没有表达有关在此情况下他本人的意愿，那么就应该与其家人进行讨论，使他们充分理解患者目前的状况和预后。讨论的重点是努力来发现患者本人在此情况下的意愿如何。如果仍无其明确的意愿可知，那么应探究患者的生存价值，以此来决定是否继续治疗或放弃。

脑死亡的诊断标准是，除外体温降低、中毒和代谢紊乱等原因引起的皮层和脑干所有脑功能的不可逆丧失。诊断脑死亡的准确标准在各个机构各不相同，如果昏迷的原因不明确，必须观察至少 24 h 没有神经系统的改变。

确认脑死亡必须符合下列几条标准：

- 排除低温（体温＜32℃）
- 排除低血压（SBP＜90 mmHg）
- 排除明显的代谢紊乱（低血糖，低血钠或高血钠，酸中毒或碱中毒，尿毒症，肾上腺皮质功能不全，甲状腺功能减退等）
- 排除可引起脑功能抑制的毒性物质，应进行血和尿检验
- 昏迷且缺乏目的性运动。可能存在源自脊髓的自发性运动，这和脑死亡的诊断并不抵触

以下所有反射的消失证明脑干功能的丧失：

- 角膜反射，当用干净的棉球轻触角膜时无眨眼。
- 吸引气管深部时的咽反射和咳嗽反射。
- 眼头反射，当患者头从一边转到另一边时眼睛不移动。
- 眼前庭反射，当冰水注入每个耳朵时眼睛不移动。
- 瞳孔对光反射，如果颈交感神经通路是完整的，瞳孔散大。
- 呼吸反射，进行呼吸暂停实验评估。患者 100% 纯氧通气 10 min（如果有潜在的肺部疾病时应吸氧更长时间），然后脱离呼吸机。通过插入气管内能提供 6 L/min 氧气的导管给氧。在开始测试前和开始后 5 min、10 min 测动脉血气，若 $PaCO_2$ 基础值 >40 mmHg，$PaCO_2$ 应达到 60 mmHg 或升高 20 mmHg 以上，如果延髓呼吸中枢有功能，就足以激发自主呼吸。如果患者出现心律失常、低血压和低血氧，则终止测试，同时测血气以明确 $PaCO_2$ 是否已足够地增加。
- 确证试验，如脑血管造影或放射性核素扫描证明大脑无血流，可充分证明脑死亡。经颅多普勒超声检查无舒张期血流而仅显示小的收缩期峰值有相似的价值。脑电图和脑干诱发电位无生物电信号也足以证明脑死亡。在某些机构中，原则上需要这些试验，但单纯基于临床诊断的标准也能证实脑死亡。

所有证据均应详细地记录在表中，应同时有 2 名医师确定脑死亡的诊断，然后家属可进行实体器官和组织的捐献。

对于儿童，这些诊断标准在两个方面有细微的不同。

- 在成人（即超过 18 岁的患者）无 2 次确定脑死亡的时间间隔要求。从 1 个月到 2 个月的小儿 2 次确定应至少间隔 48 h，2 个月和 1 岁间的小儿应间隔 24 h，1 岁到 18 岁的应间隔 12 h。
- 超过 1 岁的可选择性进行确证性试验。1 个月到 2 个月的需要进行 2 个确证性试验，而 2 个月到 1 岁的需要进行 1 个确定性试验。

（王志萍译　曾因明　郭悦平校）

推荐阅读

Quality Standards Subcommittee of the American Academy of Neurology: Practice parameters for determining brain death in adults: report of the Quality Standards Subcommittee of the American Academy of Neurology. Neurology 45:1012, 1995

Wijdicks EFM: The diagnosis of brain death. N Engl J Med 344:1215–1221, 2001

病例 87

过敏反应

Arthur Atchabahian, MD
Andrew B. Leibowitz, MD

患者，男，23 岁，诊断为腕舟状骨骨折，拟行骨折切开复位内固定术，移植骨来自于髂嵴。全麻诱导和气管插管顺利。当静脉注射 1 g 头孢唑啉时，脸上和胸部出现皮疹，同时，心率增快达 135 次 / 分，血压降至 70/40 mmHg。

问题

1. 过敏反应的机制是什么？过敏反应与过敏样反应之间有何区别？
2. 该患者应采用何种治疗方法？还应进行哪些体格检查？
3. 通常可引起过敏反应或过敏样反应的药物有哪些？
4. 对青霉素过敏的患者使用头孢菌素时发生过敏反应的比例是多少？既往对青霉素过敏或对头孢菌素有过敏反应的患者，在骨科手术中你主张用什么抗生素？
5. 当血压和心率恢复正常时，皮疹减退，胸部听诊呼吸音变清，手术是继续进行还是停止？术后需告知患者哪些注意事项？

1. 过敏反应的机制是什么？过敏反应与过敏样反应之间有何区别？

过敏反应是 IgE 介导的变态反应。抗原交联两个 IgE 分子附在肥大细胞或嗜碱性细胞上，引起细胞脱颗粒并释放一些因子，如组胺、血小板活化因子、嗜酸性粒细胞和嗜碱性粒细胞趋化因子以及可使血管扩张的前列腺素和白三烯、腺苷和 5- 羟色胺。这些因子继发激活补体级联反应和血液凝结反应，最相关的作用是使全身小动脉舒张，同时血管通透性急剧增加及支气管痉挛狭窄。

临床上很难区分过敏样反应和过敏反应。过敏样反应主要由肥大细胞和嗜碱性粒细胞直接脱颗粒并释放和过敏反应中相同的因子所致，其作用机制并不涉及 IgE。

2. 该患者应采用何种治疗方法？还应进行哪些体格检查？

患者已进行气管插管和机械通气，即已采用 ABC 方案的 A 和 B 步骤。成人可应用肾上腺素 50～100 μg（0.5～1 ml，1∶10 000 稀释，0.05～0.1ml，1∶1 000 稀释）或儿童 0.01 mg/kg。若患者仅有低血压，应皮下注射，必要时可重复给药。如果过敏反应很严重或接着出现心搏骤停，应大剂量静脉用药。大剂量肾上腺素更有效，但也有报道使用后出现心肌缺血甚至心肌梗死。对英国 164 例致命性过敏反应病历的回顾性分析显示至少 3 例由过量的肾上腺素致死。如果必须重复给药，可考虑静滴肾上腺素（1 mg 肾上腺素加入 250 ml 液体里，以 0.05～2 μg/min 的速度输入）。肾上腺素通过两个机制起作用：一方面激活 α 受体拮抗血管舒张，另一方面激活 β 受体，阻止肥大细胞或嗜碱性粒细胞进一步脱颗粒。肾上腺素不依赖其 β_2 受体介导的扩血管作用就可改善脑灌注，并能特效治疗支气管痉挛。

可采取的其他治疗措施包括：

- 吸入 100% 纯氧通气
- 用晶体或胶体液进行液体复苏。血管渗透性的增加可在 10 min 内将 50%的血管内液体转移至血管外，应根据血流动力学参数决定输入的液体量
- 静脉注射类固醇激素（如甲泼尼龙 1～2 mg/kg iv，根据需要每 4～6 h 重复 1 次）。4～6 h 后类固醇激素几无治疗作用，但可防止持续性或阶段性的过敏反应
- H_1 受体拮抗剂（如苯海拉明 25～100 mg iv）
- H_2 受体拮抗剂（如雷尼替丁 1 mg/kg iv）
- 在严重过敏反应中可使用胰高血糖素（1～5 mg iv）。胰高血糖素直接激活腺嘌呤环化酶并间接激活 β 受体，有效逆转难治性低血压和支气管痉挛，在 β 受体被阻断的患者应用胰高血糖素或阿托品能使异常减慢的心率增快
- 在难治性低血压病例，军用抗休克裤可显著改善血流动力学

若随后发生心搏骤停，应迅速进行高级生命支持，包括肾上腺素和阿托品的应用。在无脉搏电活动情况下进行经皮心脏起搏。此外，必须迅速扩容，并后续复苏。因为患者通常是心血管系统功能良好的年轻人，过敏反应容易复苏成功。

过敏反应的治疗方法见表 87.1

由于过敏反应或过敏样反应常诱发支气管痉挛，因此应行胸部听诊。如果应用治疗过敏反应的措施不能缓解支气管痉挛，可吸入 β_2 受体激动剂和氨茶碱，必要时应用有支气管舒张作用的吸入麻醉药（如不是此病例如血压许可）。

3. 通常引起过敏反应或过敏样反应的药物有哪些？

过敏反应通常由抗生素（主要是 β-内酰胺类抗生素，在美国占过敏反应的 75%）、放射造影剂和鱼精蛋白引起。通过对高敏患者预先应用类固醇和抗组胺药，并使用极少引起过敏反应的非离子造影剂，碘造影剂引起的过敏反应已显著减少。由于橡胶手套和橡胶屏障使用的增加，橡胶也被证实是过敏反应的诱因（和其他过敏反应一样）。脊柱裂患者、经历多次手术患者及卫生保健工作者也是发生过敏反应的高危因素。

过敏样反应一般由吗啡、d - 筒箭毒碱、抗生素（如万古霉素、环丙沙星）、阿司匹林（抑制环加氧酶）和琥珀酰胆碱引起。虽然本身不引起组胺释放，但已发现 β 受体阻断剂可增加过敏样反应的发生率。

表 87.1　过敏反应的治疗

Ⅰ. 即刻措施
- a. 评估气道、呼吸、循环和神志
- b. 肾上腺素 SQ50～100 μg 或儿童 0.01 mg/kg；必要时重复给药

Ⅱ. 一般措施
- a. 迅速手术；患者仰卧位；下肢抬高
- b.建立并维持气道通畅，可行气管内插管或环甲膜切开术
- c.100%纯氧吸入
- d.严重低血压时给予生理盐水或胶体液

Ⅲ. 特殊措施
- a. 肾上腺素 1 mg 加入生理盐水 250 ml 或 D5W （4 μg/ml）中，以 0.5～2 μg/min 速度输入
- b. H_1受体拮抗剂：苯海拉明 25～100 mg iv
- c. 糖支质激素：甲泼尼龙 1～2 mg/kg iv；必要时每 4～6 h 重复给药
- d. H_2受体拮抗剂：雷尼替丁 1 mg/kg iv
- e. 胰高血糖素: 1～5 mg iv
- f. 雾化吸入 β_2受体激动剂：0.5 ml 或 2.5 mg 用生理盐水 3～5 ml 稀释成 5%溶液
- g. 氨茶碱: 5 mg/kg iv 30 min 内注射完，以 0.9 mg/(kg·h） IV; 根据血浆浓度（治疗范围 8～15 μg/ml）调节
- h. 用抗休克裤

Ⅳ. 随后发生的心搏骤停，除用高级生命支持方法外，还包括
- a. 快速扩容
- b. 后续复苏措施

4. 对青霉素过敏的患者使用头孢菌素时发生过敏反应的比例是多少？既往对青霉素过敏或对头孢菌素有过敏反应的患者，在骨科手术中你主张用什么抗生素？

真正的过敏反应为麻疹、水肿或变态反应。麻疹样皮疹（类似于麻疹）由直径大约 2～10mm 的红色斑点或斑块组成，是良性反应，不属于过敏。真正对青霉素过敏的患者，约有 3%～7%对头孢菌素也过敏。相比而言，无青霉素过敏史的患者中约 1%～2%对头孢菌素过敏，所以既往史很重要。

对于有麻疹样皮疹的患者，使用头孢菌素是安全的，若对青霉素或头孢菌素均过敏，应慎用克林霉素 600 mg 静脉推注。30～60 min 内静脉注射 1000 mg 万古霉素。万古霉素的滥用可导致抗万古霉素性肠球菌和葡萄球菌流行的增加，最好避免使用，且快速应用万古霉素尚可继发非免疫介导的组胺释放，即过敏样反应，引发红颈症群综合征。

5. 当血压和心率恢复正常，皮疹减退，胸部听诊呼吸音清，手术是继续进行还是停止？术后需告知患者哪些注意事项？

该患者在过敏反应快速消退以后可继续进行手术。气管导管拔除前应排除上呼吸道水肿，这通过给气管导管套囊放气检查气管导管周围是否存在漏气即可确定。过敏反应对治疗的反应可能很差，且随后可发生急性呼吸窘迫综合征和心肌缺血或梗死。

应告诉患者使用任何 β- 内酰胺类抗生素都是致命的。应给他一张纸，上面详细记录其过敏反应和涉及的特定药物名称，并指示他戴标志过敏症的手镯。过敏症专家有时通过皮试来鉴别确定过敏药物，但皮试本身是有风险的。有严重感染必须使用 β- 内酰胺类抗生素时，过敏症专家会尝试脱敏，此技术并不总是成功，有时会产生致命性后果。

(王志萍译　曾因明　郭悦平校)

推荐阅读

Erffmeyer JE: Reactions to antibiotics. Immunol Allergy Clin North Am 12:633–648, 1992

Kelkar PS, Li JTC: Cephalosporin allergy. N Engl J Med 345:804–809, 2001

Kemp SF: Current concepts in pathophysiology, diagnosis and management of anaphylaxis. Immunol Allergy Clin North Am 21:611–634, 2001

Lang D, Alpern M, Visintainer P, et al.: Increased risk of anaphylactoid reaction from contrast media in patients receiving beta-adrenergic blockers or with asthma. Ann Intern Med 115:270–276, 1991

Sussman GL, Beezhold DH: Allergy to latex rubber. Ann Intern Med 122:43–46, 1995